生命科学名著

Brocklehurst 老年医学与老年学

（原书第八版）

（下册）

Brocklehurst's Textbook of Geriatric Medicine and Gerontology

(Eighth Edition)

主　编　〔美〕Howard M. Fillit　〔加〕Kenneth Rockwood　〔英〕John Young

主　译　白小涓　李小鹰

科学出版社

北　京

图字：01-2017-4854 号

内 容 简 介

《Brocklehurst 老年医学与老年学》是老年医学的经典著作，初版于 1973 年，由 John Brocklehurst 主编，故此得名。本译著为英文原书的第八版，是 2017 年出版的最新版本。全书分为 4 个部分：老年学、老年医学、问题导向的老年医学、医疗卫生健康系统和老年医学，共 132 章。本书由国际资深老年医学专家倾力完成，全面反映老年医学和老年学的基本理论和最新进展。本书贯穿大量治疗手段和指南，某些特殊老年相关疾病的论述中包含了统计表格及工作流程图，其中更强调对衰弱的重视，各个章节均关注了不同领域与衰弱的联系和拓展，新增内容包括老年医学技术、急诊和院前医疗、HIV 和衰老，以及老年患者的个体化治疗、远程医疗和环境构建。每章结尾处的"关键点"简明扼要地概括本章重点。

本书不仅对从事老年学和老年医学工作的临床、教学和科研人员及研究生提供重要指导，也非常适用于面对老年患者的其他专科医护人员、社区工作者及其他老年社会工作者。

图书在版编目（CIP）数据

Brocklehurst 老年医学与老年学：原书第 8 版：全 2 册 /（美）H. M. 菲利特 （Howard M. Fillit），（加）K. 罗克伍德（Kenneth Rockwood），（英）J. 扬（John Young）主编；白小涓，李小鹰主译. —北京：科学出版社，2020.11
（生命科学名著）

书名原文：Brocklehurst's Textbook of Geriatric Medicine and Gerontology (Eighth Edition)

ISBN 978-7-03-059837-0

Ⅰ．①B… Ⅱ．①H… ②K… ③J… ④白… ⑤李… Ⅲ．①老年病学 Ⅳ．①R592

中国版本图书馆 CIP 数据核字（2018）第 280841 号

责任编辑：岳漫宇 / 责任校对：严 娜
责任印制：吴兆东 / 封面设计：刘新新

科 学 出 版 社 出版
北京东黄城根北街 16 号
邮政编码：100717
http://www.sciencep.com

北京厚诚则铭印刷科技有限公司 印刷
科学出版社发行 各地新华书店经销
*
2020 年 11 月第 一 版 开本：889×1194 1/16
2021 年 1 月第二次印刷 印张：76 1/2
字数：2 811 000
定价：580.00 元（全二册）
（如有印装质量问题，我社负责调换）

ELSEVIER

Elsevier (Singapore) Pte Ltd.
3 Killiney Road, #08-01 Winsland House I, Singapore 239519
Tel: (65) 6349-0200; Fax: (65) 6733-1817

目 录

（上 册）

第1部分 老 年 学

第2部分　老 年 医 学

（下　　册）

E 篇　肌肉骨骼系统

F 篇　胃肠病学

第 3 部分　问题导向的老年医学

第 4 部分　医疗卫生健康系统和老年医学

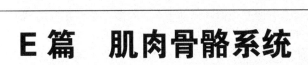

E篇　肌肉骨骼系统

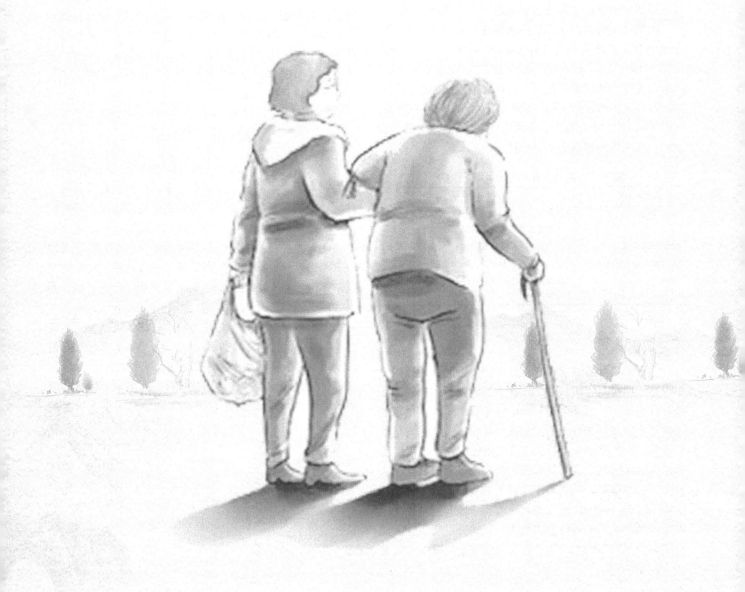

Preeti Nair，Jiuan Ting，Helen I. Keen，Phillip G. Conaghan

第**69**章 | 老年人关节炎

介　绍

风湿病是在老年人群中最普遍的引起疼痛和功能障碍的疾病[1]。该疾病在老年人群中的患病率与年龄呈正相关。在英国，85 岁老年人群由全科医师诊断的关节炎的终生患病率为 65%[2]。尽管该疾病在整个成人群体中的诊治有诸多相似，但对于合并有复杂基础疾病的衰弱的老年群体而言，临床表现和治疗目标有所不同[3]，就像肌肉骨骼的疼痛在不同的个体中有所不同一样。疼痛与肌肉损伤、功能受限、疲劳、睡眠障碍、精神压力和低生活质量相关，尤其是对于年龄大于 75 岁的人群[4]。

虽然几乎所有的风湿性疾病都在折磨着老年人，但在这个群体中骨关节炎（osteoarthritis，OA）和肌腱疾病更加普遍。老年人群中最常见的风湿性疾病汇总在表 69-1。然而，老年人通常遭受超过一种风湿性疾病的困扰，如同时合并有机械性腰背痛、膝关节 OA、肩关节肌腱炎。一项关于超过 16 000 名、年龄大于 55 岁老年人的调查显示，关节疼痛数量的中位数是 4[5]。

表 69-1　老年人群常见的风湿性疾病

疾病分类	特异性诊断
炎症性关节炎	痛风和其他结晶性关节炎（如假性痛风），类风湿性关节炎，化脓性关节炎
退行性关节炎	骨关节炎，病理性肩袖损伤，冰冻肩，肌腱炎
血管炎和结缔组织病	风湿性多肌痛，颞动脉炎
背痛	机械性背痛，椎间盘退行性病变，骨质疏松性椎骨折

关节炎的诊断

由于肌肉骨骼性疾病有 100 多种，因此，通过病史和查体来明确是"机械性"还是"炎症性"疾病的诊断就十分重要了，由此可进一步指导是否需要（或更多的时候是不需要）进行随后的检查。晨僵的持续时间是很有帮助的：典型的炎症性关节炎与 60min 以上的晨僵相关，这种晨僵与全天其他时间的表现明显不同。当某人诉全天关节僵硬，这通常不是真正的晨僵。典型的 OA 晨僵不超过 10min，而且通常与静止一段时间，如久坐以后运动起始的失用性僵硬有关。肌腱炎引起 30min 的晨僵的情况并不少见。机械性关节疼痛通常在长时间使用和承重时加重。关节炎发作的时间也有助于诊断：关节急性疼痛和肿胀提示可能是急性痛风、假性痛风，或脓毒性关节炎。病史采集的另一重要部分就是寻找可能与炎症性关节炎相关的疾病，如银屑病、炎症性肠病，或者近期的感染性腹泻。有些特征还提示患者目前的症状可能是一大类结缔组织病中的部分表现，如光敏感或雷诺现象。家族史也是有用的，虽然人们通常并不知道他们的家人得的是哪种类型的关节炎。虽然不常见，但是进行潜在恶性肿瘤的标志性体征的检查是很重要的，尤其是夜间为著的疼痛及相关的体重减轻或盗汗。

通常，即便对有经验的医生，临床查体的发现也较难给出合理解释。现代影像方法更加凸显了临床查体的不准确性。软组织关节肿胀或滑膜炎本身并不能诊断炎症性关节炎，因为滑膜炎在 OA 中也很常见。不过，多个手小关节的对称性滑膜炎则提示炎症性关节炎。骨性肿胀一般提示为 OA。

骨　关　节　炎

骨关节炎（OA）是指一组临床综合征，其病因多样，结局通常因受累关节不同而有所不同，但在特定条件下具有相似的病理学特征[6]。最常见的关节疾病，具有与年龄最相关的危险因素，这就是本章的重点[7]。

OA 因其复杂的诱因和危险因素、多样的临床表现而很难通过一段简洁的文字定义其形成过程。传统定义以诸如病理学（射线结构）、临床表现或综合以上特点为重点。尽管美国风湿病学会（American College of Rheumatology，ACR）通过年龄、症状（包括缺乏运动刚度）、体征（包括捻发音和肿胀）设计了分类标准，但至今仍没有确切的诊断标准（表 69-2）[8]。

有症状的 OA 女性比男性多见，尤其西方国家的老年人患病率升高。患病率升高绝大部分归因于人口老龄化[11]和糖尿病；85 岁的老人，几乎每两个人中就有一个患有膝关节 OA[12]。OA 的其他诱发因素包括糖尿病、基因、表观遗传学、关节损伤、关节过度使用（如特定职业或职业运动员）。危险因素多样，取决于个体力学因素，如体重和肌肉强度，可能由不同年龄段、不同的代谢和关节恢复性道具导致多重的 OA 进展阶段（表 69-3）[13]。

表 69-2 骨关节炎 ACR 分类诊断依据

髋关节	膝关节（临床证据）	手关节
髋关节疼痛且满足以下情况中的两种 ● ESR<20mm/h ● 放射线检查见关节间隙变窄 ● 放射线检查见骨赘	膝关节疼痛并满足以下情况中的5种 ● 年龄>50 岁 ● 晨僵<30min ● 捻发音 ● 骨扩大 ● 骨压痛 ● 滑膜处无热感	疼痛、手关节僵硬并满足以下情况中的三种 ● 少于三个掌指关节水肿 ● 两个以上远端指间关节硬组织扩大 ● 两个以上下列关节硬组织扩大：第二和第三远端指间关节，第二和第三近端指间关节，两个腕掌关节 ● 至少一个下列关节畸形：第二和第三远端指间关节，第二和第三近端指间关节，两个腕掌关节

注: 修改自参考文献[8-10]

ESR. 红细胞沉降率

发病机制和病因

尽管病因多样，但 OA 的病理特点均具有标志性的关节修复异常[7]。这个过程包括修复机制的代谢失调、透明软骨和软骨下骨的合成与退化的失衡[7]，导致改变整个关节，包括其组织和滑膜[14]。重要的是，过去 OA 的重点在软骨障碍，现在公认的临床 OA 涉及整个关节器官及关节的全部要素。

软骨是一个代谢活跃的组织，含有丰富的细胞外基质（主要为Ⅱ型胶原和蛋白聚糖），受软骨细胞调控。当被激活时，产生炎性因子和基质降解酶[15]。软骨细胞与固有免疫系统通过 Toll 样受体的表达而相互影响，在损伤时被分子激活，OA 后期出现晶体[15]。当软骨细胞发生新陈代谢向分解代谢的转变，晚期糖基化终末产物会随着年龄的上升而增多（氧化损伤增加），并且已知软骨细胞表达这些产物的受体[15]。

软骨下骨在 OA 中的重要性被越来越多地了解[16]。

软骨下骨活跃的骨细胞负责保证内平衡的重建。已有研究表明，骨细胞在机械应激下表达炎性因子和蛋白酶[17]。在受损软骨上骨承受的压力范围内，内平衡会调节骨形成优势，导致骨增厚和骨僵硬。并且，新的血管和神经渗入受损的软骨，促进新的骨在软骨中形成，导致骨质增生，进一步导致软骨变薄[18]。这个过程被认为是愈合异常过程；其在关节表面的扩展可导致关节力的再分配[19]。磁共振成像（magnetic resonance imaging，MRI）可以展示骨髓病变的存在、纤维化的范围、坏死，并且 50%有症状 OA 人群重建了松质骨。这些损伤会伴有疼痛和特定区域的软骨丢失[20]。

滑膜炎在 OA 的影像学研究中多见[21,22]，一般被认为是骨和软骨病理学活跃的表现。软骨停止分泌释放骨液渗透入滑膜并刺激[23]诱发炎症。这导致炎症因子和软骨降解酶扩散入软骨刺激软骨细胞分泌炎性因子[23]，通常会进一步延续损伤的过程[16]。滑膜炎与疾病的进展和关节的改变相关[25]。

骨关节炎的危险因素

OA 可能被定义为正常关节组织的异常受力，或异常关节组织的正常受力，或两者相互作用。这些相互作用可能包括患者本人的因素（遗传、年龄、性别）和环境因素（生物力学、创伤）。还有可能一些危险因素仍未被认识。有人提出，是因为全身因素（遗传、年龄、性别）的影响，使局部的生物力学因素（肥胖、关节损伤、肌无力）导致关节患 OA[7]。例如，研究证明，用左手或右手的习惯和机械负荷是手关节 OA 的危险因素，然而其他研究（通常以影像学改变为重点而不是症状）发现疾病存在普遍的对称性，所以内在因素可能是主要原因[26-30]。Hizen-Oshima 研究[29]发现，偏手性和对

表 69-3 骨关节炎的危险因素

患者本身因素		环境因素	
基因因素	在髋关节和膝关节发现家族聚集性[33,34]	生物力学	重复的人体工程学和生物力学需求可能导致关节压力引起骨关节炎（OA） 与患肢 OA 表达减少和剩余功能性肢体 OA 过度表达相关的偏瘫[35] 指间关节、第二和第三掌指关节及近端指间关节 OA 与筷子的使用有关[27]
年龄	最强的可明确的危险因素[36-38]	外伤	关节损伤，如脱臼、骨折、韧带断裂和半月板撕裂
性别	年龄相关性在女性群体最明显：可能为激素影响 手部 OA 在更年期女性出现高峰[14]		
激素	存在争议 手部 OA 在更年期女性出现高峰；然而，Chingford 研究和弗雷明汉（Framingham）研究认为雌激素有保护作用[37,40]		
骨密度	在某些部位骨密度和 OA 呈负相关		
DMI	肥胖是膝关节 OA 发生的强关联因素[41] 手部 OA[30,42]可能与生物力学因素相关		
关节力线	膝关节内翻畸形与进行性 OA 相关，膝关节内翻/外翻韧带不稳定也是如此 导致关节生物力学改变的发育问题，例如先天性发育不良		

称性与 OA 相关。尽管对称性是队列研究中主要的模型，但是远端指间关节、拇指指间关节、拇指掌指关节在优势手中的患病率尤为明显。

临床表现

几乎任何关节都可能患有 OA，但是膝关节、足关节、双侧手关节和髋关节最为常见。OA 典型的变化在腰椎和颈椎十分相似，但因为背部疼痛通常包含不同的病理过程（包括腰椎退行性病变、神经根卡压、粉碎性骨折和 OA 的改变），所以通常将关节 OA 综合征中的"外周关节 OA"从脊柱疾病中独立出来。

目前，对于临床 OA 尚无获得广泛接受的分类方法，通常按照涉及的关节部位来分类。例如，疾病通常局限于一个关节（如膝关节），或者更加广泛。不论表现特殊的亚组，还是病理截然不同的亚组。当前，通常的 OA 被认为是手关节 OA 加其他表现（通常包括三个或多个关节）；然而，Kellgren 最先发明了 "primary generalized OA" 这个词来描述人群广泛性疾病（特别包括手关节和如膝关节等承重关节）中观察到的一个分布在队列中的双峰频率子集[28]。Dieppe 及其同事证实，年龄和个体患 OA 的关节数量存在强烈的正相关关系。这可能会导致时间的偏倚，并且在这个研究中，所包含的关节亚组之间没有发现差异[32]。炎性 OA 是一个不明确的定义，指的是受到明显炎症过程影响的手关节亚组，有时也被换成腐蚀性 OA。晶体沉积在进展期 OA 中常见，临床上通常在软骨钙化的放射线检查中发现，且关节影像会伴随着十分高的炎性标志呈现出急慢性高密度信号。少数亚组涉及快速进展 OA，其可能类似于感染性关节炎，特点是在影像学中表现为快速进展的大关节损伤[43]。典型的表现出现在老年女性，影响部位为髋关节，并且可能是双侧[44]。关节可能在 1～2 年完全损坏。造成这种罕见情况的原因尚不清楚[43]，但可能与非甾体抗炎药（nonsteroidal anti-inflammatory drug，NSAID）和抗神经生长因子抗体相关[45,46]。有假说指出，止痛药物 NSAID 的治疗导致髋关节受力的增加，损坏了骨的愈合[43]。特异的诊断需要排除化脓性关节炎、结晶性疾病和缺血性坏死。

OA 通常表现为关节使用后疼痛加剧（"受力"性疼痛），静止后短期的僵硬（凝胶化作用，通常会和"锁定"混淆），并在活动时发出声音。阳性体征包括触诊时有压痛、活动时明显刺痛（捻发音）、关节肿大、渗出、错乱排列、活动受限。随着 OA 症状的进展，肌肉萎缩随后出现，相应地会伴有功能的缺失和日常活动完成困难。例如，患有手关节 OA 的患者可能出现写字、转门把手或开拉环的困难。同样，患有膝关节、髋关节 OA 的老年人可能出现步行距离缩短、从椅子上站起困难和迈步困难。此外，膝关节 OA 的疼痛可能伴随着"乏力"感（一种肌肉无力的症状），这种感觉可能会降低或影响个

体的自信，进而导致严重的生理和心理健康危险，引发恐惧和孤独。

疼痛：OA 的疼痛与活动性相关。在疾病早期，疼痛发生为偶然性，多年后发展为持续性疼痛，夜间为著，影响睡眠。机体疾病引起的疼痛影响和睡眠影响不可低估；抑郁症在 OA 群体中十分常见。

OA 中疼痛与影像学检查异常的关系复杂，并且尚未完全弄清楚。放射线影像改变与疼痛之间的联系并不完全。MRI 上展现的骨髓病变与疼痛的相关性比放射线影像改变要好[48]。影像学检查的滑膜炎也与 OA 疼痛相关[49]。这些发现并不让人惊讶：软骨下骨和滑膜炎均受神经支配，与透明软骨不同，尽管在软骨丢失部位发现了新生的神经和血管[50]。

僵硬：僵硬指的是使用困难，或关节运动缓慢，通常在静止后出现，如晨僵或长坐后。ACR 发现，持续超过 30min 的晨僵是诊断 OA 的标准[51]。

畸形：手关节 OA 的赫伯登结节（Heberden node）和布夏尔结节（Bouchard node）的相关共同特点在图 69-1 中列出。内翻足或少数外翻足畸形，是常见的膝关节 OA 结构改变。

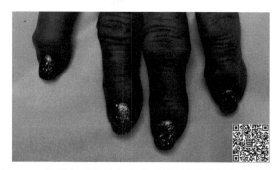

图 69-1 一位患有原发性关节炎手指，显示有赫伯登结节和布夏尔结节。（赫伯登结节：远端指间关节的后外侧肿胀。布夏尔结节：近端指间关节后外侧肿胀）。（彩图请扫二维码）

压痛：关节压痛常见于 OA。大粗隆滑囊炎常表现为股四头肌无力（常被错误地认为是髋关节 OA）。膝关节内侧和远端的鹅足滑囊炎常见于膝关节 OA。

肌肉萎缩和无力：股四头肌肌无力、膝关节疼痛和年龄相较于严重的膝关节 OA，是 X 线检查评估中老年患者功能损伤更重要的决定性原因[52]。从椅子上或车里坐起困难与髋关节和膝关节 OA 有关。让患者握紧双手可评估握力，在平坦的地方进行直腿抬高试验可以很好地评估股四头肌的肌力。

肿胀：骨质增生可触及明显的关节肿胀。渗出（与关节滑液囊肥大和滑液增加相关）并不常见。

捻发音：这是一种粗糙的摩擦音或因关节表面相互摩擦而产生的声音，常在活动的范围内闻及。尽管也是标准中的关键特征，但捻发音却是关节损伤的非特异性表现。

检查和诊断

OA 对个体的影响和范围的诊断通常需要一个完整的病史和检查。调查研究并非常规要求排除特异性诊断。

影像学：当病史和检查无能为力时，简单的 X 线可用于疼痛关节的特异性诊断。OA 的主要放射线影像特点是关节间隙的缺失、软骨下硬化、软骨下囊肿、骨赘病。负重状态的外形变化为评价软骨丢失程度提供了一个更好的方法。重要的是，OA 的放射线影像普遍存在于老年人群，并且可能有些时候是突然发现的。需避免临床决策过度依赖放射线检查；例如，OA 放射线检查不能排除痛风的存在。临床判断应该用于指导其他影像表现特异的需求，如 MRI 和超声。

实验室检查：临床检查没有特异性的实验室检查可以用于 OA 的诊断。不像类风湿性关节炎（rheumatoid arthritis，eRA），OA 患者在急性期可表现正常。

滑膜液分析：渗出出现后，若怀疑存在 RA，则关节穿刺术可以成为有价值的检查。OA 的滑膜液表现为白细胞计数降低（<1000 个细胞/mm^3）。更重要的是，考虑到败血病关节炎可能因免疫衰老而在老年患者中表现不同，滑膜液分析可有助于确定或排除尿酸钠盐或焦磷酸钙晶体，并且可以排除败血症。关节吸引术需要专门技术才有临床价值。

治疗

对于 OA 的疾病管理，在一些国际共识指南中可找到答案[53-58]。治疗目标通常包括缓解疼痛和功能障碍，以最大限度地提高功能和生活质量。所有指南通常都是对个体中 OA 的影响进行整体分析评估。治疗包括药物联合应用和选择非药物治疗，非药物治疗包括对患者的教育、运动项目、自身管理、超重的患者进行减重。管理计划应该是个体化的，并获得患者的认同以提高依从性；并应该有计划地给予有潜在毒性的药物，如 NSAID 和阿片类药物[55]。OA 管理的关键事项在表 69-4 中做了总结。

患者教育

患者应被提供疾病预后的关键信息，并且错误的认识应被纠正：少数 OA 患者最终可能需依靠轮椅，并且 OA 的进展并不是必然的过程。应鼓励患者进行自我管理课程，以帮助他们了解疾病、教育他们以获得用药的选择能力。自我管理课程可减少卫生保健服务的利用[59]，尽管他们可能没有受到疼痛或功能障碍的直接影响，这些课程可以帮助改善生活质量，尤其可以帮助他们减轻恐惧和增强自我效能。

锻炼

一个普遍持有的误解是锻炼会损伤关节。尽管建议避免高强度的运动，但有积极的证据证实定制的锻炼课程能帮助显著地减轻疼痛和功能障碍[60]。"运动处方"包括拉伸、强化和有氧运动，甚至对于老年人来说，仅有很少的禁忌证[61]。运动不仅对 OA 疼痛和功能障碍有好处，而且可以促进睡眠的恢复，改善身体健康状态，

表 69-4 老年人关节炎治疗的关键问题

OA	痛风	PMR	GCA	RA/SpA
管理应首先包括药物和非药物治疗。	无症状性高尿酸血症无明确的治疗要求。	管理应有风湿科医师参与。	治疗应有风湿科医师参与。	治疗应有风湿科医师参与。
管理应依据个体需要和特点进行调整。	需一直了解痛风发作的既往病史。	明确是否合并 GCA。	需要高剂量类醇激素。	治疗应有整体性，包括教育、综合治疗和自我管理。
非药物治疗，如运动、教育、减重、夹板固定与药物治疗同等重要。	对关于改变生活方式的重要性进行宣讲（如饮食、饮酒和减重）。	泼尼松龙 10～20mg/天可获得快速和良好的疗效。	考虑类固醇激发剂（注意：缺乏证据）。	诊断后开始改善病情治疗。
药物治疗应以安全为重点：首选局部治疗（外用 NSAID 和辣椒素是安全有效的）。	急性发作的药物治疗：NSAID 通常对老年人群存在禁忌。	若减量困难，可考虑类固醇激发剂（注意：缺乏证据）。	应用阿司匹林[68]（注意：缺乏证据）。	使用标准预后指标以监测治疗反应。
对乙酰氨基酚可能是一线口服治疗药物。	秋水仙碱：降低剂量以减少肾和肝损伤，或相互作用的其他药物（他汀、利尿剂、环孢素）。	在治疗初期考虑进行胃肠道保护和骨保护。	在治疗初期考虑进行胃肠道保护和骨保护。	将治疗升级到预先确定的疾病活动目标。
在处方 NSAID 和 COX-2 抑制剂治疗时，应注意胃肠道、心血管和肾损伤风险。在最短的时间应用最低的剂量。	缓慢的停止口服皮质类固醇激素，以防止急性发作。			药物监测需要定期监测肾功能、肝功能检验和全血细胞计数。
在开具阿片类药物处方时，要考虑到精神错乱、跌倒和便秘的风险。	考虑关节内注射或肌内注射皮质类固醇激素。			治疗合并症（骨质疏松、心血管风险、抑郁症）。
关节内注射类固醇激素对于 OA 急性发作有效，或切断疼痛回路，让患者能够锻炼。	降尿酸治疗：别嘌醇为一线药物，起始剂量 ≤100mg/天，并且根据血尿酸浓度调节剂量。			合并症和多重用药可能影响药物治疗效果。
针对严重影响生活质量的症状，可行外科手术治疗。	非布司他可用于别嘌醇不耐受的患者。			
	降尿酸治疗与抗炎治疗同时进行。			
	不要在急性发作期停止降尿酸治疗。			

注：COX-2. 环氧酶-2；GCA. 巨细胞动脉炎；NSAID. 非甾体抗炎药；OA. 骨关节炎；PMR. 多发性肌痛；RA/SpA. 类风湿性关节炎/脊椎关节炎

改善功能性的依赖，并有益于减轻并发症，如肥胖、糖尿病、慢性心衰和高血压。

优化机械因素

纠正生物力学因素是一项重要的治疗，特别是其有益于老年患者。对侧手使用拐棍可以减少髋关节或膝关节 OA 的症状[55]。另一个例子是使用手夹板来固定拇指根部 OA。这里同样推荐穿着适合的鞋子以达到减震和支撑足弓的目的。患有内翻足或外翻足畸形和失稳的膝关节 OA 时使用膝盖支架，不仅可以减轻疼痛，还能减少跌倒的风险[62]。必要时，使用多学科小组的方法和进行咨询，以及开展适当的训练，包括物理治疗、作业治疗或足疗，是很有价值的。

非药物治疗

非药物治疗应该在所有 OA 患者中获得认可。尽管有效的证据有限，但使用热或冷的包裹进行简单的热疗来治疗关节是安全、廉价的。发表于 2010 年的系统综述和荟萃分析显示，对 OA 患者进行针刺疗法可短期获益，尽管随后大规模临床研究显示针刺疗法并没有益处[64]。

药物治疗

因为并发症需要多重用药，所以药物毒性、药物之间的相互作用和并发症的存在使得 OA 的药物需满足个体化的需求。通常，药物治疗的镇痛效果较小，并且有证据指出设计不良的实验高估了这些治疗的效果[62]。

局部治疗。 局部应用 NSAID，如双氯芬酸钠和布洛芬，被发现比口服 NSAID 更加安全，剂量相同，但血药浓度却比口服 NSAID 明显较低[65]。每日多次敷药可能会降低依从性。英国卫生与临床优化研究所（National Institute for Health and Care Excellence，NICE）指南指出，局部应用辣椒素可能对手关节 OA 和膝关节 OA 有益，尽管可能需要应用几天之后才会出现明显疗效[55]。

对乙酰氨基酚。 历史上，对乙酰氨基酚广泛应用于治疗 OA。它缺乏禁忌证或药物交叉反应，并且不昂贵。然而，一项近期的荟萃分析建议对乙酰氨基酚对 OA 仅有很小的止痛作用，临床意义可疑[66]。一项关于大规模临床观察的荟萃分析报道了一些毒副反应的信号，特别是那些应用了高剂量的人群，还不清楚这是否反映了对乙酰氨基酚单一药物副作用，抑或是 NSAID 药物的类效应（数据在观察研究中很难被捕捉到）[67]。

口服 NSAID。 这些药物存在于治疗关节炎的常用止痛药中[68,69]。在大规模的系统观察中发现，选择性 NSAID[62] 和环氧酶-2（cyclooxygenase-2，COX-2）剂可发挥持续性疗效[62]。NSAID 与 COX-1 和 COX-2 在选择性水平上不同；然而，NSAID 与不同程度的肾、心血管和胃肠道的风险相关，特别是对于有并发症的老年人群（表 69-5）。当 NSAID 与对乙酰氨基酚联合应用时，胃肠道风险可能会变得复杂。

表 69-5 非甾体抗炎药（NSAID）的不良反应

不良反应类型	举例
胃肠道的不良反应	消化不良
	侵蚀
	消化性溃疡
	出血和穿孔
	小肠肠病
肝的不良反应	肝细胞损伤
	胆汁淤积
肾的不良反应	急性肾衰竭
	间质性肾炎
血液系统的不良反应	血小板减少症
	中性粒细胞减少症
	溶血性贫血
皮肤的不良反应	光敏性
	荨麻疹
	多形性红斑
胸部的不良反应	支气管痉挛
	肺炎
中枢神经系统的不良反应	头痛
	头晕
	混乱
心脏的不良反应	心肌梗死风险升高
	心力衰竭
	高血压

尽管 COX-2 抑制剂有较低的胃肠道副作用，但与其他 NSAID 相似的是，它们与高凝风险相关。NICE 建议质子泵抑制剂与所有 NSAID 联合使用[55]。具有心血管疾病风险的患者，萘普生相较于其他 NSAID 药物对心血管疾病的风险影响较小[71]。总之，老年 OA 患者应用 NSAID 应谨慎[72]，因为 OA 和心血管疾病常相伴出现[72-74]。NSAID 应小剂量短期使用。当向老年人开具 NSAID 处方后应积极随访，并尽可能避免上述不良反应的发生，尤其是对于相对衰弱的那部分老年人。

阿片类药物。 所有的指南均推荐使用小剂量的阿片类药物，尽管其和 NSAID 一样有明显的毒性风险，特别是对于老年人群。有证据显示，其止痛范围比普通的止痛药物更大[62]。混淆、便秘和跌倒是阿片类药物应用后出现的主要副作用，在衰弱的人群中尤为突出。改良或缓释的剂型可能会对夜间疼痛有效，透皮贴剂可以提高依从性。

关节内注射皮质类固醇激素。 Cochrane 研究了关节内注射皮质类固醇激素的有效性，证实膝关节 OA 在关节内注射皮质类固醇激素短期内可起到一定效果[75]。没有证据建议任何一种类固醇激素具有优势[71]。关节内注射皮质类固醇激素的感染风险非常小，但仍然要求无菌术规范。注射后软骨毒性已获关注，尽管仍未经过证实。

其他治疗。 一些保健品和食物补充剂通常被用于治疗老年患者 OA。最知名的是氨基葡萄糖和软骨素；围绕这些药物的有效性证据是混杂的，导致大多数当时的指南没有给出这些药物的建议[55,76]。目前尚无随机对照试验证据证明对 OA 患者应用富血小板血浆或干细胞治疗具有镇痛效果，尽管实验仍在持续进行。

手术治疗。 所有关节置换都需要一个非常成功的手术过程，尽管这些置换通常最多能保持 20 年（特别是膝关节）并且修正过程复杂，所以通常所有的关节置换都不适用于年轻患者。关节镜还没有被建议用于膝关节 OA 综合征。2014 年 NICE 指南建议，对于 OA 患者，非手术治疗充分实施后才予以应用外科手术治疗[55]。手术需被用于那些症状持续以至于严重影响生活质量（而不是使用量表计算）[77]，并且在还没有发展至功能受限之前，已经出现功能受限会降低手术疗效。是否为 OA 患者行手术治疗不应取决于患者的特定要素，如年龄、吸烟史、肥胖和性别[55]。

新疗法。 一些随机对照临床实验针对 OA 情况下使用双膦酸盐[78-80]和锶[81]对目标软骨下骨的病理过程进行研究。研究显示，疼痛影响复杂，并且这些治疗需要长期观察研究；选择某些软骨下骨病变的患者（如磁共振检测的骨髓病变）可提高其疗效。目前，基于 OA 中滑膜炎的发生率，更多的研究转向于抗滑膜炎治疗的效果。研究检验肿瘤坏死因子（tumor necrosis factor，TNF）抑制剂的作用，但结果令人失望[83]。初始数据检验甲氨蝶呤可作为膝关节 OA 抗滑膜炎治疗的药物，使得对其开展了长期随机对照试验，结局还未可知[84]。去了解 OA 的病理过程和疼痛途径的新方法启发了更多的想法，包括像度洛西汀、他喷他多这样的中枢药物和像靶神经生长因子（如他尼珠）这样的外周药物。

痛　风

痛风是 RA 最常见的类型，并且近 10 年患病率（1%～2%）呈上升趋势，或许这也反映出整个群体的尿酸水平升高。相对于年轻群体样本中的经典表现，痛风在老年患者中的表现可能略有不同：可能会压痛分布均匀，并且发作更加频繁、涉及多关节部位[85]。老年人常常合并多种疾病，如慢性肾病、高血压、糖尿病和血脂紊乱。这使得临床表现和管理更加复杂。

病因

痛风的临床表现源于关节和软组织中的尿酸钠（monosodium urate，MSU）结晶。高尿酸血症是痛风发展的最重要的单一危险因素，无症状性高尿酸血症发展至痛风的过程，某种程度上是血清中尿酸的升高导致病情的持续和加重——实际上反映了所有尿酸在身体中的负荷。重要的是认识到无症状性高尿酸血症与痛风的区别：90%患无症状性高尿酸血症的人不会发展为痛风，并且目前的证据显示，高尿酸血症并不需要降尿酸治疗[86]。

大规模纵向队列研究显示，一些饮食因素通过影响尿酸水平而与痛风的发展相关，包括牛肉、烈酒、含糖软饮料、果糖、红肉和海鲜[87]。

当尿酸水平超过生理饱和阈值，MSU 结晶形成并引起强烈的炎症反应，包括单核细胞和巨噬细胞释放白介素-1β（interleukin-1β，IL-1β），导致 RA 严重的疼痛[88]。

血清尿酸水平受很多因素影响，升高或降低均可诱发风湿急性发作。因此，血清 MSU 升高（通常由脱水或化疗后细胞凋亡增加所致）和降尿酸治疗后血清 MSU 降低均可诱发痛风发作。常见原因列于表 69-6[89]。

表 69-6　诱发老年人急性痛风的原因

- 血浆尿酸浓度改变
- 饮酒
- 脱水（如高温天气或长时间旅行）
- 外科手术
- 药物（如利尿剂、阿司匹林）
- 合并疾病（如肾衰竭、心脏病）

临床特点

老年人群的痛风表现为一个特殊的亚群，表现可能会不典型。痛风通常表现为急性足部痛风，伴有关节明显的红肿疼痛；然而，在老年人群，其表现伴随更多系统参与，包括发热和谵妄，多部位关节涉及，或者包括不典型的位置（如肩）。急性炎症性单关节炎需要排除败血症性关节炎。其他差异包括骨折、焦磷酸钙沉着症（"假性痛风"，一种晶体相关关节炎常见的其他类型）和不常见的羟基磷灰石相关关节炎。临床医生应保持对早期足部痛风的关注，因为其通常预示着痛风的诊断。

门诊在某些情况下可能难以区分急性痛风与败血症。代表性的急性发作可能持续 7～10 天。在存在持续高尿酸血症的患者中，不治疗，可能会周期性发作并可能导致慢性滑膜炎。在老年组，痛风结石（局部、原发性尿酸结石沉淀伴炎症）可能是疾病的首发症状[90]。

检查和诊断

痛风的诊断应该在与关节液中尿酸结晶或痛风石相区别的情况下确诊。尽管并不总是可以区分开，但是 ACR 和欧洲抗风湿联盟（European League Against Rheumatism，EULAR）[91,92]认为特定的临床特点是诊断痛风的有力证据。其中包括严重疼痛的快速进展、肿胀和压痛最长可持续 6～12h、痛风复发伴高尿酸血症，以及不止一个部位的严重关节炎。

在痛风急性期，受累关节的滑膜液分析结果通常显示以中性粒细胞为主的炎性细胞计数升高。炎症程度与细胞计数呈正相关，类似于感染。血液检查可以显示急性阶段的反应物。血清中尿酸水平的升高可能会帮助支持诊断，但在急性期痛风加剧时，它也可能矛盾地显示为正常值[92]。

影像学检查可以增加诊断的确定性。疾病慢性迁延后，普通的放射线检查可以很好地显示突出边缘的侵蚀界限，尽管普通X线在疾病早期的敏感性较低[93]。MRI并不是常规检查，但对不典型部位的痛风石诊断有帮助[93]。超声通常是最可行的检查，它可以检查侵蚀、滑膜炎和痛风石。超声下见"双轮廓"征被认为与痛风相符合。当尿酸结晶沉积在软骨表面，超声下可见强回声像，骨皮质在软骨以下显像形成了第二层轮廓（图69-2）。痛风的检查从计算机断层扫描（computed tomography，CT）发展为双源CT，双源CT的高分辨率使得其可以对MSU结晶进行颜色鉴定；然而，其对早期痛风或MSU结晶轻度沉积的敏感性较低[94]。

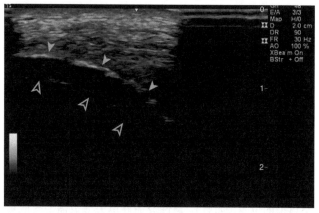

图69-2　膝关节股骨髁的纵向超声显示"双轮廓"。股骨髁的骨皮质用空心箭头表示，软骨上覆盖的尿酸晶体用实心箭头表示。

治疗

痛风治疗主要有三个目标：①急性发作的治疗；②慢性痛风的持续性预防治疗；③降尿酸治疗时的急性发作预防。国际指南重点强调了非药物干预的重要性，包括教育、饮食、补水、锻炼和戒烟。对于并发症的关注也很重要。但是，痛风反复发作的人群，药物治疗也是必需的。

急性发作期的治疗

症状出现以后，治疗应尽可能早地开始。ACR和EULAR的指南推荐一旦症状出现，抗炎药物治疗应在24h内开始[95]。NSAID治疗后，48h内超过50%的患者表现出主要的临床反应，5天后可达到80%[96]。没有证据显示某种NSAID比另一种更加安全和有效[97]。

秋水仙碱是痛风抗炎治疗的常见选择。目前，国际指南建议的秋水仙碱的治疗方案是起始剂量1.2mg，1h后0.6mg，然后0.6mg每日1～2次预防剂量[98]，因为证据证实，低剂量比之前建议的高剂量更有效并且毒性更低。有显著肾病或肝病的患者需要调整剂量[98]。

皮质类固醇是急性期痛风的另一种有效的治疗选择，特别是当NSAID和秋水仙碱禁用时。国际指南建议治疗要依据涉及关节的数量和大小。如果涉及单一大关节，如膝关节，关节内注射皮质类固醇激素是合理的

（如曲安奈德40mg）；如果是多个关节或者注射存在禁忌，建议口服泼尼松龙0.5mg/kg 5～10天（或2～5天with a 7- to 10-day taper）[96]。

尽管NSAID、秋水仙碱和类固醇激素均为急性加重期的一线用药，并且事实上也可以联合应用，但医生需要注意老年患者药物治疗的挑战。尽管美国食品药品管理局并不支持，但新药物IL-1抑制剂阿那白滞素、康纳单抗和利纳西普，已被证实对急性痛风的治疗有效[99]。这些药物的成本效益未可知。

慢性痛风的持续治疗

慢性痛风的治疗和预防急性发作的关键是应用降尿酸药物降低血清MSU。

别嘌呤醇，一种黄嘌呤氧化酶抑制剂，是降尿酸治疗的一线用药。EULAR指南推荐周期性痛风发作的血清尿酸浓度的治疗目标为低于0.36mmol/L[98]，尽管低于0.30mmol/L可进一步降低发病风险。除了是一种有效的降尿酸治疗，别嘌呤醇还可以对肾功能、心血管疾病、高血压和死亡率有有益的作用[100]。尽管别嘌呤醇的一般耐受性良好，但它有潜在的致命性的别嘌呤醇过敏综合征的罕见的发生率，该综合征以皮疹、嗜酸性粒细胞增多、白细胞增多、发热、肝炎和进展性肾功能衰竭为表现。起始时低剂量（普通患者100mg/天，CKD4期及以下患者50mg/天）可减少痛风发作的概率和别嘌呤醇过敏综合征风险[101]。

非布司他，同样是一种黄嘌呤氧化酶抑制剂，用于别嘌呤醇不耐受患者的降尿酸治疗。当前面提到的药物无效、不耐受或者禁忌时，通常认为可以使用促尿酸排泄的药物，如丙磺舒或磺吡酮；然而这些药物在中至重度肾功能损伤时疗效有限。新药物，包括拉布立酶和聚乙二醇重组尿酸酶（尿酸酶的重组结构），因其价格昂贵而很少被使用。

慢性痛风的持续治疗需重点强调依从性，以达到最佳的效果[98]，并预防治疗突然中断导致病情的再次恶化。降尿酸治疗在急性发作期不应停止。

降尿酸治疗期间急性发作的预防

降尿酸治疗开始时应用NSAID可能会通过最小化急性发作的风险而加强依从性。EULAR指南推荐了在降尿酸治疗的最初几个月秋水仙碱的预防剂量（0.5～1mg/天）[98]。

软 骨 钙 化

软骨上焦磷酸钙的沉积导致了软骨钙化，该病可导致关节炎。焦磷酸钙结晶沉积症（calcium pyrophosphate deposition，CPPD）包括急性炎症性关节炎、慢性炎症性关节炎和OA次要性CPPD[102]。病情表现可以静止（影像学检查可见软骨的钙质沉积），也可表现为急性关节炎（假性痛风），或表现为慢性炎症过程，或类似OA。鉴别诊断需要明确滑膜液中有焦磷酸钙结晶，这个过程需

要排除严重发炎的关节存在败血症[102]。

年龄是 CPPD 发展的重要危险因素。其他风险包括预先存在的 OA，以及代谢状态，如原发性甲状旁腺功能亢进、血色沉着症和低镁血症[102]。老年人出现 CPPD 应该检查代谢状态[102]，但实际上很少发现 CPPD 的可逆病因。

无症状性 CPPD 不需要检查。有症状性疾病的治疗应是整体的，同时包含非药物治疗和药物治疗[103]。在急性炎症性表现的情况下，推荐冰敷、短期休息和关节内注射类固醇激素[103]。慢性炎症性关节炎可能难以治疗，并且可能需要预防性应用 NSAID、低剂量秋水仙碱，或耐药情况下口服类固醇激素或抗风湿药物（disease-modifying antirheumatic drug，DMARD），如甲氨蝶呤或羟化氯喹，类似抗滑膜炎治疗[103]。

风湿性多肌痛/巨细胞性动脉炎

风湿性多肌痛（polymyalgia rheumatica，PMR）是一种仅影响老年人的炎症状态。它以在腰带和肩胛带均匀分布的炎症性疼痛为特征，通常伴有炎症标志物的升高，并对皮质类固醇激素治疗反应良好。

发病机制

PMR 与巨细胞性动脉炎相关（又称为颞动脉炎）；没有血管累及的"纯粹"的 PMR 被认为是疾病的过程[104]。尽管发病机制并不清楚，其仍被定义为树突细胞或巨噬细胞同时存在抗原识别所引起的炎症[104]。树突细胞或巨噬细胞激活后分泌炎性因子，包括 IL-1、IL-6 和 TNF-α，这些炎症因子导致了疾病的全身症状。

临床特点

PMR 是一种临床综合征；临床医生倾向于认为皮质类固醇激素治疗作为一种"实验性治疗"，治疗的反应可作为诊断依据[104]。这可能在临床实验设计上具有挑战性，表现出明显的困难。目前，诊断标准是：50 岁或以上的患者表现为双侧肩关节疼痛和 C 反应蛋白（C-reactive protein，CRP）升高和/或红细胞沉降率（erythrocyte sedimentation rate，ESR）升高可以被定义为 PMR，伴有超过 45min 的晨僵和非外周滑膜炎或 PA 血清学检查阳性的情况下存在新发的臀部疼痛，没有一个更好的诊断能替代。全身症状，包括发热、萎靡和体重减轻。少数情况，患者可能还会有肌肉骨骼问题，如外周关节炎、远端手关节肿胀凹陷性水肿和腕管综合征[104]，是 PMR 还是 RA 存在争议。

多发性肌痛有 10%～40% 的概率伴有巨细胞性动脉炎（giant cell arteritis，GCA）。头痛是 GCA 的突出症状，通常局限于颞部并可伴有头皮压痛。视觉障碍和/或颌跛比较常见，因为可能累及眼部动脉，所以失明是最严重的并发症；向表现出 PMR 的患者追溯 GCA 病史是十分重要的，因为 GCA 治疗需要积极的免疫抑制治疗[105]。

PMR 的近端疼痛和僵硬综合征可以合并多种其他风湿病和炎症性疾病，特别是老年人群。例如，老年患者多肌痛症状演变为 RA 并非少见[104]。最常见的鉴别诊断是双侧肩袖疾病，此病在 60 岁以上老年人中十分常见。一些病史线索可能会有助于鉴别（无诊断依据时），患有肌腱疾病的患者会描述卧床时肩部的疼痛弧和疼痛。一个非常少见的鉴别诊断是多发性肌炎，其可能表现为腰带和肩胛带无力并伴有肌酸激酶的升高，而不是像腰带和肩胛带晨起肌痛且肌酸激酶水平正常这样典型的多肌痛表现。

检查

诊断要求的基本检查包括炎症标志、胸部 X 线、尿液分析，以及相关检验以排除其他病因，包括类风湿因子和抗环瓜氨酸肽抗体（antibody to cydic citrullinated peptide，ACPA）[105]。目前 EULAR/ACR 分类标准包括一种算法，该算法要求首先使用超声评估黏液囊炎、滑膜炎和/或腱鞘炎，PMR 患者的腱鞘炎通常为双侧[106]。

如果要确诊 GCA，颞动脉活检是重要的诊断依据，但其可能在相当数量的病历中呈阴性；因此诊断依赖于临床医生的敏锐观察[107]。影像学检查越来越多地应用于辅助 GCA 的诊断，包括超声和正电子发射断层扫描（positron emission tomography，PET）检查。超声检查结果取决于操作者，在不同的发布机构，其敏感性和特异性价值有所不同。

治疗

尽管 PMR 的治疗缺乏高质量的证据，EULAR/ACR 以专家共识为基础的指南已经出版[110]。指南推荐包括相关相似情况被排除。炎性标志水平的基线划定应慎重（允许反馈相反的评估），评估应以基线为基础并随访可能的类固醇激素相关影响。EULAR/ACR 指南推荐个性化的初始类固醇激素治疗，使用可能影响最小的剂量，但缺乏证据排除了确定特定剂量的可能性[110]。

英国社会风湿病学会和澳大利亚的指南建议泼尼松的起始剂量分别为 15mg 和 10～20mg[111,112]。总之，普遍认为，一旦疾病得到控制，剂量应逐渐减少，目的是在 1～2 年内停药。预期反应在治疗早期阶段明显，并且缺乏明显反应则提示诊断需要再考虑。EULAR/ACR 指南建议初治后追踪 2～4 周以回顾反应[110]。很多临床医生使用类固醇激素促泌剂，如甲氨蝶呤或来氟米特，但支持这些药物治疗的证据还很缺乏。

对于 GCA 的治疗来说，推荐高起始剂量泼尼松龙 40～60mg/天[65,105]。对于复杂的 GCA 推荐糖皮质激素冲击治疗，包括伴有视力障碍的患者[105,112]。大约 50% 的患者复发[113]；这可能需要逐渐加大类固醇激素的用量，或者加用类固醇激素促泌剂（即使没有高质量的证据支持它们的应用）。阿司匹林有时被建议用来减少 GCA 患者脑血管事件发生的风险[105]，但缺乏高质量证据支持。

类固醇激素的剂量、治疗的持续性和决定是否使用类固醇激素促泌剂需要依据个体表现来决定。可能影响治疗决定的因素包括疾病的严重程度；合并症，如糖尿病、肾病或心血管疾病；骨折风险；以及不良事件。对所有患者都建议对骨和胃肠道进行保护。

上述情况下治疗的关键事项列于表 69-4。

类风湿性关节炎

类风湿性关节炎（RA）逐渐变为老年性疾病。患病率不同取决于统计学研究，但被认为是 1%～2%，且随年龄升高患病率升高[114-117]。许多 RA 患者都是 65 岁以上老人。

老年类风湿患者要么是"年轻发病"RA（这些患者后来年岁增长步入老年），要么是"年老发病"RA。年老发病 RA 常常被患者和医生不重视或不理会。然而，早期识别 RA 是很重要的，因为有证据证实，延迟治疗可导致患者的预后差。在老年人群，预防功能受损是很重要的，因为功能受损后现有运动组织和其他并发症的治疗变得更加困难。老年人 RA 的治疗因此更加复杂。

临床特点

RA 通常表现为对称的多关节炎症性疾病。通常起病隐匿，并伴有持续的晨僵超过 60min[118]。

典型的 RA 累及手部小关节、腕关节和足部趾关节，而手部和足部远端指（趾）间关节及中轴关节少有累及[119,120]。少数典型表现包括关节外伤后单关节炎沉淀或发展为多关节炎前的 PMR 型综合征[121]。未经治疗的疾病可能导致发展为典型的畸形，如拇指 Z 畸形、手指畸形、鹅颈、手尺侧偏斜和关节融合。

全身症状是普遍的，且在 1/3 的患者中发生，包括乏力、体重轻度下降和少见的低热，低热可能在累及关节症状出现前的几个月即出现。

RA 所致的关节外表现可以在任何时候出现，并且源于相同的病理过程。往年，高达 40% 的患者一生中可表现出一种或多种关节外表现[122]，最常见的是风湿结节，其次为干燥综合征，再次是肺纤维化。随着现代治疗和对炎症的严格控制，关节外表现已较之前减少。

对比年轻发病 RA，年老发病患者可能表现得不典型。他们频繁表现出急性发作性疾病，可能仅少数关节累及（常累及肩关节），起病时更像多肌痛的构成特点，疾病活跃度高，血清反应呈阴性趋势，并且性别比例中男性更趋向于 1[123-126]。据报道，年老发病 RA 的预后更差[127]。

病理生理学

RA 通过几个异质性情况导致耐受性缺失、自身免疫、关节炎症和继发损伤。耐受性缺失导致滑膜炎形成以致骨和软骨的侵蚀和分解，导致骨侵蚀、肌腱炎和肌腱断裂，以及伴随 RA 出现典型的畸形。

要知道，目前为止不完全认为是 RA 导致耐受性缺失和自身免疫。可以理解为遗传[128-130]、后天形成[131]和环境因素[132,133]均扮演了相当的角色。特别是吸烟与耐受性缺失相关联，并且是 RA 的强烈危险因素。有人认为瓜氨酸化黏膜蛋白在易感基因个体后天形成的情况下，导致这些蛋白质的抗体（ACPA）形成[134]，这是耐受性缺失的第一步。牙龈炎或慢性肺感染可能是易感基因群体首先出现的症状。

检查和诊断

任何炎症性多发关节炎表现均应怀疑存在 RA，特别是持续超过 6 周（急性起病的多发关节炎应建议进行有选择的诊断和密切的随访）的炎症性多发关节炎。通常，病史和检查可以帮助 RA 和其他炎症性关节炎相鉴别。RA 的 ACR/EULAR 诊断标准可以辅助早期 RA 的排查（表 69-7）。早前 1987 年的标准往往无法进行早期 RA 的排查，尽管这个标准对于非炎症状态之间的鉴别有用[135]。

最有用的诊断检查是类风湿因子和 ACPA 血液检查。上述两项均阳性，比 RA 的其他检查更加具有敏感性和特异性。目前认为 ACPA 在 RA 临床表现开始前可能就已持续升高很多年，并且长时间监测这些患者的

表 69-7　类风湿性关节炎的分类标准*

累及关节	评分	血液检查†	评分	急性期反应物†	评分	症状持续时间	评分
1 个大关节	0	阴性	0	CRP 和 ESR 正常	0	<6 周	0
2～10 个大关节	1	RF 弱阳性或 ACPA 弱阳性	2	CRP 和 ESR 异常	1	≥6 周	1
1～3 个小关节（合并或不合并大关节）	2	RF 强性或 ACPA 强阳性	3				
4～10 个小关节（合并或不合并大关节）	3						
>10 个关节（至少 1 个小关节）	5						

修改自 Aletaha D, Neogi T, Silman AJ, et al: 2010 rheumatoid arthritis classification criteria: an American College of Rheumatology/European League Against Rheumatism collaborative initiative. Ann Rheum Dis 69(9): 1580-1588, 2010

ACPA. 抗环瓜氨酸肽抗体；CRP. C 反应蛋白；ESR. 红细胞沉降率；RF. 类风湿因子

* 类风湿关节炎的诊断需要 6/10 分或更高的分数

† 分类需要至少一个测试结果

ACPA 是很重要的，甚至当他们出现了非特异性肌肉骨骼综合征时[136,137]。

手部和足部 X 线检查是 RA 常规的影像学检查，并且可用于寻找 RA 相关典型的损伤（侵蚀和关节间隙变小）以帮助确立诊断。然而，其常常表现正常。在诊断困难时，超声或 MRI 可以帮助确定滑膜炎的存在，因为它们相较其他临床检查在检查滑膜炎方面更具敏感性，并且在检查侵蚀方面比 X 线更具有敏感性[138]。

治疗

最佳的治疗方案并不确定，并且一些有效的治疗价格昂贵，这意味着在不同城市和健康保障系统的治疗有所不同。治疗的目的是最小化滑膜炎的扩展和持续时间，阻止关节受损，以及维持关节的功能。早期的识别和诊断是非常重要的，一旦诊断即开始应用 DMARD 治疗，DMARD 可以减少不可逆的损伤。预期目标是通过密切的疾病控制来缓和或降低疾病的活动性。对于老年人群，在其存在并发症和多重用药的背景下治疗方案可能需要个体化。治疗需要整体化和多学科团队参与。有风湿病学家参与是重要的（见表 69-4）。

非药物治疗

非药物治疗包括患者教育、适当的休息及有物理治疗师和作业治疗师参与的锻炼，条件允许情况下行免疫治疗（推荐对流行性感冒和肺炎链球菌进行免疫接种，也建议对高危人群进行乙型肝炎的免疫接种；减毒活疫苗通常被认为是不安全的）。RA 患者也会出现其他常见的肌肉骨骼问题，如 OA 或背部疼痛。

社会心理干预在 RA 治疗中是重要的。抑郁症并不是 RA 少见的合并疾病，并且在老年人群中通常未被发现和未行治疗。降低心血管疾病风险是重要的，因为它是引起 RA 患者死亡的重要原因，特别是有多重附加风险的老年人。

骨质疏松常常伴随 RA，并且应该被考虑和妥善解决。尽管如此，骨质疏松性骨折的风险还是会升高，特别是老年人。

尽管关节手术治疗 RA 并不常见，但为了减轻疼痛或改善功能，适当的手术治疗可以在存在严重的关节畸形时进行，这反映了现代成功的治疗方法。

药物治疗

随着早期诊断和紧密炎症控制的发展，药物治疗也在发展，特别是引入了适当剂量的甲氨蝶呤和生物 DMARD（bDMARD）。

NSAID 因其起效迅速，所以仍然是活动性滑膜炎的有效治疗药物，尽管它会给老年人带来胃肠道、心血管和肾的风险。

类固醇激素因其迅速而强力的抗炎作用，是十分有效的药物。短期内，一旦开始更加明确但缓慢起效的治疗，类固醇激素就可以成为有用的"桥"来改善症状、恢复功能和保护结构。当疾病急性起病需快速干预时，它们可用于稳定疾病。在防止疾病早期结构损伤方面[139]，它们扮演了重要角色，特别是在 DMARD 起效之前。副作用使其长期应用受限。在老年 RA 患者中，骨质疏松症、皮肤变薄、切口不愈合、肌病、混乱和躁狂症可能成为特别的问题[127]。然而，有一些证据建议泼尼松龙剂量小于每日 10mg，炎症控制的获益可能超过长期激素应用的危险[140,141]。应用不同的给药方式，肌注或关节内注射，可以让临床医生更好地控制剂量和降低系统副作用。

DMARD。目前的治疗常规建议早期开始诊断，逐步加强治疗以达到临床缓解的目的。DMARD 是长期的治疗；已确诊的 RA 停止治疗后会出现急性复发风险。

大量的证据支持早期 RA 应用 DMARD 治疗，但是优化的治疗方案却尚未确定。通常的治疗惯例包括甲氨蝶呤单药治疗[142]（建议其为 ACR 的起始用药），联合 DMARD 治疗[143]（与甲氨蝶呤、柳氮磺吡啶和羟氯喹三联治疗）[144]，或者 DMARD 与糖皮质激素联合。若病情未缓解，应尝试更换 DMARD 或添加 DMARD 以控制病情。"目标治疗"是非常重要的，治疗依据疾病的活跃程度［如疾病活跃度评分（disease activity score，DAS）］而调整以达到病情缓解[145]。

预先给药评估包括全面的血液检查，即尿素、电解质和肌酐，肝功，ESR，以及 CRP。ACR 推荐中有关 RA 的治疗指出，病毒性肝炎是 DMARD 的相对禁忌证，所以在应用 DMARD 前应先排查[142]。

甲氨蝶呤仍是 DMARD 治疗的常用药物，剂量可达 25mg/周口服或皮下途径给药。它已被证实对老年人有效[146]，但监测肾功能同样重要。因为甲氨蝶呤是肾代谢，它可能在肾功能不全进展时积聚，导致骨髓抑制。

关于 DMARD 监测的建议可能在健康管理系统、城市和组织间略有不同。例如，一些组织建议常规检查羟氯喹的视神经毒性，而其他组织并未建议。尽管 ACR 已经公布了指南[142]，但各地实际情况却存在区别。仅有少量关于 DMARD 应用于老年人群的安全性和有效性的系统研究；然而，当受治疗的老年人处于肝或肾损伤或多重用药的情况下，频繁监测是推荐的[147]。

bDMARD。DMARD 生物制剂彻底改革了 RA 的治疗，以炎症级联反应为特异性靶点。常用到的靶向分子为 TNF、IL-5、B 细胞特异性抗原和共刺激分子（表 69-8）。它们迅速起效并且同时改变验证信号和症状，并阻止结构破坏[139,148-153]。尽管 bDMARD 是否应该被作为疾病早期一线药物治疗使用仍存在争议，但事实上，其广泛应用主要受费用限制。临床上，bDMARD 常常受限于接受常规 DMARD 治疗效果欠佳的患者。重要的是注意到联合治疗，甲氨蝶呤与 bDMARD 联合应用，常常会获得卓越的疗效，以及免疫原性、中和抗休的保护[154]。

表 69-8　目前的 bDMARD 和小分子*，以及炎症性关节炎常用药物

分类	结构	药剂	RA	AS	PSA
肿瘤坏死因子抑制剂	针对细胞因子的单克隆抗体	阿达木单抗	是	是	是
		英夫利昔单抗	是	是	是
		戈利木单抗	是	是	是
		赛妥珠单抗	是	是	是
	靶向细胞因子的可溶性受体	依那西普	是	是	是
IL-6 抑制剂	单克隆抗体靶向细胞因子	托珠单抗	是	否	否
共刺激阻断剂	靶向 CD80 和 CD86 的 CTLA4-Ig 融合蛋白	阿巴西普	是	否	否
B 细胞耗竭剂	靶向 CD20 的嵌合单抗	利妥昔单抗（美罗华）	是	否	否
辅助性 T 细胞 17 抑制剂	针对 IL-12 和 IL-23 的单克隆抗体	优特克单抗	否	否	是
Janus 激酶抑制剂	Janus 激酶抑制剂 1 和 3	托法替尼*	是	否	否
PDE-4 抑制剂	PDE4 酶的选择性抑制剂	阿普斯特*	否	否	是

注：bDMARD. 抗风湿生物药品；RA. 类风湿性关节炎；AS. 强直性脊柱炎；PSA. 银屑病性关节炎；CTLA4-Ig. 细胞毒性 T 淋巴细胞抗原-4 免疫球蛋白；IL-6. 白介素-6；PDE4. 磷酸二酯酶 4

在老年人群，主要的关注点在于药物带来的易感体质倾向，特别是带状疱疹、结核分枝杆菌和其他非典型感染，如有荚膜的生物[155]。进行性多灶性脑白质病是一种极其罕见的由免疫无抑制导致的致命性感染[156]。恶性肿瘤与生物制剂之间的联系获得广泛关注，现实生活中登记以检验生物制剂使用后的效果已实施很多年，证据显示存在活动性 RA 并不伴随肿瘤风险，除了一些皮肤癌[155]。

只有少数关于特效药在老年人群的安全性和有效性的研究；登记的数据显示，老年人予以 bDMARD 的处方量少于年轻人[158]，并且这些予以 bDMARD 治疗的老年人比年轻人有更多的联合用药[159]。然而，关于 bDMARD 应用于老年人群安全性的初步证据是令人放心的[160,161]，并且登记的数据显示，许多临床医生对这一年龄段人群单一应用 bDMARD 治疗，在控制疾病的同时又避免暴露于 DMARD 的毒性[159]。

这些药物目前价格昂贵（尽管较便宜的生物仿制药刚刚进入世界市场），并且伴有明显的毒性。这些药物的应用应该由风湿病专家推荐采用和进行管理。

临床预后

近 10 年 RA 患者的预后得到了明显的改善。1987 年，大部分 RA 患者在 20 年内受到中至重度损伤，有平均 30% 的门诊患者严重失能[162]。采用现代治疗（包括早期应用 DMARD 治疗），生物制剂的出现，以及利用客观结果来治疗可达到更好的预后[163]。近期研究发现，患 RA 超过 10 年的患者有 94% 仍可以独立完成活跃的日常生活[164]，并且就业率与未患 RA 的人群越来越接近[165,166]。

脊柱关节病

脊柱关节病（spondyloarthritis，SpA），以前被称为是血清反应阴性的脊柱关节病，是一组由不同疾病组成但具有一些重叠的临床特点的疾病总称。群组包括强直性脊柱炎（ankylosing spondylitis，AS）、无影像学表现的 SpA（与 AS 类似，但未达到 AS 影像学诊断标准）、银屑病性关节炎、反应性关节炎、关节炎溃疡性结肠炎和克罗恩病、少年型 SpA，以及未分化 SpA。作为一个群组，这些疾病较 RA 少见[167,168]，并且即使老年人可能患有某一种形式的 SpA，他们通常也不会马上发作。

发病机制

发病机制并未完全清楚。大部分信息与 AS 相关。SpA 的不同亚型之间的共同点是它们有相关联的发病机制[169]。SpA 不同于 RA，肌腱末端是病理改变的最初位置，而 RA 的最初位置是滑膜。

遗传学在 SpA 的发病机制中占有重要地位，特别是 AS 有最高达 90%[170] 的遗传可能性，对其他形式的 SpA 也有显著的影响，如银屑病性关节炎（40%）。HLA-B27 是 SpA 的主要遗传危险因子；AS 患者中有 90% 携带该基因，但只有 5% 的 HLA-B27 阳性患者发展为 AS，这意味着有其他遗传因子也参与了该疾病进程。突然出现的 SpA 在老年人群中并不常见，对发病机制的讨论是任重道远的。

临床特点

SpA 常见的临床特点如下。

1. 炎症性背部疼痛

慢性，持续 3 个月以上

起病隐匿，活动后缓解，休息后无缓解，夜间疼痛而步行后缓解，40 岁以下起病

NSAID 药物有效

交替性髋关节疼痛

2. 周围关节炎，典型小关节，下肢和非对称性，急性

3. 骶髂关节炎

以部位为特点，交替性髋关节疼痛

典型的 X 线改变：关节间隙变窄，不规则，软骨下硬化，以及关节僵硬/融合。

4. 肌腱端炎（特别是跟腱黏附和足底筋膜炎）

5. 指炎（腱鞘炎导致典型的"香肠指"）

6. 关节外特点，如葡萄膜炎、银屑病、炎症性肠病

7. *HLA-B27* 阳性

8. CRP 升高，尽管在 AS 诊断中无特异性

9. 关节强直，可发生在中轴或外周

治疗

探索 RA 后 SpA 的治疗规范以达到最佳预后。AS 和银屑病性关节炎是 SpA 中研究得最好的。治疗的最终目标与 RA 相似：①控制炎症以改善功能和缓解疼痛；②阻止随后的病情恶化[172]。结构变化趋向于不可逆，所以阻止是至关重要的。

再一次，不论疾病分布在中轴还是外周，教育、锻炼、物理治疗、康复、止痛和自助治疗训练对于疾病的治疗都是有帮助的。已证实物理治疗联合 NSAID 治疗中轴疾病有助于阻止疾病的影像学进展，尽管对于其他类型的 SpA 来说证据还很少。通过口服或关节内注射类固醇激素的形式进行充分的止痛治疗，对于急性期发作或缓解维持是很重要的，但对于长期治疗并不理想。

原则上，DMARD 对于中轴疾病或末端病并无益处；NSAID 通常作为一线治疗药物。关于 NSAID 的应用问题已在本章讨论过。在周围关节炎的情况下，DMARD 已使用；目前特异性药物和治疗的常规使用与 RA 相似。目前的证据支持早期应用 DMARD 治疗，结合目的性治疗的方法，以使银屑病性关节炎患者达到最佳预后[173]。

已予以 NSAID 和锻炼（或对于外周性关节炎应用 DMARD）的难治性 SpA 关节炎，应开始予以 bDMARD（见表 69-8）治疗。对于 SpA 患者来说，最有效的生物治疗是 TNF 抑制剂（见表 69-8）。关于 bDMARD 使用的问题在本章前文讨论过，但对于老年 SpA 患者只有少数特异性证据。

关键点

- 管理方案应针对个人的需求和特征进行调整。

- 治疗应包含药物治疗和非药物治疗，如运动、教育、夹板固定。

- 使用药物治疗应该以安全性为重点。

- 开具药物处方时，应注意胃肠道、心血管和肾的风险。

- 炎症状态的治疗应有风湿病专科医师的参与。

- 炎症性疾病治疗开始时，应考虑对胃肠道和骨骼的保护，以及对心血管风险的控制。

（宋嘉懿 译，孔 俭 审）

完整的参考文献列表，请扫二维码。

主要参考文献

2. Duncan R, Francis RM, Collerton J, et al: Prevalence of arthritis and joint pain in the oldest old: findings from the Newcastle 85+ study. Age Ageing 40:752–755, 2011.

5. Keenan AM, Tennant A, Fear J, et al: Impact of multiple joint problems on daily living tasks in people in the community over age fifty-five. Arthritis Rheum 55:757–764, 2006.

53. Hochberg MC, Altman RD, April KT, et al: American College of Rheumatology 2012 recommendations for the use of nonpharmacologic and pharmacologic therapies in osteoarthritis of the hand, hip, and knee. Arthritis Care Res (Hoboken) 64:465–474, 2012.

55. National Institute for Health and Care Excellence: Osteoarthritis: care and management (NICE guidelines [CG177]), Feb 2014. http://www.nice.org.uk/guidance/cg177. Accessed February 15, 2016.

67. Roberts E, Delgado Nunes V, Buckner S, et al: Paracetamol: not as safe as we thought? A systematic literature review of observational studies. Ann Rheum Dis 75:552–559, 2016.

95. Khanna D, Khanna PP, Fitzgerald JD, et al: 2012 American College of Rheumatology guidelines for management of gout. Part 2: therapy and antiinflammatory prophylaxis of acute gouty arthritis. Arthritis Care Res (Hoboken) 64:1447–1461, 2012.

101. Khanna D, FitzGerald JD, Khanna PP, et al: 2012 American College of Rheumatology guidelines for management of gout. Part 1: systematic non-pharmacologic and pharmacologic therapeutic approaches to hyperuricemia. Arthritis Care Res (Hoboken) 64:1431–1446, 2012.

103. Zhang W, Doherty M, Pascual E, et al: EULAR recommendations for calcium pyrophosphate deposition. Part II: management. Ann Rheum Dis 70:571–575, 2011.

110. Dejaco C, Singh YP, Perel P, et al: 2015 Recommendations for the management of polymyalgia rheumatica: a European League Against Rheumatism/American College of Rheumatology collaborative initiative. Arthritis Rheumatol 67:2569–2580, 2015.

142. Singh JA, Saag KG, Bridges SL, Jr, et al: 2015 American College of Rheumatology guideline for the treatment of rheumatoid arthritis. Arthritis Care Res (Hoboken) 68:1–25, 2015.

172. Smolen JS, Braun J, Dougados M, et al: Treating spondyloarthritis, including ankylosing spondylitis and psoriatic arthritis, to target: recommendations of an international task force. Ann Rheum Dis 73:6–16, 2014.

第**70**章 | # 代谢性骨病

Roger Michael Francis，*Terry Aspray*

介 绍

骨是一种可以终生不断重建的具有生命力的组织。这个特性保证了骨骼在生长过程中增大体积、缓冲压力，修复结构疲劳或骨折导致的结构性损伤。除了这些机械性能，骨还可作为矿物质来源维持血钙正常浓度，在钙离子平衡中发挥重要作用。骨骼由两种骨类型组成：皮质骨（密质骨）与骨小梁（松质骨）。皮质骨主要见于长骨，而松质骨主要分布于椎体、骨盆、长骨两端，在皮质骨外层形成一层网格状的结构。松质骨具有更大的表面积，可进行更多的骨重建，因此在钙离子平衡中要比皮质骨发挥更重要的作用。皮质骨与松质骨在不同解剖部位的比例有所不同，但总体来说骨骼由80%皮质骨及20%松质骨构成。

参与骨重建的三种主要细胞类型是破骨细胞、成骨细胞与骨细胞。破骨细胞是由单核-巨噬细胞前体分化而来的一种多核细胞，主要具有骨重吸收、释放矿物质及去除降解的有机物的作用。成骨细胞由成纤维细胞分化而来，并可以合成骨基质或类骨质，骨基质或类骨质之后可以围绕晶体样的基质小泡矿化。基质小泡由成骨细胞通过胞吐排出，其中含有促钙盐结晶形成的碱性磷酸酶和焦磷酸酶等。骨细胞是成熟的成骨细胞，最后构成钙化骨。这些细胞通过长的树状突触相互连接，作为机械性刺激感受器，促进旁分泌因子产生，参与调节骨的重吸收与形成过程。

当破骨细胞造成骨质破坏时，骨重建在持续2周左右的骨重吸收过程后开始。破骨细胞黏附于重吸收小腔，大约3个月后新的骨基质沉积矿化。骨重吸收与骨形成通常是两个紧密伴随过程。但在骨骼生长时，骨形成超过骨重吸收，保证了骨骼在体积与密度上的增长，然而在生命后期，骨重吸收超过骨形成，导致退行性的骨损失形成。骨重建过程受多种因素影响，如作用于骨骼上的机械性力，旁分泌因子，以及循环中的激素，如雌激素、雄激素、降钙素、甲状旁腺激素、1,25-二羟维生素D [1,25(OH)$_2$D]。

核因子 κB 活化因子受体（receptor activator of nuclear factor kappa B，RANK）及其配体（RANKL ligand，RANKL）是骨重建过程的主要调节系统之一。RANKL由成骨细胞产生，与破骨细胞及破骨细胞前体表面上的RANK 结合，从而刺激破骨细胞分化及增生。RANK 与

RANKL 的这种相互作用可被成骨细胞及骨髓基质细胞产生的一种可溶性衰变受体——骨保护素（osteoprotegerin，OPG）阻滞。有研究表明，OPG 的循环浓度与骨密度之间存在相互作用。骨质疏松治疗机制之一可能是通过RANK、RANKL 及 OPG 系统变化介导的[1]。

一生中骨量变化主要分为三期：生长期，巩固期，退化期。直到骨骺闭合，最终多达90%的骨量在骨骼生长期积累。接下来会有最多持续15年的骨骼巩固期，在此时期骨量持续增长，直到35岁左右达到骨量峰值。在男女35～40岁时退行性骨量损失期开始，但女性骨量损失会在更年期之后加速。

骨 质 疏 松

骨质疏松是一种以骨强度下降，致使低创性或脆性骨折风险增加为特点的骨紊乱。脆性骨折多发的三个部位为前臂、椎体及股骨颈。但肱骨、胫骨、骨盆及肋骨脆性骨折也很常见。这些部位的骨折，尤其是髋部骨折，是老年人死亡、发病、健康及社会服务支出的主要原因。2010年欧盟有 22 000 000 位女性和 5 500 000 位男性患有骨质疏松，3 500 000 例新发的脆性骨折中有 620 000 例是髋部骨折。脆性骨折相关的经济负担大约为 370 亿欧元，在骨折后的 15 年里平均增长 25%[2]。

骨密度与骨折风险之间具有很强的负相关，骨密度的每一个标准差的下降会造成骨折风险2～3倍的升高。骨折风险也由其他骨骼性危险因素决定，如骨转换、骨小梁结构、骨骼几何结构、脆性骨折病史。非骨骼性危险因素也很重要，包括衰弱、肌少症[3]、姿势不稳及跌倒相关的因素[4]。

脆性骨折的发生随着年龄的增长而增加，女性多于男性，因为女性的骨量峰值低、皮质骨和骨小梁骨丢失的模式不同、骨骼小和跌倒风险大。在养老院和疗养院居住的老年人比同龄的社区老年人发生骨折的多，可能是因为他们跌倒的风险更大，骨密度更低[5,6]。

骨质疏松的患病率

世界卫生组织（World Health Organization，WHO）将骨质疏松定义为低于青年人骨密度平均值的 2.5 个标准差以上（T 值<-2.5）。髋部骨质疏松在美国白人女性的患病率从 70 岁时的 8%升至 90 岁时的 47.5%[7]。关于

脆性骨折的可能性，英国 50 岁女性的罹患风险约为53.2%，而同龄男性为 20.7%[8]。

骨质疏松的发病机制

任何年龄的骨量及因此出现的骨折风险均由骨峰值、骨量丢失起始的时间和骨量丢失进展的速率决定。

骨峰值

骨质疏松和脆性骨折由年轻时的骨峰值决定，70 岁时的骨量大概是骨峰值的一半，骨峰值受一些遗传和表观遗传因素影响，如母亲的健康、营养及与儿童饮食、体育活动、饮食和生活习惯相关的社会经济状况[9]。其他可能决定骨峰值的因素包括锻炼[10,11]、钙食入量[12]、吸烟[13]及激素[14]。

退行性骨丢失

无论男女，骨量丢失均开始于 35～40 岁，可能与成骨细胞功能下降造成的新骨形成障碍有关。骨量丢失的起始过程可能由遗传因素决定，接下来的骨量损失速率也受遗传因素影响。近期有研究显示，一些基因多态性可影响骨密度与骨折罹患风险。这些基因包括调节RANK、Wnt 信号通路的基因及其他骨内稳态的机制[15]。尽管单个基因的影响可能相对很小，但它们的联合影响可能与其他骨折风险因素相似[15]。

由于雌二醇循环浓度在女性更年期后 10 年内显著下降，骨量丢失在此时期增加。年龄相关的骨量丢失的其他原因包括体重偏低、吸烟、过度饮酒、缺乏体力活动。随着年龄增加，循环中 25 羟基维生素 D（25OHD）减少和 PTH 增加也可以导致老年人骨量丢失。

继发性骨质疏松

除了影响骨峰值及退行性骨丢失的因素，还存在一些条件可能加速骨质疏松的发展过程，在老年人中最常见的包括类固醇口服治疗、男性性功能减退、甲状腺功能亢进、骨髓瘤及服用抗癫痫药物。

骨质疏松的临床特征

骨质疏松通常被认为在骨折出现前是无症状的。前臂及髋部骨折通常易于诊断，但椎体压缩性骨折在临床工作中较难发现。只有 30%的椎体骨折患者在骨折发生后就诊，而急性背痛还有许多其他原因[16]。然而，椎体骨折的经典症状是急性背痛在持续 6～8 周后转为相对慢性的背痛。这种疼痛可以向前放射，但很少到达髋部或腿部。椎体骨折患者还可能发现身高降低了几英寸（1英寸=2.54cm）及驼背产生。

骨质疏松的诊断和骨折风险

骨密度的精确测量技术未出现前，骨质疏松通常仅在骨折发生后才被发现。随着骨密度测定的出现，"骨质疏松"一词越来越多地用于形容骨密度的下降。骨密度测定能被定义为骨密度标准差高于或低于正常青年人，或者相对于同龄正常对照组，常用 T 值或 Z 值表示。尽管腰椎及股骨骨密度的准确测量技术可应用双能 X 线吸收法（dual energy X-ray absorptiometry，DXA），但是在一些情况下，这种测定方法的评估价值可能有限，如脊椎退行性病变的发生。在伴有髋部及其他部位的脆性骨折的衰弱的老年人中，骨密度测定的评估价值可能有限，他们中许多人将会发展为骨质疏松，因此可以从骨质疏松治疗中收益。但是，基于人群的骨密度筛查计划是不合理的，因为没有证据表明此策略对脆性骨折的防护是有效的。尽管 WHO 定义的骨质疏松（骨密度 T 值＜-2.5）可能有益于流行病学研究，但它并不代表治疗阈值。超过 80 岁的女性中有 70%存在 T 值＜-2.5，但她们中仅有一部分将来会发展为骨质疏松性骨折[7]。此外，尽管髋部骨折患者中多于 50%存在骨质疏松，但其他部位脆性骨折患者中少于 50%在进行 DXA 测定时 T值小于-2.5[17]。

由于骨密度值在骨折罹患风险预测中的作用相对不足，人们越来越多地将骨密度与骨折临床风险因素结合用于评估骨折的绝对风险[18]。WHO 开发出一个骨折风险评估工具（fracture risk assessment tool，FRAX），它可用于评估主要脆性骨折，尤其是髋部骨折的 10 年骨折罹患风险。国家特异性的算法运用年龄、性别、有或无相对适当加权的风险因素、有或无股骨颈骨密度测量值来评估骨折风险。应用于 FRAX 中的骨折的临床风险因素包括低体重指数（body mass index，BMI）、提前出现的脆性骨折、父母髋部骨折、吸烟、类固醇激素口服治疗、酒精摄入、慢性疾病如类风湿关节炎相关的骨量丢失，这些临床风险因素至少应独立于骨密度。可以先不应用骨密度测定进行脆性风险评估，再根据骨密度结果完善评估。在英国，QFracture 是另一种应用很多临床危险因素评估脆性骨折风险的算法，同样不需要骨密度[19]。英国的 NICE 建议，对于大于 65 岁女性和大于 75 岁男性的机会性病例发现，要么应用 FRAX，要么应用QFracture[20]。

病例发现需要应用骨密度、临床危险因素或者二者一起应用，但是，对于衰弱老年人骨折风险的评估存在特别的问题。这种情况下，其他工具（包括 Garvan 骨折风险计算器）可能会更有用[19]。其他指南已经更新，包括根据 FRAX[21]治疗的骨密度阈值，但是根据骨折风险的治疗阈值的有效性需要通过校准研究和卫生经济学分析进行评估[19]。

骨质疏松的检查

由于椎体骨折并不总是那么容易诊断，存在急性背痛、身高下降或者驼背的患者应考虑进行脊柱 X 线检查以明确椎体变形、退行性关节炎或者其他的病理表现。越来越多的脊椎横向 DXA 扫描进入临床实践，作为常规骨密度测定一部分的椎骨骨折评估（vertebral fracture assessment，VFA）用于确定常见的脊椎畸形[22]。VFA 和脊柱 X 线在脊椎畸形和椎体骨折的诊断中有一定作用，但在骨密度评估中并不十分可靠。脊柱 X 线也可显示溶骨性或硬化性病变，这些可提示肿瘤的可能性。这样的患者应进行进一步检查，可能包括同位素骨扫描及磁共振成像（magnetic resonance imaging，MRI）[16]。

椎体骨折的患者中，继发性骨质疏松应该从认真收集病史、体格检查及恰当的辅助检查（框 70-1）几方面来帮助确诊，这是因为针对甲亢、性腺功能减退、原发性甲状旁腺功能亢进等情况的特异性治疗可将骨密度最高提升 15%。血清中的 25OHD 及 PTH 应用来确诊维生素 D 缺乏及继发性甲状旁腺功能亢进，但对于打算给予补钙及维生素 D 补充治疗的患者，这两项检查也可能没有必要进行[23]。常规的化验检查是很有必要的，如低钙血症及低磷血症可能提示维生素 D 缺乏性骨软化症，但这些检查缺乏诊断的敏感性及特异性。在足不出户的患者或者那些伴有胃切除术史、吸收不良或长期使用抗癫痫药物的患者中，血清中的 25OHD 及 PTH 检验被用来进一步评估可能存在的维生素 D 缺乏性软骨病。针对继发性骨质疏松的检查还应在那些骨密度低于相应年龄段的实际范围（Z 值<−2.0）的患者中进行，以帮助确诊骨丢失的潜在原因。

框 70-1　针对伴有低创性骨折或低骨密度的老年人继发性骨质疏松可进行的检查项目

全血细胞计数
红细胞沉降率或 C 反应蛋白
常规化验检查：肾功能、血清钙及碱性磷酸酶
甲状腺功能检测
血清睾酮、性激素结合球蛋白、LH、FSH（男性）
血清和尿电泳（椎体骨折）
血清 25OHD 和 PTH

注：FSH. 卵泡刺激素；LH. 黄体生成素；PTH. 甲状旁腺激素；25OHD. 25 羟基维生素 D

骨质疏松的治疗

所有发生脆性骨折的患者都应被给予生活保健方面的建议，包括富含钙的营养均匀的饮食、适当的烟草及酒精摄入、如果有可能的话尽量保持适当的体力活动及日照，以降低将来的骨量损失。由于骨量损失在老年男性、女性中会进一步增加，所有具有骨质疏松或者脆性骨折的患者均应接受特定的治疗。尽管大多数针对骨质疏松治疗的研究很少招募 80 岁以上女性，但还没有证据证明疗效会因年龄增大而减弱。

研究表明，许多药物可以增加骨密度以及降低椎体和髋部骨折的风险，这些治疗方法中绝大多数都已得到

了 NICE[24-26]和国家骨质疏松症指导小组（National Osteoporosis Guideline Group，NOGG）[21]的审查。表 70-1 展现了每一种治疗药物的临床疗效，证据来源于 NICE 和 NOGG 工作小组，包括一些没有经过 NICE 审查的药物，特别是钙和维生素 D 补充剂、唑来膦酸钠和伊班膦酸钠。最近，在没有"头对头"比较研究的情况下，使用网络荟萃分析评估骨质疏松症的治疗方法，包括一些最近的治疗选项，其中双膦酸盐类、狄诺塞麦和特立帕肽在降低脆性骨折风险方面效果最好，药物之间可能在降低骨折风险方面存在潜在的重要区别[27,28]。

表 70-1　主要治疗方法对椎体、非椎体和髋部骨折风险的影响

	椎体骨折	非椎体骨折	髋部骨折
阿仑膦酸钠	A	A	A
依替膦酸钠	A	ND	ND
利噻膦酸钠	A	A	A
雷洛昔芬	A	ND	ND
雷奈酸锶	A	A	(A)
特立帕肽	A	A	ND
狄诺塞麦	A	A	A
唑来膦酸钠*	A	A	A
伊班膦酸钠*	A	(A)	ND
钙和维生素 D*	ND	A	A

注：引自参考文献[21]和[24-26]
*不包括在当前的 NICE 指导中
A 表示来自随机对照试验和/或荟萃分析的证据；(A) 表示亚组分析发现骨折风险下降；ND 表示未证实骨折风险下降

激素替代治疗

尽管激素替代治疗在之前主要用于预防和治疗较为年轻的绝经后女性的骨质疏松，但在一项女性健康倡议（Women's Health Initiative）研究结果公布后，这一情况即被改变。这项研究尤其关注的是老年女性，超过 21% 的观察对象是 70 岁及以上，在推荐激素替代治疗时已绝经 20 年。尽管激素替代治疗可降低结肠癌及椎体、髋部和其他部位骨折风险，但这种收益远不如激素替代治疗带来的乳腺癌、心血管疾病、脑卒中及血栓栓塞风险升高所占比重大[29]。

雷洛昔芬

雷洛昔芬是一种选择性雌激素受体调节剂（selective estrogen receptor modulator，SERM），作为雌激素激动剂可以作用于骨骼，但作为雌激素拮抗剂时作用于乳腺及子宫内膜。有多种 SERM，包括它莫昔芬、巴多昔芬、拉索福昔芬、托瑞米芬和雷诺昔芬，可同时用于乳腺癌和骨质疏松的治疗[30]。在英国雷诺昔芬作为处方药治疗骨质疏松。患有骨质疏松的绝经后女性中进行雷洛昔芬多结局评价研究结果显示，雷洛昔芬可将腰椎和股骨颈骨密度提升 2%～3%，降低 30%～50% 的椎体骨折风险，

但没有证据显示降低髋部骨折及非锥体骨折风险。用SERM治疗，降低38%的乳腺癌患病率。美国FDA已经批准将其用于高危女性乳腺癌的预防[31-33]。雷洛昔芬的主要副作用是潮热，尤其是在绝经后短期应用时较为明显，但雷洛昔芬也会增加静脉血栓栓塞风险。它的主要适用人群是患有骨质疏松的较为年轻的绝经后女性，同时伴有高椎体骨折风险，但非椎体骨折风险较低。

双膦酸盐类

基于已被证实的抗骨折效果及良好的安全性，双膦酸盐类已经成为治疗骨质疏松的选择。阿仑膦酸钠和利噻膦酸钠已被大量研究证明可以提高骨密度，以及降低椎体、髋部和其他非椎体骨折的发生率[34-36]。这些口服制剂可以每日或每周服用，但需要饭前30min空腹时服用，以保证药物在胃肠道可被充分吸收。伊班膦酸钠已被证明可以改善骨密度及降低椎体骨折发生率，然而，尽管一项队列研究亚组分析显示伊班膦酸钠可以预防非椎体骨折发生，但并未降低髋部骨折发生率[37]。伊班膦酸钠可每月口服，也可每三个月一次静脉注射。每年给予骨质疏松女患者唑来膦酸钠静脉注射一次治疗已被证实可以使椎体骨折发生率降低70%，使髋部骨折发生率降低41%[38]。在新发髋部骨折患者中进一步研究证实，唑来膦酸钠每年静脉注射治疗不仅可以降低椎体及非椎体骨折罹患风险，更能使病死率降低28%[39]。

尽管关于阿仑膦酸钠抗骨折效应的研究只是招募81岁以下的患者，但还未有证据可以证明高龄会使疗效下降[40]。利噻膦酸钠已被证实，与具有相同风险年轻10～20岁的非治疗女性相比，其可降低80岁及以上女性的椎体骨折发生率。尽管还未有明确证据证明对于那些有临床骨折危险因素的女性，可以降低髋部骨折风险[34,41]，但也不能否定利噻膦酸钠在老年女性骨质疏松中的疗效。在唑来膦酸钠对于骨质疏松疗效的大型研究中，大于1/3的患者均在75岁以上，显示唑来膦酸钠在高龄患者中的可能疗效[38]。

口服双膦酸盐普遍具有良好的耐受性，但上消化道副作用并不少见。口服双膦酸盐并发食管炎已经被报道，但此并发症的风险可能因为遵循说明书服用，即用水送服、服用后30min内避免平卧，而有所降低。静脉给予双膦酸盐可能引起急性反应，出现短暂的类似感冒症状，持续几天。口服对乙酰氨基酚3天可以减轻上述症状。静脉给予唑来膦酸钠也可能导致有症状的低钙血症，因此在治疗前确保患者体内维生素D充足十分重要。双膦酸盐治疗中也曾有报道出现骨痛加重，但这并不是十分常见的副作用。静脉给予唑来膦酸钠抗骨折的一项大型研究显示，严重心房颤动的发生率增加[42]，但它与静脉注射的时机无关。5项合格的双膦酸盐随机对照试验以及4项观察性研究的荟萃分析表明这是一个类效应，并

且与口服制剂比较，静脉制剂有较强的房颤发生风险。恶性肿瘤患者大剂量静脉应用双膦酸盐后出现下颌骨坏死已经有所报道[43]，但下颌骨坏死在骨质疏松患者应用低剂量双膦酸盐治疗中并不常见，口服或非胃肠道制剂，美国口腔-颌面外科学会报告，大概10 000患者中有1.7～4例发生[44]。非典型股骨骨折也有报道，与双膦酸盐和其他抗吸收药物有关，一个美国骨矿物研究学会（American Society for Bone Mineral Research，ASBMR）特别工作组强调了在服用双膦酸盐药物的患者中，非典型股骨骨折的相对风险高但绝对风险低（每年每100 000人中有3.2～50例）[45]。这也需要结合其他一些重要的风险因素，包括糖皮质激素治疗、下肢几何学和亚洲种族。然尔，治疗疗程与每100天剂量1.3的优势比有关[46]。

雷奈酸锶

雷奈酸锶是一种具有降低骨吸收和增加骨形成双重作用的制剂。一项针对雷奈酸锶的大型随机对照试验表明，患有骨质疏松合并至少一处椎体骨折的绝经后女性应用雷奈酸锶治疗3年后可使腰椎体密度提升12.7%，且髋部骨密度提高8.6%[47]。但骨密度提升中大约有50%是假阳性的，这是因为骨骼对锶的吸收，以及锶的原子序数比钙高。这项研究也证明了新发椎体骨折患病率下降了41%。另一项对于骨质疏松女性患者的大型研究表明，雷奈酸锶治疗后非椎体骨折的发生率下降16%，但队列亚组分析表明，在低骨密度值（T值 <-3.0）的74岁以上女性中，服用雷奈酸锶可使髋部骨折发生率下降36%[48]。近期研究表明，雷奈酸锶可降低年龄超过80岁的女性的椎体及非椎体骨折发生率[49]。雷奈酸锶是可溶于水的袋装的粉末制剂。建议睡前服用，至少饭后2h服用，以保证胃肠道充分吸收。锶在临床试验中总体耐受性较好，但也有一些副反应的报道，包括腹泻、静脉血栓栓塞风险增加。不幸的是，深静脉血栓形成或者心血管疾病的伴随风险限制了其应用[50]。

甲状旁腺激素

在原发性与继发性骨质疏松中发现，持续性高甲状旁腺激素血症与骨转化率增高相关，但促进骨吸收的作用多于骨形成，导致骨骼中的骨丢失。相反，间歇性应用PTH对于骨形成的刺激多于骨吸收，可使骨量及骨密度增加。当每日皮下注射时，重组人甲状旁腺激素1-34（特立帕肽）和甲状旁腺激素1-84对于骨骼具有促合成作用。研究显示，相比于双膦酸盐，甲状旁腺激素治疗对于骨密度具有更大幅度的提升[51,52]。特立帕肽可降低椎体及非椎体骨折发生率，但对于髋部骨折发生率的降低还未见报道[52,53]。在老年人中，特立帕肽对于骨密度减少或者骨折发生的疗效未见减弱[54]。甲状旁腺激素1-84已经被证实可以降低椎体骨折发生率。这些制剂总体耐受性良好，但也可能造成暂时的中度高钙血症、恶

心、眩晕及头痛。由于这些制剂比双膦酸盐类药物价格高出 10 倍，它们仅在严重的骨质疏松或双膦酸盐治疗 2 年无效的患者中应用。

钙与维生素 D

对于居住在护理之家的老人，补充钙与维生素 D 已被证实可以降低他们髋部及其他非椎体骨折的发生率，而在此群体中维生素 D 缺乏及继发性甲状旁腺功能亢进很普遍[55]。相反，近期大量研究对于补充钙剂及维生素 D 在帮助社区老年人预防原发性或继发性低创性骨折中的作用产生怀疑[56]。虽然如此，最新的一项荟萃分析指出，补充钙及维生素 D 可小幅度降低髋部骨折风险，单独补充维生素 D 对于骨折发生率未见明显改善[57-59]。

补充钙及维生素 D 可能造成腹胀、其他胃肠道反应及胃肠道习性的改变。这些也可能是坚持补充钙剂或维生素 D，尤其是二者结合补充时可以出现的相对较少的并发症。补钙和维生素 D 可能对于那些足不出户或者居住在养老院或护理之家的老年男性最为适用，因为这样的人群易出现维生素 D 缺乏和继发性甲状旁腺功能亢进。维生素 D 缺乏很普遍[60]。骨质疏松患者在接受抗骨质疏松治疗的同时，也应补充钙与维生素 D，除非临床医生可以保证患者可以从膳食中摄入足量的钙和维生素 D。

狄诺塞麦

狄诺塞麦是直接作用于 RANKL 的单克隆抗体，抑制 RANKL 对骨吸收的刺激作用。一项对低骨密度绝经后女性的随机对照试验中，一年 2 次皮下注射狄诺塞麦，显示出对骨吸收的快速抑制作用，骨密度显著提高，并且椎体骨折风险下降 68%，髋部骨折风险下降 40%，非椎体骨折风险下降 20%[61,62]。狄诺塞麦在临床试验中已被用于慢性肾病 4 期和 5 期患者[63]，没有出现应用双膦酸盐药物时的急性阶段反应副作用。但还是要谨慎一些，尤其应注意有无低钙血症、颌骨坏死和非典型股骨骨折的不良反应。

未来的治疗前景

其他可能的抗骨质疏松性骨折治疗措施还包括组织蛋白酶 K 抑制剂，此药可以增加骨密度，但是还缺乏减少骨折和风险的数据[64]。其他新合成的治疗骨质疏松的药物还有抑制骨硬化蛋白形成和作用的单克隆抗体。早期绝经后妇女骨质的早期试验显示了骨密度和骨形成增加，骨吸收减少[65]，然而，还要等待评估骨折风险的大规模临床试验。

跌倒风险评估

脆性骨折罹患风险不仅由骨骼因素决定，也由跌倒倾向相关的非骨骼因素决定。一项丹麦的研究发现，跌倒风险相关的并发症与骨折发生率相关[66]。其他数据显示，能够增加跌倒风险的药物的应用与髋部骨折有关[67]。流行病学证据多是关于脆性骨折患者的跌倒风险评估和跌倒风险为高危患者的骨折风险评估[68]。降低跌倒风险是有意义的，有研究显示其可以降低骨折风险[69,70]。

外用髋部保护器

预防骨折的另一项措施便是通过外用髋部保护器，一种经过特殊设计的内衣物，来降低跌倒风险。包括 13 项研究的荟萃分析证明，髋部保护器可帮助老年患者降低髋部骨折发生率（相对风险 0.81，95% 可信区间 0.66～0.99）。然而，综述结论显示，髋部保护器的效果不确切[71]。

治疗方案的选择

所有患者终生均应被给予饮食、运动、烟草、饮酒及晒日光方面的正确建议。在那些患有骨质疏松合并椎体骨折高危因素的年轻的绝经后女性，雷洛昔芬也许有作用，尤其是那些同时具有乳腺癌高危因素的。在那些具有椎体与非椎体骨折高危因素的老年女性，双膦酸盐类药物可作为治疗的暂时选择，但雷奈酸锶可作为替代治疗，尤其是对那些年龄超过 80 岁的患者。对那些衰弱、很少外出或者被收容的老年人，可以考虑补充钙剂及维生素 D，因为在他们中间维生素 D 缺乏和继发性甲状旁腺功能亢进具有较高的患病率。父母过去反复跌倒过的患者则需要考虑给予可以帮助降低跌倒发生率的治疗措施。这些患者也应该考虑使用髋部保护器，特别是当护理人员可以鼓励他们使用时。

衰弱

许多老年人都衰弱，因此跌倒和骨折风险高。医生逐渐意识到了跌倒风险、骨质疏松、衰弱和肌少症之间的相互影响。一项早期观察研究发现较差的握力（肌少症的表现）与老年女性低的骨密度和椎体骨折风险增加有关，这项观察包括中年和老年男性，使用肌少症的临床定义[72,73]。在美国另一项对 250 名 76～86 岁女性的横断面研究中，与强壮的女性比较，衰弱的女性中骨量减少/骨质疏松和肌少症更常见，尽管严重的骨量减少/骨质疏松、肌少症和衰弱的关系在统计学上没有显著性意义，这两种综合征发生在身体衰弱的人身上的可能性要高得多（优势比[OR]，6.4；95% CI，1.1～36.8；$P = 0.037$）[74]。在对 152 名社区女性的进一步前瞻性研究中，衰弱和骨密度在 12 个月的时间内被评估。基线衰弱的女性在随访中预示着低的髋部和腰椎骨密度，控制了体重指数（$P = 0.04$，髋部；$P = 0.007$，脊椎）[75]。

在骨质疏松性骨折的研究中，Fried 及其同事使用了一种简化的衰弱指数，根据一年内体重减轻超过 5%、无法从椅子上起来和能量水平下降情况计算指数，使用简化的衰弱指数这个评分系统，女性跌倒和髋部骨折的风险比分别为 2.4 和 1.8，男性为 3.0 和 1.2[76,77]。这些衰弱、肌少症和骨折风险指数之间有明确的关系。然而，适当设计和有足够样本量的研究结果需要干预措施的效果去评估。身体、营养或药理学是否减缓了衰弱进展速度和降低了骨折发生率。

骨 软 化 症

骨软化症是以骨基质矿化障碍为特点的一种骨骼疾病，其结果导致非矿化的骨基质或类骨质堆积。骨软化症具有许多原因，但维生素 D 缺乏或代谢异常或低磷酸血症是其主要的原因。

足够的钙盐和磷酸盐是保证类骨质正常矿化的重要条件，尽管维生素 D 在钙盐和磷酸盐平衡中发挥重要作用，但维生素 D 代谢产物在矿化过程中的具体作用仍是未知的。维生素 D 主要是在皮肤经 7-脱氢胆固醇暴露于紫外线后产生的。膳食仅提供少量的维生素 D，但当皮肤产生的维生素 D 有限时，膳食就成为主要来源。维生素 D 本身不具有生物活性，可在肝代谢为 25OHD，这也是维生素 D 循环中的主要形式。25OHD 之后经肾代谢成为 1,25(OH)$_2$D，即具有生物活性的维生素 D 产物，可以调节胃肠道对钙的吸收，影响骨重建和肌肉功能。

维生素 D 缺乏性骨软化症主要病因是日照不足、皮肤色素沉积或因宗教着装皮肤接触日光的面积过小所导致的皮肤维生素 D 产生减少。因此这种病在足不出户的老年人或者亚洲移民中多见，尤其是膳食摄入的维生素 D 不足的那些人。维生素 D 缺乏性骨软化症也可见于胃大部切除术后吸收不良的患者及相对日照不足的人群，主要原因是维生素 D 吸收下降及钙或磷吸收不良。

抗癫痫药和严重的肝病也与血浆 25OHD 浓度低下及维生素 D 缺乏性骨软化症有关。抗癫痫药可增强肝酶活性，促使维生素 D 转化为无生物活性的极性代谢产物，而肝病也可能与维生素 D 羟基化障碍有关。此外，患有癫痫或肝病的患者也会减少日晒时间，最终导致维生素 D 在皮肤产生不足。

老年性骨软化症

维生素 D 缺乏是老年性骨软化症的最常见原因。肾衰是这个年龄不太常见但却非常重要的病因之一。随着年龄增长，血浆中 25OHD 浓度会逐渐下降，主要原因包括日晒不足造成的皮肤维生素 D 生成减少、膳食摄入不足、吸收不良及肝中维生素 D 羟基化障碍。居住在疗养院的老人的血浆中 25OHD 的浓度要低于那些社区老人，并且久住在老年病房的患者是浓度最低的。年龄增长引起的肾功能下降也与血浆 1,25(OH)$_2$D 浓度下降有关，可能最终导致老年性骨软化症。

骨软化症本质上属于组织学诊断，因此关于老年患者

的相关流行病学数据少之又少。英国维生素 D 缺乏的诊断标准为血清 25OHD 小于 25nmol/L[78]。然而，正如之前所说，25OHD 浓度偏低在老年人中普遍存在，尤其是那些足不出户或被收容的老年人。研究表明，65～74 岁居民中维生素 D 缺乏的发生率为小于 10%，85 岁以上女性发生率为 25%，收容机构的老年人中发生率大于 35%[79]。这表明很大比例的老年人有患维生素 D 缺乏骨软化症的风险，特别是那些足不出户的、住在家里或疗养院的。

骨软化症的临床特征

骨软化症的临床表现多种多样，由于临床症状的模糊性，其在疾病早期容易漏诊。患者可能以肌肉收缩后加重、休息后仍不缓解的疼痛为主诉。尽管骨软化症患者易发生骨折，但骨骼变软也容易造成变形，最终导致脊柱后凸、侧凸及长骨或肋骨轮廓变形。患者也可能并发肌病，造成蹒跚步态及起立、爬楼梯困难。有些低钙血症性骨软化症也可能造成手足抽搐，伴随双手和口周麻木感、以双手表现为主的痉挛，以及低钙击面征、低钙束臂征阳性。

骨软化症的影像学表现

骨软化症典型的影像学表现相对较少见，也许在疾病早期并不出现。骨软化症性骨比正常骨要软，且易变形。椎间盘膨胀导致相邻椎体变形，呈现为双面凹陷的鳕鱼样外形。类似的变形也可能发生在骨质疏松患者中，但骨软化症中双面凹陷得更规则，骨质疏松中的椎体变形更不规则。可能存在肋骨、骨盆和长骨畸形的影像学证据。骨软化症的特征性表现是存在由大面积类骨质构成的 Looser 带或假性骨折，表现为带状的脱钙区被致密的骨质环绕。Looser 带常出现在营养动脉入骨处，且与骨面垂直。Looser 带主要见于股骨近端、肱骨颈、耻骨支、肋骨、跖骨及肩胛骨外缘。其中，伴随跖骨或趾骨骨膜下侵蚀的影像学表现也可作为继发性甲状旁腺功能亢进的影像学诊断依据。

骨软化症的化验指标表现

维生素 D 缺乏性骨软化症血钙一般较低，因为血浆低浓度的 25OHD 及 1,25(OH)$_2$D 会导致钙吸收下降。低血钙可导致继发性甲状旁腺功能亢进，进而刺激肾小管对钙的重吸收、抑制对磷的重吸收。在骨软化症患者体内，由于胃肠道对磷的吸收下降及肾小管对磷的重吸收下降，血磷浓度往往下降。继发性甲状旁腺功能亢进可以增加骨重建，主要表现为血浆碱性磷酸酶浓度和其他骨转化化验标志物浓度升高。并不是所有维生素 D 缺乏性骨软化症患者均会出现低钙血症、低磷血症、碱性磷酸酶浓度升高[80]，并且这些异常可能出现于老年人的其他疾病中，因此以上生化特征在老年性骨软化症的诊断

中缺乏特异性[81]。

老年性骨软化症的诊断

骨软化症唯一确切的诊断标准是通过组织学检查证实未脱钙的骨、类骨质堆积、边缘钙化减少或者矿化率下降，但是极少病例需要进行组织学检查以证实诊断。骨痛、肌肉无力患者，若出现以下条件之一：影像学上出现 Looser 带、典型的生化改变，不需要骨活检即可诊断为骨软化症。当诊断不明时，需要检测血浆中 25OHD 浓度和血清 PTH 浓度以帮助诊断，因为血中降低的 25OHD 浓度加上升高的 PTH 是证实骨软化症的有力指标。

骨软化症的治疗

虽然维生素 D 缺乏性骨软化症可通过暴露于适当波长的紫外线（290～310nm）治疗，但是维生素 D 治疗更实用。英国国际骨质疏松协会的指南建议，有症状的维生素 D 缺乏性骨软化症先给予负荷剂量的维生素 D，然后常规维持治疗[23]。负荷剂量维生素 D 的总剂量是300 000IU，每周或每天给药，疗程 6～10 周。维生素 D₃（胆钙化醇）比维生素 D₂（麦角钙化醇）更受欢迎，因为它被清除得不那么快而且更有生物可利用性，但是对于那些因为宗教或文化信仰，希望避免食用动物来源维生素 D 的素食者和患者可能更喜欢后者。因为肌内制剂维生素 D 的不可预测的生物利用度和慢调整，建议口服维生素 D。负荷剂量 1 个月后给予常规治疗每日 800～2000IU，长期坚持有助于预防维生素 D 缺乏复发。而纠正维生素 D 缺乏可以不给予负荷剂量，直接常规治疗。如果之前未被诊断原发性甲状旁腺功能亢进，在开始服用维生素 D 治疗 1 个月后，应化验血清钙[23]。

骨软化症治疗几周内会出现近端肌溶解及低钙血症的症状，但骨痛症状却需要更长时间才可能缓解。化验指标异常也可能持续 6 个月之久才能缓解，此时骨组织学与结构学异常却没有任何改变。康复过程中需要预防跌倒，因为异常骨很容易发生骨折。血浆中钙离子与磷酸盐浓度在几周后可恢复正常，而碱性磷酸酶浓度却需要更久，甚至几个月才能恢复正常水平。血清 PTH 浓度也可能持续 6 个月之久。最终，影像学异常如 Looser 带和继发性甲状旁腺功能亢进的改变经治疗后可恢复正常；虽然存在骨重建，但骨骼变形会持续终生。

佩 吉 特 病

骨佩吉特病（畸形性骨炎）是一种较为常见的，以骨转化增加为特点，单发或多发的骨病。虽然疾病早期可能无任何症状，但对老年人可造成严重影响，包括骨痛、骨骼变形、病理性骨折、耳聋和骨关节炎[82]。

佩吉特病患病率

全世界中英国骨佩吉特病的患病率最高，但在英国也存在不小的地域差别[83]。在英国西北部患病率最高，高达 8% 的男性及 5% 的女性在他们 80 岁之前患有佩吉特病[84]。研究显示，佩吉特病在欧洲其他国家，以及澳大利亚、新西兰、美国及加拿大的英国移民中也常见；相反，在斯堪的纳维亚半岛、亚洲和非洲却很少见。过去的 30 年里，佩吉特病在英国和新西兰的患病率已有所下降，但在美国和意大利却未见下降趋势。佩吉特病患病率下降的原因尚不明确，但许多研究显示可能与环境改变或低患病率国家的移民有关。

佩吉特病的病理生理学

佩吉特病以破骨细胞体积增大、高度活跃介导的骨吸收增加为特点。异常的细胞含有特征性的核内包涵体，曾考虑为病毒起源，但事实上代表了异常自噬的蛋白质的聚集。佩吉特病患者体内的破骨细胞前体细胞对于骨吸收刺激因素极其敏感，包括 1,25(OH)₂D 和 RANKL。该疾病中还可见成骨细胞活性和新骨形成增加，其继发于骨的吸收增加。快速的骨转化可导致编织骨沉积，而编织骨血管丰富，结构脆弱，易发生变形或骨折。

佩吉特病的病因尚不明确。其中，遗传因素发挥重要作用，因为大约 15% 的患者伴随家族史。佩吉特病患者一级亲属的发病风险可升高 7 倍[83]。近期有研究证实，基因突变可能是佩吉特病及相关疾病的发病机制之一。其中，最重要的基因为参与编码 RANK/RANKL 信号通路的 sequestosome1（SQSTM1）。SQSTM1 基因突变在家族性佩吉特病中发生率为 20%～50%，在散发性病例中的发生率为 5%～20%。在这些突变基因中，相对罕见的是与包涵体性疾病和额颞叶性痴呆相关的 VCP 基因突变。

尽管遗传因素可能导致佩吉特病易感性增加，但其他因素可能会影响这些基因的表达。佩吉特病的聚集现象也可发生于配偶之间，因此除了遗传因素，共同的环境也可以导致共患病。有研究显示，佩吉特病也可能由一种慢病毒感染所致，这种病毒感染可能会直接致病或诱发易感人群患病。如之前所说，副粘病毒样包涵体在感染的破骨细胞中出现，但它们在佩吉特病发病机制中的作用并不清楚[83]。可影响易感人群患病的其他因素包括机械性外力、儿童时期缺乏钙或维生素 D 的饮食、职业性有毒物质接触史。

佩吉特病的临床特征

已经具有影像学诊断标准的佩吉特病患者大多数并无症状，并不会立即就诊。一篇最近对 24 项研究的系统性回顾认为[82]，骨痛是最重要的常见的临床症状（52.2%），接下来是骨骼畸形（21.5%）、耳聋（8.9%）和骨折（8.5%）。

佩吉特病的骨痛可能是由骨膜拉伸、微骨折，或在骨吸收过程中破骨细胞释放的物质的直接神经刺激引起的。它也可能反映了相邻关节由骨骼畸形和异常机械负荷造成的骨关节炎的发展。

佩吉特病最常累及的骨是骨盆、脊柱、股骨、胫骨及颅骨[85]，有多达 50% 的患者有单骨性的疾病[82]。虽然佩吉特病会沿着一个骨骼进展，但是之前健康的骨很少会被累及。

佩吉特病也可造成骨骼变形，因为受累的骨骼变粗、增大、更有弹性。典型表现为额骨隆起、长骨弯、骨盆变形（髋臼前凸）。佩吉特病更容易发生骨折，裂缝型骨折可在变弯的长骨外侧缘发生。

颅骨增厚可造成颅神经受压，尤其是听神经受累，导致耳聋。其他颅神经很少被累及。佩吉特病骨内丰富的血管结构也会因为窃血现象造成神经功能缺陷。颅骨基底部变软有时会导致基底凹陷，造成脑干受压。椎体受累可造成压缩性骨折或更为罕见的脊髓受压。

佩吉特病主要的难题在于受累骨周围的关节发生继发性的退行性关节炎。这种关节炎比佩吉特病本身更易致残，并且佩吉特病的治疗对其无效。佩吉特病并发症还包括较为罕见的高输出量性心衰，由受累骨血流量增加引起，合并肉瘤样改变更为罕见[84,85]，但却是预后不良因素之一。

佩吉特病的诊断及检查

佩吉特病的诊断需要依赖影像学检查[86]。X 线可显示受累骨骼体积增大，伴有硬化和透明区的骨质改变、骨骼变形及周围关节的退行性关节炎表现。影像学表现通常被认为具有诊断意义，但可能需要鉴别来自前列腺癌或乳腺癌的隐匿性骨转移癌。如果诊断不明，可能需要行计算机断层扫描、核磁共振和骨活检[86]。骨病的严重程度应该用同位素骨扫描来评估[86]，然而当诊断不明时，对于吸收增加的区域进行 X 线检查仍是十分有必要的。分别反映成骨细胞和破骨细胞活性的血清碱性磷酸酶与骨吸收的生物标志物在佩吉特病中也常常显著增高，因此以上二者可用来评价病情活动度及治疗反应。

佩吉特病的治疗

佩吉特病的治疗以抑制破骨细胞过度活跃从而降低骨转化为指导原则。尽管降钙素在过去几十年里一直被用于佩吉特病的治疗，但双膦酸盐类已成为现在的一线治疗用药。以上药物通常被用于症状明显的佩吉特病患者，它们对无症状佩吉特病的疗效仍不明确[87]。

首次被用于治疗佩吉特病的双膦酸盐类口服剂是依替膦酸二钠，它比降钙素有着更明显和持续的降低骨转化作用。令人遗憾的是，每日 400mg 依替膦酸二钠口服 6 个月未能使大多数患者骨转化的生物标志物正常。此外，长时间或更高剂量的治疗可能导致骨软化症的发展，因此当更有效的且不影响骨矿化的双膦酸盐可用时，依替膦酸二钠的应用就减少了。

口服替鲁膦酸盐可帮助 70% 的患者骨转化生物标志物下降至少 50%，但没有在所有情况下使其正常。更强的氨基双膦酸盐的后续发展提供了减少骨转换直至正常的前景。帕米膦酸二钠静脉注射可使骨转化的生物标志物下降 50%~80%，帮助佩吉特病患者延长缓解期。帕米膦酸二钠用法为：每周静脉注射 30mg 持续 6 周，或每两周静脉注射 60mg，共注射 3 次。静脉给药可避免口服双膦酸盐类的缺点，如胃肠道吸收不良、空腹服药及胃肠道副反应。这些优势被多次静脉给药和静脉给药后一过性的流感样症状抵消。

一项疗效对比研究中，分别每日口服利噻膦酸钠 30mg 2 个月，以及每日口服依替膦酸盐 400mg 6 个月。12 个月后，利噻膦酸钠组 73% 的患者碱性磷酸酶降至正常范围，而依替膦酸盐组仅 18% 降至正常范围。利噻膦酸钠可显著缓解佩吉特病性骨痛，而依替膦酸钠对疼痛无明显效果。口服阿仑膦酸钠在美国获得治疗佩吉特病许可，但在英国没有。阿仑膦酸钠（6 个月每天 40mg）治疗佩吉特病优于依替膦酸钠。尽管如此，成功治疗佩吉特病所需要的口服双膦酸盐的剂量与上消化道副作用显著相关。

美国内分泌学会最近发布的一项指南建议静脉注射唑来膦酸钠治疗佩吉特病[86]。来自两项随机对照试验、具有相似设计的数据，单次静脉注射 5mg 唑来膦酸钠与每日利噻膦酸钠 30mg 口服 2 个月进行疗效比较[88]。6 个月后唑来膦酸钠组约 88.6% 患者碱性磷酸酶降至正常水平，利噻膦酸钠组为 57.9%。尽管两组的疼痛评分均有改善，但对于生活质量的改善，唑来膦酸钠比利噻膦酸钠作用更显著。之后的一项研究对 296 例已接受唑来膦酸钠或利噻膦酸钠治疗的患者进行了为期 18 个月的随诊[89]。6 个月后，唑来膦酸钠组平均碱性磷酸酶浓度仍保持在参考范围中间值水平，而利噻膦酸钠组却呈线性升高。静脉注射唑来膦酸钠导致 25% 的患者出现短暂的流感症状，但是，使用对乙酰氨基酚或非甾体抗炎药可以减少严重程度[86]。唑来膦酸钠可能对肾有损害，所以当肾小球滤过率小于 35ml/min 时不应该使用。它也可能导致维生素 D 缺乏患者的低钙血症，所以临床医生应该确保患者在应用唑来膦酸钠之前维生素 D 是充足的。

虽然双膦酸盐可缓解骨痛、降低佩吉特病病情活动度，但现在仍没有证据证实双膦酸盐治疗可预防骨骼变形、骨折或佩吉特病的其他并发症发生[87]。佩吉特病治疗中对于双膦酸盐类的选择由患者的选择倾向及耐受性决定，但主要的选择是静脉注射唑来膦酸钠和口服利噻膦酸钠及阿仑膦酸钠。对于不能耐受双膦酸盐治疗的患者，降钙素也是有益的。尽管降钙素通过皮下或鼻腔给药可以缓解骨痛和减少骨转化生物标志物，在佩吉特病的治疗中发挥作用，但是对骨转换的影响相对来说是短暂的，因为降钙素的半衰期很短，并在一些患者中产生中和抗体。

关键点

- 骨质疏松、骨软化症、佩吉特病的患病率随年龄增长而升高，是老年人骨折风险的重要组成部分。
- 骨折是老年人超高病死率、患病率、卫生安全服务支出的主要原因。
- 骨折风险由骨骼因素及非骨骼因素共同决定。
- 目前骨质疏松治疗可用于改善骨密度，降低脊椎、髋部和其他非脊椎骨折罹患风险。
- 骨软化症和佩吉特病不仅会增加骨折风险，还会造成患者骨痛和骨骼变形。
- 老年人骨软化症的主要原因是维生素 D 缺乏，经适当补充维生素 D 后可治愈。
- 双膦酸盐类治疗佩吉特病时可帮助降低骨转化率，改善骨痛。

（梁冬科　译，齐国先　校）

完整的参考文献列表，请扫二维码。

主要参考文献

1. Birch M, Aspray T: The musculoskeletal system: bone. In Abdulla A, Rai GS, editors: The biology of ageing and its clinical implication: a practical handbook, London, 2013, Radcliffe, p xvi.

5. Brennan nee Saunders J, Johansen A, Butler J, et al: Place of residence and risk of fracture in older people: a population-based study of over 65-year-olds in Cardiff. Osteoporos Int 14:515–519, 2003.

7. Assessment of fracture risk and its application to screening for post-menopausal osteoporosis. Report of a WHO study group. World Health Organ Tech Rep Ser 843:1–29, 1994.

8. van Staa TP, Dennison EM, Leufkens HG, et al: Epidemiology of fractures in England and Wales. Bone 29:517–522, 2001.

9. Holroyd C, Harvey N, Dennison E, et al: Epigenetic influences in the developmental origins of osteoporosis. Osteoporos Int 23:401–410, 2012.

17. McLellan AR, Gallacher SJ, Fraser M, et al: The fracture liaison service: success of a program for the evaluation and management of patients with osteoporotic fracture. Osteoporos Int 14:1028–1034, 2003.

21. Compston J, Bowring C, Cooper A, et al: Diagnosis and management of osteoporosis in postmenopausal women and older men in the UK: National Osteoporosis Guideline Group (NOGG) update 2013. Maturitas 75:392–396, 2013.

23. Aspray TJ, Bowring C, Fraser W, et al: National Osteoporosis Society vitamin D guideline summary. Age Ageing 43:592–959, 2014.

28. Murad MH, Drake MT, Mullan RJ, et al: Clinical review. Comparative effectiveness of drug treatments to prevent fragility fractures: a systematic review and network meta-analysis. J Clin Endocrinol Metab 97:1871–1880, 2012.

44. Ruggiero SL, Dodson TB, Fantasia J, et al: American Association of Oral and Maxillofacial Surgeons position paper on medication-related osteonecrosis of the jaw—2014 update. J Oromaxillofac Surg 72:1938–1956, 2014.

45. Shane E, Burr D, Abrahamsen B, et al: Atypical subtrochanteric and diaphyseal femoral fractures: second report of a task force of the American Society for Bone and Mineral Research. J Bone Miner Res 29:1–23, 2014.

57. Ross AC, Taylor CL, Yaktine AL, et al, editors: Dietary reference intakes for calcium and vitamin D, Washington, DC, 2011, National Academies Press.

58. Avenell A, Gillespie WJ, Gillespie LD, et al: Vitamin D and vitamin D analogues for preventing fractures associated with involutional and post-menopausal osteoporosis. Cochrane Database Syst Rev 2:CD000227, 2009.

69. Gillespie LD, Robertson MC, Gillespie WJ, et al: Interventions for preventing falls in older people living in the community. Cochrane Database Syst Rev 9:CD007146, 2012.

76. Ensrud KE, Ewing SK, Cawthon PM, et al: A comparison of frailty indexes for the prediction of falls, disability, fractures, and mortality in older men. J Am Geriatr Soc 57:492–498, 2009.

81. Campbell GA, Hosking DJ, Kemm JR, et al: Timing of screening for osteomalacia in the acutely ill elderly. Age Ageing 15:156–163, 1986.

82. Tan A, Ralston SH: Clinical presentation of Paget's disease: evaluation of a contemporary cohort and systematic review. Calcif Tissue Int 95:385–392, 2014.

84. van Staa TP, Selby P, Leufkens HG, et al: Incidence and natural history of Paget's disease of bone in England and Wales. J Bone Miner Res 17:465–471, 2002.

86. Singer FR, Bone HG, 3rd, Hosking DJ, et al: Paget's disease of bone: an Endocrine Society clinical practice guideline. J Clin Endocrinol Metab 99:4408–4422, 2014.

87. Langston AL, Campbell MK, Fraser WD, et al: Randomized trial of intensive bisphosphonate treatment versus symptomatic management in Paget's disease of bone. J Bone Miner Res 25:20–31, 2010.

88. Reid IR, Miller P, Lyles K, et al: Comparison of a single infusion of zoledronic acid with risedronate for Paget's disease. New Engl J Med 353:898–908, 2005.

第**71**章

老年骨科学

Robert V. Cantu

介　绍

老年患者的骨科照护面临独特的挑战，特别是那些衰弱的患者。衰弱患者通常存在多个相互作用的问题，这些问题会影响制定最佳治疗方案和时机的决策。从严谨的骨科学角度看，与年轻患者相比，老年人的骨密度和骨质量较差，且既往可能存在多种骨关节病，这些均导致骨折的固定充满挑战，因此有时关节置换术成为关节骨折的首选治疗方法。越来越多的数据表明：与内科照护或老年病团队的通力合作能获得最好的治疗效果，同时最大限度地减少并发症的发生[1]。本章主要介绍在进行老年患者照护时骨科医生必须去面对的诸多挑战。

骨 质 疏 松

世界卫生组织将骨质疏松（osteoporosis）定义为：骨矿物质密度（bone mineral density，BMD）值较年轻成年人均值降低 2.5 个标准差或更多[2]。骨质疏松患者发生骨折的风险增加；然而，承受脆性骨折的最大风险因素是之前发生过骨折。但是，多数伴有脊柱、髋部、腕部或肱骨近端脆性骨折（fragility fracture）的患者，均未达到骨质疏松的诊断标准[3]。这就导致很难确定哪些患者需要药物治疗来降低骨折风险。数据表明，曾发生过脆性骨折的患者应接受骨质疏松治疗，即使他们的BMD 没有较平均值降低 2.5 个标准差。

尽管治疗方法不断进步，但是估计世界上仍有 3.23 亿人受到骨质疏松的困扰，预计该数值在 2050 年将达到 15.5 亿人[4]。脆性骨折导致疼痛、失能及其他医疗并发症，而且 1/3 的女性和 1/12 的男性在一生中会受到脆性骨折的影响。预计到 2050 年，仅髋关节骨折的患者就将达到 630 万人[4]。脆性骨折患者通常要承担高额的医疗费用，例如，已经有报道称，在欧洲，年平均治疗费估计为 130 亿欧元[5]。大部分费用来自骨折后的住院治疗。

发生过脆性骨折的患者发生二次骨折的风险较那些未发生骨折患者增加了 10 倍，一年内二次骨折的发生率接近 20%[6,7]。尽管存在这种风险，许多患有脆性骨折的患者未接受任何预防治疗。研究表明，只有 7%的脆性骨折患者接受了骨质疏松治疗，在出院时该值上升至 13%[4]。患有脆性骨折的患者至少应服用钙剂和维生素 D

治疗，并考虑进一步的药物治疗方案。治疗中经常被忽视的部分是物理治疗中的正规的步态与平衡性的评价。伴有平衡困难和肌肉力量问题的患者在骨折后康复的过程中可能会遇到更多麻烦。步态异常和平衡困难是骨折后一年内二次骨折发生率增高的原因。

骨质疏松症对骨折固定产生巨大影响。传统的非锁定钢板和螺钉在骨质疏松的骨头上不能达到坚强固定的目的。为了增强骨折固定性和保持对齐，应该考虑髓内植入物或锁定板[8]。骨水泥可提高螺钉的稳定性，但必须小心防止其外渗入软组织或进入骨折部位。使用同种异体骨支架有助于提高骨折固定的刚性。关节置换手术治疗是某些患者的最好治疗手段，同时允许较早的负重及功能锻炼。

一些研究人员已经开始关注在脆性骨折发生之前进行骨质疏松筛查和初始药物治疗是否物有所值[9-12]。澳大利亚的一项研究招募了 1224 名 50 岁及以上的女性并按年龄分组。所有女性进行双能 X 线吸收法（dual energy X-ray absorptiometry，DXA）扫描，骨质疏松的比例如下：50～59 岁年龄组为 20%，60～69 岁年龄组为 46%，70～79 岁年龄组为 59%，大于 80 岁组为 69%。据此估计：如果所有年龄超过 50 岁的女性都开始接受抗骨质吸收药物的治疗，那么骨质疏松患者的骨折风险将降低 50%，无骨质疏松人群的骨折风险将降低 20%。在 50～59 岁年龄组，避免一例骨折的花费是 156 400 美元，在超过 80 岁年龄组，避免一例骨折的花费为 28 500 美元。作者得出的结论是，对所有 50 岁及以上女性应用抗骨质吸收药物治疗以预防骨折，在经济上是不可行的。研究者还指出，在 60 岁及以上患有骨质疏松的女性中使用抗骨质吸收药物治疗，可使骨折风险降低 28%，并且具有成本效益[13]。

老年人创伤

在美国，65 岁及以上的人口只占美国人口的 12%，但是却占致命性损伤患者的 28%[14,15]。而且该人群的增长速度最快。事实上，老年创伤患者常合并衰弱，使得对其的治疗更具有挑战性[16]。心肺疾病是老年人最常见的并发症之一，不仅降低患者对手术的耐受能力，同时也影响了其参与术后康复的能力。神经系统疾病，如阿尔茨海默病（Alzheimer's disease，AD）和帕金森病

（Parkinson disease），也很常见，且影响受伤以后的死亡率。部分患者存在脑血管意外事件后遗留的肌无力或肌肉挛缩。上述任何一种疾病都可影响患者步态和平衡性，同时限制了患者负重练习的能力。内分泌失调，特别是糖尿病，是老年人常见病。糖尿病患者常伴有继发于小血管病变的大血管损伤和免疫系统受抑制。这些患者应首选非手术治疗，尤其是计划手术区域附近有糖尿病溃疡时。

对于多发伤的老年患者，损伤严重程度评分（injury severity score，ISS）可能低估了损伤程度和患者的耐受能力，通常不能很好地预测死亡率[17]。老年患者的 ISS 可能比年轻成年人低，且不稳定或处于"极端"状态，从某种意义上说，即使是最轻微的打击也可能使患者失去恢复的机会。同时，如果骨折不能稳定，导致失血过多和疼痛过度，也可能使病情进一步恶化。因此骨科创伤外科医生治疗老年多发性骨折患者时必须仔细权衡。在某些情况下，上肢骨折的简单夹板或外固定，以及下肢骨折后的外固定治疗可能是最佳的初始治疗方案。

很少有人专门研究骨损伤对老年创伤患者的影响[18-22]。一项回顾性多中心研究试图确定影响严重创伤老年患者患病率和死亡率的相关因素[18]。平均年龄为 72.2 岁的 326 名患者，其总死亡率为 18.1%。在需要骨折固定的患者中，77% 的患者在入院 24h 之内完成固定。在 24h 内完成骨折固定患者的死亡率为 11%，而在 24h 后接受固定治疗的患者的死亡率为 18%，但是这种差异无统计学意义[18]。死亡率最高的三种主要并发症为急性呼吸窘迫综合征（81%）、心肌梗死（62%）和败血症（39%）。

对于肢体严重破坏残损的老年患者，应考虑尽早截肢。老年患者可能无法耐受抢救严重开放性骨折所必需的多次手术，特别是伴有血管损伤的患者。如果严重损伤的肢体发生感染，败血症和多脏器功能衰竭的级联反应很快就会发生。尽管做出截肢的决定很难，但是对于肢体损伤严重的老年患者来说，尽早截肢可挽救其生命（图71-1）。

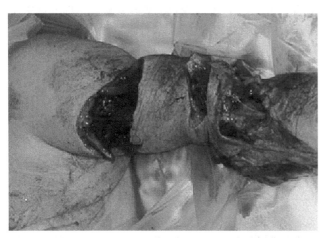

图71-1　老年多发伤患者肱骨Ⅲ级骨折，治疗方法是立即截肢。

麻醉注意事项

疼痛管理是老年人骨科照护中的一个重要组成部分。早期骨折固定是控制疼痛的一个方面，有助于最大限度地减少麻醉需求，进而改善呼吸功能和精神状态。骨折稳定的患者能更容易地保持直立，更容易脱离呼吸机，并减少谵妄发生，这些因素对老年人的生存至关重要。选择性使用神经阻滞或通过导管注药物进行持续性的神经阻滞，如股骨骨折后使用的经导管持续性股神经阻滞，对缓解疼痛和降低麻醉需求的帮助极大。

目前髋部骨折患者的最好麻醉方式是脊椎麻醉还是全身麻醉尚无定论。一项以 73 284 名患者为研究对象的回顾性数据库研究指出：两种麻醉方式的患者住院期间死亡率无统计学差异，局部麻醉死亡率为 2.1%，全身麻醉为 2.2%[23]。某些特殊患者可能会从局部麻醉中受益，如晚期肺疾病患者。同样，对于晚期心脏病的患者，脊椎麻醉可能存在风险，因为可能会导致潜在的低血压。脊椎麻醉发生低血压，是麻醉后全身血管阻力下降的结果，而不是心脏输出量减少的表现[24]。

关于麻醉技术的一个重要的争论，特别是对于那些风险较高的衰弱的老年患者，是麻醉类型和深度与谵妄发生之间的关系[25,26]。尽管术后谵妄作为一个问题由来已久，但是其一般不会被视为衡量手术不良后果的指标，随着老年人数量的增加，这种情况可能会改变，因为这就要求照护方案满足老年人的个体需求[27,28]。

心脏风险评估是许多髋部骨折患者术前评估的一部分。有些患者需要进行超声心动图检查。最近有一项针对 694 例髋部骨折患者的回顾性研究中，131 例（18.9%）患者在术前进行了超声心动图检查。结果发现，超声心动图检查组和未检查组相比，住院期间、术后 30 天或者术后 1 年的死亡率没有显著差异。超声心动图检查组的患者均没有进行血管成形手术或支架置入术。两组从入院到手术的时间平均为 34.8h（未行超声检查组）和 66.5h（超声检查组），差异有统计学意义。术前超声心动图检查组患者的平均住院时间比未检查组延长了 2.24 天[29]。

关节周围骨折

老年人关节周围骨折的治疗方法通常与年轻人不同。老年人涉及肩部、肘部、髋部和膝关节的骨折可能更适合进行关节置换术，而非采用切开复位内固定术（open reduction and internal fixation，ORIF）。一些研究已经在老年人移位性股骨、颈骨骨折的治疗中比较了关节置换术与 ORIF 的疗效[30-32]。ORIF 组患者的术后并发症发生率（包括需要翻修手术）显著高于关节置换术组。但使用半髋关节置换术还是全髋关节置换术尚存在着很大争议。一些研究似乎更倾向于全髋关节置换术[33,34]。然而，全髋关节置换术后再脱位发生率高，尤其是痴呆患者、有帕金森病等神经系统疾病的患者，以及脑卒中后偏瘫的患者。

对于老年人的肱骨远端粉碎性骨折，人工关节置换术的疗效也优于 ORIF。Frankle 及其同事[35]报告了 12 例肱骨远端骨折接受 ORIF 患者和 12 例行全肘关节置换患者的治疗效果。根据 Mayo 肘关节评分结果，全肘关节置换组表现更好，有 11 例优、1 例良，ORIF 组有 4 例优、4 例良、1 例可、3 例差。Muller 及其协作组成员报道了在 49 例 65 岁及以上患者中，用全肘关节置换术治疗肱骨远端骨折的研究结果[36]。入组标准包括患者依从性好、要求低。术后平均随访期 7 年，肘关节平均活动范围是 24°～131°的弧度。随访期间共进行了 5 次翻修性关节成形术。作者的结论是，推荐符合适当标准的患者行全肘关节置换术。

对于用 ORIF 治疗的关节周围骨折，锁定钢板的出现改善了固定的稳定性，尤其是对于骨质疏松的患者。一项研究回顾性分析了 123 例股骨远端骨折采用微创内固定（less invasive surgical stabilization，LISS）系统治疗的患者：无植骨情况下的治愈率为 93%，感染率为 3%，而且未发生远端固定丢失[37]。在一项采用 LISS 系统治疗 38 例复杂胫骨近端骨折的前瞻性研究中，37 例达到对位良好的愈合，而且无感染、平均下肢测量评分为 88[38]。另一项回顾性研究分析了 77 例胫骨近端骨折行 LISS 治疗的患者，91%的患者痊愈，且无并发症[39]。总愈合率为 97%，平均 12.6 周达到完全负重，感染率为 4%。

任何年龄段的髋臼骨折的治疗都具有较大的挑战性。Helfet 及其同事是最早报道老年人髋臼骨折行 ORIF 治疗的外科团队之一[40]。在他们对 18 例 60 岁及以上患者的回顾性研究中，术后随访时间为两年，平均 Harris 髋关节评分为 90 分。所有骨折都获得了愈合，只有 1 例发生了复位丢失。并发症包括 2 例肺栓塞、1 例患者关节内残留骨碎片需再次手术。研究者得出结论：老年人髋臼移位骨折行 ORIF 治疗可以产生良好的效果，并且能够避免早期及难度较大的全髋关节置换术[40]。

最近的研究指出，针对老年人某些髋臼骨折，可以采用初次全髋关节置换术治疗（图 71-2）。在急性情况下进行关节置换术可能需要对骨折进行内固定，以保持关节置换后的稳定性。Mears 和 Velyvis 用这种方法治疗了 57 例患者，平均随访 8.1 年，平均年龄为 69 岁，并报道了研究结果[41]。平均 Harris 髋关节评分为 89，79%的患者预后良好。作者得出的结论是，对于单独应用骨折治疗很可能效果不佳的患者来说，初次全髋关节置换术是一个可行的选择。

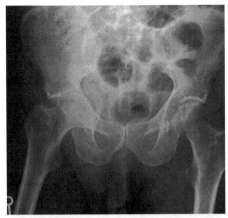
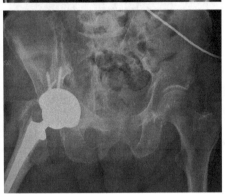

图 71-2 老年人髋臼移位性骨折急性期接受初次全髋关节置换术治疗。

假体周围骨折

随着全关节置换患者的数量不断增加，假体周围骨折的患者数量也在不断增加。该类骨折常发生于低能量损伤后，而且假体周围的骨骼质量通常较差，导致这类骨折的固定变得更加困难。选择最佳治疗方案的第一步就是评估关节植入假体的稳定性。如果假体已松动，最好的选择常常是长柄假体关节翻修术。其目的是使假体柄超出骨折处至少两倍的骨皮质直径的距离。如果假体固定良好，则复位和固定骨折通常是首选的治疗方法。某些骨折，如全膝关节置换术后股骨髁上假体周围骨折，只要股骨部件有一个供髓内钉使用的开口槽，就可采用髓内钉固定术。一些后交叉韧带替代型假体因为存在固定金属框，不允许打入钉子。在这种情况下，钢板或许是最佳选择。钢板技术已经发展到一定程度，大多数骨折可以采用其间接复位，以避免骨折部位血供中断。钢板应与关节置换假体重叠，以避免应力升高。锁定钢板治疗骨质疏松性假体周围骨折疗效较好（图 71-3）。

随着同时进行全膝关节置换术和全髋关节置换术的患者数量不断增加，假体间骨折的发生率也越来越高。这些骨折的处理方法与假体周围骨折类似。首先判断植入假体的稳定性，接着选择最优的固定策略。全髋假体下方的逆行股骨髓内钉治疗，可以导致髓内钉和全髋假体之间的骨骼应力升高，一般应避免使用[42]。如果可能的话，钢板固定应与假体重叠。需强调的是，生物力学测试结果表明，固定良好的全膝关节假体不会增加假体间骨折的风险[42]。

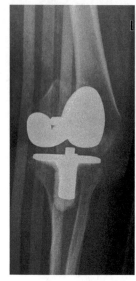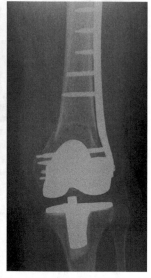

图 71-3　肌肉下置入锁定钢板治疗骨质疏松患者股骨远端假体周围骨折。

老年人骨折的预防

预防脆性骨折的第一步就是确定患者的危险因素。一些危险因素不可改变，如年龄，家族史，类风湿性关节炎、甲亢或甲状旁腺功能亢进的病史。有些危险因素可以改变，包括避免吸烟、久坐行为、酗酒、低体重指数、饮食中缺乏钙及维生素 D。有些药物被认为可导致骨质疏松，如糖皮质激素、抗惊厥药、环孢菌素、甲氨蝶呤、肝素和其他药物。

预防骨质疏松和脆性骨折发生的方法有多种。包括非药物治疗，如均衡饮食和锻炼、充足的日光照射、不吸烟、摄入足够维生素 D 和钙的饮食、选择性使用髋关节保护装置。锻炼似乎是预防脆性骨折的一个重要因素，它不仅可以预防老年人群骨质降低和骨质疏松，还可以改善其平衡力，有助于预防跌倒。一项多中心随机对照试验发现，对处于"衰弱前期"的老人来说，团体锻炼计划有助于预防摔倒，提高身体机能[43]。达到上述目标并不需要剧烈运动，这已得到证实，如太极拳之类的锻炼就可以产生良好的效果。

骨质疏松的药物治疗包括抗骨质吸收的双膦酸盐，如阿仑膦酸钠、利塞膦酸和伊班膦酸钠。降钙素和雷洛昔芬也可抑制骨吸收。特立帕肽是一种合成的骨代谢类药物，通过增加成骨细胞活性提高骨密度，而不是像双膦酸盐那样减少破骨细胞功能。美国食品药品监督管理局撤回了对应用雌激素替代治疗预防骨质疏松的批准，除了应用于一些绝经后妇女[44]。

钙剂和维生素 D 相对便宜，并且用来预防骨质疏松已显示有效。维生素 D 最大效应推荐剂量是 800IU，钙为 1000～1200mg。有研究指出，有三类人应该服用维生素 D 和钙预防骨质疏松：①糖皮质激素治疗的患者；②有证据证明骨质疏松的患者；③有钙和维生素 D 缺乏的高危患者，尤其是老年男性和女性[45]。

充足的膳食蛋白似乎是预防骨质疏松和脆性骨质的另一因素。饮食中缺乏蛋白质可导致骨量流失、骨微观结构减少和骨强度降低。脆性骨折后的老年人给予高蛋白饮食，住院期间可减少骨折后骨质流失，增加肌肉力量，减少住院期间并发症[46]。一位学者指出，膳食蛋白对于骨健康和预防骨质疏松"与钙和维生素 D 一样重要"[46]。已有前瞻性的研究认为，大豆蛋白与骨健康有关[47]。大豆蛋白含有植物雌激素，被认为有利于骨骼健康。一项临床试验中，患者每日饮食中包含 35mg 大豆蛋白。12 周后，患者血清碱性磷酸酶的含量显著增加，尿脱氧吡啶啉显著减少。因此认为大豆蛋白"可避免骨量的丢失"[47]。

用来减少髋关节骨折的髋关节保护器是一种相对便宜的方法。一项 Cochrane 注册对照实验的荟萃分析指出：髋关节保护器对居家老人是无效的干预措施，而在养老院或住院护理环境中的作用是"不确定的"[48]。髋关节保护器无效的主要原因似乎是在使用中缺乏依从性。

骨 折 随 访

骨科医生可能是患者发生骨折后唯一一个去看的医生。脆性骨折后骨质疏松的治疗需要骨科医生和内科医生之间的密切交流。2006 年，在英国调查了 140 位骨科和内科医生，45%的内科医生认为，如果有指征，骨科医生会推荐患者进行骨质疏松的治疗[49]。当 55 岁女性出现低能量 Colles 骨折的情况时，56%的骨科医生不要求进一步进行骨质疏松检查。提高对骨质疏松的危险患者的认识，以及骨科医生和内科医生之间就"谁将开始进一步评估和治疗"进行更好的沟通，有助于减少衰弱性骨折日益加重的负担。

老年医学科-骨科的共同诊疗及护理

一些研究者已经开始关注骨科和老年医学科在骨损伤老年患者住院期间共同照护的疗效[49-51]。多数研究集中于髋关节骨折的老年患者。之前的研究结果好坏参半，但是大多数结果显示了共同照护的优势。成功的关键似乎是以人群为目标，采取主动而不是保守的策略，注重改善的特定结果，而不仅仅是一般的老年评估（详见第 37 章）。

一项前瞻性随机试验，纳入 126 例 65 岁及以上的髋部骨折后收入三级专业医疗中心的患者[52]。患者被随机分为积极主动的老年医学咨询组和常规照护组。接受老年病学咨询的组中，谵妄的患病率减少 1/3，严重谵妄减少 1/2[52]。Fisher 等对 951 例 60 岁及以上的髋关节骨折后随访超过 7 年的患者进行了一项研究。前 3 年，患者不接受日常老年医学评估，而后 4 年安排常规老年医学咨询。第二阶段，死亡率（4.7%对 7.7%，$P<0.01$）和再入院率（7.6%对 28%）显著降低[51]。

结 论

老年人的骨科照护面临许多挑战。在一些患者中由于较差的骨质，很难达到稳定的内固定目标。共病的情况决定了患者能耐受什么样的治疗方法。患者整体情况可限制损伤的康复。对于一些关节周围骨折的患者，行关节置换的效果较进行骨折重建的效果好，可达到预期较好的功能结局。骨科和内科或老年医疗团队的共同照护似乎改善了许多老年患者的预后。骨科医生和患者的初级保健医生之间良好的沟通是必要的，可确保合适的骨质疏松治疗方案。每个病例都需要对患者和骨折特点进行评估，以确定合适的最终治疗方案。

关键点
- 近 1/3 的女性和 1/12 的男性可能发生脆性骨折。
- 损伤严重程度评分可能会低估老年人的损伤程度。
- 在一些老年骨折中，关节置换可能是最好的治疗方法。
- 骨科和老年医学科的共同照护，可能会改善老年髋关节骨折患者的预后。

（娜日松 译，邹艳慧 校，高学文 审）

完整的参考文献列表，请扫二维码。

主要参考文献

2. Borgstrom E, Johnell O, Kanis JA, et al: At what hip fracture risk is it cost-effective to treat? International intervention thresholds for the treatment of osteoporosis. Osteoporos Int 17:1459–1471, 2006.
6. Astrand J, Karl-Goran T, Tagil M: One fracture is enough! Experience with a prospective and consecutive osteoporosis screening program with 239 fracture patients. Acta Orthop 77:3–8, 2006.
8. Cantu RV, Koval KJ: The use of locking plates in fracture care. J Am Acad Orthop Surg 14:183–190, 2006.
9. Pols HA, Felsenberg D, Hanley DA, et al: Multinational, placebo-controlled, randomized trial of the effects of alendronate on bone density and fracture risk in postmenopausal women with low bone mass: results of the FOSIT study. Fosamax Osteoporosis International Trial Study Group. Osteoporos Int 9:461–468, 1999.
15. DeMaria EJ, Kenney P, Merriam MA, et al: Survival after trauma in geriatric patients. Ann Surg 28:738–743, 1987.
18. Tornetta P, Mostafavi H, Riina J, et al: Morbidity and mortality in elderly trauma patients. J Trauma 46:702–706, 1999.
19. Lonner J, Koval K: Polytrauma in the elderly. Clin Orthop 318:136–143, 1995.
21. Keller JM, Sciadini MF, Sinclair E, et al: Geriatric trauma: demographics, injuries, and mortality. J Orthop Trauma 26:e161–e165, 2012.
30. Tidermark J, Ponzer S, Svensson O, et al: Internal fixation compared with total hip replacement for displaced femoral neck fractures in the elderly. A randomized, controlled study. J Bone Joint Surg Br 85:380–388, 2003.
31. Bhandari M, Devereaux PJ, Swiontkowski MF, et al: Internal fixation compared with arthroplasty for displaced fractures of the femoral neck. A meta-analysis. J Bone Joint Surg Am 85-A:1673–1681, 2003.
33. Rogmark C, Johnell O: Primary arthroplasty is better than internal fixation of displaced femoral neck fractures: a meta-analysis of 14 randomized studies with 2,289 patients. Acta Orthop 77:359–367, 2006.
41. Mears DC, Velyvis JH: Acute total hip arthroplasty for selected displaced acetabular fractures: two to twelve-year results. J Bone Joint Surg Am 84-A:1–9, 2002.
43. Faver MJ, Boscher RJ, Chin A, et al: Effects of exercise programs on falls and mobility in frail and pre-frail older adults: a multicenter randomized controlled trial. Arch Phys Med Rehabil 87:885–896, 2006.

第 72 章 肌 少 症

Yves Rolland，Matteo Cesari，Bruno Vellas

在 1997 年发表的一篇论文中[1]，Irwin Rosenberg 描述了"肌少症"[来自希腊语"*sarx*"（肌肉）和"*penia*"（损失）]的意义：

1988 年，我们在新墨西哥州阿尔伯克基召开了一次会议，讨论老年人群健康和营养评估有关的各种测量……我注意到随着年龄增长而下降的指标里，没有比体重的下降更显著的指标。事实上，与年龄相关而下降的单一特征中没有一项比体重下降更显著，更能影响移动性、活动性、能量摄入、总体营养摄入状态、独立性和呼吸。我推测为什么我们没有对此给予更多的关注和建议……我们需要给它一个名字。这将得到科学界和美国国家卫生研究院的认可……我提议是……sarcmalacia 或 sarcopenia。

此后，人们对衰老过程的理解有所改善，更好和更广泛的技术用于测量身体成分。然而，对于肌少症的临床实施仍然被影响其清晰的框架和可操作性的多个问题而延迟[2]。到目前为止，肌少症仍然不被认为是一种疾病实体。

可操作性定义

多年来，骨骼肌减少已经以多种定义进行操作，特别是将与年龄相关的骨骼肌减少的理论概念转化为具有临床意义的老龄状态。主要的挑战是产生一个能够捕获肌少症的两个方面——骨骼肌含量下降（即定量参数）和骨骼肌功能下降（即定性参数）的诊断算法。这种二维性质的定义意味着，同时评估及平行和等价地考虑是用于检测肌少症的两个因素。

肌少症的第一个可操作性定义是 Baumgartner 及其同事[3]在新墨西哥老年健康调查中招募的参与者和年轻人参考组的研究中提供的定义。肌少症定义为四肢肌肉含量（体重/身高^2）男性低于 $7.26kg/m^2$，女性低于 $5.45kg/m^2$。随后，指出仅骨骼肌含量对老年人群的阴性结果的预测值不是特别显著[4,5]。同时，一些研究表明，当同时考虑肌肉含量和脂肪含量时，可以达到对负健康相关终点的最佳预测。例如，Newman 及其同事[6]在健康老龄化和身体成分研究中，甚至提出了基于脂肪校正的四肢肌肉含量的肌少症的操作定义的不同模型。

在肌少症文献中可用的所有早期操作性定义特别集中于骨骼肌含量的量化上。这种方法使用研究条件的特征，而不是与研究条件相关的临床实体的特征。为了更有效地将肌少症的状况与临床实践相吻合，特别是将其作为针对活动性失能的干预目标，几个专家小组提供了操作定义，包括骨骼肌减少的第二（定性）方面，即骨骼肌功能障碍。因此，在几年中发布了至少 4 篇不同的共识论文（表 72-1），其基于算法提出定义肌少症，同时考虑了对肌肉含量的定量估计和对肌肉功能的定性估计[7-11]。不幸的是，尽管概念上类似，但这 4 个定义有着关键的区别。例如，用于量化肌肉质量的仪器是可变的，应当明确说明。此外，提出了不同的躯体功能和肌肉力量测量方法，具有不同的风险阈值。此外，用于定义肌少症个体的算法考虑到测量的组分的不同而各不相同。

表 72-1　肌少症的主要可操作性定义*

参数	国际工作组织对肌少症的定义[7]	欧洲工作组织对老年肌少症的定义[9]	ESPEN 特殊兴趣组织对慢性消耗性疾病中恶病质-厌食症的定义[10]	肌少症、恶病质和消耗性疾病协会的定义[8]
目标人群	临床躯体功能、力量或健康状态下降的人群	≥65 岁	老年人群	年龄>60 岁伴有临床躯体功能、力量或健康状态下降的人群；排除特异性肌肉疾病、间歇性跛行的周围血管病、中枢和周围神经系统疾病及恶病质
筛查	身体功能（4m 常规 BS 测试）；如果 BS < 1.0m/s，进行 BC 评价	如果 GS≤0.8m/s，进行 BC 评估；如果 GS>0.8m/s，测量握力力量；如果存在肌肉无力，进行 BC 评估		
可操作性定义	功能衰弱加上 ALM 衰弱（由 DXA 评估）[3]	患者 GS≤0.8m/s 的低肌肉含量患者，或 GS 正常但是肌力力量下降	低肌肉含量（≥2SD 低于相同性别和种族的年轻成人平均测量）；加上低 GS（<0.8m/s，4m 轨道）；GS 可以被另一个体能测试所取代	功能衰弱加上低 ALM（≥2SD 低于在相同种族的 20～30 岁健康人群平均测量）

注：ALM. 四肢肌肉；BC. 身体组成；DXA. 双能 X 线吸收法；ESPEN. 欧洲临床营养和代谢协会；GS. 步速；SD. 标准差
* 国际专家小组推荐，改编自 Cesari M, Fielding RA, Pahor M, et al: Biomarkers of sarcopenia in clinical trials - recommendations from the International Working Group on Sarcopenia. J Frailty Aging 1: 102-110, 2012

另一个问题从一开始就存在。肌肉含量和肌肉功能具有不同的临床相关性[4,5,12]。从老年医学角度来看，器官的大小与其功能并非特别相关，而是其维持个体独立生活的能力。此外，年龄相关的肌肉含量和肌肉功能的下降不遵循类似的轨迹[13]。前者似乎相对于肌肉力量更稳定。这可能解释了为什么肌肉功能可以更好地区分老年人的不同风险特征。在这种情况下，还值得注意的是，相同算法中的定量和定性参数的组合总是以加法方式操作，也就是说，肌少症的两个维度在确定表型和临床相关性方面具有同等的重要性。然而，这已经被越来越多的研究所否定，研究已经证实，肌少症定义对于负健康相关事件的预测值主要由骨骼肌质量（物理性能测量）而不是其数量（骨骼肌含量）所决定[4,5,12]。还值得注意的是，肌少症相关参数的临床相关性也受性别的高度影响，使得肌肉力量参数似乎更多地预测男性中的负性健康结果，而身体组成变量，特别是脂肪组织，是女性中负性健康结果的更强的预测因子。

为了围绕所有与肌少症定义相关的问题，美国国家卫生研究院基金会（Foundation of National Institutes of Health，FNIH）肌少症项目最近发布了全球范围的几个大样本的队列研究的纵向观察分析结果[14]。调查人员决定采用一种与现有共识定义不同的方法。慢步速度，以前使用的肌少症定义的一部分，现成为最终的模型用于定义性别特异的最佳切入点，最能预测机体组成的预测参数，特别是肌肉力量（表 72-2）。

表 72-2　肌肉含量降低和肌肉功能下降的定义*

参数	平均值	女性
肌肉无力		
握力（推荐）	<26kg	<16kg
BMI-校正的握力（选择）	<1.0kg	<0.56kg
肌肉含量减低		
BMI-校正的 ALM（推荐）	<0.789	<0.512
ALM（选择）	<19.75kg	<15.02kg

注：ALM. 四肢肌肉；BMI. 体重指数

*根据 FNIH 推荐，引自 Studenski SA, Peters KW, Alley DE, et al: The FNIH sarcopenia project: rationale, study description, conference recommendations, and final estimates. J Geronotol A Biol Sci Med Sci 69: 547-558, 2014

流 行 病 学

据报道，50 岁以后，肌肉含量每年减少 1%～2%，但是肌肉力量的下降速度约为每年 1.5%，60 岁以后则加速到每年下降 3%[15]。这个下降速度在久坐的人群中更高，久坐的男性中的下降速度是女性的 2 倍[16]。然而，一般来说，男性的肌肉含量比女性要多，寿命却比女性更短。因此，这预示着肌少症在女性中要比在男性中更加是一个潜在的健康问题。

很难准确地估计老年人群中肌少症的患病率，这是由于其可操作性定义的多个歧义和争议。此外，需要量化肌肉含量限制了大规模的评估。在新墨西哥老年健康调查中，70～75 岁的老年男性中约 20%罹患肌少症，超过 80 岁的老年男性患病率约 50%；相应的年龄范围里，老年女性患病率为 25%～40%[3]。然而，Baumgartner 后来发现这些估计基于生物电阻抗公式，存在偏倚，后来公布了基于双能 X 线吸收法（dual energy X-ray absorptiometry，DXA）修正的患病率，60～69 岁的女性患病率为 8.8%，男性患病率为 13.5%，超过 80 岁的女性患病率大于 16%，男性患病率为 29%[17]。在一项法国流行病学研究（Epidemiologie de l'Osteoporose，EPIDOS）中，基于 Baumgartner 指数，70 岁以上的老年健康社区居住人群中，仅有 10%的女性患有肌少症[18]。分割点源于不同的参照人群。使用一个相似的定义，Janssen 报道，基于美国国家健康与营养调查III（National Health and Nutritional Examination Survey III，NHANES III）的回顾性研究，35%的老年人群患有轻度的肌少症，10%的老年人患有严重的肌少症[19]。Melton 等进行的一项独立研究发现，使用另一个定义提示，大于 65 岁的老年人群肌少症的患病率为 6%～15%[20]。

在一项最近的研究中[21]，根据老年人群肌少症欧洲工作组织（European Working Group on Sarcopenia in Older People，EWGSOP）的指南定义肌少症的患病率，可以看到其受区域性和年龄相关变异性的影响。然而，作者估计肌少症的患病率，社区人口是 1%～29%，长期需要护理的人群是 14%～33%，急性住院护理单元的人群是 10%。

病 因

多种危险因子和机制共同促进肌少症的发展。生活行为方式，如机体少动、饮食不良，以及年龄相关的激素改变、细胞因子的水平都是重要的危险因素。假设机制包括：肌肉蛋白的折叠、肌肉组织的重构、α 运动神经元的缺乏、肌肉细胞募集或细胞凋亡[22,23]。基因易感性在肌少症的个体和群体患病率中发挥重要的作用。肌少症的每一个因素和发病机制都不同程度地导致了肌肉含量、肌肉力量、肌肉质量的下降，尽管每一个因素对肌少症的相对影响仍不清楚。

缺乏体力活动

体力活动减少是导致各年龄阶段肌肉含量和力量下降的一个重要因素[24-26]。终生的体育锻炼被证实能推迟年龄相关的骨骼肌减少[27]。研究表明，卧床引起的少动在肌肉含量减少之前就有肌肉力量的下降[28]。

神经肌肉功能丧失

α 运动神经元轴突的丢失是导致肌少症的神经性因素[29]。神经传导速度的下降与大纤维的丢失相关，节间长度减少，部分神经脱髓鞘随着年龄增长逐渐发生[15]。但是在肌少症中神经脱髓鞘的作用似乎很小[30]。导致自主力量下降的中心驱动力被认为应当保留。在老年人中观察到肌纤维的分组中渐进性去神经支配和神经再支配过程是肌少症的主要潜在机制。在横断面研究中表明，70岁以后运动神经元开始减少，α运动神经元大约丢失50%[31]。下肢由于有更长的神经元轴突，受这种影响比上肢要更强烈[15]。α运动神经元数目的减少和运动单位数目的减少导致肌肉协调运动和肌肉力量的下降。神经再生导致神经纤维的最终分化，Ⅰ类神经纤维（慢氧化纤维）和Ⅱ类纤维（快糖酵解纤维）重新分配。

在老年期，随着Ⅱ类纤维比Ⅰ类纤维明显减少，星形细胞的数量及其募集能力下降[32]。星形细胞是肌源性干细胞，当其被神经再生的过程激活，可以分化成新的肌纤维、新的星形细胞[33]，但是，这种再生可以导致失衡，损伤后的Ⅱ型肌纤维数目会下降。

内分泌功能改变

有证据表明，年龄相关的内分泌改变与肌肉含量减少和肌肉力量减少有相关性。然而，关于其在成年期和老年期对骨骼肌作用各自的角色和功能方面的争论持续存在。

胰岛素

在年轻成人体内，不管是否有葡萄糖耐受，胰岛素均刺激肌肉蛋白的合成[34]。这种合成代谢的能力由于胰岛素抵抗（至少部分由于进行性增加的体重和心肌细胞内脂肪含量[20]）和哺乳动物雷帕霉素靶蛋白复合物1（mammalian target of rapamycin complex-1，mTORC1）信号通路的产生而随着年龄增长下降[35,36]。mTORC1信号通路可作为受营养、激素、锻炼刺激敏感的调节者，是调节肌肉生长的重要调节通路[37]。

雌激素

目前研究表明，雌激素对于肌少症的影响存在争议。流行病学和介入学研究表明，雌激素可以阻止肌肉含量的减少[38,39]，因为随着年龄增长，这些激素水平下降，增加的炎症细胞因子[如肿瘤坏死因子-α（tumor necrosis factor-α，TNF-α）和白介素-6（interleukin-6，IL-6）]参与肌少症的发生过程[40]。雌激素也可增加性激素结合球蛋白水平，由此可减少血清游离睾酮的水平，因此激素替代治疗应当减少而不是增加肌肉含量[41]，这两个机制也许在肌少症的发生发展中发挥着边缘的作用。

生长因子和胰岛素样生长因子-1

老年人群的血液循环的生长激素水平和脉冲释放的生长激素水平通常下降。因此，人们通常假设生长激素也许对防止骨骼肌含量下降有一定的作用。胰岛素样生长因子-1（insulin-like growth factor 1，IGF-1）激活星形细胞增殖和分化，并且促进现存肌纤维的蛋白合成[42]。还有证据表明，IGF-1在肌肉组织中与雄激素相互作用[43]，但是IGF-1即使可以明显增加肌肉含量，它对骨骼肌力量的作用也仍存在争议[44]。

睾酮

老年男性中，睾酮水平以每年1%的速度逐渐减少，流行病学研究表明，老年男性的低水平睾酮与肌肉含量、肌肉力量、肌肉功能下降有相关性。随着年龄增长，性激素结合球蛋白的水平增加，导致游离睾酮和生物可利用的睾酮水平下降。临床和基础实验研究支持低水平的睾酮预测肌少症的假说，其机制是低水平的睾酮导致肌肉的蛋白合成减少和肌肉含量减少[45]。睾酮可以呈剂量依赖地增加星形细胞的数量，因此其成为对星形肌肉细胞功能的主要调节因素[43]。当给予性腺机能减退的人或老年人以低水平的睾酮时[46]，可以增加肌肉含量、肌肉力量和蛋白质的合成。虽然有证据表明，脱氢表雄酮（dehydroepiandrosterone，DHEA）补充治疗可以增加妇女血中睾酮的水平，并且增加男性中IGF-1的水平，但是很少有研究报道其对于肌肉大小、力量或功能有影响[47]。

维生素D和甲状旁腺激素

随着年龄增长，25-OH维生素D的水平下降[48]。几项研究报道，低水平的1,25-OH维生素D与骨骼肌含量减少紧密相关，与骨骼肌力量下降、平衡失调、摔倒风险增加相关[48]。1,25-OH维生素D的核受体在骨骼肌细胞中存在[49]，低水平的维生素D被证实可以减少肌肉的代谢。低水平的维生素D可以通过减少胰岛素分泌来影响骨骼肌蛋白周转。低水平的维生素D与甲状旁腺激素（parathyroid hormone，PTH）升高相关，但是以前的研究表明，PTH水平升高与肌少症有独立相关性[38,50]。

慢性炎症状态

慢性疾病状态，诸如慢性阻塞性肺疾病、心力衰竭、恶性肿瘤，在老年人中非常普遍，并且与血浆炎性细胞因子升高、体重减轻、肌肉含量减少密切相关。这种状态在年轻成年人或老年人中都可以发生，称为恶病质[51]。这种急性的分解代谢过度与长期年龄相关的肌少症不同。然而，衰老与外周血单核细胞分泌的血浆促炎性因子，尤其是IL-6和IL-1逐渐、慢性的增加密切相关。仍有证据表明，衰老过程中脂肪含量增加，外周血性激素水平下降，导致年龄相关的血浆炎性因子增加，构成了分解代谢的刺激[52-54]。因此，衰老过程本身与分解代谢刺激增加有关，有证据支持细胞因子（尤其是TNF-α）可预测骨骼肌减少的假说[55]。

脂肪组织是一个内分泌器官，负责分泌促炎症的细胞因子[56]。脂肪组织和骨骼肌共同存在的密切关系证实了被称为肌肉减少性肥胖的最坏的情况。这是过高的脂肪含量和减少的肌肉组织同时存在的结果[57-59]。肌肉减少性肥胖曾经被报道要比肌少症或肥胖本身更能预测失能的发生。因为独特、清晰地估计肌少症的患病率是不可能的。肌肉减少性肥胖的几个定义被提出，每个都是合理的，但是不能很好地把肌肉减少性肥胖与肌少症和肥胖区分开来。总体来说，数据提示女性患肌肉减少性肥胖的患病率高于男性，甚至在这种病例中，这种状态与年龄相关[60]。据推测，肌肉减少性肥胖与骨骼肌的脂肪渗透性增加相关，但是仍缺乏确凿的数据。骨骼肌的脂肪渗透性与肌肉力量[61,62]和功能状态下降都密切相关，并且猜测脂肪渗透性影响骨骼肌的功能状态。这些发现提示，脂肪含量在肌少症的发病机制中有一定的作用。

线粒体功能障碍

在衰老过程中肌肉线粒体 DNA（mtDNA）的累积性损害最终影响线粒体的功能。这也许导致骨骼肌细胞蛋白合成，三磷酸腺苷合成的速率下降[63]，最终导致骨骼肌纤维的死亡和骨骼肌含量的下降[64]。然而，低体力活动也许是老年人线粒体功能障碍的主要原因。一些研究者报道，衰老过程中体力活动可以减弱线粒体功能的下降[65]。其他的研究报道，体力训练后只能部分地逆转线粒体损害，但是研究在年轻人中并没有达到改善的水平[66,67]。

细胞凋亡

肌肉组织线粒体 DNA 的累积突变和肌细胞凋亡加速，并且细胞凋亡也许是联系线粒体功能障碍和肌肉含量减少的中间环节。证据表明，肌细胞凋亡是肌少症潜在的一个基本的机制[64]，老年人肌肉活检显示，其与年轻人的不同是细胞凋亡[68]。报道也提示，Ⅱ型肌纤维（这类纤维在骨骼肌减少中优先受累）也更容易通过凋亡通路执行程序性细胞死亡[69]。

基因影响

基因因素是引起骨骼肌力量变异性的主要因素，很可能是促进肌少症的个体易感性的因素。基因流行病学研究表明 36%～65%的个体骨骼肌力量[70]、57%的下肢功能[71]、34%的日常生活活动（activities of daily living，ADL）[72]可以用遗传因素去解释。肌少症和老年人身体活动能力减退都与男女的出生体重相关，而不受成年时期体重和身高的影响，这提示在基因易感性的个体中，生命早期的暴露也许就能影响老年时期罹患肌少症的风险[73]。

很少有研究探索潜在决定骨骼肌力量的候选基因。在一项分析肌生成抑制蛋白途径的研究中，观察到一个可能的肌肉含量调节者，与几个区域的基因有相关性。

几个基因被认为是下肢肌肉力量的位置候选基因[74,75]。肌动蛋白 α3（ACTN3）R577X 基因型是人们感兴趣的基因，因为它曾经被证实影响力量训练后的膝盖伸肌峰值功率，具有血管紧张素转换酶（angiotensin-converting enzyme，ACE）基因的基因多态性[76,77]。维生素 D 受体（vitamin D receptor，VDR）的基因多态性也许与骨骼肌力量相关，因为维生素 D 与其对平滑肌和横纹肌的作用存在相关性[78]。维生素 D 受体的基因多态性已经被证实与老年男性的肌少症相关[78]，与绝经期前女性的肌肉力量和机体组成[79]、老年女性的肌肉力量相关[80]。

低营养摄入和低蛋白质摄入

据报道，老年人肌肉蛋白合成率减少 30%，但是由于营养、疾病或体力活动不足而非衰老原因而影响的老年人肌肉蛋白合成率减少的程度仍有争议[81,82]。大家公认推荐的老年人蛋白质摄入应当为每天超过 0.8g/kg[83]。禁食的老年人肌肉蛋白合成率下降，尤其是特定的肌肉部分，如线粒体蛋白[84]，因此，老年厌食症及其导致的肌少症的潜在机制是由蛋白质摄入减少引起的。

对老年人蛋白质的建议最佳摄入量由最近的 PROT-AGE 研究组发布，这是由几个科学组织和团体认可的一个国际研究小组[85]。推荐指出，为了帮助老年人保持和恢复肌肉功能，平均每天摄入的蛋白质应该至少为 1.0～1.2g/[kg 体重（BW）·天]。该组织还强调了耐力和抗阻训练在个体水平的受益，建议更高的蛋白质摄入量[≥1.2g/(kg 体重·天)]适合特别活跃的人。急性或慢性疾病，除了不需透析治疗的严重的肾病，不应该阻止充足的蛋白质的摄入，但应视为增加蛋白质的推荐量用于每天消耗的另一个原因。

结 局

临床和流行病学对肌少症越来越感兴趣，假说推测，年龄相关的骨骼肌含量和骨骼肌力量的下降导致老年人功能受限和活动性失能。肌少症在老年衰弱的病因和发病机制中发挥重要的作用，这一点高度预测恶性事件，如住院、相关患病率、失能和死亡[86]。肌少症对公共卫生和健康保健系统也有相关成本[87]。在美国，单独归因于肌少症的每年的卫生保健花费大约为 180 亿美元[88]。几项流行病学的横断面研究报道，低骨骼肌含量与身体失能[19]、身体活动能力差[62]存在相关性，在肌少症组中失能的风险升高 2～5 倍。肌少症也可导致骨骼肌力量和耐力的下降[1]。肌少症，尤其是骨骼肌减少的定性分析，是（活动性）失能事件的预测因素[4,12,89]。

部分肌少症的理论模型说明了骨骼肌含量、骨骼肌力量和体力活动改善与失能减少存在正相关。骨骼肌含量与力量呈线性相关[90]，但是体力活动（如行走速度）与骨骼肌含量呈曲线相关[91]。因此，骨骼肌含量的阈值设定，在何种范围内骨骼肌含量预测体力活动差和身体失能应当是可测量的，但是每一项物理任务可能存在一个特定的阈值。肌肉力量、骨骼肌含量、功能的相关性在治疗方法的选择上有重要的意义。健康老年人肌肉含量和肌肉力量增加对特殊的体力活动影响甚微，但是肌少症的老年患者骨骼肌含量少量增加就可以导致体力活动的明显增加，即使是骨骼肌力量相对很小的增加。骨骼肌含量的增加对于健康老人的行走速度没有影响，而对于衰弱老人就有很重要的影响。但是，人群特征和功能性结局的差异是肌少症介入性研究能否成功的主要决定因素，这些差异部分是归因于方法学的考虑。

治疗和干预

近年来已经提出几个药理学和非药理学干预措施来防止和推迟年龄相关的骨骼肌减少。大量证据表明，肌少症是一个可逆的失能原因，并且可以从干预中受益[92-94]。然而，这些干预措施在改善老年人功能、预防失能和减少与年龄有关的骨骼肌减少方面的效果和能力仍存在争议。

在治疗肌少症时，可以认为改善骨骼肌强度或骨骼肌力量，更与临床相关的是失能的结局或活动性，而不是骨骼肌含量增加。然而，增加骨骼肌含量要比蛋白质储存或生热作用的结果更加重要。骨骼肌力量和骨骼肌含量受各种治疗方法不同的影响，已被临床研究和基础研究所证实，尽管行为疗法（如体能训练）、增加骨骼肌含量和力量、药物治疗如生长激素、增加骨骼肌含量不能明显地增加骨骼肌力量。

体力活动

非药物或行为干预可以逆转肌少症已经被证实像阻力训练一样有效。骨骼肌含量、骨骼肌力量和骨骼肌质量（根据肌肉含量校正的肌肉力量）被报道通过老年人的阻力训练可被明显改善[95]。几项研究强大的证据表明，阻力训练如举重可以增加肌纤维骨骼肌蛋白的合成[96,97]、骨骼肌含量、骨骼肌力量，甚至是在衰弱老年人中[32,98-104]。骨骼肌力量的提高是改善骨骼肌含量、质量和神经细胞适应（干预、激活模式）共同作用的结果。然而，研究观察到，肌少症在一生都保持阻力训练的运动健将中也均存在[105,106]。

美国运动医学学院（American College of Sport Medicine，ACSM）和美国心脏协会（American Heart Association，AHA）建议，一周非连续的 2 天或更多天的以 70%～90% 单次可重复最大值（one-repetition maximum，1RM）训练是增加肌肉大小和力量的最适合训练强度，也适用于衰弱老人[106,107]。老年人的阻力训练实际上增加肌肉力量的绝对值很低，与增加肌肉含量相似，相对于增加肌肉力量来说，增加肌肉尺寸相对柔和

（5%～10%）。大多数增加肌肉力量是由于运动单位通路的神经适应性[2]，但是快速停止训练将导致肌肉失用[108]。几个报道表明，阻力训练很可能仅仅一周一个项目训练计划就能持续获益[109]。

有氧训练是否可以减少、阻止或治疗肌少症是一个重要的实用性问题，因为阻力训练对于久坐的老年人不再有吸引力。有氧训练不会像阻力训练导致肌肉肥大，但是它会刺激肌肉蛋白合成[110]、星形细胞激活，增加肌肉纤维区域[111]。有氧训练一个重要的方面是其能够减少身体脂肪，包括肌肉内脂肪，相对于减轻体重，这对改善骨骼肌功能非常重要。

休闲的体力活动不足可以阻止骨骼肌含量的下降[112]，但是有氧训练和阻力训练可改善平衡、减轻疲乏、增加疼痛释放、减轻心血管病的危险，并且能改善食欲。因此，提倡积极的运动方式可以改善肌少症的功能影响。尽管这两种训练方法都可以对保持和改善老年人骨骼肌含量和力量有帮助，但是阻力训练是阻止或治疗肌少症的最好方法。

有趣的是，Frangala 和同事最近的一项研究表明[113]，激素水平、运动和营养干预对于肌肉无力及低体重（根据 FNIH 标准定义）对改善肌肉力量有意义，而与肌少症的定量范围无关。此外，最近一份来自老年人生活方式干预和独立性试点（lifestyle interventions and independence for elders pilot，LIFE-P）研究的报告表明[114]，体育活动干预可以改善老年人的物理性能，独立于肌少症的基线状态。

营养

营养不良的老年人中，蛋白质摄入减少是通过阻力训练等干预治疗提高骨骼肌含量和骨骼肌力量的一个障碍。老年人，尤其是衰弱老年人增加蛋白质摄入，能够最大限度地缩短肌少症的进程[115]。然而，在没有营养不良的情况下，补充蛋白质是否可以增加骨骼肌含量和骨骼肌力量还不清楚。因为单纯蛋白质补充或联合体力训练已经被证实无益处[107]。新方法基于特殊的营养成分，包括必需氨基酸（亮氨酸）[116]，提示有促进合成的作用[117]。据报道，必需氨基酸促进老年人蛋白质代谢，然而，非必需氨基酸与必需氨基酸联合则无作用[118,119]。在老年人和年轻人中，阻力训练后急性的肌肉蛋白合成和必需氨基酸的吸收是相似的，但是在老年人中延迟[119]。在生理浓度上限，亮氨酸促进骨骼肌蛋白合成[116]，这可能与亮氨酸对 mRNA 翻译起始的直接影响有关，如果亮氨酸的含量不足，那么氨基酸补充对于肌肉蛋白质合成是无效的[120]。这种饮食中氨基酸的质量和数量是促进骨骼肌蛋白合成的重要因素，用乳清蛋白营养补充，富含亮氨酸，很可能是一个预防肌少症的安全策略[121,122]。然而，在动物和人类研究中，能量限制可能能够防止骨骼肌含量的丢失[123,124]。

补充蛋白质的时间表与改善肌肉蛋白质合成有关[85]。

喂养方式对优化肌肉蛋白质代谢非常重要。例如，Arnal及其同事[125]已经证明，在老年人中，双蛋白脉冲喂养方式比等量的蛋白质均匀分布在各餐更有效地提高整体蛋白质的保留。然而，长期来说，单餐摄入大量蛋白质可能难以维持整体蛋白的保留，尤其是老年人。此外，大多数研究人员都认为蛋白质摄入量一天内应均匀地分布，以确保更长时间的 24h 合成代谢反应[126]。

预防肌少症应当贯穿整个一生。这种在某个关键时期的具体暴露的影响对于肌少症的发生风险具有重要的作用[73]。在儿童时期和年轻成人时期合理的膳食影响骨骼的发育，钙的保持需要贯穿一生，因此似乎是肌少症合理的生活方式和治疗策略。

睾酮

大约 20% 的 60 岁以上的老年男性和 50% 的 80 岁以上的男性有性功能减退[127]。目前睾酮治疗对于增加骨骼肌含量和骨骼肌力量的有效性存在争议和不确定性。在年轻受试者进行阻力训练时，在生理剂量以上的睾酮可以增加骨骼肌含量和骨骼肌力量[128]，但是这个剂量水平不能在老年人群中使用。一些干预研究报道睾酮可以轻度增加肌肉含量，更多的报道则认为其不会增加肌肉力量[107]。几乎没有研究报道称睾酮可以增加肌肉力量，睾酮的有效性要低于阻力训练的有效性。另外，睾酮对于老年人肌肉含量和力量的合成代谢作用要弱于年轻人[107]。荟萃分析[129]表明，DHEA 在老年人群的获益大多是不确定的，不能达成一个明确的共识。DHEA 在躯体功能或常规性能的测量中没有显示出获益。

睾酮目前不推荐用于肌少症的治疗，其副作用与其他雄激素限制使用相关。与睾酮治疗的潜在风险（包括前列腺特异性抗原增加、红细胞比容增加、心血管病风险增加）相比，睾酮对于身体活动能力和功能的益处证据水平较低[135]。在给予高剂量睾酮的随机对照试验中，其被认为可增加前列腺癌的风险[130]。2009 年，睾酮试验（T-trial）被资助去检验 800 例老年男性低浓度睾酮的治疗效果，评估包括躯体功能。预期结果也许能澄清疑问和改善我们在这个领域的认识[131]。

生长激素

在垂体功能减退的年轻患者中生长激素可以增加骨骼肌力量和骨骼肌含量，但是在老年人中，通常生长激素不足，大量的研究报道生长激素补充不会增加骨骼肌含量和骨骼肌力量，甚至与阻力训练联合也无作用[107,132]。生长激素增加疾病和营养不良人群的病死率[133]，并且潜在的、严重的、频发的副作用会出现。例如，生长激素补充可导致相关的关节痛、水肿、心血管病副作用、胰岛素抵抗[44]。迄今为止，几乎没有临床研究支持使用生长激素补充疗法治疗肌少症。以前的研究检测 IGF-1 与老年人骨骼肌力量及体力活动的相关性提供了矛盾的结果[134]。

有意思的是，一项女性绝经后肥胖的研究中，单独给予生长激素或联合使用 IGF-1 导致非脂肪组织的明显增加，以及脂肪组织的明显减少，比单纯节食或锻炼效果明显[135]。然而，安全问题限制了这些发现的临床应用。一些研究发现，IGF-1 与男性前列腺癌风险相关，与绝经期前女性的乳腺癌相关，与肺癌及男女性的结直肠癌相关[136]。

肌生成抑制蛋白

肌生成抑制蛋白是目前已发现的骨骼肌生长的天然抑制因子[137]，肌生成抑制蛋白基因的突变可以导致人或动物的骨骼肌肥大[138,139]。抑制肌生成抑制蛋白的合成可以通过增加星形细胞的增殖，促进老龄大鼠的骨骼肌的再生[139]。临床试验的初步结果显示，肌生成抑制蛋白拮抗剂药物也许是将来治疗肌少症的方法之一[140]。

雌激素和替勃龙

关于雌激素和替勃龙对骨骼肌力量及身体组成[141]效果的综述报道，二者可以增加骨骼肌力量，但是仅有替勃龙显示增加肌肉含量、减少总脂肪含量。替勃龙是人工合成的，具有雌激素、雄激素、促黄体素的活性。激素替代治疗和替勃龙也许共同作用于骨骼肌纤维的核内受体[142,143]，并且替勃龙也可以作用于骨骼肌纤维的雄激素结合受体，增加游离睾酮和生长激素的浓度。然而，进一步的研究需要去验证这些发现和在老年人群中长期使用药物的安全性。事实上，目前没有研究证实老年人中这些药物有阳性结果。此外，考虑到众所周知的应用这些药物的副作用，雌激素或替勃龙治疗不能被列为治疗肌少症的第一推荐。

维生素 D

每天补充 700~800IU 维生素 D 可以减少在社区和疗养院居住的老人髋部骨折的风险（任何一种非椎骨骨折）[144]并降低其跌倒的风险[145]。潜在的机制也许是骨骼肌力量增加。Janssen 等报道了由于维生素 D 缺乏导致的骨骼肌萎缩，主要是 II 型肌纤维[146]。维生素 D 可以预防肌少症的假说非常有吸引力，大量的文献已经集中证实了维生素 D 对老年人骨骼肌量和功能影响的相关性和作用机制[48]。

血管紧张素转换酶抑制剂

越来越多的证据表明，ACE 抑制剂（ACE inhibitor，ACEI）也许可以预防肌少症[115,147,148]。激活肾素-血管紧张素-醛固酮系统也许参与肌少症的过程。血管紧张素 II 灌注的大鼠可以导致骨骼肌萎缩[149]，流行病学和实验研究已经证实：氧化应激、代谢、炎症通路等几个机制参与影响上述结果。ACE I 降低血管平滑肌细胞内血管紧张素 II 的水平，血管紧张素 II 通过增加炎性细胞因子的产生，也许是肌少症的一个危险因子。ACE I 也可通过改变骨骼肌肌球蛋白重链的组成而改善运动耐受[150]。ACE 的基因多态性影响骨骼肌合成代谢反应和体能训练之后的骨骼肌效率[151]。然而，一些报道关于 ACE I 的心血管外的作用提供了一些阴性证据，尤其是关于其抗炎特性[152]和对于身体功能的作用[153]。

细胞因子抑制剂

年龄相关的炎性过程应当是肌少症发展过程的一个重要因素，抗炎药物也许可以延迟它的发生和发展。细胞因子抑制剂，如萨力多胺，增加了 AIDS 患者的体重和肌肉组织的合成代谢[154]。体外研究证实，TNF-α 促进骨骼肌萎缩。TNF-α 抗体是一种治疗风湿性关节炎患者的药物，也许是肌少症的可选择的治疗方法[155]。然而，这些药物的收益和风险平衡是一个主要的应用限制，目前还没有被肌少症患者所检验。流行病学资料提示，多进食富含脂肪的鱼类，因其富含抗炎性反应因子 ε3 也许可以预防肌少症[156]。

抗凋亡

我们理解的细胞凋亡的机制提示，半胱天冬氨酸蛋白酶（caspase）抑制剂也许代表将来可能的治疗方法[63]。细胞凋亡也许是可逆的。例如，运动训练逆转骨骼肌细胞凋亡，热量限制可通过激活 TNF-α 而减少细胞凋亡通路[124,157]。氧化还原调节剂，如类胡萝卜素[158]似乎是一个影响骨骼肌力量减弱、功能限制、失能的重要因素。基础研究提示，这些感兴趣因子实际上需要在将来的临床研究中被深入研究。

结　　论

提高对肌少症的认识和治疗将对改善老年人健康和生活治疗有着重要的作用，减少相关的疾病和失能，稳定日益增长的医疗花费。然而，需要不断地研究提供一个公认的可操作性的肌少症的临床定义，适用于临床管理、人口学的临床和流行病学研究。肌少症是一个复杂的多因素疾病，相关的发病基础和发病原因很少被人们了解。因此，研究肌少症需要通过多模式的方法去探求。如果身体活动能力下降、失能，骨骼肌含量减少和骨骼肌力量的下降是相关的。如果这些发现和理解可被推理到其他的老年人群中，在临床实验中定义目标老年人口特异的治疗是一个重要的问题。一个重要的临床终点应该是预防运动障碍，同时减少、停止或逆转肌肉质量、肌肉力量和肌肉质量的丧失。

目前，阻力强度训练是唯一影响肌少症的肌肉方面的治疗方法。没有药物方法提供确凿的证据可以阻止身体机能和肌少症的下降。目前和将来的药理学和临床实验、流行病学研究可以根本性地改变我们的治疗方法，并使我们理解和治疗老年人行动不便和失能。

关键点

- 肌少症（年龄相关的骨骼肌减少），是开展有关衰老和预防失能的临床和科学研究的合适对象。
- 肌少症的临床应用目前有限，也是因为缺乏一致性的可操作性定义。
- 多种内源性因素（如神经肌肉功能丧失、炎症、激素异常）和外源性因素（如久坐行为、营养不良）均可导致骨骼肌衰退的进展。
- 肌少症与老年人健康相关的负面结果有关，尤其是失能。
- 肌少症的干预措施主要集中在纠正病理性的异常（如激素功能异常）和促进健康的生活方式（如体育锻炼、适当饮食）。

（孔晶晶　译，王衍富　校）

完整的参考文献列表，请扫二维码。

主要参考文献

2. Cesari M, Vellas B: Sarcopenia: a novel clinical condition or still a matter for research? J Am Med Dir Assoc 13:766–767, 2012.
7. Fielding RA, Vellas B, Evans WJ, et al: Sarcopenia: an undiagnosed condition in older adults. Current consensus definition: prevalence, etiology, and consequences. International working group on sarcopenia. J Am Med Dir Assoc 12:249–256, 2011.
8. Morley JE, Abbatecola AM, Argiles JM, et al: Sarcopenia with limited mobility: an international consensus. J Am Med Dir Assoc 12:403–409, 2011.
11. Cesari M, Fielding RA, Pahor M, et al: Biomarkers of sarcopenia in clinical trials—recommendations from the International Working Group on Sarcopenia. J Frailty Aging 1:102–110, 2012.
12. Cesari M, Rolland Y, Abellan Van Kan G, et al: Sarcopenia-related parameters and incident disability in older persons: results from the "Invecchiare in Chianti" study. J Gerontol A Biol Sci Med Sci 70:547–558, 2015.
14. Studenski SA, Peters KW, Alley DE, et al: The FNIH sarcopenia project: rationale, study description, conference recommendations, and final estimates. J Gerontol A Biol Sci Med Sci 69:547–558, 2014.
21. Cruz-Jentoft AJ, Landi F, Schneider SM, et al: Prevalence of and interventions for sarcopenia in ageing adults: a systematic review. Report of the International Sarcopenia Initiative (EWGSOP and IWGS). Age Ageing 43:748–759, 2014.
24. Atkins JL, Whincup PH, Morris RW, et al: Low muscle mass in older men: the role of lifestyle, diet and cardiovascular risk factors. J Nutr Health Aging 18:26–33, 2014.
25. Gianoudis J, Bailey CA, Daly RM: Associations between sedentary behaviour and body composition, muscle function and sarcopenia in community-dwelling older adults. Osteoporos Int 26:571–579, 2015.
26. Curtis E, Litwic A, Cooper C, et al: Determinants of muscle and bone aging. J Cell Physiol 230:2618–2625, 2015.
37. Dickinson JM, Fry CS, Drummond MJ, et al: Mammalian target of rapamycin complex 1 activation is required for the stimulation of human skeletal muscle protein synthesis by essential amino acids. J Nutr 141:856–862, 2011.

48. Cesari M, Incalzi RA, Zamboni V, et al: Vitamin D hormone: a multitude of actions potentially influencing the physical function decline in older persons. Geriatr Gerontol Int 11:133–142, 2011.

51. Farkas J, von Haehling S, Kalantar-Zadeh K, et al: Cachexia as a major public health problem: frequent, costly, and deadly. J Cachexia Sarcopenia Muscle 4:173–178, 2013.

60. Zamboni M, Rossi AP, Zoico E: Sarcopenic obesity. In Cruz-Jentoft AJ, Morley JE, editors: Sarcopenia, Chichester, England, 2012, Wiley-Blackwell, pp 181–192.

64. Marzetti E, Calvani R, Bernabei R, et al: Apoptosis in skeletal myocytes: a potential target for interventions against sarcopenia and physical frailty—a mini-review. Gerontology 58:99–106, 2012.

74. Tan LJ, Liu SL, Lei SF, et al: Molecular genetic studies of gene identification for sarcopenia. Hum Genet 131:1–31, 2012.

75. Garatachea N, Lucía A: Genes and the ageing muscle: a review on

85. Bauer J, Biolo G, Cederholm T, et al: Evidence-based recommendations for optimal dietary protein intake in older people: a position paper from the PROT-AGE study group. J Am Med Dir Assoc 14:542–559, 2013.

87. Beaudart C, Rizzoli R, Bruyère O, et al: Sarcopenia: burden and challenges for public health. Arch Public Health 72:45, 2014.

113. Fragala MS, Dam TT, Barber V, et al: Strength and function response to clinical interventions of older women categorized by weakness and low lean mass using classifications from the foundation for the national institute of health sarcopenia project. J Gerontol A Biol Sci Med Sci 70:202–209, 2015.

114. Liu CK, Leng X, Hsu FC, et al: The impact of sarcopenia on a physical activity intervention: the Lifestyle Interventions and Independence for Elders Pilot Study (LIFE-P). J Nutr Health Aging 18:59–64, 2014.

126. Calvani R, Miccheli A, Landi F, et al: Current nutritional recommendations and novel dietary strategies to manage sarcopenia. J Frailty Aging 2:38–53, 2013.

129. Baker WL, Karan S, Kenny AM: Effect of dehydroepiandrosterone on muscle strength and physical function in older adults: a systematic review. J Am Geriatr Soc 59:997–1002, 2011.

131. Cook NL, Romashkan S: Why do we need a trial on the effects of testosterone therapy in older men? Clin Pharmacol Ther 89:29–31, 2011.

140. Ebner N, Steinbeck L, Doehner W, et al: Highlights from the 7th Cachexia Conference: muscle wasting pathophysiological detection and novel treatment strategies. J Cachexia Sarcopenia Muscle 5:27–34, 2014.

F篇 胃肠病学

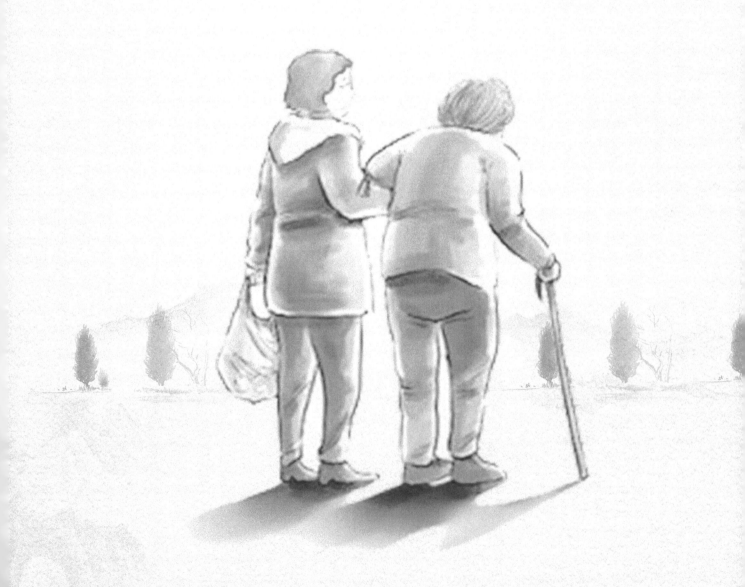

第73章

胰　腺

J.C. Tham，Ceri Beaton，Malcolm C.A. Puntis

背　景

胰腺是腹膜后位器官，位于胃的后方，具有内分泌和外分泌功能，要想了解随着年龄改变有哪些因素及变化影响胰腺疾病，我们必须了解关于它的发育过程及结构的相关知识。

胰腺的发育

胰腺在第26天开始发育为背侧及腹侧内胚芽，起源于原始管状前肠。腹芽与胚胎胆管一起出现，然后在十二指肠周围向后移动。在第6周后期，两个胰芽融合形成最终的胰腺（图73-1）。背侧胰芽发育成胰头、胰体和胰尾的一部分，腹侧的胰芽则发育成胰沟部和胰头的剩余部分。两个管状系统相融合，通常邻近的背侧芽管退化，留下的腹侧胰管作为壶腹部的主要开口。如果背侧导管开口处持续存在，则形成辅助导管，每个胚芽的胰腺内胚层发育成上皮树，并形成管状系统，排出腺泡内产生的外分泌物。内分泌细胞从导管中分离出来，并聚集到胰岛中[1]。

如果早期胰芽转移或者融合失败，将会导致胰腺分裂，这种事情在人群中的发生概率约为7%，另一种情况是胰腺环绕十二指肠导致出现环形胰腺，腹部导管的异常发育可能导致位于十二指肠外侧的胆管和胰管的连接处形成共同通道，使胆汁和胰液逆流并混合，从而导致胎儿胆管损伤和胆总管囊肿或胰腺损伤，导致急性胰腺炎。

解剖学关系

成人的胰腺是腹膜后位结构，从十二指肠到脾门长12~15cm，胰腺颈部位于肠系膜上静脉前方，钩突部在静脉周围卷曲，位于静脉的右后方。胰头及钩突部后方是下腔静脉。脾动脉和脾静脉深入胰腺上缘，提供大部分的血管供应，头部右缘紧贴十二指肠凹陷，其上部与门静脉相邻。

组织学

胰腺呈分叶状结构，小叶内管贯穿分泌性腺泡，该腺泡是由典型的产酶细胞组成的烧瓶状结构。较大的小叶间导管含有一些不规则的平滑肌。

成年胰腺大约有100万个由内分泌细胞组成的朗格汉斯细胞（Langerhans cell）。α细胞占胰岛细胞的约15%~20%，并产生胰高血糖素，分泌胰岛素的β细胞占胰岛细胞的约65%~80%，δ细胞占胰岛细胞的约3%~10%，并产生生长抑素，PP（γ）细胞（3%~5%）产生胰腺多肽，而ε细胞（<1%）产生生长素释放肽。

外分泌功能

胰腺每天分泌1400ml的富含碳酸氢根的碱性溶液，其中含有可以被转化为活性酶（蛋白酶、脂肪酶和糖苷酶，如淀粉酶）的酶原。在肠道中，肠激酶将原酶样的胰蛋白酶原转化为胰蛋白酶。然后胰蛋白酶可以使胰蛋白酶原释放更多的胰蛋白酶。

在食物存在时，胆囊收缩素（cholecystokinin）由十二指肠释放，继而刺激酶的分泌。促胰液素（secretin）也从肠壁释放，控制水和电解质的分泌，其中大部分是从胰腺导管分泌的[2]。

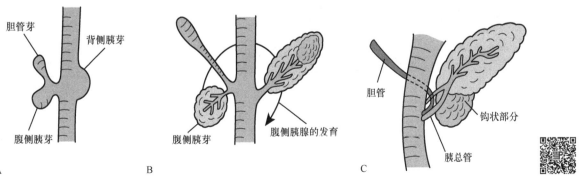

图73-1　胰腺的胚胎学。A. 第26天两个胰管开始形成并发育。B. 腹侧胰腺的发育。C. 45天，两个胰芽融合并形成最终的胰腺。（彩图请扫二维码）

胰腺的外分泌功能随着年龄逐渐退化，研究发现，将两组平均年龄为 72 岁与平均年龄为 36 岁的研究对象相比较，前者碳酸氢盐及酶的分泌明显减少[3]。然而，在出现明显的吸收不良之前发现胰腺功能已经丧失了 80%～90%，这种情况只在老年患者中偶尔发生，在老年患者中，其他原因引起的吸收不良更为常见[4]。

内分泌功能

胰腺 β 细胞分泌和释放胰岛素受 β 细胞中葡萄糖水平（反映了血浆葡萄糖水平）的控制。但是，胰腺功能的总体控制是许多复杂且相互关联的反馈回路的结果。例如，作为对血糖水平升高的相应，δ 细胞分泌生长抑素、抑制酶的释放并降低肠蠕动。尚未完全阐明体内激素对葡萄糖的复杂控制。但是很明显，随着年龄的增长，功能会有一些变化[5]。

年龄变化

60 岁以后，随着年龄的增长，胰腺的功能会发生变化，胰腺的形态学也会发生改变，即胰腺萎缩，脂肪增加[6]。从 70 岁开始，胰腺也可发生斑片状纤维化，但没有慢性胰腺炎的其他改变，这种年龄相关性局灶性小叶纤维化与导管乳头状增生有关，而导管乳头状增生可能是癌前病变[7]。

胰 腺 肿 瘤

胰腺肿瘤可以分为两大类，即囊性肿瘤和实性肿瘤，具体分类方法见图 73-2，导管腺癌是最常见的胰腺肿瘤，占所有胰腺肿瘤的 85%，是一种预后非常差的恶性肿瘤[8]。胰腺也会发生真正的良性肿瘤，如纤维瘤、脂肪瘤及血管瘤，但极为罕见。本章将讨论更常见的胰腺肿瘤。

囊性肿瘤

尽管使用了计算机断层扫描（computed tomography，CT）、磁共振成像（magnetic resonance imaging，MRI）和经皮和内镜的超声（ultrasound，US）技术，但胰腺中囊性病变的确切性质仍然难以确定。通常很难区分炎性病变和肿瘤[9,10]。活检通常很难进行或没有定论，通常的建议是切除可能存在风险的病灶[11]。在肿瘤的病理学分类中，重要的是确保囊肿不是退行性囊肿，因为这意味着潜在的肿瘤更可能是实体肿瘤，会对治疗产生影响。免疫组化学对于区分肿瘤类型很有意义[12]。尽管这类肿瘤更倾向于发生在中青年人群中，但它们也可以发生在七八十岁人群中，如果患者超过 70 岁，这类肿瘤恶性的可能性较大，应该考虑手术切除。

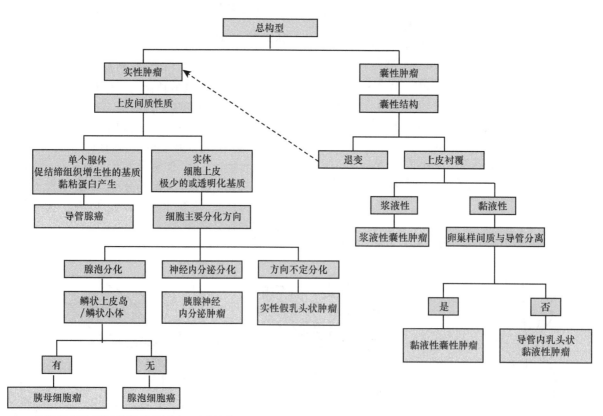

图 73-2 胰腺肿瘤诊断评估的简易程序。（改编自 Hruban R, Boffetta P, Hiraoka N, et al: Tumours of the pancreas, In Bosman FT, Carneiro F, Hruban RH, Theise ND, editors: WHO/IRC classification of tumours of the digestive system, ed 4, Geneva, 2010, World Health Organization）

浆液囊腺瘤

浆液囊腺瘤通常又被认为是浆液微囊肿瘤。平均发病年龄是 60 岁，70%发生于女性。大多数为良性，也报道过少数恶性的胰腺浆液囊腺瘤[13]。

黏蛋白囊性瘤

这类肿瘤约占囊性肿瘤的 50%，它通常为恶性或者具有潜在恶性的可能性，大部分见于中年女性，治疗方法是对病灶部位的胰腺进行切除[14]。

胰腺导管内乳头状黏液瘤

胰腺导管内乳头状黏液瘤（intraductal papillary mucinous neoplasm，IPMN）在男性患病率是女性的两倍，平均发病年龄为 70 岁，它的特点是从扩张的胆管及扩张的胰腺壶腹部引流出大量的黏液，适当的手术切除后预后良好[15,16]。

淋巴上皮囊肿

这是一种少见的上皮细胞囊肿性病变，组织学上与鳃裂囊肿相似[17]。

囊性胰岛细胞肿瘤

这类肿瘤源于实性内分泌瘤的囊性退化，尽管非常少见，且这部分肿瘤大部分没有功能，但在评估胰腺的囊性病变和为了排除功能性肿瘤而进行的内分泌功能检测中，需要考虑该诊断。

Von Hippel-Lindau 综合征

这是一类少见的常染色体显性遗传病，在这种情况下可发生几种类型的胰腺肿瘤，包括浆液囊腺瘤、多发囊肿及内分泌肿瘤[18]。

实体瘤

导管腺癌

流行病学及年龄患病率。胰腺癌是英国第五大最常见的癌症死亡原因，也是世界第七大最常见的癌症死亡原因[19]。如果有先进的医疗保健系统，则胰腺癌患者应在诊断后的几天内进行彻底的手术。但是，通常在手术治疗之前要延迟几周。2011 年，英国胰腺癌死亡人数是 8320 人，死亡率为 13.2/100 000[19]。在英国，胰腺癌的患病率随着年龄增大而急剧增加，96%的胰腺癌患者年龄在 50 岁及以上[20,21]（图 73-3）。

胰腺导管腺癌在所有癌症中 5 年生存率最低，在英国，男性 5 年生存率为 3.6%，女性为 3.8%，在欧洲，其 5 年生存率为 2%~9%[22]。患病率与死亡率相似，这体现出该疾病的低生存率。然而幸运的是，从 20 世纪 70 年代以来[19]，英国胰腺癌的死亡率有所下降（图 73-4）。

胰腺癌的已知危险因素包括年龄、酗酒、A 型血、慢性胰腺炎、糖尿病、暴露丙烯酸盐、电离辐射、肥胖、摄取较多红肉、吸烟，可能与体重指数增高及遗传因素相关[如呼吸消化道及生殖道肿瘤、BRCA2 基因的存在、家族性非典型多发性黑痣瘤综合征、波伊茨-耶格综合征（Peutz-Jeghers syndrome）、Von Hippel-Lindau 综合征及遗传性非息肉病性结直肠癌][23,24]。此外，某些感染可能导致危险增加，如肝炎、幽门螺旋杆菌及牙周疾病[25]。然而目前还没有明确的致病因子可作为胰腺癌的确定病因。

表现。大约 85%的患者表现为播散性或局限进展性疾病，症状通常表现为上腹部或背部疼痛、厌食、体重减轻及阻塞性黄疸[26]。

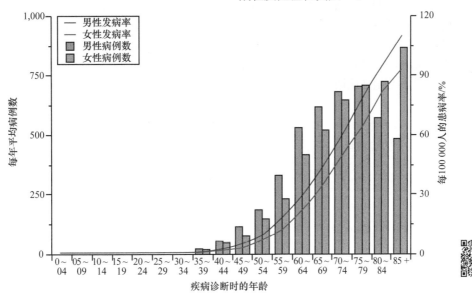

图 73-3　英国 2009～2011 年胰腺癌患病率。（引自 Cancer Research UK: Pancreatic cancer incidence statistics. http://www. cancerresearchuk.org/health-professional/cancerstatistics/statistics by cancer-type/pancreatic-cancer/incidence. [2015-12-3]）（彩图请扫二维码）

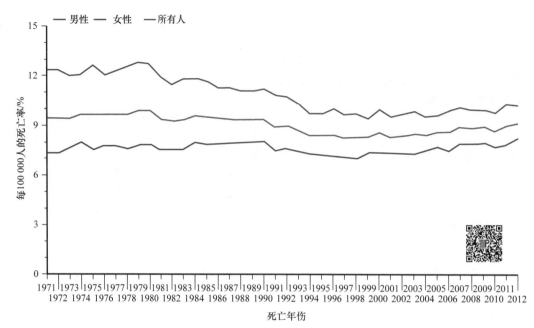

图73-4　以年龄为标准划分的英国1971~2012年胰腺癌死亡率。(引自 Cancer Research UK: Pancreatic cancer mortality statistics. http: //www.cancerresearchuk.org/cancerinfo/cancerstats/types/pancreas/mortality/uk-pancreatic-cancer-mortality-statistics. [2015-12-3])

（彩图请扫二维码）

（1）疼痛。疼痛可能是由于肿瘤对周围结构的压迫、肿瘤大小、胰腺神经的浸润，以及侵犯胰腺前囊引起的。研究发现，就诊时的疼痛强度与存活率相关（无疼痛的患者为29个月，重度疼痛的患者为9个月）[27]。后背疼痛可能意味着病变无法切除和生存期缩短[28]。

（2）体重减轻。体重减轻是一种常见的症状，可能是由于厌食、分解代谢或吸收不良所致。然而，体重减轻也是一种常见的非特异性症状，尤其是在老年患者中。

（3）黄疸。60%~70%的胰腺癌会影响胰头。这些患者由于胆管受压会出现阻塞性黄疸[21]。

（4）其他。胰腺体部和尾部的肿瘤患者，症状通常在晚期出现，且无法手术。当高龄患者新近诊断糖尿病时，应考虑存在潜在胰腺癌的可能性，尤其是当患者有其他的提示性症状。在被诊断患有糖尿病的50岁及以上的患者中，有1%的人发现肿瘤是根本原因[29]。其他的表现可能包括急性胰腺炎和急性上消化道或腹膜后出血[21]。

诊断

针对可疑的胰腺癌进行的检查旨在实现以下目的：

- 确定诊断
- 肿瘤的定位
- 肿瘤的分期
- 评估手术切除的可能性
- 获得组织诊断

血液检测

血清抗原。癌抗原（cancer antigen，CA）19-9是一种由胰腺癌细胞合成的糖蛋白，也可由胰腺、胆管、胃和结肠的正常上皮细胞产生[30]。研究发现，其对于诊断胰腺癌敏感性为70%~90%，特异性为75%~90%，但是在患有阻塞性黄疸、慢性胰腺炎、胆道及胃肠道肿瘤时，该指标也可升高[30,31]。尽管肿瘤标志物实际上无法确定诊断，但其对患者后期的管理特别有用，特别是经治疗后CA-199水平已经下降，但之后又出现升高，可能提示肿瘤复发。它不能用作筛选试验[32]。其他肿瘤标志物，如癌胚抗原（carcinoembryonic antigen，CEA）及CA125，因其敏感性及特异性较低，应用受限[31]。

然而，新的更敏感的生物标志物正在开发中。基于RNA研究的血清、胆汁、唾液和粪便生物标志物，和基于蛋白质组学研究的新蛋白质，以及根据基因组和表观遗传学研究开发的生物学标志物，已被证明是有前途的道路，但仍需进行大量研究以验证其结果[33]。

影像学

经腹超声。对于有上腹部症状的老年患者，经腹超声通常是一线影像学检查。其检查结果是可变的，取决于操作者、患者的体质及胰腺是否上覆充满气体的肠管。超声诊断胰腺癌的敏感性为44%~95%[30,34,35]。没有按意向性治疗的基础上进行扫描，并且排除超声扫描困难的患者，这样的研究组发现超声诊断的敏感性最高。

计算机断层扫描。CT被认为是胰腺癌的首选影像学检查方式，因为它可以通过对胸部、腹部和骨盆进行成像，从而提供更多的分期信息，并且可以提供有关胰腺肿瘤可切除性的更多详细信息。螺旋CT对腺癌的诊断和分期非常有效，其灵敏度高达97%，预测不可切除性的准确率高达100%，但是它不善于预测可切除性[36]。

在一组认为适合手术的患者中，与内镜超声（endoscopic ultrasound，EUS）和 MRI 直接比较时，CT 在评估原发性肿瘤的范围（73%）、局部扩散（74%）、血管的浸润（83%）及肿瘤的可切除性（83%）方面准确性最高[37]。胰腺 CT 应该按照胰腺的专属步骤进行操作，这是一种多相的影像学技术，可获取非增强期、动脉期、动脉延迟期及门静脉期的图像，在薄的断层摄影（3mm）内精确地描绘任何胰腺病变和评估血管受累情况。然而，CT 在预测可切除性方面的价值可能低至 38%，CT 上显示可切除疾病的患者，在剖腹手术时发现无法切除。无法切除的最常见原因包括肝转移和肿瘤侵犯血管[36]。用于 CT 的造影剂有潜在的肾毒性，患者必须充分水化，并检查血清肌酐水平，因为这可能是个问题，尤其是对于肾功能损害较常见的老年患者。

磁共振成像。MRI 在评估血管和淋巴管受累程度方面可与 CT 相媲美，但在检测肝和腹膜疾病方面可能更敏感[38]。对于有症状的胰腺癌患者，磁共振胰胆管造影（magnetic resonance cholangiopancreatography，MRCP）与经内镜逆行胰胆管造影（endoscopic retrograde cholangiopancreatography，ERCP）有相同的诊断效果（敏感性 84%、特异性 97%）[39]。与 ERCP 相比，MRCP 的优势是并发症更少，尽管有一部分老年患者不能耐受 MRI 检查时的狭窄空间。

经内镜逆行胰胆管造影。在胰腺癌的诊断中，ERCP 的敏感性及特异性分别为 70% 和 94%[39]，并提供了通过胆汁取样或细胞刷取样获得细胞学诊断的机会。但是，由于报道的敏感性仅为 60%，特异性为 98%，因此这种取样的价值值得怀疑[40]。ERCP 可能造成严重的并发症，如胰腺炎、胆道炎、出血及死亡。ERCP 除了作为一种检查手段，特别是对于老年患者，还可用于治疗，例如支架植入，并且可能是选择治疗，而不是切除。

内镜超声。EUS 的重要性迅速提升。位于胃和十二指肠中的高频超声探头可对胰腺和周围组织进行高分辨率成像。研究发现，EUS 在评价肿瘤及淋巴结状态方面的准确性分别为 69% 和 54%[41]，且 EUS 与 CT 有同样的诊断价值[42]，并且在评估血管浸润方面，其准确性甚至不亚于 CT[43]。

EUS 还提供了对肿瘤进行细针穿刺以帮助诊断的机会。然而，在可能进行切除的患者中，通常仅应通过十二指肠而不是通过胃进行细针抽吸，因为十二指肠将在切除过程中去除，并且还存在抽吸过程可能将恶性细胞播种在针头通道中的担忧。

正电子发射断层扫描。正电子发射断层扫描（positron emission tomography，PET）利用在恶性肿瘤中观察到的葡萄糖代谢增加，通过给予放射性葡萄糖类似物，然后扫描肿瘤细胞发现摄取增加而诊断。PET 图像可以与 CT 图像同时捕获，以帮助定位任何示踪剂的积累。PET 在诊断小肿瘤（小于 2cm）时的敏感性及特异性与 EUS、ERCP 和超声相同。它特别适用于检测远处转移，例如宫颈淋巴结转移[44]。目前，PET（伴或不伴 CT）在诊断胰腺肿瘤方面并不优于单独 CT 或 MRI 检查，但对于分期及预测生存率非常有用[45]。

治疗

可切除性病变

胰腺癌唯一的治疗方法是手术切除，由于新技术和肿瘤治疗的发展[46-49]，被认为可切除的患者比例有所增加[26]。术前影像学有助于确定明显不能手术的肿瘤，但在手术中，由于其他组织的局部或远处受累，更多的病变将被发现不能手术治疗。

影像学检查发现的可切除性病变，通常没有肠系膜上动脉或腹主动脉受累，也不应有远处转移的迹象。最近的共识表明，对于部分肠系膜上静脉或门静脉轴存在短段静脉闭塞，甚至可能累及动脉的患者，也可能切除。这类根治性手术似乎不会明显增加患病率，但也并未提高生存率[49]。生存率缺乏改善可能与无法检测到的远处转移和局部扩散有关[50]。

在黄疸患者中，与非干预组相比，术前用 ERCP 进行支架置入术对患病率和死亡率无获益[51]。然而，当仔细观察患病率时，发现支架组术后并发症较低，但术前并发症发生率较高，患者胆管炎的发病风险增加。

切除胰头癌的手术选择包括远端胰切除术、传统的 Whipple 胰十二指肠切除术或保留幽门的胰十二指肠切除术（pylorus-preserving pancreaticoduodenectomy，PPPD）。PPPD 包括分离紧邻肝门的胆管，分离幽门外 2cm 的十二指肠，切除肠系膜上静脉处的胰腺，分离胰头及胰颈部，在十二指肠-空肠曲处分离小肠。然后，重建过程涉及三个吻合术：通过幽门-空肠吻合术恢复肠的连续性、将胆管的残端连接到幽门-空肠吻合术远端的空肠，以及胰管吻合术[45]。我们更倾向于胰胃空肠吻合术，而不是胰空肠吻合术，但在一些系列报道中，该技术泄漏率可高达 10%[52]。目前，大多数外科医生使用该项技术，可以得到良好的效果。

Whipple 手术的不同之处在于，还进行了远端胃切除术。与 PPPD 相比，可能会导致胃倾倒、边缘溃疡、胆汁反流性胃炎等长期病变。关于 PPPD 切除术的充分性存在疑问，但 2011 年的 Cochrane 回顾性分析显示，除了 PPPD 手术时间较短外[48]，Whipple 手术与 PPPD 术在院内死亡率、总体生存率及患病率方面没有明显的区别[47]。

PPPD 总体并发症的患病率约为 39%，死亡率为 0～7%[48,53,54]。一项荟萃分析结果显示，包括术后出血和胆汁渗漏在内的早期并发症的发生率分别为 4.8% 和 1.2%[48]。

由于先前存在的共病，其他对老年人特别重要的早期并发症还包括心脏和呼吸系统并发症；老年患者在 PPPD 后的心脏事件明显增多（13% vs. 0.5%）[55]。与手术性质有关的晚期并发症包括胃排空延迟（占 PPPD 患者的 29%）和胰瘘（占 PPPD 患者的 7.2%）[48]。有明显并发症的替代标志是需要再次手术，9.9% 的患者需要再次手术[48]。胰腺的内分泌功能通常可以维持[56]，而胰腺的外分泌功能需要通过检测粪便弹性蛋白酶的水平来评估，因为术后吸收障碍会导致营养不良[57]。

胰体及胰尾部的肿瘤通常较少行手术治疗，上述患者通常无特异性的症状，通常肿瘤被诊断时已无法手术。若可进行胰腺末端切除术，则手术包括从肠系膜上静脉（superior mesenteric vein，SMV）处将胰腺切开，分离胰腺并将末端切口缝合。为了确保尽可能多的肿瘤清除，癌症手术中也会进行脾切除术。随着更先进的外科技术的发展，现在可以在更复杂的情况下进行腹腔镜手术。与开放式远端胰腺切除术相比，腹腔镜手术的失血量更少，因此输血率更低，伤口感染更少，患病率更低，住院时间更短，且不会影响肿瘤预后[47]。

借助先进的技术，机器人手术现已在胰腺切除术中得到测试。最近对机器人胰腺切除术的系统评价表明，它与开放式胰腺切除术和腹腔镜胰腺切除术具有可比性，其转化率为 14%，死亡率为 2%，患病率为 58%，再次手术率仅为 7.3%[58]。

在老年患者中进行如此大规模手术的适当性是一个重要问题。应该对患者的合并症和麻醉剂适应性进行个体评估，可能使用 POSSUM[59]（一个多维度的评分系统）和心肺运动测试（cardiopulmonary exercise testing，CPEX）[60]等评估方法，评估患者的生理压力水平。患者必须充分认识到，在一次大的胰腺切除术后，他们的短期功能和营养状况可能会受到损害[55]。

研究证明，与 75 岁以下患者相比，75 岁及以上接受胰腺癌手术的患者，其死亡率增加（10% vs. 7%），更经常在计划外入住重症监护病房（intensive care unit，ICU）（47% vs. 20%），接受更多心脏事件治疗（13% vs. 0.5%），更有可能营养和喂养状况受损，更有可能在出院前需要转诊接受进一步护理[55]。在老年患者中，考虑手术对生活质量的潜在影响和长期康复的必要性尤为重要。随着年龄的增长，胰腺癌的术后死亡率增加，60～69 岁为 7%，70～79 岁为 9%，80 岁及以上为 16%[61]。然而，一些研究在寻找生存的重要预测因素时，并未发现年龄是一个独立变量[62,63]。

无法切除的疾病

对于无法通过手术治疗的患者，需要缓解的三个最重要的症状是疼痛、黄疸及幽门梗阻（gastric outlet obstruction，GOO）。多学科团队由外科学、肿瘤病学、胃肠病学、放射学及姑息治疗的医学专家组成，对于症状达到最佳缓解至关重要[64]。

疼痛。世界卫生组织（World Health Organization，WHO）对晚期癌症患者疼痛管理的方法仍被推荐[65]，根据三阶梯止痛法滴定止痛药：①非阿片类，包括非甾体抗炎药；②弱阿片类药物；③强阿片类药物。胰腺癌患者应注意给药途径，因为可能存在 GOO，并且口服镇痛药的吸收可能无法预测。

在重度疼痛患者中，腹腔神经丛阻滞（celiac plexus block，CPB）加上神经溶解液可阻断上腹部内脏传入性疼痛传递，提供镇痛。可以经皮操作、外科手术（剖腹探查或分流术）时进行，或在 EUS 指导下进行。在一项前瞻性、随机、双盲安慰剂对照试验中，与阿片类药物相比，采用无水乙醇经皮 CPB 明显改善了无法切除胰腺癌患者的疼痛缓解度，尽管 CPB 对生活质量和生存率没有影响[66]。经皮 CPB 的主要并发症包括：下肢无力、感觉异常、腰穿及气胸，患病率为 1.1%。EUS 引导下的 CPB 在胰腺癌治疗中的应用越来越广泛，并被认为是安全有效的[67,68]。

黄疸。黄疸可导致严重的后果，包括不可忍受的瘙痒、肝功能不全，最终由于胆汁淤积和胆管炎导致肝功能衰竭[69]。研究表明，黄疸减轻可显著提高生存质量[70]。通过内镜或经皮胆管支架植入术或胆肠吻合术，可实现胆道引流，胆道支架是塑料的（聚四氟乙烯及聚乙烯）或由可膨胀的金属网制成，尽管塑料支架可替换且价格更便宜，但其发生并发症的比例更高，包括移位、阻塞及感染。金属支架首次阻塞的时间更长，但它不能移除，并且由于金属疲劳，不推荐用于预测生存期超过 2 年的患者[69,71]。这个问题在良性胰腺疾病伴黄疸的支架置入治疗中可能更为重要。

如果患者存在肝门梗阻、双侧或多发性狭窄，或者之前进行过上消化道手术，导致内镜下支架置入困难或不可能置入，则通常行经皮支架置入术。金属经皮支架置入术具有良好的缓解效果，与手术相关的患病率为 9%[72]。内镜治疗或经皮入路可能取决于当地专家的选择。

Cochrane 对姑息性胆道梗阻治疗胰腺癌的评价得出结论，基于荟萃分析，与塑料支架相比，内镜治疗置入塑料支架似乎与并发症发生风险降低但与死亡前胆道梗阻复发风险相比更高[73]。目前未发现有临床试验将内镜下金属支架置入术与外科手术相比较。

幽门梗阻。许多患有无法切除的胰腺癌的患者会发展成功能性或机械性 GOO，这可能是由于肿瘤引起的腹腔神经丛浸润，或由于壁和管腔的肿瘤浸润，导致十二指肠梗阻，进而导致胃或十二指肠运动功能障碍所致。在计划治疗之前，应通过口服造影剂对这些病例进行放射学评估，以评估其运动能力和是否存在肿瘤阻塞。对于机械性梗阻的患者，可通过腹腔镜或开腹手术进行胃空肠造口术。如果打算对胰腺癌进行手术切除却发现难以实施，胃空肠造口术则应在剖腹手术或腹腔镜检查时进行，并且可能与胆道旁路手术合并使用。采用预防性胃空肠吻合术后，GOO 明显降低[74]。通过比较单次改道（肝空肠吻合术）和双次改道（肝空肠吻合术和结肠后胃空肠吻合术）两组患者，研究了两种预处理 GOO 的方法。结果发现，行单次改道术的患者，GOO 的患病率显著高于对照组（41% vs. 5%），但住院时间、生存率及生活质量方面没有显著差异[75]。

然而，试图引流因肿瘤浸润而瘫痪的胃是毫无意义的。这种情况下，甲氧氯普胺或红霉素类药物有时可能会对患者有所帮助。

内镜下应用自膨式十二指肠金属支架姑息治疗是一种选择。已经发现它简单有效，没有与置入支架相关的并发症，并且有 93% 的症状得到了改善[76]。在 11% 的患者中观察到后续的支架阻塞。

放化疗

在尝试根治性切除胰腺癌后，伴有或不伴放疗的化学疗法可用作患者的辅助治疗，或者作为晚期或转移性胰腺癌的主要治疗方法。对于老年胰腺癌患者推荐行化疗或放化疗方案需要对患者的健康状态、共病、生活质量进行仔细评估，并应考虑到生理机能下降及药代动力学改变可使老年患者更易受到细胞毒性药物的影响[77]。

对于胰腺癌行根治性手术治疗后辅助化疗的作用仍存在争议。一项随机对照试验的荟萃分析估计，化疗组患者的中位生存时间延长了 3 个月，但 5 年生存率没有差异[78]。一项专门研究吉西他滨对胰腺癌完全切除后患者影响的随机对照试验显示，患者无病生存期提高了 7.5 个月，但在总体生存率和生活质量方面无差异[79]。

单独化疗与放化疗联合治疗相比较，吉西他滨联合放疗与单用吉西他滨相比似乎能提高生存率，但药物毒性的发生率更高[80]。比较两种不同的放化疗方案，吉西他滨联合放疗治疗的患者生存期更长（中位生存期为 10.2～12.5 个月）。与 5-氟尿嘧啶（5-fluorouracil，5-FU）联合放疗相比并发症患病率并无增加[81]。

目前化疗和放化疗的证据，特别是针对晚期胰腺癌的老年患者，仅限于对被认为适合治疗的患者进行回顾性评估。吉西他滨治疗方案在 70 岁及以上患者和 70 岁以下患者中都被认为是可接受的，总体生存率没有差异，但老年患者需减量，且药物毒性增加[77]。研究还发现，放化疗（5-FU 和放疗）在 70 岁及以上的人群中是可以接受的，对于年龄较大的患者，毒性和平均中位生存期均无差异（11.3 个月 vs. 9.5 个月）。

其他实性肿瘤

胰腺实性假乳头状瘤。这类肿瘤大多发生在年轻女性，通常是良性，但有恶变可能，治疗上需行手术切除，预后良好[82]。

腺泡细胞癌。大多数是恶性的，可能有胰腺外分泌

酶功能。与导管腺癌相比，这组癌的预后稍好；腺泡细胞癌的 5 年生存率为 25%～50%，而导管腺癌的 5 年生存率为 3%～25%。

神经内分泌肿瘤。胰腺神经内分泌肿瘤（pancreatic neuroendocrine tumor，pNET）很少见，在人群中的患病率仅为 100 万分之 1～2[83]。平均发病年龄为 57 岁[84]。pNET 是一种异质性肿瘤，可根据其功能、肿瘤的定位、增殖的比例及转移性疾病进行分类[85]。WHO 的分类定义了两种重要的 pNET：高分化 NET，以及高分化神经内分泌癌（neuroendocrine carcinoma，NEC）。NET 占胰腺肿瘤的 1%～2%，NEC 则小于 1%[8]。NET 的 5 年生存率为 65%，NEC 的生存率则为 1～12 个月[8]。

对于选择手术、化疗、生长抑素治疗、干扰素-α 及肽类介导的放射性核素治疗，目前仍存争议。手术治疗的主要目的是根治性切除肿瘤，其他适应证包括减轻激素分泌性肿瘤的症状或缓解阻塞症状[85]。

急性胰腺炎

急性胰腺炎是胰腺的急性炎症过程，其他区域组织或远端器官的受累程度各不相同[86]。它是一种潜在的致命性疾病。在英国，其患病率一直呈上升趋势，但死亡率已下降。其患病率及死亡率随年龄增长而增加[87]（图 73-5）。

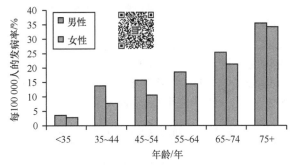

英国1987~1998年每100 000人中急性胰腺炎发病率

图 73-5　以年龄分组示 1987～1998 年英国急性胰腺炎的患病率。[数据引自 Goldacre MJ, Roberts SE: Hospital admission for acute pancreatitis in an English population, 1963-98: database study of incidence and mortality. BMJ 328(7454): 1466-1469, 2004]（彩图请扫二维码）

病因

急性胰腺炎可由多种因素导致。在英国胆石疾病（44%～54%）及酗酒（3%～19%）是导致胰腺炎的主要病因，老年患者中胆石疾病为最常见诱因[87]。药物在急性胰腺炎的病例中只占很小的比例（约 5%），因为老年人更可能使用处方药，如速尿、非甾体抗炎药、类固醇、抗生素或抗癌药物，应被视为可能的致病因素。其他因素还包括高甘油三酯血症、甲状旁腺功能亢进、创伤及

感染。越来越多的证据表明，急性胰腺炎的根本原因是胰蛋白酶的细胞内过早激活[88]。

表现

腹痛和呕吐是胰腺炎最常见的症状。血浆淀粉酶升高（正常值 4 倍）可明确诊断。血清淀粉酶水平在早期达到峰值，然后在 3～4 天内下降，如果患者症状出现较晚，可能会错过该峰值。血清脂肪酶对于胰腺炎诊断更有特异性且持续时间更长。其他原因也可导致淀粉酶水平增高，如急性胃肠道缺血、胃肠穿孔或渗漏腹主动脉瘤，以上这些情况在老年患者中更常见[89]。

评估

立即评估应包括临床评估、血液检测（包括全血计数、肝功能、骨骼及肾功能、血糖水平）、胸片和任何因为老年患者中存在共病而进行的其他必要检查（如超声心动图、肺活量测定）。确定急性胰腺炎发作的严重程度对于帮助预测预后和在适当的环境下管理患者是很重要的；重症急性胰腺炎患者建议在 ICU 护理[90,91]。有几种评估严重程度的方法：Ranson[92]和 Imrie 或 Glasgow[93]方法是基于一系列因素的特定急性胰腺炎评分系统，得分为 3 或更高可预示严重发作（表 73-1）。APACHE Ⅱ是基于急性生理学和慢性健康的评估系统，它比 Imrie 或 Ranson 评分的计算更复杂，但是可以给出严重程度的准确初始预测，得分高于 8 表示严重发作[90]。此外，它可以反复用于评价患者病情的进展[94]。胰蛋白酶原激活肽（trypsinogen activation peptide，TAP）[95]及 C-反应蛋白（C-reactive protein，CRP）[96]检测是基于该分析是评估严重程度的有用辅助手段。英国胃肠病学会（British Society of Gastroenterology，DSG）指南推荐入院时应用 APACHE Ⅱ评分，并在 48h 内应用 Glasgow 评分系统计算[90]。

表 73-1　胰腺炎 Glasgow 评分系统

参数	数值
白蛋白	< 32g/L
白细胞计数（WCC）	> 15 000/mm³
乳酸脱氢酶（LAD）	> 600U/L
天冬氨酸氨基转移酶/丙氨酸氨基转移酶（AST/ALT）	> 200U/L
血糖	10mmol/L
血钙	< 2mmol/L
尿素氮	> 16mmol/L
动脉血氧分压	< 8kPa

注：Glasgow 评分系统包括以上几项，每个参数占 1 分

腹部超声对急性胰腺炎有助于确定是否有胆结石或胆管扩张。然而，覆盖在胰腺上的充满气体的肠袢往往会降低这些图像的价值，因此增强超声可能更有帮助[97]。早期 CT 有时提示诊断需要排除原发性诊断。腹部对比增强 CT 在急性胰腺炎入院后 6～10 天最有用，以寻找持续性器官衰竭、败血症或临床恶化的患者的胰腺坏死[90]。应结合临床、生化和放射学评估来评估每个胰腺炎病例的严重程度[98]。Balthazar 评分是一个 CT 严重程度指数，用于对胰腺炎的严重程度和坏死程度进行分级[98]。Atlanta 分类与其不同，其主要用于胰腺炎的类型、严重程度和并发症的标准化命名[99]。

治疗

将近 75%的急性胰腺炎患者发病温和，通常为自限性，仅需简单的支持治疗[100]。然而，急性重症胰腺炎（severe acute pancreatitis，SAP）患者可导致全身炎症反应综合征（systemic inflammatory response syndrome，SIRS）及随后的多器官功能障碍综合征（multiorgan dysfunction syndrome，MODS）。因此，SAP 的管理原则是支持每个器官系统，并建立适当的监测机制，以检测可能需要某种形式干预的恶化或并发症的发作。老年患者或肥胖患者也需在 ICU 中进行治疗[101]。

对于胆石性胰腺炎的治疗，重症胰腺炎和经证实的胆总管结石症患者应在就诊后 72h 内接受 ERCP 和结石摘除。患有轻度胆源性胰腺炎的患者，应在初次就诊后 2 周内接受胆囊切除术，而无须事先进行 ERCP[102]。应避免延误胆囊切除术，因为这样会增加复发胰腺炎的风险[103]。对于并发性胆管炎的患者，建议使用 ERCP，尤其是在败血症不能用抗生素控制的情况下[102]。然而在老年患者中，ERCP 治疗的患者选择应更严格，因为并发症的严重性远大于年轻患者[104]。

肾脏系统

充分适时的静脉补液（intravenous fluid，IV）治疗可降低肾功能不全和肾功能衰竭的风险。对于可能有潜在心脏或呼吸功能损害的老年患者，快速或积极的液体复苏可能是困难的[105]。如果发生肾衰竭，可能需要血液过滤或血液透析。

呼吸系统

呼吸衰竭是 SAP 最常见的单器官功能障碍，并且所有患者均需接受氧疗并监测血氧饱和度、动脉血气分析、临床评估及放射学检查。可能需要介入正压通气，在严重的情况下，可能需要高频通气。

心脏系统

心衰通常出现于那些既往存在心脏病的患者，包括高血压、心梗、房颤，老年患者更为常见，上述患者通常需要接受正性肌力药物的支持。

消化系统

肠道缺氧及炎症综合征可导致肠道屏障受损及随后

的细菌移位，这可能是导致胰腺坏死感染的一个因素。BSG 指南（2005）、国际胰腺病学协会（International Association of Pancreatology）与美国胰腺协会（American Pancreatic Association）一起推荐了肠内营养，因为与肠胃外营养相比，肠内营养可以帮助保持肠道黏膜屏障功能[90,91]。肠内喂养可以是鼻空肠管，如果胃能够排空，也可以是鼻胃管。如果胃不引流，则应采用鼻胃管负压吸引来治疗胃潴留[106]。最近的一项荟萃分析表明，在死亡率、多器官衰竭率、全身感染和胰腺炎并发症手术干预的必要性方面，肠内途径优于肠外途径[107]。建议在入院后 24h 内开始肠内喂养[108]。就老年人而言，这一点尤其值得强调，因为他们在医院营养不良的风险更大。

其他因素

炎症反应改变了毛细血管通透性，导致水肿和血容量减少[109]。像以前提到的，SAP 患者应开始积极的静脉液体置换[110]，并应通过例如中心静脉压测量、Swan-Ganz 导管、脉搏轮廓计算机（PiCCO；Philips）[111]和尿量测量来监测心血管反应。尽管尚无高水平的证据表明预防性抗生素的使用有助于坏死胰腺炎，但荟萃分析中的亚组分析表明，亚胺培南可显著降低感染率[112]。然而，与对照组相比，抗生素的使用并没有显著降低死亡率[112]。

老年患者在罹患胰腺炎之前可能就存在不明显的器官功能障碍，即使在同一年龄段的个体中，并发症的风险和死亡率也可能有所不同[113]。因此，老年患者对 SAP 等疾病打击的耐受能力有限，这反映在其器官衰竭发生率较高（64% vs. 48%）[114]。

胰腺坏死的管理。如果增强 CT 检查显示胰腺无灌注，则提示胰腺坏死，且伴有胰周液体积聚，提示预后不良[98]。Atlanta 分类中提供了胰腺坏死的定义，并已尝试对术语进行标准化[99]。确定坏死是否感染是很重要的，因为无菌性坏死可以自行解决[115]。感染可由 CT 引导下穿刺进行确诊。未经治疗的感染性坏死几乎总是致命的，必须在开放手术中或通过微创技术清除坏死[100,101]。

积液积聚的管理。液体积聚与假性囊肿不同，液体积聚可以在发炎的胰腺内部或附近发生，也就是说，在小网膜囊内或在腹中远离胰腺的其他位置。液体积聚被定义为胰腺炎发作后 4 周内出现的胰腺内或胰腺附近的液体积聚，缺乏明确的外壁，而假性囊肿是急性胰腺炎液体积聚超过 4 周，有明确的外壁[116]。对于这些液体积聚的命名和处理，学术上一直存在争论[86,99]。本质上，无菌性的积聚液体通常可以解决，而感染性的积聚液体（胰腺脓肿）则需要通过开放手术、内镜或微创技术引流。给予何种方式依赖于当地专家和治疗倾向[90,91]。

最近的一项前瞻性研究表明，有轻度或无症状的小量积液（<4cm）的患者不需要任何干预，只需要在 3 个月时进行随访[116]。如果积液量未减少，患者出现临床症状，可以经皮治疗或可以外科手术干预。

结论

胰腺炎可能在老年患者中有更严重的后果，这导致老年患者死亡率更高：在 45~54 岁，死亡率是 2.7%，而在 75 岁或者 75 岁以上患者中，死亡率为 18.9%[117]。SAP 患者，尤其是可能伴有合并症的老年患者，应由经验丰富的重症监护医生和胰腺外科医生在专科病房进行管理。对于长期存活的患者，糖尿病和胰腺破坏引起的吸收不良等并发症的处理将需要专科检查。尽可能找出胰腺炎的病因，以防止未来胰腺炎的再次发作。胆石性胰腺炎患者需要行胆囊切除术或 ERCP 及胆管清除术。

慢性胰腺炎

慢性胰腺炎（chronic pancreatitis，CP）是一种炎症性疾病，导致胰腺实质进行性不可逆的破坏，影响外分泌和内分泌功能。发病一般在 40 岁后，以男性为主；65 岁及以上的患病率很低[118]。慢性胰腺炎缩短预期寿命 10~20 年，因此不是老年患者的常见疾病[118]。

病因及症状

80% 的慢性胰腺炎患者的病因与酒精相关[119]。长期的饮酒（35 年以上）增加慢性胰腺炎的发生风险[120]。剩下 20% 的 CP 患者可归因于热带 CP、遗传性 CP、胰腺狭窄、胰腺分裂、胰腺外伤或特发性 CP。特发性老年 CP 是特发性胰腺炎的一个亚型，50 岁以后出现，在老年患者中更为普遍[121]。关于 CP 中细胞破坏、炎症、纤维化和萎缩的机制，人们提出了各种各样的理论，但这仍然是有争议的。

CP 的主要症状包括疼痛（典型的缓解和复发）、外分泌功能障碍（其特征在于体重减轻和继发于脂肪泻的吸收不良）和内分泌功能障碍（以糖尿病为表现）。患者经常表现为与 CP 并发症相关的症状，这些症状包括假性囊肿、导管结石、远端胆管狭窄、胰管狭窄和十二指肠狭窄。

诊断

CP 的诊断可能很困难，应结合使用临床病史和检查、进行生化检查，以及进行放射学检查。粪便弹性蛋白酶是确认胰腺外分泌衰竭的有用测试方法，并且随着疾病严重程度的增加而敏感性增加。其他胰腺外分泌功能检测也可以应用，但是可信度不高，没有广泛应用。

影像学在 CP 中的作用是诊断和治疗。US 可用于证明胰腺组织和导管系统的变化；但是，CT 在识别胰腺萎缩、胰腺钙化、胰管扩张和假性囊肿方面具有更高的敏感性，这些通常在 CP 中很常见。MRCP 是一种用于对胆管和胰管系统成像的有用的非侵入性方法，尤其是在胰管扩张的情况下，应用肠促胰液素可以提高导管的显像。ERCP 可以提供类似的图像，并且在如括约肌切开术、狭窄管道扩张术、结石清除术、胆道系统支架植入术等治疗方法中有更大的优势，但这些处理措施治并发症患病率为 5%～10%[122]。EUS 目前已经变成诊断慢性胰腺炎的有效方法之一，特别是在疾病的早期阶段更有诊断价值[123]。在治疗腹腔静脉丛闭塞、囊肿引流及取组织用于诊断等治疗时也具有作用。慢性胰腺炎患者中胰腺癌的患病率明显增加。放射学影像技术可以用来区分这两种疾病，但是操作起来比较困难，而且结论经常是不能明确的[124]。一些患者被诊断出胰腺癌之后也无法进行手术治疗。

治疗及预后

慢性胰腺炎患者起始治疗手段包括控制症状，目的是提高生活质量。最初应根据镇痛阶梯用镇痛药治疗疼痛，但是，如果这种疼痛变得难以治疗，则可以通过应用外科、经皮介入、内窥镜等方式进行腹腔静脉丛阻滞疗法。

CP 手术的主要指征是顽固性疼痛，怀疑为恶性肿瘤及邻近器官受累。外科手术应该基于胰腺解剖结构（导管的大小）、疼痛特点、外分泌和内分泌功能和共病制定个体化方案[125]。在年龄较大的患者中，应该特别充分考虑潜在的重大和复杂手术的风险和受益。选择包括胃空肠造口术、喂饲空肠造口术、PPPD、Whipple 手术、全胰切除术、胰-空肠外侧造口术（Puestow 手术）、保留十二指肠的胰头切除术（Beger 手术）和胰-空肠纵向造口胰头局部切除术（Frey 手术）。

CP 患者的营养状况应仔细评估，并通过适当的喂养和补充来解决，外分泌不足应通过补充酶来解决。内分泌功能障碍可能需要转诊给糖尿病专家。

CP 患者预后差，20 年生存率为 45%，老年患者和酒精性 CP 患者生存率明显下降[126]。

慢性胰腺炎所致胰管结石

胰管结石引起的急性胰腺炎极为罕见，它通常是慢性胰腺炎的结果。结石可导致临床症状加重并出现并发症[127]。原发性胰腺结石本身是一种罕见的现象，发生率不到 1%[128]。结石通常由碳酸钙晶体组成，在 CP 中容易沉淀。这是由于缓冲化学物质和蛋白质的不平衡，以及狭窄形成的流出道阻塞所致[129]。其所致并发症包括疼痛及胰腺炎复发。

寻找钙化结石的目的不在于寻找结石本身，其主要目的是分析结石所致的慢性胰腺炎及其并发症。主要检查手段包括腹部 X 线、CT、MRCP、US 及 ERCP[130]。腹部 X 线检查较为简单，可检测到 30%的 CP 患者的钙化，但不能区分实质性钙化和导管结石[129]。同样，CT

是鉴别胰腺钙化的好方法，但是 ERCP 或 MRCP 更擅长于描绘胰腺树和导管内结石的存在[129]。前文已经提到，多种检查手段联合应用对于发现慢性胰腺炎患者是否同时存在恶性病变十分必要[131]。

没有证据表明无症状的导管内结石需要任何治疗。在有症状的患者中，治疗方案包括镇痛控制、内窥镜取石干预、无创性碎石排石和外科引流术[132]。

可用于控制症状的镇痛药物范围从简单的镇痛到强效阿片。可以添加辅助药物，如阿米替林、普瑞巴林和加巴喷丁，以及腹腔轴阻滞[132]。由于衰弱的老年患者，这种初始治疗通常是唯一的选择。

ERCP 只可用于结石数目少于 3 个，直径不超过 10mm，且结石仅位于胰头及胰体部的患者[130]。可以用网篮，球囊或镊子以及括约肌切开术去除结石[129]。与任何内窥镜手术一样，ERCP 存在促发胰腺炎、胆管炎的风险，出血，穿孔。只有在患者能够耐受镇静并仰卧时才应考虑 ERCP。

体外冲击波碎石术（extracorporeal shock wave lithotripsy，ESWL）可以粉碎或破裂导管内结石。由于大多数结石位于 Vater 壶腹附近，可以进行 ERCP 取石，但如果失败，ESWL 预先碎裂可能有用，有时可能是最终的治疗方法，因为结石可以粉碎[128,133]。一次或两次 ESWL 的成功率约为 58.6%[133]。82.8%的患者需重复行碎石术取出结石，ESWL 与 ERCP 联合应用可使症状缓解 60%～85%[133,134]。一项随机对照试验证实，ESWL 是因导管内结石引起的慢性胰腺炎疼痛患者的首选治疗方法。联合 ESWL 与 ERCP 治疗并无明显获益，却会增加治疗花销，增加并发症风险[135]。

对于有症状的导管内胰结石的外科手术治疗效果是有限的，并且对老年患者具有高风险，特别是如果他们患有多种合并症。需要仔细的咨询和严格的患者选择。应用最不广泛的是视频辅助下行胸腔镜内脏神经切除术[132,136]。胸 8～12 椎体水平的交感神经可通过胸腔镜手术阻断，手术初期治疗成功率很高，但随时间延长有所下降。在 6 个月内 90%患者症状减轻，但 15 个月后这个比例下降至仅为 49%[136]。对于老年患者，越来越多的证据表明侵入性治疗方案并不合适，如延迟行胰空肠吻合术（50%患者症状会复发，会出现 5%的死亡率）。其他多种胰腺手术多造成的结果均相似。然而，也有随机对照试验证实，延迟行胰空肠吻合术与内镜下治疗相比，在缓解疼痛方面更有优势，但可能需对此进行手术[137]。

关键点
导管腺癌
- 最常见的胰腺恶性肿瘤
- 与其他癌症相比生存率低

- 患者通常表现为上腹及后背部疼痛、厌食、体重减轻及黄疸
- 可通过 CT、MRI 及 EUS 诊断和分期
- 只有手术可以治疗，但风险较高，老年患者更甚

急性胰腺炎

- 患病率及死亡率随年龄增加
- 重要的是评估严重程度以预测结果并指导管理
- 确定原因很重要
- 支持治疗为主

慢性胰腺炎

- 老年患者少见
- 主要病因为酗酒
- 检查手段为 CT、MRCP 及 ERCP

（李　特　译，孔　俭　审）

完整的参考文献列表，请扫二维码。

主要参考文献

8. Hruban R, Boffetta P, Hiraoka N, et al: Tumours of the pancreas. In Bosman FT, Carneiro F, Hruban RH, et al, editors: WHO/IRC classification of tumours of the digestive system, ed 4, Geneva, Switzerland, 2010, World Health Organization.
19. Cancer Research UK: Pancreatic cancer mortality statistics. http://www.cancerresearchuk.org/cancer-info/cancerstats/types/pancreas/mortality/uk-pancreatic-cancer-mortality-statistics. Accessed December 3, 2015.
26. Shore S, Vimalachandran D, Raraty MG, et al: Cancer in the elderly: pancreatic cancer. Surg Oncol 13:201–210, 2004.
31. Duraker N, Hot S, Polat Y, et al: CEA, CA 19-9, and CA 125 in the differential diagnosis of benign and malignant pancreatic diseases with or without jaundice. J Surg Oncol 95:142–147, 2007.
37. Soriano A, Castells A, Ayuso C, et al: Preoperative staging and tumor resectability assessment of pancreatic cancer: prospective study comparing endoscopic ultrasonography, helical computed tomography, magnetic resonance imaging, and angiography. Am J Gastroenterol 99:492–501, 2004.
46. Gurusamy KS, Kumar S, Davidson BR, et al: Resection versus other treatments for locally advanced pancreatic cancer. Cochrane Database Syst Rev (2):CD010244, 2014.
50. Gooiker GA, Lemmens VE, Besselink MG, et al: Impact of centralization of pancreatic cancer surgery on resection rates and survival. Br J Surg 101:1000–1005, 2014.
69. Gouma DJ, Busch OR, Van Gulik TM: Pancreatic carcinoma: palliative surgical and endoscopic treatment. HPB (Oxford) 8:369–376, 2006.
77. Maréchal R, Demols A, Gay F, et al: Tolerance and efficacy of gemcitabine and gemcitabine-based regimens in elderly patients with advanced pancreatic cancer. Pancreas 36:e16–e21, 2008.
78. Boeck S, Ankerst DP, Heinemann V: The role of adjuvant chemotherapy for patients with resected pancreatic cancer: systematic review of randomized controlled trials and meta-analysis. Oncology 72:314–321, 2007.
87. Yadav D, Lowenfels AB: Trends in the epidemiology of the first attack of acute pancreatitis: a systematic review. Pancreas 33:323–330, 2006.
90. Working Party of the British Society of Gastroenterology; Association of Surgeons of Great Britain and Ireland; Pancreatic Society of Great Britain and Ireland; Association of Upper GI Surgeons of Great Britain and Ireland: UK guidelines for the management of acute pancreatitis. Gut 54(Suppl 3):iii1–iii9, 2005.
91. Working Group IAP/APA Acute Pancreatitis Guidelines: IAP/APA evidence-based guidelines for the management of acute pancreatitis. Pancreatology 13(Suppl 2):e1–e15, 2013.
98. Balthazar EJ: Acute pancreatitis: assessment of severity with clinical and CT evaluation. Radiology 223:603–613, 2002.
114. Gardner TB, Vege SS, Chari ST, et al: The effect of age on hospital outcomes in severe acute pancreatitis. Pancreatology 8:265–270, 2008.

第74章 肝

Arjun Sugumaran，*Joanna Hurley*，*John Trevor Green*

结构和功能

健康肝结构和功能中许多与年龄相关的变化已被发现，这些变化对临床工作至关重要。研究证明肝的体积萎缩至原有体积的 20%～40%，肝中血流量减少到原血流量的 30%～50%[1]。而且据报道随着年龄的增加，鼠肝细胞 DNA 碱基切除修复的能力下降达 50%[2]。对人和动物的研究显示老年个体肝损伤后修复速度缓慢，可能是由于肝体积萎缩、肝血流量减少及肝细胞修复能力下降，但肝仍具有再生能力[3]。而且老年个体功能性肝细胞数量减少但体积增大，细胞寿命也较年轻个体延长[4,5]。就肝细胞结构而言，核体积增大且多倍体，人类线粒体呼吸链容量下降，可能与活性氧族集聚或体细胞 DNA 突变相关，但是老年患者肝中线粒体数量下降[6]。据报道随年龄增加，内皮细胞内层增厚 60%，细胞开窗数量下降 80%[7]。结果导致窦状隙内血流和肝细胞灌注量下降，以及从血液中摄入大分子（如脂蛋白）的数量减少[2]，这就可能导致高脂血症和系统性血管疾病[8]。肝内胆固醇的分泌随年龄增加而增加，而胆汁流动和胆盐形成则减少了 50%[9]，这就解释了随着年龄增加为何胆总管结石类疾病患病率增加。库普弗细胞（Kupffer 细胞，一种巨噬细胞，主要作用是去除内毒素）随年龄的增加，其噬菌作用受损，这可能就是老年人易于从腹腔内感染发展成败血症的原因[10]。"褐色萎缩"用来描述肉眼可见的衰老肝的改变，是棕色脂褐质色素在肝细胞溶酶体内堆积造成的；这种改变对人类的重要性尚不明确。对啮齿类动物的研究提示褐色萎缩可能导致肝细胞代谢、分泌或排泄等功能障碍[8]。

对人类和动物的研究显示，老年个体肝随年龄增加产生的结构变化并没有直接反映出任何功能性退变。当然，除了肌肉、骨骼和心血管系统疾病[11]，没有特发于老年的肝病。老年患者异常肝生化检验应同年轻人一样进行调查，因为这些改变不能归因于衰老肝。大多数肝酶类，包括血清白蛋白的血清浓度都不会因衰老而改变[10]，但是当老年人发生营养不良、感染或心衰时应考虑肝酶改变。唯一的例外是碱性磷酸酶，据报道在 20～80 岁其升高大约 20%[12]，可能是从骨骼中渗漏入血。一些报道显示血清胆红素随年龄增加轻度下降，可能是由于肌细胞体积减小和血红蛋白浓度降低[13]。

药物和酒精代谢

老年人普遍因为多种疾病共存而应用多种药物，衰老对肝药物代谢的影响一直存在争议，并不像对肾药物代谢的影响，有一点达到了广泛的共识：经过肝代谢的药物清除速度下降。药物大多经过一期代谢，这可能导致某种药物的生物可利用度增加进而导致并发症，特别是与肾功能障碍相关时。随年龄增加肝血流量和体积下降，使得其能快速清除药物如普萘洛尔、阿米替林、维拉帕米和吗啡的代谢率减慢[14]，还有一些药物如苯妥英和华法林，以这种方式清除，其代谢率并不随年龄增加而发生改变[15]。动物研究显示衰老鼠类酶活性受损和微粒体内细胞色素 P450（cytochrome P450，CYP）含量下降；但是在大部分的人类研究中尚未发现此种情况[14]。有些药物的清除率随年龄增加下降 10%～50%[15]，如布洛芬、许多苯二氮䓬类药物、丙咪嗪、罗匹尼罗和西酞普兰等。几项关于非酒精性脂肪肝（nonalcoholic fatty liver disease，NAFLD）药物代谢的研究指出，CYP 酶 1A2（CYP1A2）统一下调，这种酶在肝 CYP 酶中占 13%，代谢 15%的治疗药物。一些数据提示药物代谢的改变与种族、性别和物种相关[16]。在解释药物代谢数据时必须考虑衰弱和健康老年人的差异。有数据显示，与同年龄健康老年人相比，衰弱老年人每单位体重对乙酰氨基酚的清除率明显下降[17]。此外，甲氧氯普胺清除率的降低也发生在 65 岁以上衰弱的老年患者中[18]。疾病状态、环境因素和共用其他药物作用已经被视为影响衰老患者肝药物代谢的主要因素[15]。

酒精对于老年人的生理影响与年轻人不同[19]。老年人由于肝血流量减少、肝细胞数目减少和体内水分减少，导致酒精持续发挥作用的时间延长，而且血清中的酒精浓度更高[20,21]。动物实验的结果表明：老年大鼠的酒精清除率下降，肝内乙醇脱氢酶的活性下降，CYP2E1 活性也下降，这是一种与酒精代谢有关的重要酶，但是至今，在人类研究中，未发现老年人该酶活性减退[22]。

检　查

血液检验

肝功能检验（liver function test，LFT）指标包括：

血清胆红素、碱性磷酸酶（alkaline phosphatase，ALP）、谷草转氨酶（aspartate transaminase，AST）、谷丙转氨酶（alanine transaminase，ALT）、γ-谷氨酰基转肽酶（γ-glutamyl transpeptidase，GGT）、白蛋白，也包括凝血酶原时间（prothrombin time，PT）。平均红细胞容积（mean cell volume，MCV）、免疫球蛋白、血小板计数也能提供对肝病有用的信息。一项大型初级保健研究发现，肝功能指标中通过 ALT、AST 这两项就可以在社区人群中诊断肝病[23]。总体上，影响肝细胞的疾病（肝细胞疾病/肝炎）可引起 ALT 和 AST 升高，而胆道系统疾病（胆汁淤积）导致 ALP、GGT 升高。上述酶在人体其他部位也存在，当出现孤立的酶学改变时应该想到肝外系统疾病（表 74-1）。肝外胆道梗阻刺激肝细胞和导致继发性炎症，也可以引起血清转氨酶轻度升高[24]。肝炎也能导致胆汁淤积，继发 ALP、GGT 升高。在实际情况中，应该观察主要升高的酶学分布[25]。

表 74-1 老年人肝功能指标的解释

肝功能中转氨酶异常	解释
谷丙转氨酶、谷草转氨酶水平升高	甲型肝炎、乙型肝炎、丙型肝炎、戊型肝炎
	酒精性肝病
	非酒精性脂肪肝
	自身免疫性肝炎
	遗传性血色素沉着病
	药物导致（如非甾体抗炎药、中药）
	充血性心力衰竭和缺血性肝炎
	乳糜泻
谷草转氨酶水平升高（谷丙转氨酶水平正常）	非肝原因导致（心脏、骨骼肌、肾、脑、胰腺、肺、白细胞、红细胞）
碱性磷酸酶、γ-谷氨酰基转肽酶水平升高	肝内胆汁淤积（如原发性胆管硬化）、药物导致（如阿莫西林/克拉维酸、红霉素）、脓毒症
	肝外胆汁淤积（如胆道梗阻）、结石、限制性疾病、恶性肿瘤
	肝浸润性疾病（如恶性肿瘤）
	免疫球蛋白 G4 相关性胆管病
γ-谷氨酰基转肽酶水平升高（碱性磷酸酶水平正常）	酒精过度摄入
	诱导酶升高的药物（如巴比妥、苯妥英）[26]
	脂肪肝、肥胖、2 型糖尿病、高脂血症
	肾衰竭
	慢性阻塞性肺疾病
	胰腺疾病
	心肌梗死
碱性磷酸酶水平升高（γ-谷氨酰基转肽酶水平正常）	肝外来源——骨骼
	排除肝、骨骼来源的恶性肿瘤（如肺）
	淀粉样变、白血病、肉芽肿
胆红素水平升高（肝功能指标正常）	非结合性——溶血
	遗传性疾病（如吉尔伯特综合征）
凝血酶原时间延长（肝功能指标正常）	华法林
	维生素 K 缺乏
	吸收不良
白蛋白水平降低（肝功能指标正常）	吸收不良
	营养不良
	尿道、胃肠道丢失
	急性疾病

如果血清胆红素水平升高到正常参考范围上限的两

倍，则患者发生临床性黄疸。孤立的高胆红素血症可能是由于溶血和吉尔伯特综合征，因为在胆红素结合过程中没有酶学参与。高胆红素血症有 5%～10% 的概率出现于正常人群中。在多数的肝内胆管系统疾病中，血清胆红素水平升高，伴有肝酶升高[25]。最初的评估应该判定高胆红素血症是结合胆红素（即直接胆红素）升高，就像在大多数胆汁淤积性肝病看到的那样，还是未结合胆红素（即间接胆红素）升高，而后者提示肝细胞破坏或患有其他疾病[26]。血清白蛋白水平降低、PT 延长是肝合成功能受损的敏感指标，出现在急性和慢性肝病中，是预后的重要指标。在解释老年人白蛋白水平时，必须考虑会影响白蛋白水平的其他因素（如营养不良、肾功能障碍）。PT 延长的原因在于缺乏维生素 K，而维生素 K 对于肝凝血因子（凝血因子 2、7、9、10）的合成起到重要作用。这对于老年人特别重要，因为饮食中若缺乏维生素 K 会在 4 周后耗尽其在肝中的储存量。维生素 K 缺乏可以用排除法进行鉴别，通过静脉给药替代治疗，然后再次检测 PT。

血小板减少是慢性肝病的一个信号，由于门静脉高压导致脾大进而使脾内血小板保留过多。肝硬化患者胃肠道出血时通常伴有出血性静脉曲张，可能进而导致缺铁性贫血。这种情况还可能因为凝血功能障碍、血小板减少而加重。脾功能亢进也可能导致白细胞减少和轻度贫血。血清免疫球蛋白可以帮助临床医师更好地了解肝病，免疫球蛋白 A（immunoglobulin A，IgA）水平下降提示酒精应用；原发性胆汁肝硬化患者 IgM 升高；自身免疫性肝炎患者 IgG 升高。MCV 升高通常提示饮酒过量，但是在老年患者中还应排除叶酸和维生素 B_{12} 缺乏及甲状腺功能降低。

老年患者 LFT 指标异常的真实患病率目前尚不明确。20 世纪 80 年代早期的研究结果显示，17% 的老年住院患者 LFT 指标异常，且在筛查时无临床不适的症状[27]；最普遍的异常是 ALP 单独升高。在英国，不检测肝功能的情况下，任何年龄均可漏诊肝病[28]。询问详尽的病史是"肝筛查"的强制部分，应该包括患者的酒精摄入量、现在或既往应用的药物（处方或其他来源）、病毒性肝炎的风险因素、自身性免疫疾病的现状、家族慢性肝病历史，以及是否合并糖尿病、肥胖或高脂血症。LFT 指标异常的老年患者首先要进行无创性的血清学检查[29]（表 74-2）。但肝豆状核变性除外，因为此病在 40 岁以上的患者中极其少见。α_1-抗胰蛋白酶缺陷纯合子的患者在 50～60 岁时病情会很严重，易于发现，但也应该将此病作为筛查的一部分。也可以应用血清学检验筛查乳糜泻，因为乳糜泻可以导致无症状的转氨酶升高，在患者转为不含谷类的饮食后转氨酶随即变得正常[30]。

表 74-2 肝功能异常的老年人初步血清学检测

实验室指标	疾病	其他线索
甲型肝炎 IgM	甲型肝炎	疫区的旅行史
乙型肝炎表面抗原（HBsAg）	乙型肝炎	使用静脉注射药物迁移状态

续表

实验室指标	疾病	其他线索
丙型肝炎抗体（HCV 抗体）	丙型肝炎	使用静脉注射药物
		输血
戊型肝炎 IgM	戊型肝炎	疫区的旅行史
		老年男性，糖尿病
抗线粒体抗体（AMA）	原发性胆管硬化	瘙痒症，疲倦
		女性之间的同性性行为
		其他自身免疫性疾病
平滑肌抗体（SMA）	自身免疫性肝炎	其他自身免疫性疾病
肝肾微粒体抗体（LKM）		女性之间的同性性行为
		IgG 升高
铁传递蛋白饱和度铁蛋白	血色病	糖尿病
		关节症状
血清甲胎蛋白	肝细胞癌	已知的慢性肝病
α_1-抗胰蛋白酶	α_1- 抗胰蛋白酶缺陷	共存肺疾病
抗 tTG 抗体	乳糜泻	吸收不良，贫血
血脂谱、体重指数、血压、血糖和超声	非酒精性脂肪肝	合并其他疾病（如糖尿病）

有些药物[31]、脓毒症及其他并发疾病均可以导致老年人的肝功能改变[32]。使无症状的患者 ALT 或 AST（转氨酶）升高的最普遍原因是脂肪变性，在西方国家通常继发于脂肪性肝病[31]。老年人使用的许多药物都会影响 LFT 指标[32]。所以在回顾患者药物史时应该记得这件事。在一项区域性综合医院的研究中我们发现，导致住院患者发生黄疸，除肿瘤外，最常见的为脓毒症/休克[33]。其他需要考虑的原因包括：酗酒、脂肪肝、肥胖、糖尿病、甲状腺疾病和艾迪生（Addison）病，这些都可以导致 LFT 指标的异常。一些专家建议如果没有筛查到 LFT 指标异常的原因，就按最可能的原因处理——饮酒患者戒酒，停用肝毒性药物，NAFLD 患者控制体重和糖尿病。观察一段时间后，如果 LFT 指标持续异常，就需要进行更详细的检查[26]。

肝纤维化的无创性检查在老年人中特别有用，因为它能够避免肝活检造成并发症。血液化验能够预测肝损伤的阶段，内容包括肝纤维化实验、纤维化指数、肝纤维化评分、纤维蛋白原-4、AST 与血小板的比例指数（AST-to-platelet ratio index，APRI）[34]，这些都是具有意义的指标。在这些检查中，肝纤维化扫描已经被证实有优越性，但是联合检查能够提高检查的准确性[35]。

影像学检查

腹部超声在评估肝和胆道系统时应用广泛。患者存在肝功能异常或需要监测肝病时，腹部超声是一线检查，由于其安全、无创而成为适用于老年人的理想检查。老年人与年轻人相比，影像学表现无其他明显的差异。腹部超声也能检查脂肪肝，但是超声检查无法准确量化脂肪的数量[24]。腹部超声还有助于检查慢性肝病，特别是评估肝的质地和大小，以及门静脉性肝硬化的特点如脾大、特殊静脉曲张等。应用多普勒超声能够判断患者的

血流，如门静脉高压患者的血流、血栓形成及侧支循环的形成情况。有经验的检查者可应用超声发现局部肝病变[25]。对比-增强超声可增强对局部病变的探测，进一步了解病变分化情况，特别是来源于肝细胞癌的局灶性结节性增生[36]。计算机断层扫描（computed tomography，CT）检查能够提供局灶性肝病变的更多细节和特性，也能检查脂肪肝、铁沉积、肝硬化等疾病形成的弥漫性肝病变，同时能看到其他腹部器官的情况。应用静脉造影剂时要慎重，因为老年人肌酐清除率低，易导致肾衰。即使老年人具有一定程度的认知功能障碍也能配合 CT 检查，因为 CT 检查所需要的时间短，在一次呼吸的过程中就能完成对肝和胰腺的检查[37]。与 CT 相比，磁共振成像（magnetic resonance imaging，MRI）在描述局灶性肝病变方面略有增强，而且避免了辐射暴露和碘造影剂的潜在肾毒性作用[38]。当肝硬化患者有结节、纤维化改变（尤其诊断出铁粒幼细胞结节状增生）时，MRI 诊断更明确[39]。MRI 对于量化肝内铁浓度具有优势，尤其对于诊断血色素沉着病[38]。

内镜逆行胰胆管造影（endoscopic retrograde cholangiopancreatography，ERCP）有助于检查胆汁淤积，但是有产生严重并发症的风险，包括胰腺炎、出血、胆囊炎甚至死亡。幸运的是磁共振胰胆管造影（magnetic resonance cholangiopancreatography，MRCP）在许多医疗中心被广泛应用，由于 MRCP 具有无创性的特点，成为胰腺胆道疾病的检查手段之一。通过 MRCP 能检出胆管癌，发现 CT 和超声无法显影的小的胆道结石[40]。进行 MRCP 检查后，临床医生能够决定患者下一步的诊疗方案，是做 ERCP 还是定期复查，因此使一部分患者可以避免进行侵入性检查。对于患有结石继发的胆管炎的老年患者，ERCP 仍然在治疗中占有重要地位，因为这类患者中很多不适合行胆囊切除。内镜超声对于胰腺的病理生理和胆道疾病的诊断没有帮助。

对于肝损伤的评估，目前很重要的一项检查是肝纤维化扫描或肝超声弹性成像。它能够提供重要的数据，如肝纤维化或肝硬化的进展，相当于通过非侵入性手段获得了肝活检才能取得的信息[41]。肝纤维化扫描与超声的机器很像，将探头放置于肝部位，通过剪切波的速度来测量肝的硬度（以 kPa 为单位），它的读数能显示肝损伤的严重程度，并根据导致肝损伤的原因不同，显示出正常或异常读数的不同范围。全世界范围内的许多医疗中心都可以进行该项检查，而国际指南也推荐依据弹性成像评分选择乙型肝炎、丙型肝炎和其他肝病的治疗策略。另外，它能够作为肝功能正常或仅转氨酶升高的非酒精性脂肪肝患者病情的监测工具。小于 19kPa 的弹性成像评分提示不存在食管静脉曲张[42]。虽然弹性成像安全，可以避免肝活检，但是需要注意以下几个问题：对检查者的操作水平要求很高，肥胖患者的检查效果不好，孕妇及起搏器患者禁用。

肝活检

老年人的肝功能异常时，建议根据临床情况来决定是否进行下一步的检查，考虑肝活检的风险和获益，以及所得结果是否能够指导进一步的治疗。关于老年人是否进行肝活检存在争议，因为澳大利亚一项历时 25 年的研究结果提示：随着年龄的增加，做肝活检的危险性更大，术后主要并发症发生风险增加 1%以上，特别在 50 岁以上的老年人中更是如此[43]。大多数医疗中心在超声引导下进行活检，风险比盲穿相对下降。因此患者要做到知情同意[44]，并能按照手术者指示进行配合。对于过度紧张的患者，建议应用镇静药物，如咪达唑仑，但是用于老年患者时必须谨慎。医生经常在肝活检术前给老年人输注血小板或新鲜冰冻血浆来纠正凝血功能异常，以此减少潜在的出血风险[44]。

肝活检可用于诊断和评估肝实质病变和局部病灶的严重程度。病毒性肝病损害呈阶段性，需对治疗方案进行计划。25%的自身免疫性肝炎患者发病年龄大于 65 岁[45]。肝活检有助于诊断和预后的判断[46]。原发性胆管硬化和酒精性肝病患者不建议进行肝活检，而且肝活检在 NAFLD 治疗中所起的作用尚未明确。在不明原因肝功能障碍患者中，当常规血清检查无法判断病因时，如果病情特殊，或者病情严重，可以进行肝活检。如果患者黄疸严重且伴有血小板减少及其他失代偿表现，最好经颈静脉进行活检而不是按常规经皮入路。可疑药物（尤其是中草药）性肝损伤时，建议进行肝活检。对于局灶性肝病变，有些可疑结节无法通过影像学进行诊断，肝活检的目的主要在于排除肝细胞癌或胆管癌[47]。

肝　病

在临床实践中肝病可分为急性肝衰竭和慢性肝病。急性肝衰竭指患者既往无肝病史，短期内迅速发生肝功能丧失的临床综合征[48]。慢性肝病是长期的肝损害引起的一类疾病，还包括肝硬化的并发症如腹水、胃底静脉曲张破裂出血。老年人常见的急性和慢性肝病的原因参见表 74-3。因为在老年人群中慢性肝病更普遍，所以首先讨论这一部分。

表 74-3　老年人急性和慢性肝病原因

老年人急性肝病原因	老年人慢性肝病原因
急性甲型肝炎、乙型肝炎、丙型肝炎、戊型肝炎	慢性乙型肝炎、丙型肝炎
药物诱发	酒精性肝病
缺血性肝炎	非酒精性脂肪肝
自身免疫性肝炎	自身免疫性肝病——自身免疫性肝炎、原发性胆管硬化、原发性硬化性胆管炎
门静脉或肝静脉血栓	血色素沉着病
	α_1-抗胰蛋白酶缺损

任何原因的慢性肝病均可以导致肝硬化，组织学上

定义为一个弥漫性的过程，有严重的纤维化和结节形成。因为没有疾病由肝衰老特异造成，肝病在老年人和年轻人中的发病及临床特点无明显差异。但是在老年人中，病情进展更快，预后更差[50]。80 岁及以上患有潜在肝硬化的老年人中，与患肝病相比，患其他疾病尤其是肺炎的致死率更高[50]。此外，肝硬化患者接受腹部手术后术后患病率和死亡率有非常高的风险[51]。肝硬化的临床特点具有差异性，可轻可重。轻时无症状，仅有化验室指标改变；严重时发展成严重的失代偿性肝病甚至肝细胞癌（hepatocellular carcinoma，HCC）。慢性肝炎的特征性表现包括掌红斑、掌腱膜挛缩、杵状指、蜘蛛痣、男子乳房发育等。

全世界范围内，乙型肝炎的患病率处于下降的趋势，但是亚裔老年人的患病人数仍很多。急性病例很少，老年人乙型肝炎病毒（hepatitis B virus，HBV）感染的自然病程似乎发生改变，感染后比年轻人更容易进展为严重肝病[52]。HBV 通过肝细胞发生的免疫反应，起到损害肝的作用[53]。治疗的目的在于阻断病毒的复制以减少炎症和纤维化的反应，因此需要长期治疗。治疗 HBV 的药物主要包括干扰素 α、拉米夫定和替诺夫韦，可用于所有年龄段的慢性乙型肝炎患者，下列情况也可以应用：存在活跃病毒复制（如探查到 HBV DNA）、转氨酶升高、活检发现炎症或纤维化。决定治疗时必须考虑其他共存疾病和患者的整体状态。大多数感染 HBV 的老年患者没有病毒复制的实验室证据，即使是处于进展期的肝病，因此不建议应用抗病毒的药物[53]。老年患者应用干扰素存在副作用，使得老年人选用口服抗病毒药物作为治疗选择。治疗应持续终生，由有经验的专家来决定老年患者是否应用。病毒感染长期存在时进行 HCC 的排查很重要，因为 HCC 主要发生在 50 岁以上患有肝硬化的患者中，但它也可能发生于慢性肝炎患者或仅仅是 HBV 表面抗原携带者中[53]。对于失代偿性乙型肝炎和 HCC 患者，建议肝移植。

据估计，在一些欧洲国家，1/3～1/2 的 80 岁以上老年人感染丙型肝炎病毒（hepatitis C virus，HCV），而且在亚洲或非洲也非常普遍[54]。大多数老年人由于输血感染 HCV。美国肝病研究学会（American Association for the Study of liver Disease，AASLD）建议，在 1992 年之前接受输血或血液制品的人要进行 HCV 感染筛查。在症状出现几十年之前可能就由于静脉注射毒品的使用、无保护的性行为传播和文身等因素感染 HCV。最初感染 HCV 后 55%～85%的患者发展为慢性丙型肝炎[55]。老年人感染病毒更容易进展成纤维化、肝硬化或是 HCC[56-58]。这种老年人快速进展的机制尚未完全明确，可能与欧洲人口感染的多为更具侵袭性的基因型 1 病毒和免疫功能受损有关[59]。感染 HCV 的人群中，随着年龄的增长肝硬化变得越来越普遍[59]，研究显示肝硬化患者的平均年龄为 65.4 岁[60]。治疗的目标是彻底根除病毒

（与 HBV 不同），防止并发症的发生。

HCV 感染目前的首选治疗药物是聚乙二醇化干扰素 α 和口服的利巴韦林。在最近对基因型 1 丙型肝炎感染患者的研究中，持续的病毒学应答（即病毒清除后停止治疗 6 个月）在年龄超过 60 岁的老年患者中较低，只有 25%，而年轻患者则达到 46%[61]。老年患者的治疗尚存在争议，因为易出现药物副作用，包括嗜睡、谵妄和行为的改变[62]，但很多指南中都没有明确规定抗病毒治疗的年龄上限。当患者因严重的高血压、心力衰竭、冠状动脉疾病、控制较差的糖尿病或慢性阻塞性肺疾病而导致预期寿命减少时，抗病毒治疗为禁忌。坚持治疗、获得病毒学应答对于老年人来说可能只是次佳方案[63]。但是令人兴奋的是随着治疗 HCV 的新型非干扰素口服药物的到来，得到持续的病毒学应答高达 85%～90%，这些直接作用的抗病毒药物定位于 HCV 基因环非结构蛋白的几个位点，导致病毒复制停止[64]。这些药物中的一些在很多指南中被批准用于治疗，并且在不久的将来将被广泛应用。这是巨大的进步，因为可以避免干扰素的副作用并且使患者持久保持病毒阴性。因为这些药物刚刚投入市场，目前还不知道其对于老年人的远期疗效，且需要在肝病治疗中心做出个性化临床决策。

酒精性肝病（alcoholic liver disease，ALD）在老年人中更加普遍。在西方国家，酒精引起超过 80% 的肝病，大多数国家通常推荐的最大酒精摄入量是男性每周 21 单位（unit，译者注：英国最新的官方饮酒指南表示，建议大家每周的饮酒量不超过 14 个单位，在英国，1 个饮酒单位对应 8g 的纯酒精），女性每周 18 单位。酒精摄入在老年人中更加常见，并且我们很可能低估了老年人酒精滥用的患病率[65]。老年人摄入酒精增加的原因包括相关的社会心理问题，如丧偶、孤独和越来越多的心理健康问题[19]。虽然数据提示大多数患有严重的 ALD 的患者是在 50～60 岁，但是一项有关美国白种人男性的研究表明，70 岁是酒精性肝硬化发病的顶峰[66]。老年人发病更严重，出现并发症的速度更快，并且其他疾病的同时存在可能使酒精对机体产生了更多有害的效应[67]。年龄大于 70 岁的酒精性肝硬化患者一年死亡率为 75%[68]。老年患者 ALD 的症状、体征和年轻人无明显的差异性，从无临床症状到仅表现为肝酶升高再到黄疸，同样的急性感染和慢性肝衰竭。在老年人中，非特异性症状包括全身不适和厌食更加常见[69]。慢性酒精的摄入能导致酒精性脂肪肝，这在戒酒的老年人中能被逆转[19]。通过更好的治疗策略可以使患者生活的时间更长，因此，HCC 是 ALD 患者的晚期并发症。酒精性肝炎可能是由于持续性酒精摄入，或者酒精摄入量增加，或者由于戒酒一段时间后的再次饮酒。严重的酒精性肝炎导致潜在的致命的疾病，如重度黄疸、脑病、腹水和凝血机制障碍，30 天内的死亡率增加到 30%。同时存在肝硬化的症状，而且失代偿性肝病普遍发生。酒精性肝炎的预后各异，

但是持续的酒精滥用、肝硬化的存在、严重的营养不良等都是判断预后的重要因素，同时也在肝移植的分配中起重要作用。

GGT 增高、血清 AST/ALT 以 2∶1 的比例升高提示酒精相关性肝病的存在，特别是在平均红细胞容积（MCV）升高的情况下。胆红素是判定预后的重要指标，而且与酒精性脂肪性肝炎的组织学改变程度相关良好[19]。研究表明，与年轻人一样，短暂的干扰使老年人能减少有害的酒精摄入[70]。有一种假说，即随着年龄的增加，戒断症状的严重程度增加，会出现谵妄、癫痫等。很少有临床研究直接支持或者反驳此假说。但是有几项观察性研究提出：老年患者酒精戒断的有害作用增加，认知障碍的并发症增加[20]。患者出现酒精戒断症状时，建议应用苯二氮䓬类药物，如氯氮䓬、地西泮，但是用药的剂量和频率存在个体差异。同时并存其他严重疾病的老年住院患者，更加易于发生酒精戒断的有害作用[71]。当苯二氮䓬类药物无法控制老年人的酒精戒断症状时，建议应用 β-受体阻滞剂、可乐定、卡马西平和氟哌啶醇等。建议应用阿坎酸进行酒精戒断的出院治疗，研究显示其能减少患者对酒精的渴求。纳美芬作为一种新型阿片类系统调节剂被广泛应用于酒精戒断症状的入院治疗，当应用 6 个月时，纳美芬可以减少重度饮酒 3.2 天，并且减少总酒精摄入量 14.3g/天，纳美芬应用于老年人时仍有待观察[72]。注意补充营养和通过静脉注射的方法进行维生素 B 的替代治疗，这对于韦尼克-科尔萨科夫综合征的预防是很重要的。对于患有急性酒精性肝炎的患者应给予密切护理管理。有些患者可能从类固醇类药物和肿瘤坏死因子-α（tumor necrosis factor-α，TNF-α）抑制剂的药物治疗中获益[73]。对于酒精性肝硬化患者，主要治疗方法包括并发症的治疗和持续性地鼓励戒酒。部分终末期患者的治疗方法为肝移植[74]。

非酒精性脂肪肝（NAFLD）是以大泡性脂肪变性为主的一系列功能异常，且上述病变的发生原因与酒精无关[75]。NAFLD 包括脂肪肝、非酒精性脂肪性肝炎（nonalcoholic steatohepatitis，NASH）合并炎症和纤维化。炎症、纤维化可能导致肝硬化，这可能是许多老年患者“隐源性肝硬化”的原因[76]。非酒精性脂肪肝的危险因素包括肥胖（特别是腹型肥胖）、糖尿病、高血压和血脂水平升高。患有 NAFLD 的老年人存在更多的危险因素和生化改变（ALT 升高、低蛋白血症、血小板减少、ALT/AST 升高）[77]，大于 65 岁患有 NAFLD 的患者与年轻人相比有更高的比例患有 NASH（72% vs. 56%），或进展成纤维化（44% vs. 25%）[78]。对于那些代谢综合征和 NASH 相关肝硬化的患者，患病率和死亡率高的主要原因是肝衰竭而非心血管疾病[79]。据估计 19% 的美国人（2880 万人）患有非酒精性脂肪肝[76]，一项来自以色列的研究报道了非酒精性脂肪肝的患病率，以彩超的结果作为参照，大于 80 岁的老年人中，患病率为 46%[80]。在遗传变异

上 *PNPLA3* 基因被证实对 NAFLD 敏感[81]，但是环境影响、糖尿病越来越高的患病率、缺血性心肌病、高血压和肥胖对于疾病的进展起重要作用。关于此病预后的研究很少，据估测 10%～15% 的非酒精性脂肪肝患者发展为肝纤维化和肝硬化[82]。总体上，肝硬化的进展缓慢，但是一旦发生肝硬化，10 年内 45% 的患者出现并发症[83]。因此，老年患者可能在肝硬化队列中占了相当大的一部分。许多非酒精性脂肪肝患者是无症状的，而最初的症状包括乏力、不适、右上腹肝区隐痛。最近发现 NASH 和 NAFLD 可以进展成 HCC，成为酒精性肝炎和病毒性肝炎之后第三个肝移植适应证。诊断 NAFLD 需要具备的条件包括肝筛查阴性、转氨酶轻度升高（AST/ALT 值小于 1），腹部超声有脂肪沉积的证据，或具有代谢综合征的特点[78]。一定要排除那些酒精摄入量过多的患者。NAFLD 纤维化评分是一种简单的、非侵袭性的排除肝硬化的方法，准确率为 93%[84]，它可以轻松地评估肝硬化的程度，有时能避免肝穿刺活检。推荐通过限制饮食和运动的方法来缓慢减轻体重、增加胰岛素的敏感性，但是老年人的活动性下降，这种治疗方法对老年人来说是一种挑战。药物治疗在减轻体重上有效，但是老年患者是否能长期耐受是一个问题。有些治疗中心推荐减重手术来控制 NAFLD 患者的体重。维生素 E 和噻唑烷二酮类药物是仅有的逆转 NASH 和 NAFLD 组织学活性的药物，二甲双胍在预防 HCC 发展方面有效。血管紧张素 II 受体拮抗剂可用于控制上述患者的血压[75]。

自身免疫性肝炎（autoimmune hepatitis，AIH）是肝的慢性坏死性炎症，能隐匿地进展为肝硬化[45]。该病的特征包括高免疫球蛋白血症（通常是 IgG 升高）、循环中自身抗体升高和界面性肝炎的组织学改变。过去认为该病年轻女性最易受累，但是最近发现该病为双峰性分布，另一个发病高峰在 50～70 岁[85]。研究证实，25% 的 AIH 患者为大于 65 岁的老年人[45]。老年人通常表现为急性起病，但随后呈不活跃的状态。对于大于 60 岁的老年人，有更高的概率在诊断时已出现肝硬化。患者的临床症状各异，可以包括疲劳、上腹痛、厌食症和多肌痛。但是与年轻人相比，老年人很少出现关节炎[45]。这些抗体包括抗核抗体（antinuclear，ANA）、抗平滑肌抗体（anti-smooth muscle，SMA）、抗肝肾微粒体抗体（antiliver kidney microsomal，LKM）、抗可溶性肝/胰抗体（antisoluble liver/pancreas，SLA/LP），可能是阳性但没有特异性。老年 AIH 患者的 ANA 和 SMA 阳性，分类为 1 型疾病。老年患者 AIH 预后比年轻患者差[52]，而且包括那些未经过治疗的患者[85]。普遍认为老年人的 AIH 病情进展慢，对于治疗是否有效存在争议；但是有一种观点被普遍接受，患者的病情如能达到缓解则预后良好。大于 60 岁的老年人治疗失败的情况少于年轻人，但是需要经过严密的监测。重症老年患者的初始治疗药物包括泼尼松龙联合硫唑嘌呤[86]。如果缓解后病情复发，则建议应用小剂量的泼尼松龙或硫唑嘌呤作为维持用药，复发后经过再次治疗仍可获得长期缓解且不需用药[85]。但是，老年患者通常不耐受硫唑嘌呤。高剂量单用泼尼松龙更易出现不良反应。最近布地缩松的应用较频繁，因其耐受良好且没有泼尼松龙的全部副作用[86]，但缺点是布地缩松尚未被批准用于肝硬化。他克莫司、霉酚酸酯和利妥昔单抗也被用于难治性 AIH。需要早期应用双膦酸盐类药物进行骨骼保护。虽然在 AIH 中原发性 HCC 的发生率很低，但在肝硬化患者中仍需要注意。

原发性胆汁性肝硬化（primary biliary cirrhosis，PBC）是一种自身免疫性疾病，能够引起小叶间及中隔胆管的破坏进而导致胆汁淤积、炎症、纤维化和肝硬化[88]。该病易累及中年女性，但 30%～40% 的患者为 65 岁以上的老年人[52]。PBC 起初发病时，老年患者和其他年龄段患者一样，症状特别严重，而年龄本身就是患者预后差的独立危险因素[89]。可以根据血清抗线粒体抗体（antimitochondrial antibody，AMA）水平升高诊断该病。但是，在诊断时已有 50% 的患者发展至肝硬化。倦怠和瘙痒是具有特异性的症状。在晚期，失代偿性肝病的症状和体征在临床表现中占主要地位，黄疸症状变得明显，血清胆红素是一项重要的预后指标。其他自身免疫性疾病，特别是干燥综合征（Sjögren syndrome）、雷诺综合征（Raynaud syndrome）或类风湿性关节炎可能也同时存在。一些检验结果可起到辅助诊断的作用：免疫球蛋白特别是 IgM 升高，血清胆固醇升高。如果存在症状，血液化验也高度提示此病，一些肝病专家认为肝活检不是诊断所必需的，尤其是对于老年人和衰弱的患者，因为是否进行肝活检并不影响治疗[47]。对于终末期患者，肝移植是唯一的治疗手段，但是复发概率很高[90]。免疫抑制剂如激素对于治疗无效。熊去氧胆酸能改善症状，改善肝功能，但是并不能提高整体的存活率[91]。奥贝胆酸是一种胆汁酸模拟物，也是类法尼醇 X 受体激动剂，目前正处于人类实验阶段。考来烯胺是用于治疗瘙痒的常见药物，其他药物如利福平、纳曲酮、舍曲林也有治疗效果。患者出现胆汁淤积时可能对脂溶性维生素 A、D、E、K 存在吸收障碍，因此临床上需要补充治疗。PBC 可能并发骨病如骨质疏松症、骨软化症，而骨质疏松可能使 PBC 情更复杂，所以建议进行常规双能 X 线吸收法（dual energy X-ray absorptiometry，DXA）扫描并预防骨质疏松[92]。

血色素沉着病是一类铁代谢障碍的常染色体显性遗传病。进展性铁沉积造成肝损伤，同时影响胰腺、心脏、内分泌器官（如垂体，偶尔累及甲状腺和肾上腺）和关节骨液等组织[25]。男性通常的诊断年龄为 40～50 岁。在女性中，由于月经所具有的保护性作用，表现通常推迟了 10 年左右。血清铁蛋白浓度升高、转铁蛋白饱和度 >60% 提示血色素沉着病的存在。现在全世界都可进行 *HFE* 基因的检测，MRI 还可用于量化铁沉积。当生化指标和基因检测无法提供明确诊断依据,需要排除其他导致肝病的原因时,可应用肝活检确定或排除肝硬化[44]。临床上表现慢性肝衰竭并发症的症状和体征,特别是如果发展成 HCC 的话,未治疗的血色素沉着病发展成 HCC 的风险特别高,估计达 30%[24]。应进行间隔规律的静脉切放血术,直到铁蛋白浓度低于 50mg/L。但是,潜在心力衰竭的老年患者应减少移除血量或降低放血频率。当放血术疗效不足或无法频繁进行(如同时伴有贫血)时,可间断应用铁螯合药物如青霉胺、氨苯蝶啶、去铁胺。治疗的目的在于预防肝硬化和 HCC 的发生。如果在形成肝硬化或糖尿病之前完成治疗,则患者生存期与健康人群相似。发生肝衰竭时,可以应用肝移植的方法,但是与其他原因进行的肝移植相比,本病移植后生存率稍低[93]。考虑到早期治疗在预防并发症方面的有效性,建议该患者的一级亲属无论任何年龄都应进行基因筛查。

原发性硬化性胆管炎(primary sclerosing cholangitis,PSC)可在任何年龄的患者中确诊,但主要发病于年轻男性。它与炎症性肠道疾病的关系密切,特别是溃疡性结肠炎,这也增加了发展为胆管癌的风险。肝功能检查通常提示胆汁淤积,且 AMA 阴性。其他的自身免疫学指标,如抗中性粒细胞胞质抗体(antineutrophil cytoplasmic antibody,ANCA)可以是阳性,但对 PSC 是非特异性的。MRCP 能显示胆道系统不规则的狭窄和扩张,能发现 PSC 的胆道呈串珠样改变。治疗包括缓解胆汁淤积的症状、预防骨病和脂溶性维生素的替代治疗。曾有人应用熊去氧胆酸治疗 PSC,并且发现该药能带来生存获益。如果急性胆管炎发作,建议应用抗生素;如果局部胆道发生梗阻,建议应用球囊扩张或支架植入。肝移植仍是唯一有效的治疗方法。但是在原有溃疡性结肠炎时,患者易发生结肠癌。近来确定了一种新的疾病,名为 IgG4 胆管病,患该病的患者过去曾被误认为患有恶性胆道狭窄。这是一种良性自身免疫性状态,发现 IgG4 水平升高时可确诊,该病对大剂量的糖皮质激素反应良好[94]。如果患者症状不典型,且被判定有恶性胆道疾病,此时应该检查 IgG4。

肝硬化的并发症

任何原因的肝硬化都可能导致门静脉高压,当门静脉血栓形成或肝静脉阻塞 [巴德 - 吉亚利综合征(Budd-Chiari syndrome)] 时可以引起门静脉高压急性发作,在极少数情况下,表现为急性或暴发性肝衰竭。巴德-吉亚利综合征尽管在老年人中罕见,但却是公认的能导致血液呈高凝状态的骨髓增生性疾病的并发症。门静脉高压所导致的静脉曲张对于患者的预后有重要的意义,30%的患者在诊断后的两年内会发生静脉曲张出血,与患者年龄无关,每次出血事件的死亡率为 30%~50%[95]。年轻患者与老年患者静脉曲张出血后的即时存活率相似,

但老年患者中期和长期存活率似乎更糟[52]。静脉曲张患者大量出血时,最初的治疗需要容量复苏,对于老年人要小心造成其充血性心力衰竭。特利加压素(抗利尿激素类似物)能减少门静脉血流量,用于老年人时应谨慎,因为它可以导致如心脏、肠系膜、外周等部位缺血事件的急性发生,并且既往有缺血性心脏病患者禁用[96]。应该紧急进行上消化道内镜检查,通过内镜治疗使用硬化疗法,更适宜的是套扎术,在所有年龄组的成功率接近 90%[96]。Danis 支架(自扩式可移动合金导管)和 Hemospray(止血喷剂)作为额外的新的内镜治疗方式被证实是有益的[97]。如果内镜无法实现止血,可以应用气囊填塞合并三腔两囊管或明尼苏达管暂时止血。进一步的治疗包括考虑由介入放射科医师进行经颈静脉肝内门体分流术(transjugular intrahepatic portal systemic shunt,TIPSS)。这对于老年人来说有较大的风险发生脑病,建议小心权衡风险,当利大于弊时才应用[98]。同时,它还增加了心脏前负荷,可能诱发心脏病患者心力衰竭[99]。普萘洛尔是一种非选择性的 β-受体阻滞剂,可以作为首要和次要的二级预防用药,研究已经证实其可以通过降低门静脉压力而达到减少静脉曲张出血、降低死亡率的作用[96]。普萘洛尔在老年人中应该谨慎使用,因为老年患者对 β-受体阻滞剂的耐受下降,且普萘洛尔用于合并心衰的患者时其发生副作用的可能性增大。卡维地洛在很多地方被作为预防性药物使用,研究证实其对降低门静脉压力有很重要的作用。

腹水和外周水肿是肝失代偿的首要标志[96],具 10 年以上肝硬化病史的患者,50%以上有腹水[100]。因此,一个已知有肝病的患者,腹水的原因并不一定是由肝硬化导致的。需要将患者腹水取样,检测白蛋白和蛋白质水平,进行腹水培养及药敏实验,计数中性粒细胞,必要时进行淀粉酶及细胞学检查。肝硬化患者腹水中白蛋白和蛋白质水平都会降低,治疗的目的在于在肝硬化形成过程中,明确腹水发病机制的关键因素——门静脉高压和水钠潴留。治疗单纯的腹水不推荐卧床休息[100]。无论如何,限盐是非常重要的,饮食中盐每日不应超过 90mmol。医院含盐量少的食物味道较差,这降低了患者的配合度[96],这时可以在食物中加入一些辣椒和胡椒粉调味,营养不良的识别和规避也是非常重要的。有人尝试用抗利尿激素受体拮抗剂(托伐普坦、沙他伐坦)治疗腹水和低钠血症,但获益不多且死亡率也高,所以抗利尿激素受体拮抗剂是不被推荐的[101]。关于限制液体量现在存在争议,尽管患者存在钠潴留,一些患者因为自由水清除率受损仍存在低钠血症。很多指南[100]建议水限制留给那些临床上有严重低钠血症、不服用利尿剂、有正常血清肌酐的患者。如果血钠值低于 120mmol/L,应该停止使用利尿剂。利尿疗法是腹水治疗的主体。螺内酯是一种醛固酮拮抗剂,作为一线选择用药,在监测肾功情况下可以谨慎地每天滴定 400mg。如果单用螺内酯

没有达到充分的利尿效果，可加用袢利尿剂呋塞米。通过记录体重密切监测失水量，同时监测血清尿素和电解质，尤其是对于老年患者。发生初次张力性腹水可进行大剂量穿刺放液术。为了防止循环衰竭，可以在静脉应用低盐人血白蛋白扩容的同时进行引流。虽然老年患者放液术中血流动力学改变数据缺乏，但密切监测血流动力学变化仍然有意义。对于难治性腹水，TIPSS 具有显著的疗效。但老年患者发生脑病的概率增大，在总体存活率中是否产生积极影响还有待阐明。

尽管早期诊断并且及时治疗，自发性腹膜炎（spontaneous bacterial peritonitis，SBP）的死亡率仍达到 20%[102]。无明显诱因（如腹腔内或外科可治疗的脓毒症[100]）的腹水白细胞计数＞250/mm³ 即可确诊。SBP 通常由大肠杆菌所导致，然而，在很多情况下，细菌培养可以为阴性。临床症状经常为非特异性的，特别是对于老年人，感染相应的系统性症状和实验室表现可能均不明显。患者有腹水或血液检查指标差时，出现腹痛、发热、脑病，均可怀疑是此病。可选用第三代头孢菌素抗生素，因其能在腹水中达到较高的浓度[103]。1/3 的患者发生肾损伤，这成为导致其死亡的主要原因。与应用等剂量的胶体相比，静脉应用白蛋白更有助于改善循环功能[104]。SBP 发作后建议持续口服抗生素如诺氟沙星、环丙沙星或塞特灵，因为 SBP 一年累积复发率为 70%[101]。SBP 提示预后较差，则建议肝移植。

肝肾综合征（hepatorenal syndrome，HRS）是肝硬化晚期一个严重的并发症，提示预后极差。强烈的内脏血管舒张导致相对较低的心输出量和有效血容量[105]。肾循环明显的血管收缩导致"功能性的肾衰"，而肾在结构上没有损伤[106]。内脏的血管收缩药，如特利加压素联合白蛋白治疗是 HRS 的一线用药。应持续治疗直至 HRS 被逆转，定义为血肌酐降低至 1.5mg/dl，通常发生在治疗的第二周[107]，但治疗的最佳持续时间未知。在大多数 HRS 的研究中发现，应用血管加压素治疗发生缺血副作用的概率大约是 13%[105]，尽管很多调查排除了缺血性心脏病、动脉疾病患者及老年人等高风险人群[108]。尝试用米多君及去甲肾上腺素治疗，但是并没有血管加压素效果好。HRS 的总存活率很低，肝移植仍然是 3 年存活率超好的治疗之选[109]。

肝性脑病（hepatic encephalopathy，HE）的确切发病机制尚未阐明，通常认为肠来源的毒素无法被肝清除是主要原因之一。血氨增加、神经递质系统的变化、抑制性神经递质 γ-氨基丁酸（γ-aminobutyric acid，GABA）的增加、兴奋性神经递质减少及血脑屏障改变均在 HE 发病过程中起重要作用[110]。HE 的临床特点是智力下降、记忆丢失、定向障碍、进行性嗜睡及偶尔昏迷[96]。体征包括扑翼样震颤、肝病性口臭、肌阵挛和反射亢进等。慢性持续性 HE 可以导致部分患者发生终末期肝功能障碍。大约 60% 的代偿期肝硬化患者表现为亚临床。慢性持续性 HE[96]在诊断上存在难度，对于老年人的诊断可能难以与认知功能受损和早期痴呆区分开。此外，患有硬膜下血肿、脑膜炎、由尿路感染导致的败血症、蜂窝组织炎或者是肺炎疾病的老年人可能症状看起来像是脑病。一项研究发现，相当比例的既往患有肝病及疑诊 HE 的老年患者都有同时存在的肝外可治疗的症状[49]。当治疗恰当且进行 HE 的标准治疗时，67% 的患者 HE 得到改善。还有一些因素能诱发 HE，包括胃肠道出血、电解质紊乱、脱水、药物（包括利尿剂）、感染和便秘，特别是对于不使用泻药的老年患者，仔细辨认和治疗是很重要的。没有实验室通过试验确定诊断，氨浓度可能会升高但是与症状的严重程度无关而电生理学试验很少在研究之外用到。请患者画五角星也可用于诊断"结构性失用症"，而结构性失用正是 HE 患者的普遍特征，且可以在床旁评估。限制蛋白过去被推荐使用，但要视患者分解代谢的状态、腹水及肌肉萎缩状况而定，不再是专业建议。乳果糖（lactulose）是药物治疗的主体。能降低肠道的 pH，阻止产氨细菌的复制，减少氨的吸收，通过渗透性腹泻增加大便排氮的能力[111]。副作用如腹泻和腹部绞痛，使老年人难以忍受，尤其是在医院外环境中。长期应用抗生素如新霉素具有耳毒性和肾毒性的风险。利福昔明是一种新的抗生素，在肠道吸收最少，能非常有效地预防 HE 的恶化，避免患者入院。慢性持续性 HE 也是肝移植适应证。

肝细胞癌（HCC）是老年人肝硬化的常见并发症[112]，在发达国家中确诊的年龄中线是 60 岁。在老年人中 HCC 的发生率正在升高，主要是丙型肝炎及脂肪性肝炎患者数量增加造成的。未接受治疗的各个年龄组，HCC 的 5 年存活率很低。典型 HCC 由肝硬化发展而来，因此突然发生的失代偿均应该怀疑 HCC 发生。血清甲胎蛋白（α-fetoprotein，AFP）升高伴有特征性影像学变化，特别是患者存在肝硬化即可诊断为 HCC，但甲胎蛋白不再是 HCC 筛查标志。推荐所有肝硬化患者每 6 个月行一次超声评估以筛查 HCC[113]，这是因为早期诊断对良好预后至关重要，特别是对于老年人。HCC 伴肝硬化患者在治疗上可根据巴塞罗那 HCC 分期（BCLC 分期）选择肝移植、手术切除和介入性放射技术或者化疗[114]。年龄大于 70 岁[115]的 HCC 患者的研究数据表明影响存活率的因素不是患者的年龄或并发症，而是 HCC 晚期。射频消融术和肝动脉栓塞化疗是 HCC 的介入放射治疗，都各自表现了很好的存活率[115]。这些方式特别适用于非肝移植但能忍受其他治疗方式的老年人。早期肝硬化患者可应用这些技术（子类 A 或 B）。如果患者有好的体力状态并且肝内肿瘤负担较小，则肝移植是一种可行的方式[116]。

急性肝衰竭

急性肝衰竭（acute liver failure，ALF）在老年人中

罕见，因此对这种疾病的潜在诱因、临床表现、预后的特异性了解较少[117]。ALF 通常导致多器官衰竭，由此产生脑水肿、菌血症，是死亡的主要原因[118]。ALF 起病时一般表现为身体不适或恶心，然后发展成黄疸，之后会发生 HE，很多患者会在一周或更短时间内进展为昏迷。ALF 的老年患者病情持续时间更长[118]，年龄增加是全因死亡率增加的独立危险因素[119]。共病、功能性肝体积缩小均导致老年患者对于 ALF 的易感性，易于发生肝坏死[116]。如前所述，肝再生功能受损，导致肝细胞受损时间延长。因此 ALF 的患者存活率低，在任何年龄组的成人中均小于 50%[120]。过去 ALF 的老年患者总体上死亡率达 85%[116]，但是最近在修正了特定原因之后，存活率有所提升[115]。尽管进行了广泛的医学研究，在有些病例中，病因仍不为人知。

有很多种病毒能够导致急性肝病。甲型肝炎病毒（hepatitis A virus，HAV）通常在黄疸出现之前导致前驱疾病。大多数属于自限性疾病，6 周内康复。尽管老年人病例少见，但是 65 岁以上的老年人更易发生严重感染，且产生严重并发症[52]。英国 1979～1985 年人口普查数据显示，75 岁以上老年患者死亡率高达 15%[121]。美国数据表明，在 2002～2011 年，更多的甲型肝炎患者有肝病或伴随疾病为基础[122]。在西方国家，65 岁以上老年人患乙型、丙型肝炎者罕见。部分原因与缺乏风险因素有关，如静脉内药物使用、高危性行为、这些病毒血液制品的常规检验。但是零星病例和罕见暴发仍然可能发生[52]。美国的数据表明：全部成人 ALF 病例中，由乙型肝炎引起的病例占 3%[123]。一旦认为是动物传染性疾病，戊型肝炎病毒（hepatitis E virus，HEV）即成为全世界老年患者得急性肝炎的重要原因，总死亡率为 0.5%～4%。在英国的散发病例研究中，大部分病例都是老年男性被感染[124]。法国的研究表明：70 岁以上老年患者，戊型肝炎引起的严重 ALF 的死亡率高达 71%[125]。许多急性戊型肝炎病例呈现出神经学方面（如吉兰-巴雷综合征、神经性肌萎缩）和血液学方面（如淋巴母细胞性白血病）表现，可能导致高患病率和死亡率[126]。偶尔，戊型肝炎也可呈慢性病程，特别是对于免疫功能不全的人群[127]。其他病毒如巨细胞病毒、EB 病毒和黄热病毒虽然罕见发病，但也是导致 ALF 的原因。

药物诱发急性肝衰竭（drug-induced ALF）在老年人中发病频率增多，不仅是因为应用药物增多或多药共用，也有可能是偶尔或故意用药过量或药物品种应用增多。全世界范围内，主要引起 ALF 的药物包括抗结核药物、抗生素、非类固醇药物和对乙酰氨基酚过量[128]。与年轻人相比，氟烷家族一类的麻醉药物更易导致老年患者发生肝衰竭和死亡[129]。虽然对乙酰氨基酚中毒主要见于未成年人及青年人，但是老年人在这种药物中毒时致死率更高[119]。此外，意外药物过量和晚发性中毒

表现在老年人中更常见，这是预后差的一个独立危险因素[119]。N-乙酰胆碱在药物过量 24h 内应用有助于减少肝损伤[130]，且老年人应用此药安全。如果患者对 N-乙酰胆碱产生过敏反应，可以使用替代药物，可口服蛋氨酸。

缺血性肝炎更易发生于老年人中。研究表明：1% 急性入院老年人患缺血性肝炎[131]，这是因为肝衰竭的体征不典型，临床上识别困难。其原因可能为急性血压降低导致肝缺氧[132]。当不存在其他原因时，在恰当临床背景下[133]，血清转氨酶水平大幅度和可恢复性增高（增高 10～20 倍），临床上具有诊断意义。回顾分析提示：所有诊断患缺血性肝炎的老年人均有心脏病，通常是右侧心衰，提示肝充血是其重要的病理生理机制[133]。缺血性肝炎的预后受患者的潜在情况影响；一项英国的研究表明，患缺血性肝炎的老年人死亡率高达 1/3[132]。

自身免疫性肝炎（AIH）可以表现为急性严重肝炎。比利时的数据显示，19% 的 AIH 老年患者（总体研究数据的 4%）表现为急性期的临床表现并伴有严重的黄疸，活检时提示"坏死性肝炎"[45]。所有 ALF 老年患者都应考虑 AIH，可试用皮质类固醇激素治疗，但一些数据表明，皮质类固醇激素治疗并不能影响生存率，只有移植能够提高存活率[134]。

目前，老年人 ALF 治疗的主体是支持治疗，让肝从急性损伤中恢复，并最终再生。如果肝已出现之前所述的肝炎、缺血、药物、AIH 等情况，遭到严重破坏，可以紧急移植。英国剑桥国王学院准则（1989 年由英国剑桥国王学院设立以判定 ALF 患者不良预后的早期指征）[135]可作为选择肝移植患者的有用指南，并应考虑与移植中心进行紧急讨论。

局灶性肝病变

化脓性肝脓肿在老年患者中常见，尤其是 60～70 岁的老年人[136]。未经过治疗时，可能致命。胆道功能障碍如胆汁淤积和来自于腹腔内脓毒症的化脓性门静脉炎是肝脓肿的常见原因。很少有报道称此病的病因为年龄。结核病是化脓性脓肿的常见原因，特别是对于免疫功能低下的人。研究数据表明，目前没有发现老年人特有的临床表现和实验室特点[136]。典型的临床表现包括腹痛、发热、恶心呕吐。体格检查可发现肝触诊柔软。影像学检查发现肝受损。实验室特点为血中白细胞的水平增高，肝酶升高（特别是 ALP），炎症标志物增加，血清白蛋白水平降低。对比-增强超声检查发现中心性坏死性肝移位有时无法与肝脓肿区分[137]。血液培养可能为阴性的结果，脓肿培养可能具有更大获益，"致病菌以大肠杆菌最常见，在各个年龄段的患者都是这样。在肝脓肿治疗上，可以应用皮下穿刺引流脓液或留置导管的方法。同时可以联合应用静脉内注射抗生素 14 天，后续的口服药物治

疗建议至少 4 周，根据临床反应进行调整。一般建议应用甲硝唑和头孢噻肟的联合治疗，同时要听取微生物专家的意见。很少建议手术，通过连续进行超声检查的方法来判断患者病情进展情况。建议寻找潜在病因并进行治疗。老年人能够耐受积极的治疗，与年轻人相比，除了住院时间更长，在死亡率方面无明显的差异[138]。一篇研究文章认为，老年患者症状不典型，并且复发率高[139]。

老年人中常见肝转移，特别是胃肠道来源的肿瘤更是如此。例如，35%的结直肠癌临床上发生肝转移[138]。共有的临床表现包括体重下降、整体不适感、非特异性腹部不适。可能会偶然发现肝转移。在肝占位的原发性肿瘤性质不明时，建议应用肝活检。免疫组化的方法有助于确定原发病灶的部位，并且有助于指导下一步的治疗。例如，通过超声诊断[36]的淋巴瘤，通常为血源性转移，而且治疗后患者预后良好。但是，如果患者有原发恶性疾病的病史时，不建议应用肝活检的方法。如果考虑行外科手术切除转移灶，不应进行肝活检，以减少种植转移的风险。结直肠的肝转移通常建议应用手术切除的方法，越来越多的老年患者被推荐进行手术。最近的一项荟萃分析调查的是腹腔镜与开腹切肝术伴或不伴结肠切除术后的长期生存和肿瘤复发情况。正如预期一样，腹腔镜组住院时间明显减少，从而导致患病率降低[139]。肝良性病变包括肝囊肿、肝血管瘤、局灶性肝结节状增生。上述情况在任何年龄均可以发生。如果没有潜在的恶性转化，患者可以放心，不需要进行治疗。大部分患者无任何临床症状，仅在影像学检查时发现，但可能会引起患者和医师的重视。肝囊肿、肝血管瘤可能发生破裂和出血，导致右上腹不适。巨大病变的占位效应也可能引起疼痛。但是，一定要首先排除其他引起疼痛的原因[140]。

肝 移 植

肝移植是严重终末期失代偿肝病唯一有效的治疗方法，有越来越多的证据表明，高龄不应该成为肝移植的禁忌。基于捐赠肝的缺乏，世界上大多数医疗中心使用终末期肝病梅奥诊所模型（Mayo Clinic's model for end-stage liver disease，MELD）作为终末期肝病评分标准，优先选择肝移植患者。这是根据患者的胆红素、凝血功能和肌酐计算的。2000 年美国进行肝移植的患者中有 10%大于 65 岁[142]。近年来，来自英国和梅奥诊所的数据[137]表明：在 5 年存活率方面，老年人和年轻人中肝移植的效果无明显差异。此外，大于 65 岁的患者接受肝移植，发生排斥反应的概率低，这是由于老年人的免疫功能下降。5 年后，老年接受者的存活率明显下降。老年患者在移植术后的死亡率主要归因于肿瘤的发展[144]。

经过耐心选择患者，患者的年龄不应该成为放弃肝移植的原因。

关键点

- 老年人无特异性的肝病。
- 老年人肝功能异常应充分进行检查，首选血清学检查。
- 全世界范围内的老年人中，酒精性肝炎、非酒精性脂肪肝和丙型肝炎的患病人数在增加。
- 年龄本身不是患者肝病治疗方面的禁忌，只有患者的衰弱程度和共患病是应该考虑在内的。
- 经选择，老年人慢性肝病进行肝移植后可改善预后。

（关国英 译，韩 辉 校）

完整的参考文献列表，请扫二维码。

主要参考文献

3. Schmucker DL, Sanchez H: Liver regeneration and aging: a current perspective. Curr Gerontol Geriatr Res 526379:2011, 2011.
11. Jansen PLM: Liver disease in the elderly. Best Pract Res Clin Gastroenterol 16:149–158, 2002.
14. Woodhouse KW, James OF: Hepatic drug metabolism and aging. Br Med Bull 46:22–35, 1990.
19. Seitz HK, Stickel F: Alcoholic liver disease in the elderly. Clin Geriatr Med 23:905–921, 2007.
20. Meier P, Seitz HK: Age, alcohol metabolism and liver disease. Curr Opin Clin Nutr Metab Care 11:21–26, 2008.
23. Lilford RJ, Bentham LM, Armstrong MJ, et al: What is the best strategy for investigating abnormal liver function tests in primary care? Implications form a prospective study. BMJ Open 3:e003099, 2013.
35. Boursier J, de Ledinghen V, Zarski JP, et al: A new combination of blood test and fibroscan for accurate non-invasive diagnosis of liver fibrosis stages in chronic hepatitis C. Am J Gastroenterol 106:1255–1263, 2011.
45. Verslype C, George C, Buchel E, et al: Diagnosis and treatment of autoimmune hepatitis at age 65 and older. Aliment Pharmacol Ther 21:695–699, 2005.
50. Hoshida Y, Ikeda K, Kobayashi M, et al: Chronic liver disease in the extremely elderly of 80 years or more: clinical characteristics, prognosis and patient survival analysis. J Hepatol 31:860–866, 1999.
61. Silva I, Carvalho Filho R, Feldner AC: Poor response to hepatitis C treatment in elderly patients. Ann Hepatol 12:392–398, 2013.
64. Kim DY, Ahn SH, Han KH: Emerging therapies for hepatitis C. Gut Liver. 8:471–479, 2014.
71. O'Connell H, Chin A, Cunningham C, et al: Alcohol use disorders in elderly people—redefining an age old problem in old age. BMJ 327:664–667, 2003.
78. Noureddin M, Yates KP, Vaughn IA, et al: Clinical and histological determinants of non-alcoholic steatohepatitis and advanced fibrosis in elderly patients. Hepatology 58:1644–1654, 2013.
84. Angulo P, Hui JM, Marchesini G, et al: The NAFLD fibrosis score: a noninvasive system that identifies liver fibrosis in patients with NAFLD. Hepatology 45:846–854, 2007.
89. Newton JL, Jones DE, Metcalf JV, et al: Presentation and mortality of primary biliary cirrhosis in older patients. Age Ageing 29:305–309, 2000.
92. Collier JD, Ninkovic M, Compston JE: Guidelines on the management of osteoporosis associated with chronic liver disease. Gut 50:s1–s9, 2002.
97. Smith LA, Morris AJ, Stanley AJ: The use of hemospray in portal hypertensive bleeding; a case series. J Hepatol 60:457–460, 2014.
101. Dahl E, Gluud LL, Kimer N, et al: Meta-analysis: the safety and efficacy of vaptans (tolvaptan, satavaptan, lixivaptan) in cirrhosis

with ascites of hyponatremia. Aliment Pharmacol Ther 36:619–626, 2012.

103. EASL clinical practice guidelines on the management of ascites, Spontaneous bacterial peritonitis and hepatorenal syndrome in cirrhosis. J Hepatol 53:397–417, 2010.

113. Bruix J, Sherman M: Management of hepatocellular carcinoma: an update. AASLD practice guideline. Hepatology 53:1020–1022, 2011.

117. Shiødt FV, Chung RT, Shilsky ML, et al: Outcome of acute liver failure in the elderly. Liver Transpl 15:1481–1487, 2009.

141. Kamath PS, Wiesner RH, Malinchoc M, et al: A model to predict survival in patients with end stage liver disease. Hepatology 33:464–470, 2001.

143. Cross TJS, Antoniades CG, Muieson P, et al: Liver transplantation in patients over 60 and 65 years: an evaluation of long term outcomes and survival. Liver Transpl 13:1382–1388, 2007.

第75章 | 胆道系统疾病

Noor Mohammed，*Vinod S. Hegade*，*Sulleman Moreea*

整 体 认 识

74 章中已介绍了对老年人有影响的肝病。本章主要介绍胆道相关疾病。肝功能检验（liver function test，LFT）显示胆汁淤积时，常怀疑有胆道疾病。主要表现为碱性磷酸酶（alkaline phosphatase，ALP）比例明显高于谷丙转氨酶（alanine transaminase，ALT）与谷草转氨酶（aspartate transaminase，AST）的比值（ALT/AST）。ALP水平升高通常与胆红素水平升高相关，当血液总胆红素浓度超过 51μmol/L（3mg/dl）时，即可在临床上出现黄疸。胆道疾病可分为肝内原因和肝外原因（表 75-1）。

表 75-1　碱性磷酸酶（ALP）升高原因*

肝内原因	肝外原因
原发性胆汁性肝硬化（PBC）	胆管内原因——胆道结
原发性硬化性胆管炎（PSC）	石（胆总管结石）
免疫球蛋白 G4 相关硬化性胆管炎	胆管壁引起——良性或
药物诱发的肝损伤（DILI）引起胆汁淤积	者恶性胆道狭窄
浸润性肝病（如脂肪肝、肉芽肿性肝病、	胆管外原因（如恶性梗
转移性恶性肿瘤、淀粉样变性）†	阻）
病毒性肝炎（如戊型肝炎）†	
充血性心衰†	
艾滋病患者的感染性肝胆疾病（如结核病、	
巨细胞病毒、微孢子虫病）†	
肝移植后的胆道疾病†	

*伴或不伴有胆红素的升高，† 本章未讨论

肝功检查

碱性磷酸酶

碱性磷酸酶（ALP）由 3 个独立的基因编码，并在人体的肝、骨骼、肠、肾和胎盘等组织中[1]。该酶的具体功能尚不明确。在肝中它似乎可以降低肝内胆道上皮的分泌活性[2]。ALP 的半衰期为 7 天，但降解地点尚不知晓，其从血清中的清除与肝功能或胆管是否通畅无关[3]。肠道源性 ALP 约占 10%～20%，有一定的临床意义[4]。超过 60 岁的老年个体 ALP 水平明显高于年轻人，可高达正常值的 1.5 倍，老年男性 ALP 主要来自肝，而绝经期妇女该酶主要来自骨骼[5]。

如果出现 ALP 单纯增高，确定其是否来源于肝至关重要。在老年人的实际应用中，我们主要需要确定升高的 ALP 来自肝还是骨骼。最实用的方法是测定 γ-谷氨酰转肽酶（γ-glutamyl transpeptidase，GGT）的水平，它的增高可能反映胆道疾病。但是，GGT 是一种诱导酶，对肝胆疾病具有不完全特异性。大量饮酒者或者服用如苯妥英钠等药物的人，该酶水平也升高[6,7]。

ALP 的同工酶具有热不稳定性；骨骼和肝中同工酶的电泳迁移率只有轻微不同，有时可导致结果不确定。5′-核苷酸酶是比 GGT 特异性更高的胆酶，但不作为常规检测手段[8]。ALP 水平升高的相关检查流程见图 75-1。

胆汁淤积性黄疸的检查

当患者肝功能检测证实患有胆汁淤积性黄疸时，全面的病史显得尤为重要。在病史中最为关键的是黄疸的持续时间，以及是否与腹部疼痛、厌食、体重减轻、饮酒和既往病史有关。检查主要针对慢性肝病的体征、体重减轻的证据、腹部压痛，以及任何肿块或器官肿大的存在。检查应包括非侵入性肝检查[肝自身抗体、免疫球蛋白、甲胎蛋白（α-fetalprotein，AFP）]，还需要进行急诊超声（ultrasound，US）检查。如果超声检查提示有明确病因的胆道扩张，则根据病情需要进一步检查及处理。如果有不能明确病因的胆道扩张，则需进行磁共振胰胆管造影（magnetic resonance cholangiopancreatography，MRCP），必要时可进一步行内镜超声扫描检查。若未发现胆管扩张，则肝内胆汁淤积的原因是下一步的检查重点，见表 75-1。

在老年患者中可能会发现单纯的胆红素水平增高，但并不一定是胆道疾病的征象，可能归因于胆红素生成增多（如溶血、无效造血、输血、血肿吸收），或者是肝细胞对胆红素的摄取或结合能力下降（如先天性高胆红素血症）。此类高胆红素血症患者通常以非结合胆红素升高为主，肝功能一般是正常的。

溶血引起的黄疸通常较轻，血清中胆红素水平在68～102μmol/L（4～6mg/dl），因为肝功能正常时，可以轻松应对红细胞过度破坏产生的胆红素升高。非结合胆红素不溶于水，因此不能进入尿液，由此产生了无胆色素尿性黄疸（acholuric jaundice）这一名词。尿液中的尿胆原水平增加。溶血性黄疸的病因与溶血性贫血的原因相同。检查提示非结合胆红素水平升高，但是血清中 ALP、转移酶、白蛋白水平正常，血清结合珠蛋白水平降低。

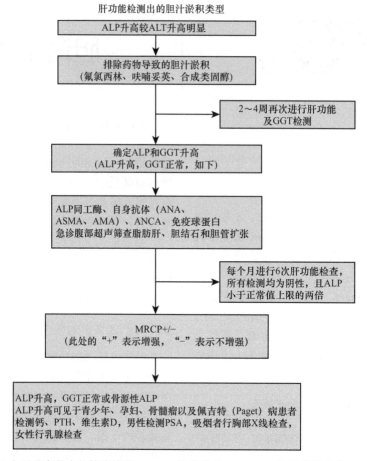

图 75-1　碱性磷酸酶（ALP）水平升高的大体检查流程。ANA. 抗核抗体；ASMA. 抗平滑肌抗体；AMA. 抗线粒体抗体；ANCA. 抗中性粒细胞胞质抗体；PSA. 前列腺特异抗原；PTH. 甲状旁腺素。

　　大部分先天性和遗传性缺陷都是在年轻人中诊断出来的；老年人群中唯一可以偶然发现的疾病是吉尔伯特综合征（Gibert syndrome），这是最常见的家族性高胆红素血症。吉尔伯特综合征无症状，通常在常规检查时偶然发现胆红素轻微升高到 17～102μmol/L（1～6mg/dl）而被察觉。患者没有肝病的迹象，5%～15% 的患者有黄疸家族史。

　　因肝葡萄糖醛酸化约为正常水平的 30%，导致胆汁中胆红素单葡萄糖醛酸比例增加。大多数患者尿苷-5′-二磷酸葡萄糖醛酸转移酶（uridine-5′-diphosphoglucuronos-yltransferase，UDP）的活性水平降低，这种酶介导胆红素与葡萄糖醛酸的结合。

　　明确这一诊断的重要性在于告知患者这不是严重的疾病，并阻止其做进一步不必要的检查。检查结果提示仅有非结合胆红素升高，这种升高在禁食、轻度病变或感染、术后、大量饮酒后进一步加重；当网织红细胞计数正常时，无须治疗。

磁共振成像

　　磁共振成像（magnetic resonance imaging，MRI）现已成为肝、胰腺、脾疾病诊断和分期，以及利用 MRCP 进行胆道树成像的首选检查手段。该项检查无辐射。

MRCP 常用于胆结石的诊断、胆总管及肝内胆管或胰管狭窄性病变，或者结石的评估，以及不明原因的胰腺炎或腹部疼痛的检查。

　　使用强磁场使成像组织内的旋转氢质子排列一致，并利用 T1 和 T2 序列弛豫时间合成最终图像。T2 加权图像中，水为白色，肝为黑色，使得胆道清晰可见，因此 MRCP 为胆道疾病的首选检查手段。

　　老年患者难以忍受 MRI 检查，因为他们必须仰卧且保持静止至少 30min。电磁线圈振动的噪声非常大，需要佩戴耳塞或头戴式耳机。紧密的圆柱形扫描仪导致很多患有幽闭恐惧症的患者不能完成该项检查。镇静剂可改善依从性。目前开放式磁线圈检查正在不断增加，尤其是对于体型高大的患者和幽闭症患者。

　　MRI 造影剂（如钆）比计算机断层扫描（computed tomography，CT）的碘造影剂更安全，很少引起不良反应。但是 MRI 造影剂可导致造影剂肾病，而且极少数情况下，可导致中度至重度慢性肾病患者发生肾源性系统性纤维化。

　　MRI 禁忌证：体内有植入设备的患者，如植入型心律转复除颤器（implantable cardioerter-defibrillator，ICD）、神经刺激器、人工耳蜗、嵌入式金属异物（如一些退休后的患者可能在工作期间就已经存在的眶内金属碎片）。进行 MRI 之前应该去除透皮贴剂。慢性晚期肾病患者使用以钆为基础成分的造影剂有出现造影剂肾病的风险。

目前认为以下情况可以行 MRI 检查，不是禁忌证：关节假体、胸骨固定钢丝、冠状动脉或外周血管支架、人工心脏瓣膜、下腔静脉过滤器、栓塞线圈。颅内动脉瘤患者行 MRI 检查前需要确定脑动脉瘤夹的成分，因为大多数 MRI 检查可能不安全。

原发性胆汁性肝硬化

原发性胆汁性肝硬化（primary biliary cirrhosis，PBC）是一种病因不明的自身免疫性胆汁淤积性肝病，具有以下特征：生化方面表现为胆汁淤积性肝功能异常，血清学表现是出现抗线粒体抗体（antimitochondrial antibody，AMA），病理学表现是肝内胆管上皮细胞凋亡性损伤。PBC 主要影响中年女性，男女发病比例为 1∶10，发病的中位年龄为 50 岁[9]。PBC 的流行病学有明显的地理学和区域上的差异，如瑞典为 128/100 万～180/100 万[10,11]，美国为 150/100 万～400/100 万[12,13]，英国为 200/100 万～250/100 万[14,15]。PBC 的发病机制以免疫细胞活化为特征并损害胆管细胞，产生肝内胆管损害。由此导致的胆汁淤积直接损伤肝细胞，造成炎症、坏死，最终导致肝纤维化和肝硬化。

在慢性胆汁淤积的情况下，排除导致肝病的其他原因之后，应怀疑是否患有 PBC。但是老年人单纯 ALP 升高则需要进一步评估以排除其他疾病，如佩吉特病。PBC 的诊断通常采用肝功能异常（肝源性血清 ALP 增高至少 6 个月）、AMA 出现或 PBC 特异性血清抗核抗体（antinuclear antibody，ANA）和/或肝活检相结合的方法。AMA 是 PBC 的特征性血清标志物，在胆汁淤积型肝功能异常的背景下，当滴度超过 1∶40 时，可诊断为 PBS，敏感性和特异性大于 95%[16,17]。多数 PBC 患者的转移酶（ALT 或 AST）水平轻度增高，免疫球蛋白（主要是 IgM）也会增加。PBC 患者的血清胆固醇水平常常是增高的。

肝活检不是 PBC 确诊的常规检查，在使用熊去氧胆酸（ursodeoxycholic acid，UDCA）作为初始治疗之前，肝活检也不是必需的检查。但是肝活检能进一步证实肝病的诊断，并进行分期。从组织学角度看，PBC 以慢性非化脓性胆管炎为特征，会影响肝内小胆管，主要是小叶间胆管和闰管。伴有肉芽肿形成的局灶性胆管闭塞，称为旺炽性胆管病变（florid duct lesion）[18]。旺炽性胆管病变也被视为 PBC 的特征性病变[18]。在疾病晚期，可以看到肝实质的炎性改变，伴有叶间隔或支架纤维化，最终导致伴有再生性结节的肝硬化[19]。

原发性胆汁性肝硬化的遗传学

在欧洲和日本的世系中已经对 PBC 进行了全基因组关联研究（genome-wide association study，GWAS）和 iCHIP 研究，结果显示人类白细胞抗原（human leucocyte antigen，HLA）复合体在 PBC 的遗传方面有重要作用。与 PBC 发病风险有关的单倍体包括携带 DRB1*08 和 DRB1*04 等位基因的单倍体。保护型单倍体包含携带 DRB1*11 和 DRB1*15 等位基因的单倍体。还确定了 27 个 PBC 的非 HLA 风险位点，其中包括高度可信的候选基因，这些基因主要参与先天性或获得性的免疫过程[20]。

临床表现

尽管多数 PBC 患者在确诊时无症状，但是其两个典型的临床表现可出现在疾病的任何时段，即乏力和皮肤瘙痒。虽然乏力（高达 78% 的患者有此症状）和皮肤瘙痒（20%～70%）的患病率相似[21]，但是皮肤瘙痒是比乏力更具有特异性的症状。乏力和皮肤瘙痒都是复杂的症状，其在 PBC 患者中出现的原因至今还没有完全弄清楚。同样，由于目前未知的原因，乏力和皮肤瘙痒都与 PBC 的严重性、组织学分期和病程长短无关。随着时间的推移，乏力通常是持续不变的，但瘙痒的严重程度可能会降低，尤其是在疾病晚期。最近的一项研究观察到，瘙痒的程度取决于发病年龄。在该项研究中，年轻患者（<30 岁）的瘙痒评分比 70 岁以上发病患者的评分高出 64%[22]。夜间瘙痒会影响睡眠、加重乏力、引起情绪改变和认知功能受损、降低整体生活质量。PBC 的其他特征包括眼干和/或口干（干燥综合征）、黄色斑、黄瘤、门静脉高压、骨质疏松及高脂血症等。

治疗

UDCA 是唯一被美国食品药品监督管理局（U.S. Food and Drug Administration，FDA）许可用于治疗 PBC 的药物。UDCA 是一种作为利胆剂的胆汁酸，肝毒性比内源性胆汁酸更低[19]。在许多前瞻性随机对照试验中，UDCA 的使用量已超过 10mg/kg 体重 BW/天，可显著提高肝的生化活性，减缓早期患者的组织学进展、降低静脉曲张的发病风险，并提高未接受肝移植的患者的存活率[23]。然而，尚未证明其在改善乏力和减轻皮肤瘙痒方面的疗效。最新指南中建议 AMA 阳性和肝生化指标升高的 PBC 患者使用 UDCA 治疗。UDCA 的最佳剂量是 13～15mg/kg BW/天，只要肝生化指标异常，它就可用于 PBC 任何阶段的患者[21]。UDCA 的耐受性总体来说很好，偶有腹泻、腹部不适、恶心和呕吐等不良反应。对于 AMA 阳性且肝生化指标正常的患者使用 UDCA 治疗是否获益还不清楚，因此这些患者不应该考虑使用 UDCA 治疗。

皮肤瘙痒的治疗

排除导致皮肤瘙痒的其他全身原因和皮肤原因至关重要，有皮肤疾病的患者应该咨询皮肤科医生的意见。有报道称使用 UDCA 可加重皮肤瘙痒。在这种情况下，应该尝试停用 UDCA，然后以较低剂量开始重新使用。轻度局部瘙痒患者应该外用水溶性霜剂和 1%薄荷醇（润肤和冷敷作用）进行局部治疗。指南建议全身性瘙痒症患者使用以下 4 种特定的药物：消胆胺（一线药物）或者考来维仑、利福平（二线药物）、纳曲酮（三线药物），舍曲林（四线药物）[21]。表 75-2 对上述药物进行了总结。在实际工作，通常中每种药物作为单一疗法都至少服用 4 周（在没有副作用的情况下），如果 4 周后皮肤瘙痒无改善则更换至下一线药物。服用消胆胺或者考来维仑时，应该建议患者将 UDCA 与其他药物间隔至少 3h 分开服用，以免影响药物的吸收。那些服用消胆胺有效，但不能耐受副作用的患者应改用考来维仑，因为该药副作用较小，可能会提高依从性。

对于患有严重的内科难治性皮肤瘙痒患者，在一些病例中被证明有效的侵入性治疗包括窄普紫外线 B（ultraviolet B，UVB）光疗、内镜鼻胆管引流术（endoscopic nasobiliary drainage，NBD）、血浆置换、分子吸附再循环系统（molecular adsorption recirculation system，MARS）。尽管上述治疗有效，但不是普遍有效，而且这些侵入性治疗缓解瘙痒的持续时间并不确定，必须重复治疗才能保持皮肤瘙痒的缓解。目前有两项大型多中心临床随机对照试验正在评估回肠胆汁酸转运（ileal bile acid transport，IBAT）抑制剂治疗 PBC 患者皮肤瘙痒的疗效（临床试验官方注册：NCT01899703 和 01904058）。

乏力的治疗

乏力是多因素的，而不是 PBC 的特定症状，其他原因如贫血、甲状腺功能低下、抑郁、睡眠紊乱和维生素 D 缺乏等都可以导致乏力，一旦找到病因，就应妥善治疗[21]。目前还没有治疗 PBC 患者乏力的有效方法。随机对照试验的结果显示患者未能从昂丹司琼（5-羟色胺 3 受体拮抗剂）和氟西汀（5-羟色胺再摄取抑制剂）治疗中获益。PBC 患者的乏力与日间过度嗜睡有关[24]。莫达非尼（一种中枢神经系统激动剂）的使用剂量为 100～200mg/天，已被证明可有效改善伴有乏力和日间嗜睡症状的 PBC 患者的乏力[25]。而且分阶段有计划的锻炼及服用抗氧化性维生素（如泛醌，100mg/天）也可在一定程度上缓解乏力。

肝移植

肝移植是 PBC 的确定有效的治疗方法，而且已被证明能够提高晚期患者的生存期。PBC 患者推荐肝移植的标准与其他类型的终末期肝病患者的推荐标准类似。这些疾病主要包括：失代偿性肝硬化（由于难治性腹水和自发性细菌性腹膜炎，导致生活质量差或预期存活时间小于 1 年）、复发性静脉曲张破裂出血、脑病、肝癌[18]。肝移植疗效非常好：1 年存活率达 90%以上，5 年存活率为 80%～85%。

原发性硬化性胆管炎

原发性硬化性胆管炎（primary sclerosing cholangitis，PSC）是一种不明原因的慢性胆汁淤积性疾病，其特征为肝内或肝外胆管的炎症和进行性闭塞性纤维化。PSC 是一种缓慢进行性疾病，最终导致胆汁性肝硬化和肝功能衰竭，并伴有相关恶性肿瘤，如胆管癌和结直肠癌。术语"原发性"只是用于区别导致胆汁淤积的胆管狭窄及其所引起的继发性疾病。该病非常少见（每 10 万人有 8～13 例），并且主要影响 40～50 岁的男性白种人[26]。然而，日本的一项研究表明：该病的年龄分布呈双峰型，第二高峰年龄为 70 岁[27]。目前推断 PSC 的可能病因与免疫（遗传性）和非免疫（感染、毒素、缺血

表 75-2　目前 PBC 患者皮肤瘙痒的推荐治疗方案

方法	药物	作用机制	剂量	副作用	评价
一线药物	消胆胺	胆汁酸树脂	4～16g/天	口臭、腹胀、便秘、腹泻	早上服用效果好，与其他药物间隔至少 3h
	考来维仑	胆汁酸树脂	3.75g/天，分 2 或 3 次	同上（次数减少）、头痛、肌肉痛	与其他药物间隔至少 3h
二线药物	利福平	孕烷 X 受体激动剂和酶诱导剂	150～600mg/天	肝炎、肝衰竭、溶血	150mg/天（胆红素<3ml/dl）；300mg/天（胆红素>3ml/dl）定期监测血细胞计数和肝生化指标
三线药物	纳曲酮	阿片类 μ 受体拮抗剂	50mg/天	阿片类药物戒断反应-类似反应性腹痛、高血压、心动过速、鸡皮疙瘩、噩梦	开始 12.5mg/天，逐渐加量，定期监测肝生化指标
四线药物	舍曲林	5-羟色胺再摄取抑制药（SSRI）	100mg/天	恶心、头晕、腹泻、幻觉、疲劳增加	开始 25mg/天，逐渐增加剂量

性脑损伤、不吸烟）的机制相关。PSC 与炎性肠病（inflammatory bowel disease，IBD）的关系密切，这导致更多共享基因位点被鉴定及确认。在 75%～90% 的 PSC 患者中发现与 IBD 同时存在，大约 87% 的患者中发现了溃疡性结肠炎（ulcerative colitis，UC），13% 的患者中出现克罗恩病（Crohn's disease，CD）[28]。但是 PSC 和 IBD 的严重程度没有相关性，疾病的发作之间也没有时间关系。此外，IBD 的治疗对于 PSC 病程几乎没有影响，反之亦然。约 5%～30% 的患者会发展为胆管癌，确诊的第一年患病率最高；病变可切除的患者 5 年生存率仅为 20%～40%[29,30]。目前，肝移植和积极的新辅助化疗对胆管癌的个体治疗已经取得了良好的预期效果。然而，国际肝癌协会（International Association of Liver Cancer）并没有建议肝内胆管癌患者进行肝移植治疗[31]。

临床表现

患者可能无任何表现，并且只是在常规血液检查时意外确诊。无症状 PSC 见于 20%～40% 的肝功能异常患者。偶尔，症状有一个复发和缓解交替的过程。典型症状是出现黄疸、右上腹疼痛、皮肤瘙痒和乏力。1/3 患者有急性胆管炎的表现，并且反复发作。

实验室检查

大多数患者的肝酶水平会升高，尤其是血清 ALP；在 26%～85% 的 PSC 患者体内可能检测到核周型抗中性粒细胞胞质抗体（perinuclear antineutrophil cytoplasm antibody，pANCA），但 pANCA 缺乏诊断特异性。与其他形式的肝病重叠的综合征已被描述。具有自身免疫性肝炎样特征的 PSC 被称为自身免疫性胆管炎。这些患者常表现为血清 ALT 水平升高、血清 ALP 轻微升高或者不升高、ANA 和抗平滑肌抗体（anti-smooth muscle antibody，SMA）的高滴度，以及自身免疫性肝炎的典型肝组织学表现。经 MRCP 检查可以看到特征性的胆道狭窄。在疾病发展过程中，36%～63% 的患者会出现明显狭窄[32]。这导致肝酶（通常为 ALP）进一步增高。显性狭窄是新发生的，或是与弥漫性炎症性导管周围纤维化有关；近期有研究猜测念珠菌是诱发器官感染的致病菌[33,34]。该类疾病的患者通过内镜逆行胰胆管造影（endoscopic retrograde cholangiopancreatography，ERCP）及胆道支架介入进行治疗；但是胆道明显狭窄的进展情况与不良预后有关[35]。PSC 的确诊很少需要肝活检。肝活检显示，早期表现为导管周围炎症，逐步扩展到门静脉周围区域，导致间隔纤维化和坏死，最终引起肝硬化[36]。

治疗

因为没有针对性治疗 PSC 的方案，所以医学治疗的目的是改善症状、提高生活质量。目前能够使用的药物很多，包括含有抗纤维化成分的药物（如甲氨蝶呤或秋水仙素）、青霉胺及 UDCA，但是任何一种药物都未显示有组织学方面的改善。UDCA 是治疗 PSC 最常用的药物，也是唯一被证明能够改善肝功能的药物[37]。肝酶水平改善的研究表明，使用大剂量的 UDCA[30mg/(kg BW·天)] 可能有助于生存[38]。系统回顾研究表明，皮质类固醇及青霉胺对疾病进展无影响[39,40]。应该适当监测骨密度及脂溶性维生素的丢失情况，并予以相应治疗，尤其是对于晚期患者。最近的一项荟萃分析研究结果表明，使用低-中剂量的 UDCA 治疗的 PSC 患者，其结直肠癌患病率可能有降低的趋势[41]。

皮肤瘙痒是 PSC 患者最常见的并发症之一，并且可能导致衰弱。治疗手段类似于上一节关于 PBC 的内容（见表 75-2）。目前肝移植是唯一可延长生存期的治疗手段，5 年存活率为 75%～85%。但是据报道，疾病复发率高达 47%，IBD 是预测复发最重要的独立性指标[42]。PSC 患者中位生存期预计值为 12 年，但对有症状患者的预期寿命显著降低，平均生存期不到 10 年[43]。

自身免疫重叠综合征

自身免疫性肝炎（autoimmune hepatitis，AIH）是一种不明原因的慢性肝炎，特征是高球蛋白血症、循环中自身抗体的存在，以及肝组织学上的炎性变化[44]。高达 18% 的 AIH 患者可能有一种与 PBC、PSC 或 IgG4 相关的硬化性胆管炎（以前称为自身免疫性胆管炎）[45] 相重叠的变化形式。反之，PBC 及 PSC 患者也可能显示 AIH 的生化或组织学证据。所以使用"自身免疫重叠综合征"来描述这些情况[46]。这些综合征的详细描述见 74 章。AMA 阳性的 AIH-PBC 重叠的患者对 UDCA[10～15mg/(kg BW·天)] 和糖皮质激素反应良好，但 AMA 阴性的患者对此治疗反应不佳[47]。开始治疗时，使用 20～30mg 氢化泼尼松龙、钙剂与维生素 D 进行骨保护。咪唑硫嘌呤[1.5～2mg/(kgBW·天)] 作为免疫抑制剂和类固醇节约类药物，应早期引入治疗。当 ALT 水平正常后，氢化泼尼松龙应快速减量，并保持 5mg/天的最少剂量至少一年。骨流失需要监测。AIH-PSC 重叠综合征的治疗数据有限，单独使用皮质类固醇激素效果并不好，但加上咪唑硫嘌呤会改善其疗效[48]。另外，英国剑桥大学国王学院附属医院的研究表明，AIH-PBC 重叠综合征的长期预后好于 AIH-PSC 重叠综合征[49]。

IgG4 相关性硬化性胆管炎

IgG4 相关性硬化性胆管炎也被称为自身免疫性胆管炎,是一种与 PSC 甚至胆管癌相似的疾病,由于疾病预后完全不同,因此鉴别上述疾病尤为重要。IgG4 相关性硬化性胆管炎是免疫介导的 IgG4 相关性疾病谱的一部分,已经被越来越多的学者认识到。累及的其他器官包括胰腺、唾液腺、泪腺、眼周肌群及腹膜后间隙[50]。IgG4 相关性硬化性胆管炎的患病率目前尚不清楚,但似乎好发于中老年男性[51]。其发病机制现在也不明确,但可能与自身免疫性疾病及过敏反应有关[52]。诊断主要通过测量 IgG4 水平,极少数对类固醇试验没有反应的病例需进行肝活检。60%~70%的患者血清 IgG4 水平会增高[53]。从组织学角度来看,受影响的器官中有 IgG4 阳性的浆细胞及 CD4+ T 细胞的浸润,引起炎症及纤维化[54]。对于具有 PSC 特征的患者,需常规行血清 IgG4 水平检测,同时还应进行 MRCP 检查。由于该病对类固醇反应,IgG4 水平增高可促使医生采用类固醇试验性治疗,并且治疗过程中 IgG4 的水平下降[55]。泼尼松的起始剂量尚未明确,但是可以参考 AIH 的治疗方案,从 40mg/天开始,并随着肝功能的改善及 IgG4 水平下降而逐渐减量。预计治疗 2~4 周会产生疗效。肝功能检测结果正常后,免疫抑制剂作为二线药物或类固醇节约类药物的应用尚未确定,但应该类似于硫唑嘌呤[1-5-2mg/(kg BW·天)]或吗替麦考酚酯(最多 2g/天)用于 AIH 的治疗方案。IgG4 相关性硬化性胆管炎的预后还不明确,但若不经治疗,该病最终可能发展为肝硬化及门静脉高压。

药物性肝损伤致胆汁淤积

使用处方药或非处方药及草药会导致药物性肝损伤(drug-induced liver injury,DILI)。据估计,使用处方药的人群中,每年每 10 000~100 000 人中就有 10~15 人发病[56,57]。女性比男性的患病率更高,部分原因可能是由于女性身材尺寸小于男性[59]。DILI 特征是基于肝功能的表现决定肝损伤的类型,包括肝细胞(细胞毒性)损伤、胆汁淤积性损伤或混合型损伤。如果肝检查异常少于 3 个月,则认为 DILI 是急性的,如果异常超过 3 个月,则认为 DILI 是慢性的[58]。肝细胞损伤占 DILI 病例的大多数(约 90%)[60]。出现黄疸(血清胆红素水平大于正常值上限的两倍),以及 ALT 水平超过正常值上限(upper limit of normal,ULN)的 3 倍,与不良预后相关,称为 Hy 定律,死亡率接近 14%[59]。在本章中,我们将讨论胆汁淤积性损伤,定义为 ALP 水平升高超过 ULN 的两倍和/或 ALT/ALP 比值小于 2(表 75-3)。

表 75-3 药物导致肝损伤的分类

类型	转氨酶	ALT/ALP 值
肝细胞型	ALT≥3×ULN	$R \geqslant 5$
胆汁淤积型	ALP≥2×ULN	$R \leqslant 2$
混合型	ALT≥3×ULN ALP≥2×ULN	$2 < R < 5$

改编自 Biornsson ES, Jonasson JG. Drug-induced cholestasis. Cline Liver Dis 17: 191-209, 2013

ALT. 谷丙转氨酶;ALP. 碱性磷酸酶;ULN. 正常值上线;R. ALT/ULN 除以 ALP/ULN

从组织学角度来讲,当有证据表明肝细胞和/或肝小管中出现胆汁阻塞且几乎没有炎症时,急性胆汁淤积性 DILI 被称为单纯性或非炎症性胆汁淤积,例如在使用合成类固醇时出现的情况[61]。而使用红霉素、阿莫西林克拉维酸及血管紧张素转换酶(ACE)抑制剂类药物时,组织学上可发现显著的胆汁淤积、门静脉炎症、肝细胞损伤和胆管增生的证据,被称为肝毛细胆管炎[62,63]。慢性胆汁淤积性 DILI 具有慢性胆道疾病的特征,例如原发性胆汁性肝硬化、胆道梗阻和原发性硬化性胆管炎[64]。较少见的是,长期的损伤可能会导致胆管丢失和明显的胆管减少,最终导致肝硬化及肝衰竭[65]。与胆管减少有关的药物包括氟氯西林、阿莫西林克拉维酸、血管紧张素转换酶(angiotensin converting enzyme,ACE)抑制剂及特比萘芬等药物[66]。引起胆汁淤积性 DILI 的常见药物见框 75-1。

框 75-1　老年患者中常见药物性肝损伤
阿米替林
氨苄西林
阿莫西林-克拉维酸
合成代谢类固醇
卡马西平
氯丙嗪
红霉素
氟氯西林
氟哌啶醇
丙咪嗪

治疗

胆汁淤积性 DILI 的治疗取决于意识到并承认 DILI 的存在,然后撤除可疑的违禁药物。US 被用于排除是否有胆道梗阻。逆转胆汁淤积目前尚无特殊的治疗手段,因此治疗只是支持性的。胆汁酸螯合剂可以缓解皮肤瘙痒。我们的做法是每两天监测一次肝功能(liver function test,LFT),直到其开始好转。然后血液检测的频率可以改为每周两次,直到胆汁淤积改善,之后每周检测一次直到情况结束。在少数情况下,当 LFT 并未改善或恶化时,需要进行肝活检来排除小胆管的完全丧失,在组织学上称为胆管减少。虽然 LFT 完全正常可能需要几周甚至几个月,但总体预后是好的[67]。胆管减少的患者也许病情会继续恶化,死亡病例已有报道。在这种情况下,如果患者是肝移植候选人，则建议转诊至肝移植中心。

患者可以是无症状的，也可能出现 LFT 紊乱或发烧、不适、厌食、恶心和/或黄疸。胆汁淤积患者出现瘙痒症状及由于抓挠引起的表皮脱落。根据药物使用史来进行诊断（排除由其他原因引起的肝病）及明确肝功能异常的类型。如果出现胆汁淤积的证据，通常需要超声检查排除胆道梗阻，极少需要肝活检，但如果诊断困难，也应考虑进行肝活检，通常是针对那些撤回违禁药物后症状仍无法改善的患者。不推荐使用激发试验，因为其会导致快速且严重的病情复发。由于获得一份完整用药史并不容易，因此诊断可能很困难，同时药物暴露与肝毒性的关系仍不明确。肝的伴随疾病也会影响判断。为了将药物毒性分层为客观标准，许多机构已经开发了多种量表，例如国际医学组织理事会（Council for International Organizations of Medical Science，CIOMS）量表、Roussel Uclaf 因果关系评估法（Roussel Uclaf causality assessment method，RUCAM）、美国药物肝损伤研究网络（Drug-induced Liver Injury Network，DILIN）量表，然而并没有在临床实践中常规使用[67,68]。

胆 管 囊 肿

胆管囊肿（biliary cyst）之前被称为胆总管囊肿，表现为肝内和肝外胆管树的囊性扩张。该病主要在儿童期被诊断，表现为腹部疼痛、黄疸和可扪及的肿块，其通过 US 或 CT 可以检测并确诊[69]。胆管囊肿在老年人中偶尔也会发生，无临床症状。女性中本病更常见。胆管囊肿患病率为 1/5000～1/100 000[69]。胆管囊肿会导致胆管狭窄、结石形成、胆管炎及继发性胆汁性肝硬化、疝气、胰腺炎及胆管癌。

胆管囊肿可分为 5 型，其中 I 型（仅累及胆总管）和 IV 型（同时累及肝内及肝外胆管）分别占病例的 50% 和 15%～35% 以上[70]。在无症状患者中，LFT 在正常范围内，当并发症发生时，LFT 提示梗阻性表现。胆管囊肿与癌症风险增加有关，特别是胆管癌，据报道在 I 型和 IV 型的胆管囊肿当中高达 30%[71]。胆管囊肿有时会引起隐匿性上消化道出血（胆道出血），这可能挑战内镜检查提示的"结构正常"，但是仔细检查会发现壶腹部血流缓慢。老年人胆管囊肿的诊断，多是在因其他腹部症状而行 CT 和超声检查时偶然发现的。如果超声扫描怀疑囊肿，则需要行 CT 或者 MRCP 来描述囊肿并排除恶性肿瘤。当出现胆道梗阻的症状时，也可能需要 ERCP 或超声内镜（endoscopic ultrasound，EUS）检查。如果患者可耐受手术同时囊肿具有高度恶变倾向，需要行手术治疗[72]。非手术治疗患者需每年行横断面成像随访，同时当症状加重或者 LFT 紊乱时需要再次检测。

胆 石 症

70 岁以上人群的胆囊结石（gallbladder stone）患病率为 13%～50%，80 岁及以上人群的患病率上升至 38%～53%。女性发生率是男性的两倍，但这种差异随着年龄的增长而减少。根据主要成分将胆囊结石分为 3 种类型：胆固醇结石、胆色素结石（黑色或棕色）和混合性结石。目前胆固醇结石在西方最常见，占 80%～90%。它们含有 70% 以上胆固醇，常还含有一些胆色素和钙。

胆囊运动能力受损可能先于胆石的形成。肠道因素包括小肠传递时间减少、结肠革兰氏阳性厌氧菌增多、胆汁酸代谢酶的增加，也有报道认为结肠内 pH 升高也与之有关[73]。

黑色结石常见于慢性溶血（如遗传性球形红细胞增多症和镰状细胞病）、胆红素水平升高和肝硬化的患者。褐色结石由胆固醇、钙盐（主要是棕榈酸酯）和胆红素钙组成。它们通常在大肠杆菌和克雷伯菌存在的情况下，由于淤滞和感染而在胆总管形成。在胆道狭窄、硬化性胆管炎和卡洛利（Caroli）综合征的时候也可以发现褐色结石（图 75-2～图 75-5）。

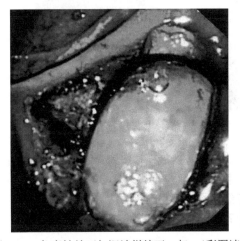

图 75-2　色素性结石与泥沙样结石一起。（彩图请扫二维码）

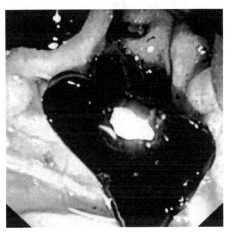

图 75-3　黑色结石整体摘除。（彩图请扫二维码）

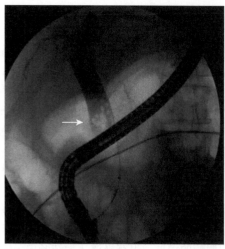

图 75-4　扩张的胆总管中有多个小结石可见充盈缺损（箭头所示）。

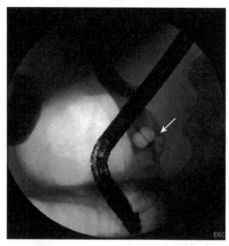

图 75-5　扩张的胆总管内可见大结石（箭头所示）。

胆囊结石最常见的表现是胆绞痛。疼痛常发生在上腹部和右季肋部，并且没有波动，一般持续 15min～24h，疼痛可自行缓解，或服用阿片类镇痛药物得到缓解，有时可伴有肩背部的放射痛。

急性胆囊炎

患者通常表现为突发右上腹局限性疼痛（老年人可不出现右肩疼痛，而年轻人常放射至右肩）、高热、黄疸、恶心及呕吐。体征包括吸气时右肋软骨下较严重的压痛（墨菲征）、肌紧张和反跳痛，急性发作时可伴有浅快呼吸。老年糖尿病及糖尿病性神经病变患者中，胆绞痛的症状通常不典型。在这类患者中，像坏疽性胆囊炎这样严重的疾病只会出现轻微的体温升高，没有明显的白细胞增多和很少的腹部不适。因此，临床意义上的胆囊炎可以解释为轻度胆绞痛的发作。单纯检测胆结石的超声检查不足以诊断急性胆囊炎。附加标准如下。

单纯检测胆结石的超声检查，不足以诊断急性胆囊炎，还要满足以下诊断标准：

- 超声墨菲征阳性（超声下胆囊正上方的局灶性压痛）
- 胆囊扩张
- 存在胆泥
- 胆囊周围积液
- 胆囊壁增厚（但并不适用于急性疾病）

胆总管结石

约 95%胆囊炎老年患者会发现胆总管结石。表现可包括腹痛、黄疸和发热的三联征中的一种或全部。疼痛通常较严重，位于上腹部和右季肋部下；可能伴有呕吐，通常持续几小时，然后缓解，几天、几周甚至几个月后再复发。患者在缓解期状态很好。黄疸的程度是可变的，取决于梗阻的程度。尿呈深色，粪便呈白色。高热和寒战提示胆管炎。如果梗阻持续超过几小时，则肝就会肿大。长期胆道梗阻或重复发作会导致继发性胆汁性肝硬化，但这种情况现在已经很少见。

US 检查显示胆总管扩张，但是仅有约 75%的病例可检测到结石。MRCP 作为额外的诊断性检查非常有用，尤其是肠管阻碍了胆总管的良好显示的情况下，而且其在检测胆总管最下部结石方面优于超声。清理胆道通常需要 ERCP 检查。如果因为大块结石或存在多个结石或技术难度较大而无法进行手术，则在胆道系统置入塑料支架（单个或多个双尾纤支架），可疏通和引流以助于解决脓毒症。这些支架可以在随后的时间内（通常为 3 个月）被移除，然后可以进一步尝试清除结石。对于无法纠正的胆总管结石的患者，每 6～12 个月选择性地更换支架是可行的治疗选择（支架更换程序）。如果已知患者的预期寿命有限，并且因支架更换时反复做 ERCP 被认为具有高风险，支架则应被永久放置（预期管理）。未公开的报告比较这两种治疗方案的结果后表明，后一组需要仔细选择受试者[74]。对留置塑料支架治疗的患者的研究表明，在随访期间，胆道结石尺寸减小[75,76]。胆道结石的罕见并发症是胆肠瘘（胆总管十二指肠和胆囊十二指肠瘘），通常伴有胆管炎的反复发作，很少发生上消化道出血[77]。

急性胆管炎

胆管的细菌感染常继发于胆管异常。最常见的原因是胆总管结石、胆道狭窄、肿瘤，或在大的胆道阻塞情况下进行 ERCP。症状是发烧，常有寒战、上腹痛和黄疸。老年患者可虚脱、革兰氏阴性败血症和肾衰竭。

急性胆囊炎和胆管炎的初始治疗主要是患者的一般支持治疗，包括纠正液体和电解质紊乱、纠正代谢失调和抗菌治疗。除轻度病例以外，所有患者都需要服用阿片类药物缓解疼痛。在没有呕吐的情况下，患者可以很快耐受口服液体，通常不需要通过鼻饲管补液。

抗菌治疗通常是经验性治疗。初始治疗应覆盖肠杆菌科，特别是大肠杆菌和厌氧菌，尤其对于老年人和先前行胆管-肠吻合术的患者。根据感染的严重程度，抗菌治疗包括单独使用哌拉西林、美洛西林、第三代头孢菌素和环丙沙星。使用氨基糖苷类治疗肾受累的败血症时必须小心。

ERCP 和括约肌切开术对结石摘除有效，是取石首选的治疗方法，因为在老年患者，它比手术更安全[78]。如前所述，支架植入对于两阶段手术可能是必需的。

其 他 疾 病

恶性梗阻

胆道的恶性梗阻起因于胆管壁外原因，如胰头癌，或胆管壁原因，如胆管癌、胆囊原发性癌或壶腹肿瘤。老年人中的常见表现包括隐匿性、无痛性、进行性胆汁淤积性黄疸。

胰腺癌

胰腺癌是导致恶性胆道梗阻的最常见原因。美国每年约有 46 000 例[79]，日本有 20 000 例，英国有 9000 例。胰腺癌对男性和女性的影响相同，所有新发病例中有 50% 的患者在 75 岁及以上的年龄被诊断。在所有癌症中胰腺癌的生存率是最差的：1 年生存率小于 20%，5 年生存率只有 3%，这一数字在过去 40 年内没有太大变化。手术切除是治愈的唯一机会，但大多数患者存在局部晚期病变或转移性病变。胰腺癌对化疗的反应较差，基于吉西他滨的治疗方案只能延长几个月的生存期[80]。

胆管癌

胆管癌在胃肠道的癌症中所占比例小于 3%，在美国的患病率为每 100 000 人中有 1 至 2 例，且在许多发达国家中，患病率正在增加[81]。胆管癌与肝硬化或病毒性肝炎没有关联，而在远东地区，可能与华支睾吸虫（*Clonorchis sinensis*）或泰国肝吸虫（*Opisthorchis viverrini*）的感染有关。PSC 是胆管癌发展的公认风险因素。PSC 患者的胆管癌的年患病率估计为 0.6%～1.5%，终生风险为 5%～30%。推荐每年进行一次超声或 MRCP 监测，并测量癌抗原 19-9（CA19-9），但需要注意，该抗原不是这类肿瘤的特异性指标[82,83]。

胆管癌分为肝内、肝门周围或肝外。肝内肿瘤很罕见（<10%），且很少出现黄疸。患者可能伴有 ALP 升高，但没有症状；或者可能出现右上腹疼痛和体重减轻。肝门周围肿瘤累及肝管分叉，统称为 calfskin 肿瘤。肝外肿瘤最常见，往往表现为梗阻性黄疸的典型症状和体征。通过 CT 或 MRI 进行诊断，但有时可能需要 EUS 引导下的细针穿刺 ERCP 和细胞学刷检，或 CT 引导下的活检。PSC 的诊断可能很有挑战性。局部病变浸润和

靠近肝门内重要结构，导致肿瘤难以完全切除，因此很少能够进行根治性手术切除。单纯的肝移植不作为当前的选择，因为几乎普遍存在复发的可能性[84]。5 年生存率很低（20%～40%），患者通常在 6 个月内死亡[85-87]。

原发性胆囊腺癌

原发性胆囊腺癌在所有癌症中占的比例不到 1%；主要发生在 70 岁及以上的老年人中，通常为女性，并且具有明显的遗传、人种、种族和地理特征，美洲原住民和智利人的患病率很高。原发性胆囊腺癌常伴有胆囊结石，但是二者的关系尚未确定[88]。大于 1cm 的单发无蒂且有回声的息肉，与恶性肿瘤风险增加有关。胰胆管的异常连接、慢性细菌感染、某些职业和环境致癌物、激素变化，以及可能存在的瓷胆囊，是诱发癌症的其他风险因素。偶尔能在右侧及肋部触及肿块。大多数病例是在怀疑胆结石病时，在探查的过程中发现的，条件允许的情况下需进行胆囊切除术。总的 5 年生存率为 5%，1 年死亡率为 88%。

壶腹部肿瘤

原发性壶腹部肿瘤是罕见的，患病率估计为 4～6 例/100 万人[89]，通常在胆汁淤积性黄疸患者 70 岁左右的时候出现。它们可能会导致溃疡，并产生胃肠道出血或慢性贫血。它们在腺瘤患者中发生，患有家族性腺瘤性息肉病（familial adenomatous polyposis，FAP）的患者该病的风险增加[90]。本病通常经由 ERCP 检查获得的组织活检进行诊断，通过 CT 进行分期。壶腹癌有时可以切除，5 年生存率为 40%。

胰胆管恶性肿瘤的管理

除了最衰弱的患者外，所有患者都应该进行癌症分期，以帮助医生确定是否可能切除病变。分期还有助于评估不可切除病变的预后，允许患者及其家属和护理者能够应对该疾病。通过 CT、MRI、EUS 和 ERCP 获得标本进行组织学检查，可以达到诊断和分期的目的。理想情况下，所有病例都应在由内科医生、外科医生、放射科医生、组织病理学家、肿瘤学家和姑息治疗团队参加的多学科会议上进行讨论。

大多数晚期癌症见于老年人，往往无法切除。治疗的主要目的是减轻黄疸、避免慢性阻塞引起的早期肝衰竭，并且改善患者的营养和一般状态。

在 ERCP 检查时放置的塑料或可膨胀性金属胆道支架可以减轻黄疸，如果 ERCP 失败，可通过经皮途径解决。即使非常衰弱的患者也可以尝试使用胆道支架置入术。内窥镜下置入的塑料支架在放置后的 6 个月内有堵塞或闭塞的倾向，因此需要更换。可扩张的金属支架似乎可以延迟支架闭塞的时间，但是它们不可移除，而且比塑料支架昂贵。放置金属支架为下一步的姑息治疗提

供了机会。由于肿瘤影响肝管分叉处，因此可以将几个支架分别置于右肝内管和左肝内管中，以从而达到减压的目的。

极少数情况下，姑息性手术可以通过创建胆道-肠吻合来减轻黄疸。然而，鉴于旁路手术的患病率和30 天死亡率（高达 20%），首选非手术性姑息治疗。十二指肠狭窄可以用可扩张金属支架治疗，这并不影响内镜下对胰腺或胆管问题的进一步治疗。

关键点

- 当肝功能检查提示胆汁淤积时，应该怀疑胆道疾病。
- 胆道疾病可以分为肝内和肝外原因。
- 在大多数情况下，要有详细的病史，体格检查、阻塞性肝酶水平和相关影像学检查才能做出诊断，很少需要进行肝活检。
- 尽管治疗手段不断进步，但是胆道恶性肿瘤的预后依然不佳。
- 肝移植是终末期良性胆道疾病的公认治疗方法。
- 一般情况下，可以对单纯的 ALP 增高进行调查（参见算法）。

（娜日松 译，邹艳慧 校，高学文 审）

完整的参考文献列表，请扫二维码。

主要参考文献

2. Alvaro D, Benedetti A, Marucci L, et al: The function of alkaline phosphatase in the liver: regulation of intrahepatic biliary epithelium secretory activities in the rat. Hepatology 32:174–184, 2000.
9. Griffiths L, Dyson JK, Jones DE: The new epidemiology of primary biliary cirrhosis. Semin Liver Dis 34:318–328, 2014.
13. Lazaridis KN, Talwalkar JA: Clinical epidemiology of primary biliary cirrhosis: incidence, prevalence, and impact of therapy. J Clin Gastroenterol 41:494–500, 2007.
16. Kaplan MM, Gershwin ME: Primary biliary cirrhosis. N Engl J Med 353:1261–1273, 2005.
18. European Association for the Study of the Liver: Clinical practice guidelines: management of cholestatic liver diseases. J Hepatol 51:237–267, 2009.
19. Lindor K: Ursodeoxycholic acid for the treatment of primary biliary cirrhosis. N Engl J Med 357:1524–1529, 2007.
22. Carbone M, Mells GF, Pells G, et al: Sex and age are determinants of the clinical phenotype of primary biliary cirrhosis and response to ursodeoxycholic acid. Gastroenterology 144:560–569, 2013.
30. Claessen MM, Vleggaar FP, Tytgat KM, et al: High lifetime risk of cancer in primary sclerosing cholangitis. J Hepatol 50:158–164, 2009.
31. Rosen CB, Heimbach JK, Gores GJ, et al: Liver transplantation for cholangiocarcinoma. Transpl Int 23:692–697, 2010.
38. Rupp C, Rossler A, Halibasic E, et al: Reduction in alkaline phosphatase is associated with longer survival in primary sclerosing cholangitis, independent of dominant stenosis.. Aliment Pharmacol Ther 40:1292–1301, 2014.
41. Hansen JD, Kumar S, Lo WK, et al: Ursodiol and colorectal cancer or dysplasia risk in primary sclerosing cholangitis and inflammatory bowel disease: a meta-analysis. Dig Dis Sci 58:3079–3087, 2013.
49. Al-Chalabi T, Portmann BC, Bernal W, et al: Autoimmune hepatitis overlap syndromes: an evaluation of treatment response, long-term outcome and survival. Aliment Pharmacol Ther 28:209–220, 2008.
50. Stone JH, Zen Y, Deshpande V: IgG4-related disease. N Engl J Med 366:539–551, 2012.
57. Chalasani N, Fontana RJ, Bonkovsky HL, et al: Causes, clinical features, and outcomes from a prospective study of drug-induced liver injury in the United States. Gastroenterology 135:1924–1934, 2008.
59. Zhang X, Ouyang J, Thung SN: Histopathologic manifestations of drug-induced hepatotoxicity. Clin Liver Dis 17:547–564, 2013.
65. Lucena MI, Camargo R, Andrade RJ, et al: Comparison of two clinical scales for causality assessment in hepatotoxicity. Hepatology 33:123–130, 2001.
68. Rockey DC, Seeff LB, Rochon J, et al: Causality assessment in drug-induced liver injury using a structured expert opinion process: comparison to the Roussel-Uclaf causality assessment method. Hepatology 51:2117–2126, 2010.
71. Mohammed N, Pinder M, Harris K, Everett S: Endoscopic biliary stenting in irretrievable common bile duct stones: stent exchange or expectant management-tertiary-centre experience and systematic review. Frontline Gastroenterol May 22, 2015, doi:10.1136/flgastro-2015-100566
74. Mohammed N, Godfrey EM, Subramanian V: Cholecysto-duodenal fistula as the source of upper gastrointestinal bleeding. Endoscopy 45(Suppl 2):E250–E251, 2013.
78. Khan SA, Emadossadaty S, Ladep NG, et al: Rising trends in cholangiocarcinoma: is the ICD classification system misleading us? J Hepatol 56:848–854, 2012.
80. Malaguarnera G, Paladina I, Giordano M, et al: Serum markers of intrahepatic cholangiocarcinoma. Dis Markers 34:219–228, 2013.
81. Meyer CG, Penn I, James L: Liver transplantation for cholangiocarcinoma: results in 207 patients. Transplantation 69:1633–1637, 2000.
85. Randi G, Franceschi S, La Vecchia C: Gallbladder cancer worldwide: geographical distribution and risk factors. Int J Cancer 118:1591–1602, 2006.
86. Albores-Saavedra J, Schwartz AM, Batich K, et al: Cancers of the ampulla of Vater: demographics, morphology, and survival based on 5,625 cases from the SEER program. J Surg Oncol 100:598–605, 2009.

第76章 上消化道

David A. Greenwald，Lawrence J. Brandt

在美国，许多老年人因胃肠道不适而到医院就诊；在住院治疗的老年患者中，消化系统疾病最为常见[1,2]。随着老年人口数量及其医疗服务需求的快速增长，医生急需掌握老年患者上消化道疾病的症状特点。

口 腔

人们常常习惯性地认为食管是消化系统器官的起点；而当患者出现口咽部不适时，医生通常建议他们到牙科或耳鼻喉科就诊。但实际上，全科医师只需进行简单的口腔检查，便可发现许多原因不明的症状或是一些看似互不关联的症状的真正病因。因此，对上消化道的诊查应从口腔开始。

口腔与营养

口腔问题有时会导致老年人进食困难，使其无法保证正常饮食。进食障碍会引发老年人营养不良，而由此产生的消瘦等症状很可能使其马上联想到自身是否存在某些消耗性疾病并立即进行排查[3]。但研究表明，对老年人来说，口腔问题是引起不明原因体重下降的重要因素[4]。

多种口腔结构和功能的异常均可导致营养不良。老年人在衰老过程中会出现肌肉萎缩、体重下降，同时咀嚼肌也会发生衰老萎缩而致其功能受损[5]。而由牙周病导致的牙齿脱落、牙齿排列不齐或下颌骨再吸收导致的义齿松动等会进一步加重进食困难[6]。

老年人进食量减少有时与其味觉减退有关。45岁以后，舌头味蕾的数量逐渐减少，导致味觉减弱，尤其是对咸味和甜味的感知能力下降[7-9]。对酸味和苦味感知能力的下降常与上颚异常有关，常发生于佩戴义齿的老年人中。部分药物会直接影响味觉，而一些药物难闻的气味也会间接影响味觉。可引起味觉异常（味觉障碍）的药物包括三环类抗抑郁药、柳氮磺吡啶、氯贝丁酯、左旋多巴、金盐、锂盐和甲硝唑等。抗胆碱能药物会抑制唾液腺分泌，引起口干从而影响味觉。在排除药物影响的情况下，年龄增长本身并不会引起唾液分泌量减少[10]。

虽然味觉异常可以导致营养不良，但反过来一些原发的营养不良性疾病也可导致味觉障碍和舌炎。例如，缺乏维生素 B_{12} 或烟酸可导致出现"镜面舌"或洋红舌。另外，随着年龄的增长，尤其是对于70岁以上的老人，其嗅觉的减退也会引起味觉和饮食习惯的改变[11]。

血管病变

目前人们对于上消化道的小血管病变仍知之甚少。对这种血管病变的命名也很含糊，常将动静脉畸形、血管扩张症、毛细血管发育不良、毛细血管扩张症等名称不加区分地进行混用。

与衰老相关的血管病变可使唇部和上消化道出现类似遗传性出血性毛细血管扩张[奥斯勒-韦伯-朗迪病（Osler-Weber-Rendu disease）]的改变。除了这些小血管异常外，患者常常还会出现舌下静脉曲张，或局部出现"鱼子样"改变（图76-1）。这些扩张的静脉血管壁很厚，但血管内皮发育不良[12]。存在舌下静脉曲张的男性可能同时伴有阴囊皮肤的毛细静脉扩张或异位皮脂腺[福代斯病（Fordyce disease）]（图76-2）。

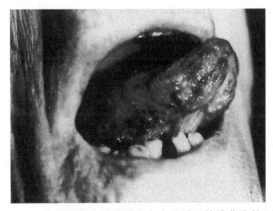

图76-1 一位隐匿性上消化道出血患者舌下静脉曲张的"鱼子样"改变。（引自 Brandt LJ: Gastrointestinal disorders of the elderly, New York, 1986, Lippincott-Raven）

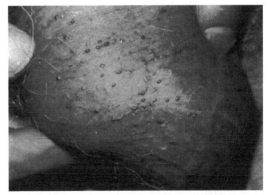

图76-2 与图76-1中同一位患者的阴囊毛细血管静脉扩张表现。（引自 Brandt LJ: Gastrointestinal disorders of the elderly, New York, 1986, Lippincott-Raven）

一些不明原因的消化道出血常由血管异常引起,当患者存在口腔血管异常时,我们要想到其消化道也可能存在类似的血管异常并可引起消化道出血[13]。但并不是每一位消化道血管异常引起出血的患者一定都会同时存在口腔血管异常;反之,即使患者存在口腔内血管异常,其消化道出血也不一定都是由血管异常引起的,要注意排查其他因素。

口腔黏膜

老年人常会出现口腔黏膜的异常,这可能与其服用药物有关,也可能是全身性疾病的一种口腔表现或是一种癌前改变。

念珠菌病

念珠菌病通常由白色念珠菌引起,它属于肠道正常菌群的一部分,其自身毒力不足以致病。只有当出现菌群失调或机体免疫异常时,才会患黏膜念珠菌病。大量应用抗生素或具有免疫抑制作用的肿瘤化疗药物可导致老年人患黏膜念珠菌病。

念珠菌病的典型口腔病变是口腔内出现像奶酪一样柔软的白色斑块,这些白斑可从底部黏膜处剥脱,露出下面的新鲜创面,这是本病的重要特点,因为像黏膜白斑病等大多数其他疾病形成的白色斑块都无法从黏膜处剥脱。

念珠菌病的诊断方法是将病变处刮下的碎屑涂在载玻片上,用20%的氢氧化钾浸泡,然后在显微镜下寻找典型的菌丝。通过细菌培养若培养出相应的念珠菌菌落则有助于确诊。

黏膜念珠菌病的主要治疗方法通常是停用抗生素、重建正常的微生物菌群。对存在免疫功能减退的患者和危重患者,局部使用制霉菌素混悬液或片剂效果较好,但有时尚需加用氟康唑等口服制剂。在进行抗真菌治疗的同时,必要时可使用口腔局麻药物以缓解症状(详见后述)。

口腔炎

抗肿瘤药物和放疗的放射毒性对上消化道快速分化的细胞具有杀伤作用,同时还会引起中性粒细胞减少,从而降低组织的再生修复能力。因此,接受放疗或化疗的肿瘤患者常会出现口咽部黏膜炎症和糜烂。头颈部的放疗可引起唾液腺纤维化,导致患者出现口干症状。由于缺少了唾液的润滑,口腔黏膜的损伤进一步加剧;同时口腔内分泌型免疫球蛋白 A(immunoglobulin A,IgA)的含量下降,导致细菌和真菌过度繁殖。部分免疫功能减退的患者口腔内的感染灶可能会迁延不愈,从而引起不适和进食障碍,同时增加发生泛发性感染的风险。

针对口腔炎的基础治疗是保持良好的口腔卫生。中性粒细胞缺乏的患者禁止使用牙刷和牙线,以防出现口腔感染播散。他们可选用含有稀释的过氧化氢、盐和苏打溶液的漱口水进行口腔清洁,减少口内细菌和真菌的定植。

一些具有治疗作用的混合配方的漱口水可以缓解口腔炎患者的不适症状、促进创面愈合及控制黏膜表层感染[14]。其中一部分复合配方的漱口水已进行了临床对照试验,但大多数情况下医师主要是凭经验选择一些具有止痛、抗炎、促进黏膜修复等作用的常用液体进行配制。通常选用 2% 的利多卡因凝胶作为局部麻醉剂,配伍苯海拉明、口腔抗酸剂或白陶土-果胶复合物进行配制。有一些配方中还含有硫糖铝混悬液,因为它能够覆盖破损创面并促进黏液和前列腺素的生成。单用抗生素或在漱口水配方中加入抗生素用于治疗口腔浅表感染时可选用葡萄糖氯己定、制霉菌素、四环素、新霉素、万古霉素、克林霉素等。有时也会在漱口水中加入氢化可的松或其他糖皮质激素进行抗感染治疗,但需要注意这类药物可经口腔黏膜被快速吸收进入血液循环、抑制免疫。此外,对于口腔干燥症患者可用人工唾液(如 Salivart、Moi-Stir、Xero-Lube 等)进行替代治疗。

毛舌

"毛舌"的特点是舌丝状乳头过度生长伴脱落延迟。此时舌体可为黄色或棕黑色,舌体颜色主要取决于烟草、食物等外源性染色物质或显色的微生物[15,16]。毛舌常见于接受过头颈部大面积放射治疗的患者,这些人常常没有症状,少数人可能有恶心、味觉障碍和口臭等。有时舌乳头长得甚至能够触及软腭,引起哽咽。

对毛舌患者进行舌乳头刮片培养可培养出多种微生物,但目前尚未证实其中任何一种可引起本病,也未证实它们能够侵袭舌上皮。目前分离出的几种微生物都仅仅是定植菌而非致病菌。

大力刷擦舌头表面、促进舌乳头脱落、去除积聚的定植菌群对本病可起到治疗效果。严重者可使用鬼臼树脂进行治疗,它是盾叶鬼臼的酒精萃取物,对部分患者有显效。

黏膜白斑病

Schwimmer 在 1877 年提出"白斑病"这一术语用来描述所有异常的白色斑块。如今部分人用这个词泛指具有角化过度、棘皮肥厚、慢性炎症等组织学特征的疾病,而另一些人用它来特指恶性角化不良和上皮异性增生。尽管黏膜白斑病被认为是一种癌前病变,但由于其缺乏统一的定义和诊断标准,因此无法统计其自然史特点。我们应尽量少用"白斑病"这一缺乏特异性的诊断名称。对于口腔黏膜上持续存在的白斑病变应进行活检以便做出更明确的组织学诊断。

黏膜白斑病男性的患病率高于女性,疾病高发年龄为60～70岁。它可发生在口腔内的任何部位,常见于颊黏膜、舌头和口底部[17]。黏膜白斑的形态多种多样，一定程度上取决于病变的新旧程度。一些人认为疣状斑块比光滑斑块的恶变倾向大，而另一些人认为被称为黏膜红斑病的粉灰色或红色颗粒样岛状病变才与原位癌或侵袭癌有关。正因为存在上述这些争议，我们对于这类病变应积极进行活检以指导进一步的治疗。约10%的黏膜白斑病患者存在或将发展成为浸润癌[17-19]。

一旦活检证实为黏膜白斑病，就应立即开始治疗。对于已经出现不典型增生或去除理化损伤因素后仍不愈合的斑块应考虑进行局部切除。

表皮样癌

口腔癌约占人类癌症总数的5%；其中95%的口腔癌为表皮样癌[18,19]。

口腔恶性肿瘤最常见的发病部位是下唇，唇部表皮样癌几乎全部发生于老年男性，致病因素包括光化辐射、梅毒和吸烟，特别是使用烟斗吸烟。

唇癌的临床表现多种多样，可表现为大块状隆起或溃疡型病变。通常较晚出现转移，常见的转移部位为同侧颏下或颌下淋巴结。外科手术切除与局部放射治疗均可取得满意疗效，治愈率约为80%。治疗效果取决于症状的持续时间、病变的大小及是否发生转移。

约有一半的口腔内表皮样癌发生在舌，另一半近似平均地分布于腭、颊黏膜、口底及牙龈等部位。本病常见于老年男性。可疑的致病因素包括吸烟、酗酒、营养不良、梅毒及多种理化创伤，如烟斗柄和义齿所引起的局部刺激等。约90%的患者存在多种诱发因素。

虽然多数口内表皮样癌分化良好，但其病理分化程度差异较大。通常早期舌癌是无痛的，即使局部有溃疡形成也不会引起疼痛。当病灶逐渐变大，特别是伴有继发感染时才会出现疼痛。病变通常位于舌体侧面或腹面。病变的初发部位是一个重要的预后因子，舌体后方的肿瘤往往更具侵袭性。肿瘤可直接局部浸润生长，也可通过单侧或双侧颈部淋巴结发生转移。早期发现对改善患者预后至关重要。

角化棘皮瘤常被误诊为表皮样癌[20]，它是一种良性自限性疾病，通常发生于50~70岁人群，可累及上唇或下唇，常表现为直径1~1.5cm及以下的脐形病变，伴有疼痛感。病灶最初为一个小结节，4~8周逐渐长到最大，之后停止生长，持续存在4~8周，然后随着角蛋白核心被排出，6~8周局部肿物被重新吸收而消失。本病很少复发。

口　咽

吞咽过程中的口咽期是一个极其复杂的过程，需要口腔、咽部、食管中的多种组织结构在吞咽中枢和6对颅神经的支配下协调运动方可完成。当食物被嚼碎并

与唾液混合后，舌头将引发吞咽动作，将食物推送到口咽部。此时软腭抬升，以防止食物冲入鼻腔。同时声门关闭、会厌向下倾斜，以防止食物进入气道。在咽部肌肉收缩的同时食管上括约肌舒张，将食物送入食管（框76-1）[21]。

框76-1　老年人吞咽困难的常见病因

肿瘤——咽喉部癌症
中枢神经系统疾病——肿瘤、帕金森病、脑卒中
周围神经系统疾病——糖尿病
肌肉疾病——甲状腺功能减退
机械性因素——狭窄、骨性赘生物、甲状腺肿大
手术相关——咽切除术
药物
食管上括约肌运动障碍

吞咽的口咽期需要咀嚼肌等横纹肌的参与，而随着年龄的增加和体重的下降，老年人可能会出现横纹肌功能异常。一项针对年龄大于65岁的老年人的影像学研究表明，100位受试者中有22人存在咽部肌肉功能下降并伴有环咽肌异常松弛，导致吞服的钡剂滞留在梨状沟和梨状隐窝[22]。还有一些受试者吞入的钡剂被误吸到气道内。但所有上述这些人都没有表现出症状。因此，尽管随着年龄的增长，吞咽口咽期的功能会发生改变，但目前尚未证实这些改变足以导致老年人患病[22]。

口咽性吞咽困难

口咽性吞咽困难又称颈部或传输性吞咽困难，表现为患者难以将食物从口腔前端推送到咽喉部，或当食物进入咽部时难以启动吞咽动作。当患者吞咽液体时上述症状尤为明显。传输性吞咽困难时由于缺乏相应肌肉的收缩，吞咽时鼻咽和气道无法关闭，导致出现鼻反流和对口腔内食物的气道误吸。因为口咽性吞咽困难可能是由神经肌肉功能障碍所造成的，所以患者还可能表现出其他神经肌肉功能障碍的症状，如构音障碍、鼻音重、颅神经功能障碍、衰弱及感觉异常等[23]。

多种因素可以干扰食物从口腔到食管的传送[24]。机械性病变如肿瘤、脓肿和狭窄等，可阻碍食物通过或破坏介导口咽期的组织结构。肿瘤、感染或脑血管意外可能导致脑干神经麻痹或假性延髓性麻痹，出现传输性吞咽困难。此外，中枢或外周神经系统退行性疾病、运动终板或肌肉本身疾病也可能导致吞咽功能受损。食管上括约肌功能异常也是导致口咽性吞咽困难的常见原因。存在口咽性吞咽困难的老年患者往往是上述多种原因并存。

环咽肌失弛缓症

"环咽肌失弛缓症（cricopharyngeal achalasia）"这一术语源自希腊语，意思是"不松弛"。但实际上这一描述并不准确，因为环咽肌失弛缓症患者的环咽肌是可

以松弛的，问题在于环咽肌不能与参与吞咽的其他肌肉保持协调运动。也就是说当咽部肌肉推动全部或部分食物准备通过环咽肌时，此处的括约肌不舒张反而呈闭合状态，因而产生颈部吞咽困难症状。

环咽肌失弛缓症通常发生在老年人群，它可由多种疾病引起，以中枢神经系统疾病最为常见。其临床特点与口咽性吞咽困难大体一致。病因不同，临床症状也不尽相同。如果发生在脑血管意外时，会突然出现症状；而如果是糖尿病神经病变，症状则常常间歇出现。病因不同，吞咽困难的自然病程亦可不同：吞咽困难症状可能会消失或持续不缓解，或是症状消失后又复发然后逐渐缓解。多数患者进食液体食物时吞咽困难症状更为明显。部分患者会出现环咽肌功能障碍的呼吸道并发症，如喉炎、支气管炎、反复发作的肺炎、支气管扩张和肺脓肿等[25]。还有部分患者因吞咽困难而恐惧进食，进而出现消瘦、营养不良及严重的心理问题。

插管后吞咽困难

特别要指出的是，颈部吞咽困难是气管内插管的后遗症。单侧声带松弛是气管内插管的常见并发症，而正常的声带功能对于吞咽口咽期时封闭喉头以防止食物误入气道至关重要，因此声带松弛的患者吞咽时容易出现呛咳和误吸。气管切开的患者也可能出现口咽性吞咽困难。这是因为气管切开后形成的瘢痕有时会阻碍喉的上抬和前旋，从而导致吞咽时咽部收缩力下降、食管上括约肌松弛不完全。

口咽性吞咽困难的治疗

针对口咽性吞咽困难主要是病因治疗。任何潜在的、可能引发口咽性吞咽困难的基础疾病（如帕金森综合征）都应及时治疗。如果经上述治疗后吞咽困难症状仍持续存在，或已引发严重的并发症，则可考虑直接针对食管本身进行治疗。

使用加水银的橡胶扩张器进行食管上括约肌扩张术对部分患者有效，但只能短期缓解症状。咽食管憩室是扩张术的禁忌证，因为此时进行扩张穿孔的风险较大（参见下文）。

食管上括约肌离断术是治疗环咽失弛缓症的一种有效方法[26]。但对于中枢神经系统疾病或周围神经病变所引起的环咽肌失弛缓症疗效不佳，仅可偶尔缓解症状。颈部肌肉切开术较安全，很少引起严重并发症。另外，也可选择肉毒杆菌毒素局部注射或行气囊扩张。胃食管反流病或严重下段食管炎是环咽肌切开术的绝对禁忌证，此时应首先治疗食管下段炎症。

咽憩室

Zenker's 憩室

咽部下缩肌斜形纤维与环咽肌横纤维之间的后方存

在一个肌肉缺损的薄弱区，咽食管联结区的黏膜和黏膜下层在此处向外膨出，称为 Zenker's 憩室（图 76-3）。每 1000 例常规上消化道造影检查中就会发现 1 例 Zenker's 憩室，常见于男性。约 85% 的病例发生于 50 岁以上人群[27]。

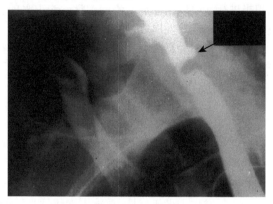

图 76-3　食管钡剂造影（斜位）显示接近环咽肌处一个小 Zenker's 憩室（如箭头所示）。（引自 Brandt LJ: Gastrointestinal disorders of the elderly, New York, 1986, Lippincott-Raven）

Zenker's 憩室症状通常比较隐蔽。早期可表现为喉咙后方的刺激感，后期可能会出现典型的口咽性吞咽困难，有时患者吞咽时可出现"海啸声"或"洗衣机的轰鸣声"。本病患者常见的主诉为餐后或夜间出现食物反流，而梗阻症状则可能是由环咽肌失弛缓症或极罕见的食管巨大憩室压迫所引起的。

吞咽运动不协调及食管上括约肌松弛不完全与形成 Zenker's 憩室有关，借此也证实环咽肌功能障碍导致咽部高压，从而导致下咽部憩室形成。但也有部分 Zenker's 憩室患者的食管上括约肌功能正常，甚至收缩压力降低，这说明咽部肌群顺应性下降可能也与咽部高压有关[28]。

患者常常是在 X 线检查中发现存在 Zenker's 憩室，但 X 线后前位视图中憩室可能会叠加在食管的钡影中，所以可能会漏诊小憩室；检查过程中让患者旋转体位可以避免漏诊（图 76-3）。上消化道内镜检查会增加下咽部憩室穿孔的风险，但在直视条件下进行检查可将风险降至最低。

Zenker's 憩室的并发症包括大憩室引起的食管远端压迫和梗阻，以及憩室内容物误吸引起的呼吸困难和憩室炎穿孔。极少数 Zenker's 憩室可进展为肿瘤[29]，出现进行性吞咽困难、体重下降及呕血，提示憩室可能发生恶变。

针对有症状的 Zenker's 憩室的治疗包括外科手术单纯切除憩室或行环咽肌切开术同时伴或不伴憩室切除[30]。此外，也可选择行内镜治疗[31]。

咽侧壁憩室

咽侧壁憩室或称咽突出，常在咽上、中括约肌间的间隙处形成，它在老年人（尤其是老年男性）中的患病率逐渐增高[32]。其临床表现和 Zenker's 憩室相同。患者可能会出现随瓦尔萨尔瓦（Valsalva）动作而增大的颈部包块。本病在宣礼员和管乐器演奏员中患病率较高，因此咽内压力增高可能是一个重要的致病因素。针对本病，外科手术是安全、有效的治疗方法。

食 管

食管的固有肌层由近端的横纹肌纤维和远端的平滑肌纤维组成，中枢神经系统通过激活外周神经来支配横纹肌运动。而神经系统如何支配食管平滑肌的机制尚不明确，目前已证实的是中枢和食管肌间存在神经通路。食管肌肉有序地蠕动收缩对于维持食管正常功能至关重要。

尽管目前人们尚不清楚衰老对食管肌肉活性调节的影响，但现已证实老年人会出现食管肌肉功能的改变。Soergel 等早在 1964 年首先描述了这些改变，他们将老年人的食管运动障碍称为"老年性食管"[33]。他们对 15 名年龄超过 90 岁的老年人进行了研究，结果发现他们存在多种食管异常，其中 13 人患有可能影响食管运动的基础疾病。随后的研究证实，在没有患其他疾病的前提下，老年人也可能发生异常的食管运动，但目前唯一有文献证实的是老年人存在吞咽相关肌肉收缩幅度的下降[34-36]。

老年人在进行食管钡餐检查时可能出现肌肉的无序运动或"三级收缩"，但这种异常很少引起临床症状[37]。可见伴随衰老而出现的食管运动改变并没有多大的临床意义，不应诊断为"老年性食管"。对于存在吞咽困难症状的老年患者应评估其是否存在食管病变等相关疾病，而不应单纯归因于衰老所致的动力异常。

吞咽困难和胃灼热感

吞咽困难和胃灼热感是食管相关疾病的主要症状。患有食管疾病的患者（尤其是老年患者）也可能会出现其他症状，如呼吸困难、吞咽疼痛、类似心肌缺血的胸痛、反胃和呕吐等[38-40]。

食物通过食管通道时受阻可引起吞咽困难，症状常于吞咽后即刻出现。患者进食后常有"食物下行时卡在半路"的感觉。胃食管交界处病变常常引起胸骨上切迹平面的不适症状，因此当一个患者感觉食管近端有不适症状时，务必进行食管镜和消化道钡剂造影检查，对整个食管进行评价。

吞咽困难症状的特点往往对病因诊断有提示作用[41]。Schatzki 指出仔细询问病史后所做出的诊断的准确率高达 85%[42]。间歇性吞咽困难提示存在运动障碍或轻度机械性梗阻（如食管蹼）。进行性吞咽困难往往提示肿瘤。

进食液体和固体食物均有吞咽困难通常提示有重要的神经肌肉异常和食管不协调蠕动，而单纯吞咽固体食物困难通常为食管机械性梗阻。

胃灼热是胃内容物反流到食管引起的一种症状，表现为胸骨后或胸骨左缘的烧灼感。服用抗酸剂可以缓解胃灼热症状，而当弯腰或平躺时症状加重，尤其是在胃部胀满时更加明显。药物、吸烟、饮酒、饮用果汁或咖啡、进食巧克力或薄荷等可加重胃灼热症状。胃灼热往往伴随着胃内容物反流、打嗝、呕吐或唾液分泌（或称反酸）。我们不应根据症状轻重来判断食管病变的性质或程度，对老年人尤其如此；因为有些存在食管溃疡的重度反流病患者可能并没有症状[43,44]。

动力异常

食管动力异常

在排除了器质性病变后，超过 50% 有吞咽困难症状的患者存在食管动力异常[45]。根据食管测压结果，食管动力异常可分为原发性和继发性两种。多数有吞咽困难症状的患者的动力异常都是非特异性的，没有固定的食管测压改变。

非特异性继发性动力失常

老年人的非特异性食管运动异常往往继发于全身系统性疾病。常见的可引起食管动力异常的全身性疾病包括黏液腺瘤、淀粉样变性、结缔组织疾病和糖尿病等。

约 50% 的糖尿病神经病变患者存在食管动力异常。有研究表明这些患者存在食管肌肉收缩幅度下降、食管排空延迟、食管扩张及食管下括约肌压力降低，其动力异常的严重程度与其他神经系统并发症的严重程度一致，但患者通常没有明显的吞咽困难。因此，对于有食管症状的糖尿病患者必须进行充分评估、寻找病因，而不应简单地归因于糖尿病。

原发性和继发性贲门失弛缓症

在非器质性吞咽困难的患者中，原发性贲门失弛缓症是第二大常见病因，但在老年人群中相对少见[46]。在年龄超过 50 岁的人群中，贲门失弛缓症最常继发于胃腺癌（图 76-4）；少数患者继发于胰腺癌、燕麦细胞癌、网状细胞肉瘤和间变性淋巴瘤[47,48]。继发性与原发性贲门失弛缓症的食管测压表现相似，为食管蠕动减少，这可能与食管下括约肌静息压升高及吞咽时食管下括约肌不完全松弛有关。食管下括约肌静息压显著升高导致的典型贲门失弛缓症在老年人中相对较少见，即使患上了这种疾病，老年患者由此引发的胸痛症状也比年轻患者轻得多[49]。

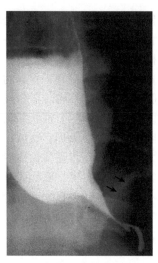

图76-4　钡餐透视显示食管远端有类似贲门失弛缓症的"鸟嘴样"改变，但箭头所示的胃底部隐约的肿物影提示存在胃癌。
（引自 Brandt LJ: Gastrointestinal disorders of the elderly, New York, 1986, Lippincott-Raven）

原发性和继发性贲门失弛缓症的患者都可能出现进行性加重的吞咽困难。食物积聚在食管中，食管变得增粗、迂曲，甚至原发病为食管癌的患者也是如此。如果食管的近端没有扩张，则倾向诊断为食管恶性肿瘤。当贲门失弛缓症的患者横卧时，潴留在食管内的食物可反流到咽部，引起咳嗽和误吸，因此患者易发生吸入性肺炎。贲门失弛缓症患者的胸部X线检查可发现食管内出现气-液平面伴胃泡影消失。由于原发性和继发性贲门失弛缓症的临床表现相同，因此对于有相应症状的老年患者必须首先要确定是否存在恶性肿瘤。推荐进行胸部和上腹部CT检查，以及对食管远端病变行内镜下活检以明确诊断[50]。内镜超声检查也可辅助鉴别贲门失弛缓症为原发性还是继发性。原发性贲门失弛缓症可通过局部球囊扩张、外科手术或经口内镜下食管括约肌切开（peroral endoscopic myotomy, POEM）等方法进行治疗。

继发性贲门失弛缓症的发病机制尚不清楚。部分肿瘤患者会出现食管远端的黏膜下浸润，而另一些患者却保持了正常的组织学结构[51]。在排除肿瘤局部浸润后，动力异常提示可能存在附肿瘤性神经病变。当胃癌患者行外科手术治疗后或淋巴瘤患者行相应治疗后，其食管测压和X线检查的结果可能会恢复正常[52,53]。

弥漫性食管痉挛

虽然原发性食管运动异常多发于中年人群，但通过食管测压检查发现部分有间歇性吞咽困难的老年人常存在弥漫性食管痉挛[38]。这些存在食管动力异常的患者可自发性或于吞咽刺激后反复多次出现长时间的食管肌肉同步收缩。大部分时间里他们的食管能够正常蠕动，而当进食过热或过冷的食物、服用药物或引用碳酸饮料等时即可触发食管痉挛，因此症状呈间歇性出现。目前弥漫性食管痉挛的发病机制不明，基于部分病例报告所提供的信息，有人推测这种食管痉挛为贲门失弛缓症前的一个发展阶段。

"胡桃夹"食管和非心源性胸痛

对于没有明确的冠状动脉疾病但存在心肌缺血样剧烈胸痛的患者，我们常会想到患者可能存在食管动力异常。但这些患者极少在食管测压检查中出现胸痛，需要通过激发试验来诱发胸痛。曾有研究表明约30%有非心源性胸痛病史的患者可于静脉注射依酚氯铵（一种抗胆碱酯酶药物）或食管内滴酸后诱发出胸痛症状[54]。但另一项研究证实非心源性胸痛患者中约有30%存在食管动力异常，而其中仅有25%的人激发试验呈阳性[44]。因此通常很难认定食管动力异常为导致患者胸痛的原因。

可引起非心源性胸痛的食管动力异常疾病中最常见的是"胡桃夹"食管[44]。本病的特点是食管远端肌肉出现高幅度蠕动收缩伴收缩时限延长。放射性核素检查证实本病许多患者存在食管运输障碍。一项针对非心源性胸痛患者的大样本调查表明，存在食管动力异常的患者中有50%为"胡桃夹"食管，其他有症状的患者存在弥漫性食管痉挛[44]。这些动力异常是否可以引发胸痛这一点尚未得到证实。近来的研究表明许多患者的非心源性胸痛与肌肉骨骼疾病有关。

目前一些药物已被用于治疗部分原发性食管运动异常疾病，特别是弥漫性食管痉挛和"胡桃夹"食管。硝酸盐类药物、抗胆碱能药物、钙通道阻滞剂或镇静剂有时可以缓解吞咽困难和胸痛症状，但目前还没有设计良好的随机对照试验对这些药物的疗效进行评价。吞咽困难可由食管扩张术缓解，正如早年关注的那样，球囊扩张、外科手术或经内镜方法进行治疗对于原发性吞咽困难也是治疗的选择。

食管裂孔疝

食管裂孔疝（图76-5）的患病率是随年龄增长而增加的，40岁以下人群中食管裂孔疝的患病率不足10%，而60～70岁人群中患病率增至40%，70岁以上人群患病率高达70%。以前人们将胃灼热和反流症状归因于食管裂孔疝，现在则认为与食管下括约肌功能障碍有关。括约肌功能障碍及胃肠道反流并不一定由裂孔疝所引起，常见的"滑动性"食管裂孔疝本身往往不引起上述症状。

特别值得一提的一种食管裂孔疝是食管旁疝，它是一种较少见的疝，常发生在60～70岁人群中。食管旁疝可引起严重并发症，因此需特别重视。通常食管旁疝没有明显症状或仅引起轻度不适，但一旦发生机械性梗阻即会出现严重症状。这些严重症状通常与疝入部分的进行性扩张、血管受压、引起出血、坏疽和穿孔有关。如无确切的禁忌证，食管旁疝应行外科手术修补。

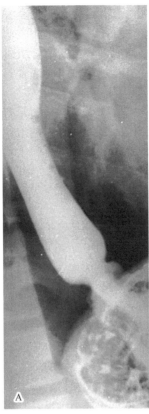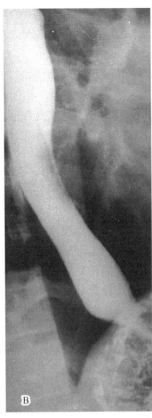

图76-5 小食管裂孔疝（A）从胸腔内滑出（B）。膈上可见食管胃交界处。（引自 Brandt LJ: Gastrointestinal disorders of the elderly, New York, 1984, Lippincott-Raven）

反流性食管炎

食管下括约肌唯一与衰老相关的显著改变就是吞咽后肌肉收缩和舒张幅度的下降。尽管如此，随着年龄的增长胃泌素的分泌量会增加，而胃泌素能够增强食管下括约肌的收缩，加之老年人胃酸分泌减少，因此老年人不会很早就出现反流性食管炎[55]。对于老年患者，我们不应根据其症状的轻重来判断胃食管反流所引起的食管损伤的性质和严重程度[43]。约有20%患反流性食管炎的老年患者当因出现不适症状而初次就诊时就已经发生了食管瘢痕狭窄等严重并发症。另外，对于近期反复出现胃灼热症状的老年患者，我们也要考虑可引起食管不适症状的其他原因，如念珠菌感染等。对于老年患者反流性食管炎的治疗方法和年轻人是一样的，但必须格外注意治疗所用药物的潜在副作用（参见下文）[56]。

巴雷特食管

巴雷特（Barrett）食管主要指食管下段正常的复层鳞状上皮细胞被不规则的柱状上皮细胞所取代[57]。发生化生的柱状上皮可与胃内柱状上皮相连并呈舌状凸起至食管下端，或呈岛状散布在正常鳞状上皮中。巴雷特食管上皮化生的重要性在于它与反流性食管炎、（深部）食管溃疡、（高度）食管狭窄及食管腺癌有关。长期的

胃食管反流可刺激产生食管下端的柱状化生。食管正常的鳞状上皮在接触含有胃酸的胃内容物后被破坏，进而被特化的柱状上皮（肠化生）、交界型上皮或胃体型上皮所取代。这3种类型的上皮可能单独出现或混合并存。巴雷特食管病好发于50～70岁人群，目前尚不清楚其准确的患病率。本病最常见的症状为胃内容物反流所引起的相关症状，最佳的诊断方法为食管镜下的多点活检。活检发现特化的柱状上皮即可诊断为巴雷特食管[57]。如果活检发现的柱状上皮为另外两种上皮类型之一，则活检组织必须是在胃食管交界处3cm以上取到的方可做出诊断。阿利新兰原位染色可辅助识别肠化生。

巴雷特食管的远期并发症主要为狭窄和肿瘤。越来越多的证据表明只有特定的柱状上皮才会发生癌变。每1～2年行食管镜检查及镜下活检进行仔细筛查，通常能够发现癌前的异型增生改变[58,59]。如果病变进展为重度异性增生或原位癌，则需进行食管部分切除。目前已有研究利用多极电凝、激光凝固或氩离子凝固等对巴雷特上皮进行烧灼以达到治疗效果。利用这些方法破坏巴雷特上皮最初可能会有效，但易复发。针对反流的治疗可能会改善症状，但除非进行手术治疗，否则无法去除已经出现的柱状上皮。

下段食管环

下段食管环又称 Schatzki 环，它是处在或接近鳞状上皮与柱状上皮交界处、垂直凸出至食管腔的薄的黏膜环形隆起[60-62]。Schatzki 环患者可无症状，常在因其他原因行上消化道检查时偶然发现；患者也可能由于进食时食物堵在 Schatzki 环上，出现间歇性发作的吞咽困难和黏附或压迫的不适感。这种情况通常发生在匆忙进餐、食物需要大量咀嚼或进餐的同时饮酒，因此称为"牛排餐厅综合征"。当 Schatzki 环的内径小于12mm（0.047in）时症状更为明显。这种不适症状通常会持续好几分钟，或是直到患者吐出食物或用饮料将食物冲进胃里后症状方可消失。

食物嵌塞引起的完全性食管梗阻需紧急就医。通过静脉注射小剂量苯二氮䓬类药物或1mg胰高血糖素偶尔可有效缓解症状；不可使用木瓜蛋白酶液（嫩肉剂）来辅助消化已进食的肉类食物，因其具有导致食管穿孔的风险。如果嵌塞食物始终无法通过，则必须用食管镜取出；或在远处可见管腔、食管黏膜完整、没有骨头或其他尖锐食物存在的情况下，选择将梗阻的食团轻轻推入胃内。对于有症状的 Schatzki 环患者可行局部多点活检破坏狭窄环或行探条扩张进行治疗。

主动脉性吞咽困难

主动脉退行性改变可导致出现食管压迫和吞咽困难症状。胸主动脉瘤偶可引起食管上段梗阻，而食管下段梗阻则可能是由于食管被夹在发生粥样硬化的主动脉和

心脏或食管裂孔之间。大部分患者为年龄大于 70 岁的老年女性[63-65]。通常让患者仔细将固体食物嚼碎后下咽可防止出现不适症状，但如果出现严重梗阻则需在食管裂孔处进行外科手术干预[66]。

药物引起的食管损伤

药物的局部腐蚀可导致食管损伤[67,68]，最常见的药物有抗生素（特别是四环素类）、氯化钾、硫酸亚铁、非甾体抗炎药（nonsteroidal anti-inflammatory drug，NSAID）、阿伦磷酸钠和奎尼丁。

多数药物引起食管损伤的患者本身没有食管原发疾病，也有部分患者存在非特异性、无症状的食管动力异常，消化道狭窄或是左心房增大、主动脉凸出、胸部手术后的纵隔粘连而导致的食管压迫等。药物常在患者没有感觉的情况下滞留在食管的主动脉结或下食管括约肌水平处。目前多种药物导致的食管损伤最终可完全康复。药物导致食管损伤的最常见的症状是吞咽痛和胸骨后疼痛。停药或改用液体剂型后症状通常于 6 周内缓解，但药物所致食管损伤可能导致食管局部狭窄，有时还会发生出血或穿孔。因此，服用药物的同时一定要多饮水，而且老年人不应在就寝前即刻服药，因为入睡后唾液分泌及食管运动都会随之减少，更易出现药物潴留[69]。

食管憩室

与胃肠道其他部位的憩室相比，食管憩室相对少见。Wheeler 进行的一项针对 20 000 例上消化道钡剂造影检查的回顾研究显示：其中只有 6 例食管中段憩室（牵引型）和 3 例膈上憩室（膨出型）；而十二指肠憩室则多达 1020 例[70]。牵引型憩室多由于食管受其邻近组织结构纤维化的影响，而膨出型憩室则可能与食管腔内压力升高有关。下文中对食管假性憩室的相关内容也进行了阐述。

食管中段憩室（牵引型憩室）

牵引型憩室最常发生于食管中段，此处有大量淋巴结直接接触食管壁。此处的淋巴结炎可导致食管周围炎、食管的淋巴结固定及食管壁迂曲变形。过去结核病是本病最常见的病因，但任何累及淋巴结的炎症感染都可能导致形成牵引型憩室。

牵引型憩室患者以中老年多见，男性略多于女性。由于此型憩室通常较小且基底较宽，憩室壁含有包括肌层在内的各层食管壁结构，能够正常收缩及排空，因此本型憩室很少引起明显的临床症状。

膈上憩室（膨出型憩室）

膨出型憩室常见于食管下段 10cm 处管腔右侧壁。同牵引型憩室一样，其憩室壁包含食管的全层结构，但肌层相对薄弱很多。

膈上憩室常见于中年男性。患者可能会感觉有吞咽困难或胸痛，但这些症状往往可能是由憩室相关的食管运动异常，如贲门失弛缓症或食管性痉挛等所引起的[71]。绝大多数膈上憩室伴有食管动力障碍或食管裂孔疝。

许多膈上憩室没有症状，也不需要治疗[72]。对于有症状的患者，进行针对食管反流或食管动力异常的治疗也许能改善患者症状[73,74]。过大的憩室则需行外科手术切除[75]。

壁内假性憩室

食管假性憩室中，黏膜下腺体的分泌导管扩张，导致食管壁上形成许多微小凹陷（直径 1～3mm）[76,77]。这些凹陷排列成环状，可累及部分或全部食管。气钡双重对比检查是发现假性憩室的最佳手段，其 X 线表现很有特点。食管假性憩室常见于有吞咽困难症状的 70～80 岁人群。患者中至少有 20% 的人存在胃食管反流病、动力障碍或恶性肿瘤；约有 1/2 患者的食管黏膜涂片或细菌培养可见白色念珠菌。90% 以上的食管假性憩室患者存在食管狭窄或局部舒张性降低，且病变常累及食管上段，然而令人意外的是发生狭窄的部位并不一定是假性憩室的所在部位。

目前食管假性憩室的病因尚不明确。由于本病患者食管深部黏膜中的腺体数量明显增加，因此我们曾用"腺体病"一词来形容这种疾病。本病治疗上主要以对症治疗为主，同时应对食管狭窄部位进行评估，以排除恶性病变。

食管念珠菌病

除获得性免疫缺陷病患者外，一般人很少出现食管感染，但普通人可发生食管白色念珠菌感染。白色念珠菌是消化道的正常定植菌；约 50% 的正常人的口腔灌洗液及 80% 的正常粪便中都可找到酵母菌[78]。健康人群中白色念珠菌被肠道其他菌群所抑制。通过对比 20～69 岁人群和 70～100 岁人群的粪便涂片结果，研究者发现 70 岁以上老年人的粪便中更易发现真菌。这种现象可能与老年人食管蠕动减弱、胃酸分泌减少及存在年龄相关的细胞及体液免疫改变有关。

除长期接受抗生素治疗或存在免疫异常的人群外，食管念珠菌病多发生于老年人，但多数患本病的老年人存在恶性肿瘤、使用免疫抑制或细胞毒性药物、糖尿病、营养不良和接受广谱抗生素治疗等多种疾病诱发因素[79,80]。

尽管约半数的念珠菌感染患者是没有症状的，但在特定条件下，对于有吞咽困难、吞咽痛、胸骨后烧灼感或食管异物感的患者，我们应想到其患有食管念珠菌感染的可能。食管念珠菌病通常是由口腔念珠菌感染迁延所致，因此对于有食管症状的衰弱患者必须进行口腔检查。

食管钡剂造影能够发现念珠菌性食管炎，但阴性结果并不能排除诊断。食管镜检查是诊断食管念珠菌感染的最佳手段，镜下可见白色斑块、充血、溃疡和质地较脆等特征性改变。食管念珠菌病与渗出性食管炎在外观上容易混淆，需行刷检及活检予以鉴别。将食管念珠菌病的刷检或活检组织放置在载玻片上并用 20%氢氧化钾浸泡后于显微镜下可见菌丝。

特定情况下，无须进行上述创伤性检查，可直接开始试验性治疗。对于口腔及阴道念珠菌病，可通过停用抗生素、恢复正常菌群进行治疗。对于存在免疫妥协的宿主或危重患者，可选用氟康唑进行治疗。对于有吞咽痛的患者可使用利多卡因胶浆或用于治疗口腔炎的"鸡尾酒"配方液（如前述）缓解症状。对于上述治疗无效者，往往需行内镜检查以明确诊断，并需加用抗真菌药物进行系统治疗。

食管肿瘤

食管癌常见于 55 岁以上人群，在美国的男女患者比例为 3∶1，英国患者男女比例为 2∶1[1]。在美国，食管癌占所有肿瘤的 2%，与疾病相关的危险因素包括饮酒、吸烟、进食食物过烫、不良口腔卫生习惯和食管内容物滞留[1,81,82]。此外，某些食管疾病也与食管癌的发生有关，如贲门失弛缓症、巴雷特食管、误服碱性液体导致的食管狭窄、普卢默 - 文森综合征（Plummer-Vinson syndrome）及既往胃部手术史等[83-85]。

监测、流行病学和终期结果（surveillance, epidemiology and end results，SEER）数据显示：1975～2004 年腺癌增长了 300%，是美国患病率增长速度最快的恶性肿瘤[86]。食管腺癌是由胃底癌或由巴雷特食管发展而来的恶性肿瘤。鳞状细胞癌好发于食管中段，早期出现局部扩散，而当患者出现吞咽困难症状时往往已经到了疾病晚期。

贲门失弛缓样综合征是老年患者食管癌的重要表现。原发性贲门失弛缓症在 50 岁以上人群中比较少见。老年患者出现贲门失弛缓症状不足一年但伴有明显体重下降时应考虑是否存在恶性肿瘤，其中以胃腺癌最为常见。继发性贲门失弛缓症的发病机制尚不明确，部分患者是由于食管下段存在肿瘤浸润，另有部分病例提示贲门失弛缓可能是一个伴癌过程。

食管癌如果被发现时已经为进展期则预后较差。对本病来说分期很重要，部分早期浅表病变可通过电磁放射（electromagnetic radiation，EMR）疗法成功治疗。而对于进展期的食管癌，治疗上主要以改善进行性加重的食管梗阻为主[87-89]。外科手术切除和放疗是被公认有效的治疗手段。外科手术切除是唯一可提高患者远期生存率的治疗方式，但仅有不到一半的患者具备手术适应证。如果发现有淋巴结转移或远处转移，则不应进行开胸手术。胸部放疗有效，但可能会引起放射性食管炎，通常在开始治疗的 3 周内出现，症状可持续至放疗结束后数周。化疗可能会改善患者症状，但实际上并不能延长患者生存时间，新的化疗药物正在研制中。综合疗法的效果可能优于传统疗法，术前使肿瘤面积缩小。尽管不能延长患者的生存期，但内镜下支架植入或热消融等姑息治疗能够有效地提高患者的生存质量。

胃　部

胃部动力和分泌功能的改变与衰老相关，但是正如胃肠道的其他方面一样，衰老并不是引起胃肠道生理改变的唯一因素。

胃的运动特点让它看起来更像是协调运动的两种独立器官：其中一种用来加工处理液体食物，而另一种用来处理固体。胃底和近端胃体是液体的贮存器，而胃窦和远端胃体则负责将固体研磨成小颗粒并排入十二指肠。胃部远端和近端的运动都是通过复杂的神经-内分泌机制进行调控的。一项采用放射性同位素标记食物的研究表明，老年人胃部对液体的排空时间延长，而对固体的排空不受年龄影响[90,91]。

随着年龄的增长，胃的分泌功能也会发生改变。过去几乎所有的研究都证实老年人存在基础胃酸分泌量和刺激后胃酸分泌量的下降[92]。但 Goldschmiedt 等的研究表明在没有幽门螺旋杆菌感染的情况下，随着年龄的增长，胃酸的分泌量是增加的[93]。以前对年龄与胃酸分泌关系的误解可能与老年人幽门螺旋杆菌感染及继发性胃酸缺乏的慢性萎缩性胃炎的高患病率有关（详见后述）[94]。

胃和十二指肠黏膜损伤

我们在胃和十二指肠黏膜损伤病理学上认识的进步及检测手段的改进对医生在临床实践过程中对疾病的描述和诊断都有很大意义[95,96]。正因为有了能够精准反映黏膜损伤的诊断报告，才使得患者享受到了过去几十年中医学进步所带来的获益。

当存在胃或十二指肠黏膜损伤时，内镜检查通常可以发现明显的黏膜上皮缺损。细小的上皮缺损或糜烂的深度不会超过黏膜肌层。而溃疡是指直径大于 3mm，不同程度地越过黏膜肌层，个别情况下甚至穿透至腹腔或邻近器官的病变。典型的溃疡病变可分为 4 层：表层为纤维脓性渗出物，其下依次为炎症层和肉芽组织层，底部为胶原瘢痕层。糜烂和溃疡都能引起出血。

弥漫性黏膜红斑是内镜下的一种常见表现，多数情况下它表明存在微血管充血。虽然许多内镜医师认为出现弥漫性黏膜红斑提示患者有"胃炎"，但这一结论往往有失公允。微血管充血所引起的黏膜红斑与很多因素有关，并没有特定的临床意义[96]。反过来说，组织活检证实有胃炎的患者也不一定会出现黏膜红斑。

胃炎一词表明它是一种炎症，因此除非活检提示存在固有层中多形核白细胞和单核细胞浸润等典型的黏膜炎症改变，否则不应随意做出胃炎的诊断。炎症早期可见大量中性粒细胞（急性胃炎）；随着时间的延长，单核细胞（主要是浆细胞）和嗜酸细胞的数量逐渐增多（慢性胃炎）。大多数胃炎患者固有层中单核细胞的数量多，而中性粒细胞的数量相对较少（慢性活动性胃炎）[97]。胃炎的炎症改变常伴随着细胞损伤和再生。细胞损伤和死亡引起黏膜下出血、水肿，导致出现表皮缺损。同糜烂和溃疡一样，出血和水肿在胃镜下行大体检查时可见，在活检组织的显微镜下检查亦可看到相应改变。黏膜发生损伤后，黏液颈细胞发生增生、分化以修复黏膜上皮，从而使得胃小凹变得延长、迂曲（小凹增生）。绝大多数胃炎由幽门螺旋杆菌感染引起（B 型胃炎），少数可能由其他相对少见的细菌感染、肉芽肿性疾病、自身免疫性疾病（A 型胃炎）和高敏反应所引起。

另有一些因素可直接损伤胃黏膜但不诱发炎症。有人将这种胃病称为 C 型胃炎，但由于其本质上并不是一种炎症反应，因此这一叫法并不恰当[98]。此种胃病患者组织活检在显微镜下典型表现为血管充血、固有层水肿、黏膜肌层肥大及小凹增生等黏膜再生性改变[99]。同胃炎一样，本病中的细胞损伤和死亡也伴随着黏膜下出血及水肿，并可导致黏膜上皮缺损。后者在内镜下行大体检查时可见。这种胃病最常见的诱因是服用非类固醇抗炎药及饮酒。

幽门螺旋杆菌、胃炎和消化性溃疡病

幽门螺旋杆菌是一种螺旋状的革兰氏阴性微需氧杆菌，幽门螺旋杆菌感染是人类最常见的慢性细菌感染。幽门螺旋杆菌能够与胃黏液颈细胞及十二指肠内化生的胃上皮细胞表面的受体相结合，但不能与十二指肠黏膜或胃内化生的十二指肠黏膜相结合[100]。幽门螺旋杆菌可引起细胞结构和功能改变，诱发炎症、化生及细胞死亡[101]。幽门螺旋杆菌所含的一些毒力因子（如尿素酶等），使其可以在胃内增殖并引发疾病[102]。

幽门螺旋杆菌感染是慢性胃炎（B 型胃窦炎）最常见的病因，也是消化性溃疡病的两大主要致病因素之一（另一致病因素为服用非类固醇抗炎药）。超过 90% 的十二指肠溃疡患者和 75% 以上的胃溃疡患者存在幽门螺旋杆菌感染与慢性活动性胃炎[1]。早在确认幽门螺旋杆菌感染在消化性溃疡病发病机制中有重要作用前的很长一段时间，人们就发现溃疡病与胃炎有相关性。幽门螺旋杆菌感染还与另一项胃炎相关疾病——胃癌的发生有关[103]。

幽门螺旋杆菌感染常首发于儿童期，尤其多发于生活贫困、生活环境拥挤、医疗条件差的人群中[104]。由于 20 世纪初美国和西欧国家的生活条件较差，因此在这些国家中幽门螺旋杆菌感染的阳性率随着人口年龄的增长而逐渐升高[105]。无论当今的社会经济条件如何，幽门螺旋杆菌感染仍最常见于老年人中。同时，消化性溃疡的

患病率也随着患者年龄的增长而逐渐升高，这也从侧面反映出幽门螺旋杆菌感染阳性率随着人口年龄的增长而逐渐升高。

急性幽门螺旋杆菌感染可引起一过性的消化不良症状，同时常伴有活动性胃窦炎[106]。仅少数患者的黏膜炎症可以自愈，多数发展为慢性炎症，并逐步累及胃体及胃底部。随着疾病的进展，炎症会波及含有胃分泌细胞的上皮细胞深部的腺体部分，这些分泌细胞包括分泌胃酸及内因子的壁细胞、分泌胃蛋白酶的主细胞、分泌黏液的黏液细胞及分泌胃泌素的内分泌 G 细胞。渐渐地，正常的腺体被逐步破坏，并被化生的腺体（肠化生）或萎缩的胃黏膜（萎缩性胃炎）所取代，这一过程往往需要几年的时间。萎缩性胃炎常与低血清胃泌素和胃泌素分泌细胞抗体密切相关。慢性活动性胃炎患者也经常发生黏膜下出血、水肿、上皮糜烂（糜烂性胃炎）及消化性溃疡等改变。

急性胃炎和胃黏膜萎缩的患者通常没有症状，但可能会伴有间歇性消化不良、腹痛、腹胀、恶心及呕吐等（非溃疡性消化不良）。即使胃炎与非溃疡性消化不良有关，二者的关系也尚不明确（详见后述）：许多人有消化不良的症状但没有胃炎；也有许多人有胃炎却没有消化不良的症状[107]。尽管至少有 50% 的急性溃疡患者是没有症状的，但部分患者的消化不良症状可能由胃或十二指肠溃疡所引起。

幽门螺旋杆菌感染可通过胃镜钳夹活检明确诊断。显微镜下可见，感染者的活检组织存在典型的慢性活动性胃炎改变；在黏液覆盖的胃上皮表面尚可见典型的螺旋状的革兰氏阴性杆菌。如果组织活检没有胃炎改变，则不支持存在幽门螺旋杆菌感染；而存在胃炎改变但没有发现幽门螺旋杆菌，则可能是取样误差导致没有取到感染部位。活检组织也可置入已商品化的含有尿素和 pH 指示剂的琼脂培养基中。如果活检组织标本中有幽门螺旋杆菌，那么细菌所含的尿素酶就会将尿素分解成碳酸盐和氨，使培养基的 pH 升高，产生颜色改变。由于感染部位可能呈点灶状分布，因此需要在胃的不同部位取样，以提高检验的灵敏度。

幽门螺旋杆菌感染的无创诊断可针对细菌抗原的血清抗体进行检测。如果没有胃镜适应证，该诊断方法令人满意，如果患者前期未使用抗生素治疗幽门螺旋杆菌感染，该诊断方法敏感。除菌治疗后抗体滴度会逐渐下降，但数年内血清抗体定性检查仍为阳性，这种现象被称为"免疫瘢痕"。正因为存在免疫瘢痕，所以血清抗体的定性检测不能用来评估治疗的有效性及是否出现感染复发。此时可选择进行尿素呼气试验，因为其只在活动性感染中出现阳性结果。在尿素呼气试验中，患者需口服经稳定的 ^{13}C 或不稳定的 ^{14}C 标记的尿素。如果患者感染了幽门螺旋杆菌，尿素会被细菌尿素酶分解为氨和碳酸氢盐，而带有同位素标记的碳酸氢盐将转化为

CO_2 排出并被收集起来。如果在收集的气体中出现了带有 ^{13}C 或 ^{14}C 标记的 CO_2,则说明存在幽门螺旋杆菌的活动性感染。幽门螺旋杆菌的粪便检测试剂盒也是商品化的,并广泛使用。

两种抗生素加上一种质子泵抑制剂的联合用药方案是根治幽门螺旋杆菌感染最有效的方法[108]。幽门螺旋杆菌对多种抗生素敏感,包括甲硝唑、四环素类、大环内酯类、喹诺酮类、β-内酰胺类等,其他药物包括铋剂和质子泵抑制剂。最常用的联合用药方案是阿莫西林、克拉霉素加上一种质子泵抑制剂。由于细菌常对甲硝唑耐药,因此含有甲硝唑的治疗方案的使用相对受限。鉴于幽门螺旋杆菌感染的致病性,美国国家卫生研究院共识发展小组制定了相关指南,要求所有存在幽门螺旋杆菌感染的溃疡患者进行规范治疗,包括目前没有活动性的火山口状溃疡或消化不良症状者[109]。明显的治疗失败率在治疗结束4周后由以尿素呼气试验和粪便检测的资料证实。除应用抗生素进行针对幽门螺旋杆菌的除菌治疗外,急性溃疡患者还应服用抑酸剂以促进溃疡愈合。

非甾体抗炎药、胃炎和消化性溃疡病

非甾体抗炎药(NSAID)是世界上最常用的处方药物之一。在美国大约有300万人(约占人口总数的1.2%)至少每天服用一种NSAID。同时有无数人定期服用一些非处方类的NSAID,如阿司匹林。因此,NSAID相关性疾病非常常见,长期应用NSAID的患者中每年有2%~4%的人会出现一种严重的药物并发症,其中包括胃肠道的并发症[110]。长期应用NSAID及应用NSAID出现并发症最常见于老年人[111-113]。1967~1985年,英国NSAID的处方率逐年上升,处方患者的年龄也逐渐增加,老年患者所占的比例越来越大[114]。因此在1985年,一项惊人的数据显示,每1400张NSAID的处方中有1000张是开给英国65岁以上女性的。因其容易出现药物引起的胃肠道并发症,长期服用NSAID的患者的死亡率是不服药者的2~3倍。

所有非选择性的NSAID都会损伤胃肠道黏膜,且这种损伤呈剂量依赖性,大致与其抗炎作用的强弱成正比。几乎100%的患者在应用NSAID(包括阿司匹林)治疗的最初1~2周会发生急性胃炎[115]。如前所述,这种胃病具有典型的组织学特征,其主要特点与黏膜下出血和一定程度的黏膜水肿有关,二者在内镜下可见。许多NSAID(如阿司匹林)是弱酸性的,在药片崩解后它们仍保持非电离状态,分散在低pH的胃分泌物中。因为它们呈非电离状态,NSAID容易穿过上皮细胞的细胞膜,并在pH接近中性的胞质环境中发生电离。产生的离子形式药物与细胞成分发生相互作用,造成细胞损伤和坏死[116]。坏死的上皮细胞形成浅表黏膜缺损(糜烂),可能会造成黏膜出血。在急性损伤期,患者常会出现消化不良的症状。

少数长期服用NSAID的患者会出现黏膜缺损不断扩大,进而形成溃疡。其中12%~30%的患者发展为胃溃疡,2%~19%的患者发展为十二指肠溃疡[117]。老年人似乎更容易出现NSAID相关的不良反应。Griffin等进行的一项关于65岁以上消化性溃疡患者的研究表明,近30%的溃疡是由NSAID引起的[118]。NSAID造成消化性溃疡的主要机制是其呈剂量依赖性地抑制前列腺素的合成。前列腺素对上消化道黏膜具有保护作用,其主要作用机制是刺激碳酸氢盐及黏液的生成、增加黏膜血流量及促进黏膜防御和修复相关的细胞过程。前列腺素生成减少导致消化道防御因素与攻击因素失衡,进而引发胃肠道的黏膜的损伤,进一步导致溃疡形成,继续发展可能导致各种并发症如消化道出血、梗阻、穿孔并累及其他邻近器官。

特异性环氧酶-2(cyclooxy genase-2,COX-2)抑制剂在治疗骨关节炎和类风湿性关节炎方面与非选择性NSAID同样有效,但胃肠道的副作用明显减少。这类药物对COX-2的亲和力显著高于COX-1,而COX-2是炎症反应产物,COX-1则是一种维持内环境稳定的人体固有酶类。许多试验证明与服用非选择性NSAID相比,服用选择性COX-2抑制剂能够明显降低胃和十二指肠溃疡的发生率。服用选择性COX-2抑制剂的患者其消化性溃疡的患病率与安慰剂组无差别[119]。

为解决NSAID所引起的胃及十二指肠溃疡问题,研究者尝试了多种治疗方案[120]。在这一方面,多数常用药物被证实不能预防NSAID所引起的溃疡。对于因患关节炎而服用NSAID的患者,应用雷尼替丁和奥美拉唑可以预防十二指肠溃疡,但不能预防胃溃疡[120-122]。Taha等的研究也得出了相似的结论,证实法莫替丁能够预防NSAID相关溃疡,但同时该实验证实给予关节炎患者大剂量的法莫替丁能够同时降低胃溃疡及十二指肠溃疡的患病率[123]。另一种针对长期服用NSAID患者消化道溃疡的预防方案是口服人工合成的前列腺素E行前列腺素替代治疗。前列腺素E1类似物——米索前列醇同法莫替丁一样,能够预防NSAID相关的胃溃疡及十二指肠溃疡[124]。此外,它还可以减少长期服用NSAID患者的消化道出血、穿孔及消化道梗阻的发生率[112]。但由于米索前列醇可引起极少数患者在使用初期出现腹泻、腹部绞痛、腹胀等不良反应,故限制了其临床应用。

绝大多数符合条件的患者不可能每一位都予预防性应用法莫替丁和米索前列醇作为NSAID或选择性COX-2抑制剂。因此我们要努力识别那些长期服用NSAID的患者中哪些人是可能发生严重NSAID相关并发症的高危人群并对其进行治疗。常见的高危人群包括老年患者、既往存在消化性溃疡或消化道出血病史者、同时应用类固醇药物者及心血管疾病患者[112,113]。一旦形成溃疡,其首发症状可能为一系列严重的并发症,约50%的溃疡病患者没有消化道不适症状。如果服用NSAID的患者出现消化道不适症状,则需进一步评估其是否存在消化性溃疡和幽门螺旋杆菌感染;对于存在溃疡的患者需行抑酸剂治疗,必要时加用抗生素联合除菌治疗。

老年人的消化性溃疡

无论何种原因(NSAID 的使用、幽门螺旋杆菌感染或其他少见病因)引起的溃疡病,与年轻人相比,老年患者的病情都更加凶险,死亡率也更高[125-127]。老年人十二指肠溃疡的患病率是胃溃疡的 2~3 倍,消化性溃疡致死的患者中,胃溃疡占 2/3,且死亡率随着年龄的增长而增加。

老年溃疡病多为急症,常伴有出血和穿孔,但患者往往没有明显的自觉症状,胃溃疡尤其如此。相比十二指肠溃疡,胃溃疡更易造成慢性失血,而由此造成的贫血最终可能导致患者出现心脏或神经系统症状。巨大溃疡在临床上常常仅表现为消瘦与乏力,这一点与恶性肿瘤相似。所谓的老年性溃疡一般高发于贲门处,常会出现一些具有迷惑性的症状,如类似于食管肿瘤的吞咽困难或类似于心绞痛的胸痛。老年消化性溃疡患者常有服用 NSAID 的病史。

60~64 岁的溃疡病患者并发症的患病率为 31%,而 75~79 岁的溃疡病患者并发症的患病率上升至 76%。对于这些老年溃疡病患者,一旦出现严重并发症,就不应因患者高龄而拖延或延误手术时机,因为通常对这些人来说外科手术是能够救命的。消化道出血是老年人溃疡最常见的并发症,占所有死亡原因的 1/2~2/3(详见后述)。穿孔是老年人消化性溃疡的第二大并发症,老年患者发生消化道穿孔时的症状常常很轻微,因此容易延误诊治,大大地增加患者死亡率。60 岁以上的溃疡病患者中 10%~15%会并发胃输出段梗阻,这些患者往往病史较长,对于他们必须进一步排除存在恶性疾病的可能。

与较小的溃疡相比,直径大于 2cm 的十二指肠溃疡的预后较差。但是引起这些"巨大"溃疡的原因与小溃疡相同,都是存在幽门螺旋杆菌感染或服用 NSAID。巨大十二指肠溃疡多发生于 70 岁以上既往无溃疡病病史的老年男性,最常见的症状是向后背部或右上腹放射的腹痛,类似于胰腺疾病或胆囊疾病的症状。腹痛常于进食后加重,服用抑酸剂后可缓解,同时常伴有体重下降。有时"火山口"状的溃疡过大,甚至在行胃肠道造影检查时会被误认为是十二指肠球部。尽管几十年前巨大十二指肠溃疡常可危及患者生命,但目前质子泵抑制剂联合抗生素治疗对它也是有效的。

直径大于 3cm 的胃溃疡称为巨大胃溃疡[128,129],它通常也是由幽门螺旋杆菌感染或服用 NSAID 所引起的。巨大胃溃疡患者中,男性略多于女性,以 65 岁以上的老年患者多见。腹痛不是一个明显的主诉,但仅有 10%的患者从未出现疼痛症状。疼痛可以放射至胸部、脐周或下腹部。出血是最常见的并发症,其发生率和死亡率均

较高。这类溃疡多为良性,可应用组胺拮抗剂或质子泵抑制剂进行治疗,若合并幽门螺旋杆菌感染可联合应用抗生素治疗。患者需应用内镜随诊以确认溃疡是否愈合。溃疡合并念珠菌病会影响溃疡的愈合,此时需联合抗真菌进行治疗。

应用抑酸剂治疗老年人消化性溃疡的同时需考虑许多相关的潜在问题。许多抗酸药物中含有大量的无机盐,可能会导致体液潴留、腹泻或便秘等不良反应。氢氧化铝能与多种药物结合,形成难溶性的螯合物,从而干扰如地高辛、奎尼丁及四环素等多种药物的吸收。组胺拮抗剂会抑制许多药物的氧化代谢反应,从而延长这些药物的代谢时间。西咪替丁可以降低多种药物的消除率,如利多卡因、硝苯地平、苯妥英、普萘洛尔、奎尼丁、茶碱及华法林等。相比西咪替丁,雷尼替丁多功能氧化酶的抑制作用较小,其引发的药物代谢的改变通常不影响药效。法莫替丁则不影响氧化代谢。对于存在肾功能不全的老年人,静脉使用西咪替丁可能会出现精神症状,且呈剂量依赖性。西咪替丁可能造成血清肌酐轻度上升,但不会引起肾功能损伤。雷尼替丁偶尔会引发药物性肝炎。患者服用雷尼替丁和法莫替丁后可能会出现头痛。硫糖铝会造成老年患者便秘。美国国家卫生研究院共识发展小组制定了相关指南,要求所有存在幽门螺旋杆菌感染的溃疡患者均需行抗生素治疗,包括目前没有活动性的火山口状溃疡或消化不良症状者[109]。

非溃疡性消化不良

非溃疡性消化不良是指明确没有溃疡的患者[130],反复出现慢性的上腹痛和恶心,症状与进食的关系不明确。非溃疡性消化不良的患病率是消化性溃疡的 2 倍。虽然部分患者有胃炎的组织学改变,但多数患者没有明显的病理学异常[107]。非溃疡性消化不良的诊断需排除反流性食管炎、胆系或胰腺疾病及肠易激综合征。因为很多针对非溃疡性消化不良的临床研究的入组标准不一致,所以医患双方对于本病具体的诊断标准都很困惑[131]。

非溃疡性消化不良的病因尚不明确;人们曾提出了多种可能的影响因素,如心理因素、感觉的变化、胃肠道系统动力和顺应性的异常及幽门螺旋杆菌感染等[130,131]。气体冲刷试验证明非溃疡性消化不良患者消化道内的气体量并没有增加,因此患者总感觉腹胀,可能与其对气体的敏感性增加有关;部分患者存在异常的一过性"窜气"感,提示可能存在胃肠动力异常。40%~50%的非溃疡性消化不良患者存在胃窦动力下降和胃排空障碍,应用促胃肠动力药物可以缓解部分患者的临床症状[132-134]。尽管具有非溃疡性消化不良症状的人群其胃镜检查可能大致正常,但其中的确有 30%~50%的人存在慢性活动性胃炎。非溃疡性消化不良与慢性活动性胃炎、十二指肠炎和消化性溃疡疾病同属于幽门螺旋杆菌相关疾病[135]。从非溃疡性消化不良到十二指肠炎再到十二指肠球部溃疡这一连续

的疾病发展过程称为 Moynihan 病。但目前尚无证据证实幽门螺旋杆菌感染能够诱发非溃疡性消化不良，非溃疡性消化不良与消化性溃疡病的相关性亦不明确[136]。

尽管有双盲、安慰剂对照试验证实组胺拮抗剂和质子泵抑制剂对非溃疡性消化不良的治疗效果仅仅略优于安慰剂，且胃酸的基础分泌量和分泌峰值的测定也并未证实非溃疡性消化不良存在胃酸高分泌[137,138]，但实际在临床上，非溃疡性消化不良与消化性溃疡病的治疗方法仍是相同的。对于具有消化不良症状的老年人，我们必须首先排除消化性溃疡病、应用 NSAID 病史、幽门螺旋杆菌感染和胃癌。

上消化道出血

急性上消化道出血的患者中，年龄超过 60 岁者占 35%～45%，其中一半的病因是消化性溃疡病[139-141]。其他引起老年患者严重上消化道出血的主要病因为糜烂性胃炎和食管炎；这两种疾病结合消化性溃疡占老年人上消化道出血住院原因的 70%～80%。

目前我们尚不清楚老年患者上消化道出血通常是否有一个长期潜在酸性消化性疾病史，如慢性消化性溃疡病等，还是由新发病灶所引起的。一项研究表明，因急性上消化道出血入院的老年患者中有36%的人没有前驱症状的病史[139]。另有一些患者表示前期有上腹部疼痛、腹部其他部位的疼痛、食欲减退、消化不良、胃部烧灼感等不适症状或体重下降。急性上消化道出血的老年患者通常有呕血症状，但有30%的患者仅表现为黑便[139]。患有某些慢性病的患者常易伴随发生消化道出血，其中最常见的疾病为关节退行性病。因治疗风湿疾病或其他疾病而长期服用 NSAID 是导致老年人上消化道出血的重要因素[141,142]。其他年轻患者常见的致病因素在老年人群中却很少见。老年人的溃疡病和巨大十二指肠溃疡引起出血的概率并不太高，而巨大的胃溃疡往往会引起出血[129]。

腹主动脉肠瘘是引发消化道出血的少见病因，常易发生于70～80岁的男性患者中。最常见的原因是发生动脉硬化的腹主动脉瘤破裂。其他可引起腹主动脉肠瘘的原因有移植物-肠瘘、大动脉炎、霉菌性动脉瘤、癌症、创伤、异物和消化性溃疡病[143,144]。绝大多数的主动脉-消化道瘘发生在十二指肠段，因此会引起上消化道出血。其他可发生主动脉-消化道瘘的位置包括食管、胃、远端小肠和结肠。多数患者在发生大出血的几小时或几天前曾有过自限性出血或"前哨"出血。主动脉-消化道瘘引起的大出血的死亡率很高，早期应用胃镜检查寻找上消化道出血原因、早期发现瘘管可降低患者死亡率。主动脉有移植物的老年人如发生上消化道出血，不管出血多么轻微，都应立即行内窥镜检查以排除存在移植物-肠瘘的可能。

另一种可导致老年人上消化道大出血的罕见原因是胃动脉扩张伴有其上覆盖的黏膜缺损，典型的好发部位

为心脏食管连接处 2cm 内，这种病变称为浅表性溃疡或 Dieulafoy 溃疡。尽管电灼、激光、氩离子血浆凝固等热疗和套扎等机械疗法均为有效的治疗方法[145,146]，但部分患者往往仍需进行外科手术治疗。

老年人的上消化道出血有时也可以由类似奥斯勒-韦伯-朗迪综合征（遗传性出血性毛细血管扩张）的血管异常所引起[147]。虽然我们常常可在此类患者的口腔、唇、甲床和皮肤等处发现典型的毛细血管扩张改变，但患者可能没有儿童期鼻衄的既往病史和家族史。

老年患者上消化道出血的在院病程，如住院时长、输血量和需外科手术概率等方面与年轻的出血患者类似[148]。但是老年人的病死率明显高于年轻患者，且其出现心血管系统、神经系统和肾脏系统并发症及脓毒症、药物和输血反应的概率亦显著高于年轻患者。因此与年轻患者相比，在住院期间罹患消化道出血的老年人更容易发生死亡，尤其是由消化性溃疡所引起的消化道出血。

老年人上消化道出血的临床评价与治疗同年轻患者类似。年龄本身不是外科手术的禁忌证，决定是否需要行外科手术治疗必须结合患者的临床实际情况来综合考虑。对于有溃疡出血、有发生大出血征象（如低血压等）及内镜提示有极大再出血风险的患者应及早进行外科手术。

胃扭转

胃扭转相对来说是一种少见病，它发生的前提是存在胃周韧带松弛，因此本病多发生于 50 岁以上人群[149,150]。胃扭转可引起慢性腹部不适症状，当出现绞窄和坏疽时可表现为腹部症状急性加重。

胃扭转的分型主要依据胃旋转的不同轴向来划分：按照从贲门到幽门的纵向轴扭转的称为器官轴型；按照胃大、小弯中点连线的水平轴扭转的称为网膜轴型。约60%的胃扭转患者为器官轴型，30%为网膜轴型，10%为混合型。胃扭转可为部分扭转或完全扭转，其中完全扭转会严重影响胃部血流供应并引发坏疽，而部分扭转可表现为无症状或慢性腹部不适。

胃器官轴扭转所引起的急性症状往往与胃扭转后形成大的食管裂孔疝或引起横膈膨升有关。患者可表现为突发的上腹或剑突下疼痛、干呕，下胃管时会发现鼻胃管很难通过胃-食管的连接处。临床上将这组症状和体征称为 Borchardt 三联征。X 线影像可提示胸腔内出现充气脏器影或上腹部出现上下颠倒的胃。约 5%的胃扭转患者会发生胃坏疽，其中绝大多数为创伤性膈疝患者。器官轴型扭转常需要行外科手术治疗。

网膜轴型扭转往往是间歇性的不完全扭转，很少出现绞窄。患者可表现为长期的餐后腹痛嗳气、腹胀、呕吐和早饱，可行钡餐透视明确诊断。通过鼻胃管进行胃肠减压可帮助胃恢复其正常解剖位置，如症状持续不缓解则需行外科手术治疗。部分患者已通过内镜治疗取得了满意疗效，医生通过行内镜下胃造瘘术植入 2 根经皮

胃造瘘管，将胃部固定，当固定部位的胃壁与腹前壁发生粘连后即将二者固定在一起，此时可拔除植入的胃造瘘管完成治疗。

胃部肿瘤

胃良性肿瘤

胃良性肿瘤的患病率随着年龄增长而增加，其中增生性息肉占 75%～90%，它通常表现为胃体和胃窦部交界处的小的单发病灶[151]。增生性息肉不是真正的肿瘤，也不是癌前病变。患者通常没有临床症状，仅在行上消化道检查时偶然发现。相反，腺瘤型息肉是真正的肿瘤，占胃息肉的 10%～25%。现已报道的胃腺瘤型息肉的平均恶变概率为 6%～75%，其明显的差异可能是由息肉大小、患者年龄和息肉组织学类型（管状、绒毛型或混合型）不同所引起的。

某些胃肠道息肉综合征患者也可表现为胃息肉，但其中只有卡纳达-克朗凯特综合征（Cronkhite-Canada syndrome）可发生于老年人。这是一种获得性而非遗传性疾病，其典型表现为弥漫性的消化道多发息肉、蛋白丢失性肠病和外胚层异常（皮肤色素沉着、脱发和指甲营养不良性改变等）。这种息肉多为小管和黏液囊构成的错构瘤。

间质性肿瘤包括平滑肌瘤、纤维瘤及神经源性肿瘤，在胃良性肿瘤中也占有很大比例。这类肿瘤所引起的症状通常与其大小而非类型有关，其中最常见的表现为疼痛和出血。

胃恶性肿瘤

胃腺癌。令人出乎意料的是目前老年人的胃癌患病率正逐渐下降，而年轻人的患病率却日益上升[152]。但尽管如此，绝大多数胃癌患者的年龄仍大于 60 岁[1]。肿瘤早期常表现为轻度、非特异性症状，只有当肿瘤长得比较大时才会引起明显不适，所以当胃癌患者出现明显症状时往往已经到了肿瘤晚期。针对具有消化不良症状的老年人仅予以对症治疗而不进行诊断评估的这种做法，Heneage Ogilvie 爵士早在 1900 年就曾指出："仅能减轻症状的碱性药物是延误胃癌诊治的罪魁祸首"。

胃癌最常见的症状为隐约的上腹部不适、厌食、早饱和体重下降，体格检查可发现左侧腋窝和锁骨上淋巴结肿大、脐结节或可触及变硬的左肝叶。少数患者可表现为黑棘皮病、皮肌炎或皮肤突然出现大量皮赘或角化（Leser-Trélat 征），这些表现提示患者可能存在腹腔肿瘤。实验室检验的异常往往是非特异性的。

外科手术切除病灶是目前唯一可能根治胃癌的治疗方法。据统计 70%～90% 的胃癌患者适宜行开腹手术，但只有半数患者适合行肿瘤根治切除术且其中大部分人在 1 年内死亡，患者 5 年存活率为 5%～15%。手术联合

放疗、化疗可能会有一定的好处；但单独放疗除了可缓解骨转移引起的疼痛外，往往是无效的。

胃恶性淋巴瘤。胃是原发性结外淋巴瘤最常见的好发部位，占消化道淋巴瘤的 50%～75%。胃淋巴瘤常引起一些非特异性症状，典型症状为一般状态相对良好的患者出现轻度上腹痛伴有体重下降及可触及的腹部包块。从影像学来看，2/3 淋巴瘤的表现类似于癌。大的溃疡型包块、黏膜皱襞粗大、息肉样外观、胃窦狭窄都提示淋巴瘤。淋巴瘤的确诊不能依赖于胃镜刷片细胞学检查或活检，有时需要剖腹探查。大面积切除术后配合放疗可使患者的 5 年生存率达到 40%～50%。

系统性疾病

糖尿病

长期患有糖尿病的患者常有明显的胃肠动力异常，如固体食物的排空延迟[153]。尽管存在胃排空节律异常使得血浆葡萄糖水平变得难以控制，但通常这些动力异常并不会引起明显的临床症状，它可能是胃轻瘫的微妙征象。胃排空迟缓可表现为逐渐出现的上腹饱胀感和呕吐。胃轻瘫及伴随的胃酸分泌减少可能是这一部分人群容易形成胃石及出现细菌和真菌过度生长的基础。

糖尿病胃轻瘫由自主神经功能异常所引起，常伴有周围或自主神经病变。可以应用甲氧氯普胺来促进胃肠道运动、缓解症状，但部分患者会出现难以忍受的中枢神经系统不良反应，如部分患者会出现迟发性运动障碍。多潘立酮对部分患者有效，但应用不普及。

淀粉样变性

50%～75% 的淀粉样变性累及胃肠道，其中约一半的病例累及胃。从本质上讲，淀粉样变性不会直接引起胃肠道的症状或体征。胃远端的淀粉样肿物可能引起流出道梗阻。淀粉样变性物质还可能弥漫性浸润胃壁而导致难以进行手术治疗，也可能伴发胃巨大溃疡而导致药物治疗效果不佳。预后的好坏取决于原发疾病的类型。

关键点

- 老年人口的数量及这一群体的医疗需求都在不断增加。因此临床医师非常有必要掌握这一年龄群体的上消化道疾病的临床表现。
- 口腔念珠菌感染及黏膜白斑病等原因引起的老年人口腔黏膜异常可能继发于某些临床治疗，也可能是某种全身系统性疾病的表现之一或是一种癌前病变。
- 口咽性吞咽困难、环咽肌失迟缓及插管后的吞咽困难是老年人出现明显吞咽障碍的主要原因。
- 对于出现吞咽困难的老年人应进一步评价其是否存

在与食管相关的疾病，而不应简单地将其归结为老龄所引起的动力异常。

- 胃食管反流病和食管动力异常常见于老年人，部分老年人的食管疾病会引起类似其他系统疾病的临床表现。常见的症状包括反流、呕吐、吞咽痛、呼吸困难及类似心肌缺血引起的胸痛等。对于这些症状临床医师需要想到多种可能病因，并对其进行鉴别诊断。

- 随着年龄增长，胃的运动和分泌功能会有所改变，但是年龄增长引起的消化道生理性改变本身很少引起不适症状。老年人群好发的消化道疾病主要包括消化性溃疡病、非溃疡性消化不良及上消化道出血等。

（刘 姝 译，齐国先 校）

完整的参考文献列表，请扫二维码。

主要参考文献

6. Jensen GL, McGee M, Binkley J: Nutrition in the elderly. Gastroenterol Clin North Am 30:313–334, 2001.

22. Plant RL: Anatomy and physiology of swallowing in adults and geriatrics. Otolaryngol Clin North Am 31:477–488, 1998.

25. Achem SR, DeVault KR: Dysphagia in aging. J Clin Gastroenterol 39:357–371, 2005.

30. Law R, Katzka DA, Baron TH: Zenker's diverticulum. Clin Gastroenterol Hepatol 12:1773–1782, 2014.

35. Lee J, Anggiansah A, Anggiansah R, et al: Effects of age on the gastroesophageal junction, esophageal motility, and reflux disease. Clin Gastroenterol Hepatol 5:1392–1398, 2007.

37. Firth M, Prather CM: Gastrointestinal motility problems in the elderly patient. Gastroenterology 122:1688–1700, 2002.

39. Shaker R, Staff D: Esophageal disorders in the elderly. Gastroenterol Clin North Am 30:335–361, 2001.

40. Triadafilopoulos G, Sharma R: Features of symptomatic gastroesophageal reflux disease in elderly patients. Am J Gastroenterol 92:2007–2011, 1997.

43. Richter JE: Gastroesophageal reflux disease in the older patient: presentation, treatment, and complications. Am J Gastroenterol 95:368–373, 2000.

58. Wang KK, Sampliner RE: Diagnosis, surveillance and therapy of Barrett's esophagus. Am J Gastroenterol 103:788–797, 2008.

59. American Gastroenterological Association, Spechler SJ, Sharma P, et al: American Gastroenterological Association medical position statement on the management of Barrett's esophagus. Gastroenterology 140:1084–1091, 2011.

68. Zografos GN, Georgiadou D, Thomas D, et al: Drug-induced esophagitis. Dis Esophagus 22:633–637, 2009.

69. Greenwald DA: Aging, the gastrointestinal tract, and risk of acid-related disease. Am J Med 117(Suppl 5A):8S–13S, 2004.

89. Evans JA, Early DS, Chandrasekhara V, et al: The role of endoscopy in the assessment and treatment of esophageal cancer. Gastrointest Endosc 77:328–334, 2013.

90. Soenen S, Rayner CK, Horowitz M, et al: Gastric emptying in the elderly. Clin Geriatr Med 31:339–353, 2015.

120. Bhatt DL, Scheiman J, Abraham NS, et al: American College of Cardiology Foundation Task Force on Clinical Expert Consensus Documents: ACCF/ACG/AHA 2008 expert consensus document on reducing the gastrointestinal risks of antiplatelet therapy and NSAID use: a report of the American College of Cardiology Foundation Task Force on Clinical Expert Consensus Documents. J Am Coll Cardiol 52:1502–1517, 2008.

121. Scheiman JM: Prevention of NSAID-induced ulcers. Curr Treat Options Gastroenterol 11:125–134, 2008.

125. Linder JD, Wilcox CM: Acid peptic disease in the elderly. Gastroenterol Clin North Am 30:363–376, 2001.

127. Pilotto A, Franceschi M, Maggi S, et al: Optimal management of peptic ulcer disease in the elderly. Drugs Aging 27:545–558, 2010.

129. Zullo A, Hassan C, Campo SM, et al: Bleeding peptic ulcer in the elderly. Drugs Aging 24:815–828, 2007.

130. Tack J, Talley NJ, Camilleri M, et al: Functional gastroduodenal disorders. Gastroenterology 130:1466–1479, 2006.

139. Farrell JJ, Friedman LS: Gastrointestinal bleeding in the elderly. Gastroenterol Clin North Am 30:377–407, 2001.

140. Gostout CJ: Gastrointestinal bleeding in the elderly patient. Am J Gastroenterol 95:590–595, 2000.

152. Sial SH, Catalano MF: Gastrointestinal tract cancer in the elderly. Gastroenterol Clin North Am 30:565–590, 2001.

Saqib S. Ansari，*Sulleman Moreea*，*Christopher A. Rodrigues*

小肠疾病根据临床表现可以分成两类：①弥漫性疾病，如乳糜泻导致的吸收不良综合征；②孤立性疾病，如小肠肿瘤产生的局部表现。一些疾病，例如克罗恩病和放射性肠炎，可引起吸收不良和局灶性特征。老年人吸收不良并不仅仅是由于衰老，因为大多数营养物质的吸收不受影响，只有少数例外。乳糖吸收不良是健康老年人中非常普遍的疾病[1,2]，可以和其他几种弥漫性的小肠疾病共存。老年人钙吸收下降是由高度普遍的维生素 D 缺乏导致的[3]。萎缩性胃炎在老年人中非常普遍，能够抑制维生素 B_{12} 和叶酸的吸收。食物中钴胺素的吸收不良和维生素 B_{12} 的释放减少，是由于胃酸分泌减少或缺乏或是使用了抑制胃酸的药物。这是老年人维生素 B_{12} 缺乏的最普遍原因[4]，恶性贫血和回肠末端疾病或切除术引起的维生素 B_{12} 缺乏非常罕见。空肠近端叶酸的吸收依赖 pH 大小，缺乏胃酸时叶酸吸收将下降。然而，胃酸缺乏还会导致空肠细菌过度增殖，由于细菌叶酸合成增加，可以抵消维生素吸收的减少[5]。大多数老年人吸收不良的情况有 3 种：细菌过度生长综合征、乳糜泻、慢性胰腺炎（后者实际上是由消化不良引起的吸收不良）。

脂肪泻是典型的脂肪吸收不良的症状，不容易发生在便秘的老年患者中，即使他们的排便量增加。碳水化合物吸收不良能够导致水样便、腹部扩张、腹鸣和肠胃胀气。这些症状是细菌对碳水化合物的作用停留在结肠造成的。老年人吸收不良的临床表现是非特异性的。它包括很多症状的组合：疲乏、活动能力差、厌食、恶心、腹泻、贫血、体重减轻、抑郁和意识模糊[6,7]。血浆蛋白下降可以导致周围水肿。模糊的全身疼痛和肌肉无力是软骨症的早期临床表现。维生素 K 缺乏可以导致挫伤、淤血、出血表现。腹部不适和腹部扩张是常见的，但是腹痛相对少见。周期性的腹痛发生于慢性胰腺炎、克罗恩病的炎症期，以及由于阻塞引起的亚急性的肠梗阻或慢性肠系膜缺血。

即使缺乏胃肠道症状，老年患者中有临床的和可测量的人体吸收不良证据，也应考虑吸收不良的诊断。膳食评估对于确定营养不良是否可以合理地归因于营养素摄入不足很重要。需要确定患者以前进行外科手术的细节：胃手术或肠旁路手术可以导致细菌过度生长综合征，广泛的小肠切除由于黏膜吸收表面积明显减少可以导致吸收不良。

小肠疾病的检查

筛查试验

常规抽血化验通常对诊断小肠疾病非常有帮助。全血细胞计数和血涂片可以显示大红细胞症、铁缺乏图或二态铁胶片。大红细胞症、白细胞减少症和血小板减少症提示巨幼细胞性贫血。怀疑营养吸收不良的患者即使血常规正常，也应当检测铁蛋白、维生素 B_{12} 和红细胞叶酸水平，因为早期缺乏可能不会出现典型的改变。对于恶性贫血（胃壁细胞和内因子抗体）和乳糜泻（稍后讨论，少见的引起单纯维生素 B_{12} 缺乏的原因），维生素 B_{12} 缺乏应该通过血清学检查进一步研究，必要时可行回肠末端的放射学或内镜评估。低水平的维生素 B_{12} 伴有红细胞内叶酸正常或升高时增加小肠细菌生长的可能性。血涂片 Howell-Jolly 抗体提示脾萎缩，它的发生与乳糜泻相关。骨软化症导致碱性磷酸酶水平升高，钙含量和磷酸盐水平降低，并通过血清 25-羟胆钙化醇的降低来确诊。维生素 K 缺乏可延长国际标准化比值（international normalized ratio，INR）。低蛋白血症是常见的，尽管是非特异性的，它通常见于饮食不佳、损伤、败血症和恶性肿瘤的情况。如果这些筛查测试是完全正常的，则吸收不良是不太可能的。

吸收试验

营养吸收试验如粪便脂肪测定和木糖吸收已经不再应用于临床：这些试验的检测非常麻烦，不受患者和检验人员的欢迎，相对敏感性不高，总是出现不确定的结果。另外，这些试验不能提供潜在疾病的信息。乳糖吸收是目前唯一广泛应用的营养吸收试验[8]。标准乳糖耐受试验是先测定血清葡萄糖水平，摄入 50g 乳糖后的 30min 和 60min 分别再测定血清葡萄糖水平。葡萄糖升高不超过 1.1mmol/L 表明乳糖吸收不良，伴随短暂的症状如腹胀、不适、腹泻、排气，均提示乳糖不耐受。同样，也可以进行乳糖氢呼气试验：口服 25～50g 乳糖后，3h 内每 30min 收集呼气末呼吸样本。乳糖吸收不良导致结肠细菌群的糖发酵，产生大量的呼吸氢。这种呼吸氢升高也见于小肠细菌过度增殖的患者中，通常比乳糖吸收不良的患者发生更早。大概 25% 的患者在该试验中出现假阴性，如果临床怀疑吸收不良，进行不含乳糖的饮食试验是合理的。

放射学和内镜

双对比钡餐检查和灌肠（小肠灌肠）已被使用多年来研究小肠。小肠灌肠造影很可能更加准确，但相对是有创的。腹部超声、计算机断层扫描（computed tomography，CT）检查、磁共振成像（magnetic resonance imaging，MRI）的作用在相应的部分均有描述。

随着小肠磁共振成像技术的发展，目前可以出色地无创性显影小肠并且无辐射。MRI 目前是怀疑炎症性肠病、小肠肿瘤的可选择的检查手段。研究发现老年患者可能难以忍受检查，因为他们必须仰卧至少 30min。由于磁线圈的震动，噪声水平高，需要佩戴耳塞或耳机。紧圆柱形扫描器可能导致幽闭恐惧症患者不能完成整个检查。镇静可用于改善检测的依从性。开放式线圈磁铁被越来越多地用于幽闭恐惧症患者和那些太胖而不能进入圆柱形扫描仪的患者。MR 对比剂，如钆，比 CT 应用的碘对比剂较少引起不良反应。然而，它们能引起造影剂肾病，在罕见的情况下，能引起中-重度慢性肾病的患者肾小球纤维化。禁忌证包括植入的装置，如心脏起搏器、植入型心律转复除颤器（implantable cardioverter- defibrillator，ICD）、神经刺激器、植入人工耳蜗并嵌入金属异物如眼眶内金属碎片。透皮贴剂需要在进行 MRI 检查前去除。以下是没有禁忌和认为进行核磁检测是安全的：如关节假体、冠状动脉和周围血管支架、人工心脏瓣膜、胸骨线、下腔静脉过滤器、栓塞线圈[9]。需要确定颅内动脉瘤夹的成分，因为大多数被认为可能不安全。

经食管、胃、十二指肠镜（esophagogastroduodenoscopy，EGD）检是通常收集胃液培养或十二指肠远端组织活检的方法。通过向十二指肠黏膜表面喷洒靛蓝后在高倍放大内镜下可以检查其绒毛萎缩情况[10]。

无线胶囊内镜或视频胶囊内镜是 2000 年出现的无创技术[11]。它可以提供整个小肠的直接图像，比普通内镜放大倍数更高，可以看到个别绒毛水平的细节图像[12]。它包括一个胶囊内镜系统，随人们吞咽和肠蠕动而推进，以每秒 2～6 张图片的速度传送到患者佩戴的数据记录器。12h 为一个周期，大概能记录 75 000 张图像，这个时间大多数患者的胶囊将能到达盲肠。最新的胶囊内镜的诞生大大提高了图像质量和组织覆盖率。该数据记录仪有一个内置的实时观测器，随着通过小肠的推进，可以实时活体观察胶囊内镜的进展。然后将这些图像下载到计算机工作站，并将其记录为视频。用于查看视频的软件有一个内置的地图，它有超过 600 个小肠病理图像，以帮助那些不熟悉该技术的人进行诊断。胶囊内镜目前用于检查不明原因的消化道出血（稍后讨论）和小肠克罗恩病，怀疑或难治性营养不良综合征（如乳糜泻），可疑的小肠肿瘤，包括家族性息肉病综合征的筛查[13]。

胶囊内镜的主要缺点是无法做活检，黏膜表面不完全可视，胶囊滞留需要手术或内镜取出（1%～7%）。在没有记录设备的情况下，可使用一种可生物降解的开放胶囊来确定小肠的通畅度，适合那些症状考虑为结构性疾病而在小肠钡餐 MR 造影上不显影的病例。

2001 年首先报道的双球囊肠镜（double-balloon enteroscopy，DBE），其使用带外套管的肠镜，能够穿过整个小肠。肠镜被插入口或肛门中，然后进行治疗[12,14]。这种复杂和耗时长的治疗技术通常需要全麻，总诊断率为 43%～83%，随后通过管理上的改变，诊断率为 57%～84%。并发症包括处理后腹痛、胰腺炎、出血、小肠穿孔。推进型肠镜是目前应用最广泛的技术，用于小肠内窥镜检查。这个仪器可以插入 Treitz 韧带以外 30～160cm，并且有一个可以实施活检和治疗措施的通道，如出血灶热凝固术、息肉切除术、放置喂养用的空肠造瘘管。最后，术中肠镜检查是最准确的技术，但并发症发生率高，其中包括小肠在剖腹手术或腹腔镜检查时在内窥镜上"打褶"。

小 肠 疾 病

乳糜泻

乳糜泻是一种免疫介导的小肠疾病，是遗传易感性的个体暴露于膳食麸质而触发的[15]。谷类如小麦、大麦和黑麦的膳食蛋白，导致特征性的组织学改变，包括上皮内淋巴细胞增多、隐窝增生，最终绒毛萎缩。该病主要累及近端小肠，远端小肠的严重程度降低，远端空肠和回肠不受累。对来自芬兰、意大利、英国和德国的受试者进行了大规模筛查研究，发现乳糜泻的患病率约为 1%，最近的一项美国研究显示患病率为 0.71%[19]。

目前大约 60% 的新诊断的患者发病高峰在 30 岁的成年人中[20]，第二个发病小高峰在 50 岁和 60 岁的成年人中[21]。最近一项多中心的意大利研究表明，1353 个乳糜泻患者中仅有 60 个（4.4%）患者诊断出该病[22]。然而，45～76 岁的 7257 个英国人乳糜泻的血清学阳性率为 1.2，与 65 岁以下人群的血清学阳性率没有显著性差异[18]。在芬兰一项基于 2815 例个体的研究中，52～74 岁人群的乳糜泻患病率为 2.13%，年轻成人的患病率是其 2 倍[23]。成年女性和男性的比例大约为 2：1，老年患者的患病率男女之间无明显差异[18,22]。仅有 30%～40% 的患者有症状，其余患者在临床上是无症状的。可变的临床症状和受累肠管的严重程度有关。传统的乳糜泻患者表现为以吸收不良为主的腹泻、脂肪泻、体重下降或生长发育不良[15]，但随着时间的推移，新诊断患者的吸收不良症状的比例有所下降[24]。患者可出现多种症状和体征，包括贫血、模糊的腹部症状、神经病变、共济失调、抑郁、身材矮小、骨软化、骨质疏松症、淋巴瘤。无症状的患者通常是经筛查而得到诊断，这可能是由于个体有相关的症状，或是一级亲属中患有乳糜泻疾病。

乳糜泻与许多自身免疫疾病有关，最重要的是胰岛素依赖型糖尿病、自身免疫性甲状腺疾病、干燥综合征、自身免疫性肝炎、原发性胆汁性肝硬化和艾迪生病[21,25-27]。疱疹样皮炎被认为是乳糜泻的肠外表现，实际上所有患者都有肠病特征性的组织改变。乳糜泻的神经症状如癫痫、小脑综合征、痴呆、周围神经病、肌肉疾病、腱反射减弱已经被报道[28]。

免疫球蛋白 A（immunoglobulin A，IgA）缺陷影响 2%～3% 的乳糜泻患者，可以导致其血清学试验的假阴性。90%～95% 的乳糜泻患者有人类白细胞抗原（human leukocyte antigen，HLA）-2 分子 DQ2，其次最多见的是 DQ8。至少 1/10 的一级亲属可以遗传[18]。

诊断

血清学标志物目前是用于筛查患者和有相关症状或阳性家族史的高风险人群的常规方法。IgA 肌内膜抗体（endomysial antibody，EMA）特异性超过 98%，但是 IgA 组织转谷氨酰胺酶（tissue transglutaminase，tTG）抗体也是一个非常准确并且更简单便宜的检测方法[25,29]。

患者 tTG 阴性或者临床上高度怀疑乳糜泻的应当检测 IgA 水平从而排除 IgA 缺陷，这是实验室常规遵循的原则。如果存在 IgA 缺陷，应当检测 IgG-tTG 或 EMA。抗体滴度能够随着治疗进程下降或消失，但是这不是一个可靠的组织学缓解的标志物[30,31]。血清学阳性的患者应当行内窥镜十二指肠活检[32]。诊断乳糜泻主要基于以下两个方面：当给予麸质饮食时，血清学实验阳性并且十二指肠活检有明显的乳糜泻病理学改变（上皮内淋巴细胞增生、隐窝增生、绒毛萎缩）。通过这些改变加上对无麸质饮食的临床反应就可以进行诊断[27,33]。活检对于确诊成人乳糜泻是必要的，仍不能被血清学检验所取代。在乳糜泻的确定诊断中，绒毛萎缩是必要的。然而，轻度的受损（≥25 个上皮内淋巴细胞，但是无绒毛萎缩）结合血清学阳性（IgA-EMA 或 tTG）可以诊断"很可能的乳糜泻"，在这种情况下，无麸质饮食实验被认为可以进一步支持乳糜泻的诊断[34]。

对无麸质饮食无反应的乳糜泻患者应当进行随诊活检[34]。然而，无麸质饮食和没有其他令人担忧特征的无症状患者的随访活检不是强制性的。麸质实验后的重复活检很少实施，但是可以在诊断困难的病例中使用，如在最初的活检是无麸质饮食的时候。当患者不喜欢接受麸质实验时，HLA DQ2 和 DQ8 阴性可以排除诊断。最后，5%～10% 的患者血清学阴性，如果怀疑乳糜泻的可能性非常大，那么应该进行组织学确诊（如有阳性家族史的有症状患者）。

管理

乳糜泻患者管理的关键是一生无麸质饮食。专家的意见是实现这一目标的关键，所以所有的患者都被推荐给营养师。目前普遍接受的是患者可以摄入中等量的燕麦，保证燕麦不被小麦麸质污染。鼓励患者参加患者支持的组织。患者应当接受规律的临床随访从而评估症状和监测饮食的依从性[25,26]。应当每年进行血液化验，包括全血细胞计数、血色素、肝功检测、钙、甲状腺功能检测、血糖及维生素 D 水平[34]。乳糖不耐受可以导致一些患者有明显的耐药性。然而，牛奶和牛奶产物是重要的钙质来源，只有当患者有恶化的症状时才应当被禁止，理想的是要等客观试验证实诊断后禁止。成年乳糜泻患者每天至少应当摄入 1000mg 钙。患者需要接受补充剂来修正营养缺陷，黏膜功能的完全修复需要数月的时间。老年乳糜泻患者最初的治疗应当给予多种维生素和钙的补充治疗。所有确诊的老年乳糜泻患者应当做骨矿物质测定。在成年和老年患者无麸质饮食后，骨含量改善，但是未达到正常水平，需要采取其他的治疗措施[35]。脾功能减退和乳糜泻相关，可以导致对被膜包裹的细菌的免疫力减退，增加感染的风险[37-39]，因此推荐注射抗肺炎球菌疫苗[40]。大约 5% 的患者在初次缓解后未能对麸质戒断或复发做出反应[25]。一些难治性疾病患者对糖皮质激素或免疫抑制剂有反应。其他（一定比例的小肠溃疡和小肠裂隙患者，如溃疡性结肠炎）有上皮内淋巴细胞[41]的隐匿性的 T 细胞淋巴瘤的患者 5 年生存率不到 50%[25]。溃疡性结肠炎的患者通常需要手术治疗肠穿孔或肠梗阻等并发症。

肿瘤

恶性肿瘤诊断后的第一年死亡率呈 2 倍增加，多数是由于恶性并发症的进展[42]。患恶性肿瘤的风险比以前报道的要低[43]，大约是全部人口的 30% 或更多[42]。小肠 T 细胞淋巴瘤是最常见的肿瘤[44-46]，但是进展期患食管、口腔、咽部鳞状细胞癌，小肠腺癌，结直肠癌的风险增加。乳腺癌[42,45]和肺癌[42]的患病率下降。淋巴瘤也许是乳糜泻的首要表现形式。在已确诊为乳糜泻的患者对严格的无麸质饮食抵抗或者复发的应当考虑淋巴瘤的诊断。体重减轻是最常见的症状，此外还表现出深度的嗜睡、肌肉无力、腹痛和腹泻。预后不良：不到 1/5 的患者存活 30 个月[47]。无麸质饮食对于抵抗乳糜泻所致恶性肿瘤的发展有保护性作用[43,45,46]。

细菌过度生长综合征

小肠细菌数目异常增加和细菌群随着胃肠道的不同区域而变化：空肠寄生的是 G^+ 需氧菌和兼性厌氧菌，回肠中包括一些严格的厌氧菌，结肠则定植着大量的厌氧菌[48]。吸收不良通常发生在小肠菌群增加，变得越来越厌氧时。这是小肠黏膜直接受损的部分结果，但是通过增殖细菌摄取或结合主要的营养素和维生素 B_{12} 也起着一部分作用[49]。另外，脂肪吸收受厌氧菌早期解离胆汁酸盐的影响，导致微胶粒的形成受损。叶酸和维生素 K 由细菌合成，当细菌过度增殖时叶酸水平通常正常或升高。胃酸和小肠动力主要负责调节细菌的增殖[48,49]。胃酸能杀死与食物和唾液一起被摄入的微生物。消化期间的迁移运动是复杂的，循环的空腹运动模式，规律地向结肠推进肠腔内容物，从而防止食物滞留和细菌的过度增殖[50]。

病理机制

细菌增殖相关的经典紊乱包括：肠道蠕动紊乱、贮存器异常、小肠近端和远端的异常连接导致细菌过度增殖。肠道蠕动紊乱是糖尿病自主神经病变、晚期放射性肠病、胶原性疾病如硬皮病、多种原因导致的慢性小肠假性梗阻。部分小肠梗阻由于狭窄或粘连有着相似的作用。贮存器异常可能导致肠腔内容物停滞（如小肠憩室），也可能是手术[如传入支的比尔罗特Ⅱ式吻合术（Billroth Ⅱ anastomosis）]的结果。肠近端和远端的异常连接导致前者被密集的、更多的厌氧菌所污染。这组例子包括胃与结肠相连的和空肠结肠相连的造瘘口，带回盲瓣的右半结肠切除术，梗阻或病变小肠部分的外科旁路。小肠细菌过度增殖在老年人中也发生于胃酸分泌受损的情况下，如萎缩性胃炎[49,51]、药物治疗时[52-54]或消化性溃疡术后。削弱的免疫防御系统也许是老年人受累和导致细菌过度增殖易感性的原因[55]。

临床表现

老年患者细菌过度增殖伴有吸收不良的典型症状有腹泻，体重减轻，低蛋白血症和低维生素 B_{12} 水平相关的腹胀。一些和细菌增殖相关的组织学异常（如小肠憩室）随着年龄增长更加常见。大多数进行了消化性溃疡手术的患者，之前广泛地应用质子泵抑制剂，目前都是老龄人了。因此细菌过度增殖在老年人中非常常见，52.5%～70.8%的老年患者有吸收不良的症状[6,54,56]。14.5%～25.6%没有胃肠症状的老年人也会受累[53,57-59]。一些患者正在接受抑酸治疗[53]，其他的患者存在和小肠运动有关的因素：食用纤维素的摄入减少和身体失能[59]。亚临床的吸收不良可能发生在低蛋白和低维生素B_{12}水平的一部分患者中，这也对骨密度带来不良影响[60]。

诊断

关于细菌过度增殖的文章目前缺乏可靠的确诊试验。从历史上看，近端小肠抽吸物（目前通常在 EGD 期间获得）的培养是确定诊断的金标准：近端空肠计数大于 10^5 菌落形成单位（cfu）/ml 被认为是异常的[48]。尽管这个对于术后有盲袢的患者很可能是正常的，健康个体中的空肠细菌数是非常低的，为 0～10^3cfu/ml，系统评价发现没有证据支持培养可作为金标准测试[61]。另外，这项计数仅仅取样于小肠的有限区域，可能错过更远端部分的细菌增殖。呼吸试验是一个可选择的无创的方法，但是涉及的培养技术非常麻烦[61,62]。然而，这些试验对细菌培养进行了验证，对其可靠性提出了严重的质疑。

在 C^{14} 甘氨胆酸盐呼吸试验中，5～10μCi 甘氨胆酸、被 C^{14} 放射性标记的结合胆汁酸，在一餐中服用。细菌的早期解离导致 ^{14}C 甘氨酸从胆汁酸中分离出来，从收集超过 4～8h 的呼气样本中测量由前者产生的 $^{14}CO_2$。末端回肠疾病或重建也可导致一个阳性的试验结果，因为胆酸不会被重吸收，然后被定植菌所代谢。由于该试验敏感性低，假阴性率为 30%～40%，这个试验已经被抛弃。

注射 50～80g 葡萄糖或 10～12g 乳果糖后进行呼吸氢测量，是一个避免使用放射性核素的可供选择的方法。异常菌群的二氧化碳的代谢产生氢气，可以通过呼吸试验检测出。氢含量升高的时间对于半乳糖试验至关重要。因为糖不会被小肠消化吸收，并产生第二个更高的"结肠"氢峰。如果不使用口服造影剂不可能可靠地把小肠细菌增殖产生的氢峰和正常定植菌产生的氢峰区分开来。葡萄糖是一个很好的基质，因为它在小肠近端可以被完全吸收。另外，一个健康志愿者的小型研究表明 10g 的乳果糖加速小肠的运动[63]，因此葡萄糖氢呼吸试验很可能更加可信。大概 15%的个体被定植菌占据，可以产生甲烷，而不是氢气，常出现假阴性结果，除非呼吸甲烷和氢都进行测量[62]。在 ^{14}C 戊醛糖呼吸试验中，在用 1g 未标记的戊醛糖口服摄取 10μCi 的 ^{14}C 戊醛糖的 60min 内，呼吸样品中出现 $^{14}CO_2$ 水平升高。尽管呼吸试验的特异性和敏感性是变化的，当和细菌培养对比时，如果是阳性的可能是有用的。直到可以获得更好的细菌增殖测试为止，目前最实用的策略是测试、治疗，然后重新测试，以及评估临床反应[61]。患者有明确的细菌过度增殖应当做小肠 X 线检查，寻找异常的连接或贮藏室。

管理

潜在的细菌增殖状态（除外狭窄和一些肠瘘管）很少能够手术纠正，因此抗生素是主要的治疗手段[49]。四环素是传统的用于减少细菌的药物，但是 2/3 的患者不能从该药物中受益。氯霉素和克林霉素由于具有毒性目前很少应用。克拉维酸和诺氟沙星标准剂量治疗 7～10 天是有效的，甲硝唑联合头孢菌素也是有效的[64,65]。当利福平不产生系统性毒性时也是有效的，因为药物不被吸收[66]。一些患者，用一种单独的抗生素持续数月产生满意的疗效，但是另一些患者需要间隔 4～6 个月循环治疗。奥曲肽，一个长效的生长激素抑制剂类似物，在一小部分的结缔组织病和慢性小肠假性梗阻的患者中测试，发现其可以改善肠动力，单独应用或者和红霉素联用非常有效[68]。

促动力剂（包括红霉素）在管理细菌增殖的过程中发挥着重要的作用，特别在小肠运动缓慢的老年患者中。益生菌也是有益的，但是需要进一步确定它们的作用。

临床医生在没有明确的指征时需要避免在老年人中使用抑酸剂；除非抑酸剂可能促进临床明显的细菌增殖，这些药物可以导致食物中的钴胺素吸收不良，并且可能容易导致艰难梭状芽孢杆菌感染。

克罗恩病

克罗恩病是一个特发性的慢性复发性疾病，以节段性分布的透壁性炎症、溃疡为特点。肠道溃疡从口疮疹样的侵蚀到深深的裂隙，这个过程通常可以并发肠狭窄、脓肿和瘘管。这个疾病好发于回肠末端，但是任何区域的胃肠道都可以受累。

蒙特利尔分类根据临床分型，包括诊断年龄、病变位置、疾病行为[69]。此分类考虑了三个年龄组，其中年龄最大的组是 40 岁以上，大多数患者患有炎性疾病（70%），其次是狭窄性疾病（17%）和穿透性疾病（13%）[70,71]，穿透性疾病包括瘘管和脓肿或两者都有。

诊断的患者中 28%仅有回肠末端受累，50%的患者有回结肠疾病，25%的患者仅有结肠疾病[72]。小肠疾病在老年人中不太常见[73]。在最近的法国北部的系列研究中，34%的超过 60 岁的患者有小肠受累，而 64%的年轻患者有小肠受累症状[70]。炎症性肠病在全世界的患病率正在增加，老龄人口也在增加，使得克罗恩病在老年人中是一个日益严重的问题。克罗恩病主要影响青少年和年轻人，随后的发病小高峰是 60~80 岁老年人[74]。尽管不是所有的研究均一致地描述这种双峰的发病模式[75,76]。然而，小部分克罗恩病患者首先在晚年发病，由于寿命的增加，老年患者的数目将增加。在法国早期的研究中，24%被诊断出克罗恩病的患者年龄在 60 岁或超过 60 岁[70]。在另一项比利时的基于人口学的研究中，137 个患者中23 个（17%）是超过 60 岁的确诊克罗恩病的患者，每年的患病率是 3.5/100 000（60 岁以下的患病率是 4.8/100 000）[77]。吸烟，炎性肠病家族史，以及（在大多数研究中）进行过阑尾切除术是克罗恩病的危险因素[76]。

临床表现和检查

老年人群的克罗恩病大多数遵循年轻人克罗恩病的临床表型[78]。克罗恩病的主要临床症状包括：腹痛、腹泻、体重减轻、恶心、呕吐、乏力、发热、腹部包块和肛周症状。然而，需要注意的是老年患者更容易出现结肠受累而不是小肠受累，更容易表现为腹泻和出血而不是腹痛和呕吐[79]。克罗恩病在老年患者中比年轻患者更容易出现诊断延迟（分别为大于 6 年和 2 年）[80-82]。这种延迟可能是由于一些疾病的高患病率，与老年人的克罗恩病非常相似，例如憩室病、急性缺血性或感染性结肠炎或与药物有关的结肠炎。克罗恩病的并发症包括肠腔狭窄和穿透性疾病，与儿童相比，老年患者不太常见[83]。

克罗恩病没有单独的确诊试验[84]。通过临床表现、炎症因子标志物、肠镜或放射影像学和病史来确定诊断。

结合这些特征中的一些标准活动指数[克罗恩病活动指数（Crohn disease activity index，CDAI）、Harvey-Bradshaw指数]被用于临床试验且对临床实践也非常有帮助[如用抗肿瘤坏死因子（tumor necrosis factor，TNF）制剂评价患者的治疗][85]。例如，CDAI 小于 150 被用来确定缓解，严重性疾病的 CDAI 评分大于 450[85,86]。

关于用于小肠克罗恩病的研究方法的讨论不可避免地与结肠疾病的检查方法重叠。在实践中，回结肠镜将是最初的检查选择。在结肠镜检查中仅检查一小段末端回肠，因此，双重对比钡剂造影或小肠钡剂灌肠用于确定小肠疾病的范围和严重程度。随着 MRI 的发展（包括 MR 灌肠造影）可以改良小肠成像[72,87,88]，包括能够区分炎症性的和纤维变性的狭窄。MRI 的优势在于没有电离辐射并且可能代替钡剂研究。CT 和超声成像已经被使用多年，用于克罗恩病检查蜂窝织炎（炎性包块）、脓肿空腔、经皮穿刺引流脓肿。技术的发展扩展了这些模式的应用范围。超声目前用于小肠壁的检查和发现狭窄。多层螺旋CT 的对比剂增强检查在评价小肠炎症疾病方面有着高敏感性（71%~83%）和高特异性（90%~98%）[88]。无线胶囊内镜能够提供整个小肠的内镜影像[12,72,88]。无线胶囊内镜诊断的准确性目前被认为优于 CT 或 MR 灌肠造影，使得它成为怀疑克罗恩病的诊断金标准[89]。如以前所说，无线胶囊内镜带来胶囊滞留的风险，能自溶的探路胶囊可以降低这个风险。推进式内镜很少被用于克罗恩病的诊断，因为这项技术不能直视回肠的终末端。双球囊内镜被用于活检和治疗，如狭窄的扩张[14,72,88]。

管理

晚发克罗恩病的管理是复杂的，由于误诊、共存疾病、多种药物相互作用、行动障碍和认知损害、涉及社交困难和经济问题等[90]。克罗恩病的管理选择包括药物治疗，关注营养，戒烟，在严重或慢性活动性疾病中进行手术治疗[91]。指南细节（包括一系列的询证医学综述）通常讨论两大标题下的管理：诱导缓解和维持缓解[92-94]。

克罗恩病老年患者的医学管理和年轻患者的管理基本一致[75]。然而，当使用糖皮质激素、免疫抑制剂和生物药物时需要特别谨慎。一种药物治疗方法是"低剂量开始，缓慢增加"，然后定期重新评估患者病情进展，如果反应不良可以更加积极地治疗[95]。

柳氮磺吡啶在没有慢性化的小肠克罗恩病中作用不大。涂有 pH 敏感树脂或乙基纤维素包衣颗粒的氨水杨酸开始在小肠中释放药物。然而，最近的荟萃分析表明美沙拉秦对于诱导缓解仅比安慰剂略微有效[96]，并且这个药物对于诱导缓解后的维持没有效果[97]。

氨水杨酸仅仅在手术切除后减少复发率方面有作用[98]。

布地奈德（9mg/日），一个局部有效的类固醇激素在肝中有着广泛的首过效应，被推荐用于轻至中度局限的回结肠疾病。布地奈德比其他类固醇激素副作用低，不导致骨质疏松。泼尼松龙（40～60mg/日到1mg/kg体重）被用于严重的回结肠疾病和广泛的小肠疾病：超过80%的患者进入缓解期或4周内有部分缓解。然而，糖皮质激素可以导致一些副作用。1年仅有32%患者有持续的治疗效果，28%的患者依赖糖皮质激素（如需要泼尼松龙至少10mg/日或布地奈德3mg/日预防复发），38%的患者需要手术治疗[99]。虽然布地奈德可以延迟复发，但糖皮质激素对于克罗恩病的维持缓解没有作用。

免疫抑制药物如硫唑嘌呤（2～2.5mg/kg）、6-巯基嘌呤（1～1.5mg/kg）和氨甲蝶呤（15～25mg IM/SC 每周配合叶酸）作为节制激素疗法用药。它们对维持缓解是有效的并且需要长期服用。需要谨慎地在老年患者中使用，考虑可能存在严重的毒副作用，虽然临床实验中6-巯基嘌呤已经被证实 70 岁老年人和年轻的患者一样可以耐受[100]。值得注意的是别嘌醇能够加强硫唑嘌呤和6-巯基嘌呤的作用，并能导致严重的骨髓毒性[101]。

抗生素，包括抗分枝杆菌药物，对于小肠克罗恩病的最初治疗没有效果，虽然前者在穿通性疾病的脓毒症时需要使用。针对 TNF-α 的单克隆抗体（英夫利昔单抗、阿达木单抗、赛妥珠单抗）用于难治性疾病、不耐受常规治疗、维持病情缓解和瘘管疾病，以及一些肠外表现的患者[102]。这些药物比较昂贵并且副作用明显，已经被报道的包括肺结核、严重感染、视神经炎、感染和输液反应，可能增加进展期淋巴瘤的风险。抗生素增加患者死亡率，因此在 3～4 级充血性心力衰竭的患者中禁用。

由于营养素摄入减少，营养不良在小肠克罗恩病中非常常见，而炎症、脓毒症或手术带来能量需求增加。在大多数患者中，通过使用少量频繁的低纤维膳食和补充聚合物可以增加营养摄入。一些患者受益于胃管喂养，一些患者需要肠外营养。肠内营养，无论是元素或聚合物膳食，也可以作为克罗恩病的主要治疗手段，但效果不如糖皮质激素治疗有效[103]，即使没有副作用，也不容易被患者接受。

克罗恩病患者容易骨量减少或骨质疏松。骨量减少也见于糖皮质激素应用，激素直接可以作用于广泛性小肠疾病的炎症过程，同时也会抑制钙和维生素D的吸收。骨矿物质密度减少也和低体重指数、男性、长期疾病、回肠切除、活动性疾病相关。炎症性肠病的骨质疏松症的预防和管理的综合性指南已经发布[35]。

多个研究报道老年克罗恩病患者比年轻患者有更低的手术率[104,105]。手术需要解除由于狭窄造成的梗阻，需要解决化脓性的并发症，用于药物难治的疾病。老年患者通常可以很好地耐受手术。虽然手术后住院时间比较长，但是死亡率和手术并发症均和年轻患者相似[106]。

小肠腺癌能使小肠克罗恩病更加复杂化。老年克罗恩病患者罹患多种恶性肿瘤的风险增加，包括小肠癌、结直肠癌、胃癌、胰腺癌、肾癌、肺癌等[107,108]。他们罹

患非霍奇金淋巴瘤和皮肤癌的风险也增加，这可能和应用免疫调节剂和抗 TNF 治疗相关[109]。

小肠缺血

小肠缺血可以是急性或慢性的，可以是动脉或静脉来源的。动脉缺血主要影响中年和老年患者。肠系膜静脉血栓形成可以解释 5%～10% 的急性肠系膜缺血患者。小肠缺血可以影响相对年轻群体的患者（平均年龄 48～60 岁），因此我们不再进一步的探讨。

急性肠系膜动脉缺血

急性肠系膜动脉缺血[110-112]是由栓塞、血栓形成或肠系膜上动脉（superior mesenteric artery，SMA）及其供血区的非闭塞性缺血导致的。肠系膜动脉完全性闭塞，供血分布于空肠、回肠和结肠的右半部将有灾难性后果。患者频繁地需要长期营养支持，存活的患者需要的肠内营养取决于剩余空肠的长度。栓塞占病例的 40%～50%，通常发生在有房颤、左侧心腔扩大、心梗等易患因素的老年患者中。肠系膜动脉非闭塞性缺血发生于 20%～30% 的患者中，是由于低灌注或循环衰竭后肠系膜血管收缩引起的，如严重的充血性心力衰竭、低血压、心律失常或心脏骤停。血栓形成（20%～30%）见于广泛的血管性疾病中，20%～50% 的患者在发病前数周至数月有腹痛的病史。

诊断

患者有严重明显的腹痛，但是体格检查最初正常或轻微异常。这种症状和体征的不一致性在有心血管疾病或高凝状态的老年患者中出现，临床医生应当警惕是否有肠系膜动脉缺血的可能。腹膜炎，低血压，呕吐，发热，暗红色或新鲜直肠出血，腹胀，白细胞增多症，代谢性酸中毒，都是肠梗死的特征。大约25%的患者有腹部膨胀或胃肠出血却没有腹痛，大约 1/3 的老年患者表现急性意识模糊状态[113]。白细胞增多症和血清中乳酸、淀粉酶、碱性磷酸酶、磷酸盐升高不是可靠的生物学标志物。液平面、膨胀的肠袢、腹平片上的"拇纹征"见于 1/3 的患者。但是肠梗死的特异性放射学影像，如肠壁气体或门脉血管则非常罕见。CT 描绘这些改变更加准确，能够显示肠系膜血管血栓，而且对于排除其他原因引起的腹痛非常有帮助[114]。多普勒超声作用有限，但是CT 或 MR 血管成像是非常有前景的方法，因为对 SMA 的病理改变有着高度的敏感性和特异性[115,116]。有影像学异常的患者预后不良，因为非特异性的改变通常提示肠坏死。肠系膜血管造影是确定诊断的金标准，理想的应该是在梗死征象出现前进行该项检查。然而，在血管造影片上却很难区分急性和慢性的血管改变，尤其是患者存在非闭塞性的肠系膜动脉缺血时。

管理

管理部门要求合适的患者采取积极的措施，最初的复苏包括：中心静脉压监测、纠正低血容量不足、正性肌力支持。内脏血管收缩剂主要指去甲肾上腺素，需要避免使用洋地黄制剂。根据经验给予广谱抗生素治疗由于肠梗死细菌迁移引起的败血症。即使已经决定手术，早期血管造影仍是治疗的基石。血管造影术的导管被留在原地有两个原因：需要重复进行血管造影术，导管被用于动脉内灌注血管舒张剂罂粟碱。血管造影术减轻了相关的肠系膜动脉痉挛并改善了围手术期的灌注。有梗死迹象的患者需要紧急手术，行梗死肠管切除术、栓子切除术、血栓切除术或动脉重建术。二次探查手术通常在12～24h区分可存活的和不可存活的肠管。完全的肝素抗凝是有争议的，但是大体上在血栓切除术后或动脉重建后的48h开始抗凝。有许多病理报告，关于肠系膜动脉栓塞或血栓形成患者成功溶栓的系列小案例[112]，血管内治疗包括血管成形术，支架术，机械碎栓[117,118]。这些治疗通常仅仅在症状发生的12h内实施是成功的。如果在不可逆的肠梗死发生前没有确诊，急性肠系膜动脉缺血的死亡率是70%～90%。由于早期的诊断和重症监护的积极管理，全因死亡率自从20世纪60年代末已经得到改善。一项系统性的综述表明动脉栓塞、动脉血栓形成和非闭塞性缺血的死亡率分别是54.1%、77.4%、72.7%[119]。局部区域的缺血导致局部梗死，通常是多发的，可能由于血管炎、胆固醇的动脉粥样硬化形成栓子和多种非血管性疾病。治疗包括手术切除梗死的肠管。

慢性肠系膜动脉缺血

由于内脏循环的动脉粥样硬化导致的腹部或肠绞痛的综合征是一种很少见的状态[110-112]。当饭后肠系膜动脉血流不能够满足代谢需求的增加时，会导致腹痛伴有或不伴有吸收不良和肠蠕动障碍。疼痛于每餐后的30min开始，逐渐加重达到高峰，最多持续3h。腹痛位于上腹部，可以放射到后背，性质呈绞痛或痉挛性疼痛。有时通过俯卧或蹲位可减轻疼痛。也可发生便秘、腹泻、脂肪泻、腹胀、胃肠胀气。患者通过不饮食或限制饮食来避免激发疼痛（畏食），因此体重减少。

诊断

临床评估通常提示广泛的血管性疾病。腹部收缩期血管杂音并不是一个特异性的诊断标准。有进展期动脉粥样硬化疾病的患者2个甚至3个主要的肠系膜动脉分支可能存在严重血管狭窄或闭塞，都是无症状性的。因此诊断依靠病史和至少2个主要肠系膜动脉分支近端狭窄的血管造影结果，存在侧支循环提示慢性缺血。慢性肠系膜动脉缺血的患者中，2支血管闭塞者超过90%，3

支血管闭塞者超过50%[112]。排除非典型心绞痛和其他原因导致的反复发作的腹痛非常重要，如胆结石导致的胆源性腹痛和消化性溃疡。超声多普勒、CT、MR血管成像均被用于评价血管造影术前的有症状患者[120]。

管理

外科血管重建术和经皮血管支架术是两种主要的治疗手段，二者均可以减轻大多数患者的症状。外科手术的血管重建率较高，再狭窄或闭塞的比例较低，但是由于住院时间长，围手术期的患病率和死亡率较高。血管内治疗不适用于所有的患者，但是特别适用于短的节段性病变的患者。手术要依据个体选择，因为许多患者都有广泛的血管疾病并存在着其他的疾病[120-122]。

小肠肿瘤

原发的小肠肿瘤相对罕见，仅占胃肠肿瘤的1%～2.4%[123]。这些肿瘤中的2/3都是恶性的，通常和转移瘤相关，尤其是黑色素瘤转移。

良性肿瘤

腺瘤、平滑肌瘤、脂肪瘤是最常见的良性肿瘤。腺瘤在十二指肠和回肠更加常见，脂肪瘤在回肠中更加常见。平滑肌瘤在小肠中分布更加均匀，但是在空肠中更加常见。超过50%的良性肿瘤是无症状的，剩下的表现为梗阻、肠套叠或隐匿性出血。腺瘤和平滑肌瘤能够发生恶性转化，所以应当手术切除，腺瘤在某种情况下可以通过内镜切除。偶然发现的无症状的脂肪瘤可以留在原处，因为对它的恶性转化尚不清楚。

恶性肿瘤

来自监测、流行病学和最终结果（surveillance, epidemiology, and end results，SEER）项目的数据估计：2008年大概有6110名美国男性和女性患者被诊断为小肠恶性肿瘤，自20世纪70年代开始，患者数量表现为进行性增加。经过年龄校正的2001～2005年的患病率为2.2人/100 000名男性，1.6人/100 000名女性，平均诊断年龄为67岁。1996～2004年总体的5年相关生存率（RSS）为57.8%，31%的患者在诊断时患有局部疾病，5年相关生存率为77%，33%的患者存在地区性分布（5年相关生存率为62.2%），29%的患者表现为转移癌（5年相关生存率为36%）[124]。腺癌（占肿瘤的35%～50%）、类癌（20%～40%）、淋巴瘤（14%～18%）、肉瘤（10%～13%）4种肿瘤是目前最主要的肿瘤类型[123,125]。

临床表现和诊断

腹痛、出血、肠梗阻、体重减轻是主要的临床表现，明显的腹部包块非常少见。穿孔见于10%的病例中，壶腹周围肿瘤可以表现为梗阻性黄疸，淋巴瘤的患者中腹泻更加常见。小肠类癌和类癌综合征，由于释放 5-羟色胺（5-HT）和其他的血管活性递质，患者表现为面色潮红、毛细血管扩张、腹泻、支气管痉挛，不常见的表现是右心衰竭，但是它仅见于肝转移瘤[126,127]。24h 尿液 5-羟吲哚乙酸和血浆嗜铬粒蛋白 A 检测是适合筛查类癌的实验。

小肠恶性肿瘤的诊断通常会延迟，因为病史的非特异性和缺乏临床表现。小肠灌肠造影要比钡餐造影能更敏感地发现肿瘤[128]。现代的多排螺旋 CT 明显提高了探查和分析这些相对少见肿瘤的诊断能力[129]。CT 和钡剂研究也许在小肠类癌中显示正常，但是由于肿瘤诱发的促进结缔组织增生的反应，大的病灶表现为固定、分离、变厚、具有星星外观的角度。生长抑素受体闪烁扫描对于发现原发性肿瘤和 61%～96% 转移瘤的敏感性高达 90%[126]。无线胶囊内镜、推进式肠镜、DBE 改变了小肠肿瘤的研究。通过剖腹手术而确诊的患者比例已相应减少。

腺癌

大多数（52%～55%）的腺癌在十二指肠部位的发生率升高，18%～25% 在空肠，13% 在回肠[104,105]。平均发病年龄是 55～65 岁。这些肿瘤预后不良，主要是因为晚期出现临床表现和延迟的诊断：总体 5 年生存率为 26%～31%，平均生存时间为 20 个月[130,131]。外科手术切除在没有浸润性疾病的患者中是有效的。惠普尔（Whipple）胰十二指肠切除术通常切除病灶的第一和第二部分的十二指肠，并部分地切除其他部位的肿瘤。放疗和化疗无效。

类癌

小肠是类癌发生的最常见部位，主要位于回肠[132,133]。十二指肠肿瘤非常罕见。平均发病年龄为 64 岁，40%～70% 的患者诊断时已有局部或远处的（最多见肝）转移[126,133]。然而，类癌生长缓慢并且生存期延长，甚至和不治之症容易共存。整体 5 年生存率为 61%，大约是小肠腺癌 5 年生存率的 2 倍[133]。外科手术切除是唯一的治疗方法。当肝转移局限在单叶时，根治性肝切除术也可在合适储备功能的患者中进行。经历切除原发肿瘤或肝转移瘤患者的术后死亡率是 6%，5 年生存率提高到 87%[126]。切除原发肿瘤和局部淋巴结适合一些无法切除的肝继发转移灶患者，因为淋巴结转移和高度纤维化相关，并且能够减少受累小肠的血液供应[126]。有肝转移患者的 5 年生存率是 18%～32%[127]。不能切除的患者可选择的治疗方法包括：生长抑素类似物奥曲肽、兰瑞肽、干扰素、肝动脉栓塞和化疗术。5-HT 受体拮抗剂、赛庚啶、昂丹司琼用于控制类癌综合征的症状。

肉瘤

胃肠道间质肿瘤（gastrointestinal stromal tumor，GIST）是胃肠道间充质细胞起源的罕见软组织肉瘤[134,135]。这些肿瘤以前被认为起源于平滑肌，然而，仅有小部分表现出的组织学特性是真正的平滑肌肿瘤，大多数的 GIST 表达酪氨酸激酶生长因子受体 c-KIT，这个受体可以通过免疫染色法检测到 CD117 细胞表面的受体表达。因此它们通常与平滑肌瘤和平滑肌肉瘤明显不同。所有的 GIST 有恶性潜质，但是肿瘤直径小于 2cm 被认为基本是良性的。每年的患病率为每百万人有 10～115 人，小肠的患病率占 20%～30%。大多数 GIST 诊断的年龄在 50～70 岁。主要的治疗手段是手术切除。传统的放化疗无效，但是伊马替尼（酪氨酸激酶抑制剂）可以对 2/3 不能切除或转移性肿瘤的患者产生完全或部分长期反应[136,137]。空肠平滑肌肉瘤比回肠更常见，十二指肠的平滑肌肉瘤的患病率不到 1/5。手术切除通常可以不用切除淋巴结，因为这些肿瘤很少转移至局部淋巴结[123]。

淋巴瘤

大多数的 B 细胞淋巴瘤发生在回肠，然而，大多数的 T 细胞淋巴瘤发生在空肠[138,139]。1/4 的 B 细胞淋巴瘤和 50% 的 T 细胞淋巴瘤是多灶性的，最多可达 10 处病灶。2/3 的原发性小肠淋巴瘤是 B 细胞型的，剩下的就是 T 细胞起源的[1]。大约 50% 的 T 细胞淋巴瘤和肠病相关，主要是乳糜泻。20% 的低分化 B 细胞淋巴瘤是与黏膜相关淋巴组织肿瘤（tumor of mucosa-associated lymphoid tissue，MALT 淋巴瘤）。治疗手段主要是手术切除，而辅助放化疗的最佳治疗策略尚未确立[139,140]。T 细胞淋巴瘤预后不良，5 年生存率为 25%，高分化 T 细胞淋巴瘤是 50%，而低分化的 B 细胞淋巴瘤是 75%[138]。基于人口学研究的 328 例原发性小肠肿瘤 25 年内的 5 年生存率是 54%[141]。

不明原因的胃肠出血

不明原因的胃肠出血是指胃肠道持续出血，而 EGD、结肠镜、钡餐造影或小肠灌肠造影均正常[12,142,143]。它大约占胃肠道出血病例的 5%，可分为明显的和隐匿的亚型，具体取决于临床上是否出血明显。一些患者最初被认为是不明原因的出血，实际上传统内窥镜检查范围内的病变可能被忽略掉了[144]。Cameron 溃疡（溃疡在食管裂孔疝内）、杜氏病灶、塌陷食管、胃底静脉曲张可能被 EGD 所忽略。有经验的内镜医师有时可能不能发现小的肿瘤或血管病变。因此在假设小肠出血是失血的源头之前建议进行 EGD 二次检查。自 21 世纪初以来，允许内窥镜评估整个小肠的技术进步改变了小肠疾病患者的治疗。放射性核素研究和肠系膜血管造影术的应用相应减少。胃肠道出血的分类也被改变了，传统术语上消化道出血和下消化道出血表示 Treitz 韧带以上和以下来源的出血已经被取代了。出血在壶腹以上部位，在 EGD 可达到范围内，称为上消化道出血。中消化道出血确定的出血来源是小肠从壶腹到回肠末端。目前最好的方法是通过无线胶囊内镜和小肠镜进行检查。下消化道或结肠出血通过结肠镜来检查。

血管扩张症很可能是老年患者中消化道不明原因出血的最常见原因。非甾体抗炎药引起的小肠溃疡、小肠肿瘤、小肠静脉曲张、克罗恩病、主动脉肠道瘘是引起出血的其他原因。放射性核素扫描和肠系膜血管造影术正在被新的检查手段所取代。患者有不明原因的出血时应当首先应用无线胶囊内镜检测，诊断率达 40%～80%。如果是阴性的，应当考虑重复检查，或者取决于可行性，应当使用 DBE（诊断率为 75%）。术中肠镜检测是最准确的（诊断率为 70%～93%），但也是最有创的检查，通常有持续出血的危重患者或当其他检测手段不能发现出血原因的时候才使用。出血灶在近端空肠处可以通过推进式小肠镜来治疗，更远的部位（迄今通常通过手术处理）目前可以使用双球囊技术。

非甾体抗炎药和小肠

随着胶囊内镜使用的增加，研究人员可以重新认识更多的由非甾体抗炎药引发的远端小肠的侵蚀性损害[145]。大多数存在这类损害的患者是无症状的，但是能表现出缺铁性贫血的症状，而且胃 EDG 检查结果为正常或者表现出血或是穿孔征象。不常见的是，非甾体抗炎药可以导致隔膜形成和肠腔狭窄从而产生小肠梗阻[146]。环氧酶-2（cyclooxygenase-2，COX-2）抑制剂也许比非甾体抗炎药更具有保护作用，但是通过胶囊内镜可以见到小肠黏膜破坏，尽管它们的重要性尚不明确[147]。长期应用非甾体抗炎药的患者可见结肠腐蚀和溃疡的报道，尤其是在老年人群中多见[148]。由非甾体抗炎药诱发的小肠侵蚀和溃疡的诊断主要来自病史和胶囊内镜的阳性发现。治疗方法包括停用该类药物，预期可获得全面的恢复。对于肠腔狭窄则需要手术治疗，如果病变位于终末回肠，可以进行内镜下的球囊扩张。

胆汁酸腹泻

胆汁酸腹泻也称为胆盐吸收不良，是腹泻的常见原因，但由于缺乏对这种状况的认识而导致许多病例的误诊。胆汁酸对膳食脂肪的吸收是必需的。它们产生于肝，分泌到胆道系统中，储存于胆囊，进食后被释放。超过90%的胆汁酸在回肠末端被重新吸收并被肝摄入，作为肠肝循环的一部分，然后再分泌。胆汁酸的吸收障碍导致胆汁酸到达结肠后刺激液体分泌和肠蠕动，从而导致慢性腹泻。克罗恩病或其他回肠末端异常或切除患者尤其存在这个风险[149]。胆汁酸腹泻也可在胆囊切除术后[150]、细菌过度生长、慢性胰腺炎和辐射性肠病的患者中见到。胆汁酸的产生过量，而不是吸收不良，可导致腹泻，称为初级胆汁酸腹泻。一项研究表明[151]，1/3 的不明原因腹泻患者存在胆汁酸腹泻，而此类患者常被误认为患有

肠易激综合征[152]。

胆汁酸腹泻的诊断是通过 SeHCAT（硒同型牛黄胆汁酸）扫描，该操作很容易且结果可靠。这涉及一个天然结合牛黄胆汁酸的合成类似物的摄入。保留分数由 7 天后的伽马相机评估，数值小于 15% 表明是胆汁酸腹泻。胆汁酸螯合剂是用于治疗胆汁酸腹泻的主要药物。考来烯胺和降胆宁是粉末状的，已经使用了很多年[153]，但耐受性不佳，易引起腹胀和胀气。然而，那些可以耐受这些药物的患者往往可有明显的疗效。考来维仑是片剂形式的胆汁酸螯合剂，似乎比粉末形式更容易被患者接受[154]。饮食上的改变，如低脂肪饮食也可以用来改善、控制症状。

关键点

- 乳糜泻、小肠细菌过度生长和慢性胰腺炎是老年患者吸收不良的主要原因。
- 乳糜泻的患病率为 1%，60%～70%的患者是无症状的。
- 小肠细菌过度生长见于 52%～70% 的有症状的和 14%～25% 的无症状的老年患者。
- 克罗恩病呈双峰分布，第二个发病高峰在老年人群。
- 急性肠系膜缺血患者的死亡率非常高，为 54%～77%。
- 小肠肿瘤很少见，占所有胃肠肿瘤的 1%～2.4%。
- 无线胶囊内窥镜和双气囊电子小肠镜改变了对小肠疾病的研究。

（孔晶晶　译，王衍富　校）

完整的参考文献列表，请扫二维码。

主要参考文献

8. Thomas PD, Forbes A, Green J, et al: Guidelines for the investigation of chronic diarrhoea. Gut 52(Suppl 5):v1–v5, 2003.
12. Sidhu R, Sanders DS, Morris AJ, et al: Guidelines on small bowel enteroscopy and capsule endoscopy in adults. Gut 57:125–136, 2008.
15. Ludvigsson JF, Leffler DA, Bai JC, et al: The Oslo definitions for coeliac disease and related terms. Gut 62:43–52, 2013.
27. National Institutes of Health: Consensus Development Conference statement on celiac disease, June 28-30, 2004. Gastroenterology 128(Suppl 1):S1–S9, 2005.
34. Ludvigsson J, Bai J, Biagi F, et al: Diagnosis and management of adult celiac disease: guidelines from the British Society of Gastroenterology. Gut 63:1210–1228, 2014.
35. British Society of Gastroenterology: Guidelines for osteoporosis in inflammatory bowel disease and coeliac disease, 2007. http://www.bsg.org.uk/clinical-guidelines/ibd/guidelines-for-osteoporosis-in-inflammatory-bowel-disease-and-coeliac-disease.html. Accessed November 4, 2015.
54. Elphick DA, Chew TS, Higham SE, et al: Small bowel bacterial overgrowth in symptomatic older people: can it be diagnosed earlier? Gerontology 51:396–401, 2005.
55. Hoffmann JC, Zeitz M: Small bowel disease in the elderly: diarrhoea and malabsorption. Best Pract Res Clin Gastroenterol 16:17–36, 2002.
61. Khoshini R, Dai S, Lezcano S, et al: A systematic review of diagnostic tests for small intestinal bacterial overgrowth. Dig Dis Sci 53:

1443–1454, 2008.

69. Satsangi J, Silverberg MS, Vermeire S, et al: The Montreal classification of inflammatory bowel disease: controversies, consensus, and implications. Gut 55:749–753, 2006.

75. Swaroop PP: Inflammatory bowel diseases in the elderly. Clin Geriatr Med 23:809–821, 2007.

79. Hussain SW, Pardi DS: Inflammatory bowel disease in the elderly. Drugs Aging 27:617–624, 2010.

85. National Institute for Health and Clinical Excellence: Guidance on the use of infliximab in Crohn's disease (Technology appraisal guidance [TA40]), 2002. www.nice.org.uk/2009. Accessed October 10, 2009.

86. Strange EF, Travis SPL, Vermeire S, et al: European evidence based consensus on the diagnosis and management of Crohn's disease: definitions and diagnosis. Gut 55(Suppl 1):i1–i5, 2006.

89. Jensen MD, Nathan T, Rafaelsen SR, et al: Diagnostic accuracy of capsule endoscopy for small bowel Crohn's disease is superior to that of MR enterography or CT enterography. Clin Gastroenterol Hepatol 9:124–129, 2011.

90. Katz S, Pardi DS: Inflammatory bowel disease of the elderly: frequently asked questions (FAQs). Am J Gastroenterol 106:1889–1897, 2011.

91. National Institute for Health and Clinical Excellence: Crohn's disease. Management in adults, children and young people (NICE guidelines [CG152]). www.nice.org.uk, 2012.

95. Gisbert JP, Chaparro M: Systematic review with meta-analysis: inflammatory bowel disease in the elderly. Aliment Pharmacol Ther 39:459–477, 2014.

102. Clark M, Colombel J-F, Feagan BC, et al: American Gastroenterological Association (AGA) consensus development conference on the use of biologics in the treatment of inflammatory bowel disease, June 21-23, 2006. Gastroenterology 133:312–339, 2007.

125. Haselkorn T, Whittemore AS, Lilienfeld DE, et al: Incidence of small bowel cancer in the United States and worldwide: geographic, temporal, and racial differences. Cancer Causes Control 16:781–787, 2005.

153. Wilcox C, Turner J, Green J: Systematic review: the management of chronic diarrhoea due to bile acid malabsorption. Aliment Pharmacol Ther 39:923–939, 2014.

第**78**章 ┃ 大　　肠

Arnold Wald

解　剖　学

结肠是大的空腔脏器，它起源于胚胎学中原始的中肠和后肠[1]。阑尾、横结肠和乙状结肠有肠系膜，而升结肠和降结肠没有。与胃和小肠一样，结肠也是由内环形和外纵形两层平滑肌组成的，但不同的是，只有结肠的外纵形肌分为 3 条结肠带。结肠带将结肠分成袋状折叠，有助于减缓排泄物的运动，促进吸收。

肠系膜上动脉为右结肠到中横结肠供血，而肠系膜下动脉为左结肠供血[2]。肛门直肠的血供源于回肠动脉内侧分支[3]。在末端横结肠与中降结肠处，肠系膜上下动脉相互吻合，称为 Drummond 边缘动脉。这一结构使得该区域缺血性坏死的风险增加。

结肠的神经是由自主神经系统和肠神经支配。副交感神经是由右侧结肠的迷走神经和来源于第二、第三和第四神经的骶骨副交感神经组成[4]。交感神经是源于第七颈神经到第三腰神经的内脏神经。即使迷走神经和内脏神经中断，结肠功能也可持续，因为结肠有发育完全的肠神经系统，当没有外来神经支配时肠神经系统可以起作用。

功能和疾病症状

结肠和直肠的主要功能是长期储存粪便废物，并以适当的方式排出。通过肠道的顺应性和结肠平滑肌的肌肉收缩可以促进粪便的储存，还可以减缓粪便的前进运动，从而促进水和电解质的吸收，减少粪便量。粪便的前进运动主要是通过低频率的蠕动收缩来实现的，可允许长距离的运动。排便可控性的维持是通过识别直肠的容积，以及协调肛门括约肌和盆底肌的功能来实现的，从而适当延迟排便。健康老年人的结肠运动和运输与年轻人一样[5]，但老龄化与肛门括约肌张力下降及直肠顺应性降低有关[6]，且后者对老年人排便失禁的影响更大（另见第 105 章）。便失禁也可能是其他疾病的表现，如运动量减少、脱水都是造成便失禁的原因。便失禁问题是老年医学研究的重点，即便如此，对老年人群便失禁的诊治往往是最薄弱的部分[7]。

结肠和直肠疾病的主要症状是便秘、腹泻、腹痛和直肠出血。对于老年人来说，造成这些症状的病因不是唯一的，包括憩室炎、肿瘤、缺血性大肠炎、血管扩张、

排便失禁、便秘和抗生素相关性腹泻和大肠炎，患有这些疾病的老年人的症状发作频率增加。炎症性肠病可发生在任何年龄，但是老年人的患病率较低。

诊断性检查

放射学对照研究

传统的造影剂检查方法是使用硫酸钡的单对照或双对照技术，将稠化钡悬浮液覆盖在黏膜表面，然后注入气体将其延伸到黏膜表面。另外，如果怀疑有穿孔，可以使用水溶性造影剂。

当研究发现患者疑有肿块、憩室炎或瘘管时，首选单对照技术；而要显示正常黏膜损伤和肿瘤时首选双对照技术。虽然，关于结肠疾病检查时应该选择钡剂对照实验还是结肠镜检查仍有一些争议，但是大多数的临床医生支持结肠镜检查，因为它的敏感性更高，而且可以用于活检和治疗。对于严重狭窄的疾病或粘连导致结肠镜检查有害的患者，如果怀疑有憩室炎，是否需要评估结肠梗阻的位置和性质，以及是否需要评估结肠结构和功能，可能需要进行对比研究。当增加结肠的压力可能会使患者的状况恶化时，不能做钡剂灌肠，如疑有中毒性巨结肠的患者，或者提示有缺血性结肠炎的腹膜征的患者。

当患者主诉便秘或者排便习惯改变时，钡剂造影辅助乙状结肠镜检查可以用于明确病因，也可用于诊断功能性巨结肠和功能性巨直肠。对于巨结肠患者，钡剂完全填满结肠既没有必要也不能令人满意[8]。然而，对于大多数长期便秘的患者来说，传统的钡剂检查提供的有关结肠运动功能的信息很局限。衰弱或住院的老年患者结肠动力往往不足[9,10]。一般来说，对胃肠道（gastrointestinal，GI）透视已经从一线评估胃肠道症状转到作为一种解决问题的工具。

显像技术

腹部计算机断层扫描

这个技术可以显示肠壁的厚度、腹腔内的实性脏器、肠系膜及邻近肠的软组织。在诊断憩室炎方面有一定的优势，可以显示结肠旁脂肪、脓肿和内部窦道所致的炎症，其中脓肿可能含有液体和气体。如果在膀胱或阴道

内发现气体，就可以确定瘘管是否存在于其他器官。它还可以识别在结肠周围的疾病，包括意外发生的腹腔脓肿。

计算机断层扫描（computed tomography，CT）在评估克罗恩病的并发症时有一定的价值，包括脓肿、瘘管，以及肌肉和输尿管的损伤，有时用于经皮置管引流。也可以诊断其他的并发症，包括骶椎骨髓炎、胆石症、肾炎，以及与糖皮质激素治疗相关的股骨头血管坏死。

对于阑尾炎（和盲肠憩室炎，经常被误诊为阑尾炎），CT通过显示周围附属物的炎症，以及区分瘘和脓肿，来辅助临床诊断[11]。有时，当有与周围附属物炎性体征相关的阑尾炎特殊病征时，可确诊为阑尾炎。

CT结肠成像术是一个用于筛查结肠息肉的新技术装置。CT结肠成像术对于＞6mm的结肠息肉的检测率与结肠镜检查一样，但是该检查对较小息肉的敏感性低[12]。除了二维显像之外，三维显像的使用可以减少错误判断[13]。在美国，推荐使用CT结肠成像术来筛查结肠息肉。

磁共振成像

虽然对于非胆源性胰腺炎症状和非特异性急性腹痛的患者CT仍然是最广泛使用的成像方式，但磁共振成像（magnetic resonance imaging，MRI）也发挥了越来越重要的作用[14]。MRI以更少的电离辐射和优越的软组织对比度优于CT，但在检测肠道疾病时需要较长的采集时间，增加了对运动伪影的敏感性，且成本较高。MR小肠造影和结肠镜检查是评估小肠和结肠炎性肠病的首选技术。MRI在直肠癌分期方面可与内镜超声（endoscopic ultrasound，EUS）相媲美，但与EUS不同的是，它能同时评价直肠肿瘤的狭窄程度和高位直肠肿瘤，同时对整个盆腔进行影像学检查，以评估邻近器官的浸润和淋巴结肿大情况。MRI是评价肛肠疾病的一个有价值的工具，特别是对于肛周瘘，这可能是克罗恩病的并发症，以优化手术计划[15]。

肛门直肠内镜超声检查

肛门直肠内镜超声检查能够准确地描述直肠壁、内外侧肛门括约肌及肛提肌[16]。它可以通过检测由于分娩或者其他与自制机制相关的潜在损伤所导致的隐蔽的括约肌损伤，来评估排便失禁患者的骨盆底部结构[17]。

内镜超声检查是快速的、微创的技术，可以用于显示结肠息肉、息肉的恶性病灶、大量侵入肠壁的肿瘤，以及其他损害如前列腺瘤和卵巢病变。对于诊断直肠周围瘘管和脓肿也是有价值的（包括确诊是否有骨盆肌损伤）。它区分肿瘤和淋巴结的准确性相对较高，是肛门直肠肿瘤外科手术前的参考标准[18]。

结肠镜检查和弯曲型乙状结肠镜检查

在结肠检查中，除了评估腹泻疾病，结肠镜检查和弯曲型乙状结肠镜检查通常是首选。结肠镜检查对于评估黏膜表面有很大的价值，而且可以用来活检和治疗，包括诊断和确诊炎症性肠病的程度、评估患者明显或者隐蔽的胃肠道出血、评估慢性腹泻、内窥镜下取样和摘除息肉、扭转乙状结肠或者给功能性巨结肠减压，以及切除血管病变。结肠镜检查一般是在患者神志清醒的状态下进行的，而乙状结肠镜检查通常不是。对于大多数老年患者，内科医生必须知道他们对镇静剂和止痛剂的敏感性增高。因为老年人易患低血压和呼吸衰竭，所以在做检查时认真监测患者的状况是非常重要的。经验丰富的人员做这些检查时一般是安全的，而且做检查时要监测患者血气和心肺功能。主要的并发症包括出血和穿孔，常规诊断检查中其发生率应该不超过1‰。

组织病理学

黏膜活检的指征是评估未确诊的腹泻、癌前异型增生期长时间的溃疡性结肠炎，获取用于病毒培养的组织，以及评估息肉状病变或溃疡性病变。在患有结肠和直肠炎性病变时，活检可以确定结肠炎的存在、程度和分布，以及区分溃疡性结肠炎和克罗恩病，并且与其他炎性疾病如感染性结肠炎进行区分。活检是在内窥镜下获取正常和异常组织，因为特征性病变的分布可能不均匀，所以如果活检的组织太少，有可能会错过。假膜性结肠炎、胶原性结肠炎、淋巴细胞性结肠炎可能扩散到末端结肠。高渗磷酸盐灌肠剂和泻药可能会引起黏膜改变，被误诊为轻度结肠炎，所以评估疑有结肠炎性病变时，应避免使用。

粪便隐血试验

粪便隐血试验（fecal occult blood test，FOBT）是为了识别粪便中的血红蛋白或发生变化的血红蛋白混合物。含有过氧化物酶的食物可能产生假阳性结果，如甜瓜、未煮熟的西兰花、山葵、花椰菜及萝卜。而还原剂可能会降低试验的敏感性，如坏血酸[19]。从血红蛋白中提取原卟啉的试验，如血红蛋白试验，是特异性更高的定量试验，但更耗时，成本更高。隐血检测试纸再水化，其敏感性增加但特异性降低，不建议使用。试纸保存2～4天后，其弱阳性可能变为阴性。口服铁补充剂不会干扰任何试验结果。

在许多结肠癌和息肉等疾病的人口筛查中，FOBT由于需要检测人血红蛋白的完整蛋白质，正逐步被粪便免疫化学试验（fecal immunochemical test，FIT）所取代。标记抗体附着在粪便中任意的人血红蛋白的抗原上，产生阳性。有研究表明，在提供标准测试法条件下，FIT对晚期结直肠癌（如肺癌、晚期腺瘤）高度敏感[20]。FOBT也因此不再出现在任何美国结直肠癌筛查指南中。

结肠憩室病

结肠憩室是肠黏膜突出穿过平滑肌层。憩室发生在环行肌结构薄弱处，是由血管突入黏膜下层造成的。它们最常见于乙状结肠和降结肠中，极少会发生在直肠中[21]。

在现代西方国家，这些疾病越来越常见。有 1/3 的 50 岁人群和 2/3 的 80 岁人群会出现结肠憩室[22]。饮食中纤维素的不足和现代西方人群寿命的增加，已被用来解释憩室病的增加趋势。饮食因素可能会促进结肠运动和管腔内压力的增加，而衰老可能会造成结肠肌肉的结构薄弱[21]。然而，最近的研究提出了一种观点，低纤维饮食和便秘导致憩室病的发展[23]。其他研究表明，遗传因素可能发挥作用[24]。因为大多数个体的憩室是无症状的，所以在诊断非特异性胃肠道症状时要谨慎[25]。

疼痛性憩室病

疼痛性憩室病以左下腹绞痛为特征。其症状常与便秘或腹泻有关，病变区域会有压痛。与肠易激综合征和肿瘤或局部缺血导致的部分肠梗阻的症状相同。研究表明，这些患者包含憩室肠段的运动活动已经改变，与腹痛有关[26]。与憩室炎相比，该病没有发热、白细胞增多或者反跳痛症状。

憩室炎

经过随访 10 年或更久，10%～25%的憩室病患者发展为憩室炎，但是，仅不足 20%的患者需要住院治疗。最近的研究发现在憩室病患者中，较高水平的 25-羟维生素 D 与憩室炎的风险降低有关[27]。这提示 25-羟维生素 D 可能会降低患憩室炎的风险，虽然这是一个未经证实的假设。当憩室的开口被堵塞（如粪石），在憩室的顶点开始出现炎症，并且导致憩室微穿孔或大穿孔[28]。出现可触及的肿块、发热、白细胞增多和/或反跳痛时，表明有炎症，通常局限于邻近的结肠周组织，但可能会进展为憩室周围脓肿[29]。其他的并发症包括纤维化和肠梗阻，膀胱、阴道或者相邻小肠形成瘘管，以及穿孔伴腹膜炎。反复发作憩室炎则使并发症的出现频率明显上升。

临床上很难区分疼痛性憩室病和憩室炎[28]。年老衰弱的患者即使没有发热、白细胞增多或反跳痛症状，也不能排除憩室炎[29]。

一个以局部炎症伴随憩室病为特征的疾病——与憩室病相关的节段性结肠炎（segmental colitis associated with diverticulosis，SCAD）综合征已被用来描述老年患者这一症状[30]。在 40 岁以后会出现症状，最常见的特征性表现是直肠出血、腹泻和腹痛。

癌症、炎症性肠病和局部缺血等其他疾病可能与有症状的憩室病类似。诊断性检查包括钡剂灌肠、CT、MRI、超声和结肠镜检查。在大多数疑有憩室炎的病例

中，为了缓解炎症，钡剂灌肠应该延迟一周左右。为了使穿孔的风险降到最低，应该首选单对照试验。影像学表现可以显示憩室炎，包括连接结肠憩室的长瘘管、连接邻近器官的瘘管、结肠壁上固定的偏心缺陷、结肠腔外侧或憩室的对比、管腔内脓肿缺陷[21]。腹部的 CT、MRI 和超声检查可以很清楚地显示结肠壁层和管腔外结构，而且可以用于初步评估。急性疾病一般不首选结肠镜检查，但它是用于排除肿瘤或其他诊断检查无结果时的最佳检查方法。

与治疗憩室炎相比，疼痛性憩室病的治疗是减少基于平滑肌痉挛的症状，而对于憩室炎是治疗细菌感染（表 78-1）。有剧烈疼痛、恶心呕吐或并发症的患者应该住院治疗，静滴抗生素，直到临床症状改善。美国结直肠外科医师学会推荐在可行性条件下实行憩室炎择期手术和腹腔镜管理的个性化方法[31]。

表 78-1 憩室病的药物治疗

措施	疼痛性憩室病	憩室炎
饮食	增加纤维	减少纤维（或者禁食）
容积性泻药	有时有效	未提及
止痛剂	避免麻醉剂	避免吗啡 首选哌替啶
解痉剂	丙胺太林溴化物（15mg，每日 3 次） 盐酸双环胺（20mg，每日 3 次） 莨菪碱硫酸盐（0.125～0.250mg，每 4h 一次）	未提及
抗生素	未提及	口服*： 1. 阿莫西林（875mg，每日 2 次）或克拉维酸钾（125mg，每日 2 次） 2. 环丙沙星（500mg，每日 2 次）和甲硝唑（500mg，每日 3 次） 胃肠外： 1. 庆大霉素或妥布霉素（每日 5mg/kg）加克林霉素（每日 1.2～2.4g） 2. 左氧氟沙星，每日 500mg 和甲硝唑（500mg，每 8h 一次） 3. 哌拉西林 - 他唑巴坦（3.375～4.5g，每 6h 一次）

注：经许可更新和改编自 Wald A: Colonic diverticulosis. In: Winawer SJ, editor: Management of gastrointestinal diseases, Edinburgh, UK, 1992, Gower Medical, pp 34.1-34.18

*非所有患者必需（见正文）

对于 72h 内药物治疗无效的憩室炎患者、免疫功能不全的患者、出现气尿和泌尿感染的膀胱瘘管或者出现大便排入阴道的阴道瘘管的患者建议进行外科手术。首选一期手术，即切除病变肠段，并通过一期吻合术来恢复肠的连续性[32]。弥漫性腹膜炎或者脓肿穿孔或高位梗阻的紧急手术中，应该使用二期肠造口手术[33]。对于大的

脓肿,介入放射科医生在 CT 或超声引导下经皮引流[34]。经过 2~3 周的抗生素治疗后,可以首选选择性手术,常考虑一期切除术。

弥漫性腹膜炎和持续性高位肠梗阻需要进行紧急手术。即使临床症状痊愈,大多数合并憩室病的患者仍需要进行外科手术,因为复发的风险高。

最近的研究表明,在手术中除了有限的变化,患有无并发症的急性憩室炎的人可以作为门诊患者进行安全管理,长期以来关于所有患者都需要抗生素的建议也受到了挑战[24]。荷兰外科医生和胃肠病学家的一项调查发现,根据最近公布的丹麦国家指南[30],90%的人治疗轻度憩室炎未使用抗生素[35]。

大多数患者的局部炎症与长期使用 5-氨基水杨酸所致的憩室病有关。有时可能自发缓解,或呈持续性,慢性活动性疾病可能需要行切除手术[30]。

出血

憩室相关性的出血以快速无痛为特征,常见于近端结肠。当粪石腐蚀憩室颈部的血管,或者憩室囊周围的小动脉穿透性破裂时,会发生出血[21]。

急性结肠镜检查的重要指征是确诊憩室病患者出血部位,因为对照试验不能发现的其他病变可能是真正出血的原因。如果是快速出血,出血扫描或选择性肠系膜血管造影常可以定位出血部位,末梢动脉分支的超选择性动脉栓塞术是高度有效和相对安全的(局部缺血率＜25%[37];见"下消化道出血"章节)。

阑 尾 炎

老年阑尾炎患者穿孔的风险会增加(大约 60%)。他们的死亡率更高,而且常没有发热或白细胞计数升高症状[38]。

阑尾炎的典型症状是:腹痛突然发作,始于中腹部,再转移至右下腹,常伴有恶心、呕吐和发热。体格检查的特征性体征有右下腹的局部腹膜炎,且白细胞计数通常升高。鉴别诊断包括肾盂肾炎、克罗恩病、肠胃炎、盆腔炎性疾病、卵巢囊肿,以及盲肠憩室炎。在老年患者中,阑尾炎的发生可能与结肠癌有关,其低位梗阻会导致阑尾扩张和假性阑尾炎。

如果诊断不明确,超声预测阑尾炎的阳性率大约90%,而且可以用来鉴别其他原因所致的右下腹痛[39]。急性阑尾炎的超声检查标准是阑尾直径＞6mm。

感染性疾病

难辨梭菌

难辨梭菌(*Clostridium difficile*)最早在 1978 年于美国被描述为腹泻病因,难辨梭菌每年导致大约 300 万例腹泻和结肠炎,是医院内腹泻最常见的病因[40]。

绝大多数病例与难辨梭菌 C 产生的两种蛋白质外毒素(A 和 B)有关。毒素 A 是一种肠毒素,可以引起腹泻、上皮细胞坏死,以及典型的炎性过程。而毒素 B 是组织培养中的一种细胞毒素,但是它本身不能在动物体内产生毒性[41]。疾病范围包括从没有炎症或轻微炎症的轻度腹泻到在坏死黏膜上形成的假膜性结肠炎相关的重度结肠炎。难辨梭菌 C 的感染最常见于医院或私人疗养院的老年人,可能是由于环境污染物中含有难辨梭菌 C 或院内及疗养机构的工作人员手上携带孢子[42]。细菌感染者通常是无症状的,但如果老年人使用某种抗生素或化疗药物可能会有临床症状。其他可能的危险因素包括手术、重症监护、经鼻胃管插入术及患者住院时间延长。少数患者会有抗生素相关性腹泻,但没有发现难辨梭菌 C 感染的证据。

虽然几乎所有的抗生素都是有效的,但是最常用的抗生素有头孢菌素、氨苄西林、阿莫西林和克林霉素[43]。不常用的抗生素有大环内酯类、磺胺类和四环素类[40]。

最重要的发展之一,就是一种新的耐喹诺酮类药物(如环丙沙星)的流行株的出现[44]。该菌株产生高水平的毒素 A 和 B 以及更多的孢子,可以增加感染的风险;该菌株已经迅速蔓延到整个美国[40]。越来越多的喹诺酮类药物已普遍与难辨梭菌感染(*C. difficile* infection,CDI)相关联,特别是流行的 BI 菌株。

与难辨梭菌 C 相关的难治性结肠炎的典型临床表现包括无出血的腹泻、下腹部绞痛、发热和白细胞增多。虽然通常是低热,但有时可以是高热。在病情严重的病例中,可能会发生脱水、高血压、低蛋白血症、中毒性巨结肠,甚至结肠穿孔。

在重病患者中,诊断性检查选用乙状结肠镜检查或者结肠镜检查。因为大多数疾病都累及末端结肠,乙状结肠镜检查通常是符合要求的;1/3 的病例中,其病变局限于右结肠,如果范围较小的检查不能确定诊断,则必须选择结肠镜检查。黄灰色假膜紧密地附着于结肠黏膜上,与正常的黏膜交织在一起。黏膜活检可表现为典型的上皮坏死和微假膜("火山病变"),甚至当假膜不明显时也是如此。病情严重的患者,其表现不典型、需要快速诊断时,应行内窥镜检查[45]。

酶免疫测定法(enzyme immunoassay,EIA)测定毒素 A 和 B 已成为大多数临床实验室的主要试验,但由于其不敏感和非特异性,因此不能作为单独的试验。相反,利用聚合酶链反应(polymerase chain reaction,PCR)检测毒素基因的产生(*tedB* 基因)越来越被认为是一种快速、灵敏的检测方法。检测最低限是每克粪便至少含有105 个细菌。虽然费用高,但它比 EIA 要敏感得多。它的缺点是因无法检测毒素导致 CDI 的过度诊断[46]。这可能会使两种检测方法并用,就像英国国家卫生服务实验室在 2012 年 4 月采用的那样[40]。

应该尽可能地停止使用有害药物。如果症状持续存在，非重症患者应该口服甲硝唑 250mg，每日 3 次或每日 4 次，服用 10~14 天。重症患者和那些有并发症或爆发性感染的患者应该口服万古霉素 125mg，每日 4 次，服用 10 天[47]。如果不能口服，可以静滴甲硝唑 500mg，每 6h 一次，直到可以口服为止。对于肠梗阻患者，可以给予万古霉素灌肠。甲硝唑和万古霉素在非重症患者身上的疗效差不多，但是甲硝唑的成本更低，而且有一些肠球菌对万古霉素产生了耐药性[48]。通常，发热在 24h 内可以消退，腹泻在 4~5 天可以减轻。

非达霉素是大环内酯类抗菌剂，口服给药后很少或没有被全身吸收，在体外研究中，比万古霉素对 CDI 的作用更明显。在需要持续的全身性抗生素患者中，比万古霉素更有效，也可能与 CDI 较低的复发率相关[45]。

使用上述两种药物治疗成功后复发率一般是 20%~25%[49]，常涉及孢子形成，在治疗成功后 4 周内复发。这些复发总是对另一种抗生素疗法有反应。5%~10% 的患者有多次复发。治疗复发患者，可以使用考来烯胺 4g，每日 3 次和/或口服益生菌补充剂 500mg，每日 4 次，或者口服万古霉素 125mg，隔一日一次，疗程 3 周，再继续使用常规剂量的万古霉素。其他人则建议 6 周疗法：给予常规剂量万古霉素每日一次持续 2 周，随后使用常规剂量每隔一日一次持续 2 周，最后使用常规剂量每隔 3 日一次持续 2 周。鲍氏酵母菌是一种非致病酵母菌，可抑制毒素 A 结合到大鼠回肠，预防肠毒性[50]。

由于复发性 CDI 的发病机制涉及粪便正常菌群的进行性破坏和缺乏足够的宿主免疫反应，粪便微生物移植（fecal microbial transplantation，FMT）已成为一个控制多发性感染流行的方法。通过肠道插管、结肠镜检查或灌肠收集健康捐赠者的粪便肠道微生物悬液。现有的文献表明，FMT 是安全有效的，目前无严重不良反应报告，有效率达 90% 或更高[51]。

基于简单实践制定的难辨梭菌 C 腹泻和结肠炎的诊疗指南，如表 78-2 所示[52]。

表 78-2　难辨梭菌腹泻预防的诊疗指南

1. 限制使用抗菌药
2. 接触患者时要洗手
3. 难辨梭菌 C 腹泻的患者要进行肠（粪便）隔离预防措施
4. 当接触难辨梭菌 C 腹泻/结肠炎或他们的环境时，要戴手套
5. 用次氯酸钠、碱性戊二醛或环氧乙烷对难辨梭菌污染物进行消毒
6. 关于疾病和它的流行病学对医生，护士和其他适当工作人员进行教育

注：经许可改编自 Fekety R: Guidelines for the diagnosis and treatment of *Clostridium difficile*-associated diarrhea and colitis. Am J Gastroenterol 92: 139-150, 1997

志贺菌属微生物

这类微生物由 4 种种群组成：（A）痢疾志贺菌（*Shigella dysenteriae*）、（B）福氏志贺菌（*Shigella flexneri*）、（C）鲍氏志贺菌（*Shigella boydii*）和（D）宋内志贺菌（*Shigella sonnei*）。D 类是西方国家临床感染的主要原因。与其他肠道致病菌相比，志贺菌产生感染所需的微生物非常少，在人群中通过粪-口途径传播，尽管有高标准的水净化和污水处理技术，这种感染仍会发生。至少有 30 种基因产物参与了志贺菌的侵袭和细胞间传播过程。志贺菌侵入结肠上皮细胞会导致疾病，部分可能是由痢疾志贺菌和福氏志贺菌产生的细胞毒素介导的，但是肠毒素也可能造成非痢疾性腹泻的早期症状[53]。肠毒素类似于肠道出血性大肠杆菌（*Escherichia coli*）分泌的志贺样毒素，介导痢疾志贺菌Ⅰ型导致的重度结肠炎有关的溶血性尿毒症综合征（hemolytic-unemic syndrome，HUS）。

症状

结肠炎的先兆有黏液脓血便伴里急后重、腹痛、发热和乏力。发病的第一个 24h 内，排便的频率最高，之后逐渐减少。

诊断

粪便检查显示有大量的多形核细胞和白细胞增多。将选择性培养皿上的粪便培养作为确诊检查。乙状结肠镜检查通常是不必要的，进行乙状结肠镜检查会发现黏膜充血、脆性增加。钡剂对照试验没有指征。

治疗

如果是中度和自限性疾病，可以不使用抗生素。现在常见的是对磺胺类、氨苄西林、四环素甚至复方新诺明耐药的病例。老年或衰弱的急性疾病的患者是使用氟喹诺酮治疗的指征（例如，环丙沙星 500mg，每日两次，连用 5 天），它可以减轻病情，缩短机体排泄时间[54]。止泻药会延长临床疾病进展和机体带菌时间，不建议使用[55]。慢性病原携带状态的进展是少见的，而且难以治疗。

致病性大肠杆菌

这些微生物通常在发达国家引起疾病，也是发展中国家游客腹泻的一个主要原因。由于参与海外旅行的老年人越来越多，这些微生物可能是成功旅行的主要障碍。

在五大类致病性大肠杆菌中，只有侵袭性大肠杆菌（enteroinvasive *E. coli*，EIEC）和产志贺毒素的大肠杆菌（Shiga toxin-producing *E. coli*，STEC）主要与结肠病变有关。两者导致的临床疾病与志贺菌类似。STEC 曾经被认为是一种仅限于发展中国家的病原体，在美国 STEC 已被证实会导致腹泻，并且是造成游客腹泻的相对少见的病因。粪便培养更难确诊，而且是一个不可报告的疾病。大肠杆菌所致临床疾病症状通常较志贺菌轻。类似于治疗志贺菌病，合理的治疗方法是使用氟喹诺酮类药物[53]。

预防措施包括吃热的熟食，避免饮用当地水，包括避免食用当地水清洗的水果和蔬菜。老年游客可立即使用氟喹诺酮来缩短病程[53]。

产志贺样毒素的大肠杆菌 O157：H7

在美国和加拿大，这种微生物已经被确定为主要病原体，在美国每年造成大约 7 万感染病例[53]。除散发感染之外，流行病学已经将病因追溯到食用未煮熟的生牛肉，因为健康牛是产志贺样毒素菌株的主要宿主。感染也与接触患者的血便、污染的水源和未进行防腐处理的苹果酒有关。临床表现包括不含血的腹泻、出血性结肠炎和 HUS[56]。与大多数的细菌性肠道疾病不同，大肠杆菌 O157：H7 通常以低热或无发热为特征[57]。结肠炎的发病机制与志贺样毒素（细胞毒素 1 和 2）有关，毒素附着于结肠细胞表面的糖脂上，但是黏附因子也可能起到重要作用。高龄既是感染的一个危险因素，也可以增加 HUS 和死亡的风险。通常认为急性感染不是使用抗生素的指征，且抗生素易导致溶血性尿毒症综合征[56]。

与病原体相关的一个重要新兴种群是非 O157 产毒素大肠杆菌，它造成的疾病与 O157：H7 菌株类似[58]。事实上，在欧洲大多数的 STEC 菌株属于非 O157 群。

弯曲杆菌属

空肠弯曲菌（Campylobacter jejuni）和大肠弯曲菌（Campylobacter coli）是腹泻最常见的细菌性病因，可导致胃肠炎、假阑尾炎或结肠炎。这些微生物通常是通过污染的食物和水，有时也通过与宠物的直接接触由动物传染给人类。全身症状通常出现在腹泻和腹痛的前 24h 内，而结肠炎可能以发烧和痢疾为特征，持续 1 周或更长时间。通过粪便培养来确诊。发病后通常需要 5 周的恢复期，通过抗生素治疗可明显缩短病程。

虽然弯曲杆菌感染是自限性疾病，但是如果患者病情严重或产生免疫抑制，可以给予抗生素[59]。治疗药物包括红霉素或氟喹诺酮类，大环内酯类如阿奇霉素、克拉霉素，都有很好的疗效。相关研究显示欧洲和亚洲的患者对氟喹诺酮的耐药率高达 88%。在高耐药地区，使用阿奇霉素 500mg 每日一次，服用 3 天，是很有效的疗法。

阿米巴原虫

这种微生物是造成痢疾的主要原因，可能并发爆发性结肠炎、中毒性巨结肠、出血、狭窄和穿孔。病情严重的中老年患者更常见的是免疫抑制或衰弱[60]。这种疾病通常是通过饮用受污染的水或食用带包囊的蔬菜获得的，也可通过性行为导致粪-口传播。对无菌动物的研究表明，只有该微生物存在时，肠道疾病才会进展。这可能表明了具有明显抗厌氧菌活性的甲硝唑对阿米巴痢疾有效的原因。

传统诊断肠溶组织内阿米巴（Entamoeba histolytica）应该检查三个独立的粪便样本。作为首选的湿法制备可

以在 30min 内找到运动的滋养体，在滋养体中可能包含摄入的红细胞。应该检测囊肿内的福尔马林乙酸乙酯浓度。另外，钡剂、铋剂、高岭土化合物、氢氧化镁、蓖麻油、高渗灌肠剂都会影响粪便中寄生虫的检测[60]。该技术的灵敏度只有 50%～60%，并且可能出现假阳性结果。抗原检测方法在很多方面优于显微技术，包括灵敏度高、特异性强、与分子技术有很好的相关性[61]。

结肠镜检查可显示黏膜红斑、水肿、脆性增加，以及表面散在的溃疡，溃疡直径 5～15mm，有黄色分泌物。结肠的任何部位都可出现溃疡，但是最常见的部位是盲肠和升结肠。从溃疡边缘活检，可以看到包含滋养体的典型的"沙漏"状溃疡。不能使用泻药和灌肠剂，因为它们会干扰寄生虫的识别。

因为上述这些检查有可能会错过识别寄生虫，因此在疑似病例中也应该进行抗阿米巴抗体血清学试验。阿米巴痢疾患者和几乎所有阿米巴肝脓肿患者的间接血凝试验（indirect hemagglutination assay，IHA）阳性率是75%～90%。侵入性阿米巴病在治疗后，IHA 阳性还会持续数年[60]。另一种方法是使用酶联免疫吸附试验（enzyme-linked immunosorbent assay，ELISA）检测血清IgA 抗体[61]。

急性阿米巴痢疾的治疗包括甲硝唑 750mg，每日三次，服用 5～10 天，如果不能耐受口服，就静滴 500mg，每 6h 一次[62]。然后使用苯巴比妥类口服药如巴龙霉素25～35mg/kg，每日三次，服用 7 天，或者双碘喹啉 650mg，每日三次，服用 20 天，以清除所有的包囊，预防复发。

巨细胞病毒

巨细胞病毒（cytomegalovirus，CMV）是 β 疱疹病毒家族中的一员，在免疫原性感染后转为终生潜伏期。在免疫功能低下的患者中，T 细胞功能减弱，随着血浆中 IgM 和抗-CMV 抗体的再现，CMV 可能会活化且持续存在。与 CMV 相关的胃肠道症状是局灶性或弥漫性结肠炎。

CMV 结肠炎伴有严重的小容量腹泻、腹痛和发热。结肠镜检查可显示出肉眼可见的局灶性红斑、点状出血、糜烂，随着病情进展，出现弥散性溃疡。黏膜活检可显示特征性的核内包涵体（"枭眼"状病灶）或者血管内皮细胞质内包涵体。在活检未确诊的情况下，PCR 检测或原位杂交技术可能有助于血清 IgM 抗体和抗-CMV 抗体的检出。

治疗选用更昔洛韦（5mg/kg 静注，每 12h 一次，持续 21 天）来缓解病情[63]。对于那些停药后复发的患者，可采用长期维持治疗（6mg/kg，每周 5 次）。相比以往的口服药物，缬更昔洛韦的生物利用度更高，因此与静注更昔洛韦效果相当。由于该药有中性粒细胞减少的血液系统不良反应，因此应定期进行血细胞计数检测。有人类免疫缺陷病毒（human immunodeficiency virus，

HIV）感染的 CMV 结肠炎患者，应给予长期维持治疗。对更昔洛韦无反应或者不耐受其毒性的患者，可使用膦甲酸（60mg/kg，每 8h 一次，肾功能耐受）。

炎症性肠病

溃疡性结肠炎和克罗恩病更常见于成年早期，但是在老年人中患病率越来越高。一部分原因是，越来越多的炎症性肠病患者已步入老年。此外，溃疡性结肠炎和克罗恩病的发病年龄呈双峰[64,65]，发病高峰在 30 岁，后一个较小的高峰在 50~80 岁，超过 10% 的病例在 60 岁以后发病。即使排除了其他类似炎症性肠病的疾病，如缺血性结肠炎和感染性疾病，这种模式仍然存在。导致这个双峰模式的原因尚不清楚。

溃疡性结肠炎

溃疡性结肠炎是一种不明原因的慢性炎症过程，在结肠黏膜和黏膜下层持续分布。在溃疡性结肠炎中体液免疫增强比克罗恩病更为明显，反映了免疫调节被干扰导致 T 细胞无限制的激活和细胞因子释放[66]。

组织病理学

组织学表现为弥漫性溃疡和上皮细胞坏死、杯状细胞黏蛋白减少、结肠表层到黏膜肌层之间多形核细胞和淋巴细胞浸润。隐窝脓肿是特征性表现，但不具有病理诊断性。炎症常累及直肠，可扩展不同的距离，但是不累及近端结肠。直肠受累仅被指定为溃疡性直肠炎，而疾病不再延伸至脾曲，称为左侧结肠疾病。

症状和体征

老年患者的症状通常与年轻人类似[67]。溃疡性结肠炎的严重程度可分为轻度、中度和重度，且通常与结肠的炎症程度成比例（表 78-3）。大多数患者表现为腹泻，伴或不伴有便血，虽然老年直肠炎患者只是偶尔出现便秘或便血。病情严重及预后不好时，会出现全身症状。事实上，虽然老年患者的疾病扩展范围较小，但老年人更易发生严重的初次发作，死亡率和患病率比年轻患者高[68]。

表 78-3　溃疡性结肠炎疾病活动性的评估标准

因素	严重程度*	
	重度	中度
大便次数	每日>6 次	每日<4 次
血便	++	+
体温	>37.5℃ 4 天内超过 2 次	正常
脉率/（次/min）	>90	正常
血红蛋白（允许输血）	<75%	正常或接近正常
红细胞沉降率/（mm/h）	>30	<30

注：经许可数据来自 Truelove SC, Witts LJ: Cortisone in ulcerative colitis; final report on a therapeutic trial. Br Med J 2: 1041-1048, 1955

*中度疾病介于严重和轻度分类之间

中毒性巨结肠是溃疡性结肠炎的严重并发症，在老年患者中的发生率更高。腹部平片显示结肠扩张，患者可能表现出精神错乱、高热、腹胀及身体机能的全面恶化[69]。

溃疡性结肠炎的肠外表现包括关节痛、结节性红斑、坏疽性脓皮病、葡萄膜炎及多发性关节炎。溃疡性结肠炎中这些病变的发生率较克罗恩病少，且通常与疾病活动度增加有关。

诊断

通过乙状结肠镜和直肠黏膜活检来确诊，因为这些病变都累及直肠。病情严重程度依赖结肠镜或钡剂造影检查，病情严重患者应避免使用这两种检查，因为有并发穿孔或中毒性巨结肠的风险。特征性表现包括弥漫性红斑、黏膜颗粒和黏膜易碎性。炎症性假息肉表明黏膜糜烂更严重，必须与真正的息肉进行鉴别。

尤其是老年人，排除类似溃疡性结肠炎的其他疾病很重要，包括克罗恩病（见后述）、缺血性结肠炎、放射性直肠结肠炎及憩室炎。在急性症状中，应该使用适当的粪便培养来排除感染性病原体，包括沙门氏菌、弯曲杆菌、志贺菌、阿米巴病、耶尔森氏鼠疫杆菌及大肠杆菌 O157：H7。最后，对于最近使用抗生素治疗、居住在疗养院或者近期住院的老年患者，应该考虑难辨梭菌 C 相关的腹泻或假膜性结肠炎。

治疗

溃疡性结肠炎的治疗基于疾病的程度及严重性（表 78-4）。有效的治疗包括一系列静脉注射、口服或者直肠给药的药物。药物的主要分类有糖皮质激素、5-氨基水杨酸（5-aminosalicylate，5-ASA）、免疫调节剂、抗肿瘤坏死因子（tumor necrosis factor-α，TNF-α）、抗整合素药物[70]。在老年人中，有些药物的使用必须比在年轻人中更谨慎。例如，皮质类固醇有较高的并发症风险，如高血压、低钾血症和意识不清，而磺胺嘧啶、5-ASA 和免疫调节剂的耐受性良好。

表 78-4　溃疡性结肠炎的药物治疗

指征	药物	剂量*
轻中度远端疾病	普罗托芬 HC	定向，1~21 天
	VSL#3	1~2 包/天
	氢化可的松灌肠剂	睡前给药
	ASA 灌肠剂	睡前给药
	柳氮磺胺吡啶	口服，2~4g
	美沙拉秦	口服，2.4~4.8g
轻中度广泛疾病	柳氮磺胺吡啶	口服，2.4g
	美沙拉秦†	口服，2.4~4.8g
	巴柳氮†	口服，6.75g
	强的松	口服，40~60mg
重度疾病（近期使用类固醇）	泼尼松龙	静注，60~80mg
	氢化可的松	静注，300mg

续表

指征	药物	剂量*
重度疾病（近期使用类固醇）	英利西单抗	在0周、2周和6周静注5mg/kg BW
	维多珠单抗	在0周、2周和6周静注300mg
重度疾病（近期未使用类固醇）	ACTH	静注，120U
	英利西单抗	在0周、2周和6周静注5mg/kg BW
	维多珠单抗	在0周、2周和6周静注300mg
维持缓解期	5-ASA（美沙拉秦）灌肠剂（远端疾病）	在第三天晚上
	柳氮磺胺吡啶	口服，2g
	美沙拉秦†	口服，1.2~2.4g
	巴柳氮†	口服，3g
	硫唑嘌呤	口服，2~2.5mg/kg BW
	巯基嘌呤	口服，1.5mg/kg BW
	英利西单抗	静注，5mg/kg BW，每6~8周一次
	维多珠单抗	静注，300mg，每8周一次

注：5-ASA. 5-氨基水杨酸；BW. 体重；ACTH. 促肾上腺皮质激素

* 每日，除非另有说明

† 如果患者不能耐受柳氮磺胺吡啶

疾病严重程度

严重疾病

严重或爆发性疾病的患者，包括中毒性巨结肠，应该住院静脉给药治疗。这种治疗包括氢化可的松或促肾上腺皮质激素（adrenocorticotropic hormone，ACTH）注射剂，包含足够的钾来预防低钾血症。研究表明，对于先前使用过糖皮质激素的患者，ACTH治疗效果更好[71]。一旦病情改善，患者应该转为口服维持治疗（见后述）。

抗TNF药物属于针对人TNF-α的一类药物，TNF-α是溃疡性结肠炎和克罗恩病的一种重要炎性因子。目前，三种抗TNF药物已由美国食品药品监督管理局（Food and Drug Administration，FDA）批准用于治疗严重的溃疡性结肠炎[72]。

英利西单抗是一种嵌合单克隆抗体，静脉注射（5~10mg/kg体重，在第0周、2周、6周注射，随后每8周注射一次），而阿达木单抗和戈利木单抗为皮下注射的药物。这三种药物有类似的安全性和有效性；一项大数据分析表明，英利西单抗可在8周获得诱导缓解，但阿达木单抗获得类似效果要52周[73]。

2014年5月，FDA批准了维多珠单抗，这是第一种选择性黏附分子抑制剂，用于标准治疗失败的中重度溃疡性结肠炎。维多珠单抗是一种人源性单克隆抗体，抑制黏附分子A4、B7的异源二聚体，阻止白细胞的迁移和抑制肠道炎症。这种药物用量为300mg，在第0周、2周和6周静脉注射，随后每8周注射一次，这种用法是

安全和有效的[74]。

中重度疾病

口服糖皮质激素用于缓解病情或者维持静脉治疗后的缓解期。基础治疗应该是40~60mg/天，分次给药，然后改为早晨单次给药。糖皮质激素被认为是急性期用药，不能用于长期维持治疗，因为激素的副作用与治疗剂量和持续时间有关。糖尿病、充血性心力衰竭、骨质疏松症、白内障和高血压在老年人中很常见，使用糖皮质激素可能会使病情加重[68]。可以通过监测疾病活动性，进行实验室检查，逐步减少糖皮质激素的使用。

5-ASA可以与口服糖皮质激素一起使用。柳氮磺胺吡啶效果好且价格低，但是受副作用限制，30%会出现剂量依赖性，副作用包括恶心、厌食、头痛，较少见的是全身性皮疹。在大多数病例中，这些副作用是无活性的磺胺嘧啶载体造成的，而并非5-ASA的原因。如果出现副作用，患者应改用价格更高的5-ASA产物如美沙拉秦。腹泻是所有5-ASA药物潜在的副作用。

如果患者使用5-ASA药物无效，且不能停止口服糖皮质激素，那么硫唑嘌呤或6-巯基嘌呤应该作为替代治疗[75]。但这些药物起效慢，需要3~6个月的反应时间。使用这些药物时，应该密切监测全血细胞计数。

另一种方法是使用类似于严重疾病诱导剂量的抗TNF制剂。在开始治疗之前，应该做肺结核皮肤试验，因为这类药物与潜伏期结核杆菌的活化有关。另一种方法是使用维多珠单抗，一种新的选择性黏附分子抑制剂。

轻度疾病

5-ASA对病情较轻的患者有效，可口服给药，左侧结肠疾病可以使用灌肠剂，直肠炎患者可以用栓剂。糖皮质激素灌肠剂对左侧结肠疾病也有效，但一般没有5-ASA效果好。直肠糖皮质激素栓剂最多60%可以被吸收，所以也不适用于维持治疗。布地奈德是一种非系统性类固醇，具有显著的肝首过代谢，不影响下丘脑-垂体-肾上腺轴。对于轻中度直肠、乙状结肠炎或左侧结肠病，可用泡沫和灌肠剂形式给药[76]。

最近的一项荟萃分析显示，VSL#3（双歧杆菌和乳酸杆菌的益生菌）显著提高活动期溃疡性结肠炎患者的缓解率，且无明显的不良反应[77]。

治疗

维持治疗

对于缓解期患者，5-ASA长期维持治疗可减少复发率[78]。柳氮磺胺吡啶维持剂量是1g，每日两次，几乎不产生长期不良反应。对于不耐受柳氮磺胺吡啶的患者，使用美沙拉秦1.2mg/天也有效。对于溃疡性结肠炎或左侧结肠炎患者，每隔三天分别给予5-ASA栓剂和灌肠剂

是非常有效的。据报道，非甾体抗炎药（Nonsteroidal anti-inflammatory drug，NSAID）可以激活缓解期炎症性肠病，应尽可能避免使用[79]。

外科手术

手术的指征包括药物治疗无效的急性爆发性疾病、不耐受长期糖皮质激素治疗、监测到结肠癌前病变进展、对药物治疗反应欠佳的慢性溃疡性结肠炎。

对于任何年龄段的急性爆发性结肠炎，最常用的是结肠次全切除术和回肠造口术。对于药物治疗长期无效或癌前病变进展的老年患者，直肠、结肠切除术和回肠造口术也是最常见的选择。虽然大多数年轻患者可使用回肠贮袋术代替回肠造口术，但是这种治疗方法的复发率增高，使得其在老年患者中不常使用，且老年患者伴随年龄增长造成的肛门括约肌功能的改变及便失禁的风险更高。对老年患者使用回肠贮袋术之前，首先要通过测压法进行肛管直肠功能评估。

结肠癌的风险

溃疡性结肠炎的老年患者患结直肠癌的风险，大约是该年龄段普通人群的 9 倍[80]。发病后大约 8 年，所有年龄段癌变风险增加，且溃疡性结肠炎患者的风险最高。癌症几乎总是在静息性疾病出现多年后发生，并且在较早的年龄出现。有研究表明，在过去的 60 年中，溃疡性结肠炎患者癌变的风险稳步下降，但疾病的程度和持续时间增加[81]。当病灶局限于直肠时癌变风险最小。因此，建议每年做结肠镜检查来检测肠黏膜不典型增生，这种不典型增生是溃疡性结肠炎的癌前病变。应在整个结肠和疑有病变的区域进行随机活检。虽然活检和检查结果存在不足，但是所有长期溃疡性结肠炎患者都应该定期做结肠镜检查和活检，从而发现肠黏膜不典型增生。在非活动性炎症时出现轻度不典型增生是直肠、结肠切除术的指征[80]。

克 罗 恩 病

克罗恩病是一种病因不明的慢性炎症过程，最常累及末端回肠和/或结肠，以肠壁的透壁炎症为特征，常伴有线性溃疡和肉芽肿。

组织病理学

组织学上，有肠壁全层的跨壁炎症，常伴有黏膜下纤维化。鉴别本病与溃疡性结肠炎的其他特征有线性溃疡、肛裂、瘘管、节段性黏膜溃疡、肉芽肿和跳跃性病变，通常不累及直肠[82]。克罗恩病累及从口腔到肛门的整个胃肠道，但是最常累及回肠和结肠。据大多数已发表的文章记载，在老年人中局限于结肠的克罗恩病（克罗恩结肠炎）比在年轻人中更常见，左侧结肠炎在老年

女性中较普遍[68]。也有数据表明低水平的 25-羟维生素 D 会增加患克罗恩病的风险[83]。

症状和体征

与溃疡性结肠炎一样，老年患者的临床表现类似于年轻患者，包括直肠出血、腹泻、发热、腹痛和体重减轻。累及结直肠的患者，早期表现为肛周疾病，包括瘘管。常见的肠外表现与年轻患者类似，有移动性关节炎、坏疽性脓皮病、虹膜炎和结节性红斑。常见的实验室异常指标随病情的严重程度而改变，包括贫血、白细胞增多、低蛋白血症和红细胞沉降率升高。由于肠穿孔引起的腹膜炎很少见，这种情况常见于回肠疾病。在老年患者中，腹膜炎的发生常常不典型，表现为轻微腹痛、鲜有腹部体征及精神错乱。克罗恩结肠炎罕见下消化道出血或肠梗阻。

诊断

长时间的延迟诊断在老年患者中更常见。据推测，与累及回肠或回结肠的其他病变相比，克罗恩结肠炎的病情进展更为缓慢[68]。

因为克罗恩结肠炎通常不累及直肠，在结肠的分布也常是节段性的，所以确诊检查可以选择结肠镜和钡剂造影。结肠镜可以检查黏膜情况，进行黏膜活检。对表现正常的黏膜进行活检，有助于鉴别克罗恩结肠炎和其他类似的疾病。由于老年人憩室病的发生率增加以及缺血性结肠炎的节段分布使得结肠镜检查非常有必要。

CT 适用于显示清晰的结肠壁，确诊腹部肠外病变，如脓肿伴发热或可触及的肿块。CT 和超声检查也可以确诊无症状的肾结石和输尿管梗阻。

肛周受累是克罗恩病公认的一种表现，以直肠或肛门狭窄、肛裂、瘘管、脓肿、突起的皮肤结节及溃疡为特征。MRI 是评估肛门直肠疾病的一种有价值的工具。例如，它可以显示瘘与肛门括约肌及其相关的脓肿的关系。应排除性病（老年人不常见）和癌症，尤其后者可能会使长期存在的克罗恩直肠炎发生恶变。应该通过适当的检查排除感染因子。

MRI 已经广泛替代 X 线肠道造影来评估小肠受损程度，并用于瘘管和狭窄的检测[14]。胶囊内窥镜越来越多地用于没有狭窄的患者，因为它比影像学检查的敏感性更高[84]。通常在诊断时对患者至少进行一次小肠评估来给疾病分期[82]。

治疗

与溃疡性结肠炎一样，克罗恩病的治疗是根据它累及的范围和疾病严重程度。药物治疗包括用于溃疡性结肠炎的所有药物[70]，除此之外，特定抗生素和氨甲蝶呤对一些患者是有效的（表 78-5）。最近的研究表明，血

清低 25-羟维生素 D 水平的克罗恩病患者在维生素 D 水平补充到超过 30ng/ml 时可以提高患者生活质量、减少疲劳和改善其社会功能。血清 25-羟维生素 D 水平正常化也与克罗恩病相关的手术风险低有关[85]。

表 78-5　克罗恩病的药物治疗

指征	药物	剂量*
回肠结肠炎或结肠炎	美沙拉秦	口服，2.4~4.8g
	甲硝唑或环丙沙星	口服，1~1.5g 或 0.5~1g
	强的松	口服，40~60mg
	布地奈德	口服，9mg
会阴部疾病	6-巯基嘌呤或咪唑硫嘌呤	口服，50~1.5mg/kg BW 或 50~2.5mg/kg BW
	甲硝唑	口服，1~2g
	环丙沙星	口服，500mg，每日 2 次
	英利西单抗	静注 5mg/kg，每 8 周一次
	赛妥珠单抗	皮下注射 400mg，每 4 周一次
	阿达木单抗	皮下注射 40mg，每 2 周一次
难治性疾病	6-巯基嘌呤或咪唑硫嘌呤	口服，50~1.5mg/kg BW 或 50~2.5mg/kg BW
	英利西单抗	在 0 周、2 周和 6 周静注 5~10mg/kg BW
	阿达木单抗	皮下注射 160mg 负荷剂量后，第 2 周皮下注射 80mg，第 6 周皮下注射 40mg
	赛妥珠单抗	在 0 周、2 周和 6 周皮下注射 400mg
	氨甲蝶呤	每周皮下注射 25mg，连续 14 周
维持缓解期	6-巯基嘌呤或咪唑硫嘌呤	口服，50~1.5mg/kg BW 或 50~2.5mg/kg BW
	美沙拉秦	1200~2400mg
	氨甲蝶呤	皮下注射 15mg，每周一次
	英利西单抗	静注 5~10mg/kg BW，每 6~8 周一次
	阿达木单抗	皮下注射 40mg，每 1~2 周一次
	赛妥珠单抗	皮下注射 400mg，每 4 周一次

注：BW. 体重
* 每日，除非另有说明

回肠结肠炎和结肠炎

5-ASA 通常对轻中度患者有效，使用剂量与溃疡性结肠炎类似。如果疾病一直维持在轻中度，且 5-ASA 疗效不佳，在使用免疫调节剂之前，可先用甲硝唑 125~250mg 每日三次[86]、环丙沙星 500mg 每日一次或两次或布地奈德 9mg 每日一次，布地奈德是一种比泼尼松副作用更少的类固醇。

如果保守治疗后病情恶化，或患者有中、重度症状，可开始使用糖皮质激素，使用剂量与溃疡性结肠炎类似。使用泼尼松获得诱导缓解之后，以 5~10mg/周的速度减量，减至 20mg/天为止。随后，泼尼松应该减少至 5mg/天，每三周一次，同时监测疾病活动性和进行实验室检查。

越来越多的抗 TNF 药物，伴或不伴嘌呤类似物，如硫唑嘌呤或 6-巯基嘌呤，已作为治疗中、重度疾病或复杂疾病的一线药物[87]。静脉注射药物如英夫利昔单抗和皮下注射药物如阿达木单抗、赛妥珠单抗之间似乎无显著的疗效差异。有证据表明，英利西单抗和硫唑嘌呤均可诱导无激素的临床缓解和黏膜愈合，且二者联合应用优于二者单独使用[88]。因此在治疗活动性克罗恩病方面，嘌呤类似物单独使用的效果不如抗 TNF。

同样，TNF 已成为维持克罗恩病缓解期和预防术后复发的主要治疗措施。成本分析表明，在美国阿达木单抗注射剂要比英利西单抗更有效、更便宜，虽然这一方案可能不适用于其他医疗卫生保健系统[89]。维持缓解的替代剂包括叶酸拮抗剂氨甲蝶呤（MTX，15mg/周，肌内注射但不口服）[90]和单独应用嘌呤类似物[91]。英利西单抗和氨甲蝶呤联合并不优于英利西单抗单独使用[90]，布地奈德对超过 3 个月的维持缓解无效[92]。

抗 TNF 现在常用来治疗美沙拉秦和抗生素耐受，且有激素依赖的活动性克罗恩病[87,93]，也可用于活动性瘘管病的治疗[94]。由于潜伏期肺结核可能会复发，因此任何年龄段的患者在治疗之前，都应该做结核菌素皮试和胸片。中、重度心衰的老年患者忌用英利西单抗，轻度心衰的老年患者应该慎用[82]。使用英利西单抗治疗的患者，不能同时使用咪唑硫嘌呤、6-巯基嘌呤、氨甲蝶呤或糖皮质激素，因为可能会增加其副作用，且功效没有明显的增加。

对比其在溃疡性结肠炎的疗效，维多珠单抗（A4、B7 整合素抗体）在活动性克罗恩病患者中的疗效似乎不太可靠[95]，约 39% 在 52 周后可获临床缓解（安慰剂组 22% 缓解）。不幸的是，在应用抗 TNF 失败的克罗恩病患者中，使用维多珠单抗 6 周时并未获得比安慰剂更有效的诱导缓解[96,97]，而在 10 周的临床效果评价中有适度改善。

肛周疾病

肛周瘘管和肛周脓肿是难以治疗的。虽然肛周疾病常因肠道炎症的规范治疗和腹泻的控制而改善，但一些患者仍有持续的症状。据报道，甲硝唑 1.5~2g/天的短期疗效很好，但是该剂量的副作用很常见，且药物停用或减少时，疾病会复发。环丙沙星 500mg 每日两次，成本较高，虽然副作用更少，但是当停用药物时会有较高的复发率。如果肛周脓肿病情进展，应切开引流。

如果肛周疾病的药物治疗无效，可首选结肠改道术，但也可能不成功。咪唑硫嘌呤或 6-巯基嘌呤对一些难治性疾病患者可能有效[98]。据报道，抗 TNF 药物在部分瘘闭合中相对于安慰剂有效（>50%），但不是完全关闭[99]。

外科。与溃疡性结肠炎不同，手术不能治愈克罗恩病。因此，药物治疗无效的患者才进行手术。

广泛性克罗恩结肠炎患者最好是进行直肠、结肠切除术和回肠造口术。衰弱或营养不良的老年患者，结肠切除术和回肠造口术可使患者体质增强、体重增加并改善身体状况。如果之后需要做直肠切除术，并发症的发生率较低；但如果轻度或没有直肠病变，就不必做直肠切除术。更局限的结肠切除术适用于局部严重病变或梗阻症状由相对局限的肠受累所致。

肛周克罗恩病的外科治疗仅限于脓肿引流和非切除位置，以防止脓肿的形成。只有在内镜确定直肠炎缓解前提下，才建议进一步尝试治疗瘘[100]。确切的手术修复方法包括切开黏膜皮瓣、生物填塞和括约肌间瘘管结扎术。这些治疗方法不能保证一定会成功。

淋巴细胞性结肠炎和胶原性结肠炎（显微镜结肠炎）

淋巴细胞性结肠炎和胶原性结肠炎是罕见的疾病，以慢性水样腹泻为特征，而在没有内镜或放射学异常的情况下，慢性黏膜炎症为诊断的组织学依据。它们包括两种不同的组织学病变，在显微镜下加以区分，主要的不同是结肠上皮下基底膜是否出现胶原纤维增厚[101,102]。淋巴细胞性结肠炎和胶原性结肠炎的患者均常见于 50～70 岁，以女性居多，常与关节炎、乳糜泻和自体免疫疾病有关。

在淋巴细胞性结肠炎和胶原性结肠炎中，固有层和肠上皮细胞之间单核细胞增加，主要有 $CD8^+$ T 淋巴细胞、浆细胞和巨噬细胞[103]。在胶原性结肠炎中，上皮下基底膜有增厚的胶原纤维层，可能是连续的或不连续的。虽然整个结肠广泛出现炎症改变，但是特征性的胶原纤维增厚在分布上有很大差异，超过 80% 会出现在盲肠和横结肠，少于 30% 会出现在直肠。虽然左半结肠较少受累，但弯曲型乙状结肠镜检查对位于直肠、乙状结肠上方的左结肠进行的多点活检，足以确诊 90% 的病例。

淋巴细胞性结肠炎和胶原性结肠炎患者通常有慢性水样泻，平均每天排便 8 次，常伴有夜间排便，排便量每 24h 300～1700g，偶尔会有便失禁、腹痛，禁食时症状可减轻[104]。也会出现恶心、体重减轻及大便紧迫感，这些表现通常是可变的。腹泻通常是长期的，数月到数年，病情在缓解和恶化之间波动。在 172 个患者组成的观察组中，从出现症状到确诊的平均时间是 11 个月，而在另一组的 31 个患者中，平均时间为 5.4 年。体格检查通常无异常，并且无血便。常规实验室检查也正常。

新鲜粪便检查显示，116 个胶原性结肠炎患者中 55% 有白细胞。粪便钙卫蛋白可能是一个比粪便白细胞更敏感的指标（62%），且优于粪便乳铁蛋白[105]。它的检测所需时间短，不容易出现技术错误。据报道，在有些患者中会出现轻度脂肪泻、轻度贫血、血清中维生素 B_{12} 的水平低、低蛋白血症和轻度脂肪泻，但不是特征性表现。胶原性结肠炎患者的自身免疫系统标志物已被识别，包括抗核抗体（占 50%）、抗中性粒细胞核周抗体（占

14%）、类风湿因子和增多的 C3、C4 补体。

结肠镜检查通常是正常的。通过检测粪便虫卵和寄生虫、标准粪便培养和难辨梭菌 C 毒素试验来排除感染因子。大多数患者被诊断为肠易激综合征，可以通过结肠活检异常、排便量增加来排除，两者均不是肠易激综合征的特征性表现。

治疗

不管是胶原性结肠炎还是淋巴细胞性结肠炎都鲜有对照试验，很大程度上是根据经验来治疗。应该停用 NSAID 和其他可导致结肠炎的药物[102]。止泻药对 1/3 的患者有效，如洛哌丁胺或苯乙哌啶与阿托品，以及增量剂如车前子或甲基纤维素；但是它们不能改善炎症症状和胶原纤维的增厚。在 12 个患者中进行水杨酸铋的开放性试验[106]，每天服用 8 个咀嚼片持续 8 周，在两周内可以缓解腹泻、减少排便，其中有 9 个患者缓解了结肠炎，包括消除增厚的胶原纤维。水杨酸铋具有止泻、抗菌、抗炎的功能，但其有效性的机制尚不明确。

胶原性结肠炎和淋巴细胞性结肠炎治疗的其他常见药物有 5-ASA 化合物和胆汁结合树脂。单独或联合使用这些药物，可以在一定程度上改善腹泻和炎症，但不是对所有患者都有效。虽然口服糖皮质激素或者使用灌肠剂，超过 80% 的患者可以改善症状和减轻炎症，但在停药后，很快会复发[104]。并且长期使用糖皮质激素会有不良反应，尤其是老年患者。

布地奈德是一种局部作用的合成糖皮质激素，与受体有高度亲和力，在肝中有较高的首过效应。与泼尼松相比，它具有较少的副作用和较低的疾病复发率[107]。推荐剂量是 9mg 每日一次，逐渐减少为 3mg 每日一次，服用 2～4 周[108,109]。当然为避免疾病复发，可给予 3mg 每日一次的维持剂量[107]。

激素无效的患者可以考虑使用咪唑硫嘌呤和氨甲蝶呤[110]。有研究表明，与较年轻患者相比，老年患者可能更需要使用止泻药而并非其他药物来控制病情[111]。

结 肠 缺 血

结肠的血供主要源于肠系膜上动脉和肠系膜下动脉的分支，以丰富的侧支循环为特征，除了 Drummond 边缘动脉和 Riolan 动脉弓之外，位于肠系膜动脉的外周交界处。重要动脉闭塞时侧支血管会立即开通，维持结肠足够的血供[112]。血流普遍减少（非闭塞性肠系膜缺血）、血流重新分布（如侧支循环少的血管阻塞）或者两条动脉合并，都可能导致肠缺血。结肠缺血是老年人最常见的肠血管疾病，除非有高度可疑的指征和积极的诊断方法，否则该病很容易被误诊[113]。最近的一项人群调查研究显示，结肠缺血是一个高死亡率和高手术率的疾病（占 17%）[114]。

结肠缺血有多种临床表现，可能与多种潜在因素有关。缺血分为可逆性缺血和不可逆性缺血。前者可能有黏膜下层或壁内缺血、短暂的缺血性结肠炎，根据病变的严重程度，在数周到数月可以完全消退。不可逆性缺血的特点是慢性溃疡、不同程度的狭窄、结肠坏疽、爆发性透壁性结肠炎[115]。

在大多数病例中，结肠缺血的原因并不明确，不能识别血管闭塞。在极少数患者中发现有潜在的结肠梗阻进程，如良性狭窄、憩室炎或癌。其他的影响因素包括高血压、脱水、充血性心力衰竭、使用洋地黄、红细胞增多症、肠扭转、心律失常。需要注意的一点是，结肠缺血可能是未确诊心脏病的首发症状[116]。

症状和体征

最常见的临床表现是突发的轻、中度左下腹绞痛，常伴出血性腹泻或便血，也可能24h后才出现上述症状。大量便血并不是结肠缺血的特征表现。体格检查发现肠受累部位压痛，大约2/3患者压痛累及末端横结肠、结肠脾曲和/或降结肠。腹膜征可能会持续几小时，但是持续时间过长可提示透壁性损伤。发热、白细胞增多、肠鸣音缺乏、腹胀提示可能存在肠梗死。

诊断

对于临床疑诊病例，结肠镜是首选的确诊检查方法。当遇到缺血的肠段时，活检应取溃疡边缘区域和未受累的组织，并停止进一步检查。钡剂实验显示在结肠损伤部位可能出现"指纹征"，它提示处于病变早期的黏膜下层或黏膜层出血、水肿。这与在结肠镜检查中发现的出血性结节相符。对于结肠缺血患者来说，肠系膜造影没有价值，除非疑有小肠肠系膜缺血的右结肠损伤。尤其是局灶性右侧缺血性结肠炎患者，病情常更严重，预后也更差[116]。

治疗

患者应该给予胃肠减压、静脉补液和/或血浆扩容剂，病情严重时，应用全身性抗生素如庆大霉素和克林霉素[117]。糖皮质激素无效，不应该使用。病情较轻时，症状在几天之内可消退，数周内可行放射治疗，但有些患者可能6个月都不会痊愈。

如果患者腹泻、出血或严重的阻塞症状持续超过数周，通常需要行手术切除。如果怀疑肠坏死，需紧急剖腹做坏死肠段切除术[117]。伴有结肠坏死和坏疽的患者手术死亡率达50%～75%，但非手术治疗通常是致命的[118]。

预后

低于10%的患者会有反复发作的结肠缺血。应尝试纠正或消除发展为结肠缺血的慢性基础疾病。外周血管病变和累及右结肠的病变常常更严重。

结肠假性梗阻

急性结肠假性梗阻，有时也称Ogilvie综合征，以结肠非梗阻性、无毒性扩张为特征[119]。在手术治疗后常并发该疾病，尤其是整形外科手术。也可能发生在一些严重共存疾病中，包括败血症、肺炎、急性胰腺炎、脊髓损伤，或者抗胆碱能药、麻醉药及精神药物的使用中。该病能影响呼吸状况、造成盲肠穿孔。当盲肠直径增至10cm以上时，盲肠穿孔的风险增加。该病的变种是"巨乙状结肠综合征"，常见于精神病患者，但并不仅见于精神病患者。

在排除梗阻后，治疗包括纠正电解质紊乱、停用有害药物、治疗潜在感染或炎症、经鼻胃管插入术、直肠或结肠导管减压（每隔数小时置于患者的右侧和左侧结肠）或静脉注射新斯的明[120]。如果结肠扩张严重，药物治疗无效，可以使用结肠镜减压[121]。如果其他治疗措施无效，可以首选局麻下进行盲肠造口术减压。减压后应做数天的腹部X线片，以评价疗效。

急性结肠假性梗阻成功减压后常会复发，复发率高达33%。在减压治疗后服用聚乙二醇（polyethylene glycol，PEG）29.5g，每天两次，可避免复发；而服用安慰剂的患者复发率为33%[122]。

慢性结肠假性梗阻，伴或不伴有结肠扩张（巨结肠），与淀粉样变性、肌肉萎缩症、黏液水肿、痴呆、多样性硬化、帕金森病、四肢麻痹、精神分裂症及先天的内脏神经病和肌病有关。可能会有食道、胃、小肠、泌尿生殖系统的功能障碍。虽然大多数患者会有便秘，但如果小肠细菌过度增长或粪便嵌塞溢流，会出现腹泻[123]。

一些有难治性症状的患者，如果肛门直肠功能正常，可行结肠次全切除术。如果肛门直肠功能障碍，则是直肠、结肠切除术和回肠造口术的指征。所有巨乙状结肠综合征患者都有必要行乙状结肠切除术。大多数患者可以进行保守治疗。

肠　扭　转

结肠扭转的因素包括年龄增加、长期便秘、粪便潴留、后肠胚胎学旋转过程中腹膜的固定性差，以及有些地区的高纤维饮食。有长期便秘或滥用泻药史且生活在疗养院的老年人，典型的临床特征是乙状结肠扭转[124]。

乙状结肠有丰富的肠系膜，是最常累及的部位。但当盲肠后壁固定不牢固时，也可发生盲肠扭转。到目前为止，横结肠扭转是最少见的。患者会突然出现剧烈腹痛，然后迅速出现明显的腹胀。肠系膜扭转和肠管显著扩张时，会危及肠血流量。

腹部平片显示肠管明显扩张，通常该阻塞肠管的形状像一个咖啡豆，其凹面标志着扭转点。乙状结肠扭转患者左下腹凹陷，而当盲肠扭转时则出现右下腹凹陷。直肠通过与出现扭转的对照组进行对比可以确诊。

与盲肠扭转紧密相关的是盲肠的结构，活动异常时会使盲肠出现较早地向头侧方向折叠，这样会导致瓣阀阻塞，使得盲肠扩张。腹部平片显示盲肠扩张，但是钡剂灌肠时没有"鸟嘴"征，而在肠扭转时会出现"鸟嘴"征。但治疗方法与常见的盲肠扭转的治疗方法相同。

为了矫正乙状结肠扭转，可以轻轻地把内窥镜插入扭转的肠段。扭转矫正术成功后，应密切监测肠段是否仍然缺血[125]。与盲肠扭转相比，乙状结肠扭转的非手术减压会更成功。事实上，采用非手术的方法治疗盲肠扭转是很危险的，即使成功了，复发率也很高。关于首发乙状结肠扭转是否应该手术切除产生了分歧，没有切除的固定术是无效的。当然，多次发生乙状结肠扭转的患者应该进行切除术。

盲肠扭转的老年衰弱患者，需要在早期手术解开肠扭转后做盲肠固定术。如果出现肠坏死，则是盲肠切除术与回肠造口术的指征。健康的老年患者，首选盲肠切除再吻合术。

肿 瘤 病 变

结肠息肉可被分为：①瘤性息肉，包括腺瘤性息肉和癌；②非瘤性息肉，包括增生性息肉、炎症性息肉、错构瘤性息肉；③黏膜下肿瘤，如脂肪瘤、平滑肌瘤、血管瘤、纤维瘤、淋巴样息肉、类癌[126]。

临床上大多数（80%～90%）息肉是腺瘤性息肉或增生性息肉，其中大约 75%是腺瘤。但在小于 5mm 的息肉中，有一半是增生性息肉，大多是在直肠、乙状结肠发现的。有研究表明，增生性息肉没有临床意义[127]。但是这个观点可能过于简单化。无蒂锯齿状息肉似乎是增生性息肉，组织学差异表明它具有恶性潜能。据估计锯齿状肿瘤可占所有结直肠癌（colorectal cancer，CRC）的 30%[128]。

腺瘤性息肉

这种息肉起源于黏膜腺上皮，表现为以下特征。

1. 大小：大约有 25%的腺瘤大于 1cm，超过 80%的大腺瘤发生在左结肠和直肠。

2. 结构：超过 80%的腺瘤是管状，5%～15%是绒毛状，其余是管状绒毛状。绒毛状成分比例大的息肉更大，且向恶性转化的风险更高。

3. 异型增生：所有的腺瘤都是异型增生，但高度异型增生与恶变密切相关。

在美国，男性和女性的患病率无差异。除了家族性综合征之外，结肠腺瘤很少在 40 岁以前发现，40 岁之后患病率稳步增长，在 60 岁之后患病率达到顶峰。人口研究表明，环境与腺瘤及结肠癌的发生率密切相关。例

如，肥胖是一个危险因素，而 NSAID（包括阿司匹林）可以降低发病风险[129]。

虽然费用高昂，但早期发现和切除所有良性腺瘤以防止癌变是合乎逻辑的。一项研究表明，在 10 年间，通过硬式乙状结肠镜检查进行筛查和摘除息肉，与未进行筛查的结果相比，直肠和末端结肠患癌的风险降低了70%[130]。国家息肉研究所的 6 年随访显示，经结肠镜息肉切除术使 CRC 发生率降低了 76%～90%[131]。这些结果是推荐结肠镜筛查的基础。

流行病学证据表明阿司匹林和其他 NSAID 可降低结肠癌的风险[132]。一些大型研究发现患结肠癌的男性和女性，在定期使用 NSAID 之后，死亡率明显降低。实验室研究也支持这样的结果，表明阿司匹林和其他环加氧酶抑制药在大肠癌变的动物实验中表现出化学预防作用。目前，支持 NSAID 作为结直肠癌化学预防剂的实验数据还不充分。

管理

经大肠镜息肉切除术的手术标准是恶性有蒂息肉[133,134]。适于手术标准的患者，有蒂病变残余肿瘤的风险是0.3%，无蒂病变的风险是 1.5%；而不适于手术标准的患者，残余肿瘤的风险是 8.5%。因此后者要积极进行手术，而且要根据患者年龄和共存疾病给予个体化建议。

以下是息肉切除术后的治疗建议[135]。

1. 患者在行息肉切除术时应该进行完整的结肠镜检查并摘除所有并发的息肉。

2. 有三个或更多的腺瘤、高度异型增生、绒毛状特征或腺瘤 1cm 及更大的患者癌变风险增加，建议这些患者在三年内做结肠镜随访检查。

3. 有一个或两个小（<1cm）的管状腺瘤、没有高度异型增生的患者癌变风险较低，可以在 5～10 年进行随访检查。

4. 增生性息肉患者仅需在 10 年后进行随访，以评估癌变风险。

筛查方法

人们通常认为，通过检测和去除腺瘤性息肉，可以在很大程度上预防 CRC。筛查试验分为检测早期癌症的试验和检测早期癌症与腺瘤性息肉的试验[136]。在大规模筛查试验中，潜血试验Ⅱ检测无症状结直肠癌的敏感性是 45%～80%，但检测直径 1cm 或更大的息肉的敏感性低于 25%[137]。此外，在 40 岁以上的筛查人群中，有50%是假阳性或存在上消化道出血。一项最近的系统回顾研究表明，粪便潜血试验用于两年期筛查 CRC，使得CRC 死亡率风险降低了 16%～25%[138]。

FIT 在检测 CRC 和腺瘤方面比 FOBT 更敏感，且不需要限制饮食或药物，许多测试由于只需要一个或两个粪便样本，使用更容易[139]。美国和欧洲、亚洲的

许多国家，都采用了 FIT 筛选方法。一项系统回顾和大数据分析显示，FIT 在检测 CRC 方面呈中度敏感性、高特异性和高精确度。诊断性能取决于阳性试验结果的临界值[140]。

认识到 FOBT 和 FIT 的缺点，有越来越多的人在研究 CRC 和息肉的早期生物标志物。因此，利用粪便的 DNA 标志物来提高检测 CRC 和腺瘤的敏感性，CRC 检测的敏感性为 53%～87%[141]。血清蛋白标志物在 CRC 的所有阶段检测敏感性和特异性高达 85%，阳性预测值达 72%。粪便和血清生物标志物的组合进一步提高了早期发现 CRC 和腺瘤的概率。

在最近的研究中，多靶点粪便 DNA 检测加上血红蛋白免疫法明显比 FIT 更有效，但也出现了更多的假阳性结果[142]。它计算的是无症状的人检出一例肿瘤需要进行筛查的数量，结肠镜检查需要 154 例，DNA 测试需要 166 例，FIT 需要 208 例。还需要进一步的研究来证实生物标志物适合作为大规模人口筛查中的检测技术。

最近发表的一篇文章表明，筛查目标应该是预防结肠癌，在条件允许且患者能接受侵入性检查的情况下，优先进行早期癌症和腺瘤性息肉的筛查试验[136]。对于那些 50 岁及以上的无症状患者，每 5 年进行一次弯曲型乙状结肠镜检查或钡剂灌肠检查，每 10 年进行一次全结肠镜检查，每 5 年进行一次计算机断层成像结肠镜检查。应切除所有经乙状结肠镜检查发现的腺瘤性息肉，然后根据息肉的数量和组织学检查，在 3～5 年通过结肠镜检查检查。虽然仍有一些争议，但是很多人认为影像学发现的息肉应该通过结肠镜确诊并切除息肉。也有人认为小于 1cm 的息肉可能会在每 2 年的重复检查中发现[12]。

结直肠癌

结直肠癌（CRC）是第三大常见肿瘤，在美国和英国是第二大癌症死因[138]。越来越多的流行病学证据表明，CRC 是由于长期暴露于致癌物引起的获得性遗传性疾病。因此结肠癌的死亡率在中年期缓慢增加，之后急剧上升。此外，从患病率低的国家移民到患病率高的国家的一代人，发病的风险增加[143]。在美国，除了有溃疡性结肠炎和 CRC 家族史的人群患 CRC 的风险增加，没有其他高风险暴露因素。然而，流行病学证据表明 CRC 人群中膳食纤维饮食减少、动物蛋白和脂肪消耗增加。事实是 CRC 由细胞基因组的累积变化造成，而不是由于单个基因的变化，这一点解释了在最初接触致癌物质和出现癌症之间有很长的潜伏期[144]。

在 80% 的病例中，5 号染色体上 APC 基因的突变是散发 CRC 中最早发现的基因改变，而且是在最小的腺瘤中发现的。这些突变使结肠上皮基底部的隐窝细胞不受调控地增殖。散发的 CRC 的多级遗传模式涉及细胞癌基因和抑癌基因的序列突变[141]。与 APC 基因相关的两种

细胞蛋白已被认定参与细胞黏附过程，同时会为肿瘤启动机制提供重要线索。

在 15% 的散发病例中，2 号染色体短臂上的结肠癌易感基因已被认定存在于家族遗传性非息肉性结肠癌和散发性结肠癌患者体内。由于缺陷或突变的 DNA 错配修复酶在 2p 染色体上检测到短重复 DNA 序列的广泛突变。在结肠癌发病机制中已经确认至少有 6 个这样的修复基因[145]。有言论表明遗传性息肉综合征的遗传发病机制不同，这导致临床特征不同和生物攻击行为小。微卫星不稳定性是 DNA 错配修复缺陷的分子标志，它的存在表明总体存活率将显著提高，包括无病生存率[146,147]。

结肠癌可根据大体形态、组织学（分化高低、黏蛋白、印戒类型）或 DNA 含量进行分类。一般来说，低分化肿瘤比高分化肿瘤预后差。更有用的是结肠癌分期，如由 Astler 和 Coller 修改的 Dukes（Dukes Turnbull）分期：A，肿瘤局限于黏膜肌层；B1，肿瘤扩展到固有肌层；B2，穿透浆膜没有淋巴结转移；C1，4 个或更少的淋巴结转移；C2，超过 4 个淋巴结转移；D，远处转移。Dukes A 期的 5 年生存率是 85%～95%，而 Dukes D 期小于 5%。正如预期的那样，当结肠癌侵入血管或神经时，预后会更差。

为了提供统一的分类，美国癌症分期联合委员会提出了 CRC 的肿瘤-淋巴结-转移（tumor-node-metastasis，TNM）分期[148]。该系统分为原发肿瘤的程度（T）、局部淋巴结的状态（N），以及是否有远处转移（M）。疾病被分为 1～5 期（0～Ⅳ），很大程度上，它已经在治疗试验和临床实践中替代了 Dukes 分期。

CRC 的主要治疗方法是手术切除。术前检查包括一个完整的结肠评估，最好做一个结肠镜和胸片检查。通常还需进行癌胚抗原（carcinoembryonic antigen，CEA）定量检测。虽然把 CEA 含量作为检测术后早期复发的指标，但是通过检测 CEA 来治愈癌症是很少见的[149]。在临床实践中，CEA 水平很少单独用来确诊疾病复发。腹部影像学检查在检测晚期肿瘤（如肝转移）方面最有效，但在检查局部的结肠外扩散时效果不佳。此外，在手术时可以直接获得这些信息，而且有转移并不影响是否选择手术或首选的术式。相反，在分期直肠癌中，直肠腔内超声检查优于 CT 和 MRI[18]。

对直肠外的结肠癌进行辅助放疗没有效果。但是，用氟尿嘧啶和左旋咪唑[150]或氟尿嘧啶和四氢叶酸（5-FU/LV）辅助化疗与肿瘤复发率明显降低及Ⅲ期结肠癌患者生存率提高相关[151]。这些数据支持在Ⅲ期结肠癌患者（包括老年患者）术后辅助化学治疗的方案。相比之下，在Ⅱ期结肠癌患者中使用氟尿嘧啶作为基础的辅助化疗药物效果不明显[152]。奥沙利铂联合5-FU/LV 没有使Ⅱ期或Ⅲ期老年结肠癌患者受益，并有可能造成生存率下降[153]。

由于老年患者致残性并发症的发生和器官功能下降，其治疗通常需要更多关注。在这一人群中癌症治疗往往造成严重的毒副作用和住院率的升高。患者年龄越大，接受化疗的可能性就越小[154]。

辅助放疗、化疗相结合，可以提高直肠癌患者的术后生存率，但常伴随有严重的毒副作用[155]。一些不可切除的直肠癌患者在放疗后可行手术治疗。

下消化道出血

老年患者急性下消化道出血最常见的两个病因是肠憩室病和结肠血管扩张症（结肠血管发育不良），下消化道定义为 Treitz 韧带以下的消化道[156]。这两个病因对 2/3 血流动力学异常的下消化道出血做出了解释（表 78-6）。慢性下消化道出血最常见的原因是痔疮、血管发育不良、结肠肿瘤。除了血管发育不良和肠憩室病，急性下消化道出血的已知病因包括肿瘤、放射性肠炎、局部缺血、溃疡、克罗恩病、孤立性直肠溃疡综合征和内痔。较少见的出血病因包括小肠和 Meckel 憩室、血管炎，以及小肠和结肠 Dieulafoy 溃疡。

表 78-6　下消化道出血常见病因的临床表现

症状	年轻人	中年人	老年人
腹痛	炎症性肠病	炎症性肠病	局部缺血，炎症性肠病
无痛	Meckel 憩室，息肉	憩室病，息肉，癌症	血管发育不良，憩室病，息肉，癌症
腹泻	炎症性肠病，感染	炎症性肠病，感染	局部缺血，感染，炎症性肠病
便秘	痔疮，肛裂，直肠溃疡	痔疮，肛裂	癌症，痔疮，肛裂

病因

血管发育不良

血管发育不良表现为结肠黏膜和小肠的团状静脉曲张[157]。它们是由于结肠黏膜下静脉随年龄增加发生的退行性变，通常是多发性的，并且是老年人下消化道出血的一个重要原因，血管发育不良的患者有 2/3 年龄超过 70 岁。血管发育不良形成的基本机制，是当肌肉收缩或管腔压力增高时，黏膜下静脉低位梗阻反复发作，导致静脉曲张。这个过程可能涉及黏膜静脉，且黏膜静脉由黏膜下静脉引流[158]。最终，毛细血管前括约肌功能下降，导致小动静脉血管网中出现曲张的血管丛。正如 Laplace 定律所述的，肠壁张力与肠内腔直径有关，所以右结肠的血管扩张症是对更大肠壁张力的最好解释。有文献综述认为血管扩张症和主动脉瓣狭窄之间存在因果联系，被称为 Heyde 综合征[199]。然而据报道，在主动脉瓣置换术后，这些病灶的反复出血减少[160]。

血管扩张症在大多数个体中是没有症状的。常见的临床表现是无痛、亚急性或复发性出血，在大多数情况

下可自发停止。出血可能是鲜红色、暗红色或（少见的）黑色便，也可能是隐血便[156]。10%～15% 的患者有快速失血，有一半表现为缺铁性贫血。

可通过结肠镜检查或血管造影术来确诊，两者中首选结肠镜检查，因为它可以排除出血的其他原因，并进行治疗干预[161,162]。由于这种病变范围小、常多发、难识别，因此有必要彻底清洁结肠以提高肠黏膜可视化程度。结肠镜检查通常在出血停止后 48h 内进行，以确定其他出血源。

快速急性出血时，通过肠系膜血管造影可以确诊。造影发现弯曲密集的小静脉丛缓慢排空，表明处于血管扩张的进展期。大多数出血患者有早期静脉填充，说明出现了小动静脉血管网中的曲张静脉丛。活动性出血的速度达到至少 0.5ml/min 时，会有造影剂外溢到肠道管腔内，因为出血通常是间歇性的，所以仅有一小部分患者可通过血管造影确定出血部位。

动脉给予垂体后叶素 0.2～0.6U/min，可以快速控制出血。这样通常会使患者病情稳定，而且当右结肠出血时会更有效。出血不能控制时需要手术治疗。结肠镜检查的治疗方式一般为热消融技术（如氩离子凝固术），但是再出血仍然是一个重要问题[163]。如果血管造影和结肠镜检查确诊右结肠出血，以及不能确诊出血的其他来源，可以首选右结肠切除术。左结肠憩室的存在不影响手术切除范围。20% 的患者可能由于未发现的血管扩张反复出血，需要更大范围的结肠切除或剖腹探查。

应尽可能进行保守治疗，包括适当补充血液或铁剂。对于反复出血，可以使用反式结肠镜电凝术或氩离子激光凝固术，如果出血停止，很难确诊扩张病变和排除失血的其他原因。右半结肠穿孔时进行凝血治疗是很危险的[164]。

胶囊内镜可减少对出血部位不明患者的诊断性剖腹探查[165]。

血管炎

血管的炎症和坏死可导致局部缺血和溃疡，造成疼痛和/或出血。结节性多动脉炎、变应性肉芽肿血管炎、过敏性紫癜、系统性红斑狼疮、类风湿性脉管炎、白塞病及混合性冷球蛋白血症都可造成胃肠道出血。在临床症状与病史相符时，最好的确诊方法是内窥镜检查。

Dieulafoy 病变

在一些病例中，这些病变可造成小肠和结肠大量出血[166]。特征性表现为轻微炎症的黏膜小缺损，在底部破裂入肠腔的先天性曲张小动脉。这些血管的组织学是正常的，它们的异常是相对于它们表面位置的大小。局部出血可以通过血管造影定位，但如果出血停止，

行结肠镜检查有时也可确诊。治疗方法可以选择手术切除、栓塞治疗、热凝治疗、内镜止血夹。

评估与治疗

治疗的第一步是快速评估出血的严重性和患者的心血管状况，使大失血患者尽快复苏（图 78-1）。应立即检查反应休克和血容量不足的体征，之后要频繁复查。如果出现休克或血容量不足的体征，应该使用一个或两个大口径静脉留置导管以便液体复苏。应该立即进行的血液检查包括血常规、血小板计数、凝血四项、血液生化、以及血型和交叉配血。只有完成这些主要任务后，才可以去询问更详细的病史，以及做有助于确诊出血部位和可能性病因的体格检查。第二个重要步骤是鉴别急性出血和慢性失血基础上的活动性出血。最好通过测定血细胞比容和红细胞平均体积来完成，如果是后者降低，应该怀疑慢性出血。

第三步是在出血特点和尿素氮/肌酐值基础上，考虑胃肠道出血部位[167]。虽然便血是指血液通过直肠流出，提示下消化道出血，但是 20% 的上消化道出血患者也可

能会有便血，因为出血量大时血液可通过小肠和大肠快速流出[168]。

这些患者总是表现出严重的血流动力学障碍，并且大多数尿素氮/肌酐值在初始评估时大于 25[167]。另外，黑便不仅是上消化道出血的常见特点，当结肠运动缓慢时，黑便也可见于小肠或右结肠出血患者。排便后，滴入厕所中的新鲜不凝血提示肛门远端出血，而粪便血丝则提示左结肠出血。

排除上消化道出血，首先需要进行鼻胃管和胃内容物的检查，包括血液、咖啡样物质和胆汁。有胆汁、无血液及咖啡样物质，明显降低但是不能排除近端十二指肠空肠交界处出血的可能，因此，伴有上消化道出血时首选胃镜检查。没有血液或咖啡样物质时，鼻胃管的隐血试验是无效的。最后，怀疑有下消化道出血的患者应通过乙状结肠镜排除痔和低位直肠出血。

对于稳定期急性下消化道出血患者，首选结肠镜检查来确诊和治疗结肠出血。如果要做紧急结肠镜检查，应该保留鼻胃管，这样可以快速给予聚乙二醇溶液来灌洗结肠。

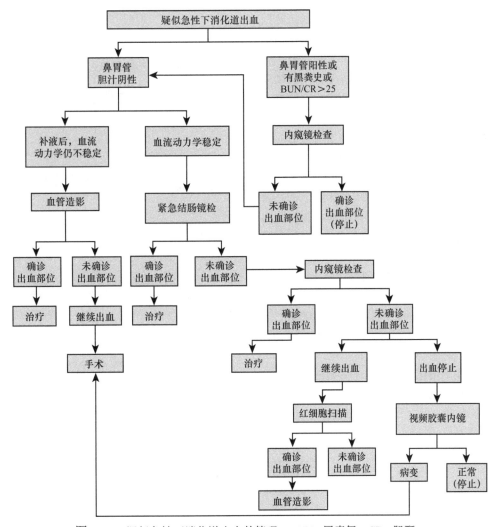

图 78-1 疑似急性下消化道出血的管理。BUN. 尿素氮；CR. 肌酐。

如果是活动性出血，无法进行肠道准备，可使用 ^{162}Tc 同位素标记红细胞，然后通过扫描定位出血部位。这个技术可以检测大约 0.1ml/min 的活动性出血，如果是间歇性出血，患者可以连续扫描 36h。如果扫描持续时间太短，定位可能会有困难，当然，在做检查时，患者必须处于活动性出血期。虽然最初报道 90%都能检出活动性出血，但是随后的研究已经产生了矛盾的结果[169,170]。后来的报道已经引起广泛关注，该报道指出患者在肠系膜血管造影前，要常规使用核素显像，尤其是对于需要快速诊断的高危患者。如果排除上消化道出血，它可能会更准确[170]。如果是活动性严重出血和/或核素显像不能确诊，可选择肠系膜血管造影来检测 0.5～1.0ml/min 的出血，或用于显示血管病变、新生血管形成，或显示有无肿瘤的转移[171]。如果是反复出血或慢性出血，敏感性会降低。对于初筛阴性疾病，在行血管造影时使用全身肝素化、动脉内血管扩张剂或溶栓剂，可提高诊断的敏感性和精确度[172]。需要更丰富的经验明确，阳性结果增加是否提高了出血风险。

如果能实现选择性导管插入，血管造影也有局部治疗的潜力。这些方法包括输注垂体后叶素，以控制结肠憩室病或血管发育不良造成的急性动脉出血，并用明胶海绵、血管线圈或聚乙烯醇颗粒选择性栓塞出血部位[173]。并发症包括电解质紊乱、心血管并发症以及垂体后叶素输注和栓塞后的肠梗死。其中，栓塞后的肠梗死的治疗必须在有超选择插管专业技术中心进行。一些研究者认为，在确诊严重的下消化道出血部位时，紧急结肠镜检查优于选择性肠系膜血管造影。如果大量出血，不管有无术中内镜，紧急手术都是最好的选择。在现代外科临床实践中几乎没有盲直肠切除术。

另一种检测出血部位的方法是使用多排螺旋 CT 特殊血管造影扫描。无须口服静脉造影剂即可检测管腔内的血管渗漏[174]。在老年肾功能不全的患者中，造影剂肾病的风险可能会限制这种技术的使用。

如果结肠镜检查没有检测到出血部位，且无进一步出血，则首选小肠镜或胶囊内镜检查。如果经验丰富的人员做内镜检查，内镜可以达到 Treitz 韧带以下 60～100cm[175]。诊断率为 30%～60%，出血的大部分原因是动脉血管畸形。通过胶囊内镜可以观察到大多数或全部的小肠。

钡剂造影对急性下消化道出血的评估无任何作用。钡剂造影不能检测到活动性出血，还会干扰结肠镜检查或肠系膜血管造影结果，而且即使检测到病变，也不能证明就是出血部位。

关键点

- 结肠的主要功能是储存粪便并以适当的方式将其排出。结肠功能紊乱可能会导致便秘、腹泻或便失禁。
- 临床区分老年人的疼痛性憩室病和憩室炎有相当高的错误率。计算机断层扫描（CT）和超声检查对鉴别诊断有一定的帮助。临床区分这两种疾病非常重要，因为治疗方法是非常不同的。
- 老年人溃疡性结肠炎和克罗恩病的患病率增加。有更多更好的药物用于治疗这些患者，并获得良好的维持缓解。
- 老年人的结肠缺血通常诊断不足，以突发的腹痛和出血为特征，且通常是良性和可逆的。结肠镜检查是首选诊断方法。
- 结肠癌是男性和女性常见的死亡原因，但通常是可预防的。积极应用结肠镜检查来发现癌前病变息肉是预防的金标准。对于那些正常风险的人，结肠镜检查应该从 50 岁开始。
- 老年人下消化道出血通常与血管发育不良和憩室病密切相关。结肠镜检查是首选的诊断方法，如果没有发现出血部位或出血速度过快以至于不能进行结肠镜检查，则同位素显像造影和血管造影也很有帮助。

（赵　琳译，王　鹏校）

完整的参考文献列表，请扫二维码。

主要参考文献

7. Harari D, Hosk J, Lowe D, et al: National audit of continence care: adherence to National Institute for Health and Clinical Excellence (NICE) Guidance in older versus younger adults. Age Ageing 43: 785–793, 2014.

16. Solan P, Davis B: Anorectal anatomy and imaging techniques. Gastroenterol Clin North Am 42:701–712, 2013.

20. Day LW, Bhuket T, Allison J: FIT testing: an overview. Curr Gastroenterol Rep 15:357, 2013.

24. Templeton AW, Strate LL: Updates in diverticular disease. Curr Gastroenterol Rep 15:339, 2013.

31. Feingold D, Steele SR, Lee S, et al: Practice parameters for the treatment of sigmoid diverticulitis. Dis Colon Rectum 57:284–294, 2014.

40. Oldfield EC, Oldfield EC, III, Johnson DA: Clinical update for the diagnosis and treatment of Clostridium difficile infection. World J Gastrointest Pharmacol Ther 5:1–26, 2014.

45. Khanna S, Pardi DS: Clostridium difficile infection: management strategies for a difficult disease. Therap Adv Gastroenterol 7:72–86, 2014.

72. Neisen OH, Ainsworth MA: Tumor necrosis factor inhibitors for inflammatory bowel disease. N Eng J Med 369:754–762, 2013.

74. Feagan BG, Rutgeerts P, Sands BE, et al, GEMINI 1 Study Group: Vedolizumab as induction and maintenance therapy for ulcerative colitis. N Engl J Med 369:699–710, 2013.

81. Castano-Milla C, Chapano M, Gisbert JP: Systemic review with meta-analysis: the declining risk of colorectal cancer in ulcerative colitis. Aliment Pharmacol Ther 39:645–659, 2014.

85. Ananthakrishnan AN, Cagan A, Gainer VS, et al: Normalization of plasma 25-hydroxy vitamin D is associated with reduced risk of surgery in Crohn's disease. Inflamm Bowel Dis 19:1921–1927, 2013.

87. Antunes O, Filippi J, Hébuterne X, et al: Treatment algorithms in Crohn's—up, down or something else? Best Pract Res Clin Gastroenterol 28:473–483, 2014.

96. Sands BE, Feagan BG, Rutgeerts P, et al: Effects of vedolizumab induction therapy for patients with Crohn's disease in whom tumor necrosis factor antagonist treatment failed. Gastroenterology 147:618–627, 2014.

107. Gentile NM, Abdalla AA, Khanna S, et al: Outcomes of patients with microscopic colitis treated with corticosteroids: a population-based study. Am J Gastroenterol 108:256–259, 2013.

109. Baert F, Schmidt A, D'Haens G, et al: Budesonide in collagenous colitis: a double-blind, placebo-controlled trial with histological follow-up. Gastroenterology 122:20–25, 2002.

116. Tadros M, Majumder S, Birk JW: A review of ischemic colitis: is our clinical recognition and management adequate? Expert Rev Gastroenterol Hepatol 7:605–613, 2013.

122. Sgouras SN, Vlachogiannakos J, Vassiliadis K, et al: Effect of polyethylene glycol electrolyte-balanced solution on patients with acute colonic pseudo-obstruction after resolution of colonic dilation: a prospective randomized placebo controlled trial. Gut 55:638–642, 2006.

136. Levin B, Lieberman DA, McFarland B, et al: Screening and surveillance for the early detection of colorectal cancer and adenomatous polyps, 2008: a joint guideline from the American Cancer Society, the U.S. Multi-Society Task Force on Colorectal Cancer and the American College of Radiology. Gastroenterology 134:1570–1595, 2008.

140. Lee JK, Liles EG, Bent S, et al: Accuracy of fecal immunochemical tests for colorectal cancer: systematic review and meta-analysis. Ann Intern Med 4;160:171, 2014.

141. Shah R, Jones E, Vidart V, et al: Biomarkers for early detection of colorectal cancer and polyps: systematic review. Cancer Epidemiol Biomarkers Prev 23:1712–1728, 2014.

164. Sami SS, Al-Araji SA, Ragunath K: Review article: gastrointestinal angiodysplasia—pathogenesis, diagnosis and management. Aliment Pharmacol Ther 39:15–34, 2014.

第**79**章 营养与衰老

C. Shanthi Johnson，*Gordon Sacks*

介 绍

对于老年人群的照顾，营养目标是维持或改善他们的总体健康和生活质量，并且通过改善个人和整体的营养状态来预防和/或治疗增龄和营养相关的问题。无论是定义为"受摄取和利用的营养素和非营养素影响的群体或个人的健康情况"[1]还是营养素摄取和需求之间的平衡程度，营养对整个健康和维持良好的营养状态是极为重要的。良好的营养状态不仅对于人们变老过程中总体的健康和幸福是非常重要的，而且有研究显示营养状态会影响衰老的过程、各种生理系统和功能、身体组成，以及各种慢性疾病的发生和管理。衰老的过程也影响营养状态。特别是有研究显示衰老过程直接与营养需求的变化有关，包括多种营养素的需求减少、增加或保持不变[2]。随着衰老的发生，经济和社会状态发生了改变，引起食物摄取减少、食物选择单调、营养缺乏和营养状态不良，这反过来又会导致患病风险增加、健康状况不

佳，以及活动力和独立性受限，如图 79-1 所示[3]。

除此之外，个人和群体的营养和健康状态还受一些社会因素如收入、教育水平、社会资助、性别、文化，以及人群健康框架图中概括的其他因素影响[4]。这些因素部分解释说明了人群中营养和健康状态存在的广泛而顽固的差异。例如，在食物消费方面的研究显示，独居的老人不能负担有营养的食物[5]。一项关于在老年人中调查补充剂使用的研究显示，维生素和矿物元素消费在教育水平较高的人群中较高[6]。而且，与获得社会资助的老年人相比，独居和缺乏社会资助的老年人容易处于更大的营养风险中[7]。

营养筛查和评估

许多生理性因素会影响老年人的营养状态和健康幸福。营养素的摄入不足或过量是消化和利用来自多种食物来源的营养素和其他多种因素（如年龄相关的改变、

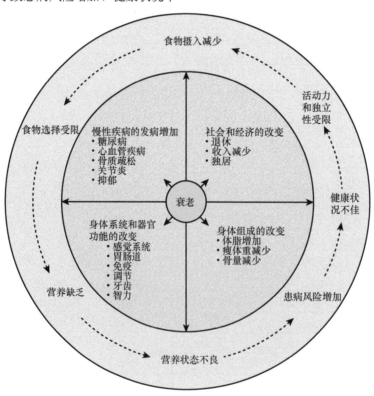

图 79-1　衰老循环显示经济和社会状态的变化引起食物摄入减少、食物选择单调、营养缺乏和营养状态不良，这反过来又会导致患病风险增加、健康状况不佳，以及活动力和独立性受限。

服用药物、社会经济因素，以及功能性和认知功能）共同作用的结果。这些因素促进组织的消耗或存储，引起血浆中营养素水平、酶的活性和其他生理功能的变化，从而影响了人体测量指标（如体重、身体组成）。因此，在评估个体营养状态方面，人体测量同生化、临床和饮食因素一样十分重要。

人体测量通过动态检测人体的比例和组成来评估机体营养状态，包括体重、体重变化过程、身高或体型的其他评估方法、体重指数（body mass index，BMI）、皮褶厚度和周长[8,9]。自我报告测量通常是不准确的，应该通过受过训练的技术人员采用标准化测量工具来减少测量误差[10,11]。体重是反映营养状态的关键指标，一个人的体重变化可以作为评估营养风险的指标。体重过度或明显减轻包括 1 周内增加或减少体重的 2%，1 个月内增加或减少体重的 5%，3 个月内增加或减少体重的 7.5%，或 6 个月内增加或减少体重的 10%。除了体重变化外，身高的变化在很大程度上是由脊柱的压缩导致的，也是检测存在营养风险的可靠指标。如果不能站立或直立，可以通过测量手臂全长、半长或膝高来评估身长。手臂全长测量在成人阶段比一个人真正的高度更能决定他的最大高度，碍于年龄、性别和种族特异性，可以通过测量膝高[12]来评估身长，仰卧位的膝高值比坐位膝高值更可靠。一旦完成身高和体重测量，BMI 就会被计算出来。用体重（kg）除以身高（m）的平方来评估不依赖于身高的体重，但该方法不直接测量身体的脂肪。对于老年人，BMI 小于 24 与营养状况不良有关，BMI 为 24～29 被认为是健康体重，而 BMI 大于 29 被认为超重并且会导致健康问题[13]。皮褶厚度测量可以用来判定身体的肥胖程度。然而，在老年人中，皮肤在厚度、弹性、可压缩性和皮褶厚度测量方面的变化并不可靠。可以通过测量周围（如腰围、腰臀比和上臂围）来评估身体脂肪储存，很像用于评估骨骼肌重量（躯体蛋白储存）的测量。身体脂肪测量可以用来作为一种快速的筛查工具，从而找出容易发生营养不良或营养过剩的高危人群，无论是单独应用还是与身高和体重测量联合应用都是有效的。

对于存在营养问题风险的个体，另一个有用的测量指标是生物标志物，可以用于发现亚临床缺陷（如通过血液或尿样标本）。通过这样的检测，可以确定反映内脏蛋白状态的生物标志物；这些标志物包括血清白蛋白、甲状腺素结合前白蛋白、血清转铁蛋白、视黄醇结合蛋白和总淋巴细胞计数。尽管血清白蛋白因为能预测老年人的死亡率而作为一个常用的标志物，但它却并不总是可靠的。其结果可以因为脱水而升高，或者因为炎症、感染和与年龄相关的肌肉变性而降低。其他生物标志物检测如总胆固醇、高密度脂蛋白、低密度脂蛋白和甘油三酯被用来评估脂质状态，也用于检测微量营养素状态（如铁元素状态）。总胆固醇水平低与营养状态不良有关，并且可以作为老年人死亡率的一个预测因子。血液评估

也可以用来筛查老年人的营养不良，包括血红蛋白、血细胞比容、平均细胞容积、平均细胞血红蛋白浓度、平均红细胞血红蛋白含量和总铁结合力。研究人员可以联合这些检测方法来进行正确的临床诊断，并与相应年龄和性别组的标准值进行比较。

临床指标也用于评估营养状态。临床评估的组成可以包括病史、体征及营养缺乏、功能和认知状态的相关症状。一些临床体征和症状是非特异性的，这归因于衰老过程而不是某一特定的营养缺乏。功能状态可以通过几种不同的方式来评估。最常使用各种工具来评估个人完成基本的日常生活活动（activities of daily living，ADL）能力，包括基本的自我照顾如洗澡、梳洗、穿衣、吃饭和如厕，以及工具性日常生活活动（instrumental activities of daily living，IADL）能力，包括烹饪、购物、做家务和处理自己的事情。这些可以作为有用的临床指标来评估营养状态。不能完成这些任务提示营养不良的风险更高，尽管一些临床体征可能是非特异性的，并且归因于衰老而不是某一特定的营养缺乏。临床评估包括体征和症状，这些症状不但与营养缺乏有关，而且与功能和认知状态有关。功能和认知状态可以通过多种方式来评估。

饮食评估在营养评估方法中是一个很重要的组成部分，主要通过对食物消耗和进餐方式进行评估来完成的。饮食评估方法可以分为回顾性的和前瞻性的。回顾性的评估包括回忆在某一特定的时间段（通常是 24h）内消耗的所有食物和液体。如果认知状态有问题，那么回顾性评估是不可靠的。因此，前瞻性评估可能是有利的，因为它包括持续记录在一个给定的时期内[如 3 天（包括 2 个工作日和 1 个休息日）或 7 天]消耗的所有食物和液体。尽管这种类型的评估有助于那些存在认知障碍的人，然而对于存在某些特殊功能障碍如手部关节炎或视力差的人并非如此。事实上并不存在一个最好的评估方法。一个 3 天的食物记录包括 2 个工作日和 1 个休息日的摄入记录被认为是比较好的饮食评估方法之一，因为它不依靠记忆并能够提供详细的摄入记录。

鉴于营养状态的综合评估是复杂的和耗时的，快速筛查对于确定那些可能存在营养不良风险和需要进行深入评估的人是有益的。目前存在几种筛查工具。DETERMINE 列表作为营养筛查建议的一部分，提供了关于基础营养信息的大众认知，并能帮助确定社区中存在营养不良风险的人。该列表在美国被广泛应用[14]，并且按两个阶段或水平来执行。水平 I 包括评估体重、饮食习惯、居住环境和功能状态（特别是 ADL 和 IADL），通常由初级看护者填写[15]。水平 II 筛查包括人体测量、实验室资料、多重用药和认知状态评估。在评估的基础上，提供一个特殊的营养照顾计划或资助。在加拿大，名为"社区中的老年人：一种关于饮食和营养的风险评估工具版本 II（筛查 II）"已经被用于居住在社区的老年

人中，评估其营养风险[16]。微型营养评估（mini nutritional assessment，MNA）也被广泛地用于社区和长期在护理机构居住者的初始筛查和评估[17,18]。在不同的居住环境中，应用不同的评估工具，结果发现营养不良与身体衰弱有关[19,20]。实际上，不仅营养参数可作为身体衰弱的评估工具[21,22]，有研究表明 MNA 也可以用于筛查身体衰弱[23]。当然，综合评估还可以揭示其他因素包括药物之间的重要的相互作用[24]。

除了这些常用的筛查工具，还有一些其他的方法。这些方法包括 Payette 营养筛查模式（Payette nutrition screening scale）、营养危险指数（nutritional risk index，NRI）、营养危险评分（nutritional risk score，NRS）、营养危险评估模式（nutritional risk assessment scale，NuRAS）、预后营养指数（prognostic nutritional index，PNI）、忧伤-胆固醇-白蛋白-体重丢失-进食-购物（sadness-cholesterol-albumin-loss of weight-eating-shopping，SCALES）和主观全球评估（subjective global assessment，SGA）。筛查工具对帮助确定有风险的人群或者作为教育的工具是有益的，它们可以提供简单、快速和可靠的评估[25]。然而，一些临床医生表示筛查工具对明显健康的老年人的价值有限[26]。因此，根据目标人群（如家庭护理、长期护理）、使用的便利性和心理特征（有效性/可靠性）来选择和使用恰当的筛查工具是很重要的。

研究者和临床医生依据人体测量、生物标志物、临床和饮食方面进行营养评估和筛查，发现不同营养不良危险因素的存在，其中包括营养摄入不足，我们需要考虑老年人群营养健康的合适指标。是像我们传统测量的大量和微量营养素的摄入还是 BMI（根据体重和身高的比值反映体重状态的指标），我们是否应该关注食物消耗的多样性、适度性和平衡性，或者是否还应该关注食物安全性如营养食物的可获得性、途径和可提供性的指标？我们如何测量传统饮食的可获得性和途径，以及传统食品或少数人群的文化食品的质量和安全性？在老年人群中确定营养健康的合适指标是非常必要的。

营 养 需 求

生理性的、功能性的和伴随衰老的整个健康的变化影响着一些营养素的需求和营养素的需求应该如何被满足。因此，确定一个人的营养需求是十分关键的，以便保证提供充足的营养素摄入。能量需求的减少是 65 岁以上人群和不超过 65 岁人群之间的一个显著差别[27]。例如，据估计 30 岁以上的男性每日总能量消耗平均下降近 10kcal/年（1cal=4.184J），30 岁以上的女性每日总能量消耗平均下降近 7kcal/年[28]。因此，一个男性在 20 岁时每天需要 2200kcal，到了 70 岁时每天只需要 1700kcal。在老年人中，能量需求的减少大部分是由于与年龄相关的静息代谢率减少、瘦体重减少和体力活动水平下降[29-31]。

然而，其他问题包括咀嚼和吞咽困难、独居和低收入也导致老年人能量摄入的下降。尽管 1977～2010 年美国老年人群的总能量摄入显著升高，但随着年龄增长，平均能量摄入仍然降低，其中 75 岁以上的老年人能量摄入最低[32]。美国国家第三次健康与营养调查（NHANES Ⅲ，1988～1991）报道了与 30～39 岁的女性和男性相比，60～69 岁的女性和男性及 70～79 岁的女性和男性平均每天能量消耗分别减少 534kcal 和 658kcal[33]。

可以用不同的方法来评估老年人的能量需求，这需要了解患者的特异性信息（如身高、体重和年龄）。一个简单的方法即只需要了解患者的体重，就可以估计出每天每千克体重能量消耗为 20～25kcal。因此一个 70kg 的老人每天需要的能量需求是 1400～1750kcal。这些估计看起来是准确的，因为间接测量垂危的老年人的能量消耗的结果显示他们平均每天每千克体重能量消耗为 22～25kcal[34]。如果将体重增加作为老年人期望的目标，应该保证他们每天每千克体重的热量摄入增加到 30kcal。

老年人中预测能量消耗使用最广泛的方法之一是哈里斯-本尼迪克特方程（Harris-Benedict formula）（表 79-1）[35]。这些方程是用直接的热量测定方法来测定氧消耗和二氧化碳的产生而得到的。1919 年用于建立这些方程的受试对象年龄为 15～74 岁。然而，对于老年人这些方程经常被认为是不准确的，因为在测试的 239 位健康的男性和女性人群中，只有 9 人是年龄大于 60 岁的。一些人认为世界卫生组织为 60 岁以上人群建立的方程比哈里斯-本尼迪克特公式更加精确（表 79-1）。来自国家研究委员会的推荐包括计算出的能量消耗乘以不同体力活动水平的系数[36]。活动系数 1～1.12 乘以能量消耗用于评估坐着的或完全不能活动的老年人的能量消耗。活动系数 1.27～1.45 适用于体力活动多的老年人的能量消耗。

表 79-1　老年人能量需求评估公式（单位：kcal/天）

哈里斯-本尼迪克特公式
男性：BEE=66.4730+13.7516（Wt）+5.003（Ht）-6.7550（A）
女性：BEE=655.0955+9.5634（Wt）+1.8496（Ht）-4.6756（A）
世界卫生组织方程
男性：BEE=8.8（Wt）+1128（Ht）-1071
女性：BEE=9.2（Wt）+637（Ht）-302
基于体重的方法
20～25（Wt）

注：A. 年龄（年）；Ht. 身高（cm）；Wt. 体重（kg）

尽管随着年龄增长能量需求减少，但很重要的一点是老年人蛋白质、脂肪和碳水化合物的摄入量应该符合可以接受的大量营养素分布范围。对于蛋白质，相当于总能量摄入的 10%～35%。对于所有的成年人来说（不考虑年龄），传统指南推荐食物蛋白的摄入为每千克体重 0.8g，以便能保持蛋白质平衡和避免瘦体重减少。然而，有证据表明每千克体重 1.0～1.2g 的蛋白质摄入才能满足健康老年人的需要[36,37]。增加的摄入是必需的，部分是因为瘦体重下降、代谢改变、身体组成改变和衰老相关的蛋白质利用效率。除此之外，对于那些患有急性或慢性疾病的老年人，蛋白质的需求可能会达到每千克体重 1.2～1.5g，对于那些患有严重的感染、做过手术或具有创伤的老年人，需要达到每千克体重 2.0g[36]。对于老年患者，如果没有肾功能恶化，总体上能耐受适当的高蛋白质摄入量。然而那些已经存在肾病的患者应该避免高蛋白饮食，因为它们可以使其肾功能进一步加速下降[38]。肌少症是指与年龄相关的骨骼肌减少和相应肌肉功能下降[39]。然而对于食物蛋白在肌少症的发病和预防中的作用不清楚，肌肉重量的减少与坐位的生活方式、神经性因素和食物蛋白缺乏有关。对于增强肌肉蛋白的合成代谢和随着年龄增加使肌肉重量的减少最小化的每日蛋白质的摄入没有统一的推荐标准。总体来看，来自美国和加拿大的膳食资料显示随着年龄增长，蛋白质摄入减少。因此，推荐高质量蛋白，如鱼、瘦肉、奶制品、鸡蛋和豆科植物在一天当中的每一餐都要摄入[40,41]。

保持健康营养状态的另一个关键因素是食物脂肪的恰当摄入。每克脂肪含有的热量是碳水化合物或蛋白质的 2 倍，由于脂肪摄入增加与患糖尿病、心脏病和其他慢性疾病的风险增加有关，推荐老年人选择低脂肪的食物如脱脂牛奶而不是全脂牛奶。理想上，总脂肪摄入量应该降至每日总能量摄入量的 20%～35%；然而，如果一个老年人进食量不足以达到每日能量需求，那么为了满足每日必需的能量需求，高脂肪摄入带来的风险是可以忽略的。

根据医学会提供的食物摄入参考（dietary reference intake，DRI）推荐，老年人应该从复杂的碳水化合物如全谷物、蔬菜和水果中获取 45%～65% 的每日能量摄入。由于整体能量摄入减少，老年人的膳食纤维需求也会减少。50 岁以后，男性每日需要 30g，女性每日需要 21g 来改善胃动力、维持健康的血糖水平和降低胆固醇[28]。伴随这些纤维的需求，液体摄入必须是充足的以保证规律的胃肠道动力。

随着年龄增长，为了保持健康的营养饮食和营养状态，必须适时地摄入微量营养素，特别是维生素和矿物质。由于能量需求减少，一些维生素和矿物质的需求增加，尽量维持恰当的摄取对老年人是很关键的。根据 DRI 推荐，随着年龄增长，老年人需要更多的钙、维生素 D 和维生素 B_6。例如，50 岁以上的女性和 70 岁以上的男性每天摄入钙 1200mg 对于防止钙的吸收减少和骨量减少是必要的。相似的，DRI 提示维生素 D 的需求从 19 岁的 600IU 增加到 70 岁以上的 800IU。维生素缺乏症目前在老年人中是一个显著的问题。与年龄相关的维生素 D 的摄入减少与低膳食摄入有关，通常是由于富含维生素 D 的牛奶的消耗有限。老年人维生素 D 的摄入减少还

与太阳光照射量减少、皮肤有效合成维生素 D 减少和肾功能损害有关，这反过来削弱了维生素 D 从非活性到活性的转换，因此导致维生素 D 缺乏。除了叶酸和维生素 B_{12}，维生素 B_6 摄入不足也被认为是引起血清同型半胱氨酸水平升高的原因，而血清同型半胱氨酸水平升高被认为是冠状动脉疾病、脑卒中、抑郁及认知功能减退的危险因素。50 岁以上的人需要消耗更多的维生素 B_6 来减少同型半胱氨酸水平并改善认知功能[42]。同时，由于 30% 的老年人每日维生素 B_{12} 缺乏，老年人可能需要依靠补充剂来避免食物中 B_{12} 的吸收不良。

水作为一个必需的营养素经常被忽略，不充分的水合作用增加患病风险，导致老年人患病率和死亡率增加。与年龄相关的细胞内水分和细胞液贮存减少与肾功能的改变（引起尿液浓缩障碍），可以导致老年人维持适当的细胞液水平困难。不仅是这些生理性的因素损害液体水平，口渴感知障碍、认知损害和功能状态的变化（如限制活动）也能导致液体摄入减少[43]。外部的因素，如药物使用的副作用也可以对液体摄入平衡产生更多的妨碍。身处长期护理机构接受照顾的人因为获取口服液体的途径受限或引起液体丢失增加的潜在条件（呕吐、腹泻、结肠造瘘术/回肠造瘘术）而具有特殊的脱水风险。机构的问题，包括人员不充足和后续更好的监督需求，以及如何安置高风险的身体衰弱的老人[44]。住院的老年人如果脱水未经治疗，将导致其死亡率超过 50%[45]。因此，在长期护理机构中的工作人员使用特殊的触发器来检测不充分的水合作用（表 79-2）。既然如此，老年人应该自觉地努力增加液体摄入而不仅仅是依靠口渴感知。充足的液体摄入对于老年人和年轻人一样重要[46]。总体上推荐老年人水的摄入量为 1ml/cal 或 30ml/kg·天，且最小摄入量为 1500ml/天，从而满足膳食水的需求和获得充足的液体摄入[47,48]。

表 79-2 长期护理机构居住者脱水的危险因素

在过去的 90 天内认知状态恶化
不能进食或服药
腹泻
发热
吞咽问题
沟通交流问题

注：改编自 Weinberg AD, Minaker KL, Council on Scientific Affairs, American Medical Association: Dehydration: evaluation and management in older adults. JAMA 274: 1552-1556, 1995

与加拿大健康饮食食物指南一致，我们创建了膳食指南来帮助老年人群避免能量、维生素和矿物质缺乏，通过鼓励老年人从所有 4 种食物组成中选择健康的、营养丰富的膳食来源来满足他们的需求。2010 美国人膳食指南和来自"老年人我的餐盘"的推荐包括限制富含反式和饱和脂肪酸、食盐和附加糖的食物，推荐全谷物、低脂奶制品、颜色鲜艳的蔬菜和水果。还有一些问题被强调，如充足的液体摄入，方便的、可提供的并容易获

得的食物和老年人的体力活动。

常见营养问题和营养缺乏

营养素摄入和需求失衡或营养状态不佳可以由膳食摄入不充足、年龄相关的改变、疾病情况和治疗和/或其他相关因素如文化和宗教信仰、实践和社会经济条件所导致。这种失衡可以引起老年人的营养相关问题和营养缺乏。最常见的营养缺乏包括营养不良，包含营养不足和营养过量、微量营养素缺乏和脱水。营养不良在老年人中非常普遍，可以分为蛋白质能量营养不良和微量营养素缺乏。这种失衡是由膳食摄入不足、年龄相关的变化、疾病情况和治疗及其他因素如文化或宗教信仰、实践或社会经济问题所导致的，营养不良的发生率不同[49]。蛋白质能量营养不足的发生率从社区的 1%～15%到长期护理机构中的 25%～85%[50]。认识到营养不良不单是膳食摄入不足的结果，而且是许多因素综合干扰了摄入和需求之间的平衡是很重要的。认知减退或痴呆、抑郁、慢性疾病和/或功能缺陷也是导致营养不良的原因。这些在患肌少症者（随着年龄增长骨骼肌减少且功能丧失）和体格不健壮的老年人（geriatric failure to thrive，GFTT）中是很普遍的。GFTT 是一种综合征，患者无明显原因地出现不由自主的体重减少，不能维持功能能力、社会技能和认知技能。尽管准确的 GFTT 患病率还不清楚，但它的患病率随年龄增加而增加，而且男性和在长期护理机构中生活的人中更常见。无论哪种情况，营养性的干预和多学科团队方法的使用通过膳食来源和口服补充剂提高能量和蛋白质摄入被证明是成功的[51]。其他干预如锻炼计划对预防肌少症也是有益的。

当老年人钙、维生素 D、铁、维生素 B_{12} 和其他矿物质或维生素缺乏时，将出现微量营养素缺乏。这种缺乏非常普遍，并且通过使用补充剂很容易纠正。维生素 D 缺乏在所有年龄人群中很广泛，而在老年人中发生率尤其高[52,53]。由于维生素 D 对钙的吸收很必要，它的缺乏会导致老年人发生骨质疏松及与之相关的骨折。51～70 岁人群推荐的维生素 D 摄入量为 600IU，70 岁以上人群推荐的维生素 D 摄入量为 800IU。这些很难单独从食物中获得；因此，加拿大食物指南推荐所有 50 岁以上的成人每天补充 400IU 维生素 D。维生素 D 缺乏还与患某些癌症的风险增加有关，如乳腺癌、结肠癌、卵巢癌和前列腺癌，特别是居住在高海拔地区的人。尽管维生素 D 显示出在维持健康细胞和抑制癌症细胞的发展中具有作用，但使用维生素 D 补充剂预防癌症的作用还不清楚。钙也在维持老年人骨骼健康中发挥了重要的作用。DRI 推荐 51 岁及以上的女性和 70 岁及以上的男性为每日 1200mg，元素钙的一次最大摄入剂量不能超过 500mg[54]。和维生素 D 相似，单独从食物中获得充足的钙摄入是很困难的；因此，通常需要补充剂。碳酸钙是

成本效益最佳的钙补充剂形式，随餐服用时吸收好，大多数人能够耐受。值得注意的是，柠檬酸钙更被推荐用于存在肠道吸收问题如胃酸缺乏或炎症性肠病的老年人[55]。随着年龄增长，维生素 B 的状态发生了显著变化。老年人常出现维生素 B_{12} 缺乏，这是由于低胃酸限制了食物中 B_{12} 的释放和吸收。医学会推荐 50 岁以上的人通过消耗强化食品或服用含有维生素 B_{12} 的补充剂来满足机体需要。脂溶性维生素如维生素 A 的毒性是老年人需要关注的问题，因为随着年龄增加，肝贮存增加而肾功能减退。骨质疏松和髋部骨折与维生素 A 摄入有关，维生素 A 的摄入量达到目前推荐的每日摄入视黄醇当量男性 1000μg/天和女性 800μg/天的两倍[56]。因此，照顾使用维生素补充剂的老年人的人员应当懂得长期大量地摄入维生素 A 可能对骨质减少产生的危险和效应。

在过去的 30 年肥胖的发生率稳步升高。肥胖总体上定义为非健康的机体脂肪过度，BMI 达到 $30kg/m^2$ 或更高。在美国，65～74 岁的成人中有接近 41%的人是肥胖的，而 75 岁以上的人肥胖的发生率降至 28%以下。2004 年 55～64 岁的加拿大人中有接近 30%的人是肥胖的，而 1978 年只有 20%[57,58]。这引发 BMI 达到 $30kg/m^2$ 或更高的老年男性和女性死亡的风险和易患其他严重疾病，包括 2 型糖尿病、高血压、关节炎、阻塞性睡眠呼吸暂停、尿失禁和肿瘤。目前对于老年人管理体重的治疗指南建议采用生活方式干预，包括控制饮食、增加体力活动和药物治疗[59]。老年人需要消耗营养含量丰富而能量不太高的食物。规律的体力活动如拉伸、有氧锻炼和耐力训练对提高灵活性、力量和耐力是很重要的，同时防止衰弱。服用减重药物是受限的；然而，奥利司他（一种减肥药）对老年人似乎是最安全的。外科手术用于那些饮食控制和药物治疗失败且面临失能的肥胖者。这种改善生活质量的手术获益必须与术后的死亡率和潜在并发症的风险进行权衡。

营 养 策 略

可以使用一些策略来提高身体衰弱的老年人的膳食摄入。如果老年人可以耐受传统的固体食物，营养丰富的食物可以加到饮食中。涂上花生酱的全麦面包、丰富的麦片、粉状速溶早餐食品可以被替代来增加热量摄入。高蛋白质和高热量快餐，如薄脆饼干和奶酪、奶昔和三明治，全天均可以给予从而补充能量[42]。当物理性或神经性失调导致经口进食困难时，膳食调整和使用特殊的器具经常是有益的。在社会福利机构中居住的人进食进饮的时候经常需要别人帮助[60]。在长期护理机构中使用半圆形桌子是照护者人员不足时一次同时喂几个人的一个简单方法。调整的羹匙可以用来使手颤抖的老年人的溢出减少。食物口感的变化，如将蔬菜和甜食搅成糊状，可以防止牙齿不好的患者出现摄入问题。吞咽功

能障碍的患者应该被教会吃东西的合适体位和安全的吞咽技术，以减少吞咽困难带来的影响。

当老年患者不能经口维持充足的营养素和液体摄入时，可以通过喂养管来输送肠内营养（enteral nutrition，EN）。小口径的胃或十二指肠管可以通过鼻腔来放置，提供短期的肠内途径来治疗髋或膝关节手术后送入老年疗养和康复中心的老年患者、压力性溃疡的患者或那些暂时吞咽失调的患者。慢性失调如头/颈部肿瘤、脑卒中、头部受伤或神经肌肉失调损伤了吞咽能力，需要放置一个长期的（数月至数年）EN 装置。长期的 EN 途径通过在手术室由外科医生或在床旁由消化科医生将胃管直接插入胃内来实现。与开放式手术的胃造瘘管比较，经皮内镜胃造瘘管的放置变得越来越普遍，因为可以避免无创性手术过程相关的费用和风险。如果存在胃轻瘫或解剖结构上的缺陷妨碍了正常的胃排空，将喂养管置入空肠可以减少因 EN 带来的患吸入性肺炎的风险。

EN 的并发症包括误吸、腹泻和喂养管的机械梗阻。误吸仍然是 EN 的最危险的并发症之一。吸入胃内容物的死亡率为 40%～90%[61]。对于接受胃管喂养的老年人，减少吸入风险的推荐包括将床头升高大于 30°和经常检查是否存在腹胀。在卧床的胃造瘘管喂养的患者中，与标准的 EN 平衡液相比，低脂元素饮食可以使胃排空更快，误吸的发生率更低[62]。EN 经常被确定为腹泻的原因，尽管存在许多其他的因素如药物、高渗 EN 平衡液、低蛋白血症和感染。山梨醇被用来作为许多药物制剂的液体平衡液载体，并且与腹泻有关。抗生素或促动力剂如甲氧氯普胺是目前治疗中比 EN 平衡液更能引起腹泻的代表。梭状芽孢杆菌是众所周知的接受 EN 的患者腹泻的原因，在开始应用止泻药之前应该排除此原因。

对于那些胃肠道没有功能又无法进行 EN 的而事实上又需要营养支持的老年人，可以考虑肠外营养（parenteral nutrition，PN）。这可能包括 EN 失败的严重的炎症性肠病（如克罗恩病或溃疡性结肠炎）、吸收不良（如口炎性腹泻）、肠梗阻、广泛肠道手术史（如短肠综合征）和患有严重的急性胰腺炎患者。PN 的初级目标应该是防止不充足的能量和营养摄入引起的营养不良或治疗营养不良及其并发症。美国肠外肠内营养协会（American Society for Parenteral and Enteral Nutrition，ASPEN）和欧洲肠外肠内营养协会（European Society for Parenteral and Enteral Nutrition，ESPEN）发布了老年人正确使用 PN 的指南[63,64]。表 79-3 列出了一些液体、电解质和微量营养素异常的监测指南，应该在老年患者进行 PN 期间实施。

表 79-3　肠外营养的并发症和管理技巧

并发症	管理
机械性的	
气胸	可以放置胸腔引流管；使插入导管的数量最小化；请有经验的专业人员放置

续表

并发症	管理
空气栓塞	请有经验的专业人员放置
导管堵塞	使用尿激酶或链激酶局部抗凝；常规的导管冲洗
静脉血栓形成	抗凝；导管撤除
代谢性的	
高血糖	开始肠外营养（PN）时要缓慢；增加营养前要经常检测血糖；如果需要则使用胰岛素
低血糖	减少胰岛素的使用量；滴速逐渐减慢，避免 PN 突然中断；如果 PN 突然中断给予 10%葡萄糖
高甘油三酯血症	减少注入的脂肪容量；增加注入时间；避免脂质注入＞总热量的 60%；评估高甘油三酯血症的危险因素
电解质失衡	监测液体的摄入和排出及血清的化学组成；必要时替换电解质
必需脂肪酸缺乏	作为脂质，提供总热量的 8%～10%
肾前性氮质血症	增加液体摄入；减少注入蛋白质；增加非蛋白质热量；分析氮平衡
胃肠道的	
胆汁淤积	避免过度喂养；如果临床允许尽早使用胃肠道（GI）管
胃肠道萎缩	如果临床允许尽早使用胃肠管
感染性的	
导管相关的脓毒血症	撤除导管，选择其他部位放置；充分护理导管部位；可以静脉应用抗生素治疗

营养计划和服务

许多服务被提供来支持老年人的营养和健康需求；这些服务包括送餐计划、社区配餐、食杂店送餐服务、食物银行和食物邮票、营养筛查和教育启动。在美国家庭内的计划如老年人营养计划（Elderly Nutrition Program，ENP），通过美国老年人行动为 60 岁以上的人提供家庭内的和以社区为基础的营养服务，尤其是那些最需要经济和社会帮助的人[65]。ENP 提供送餐服务、集体送餐、营养筛查和评估。尽管加拿大不提供这样的计划，但那些营利和非营利组织会提供相似的系列服务。尽管这样的计划是有益的，但送餐到家这种方式取得最佳效果仍然存在障碍；这些障碍包括不充足的来源、排队等待和将食物送到乡村地区的困难[66]。

加拿大的许多送餐服务，如车轮送餐计划，为加拿大的老年人送餐只收取很少的费用，许多教会组织及营利和非营利组织为那些自己准备食物有困难从而处于高风险的人群提供相似的计划。这些送餐服务提供一次热餐，通常是将午餐送到家中，每周至少 5 天。根据需要也为老年人提供冷冻食品。配送的食物要求满足 1/3 的每日营养需求。然而，对于身体衰弱的、大部分时间在家的老年人，一餐对于满足他们的营养需求和防止营养缺乏是不够的。这种类型的送餐服务对那些自己准备食物有困难并处于营养不良风险中的老年人有益。最近的一项研究调查了送早餐和午餐到家对人们生活的影响，研究显示出它对衰弱居家的老年人的营养摄入和生活质量具有显著的改善作用[67]。有针对性的营养咨询将进一步获益。由注册的营养师对出院的老年患者进行 12 周的家庭随访显示了营养咨询在体重改变、能量摄入、蛋白质摄入及活动状态方面具有积极的作用[68]。

集体和社区送餐由教会和其他以社区为基础的组织来提供，不仅为老年人提供均衡的饮食，而且是许多老年人不曾经历的社会事件。社区送餐包括早餐、午餐或晚餐，从每周一次到每月一次。经济需要短期内可以通过使用食物邮票和/或食物银行来补偿。食物银行提供的基本食物选择包括干货和不易损坏的食物种类。加拿大的一些食物银行提供冷冻设施并提供可选择的易腐食品，要想得到这些服务，需要一张租金单、身份证和收入证明。社区厨房允许小的团体集中食物来源并一起烹饪食物，然后带回家，这样可以为老年人省钱和创造社会时间。如果活动能力有问题，食杂店送餐服务可以由电话或互联网付费获得。最后，营养筛查和教育计划可以通过政府机构如 ENP 来提供，使用 DETERMINE 列表帮助营养评估存在风险的老年人。同时也为老年人提供其他讲座和社区营养教育计划。

伦理思考

照顾老年人出现的一个有争议的问题是当死亡临近时（如 6 个月内）营养的撤除。尽管家庭可以决定中断维持生命的医学治疗如机械通气或透析，但营养和水合作用通常被认为是一个基本的人权。大多数医疗保健专家赞同个人愿望应该是在营养保健计划发展中被考虑的最重要的因素[69]。因此，大多数医疗保健团队认为一个有能力的人拒绝或终止实行人工营养是符合伦理的和可以接受的。如果一个人被认为是没有能力的，照护者应该为家庭成员作出深思熟虑的决定，提供所需要的支持，同时要将个人的生活质量考虑在内。美国老年医学会不推荐当进展性痴呆的老年人出现进食困难时放置喂养管来进行 EN[70]。通常的误解是 EN 能提高生存并防止新的误吸发生。相反地，一项 Cochrance 综述发现没有证据表明它可以使痴呆的患者生命延长或患吸入性肺炎的风险减少[71]。各方（包括健康照顾团队、患者、家庭、朋友、监护人）在关于人工营养的喂养和结束生命这个问题上进行沟通从而做出正式的决定是最重要的。当患者没有

脱水的征象时，单纯提供水合作用而没有 EN 或 PN 是恰当的选择。关于严重失能的老年人营养支持的伦理问题的附加信息见引用的参考书[72]。

关键点

- 营养状态影响衰老的进程并与身体衰弱有关。
- 体重是营养状态的关键指标，特别是对于具有营养风险的老人。
- 完整的营养筛查与老年综合评估拥有广泛的交叉。
- 30 岁以上的男性总的日常能量消耗平均下降近 10kcal/年，30 岁以上的女性总的日常能量消耗平均下降近 7kcal/年。
- 随着年龄增长，某些营养素（钙、铁）和维生素（D、B_{12}）的吸收减少，服用补充剂通常是必要的。

（单锦华　译，张春玉　校）

完整的参考文献列表，请扫二维码。

主要参考文献

7. Ramage-Morin PL, Garriguet D: Nutritional risk among older Canadians. Health Rep 24:3–13, 2013.
18. Vellas B, Villars H, Abellan G, et al: Overview of the MNA–its history and challenges. J Nutr Health Aging 10:456–463, 2006.
19. Bollwein J, Diekmann R, Kaiser MJ, et al: Dietary quality is related to frailty in community-dwelling older adults. J Gerontol A Biol Sci Med Sci 68:483–489, 2013.
32. Johnston R, Poti JM, Popkin BM, et al: Eating and aging: trends in dietary intake among older Americans from 1977-2010. J Nutr Health Aging 18:234–242, 2014.
41. Health Canada: Do Canadian adults meet their nutrient requirements through food intake alone? 2012. http://www.hc-sc.gc.ca/fn-an/surveill/nutrition/commun/art-nutr-adult-eng.php. Accessed November 3, 2014.
64. Sobotka L, Schneider SM, Berner YN, et al: ESPEN guidelines on parenteral nutrition: geriatrics. Clin Nutr 28:461–466, 2009.
65. Millen BE, Ohls JC, Ponza M, et al: The Elderly Nutrition Program: an effective national framework for preventive nutrition interventions. J Am Diet Assoc 102:234–240, 2002.
69. Barrocas A, Yarbrough G, Becnel PA: Ethical and legal issues in nutrition support of the geriatric patient: the can, should, and must of nutrition support. Nutr Clin Prac 18:37–47, 2003.
70. American Geriatrics Society Ethics Committee, Clinical Practice and Models of Care Committee: American Geriatrics Society feeding tubes in advanced dementia position statement. J Am Geriatr Soc 62:1590–1593, 2014.
71. Sampson EL, Candy B, Jones L: Enteral tube feeding for older people with advanced dementia. Cochrane Database Syst Rev (2):CD007209, 2009.
72. Monod S, Chiolero R, Büla C, et al: Ethical issues in nutrition support of severely disabled elderly persons: a guide for health professionals. JPEN J Parenter Enteral Nutr 35:295–302, 2011.

第 **80** 章 肥 胖 症

Krupa Shah，*Dennis T. Villareal*

介　绍

肥胖症定义为机体脂肪非健康的过剩，其增加患病率和死亡率的风险。肥胖症人数不仅在发达国家日趋增多，在我们的老龄化人群中也占有相当高的比例。老年肥胖症不仅常伴有一些难治性慢性疾病、代谢并发症和生活质量的下降，更为重要的是，老年肥胖症可以使与年龄相关的身体机能加速下降，从而导致机体衰弱和失能的发生。目前专为老年人设计的减轻体重的方法包括生活方式干预（饮食、运动和行为矫正）、药物疗法和手术治疗。有数据显示，减轻体重不仅可以预防或延缓老年肥胖症人群身体机能的下降及各种并发症的发生，还可以大幅度提高生活质量。然而，临床医生在对老年人群的减轻体重治疗中必须要考虑到肌肉和骨含量减少等副作用。本章主要介绍治疗老年肥胖症的临床重要性，并为专业医疗人员提供治疗老年肥胖症的循证医学指南。

测 量 方 法

体重指数（body mass index，BMI）和腰围被用做区分超重和肥胖的简易分类法。BMI 的计算方法是：体重（kg）/身高的平方（m^2）。然而，对养老院的老人身高的测量往往是不可靠的，也是不切实际的，因此，使用一些替代的方法（如测量臂展）可能更能反映老年人的身高[1]。此外，通过测量腰围检测腹部脂肪的过度积累，可明确向心性肥胖的诊断。这是一项独立的预测共病，包括糖尿病、高血压及心血管疾病的预警指标[2]。表 80-1 联合了 BMI 和腰围来区分超重和肥胖，并对相关疾病进行了风险评估[3]。

肥胖症的患病率

据美国国家健康和营养调查组织（National Health and Nutrition Examination Survey，NHANES）1991～2000年的数据显示，在60～69 岁和70～79 岁的年龄层中[2,3]，肥胖症的患病率逐年上升，10 年间共增加了 56% 和36%[4]。近期的数据表明65 岁以上的老年人中肥胖人群（BMI≥30kg/m^2）占37%，并且随着婴儿潮一代人群的老龄化，预计肥胖症的患病率还将明显上升[5]，进而给

我们的卫生保健系统带来巨大挑战。此外，肥胖对长期照护机构增加了压力，对养老院的条件改善和可入住性提出了严峻的考验[6]。年龄相关性肥胖在发达国家的患病率为 15%～20%，但由于发展中国家经济财富的日益增长，肥胖症的患病率正以相同的趋势蔓延[7]。

表 80-1　以体重指数（BMI）和腰围划分的肥胖和超重分类及相关疾病风险[18]

	BMI/ (kg/m^2)	肥胖级别	疾病风险*（相对于正常体重和腰围）	
			男性<40in； 女性<35in	男性>40in； 女性>35in
低体重	<18.5	—	—	—
正常†	18.5～24.9	—	—	—
超重	25.0～29.9	I	增加	高
肥胖	30.0～34.9	II	高	非常高
	35.0～39.9		非常高	非常高
极度肥胖	>40	III	极高	极高

注：1in（英尺）=2.54cm

* 疾病风险为 2 型糖尿病、高血压和心血管疾病

† 即使是正常体重人群中，腰围增加仍被视为患病风险增加的标志

机体成分和衰老之间的关系

衰老往往伴随着机体功能和成分的显著变化。进入30 岁之后，人体更倾向于出现肌肉、骨骼等非脂肪组织（fat-free mass，FFM）的重量降低，而脂肪组织比例增加的趋势。一些研究数据表明，女性进入 60 岁以后，FFM 重量的降低更加明显[8,9]。FFM 重量在 30 岁左右达到高峰，而脂肪量在 70 岁左右才达到高峰，随后出现下降[9]。另外，衰老与身体脂肪的重新分布相关。腹型肥胖（向心性肥胖）人数随着年龄的增加而增加，而皮下脂肪和身体总脂肪随年龄增加而减少[10]。

年龄增加导致的激素水平变化或许可以解释这些年龄相关性的脂肪和 FFM 比例变化的现象。这些激素水平的变化包括同化激素、生长激素、胰岛素样生长因子-1、睾酮和脱氢表雄酮分泌量减少，而分解代谢激素皮质醇并没有同步减少[11,12]。

老年肥胖的原因

肥胖是由于机体摄入的能量超过了消耗的能量导致

的，而能量的摄入不受年龄变化的影响。因此，总能耗随年龄的增加而减少是身体脂肪逐渐积聚的重要原因，而衰老又往往伴随着主要耗能构成要素的减少。这些构成要素包括基础代谢率（占能耗的 70%）、食物的热效应（10%）和身体活动（20%）。基础代谢率随年龄增长而下降在很大程度上与年龄相关的 FFM 重量下降有关[13]。食物的热效应也随着年龄的增长而下降。随着年龄的增长，身体活动下降的比例大约占能量消耗下降比例的 50%[14]。

肥胖的危害

由于肥胖可以导致各种疾病及并发症的发生，因而通常认为肥胖会增加患者的患病率和死亡率[15]（表 80-2）。此外，肥胖对老年人的身体机能和生活质量也会产生不利影响。本章中也会讨论肥胖的这些危害。

表 80-2　老年肥胖的危害

肥胖直接引起的疾病	肥胖能够加重的疾病
代谢综合征	骨关节炎
高血压	尿失禁
血脂异常	心肺功能异常
冠状动脉疾病	术后并发症
糖尿病	白内障
恶性肿瘤	
阻塞性呼吸睡眠暂停综合征	

死亡率

肥胖症能够增加青年人和老年人的心血管疾病死亡率和总体死亡率[16]。尽管与老年人相比，青年肥胖症患者死亡的相对风险增加，但一直到 75 岁，升高的 BMI 与健康风险和绝对死亡率呈线性相关[17]。在 75 岁以上人群中，肥胖症和总死亡率的关系尚不清楚。在高龄老年人群中，肥胖症的患病率实际上可能会更低。选择性死亡率可以解释这种统计学差异。一些疾病本身可以增加成年人肥胖的早期死亡风险，而老年肥胖和死亡率的相关性往往被忽略。有些人可能在青年时因肥胖的危害而死亡，而存活下来的肥胖老年人被称为"有抵抗力的"幸存者。

共病

肥胖和腹部脂肪增加与高血压、糖尿病、血脂异常和心血管疾病等肥胖相关疾病的患病率（表 80-1）、死亡率和生活质量降低关系密切[15]。肥胖症相关疾病的患病率常随着年龄增长而增加[18]。因此，中年时期的肥胖和体重增加可能导致并发症及晚年医疗保健支出的增加[19]。

腹部肥胖和缺乏运动可导致与年龄相关的糖耐量异常。如果能积极参加运动并控制腹围增长，老年人很少发展为胰岛素抵抗和 2 型糖尿病[20]。此外，肥胖老年人

的血脂异常症（高甘油三酯血症和低高密度脂蛋白胆固醇血症）及高血压[21,22]的患病率也显著增加。一项长达 15 年的纵向研究发现，老年人 BMI 增加与新发的冠心病例数和心血管疾病死亡率增加相关[23]。

功能损害和生活质量

随着年龄的增加，肌肉含量和力量进行性下降、关节僵直及关节炎的增加等可导致身体机能障碍[24]。这些功能的受限可对日常生活活动（activities of daily living, ADL）和生活质量造成不利影响。肥胖可以加剧这些年龄相关性的身体机能下降。另外，肥胖症经常与糖尿病、心脏病、肺疾病等并存，并因此加重身体机能下降。而且，肥胖的老年人（BMI≥30kg/m²）比那些体型正常的老年人（BMI 18.5～24.9kg/m²）入住护理院的概率更高[25]。横断面研究和纵向研究都证明了老年人身体机能下降和 BMI 增加具有显著的相关性[26,27]。

肥胖症也与老年衰弱综合征相关。在一项研究中，通过身体机能测试得分、氧耗量峰值和对 ADL 量表的自我评价[26]，发现 96% 的社区肥胖老年人（BMI > 30kg/m²，年龄在 65～80 岁）可诊断为衰弱。另一项在高龄老年女性人群（70～79 岁）中进行的研究表明，肥胖可显著增加患衰弱综合征的风险，衰弱综合征的主要表现为衰弱、迟缓、体重减轻、身体活动减少和疲劳感增加等症状[28]。一项针对社区老年居民的调研显示，衰弱综合征和 BMI 指数呈 "U" 形相关（即 BMI 指数极低或者极高的人群中衰弱综合征的比例均增加）。但是，腰围超标人群（女性≥35in，男性≥40in）中，无论其 BMI 是否正常，均存在衰弱综合征的风险[29]。

老年肥胖患者虽然有较高的绝对肌肉含量，但更容易受肥胖的不利影响。这不仅因为相对于体重，他们的肌肉含量偏少（相对肌少症），而且由于肥胖可造成与年龄相关的肌肉含量下降，进而导致少肌性肥胖症[30,31]。正因为具有较高的脂肪含量和相对低的肌肉含量，使得他们日常活动变得愈加困难。因此，少肌性肥胖症和衰老可协同导致功能依赖、活动减少和生活质量下降，从而造成生活上的不便。

肥胖的益处

值得注意的是，随着年龄的增长，肥胖的潜在性益处表现在对骨质疏松性骨折具有保护作用。高体重通常伴随着较高的骨密度[32]。这是因为脂肪组织增多引起的体重增加会刺激骨生长及激素水平的变化（脂肪组织中雄烯二酮转化为雌酮增多）。研究发现，体重越大的人骨密度越大，即使在非负重骨骼中也是如此。此外，跌倒事件中，身体脂肪组织尤其是臀部可以提供额外的缓冲以避免骨折的发生。

肥胖增加死亡率和患病率的机制

脂肪组织因可产生如肿瘤坏死因子-α和白介素-6等细胞因子而被认为是炎症介质的来源之一[33]。肥胖、胰岛素抵抗和动脉粥样硬化三者之间的关系可部分归咎于脂肪组织产生和释放的炎症介质。有一种观点认为内脏脂肪（腹内脂肪）主要产生这些有害的细胞因子，而这些细胞因子进一步参与老年人常见的糖尿病、冠状动脉疾病及恶性肿瘤的发生。相似地，脂肪组织产生的细胞因子和炎症介质在少肌性肥胖症的病理生理过程中也扮演了重要角色[34]。更好地理解导致脂肪量增加及肌肉量减少的机制很重要，反之亦然。因此，在这个领域需要更多深入的科学研究。

老年人意向性减轻体重的影响

身体构成

由于体重减轻会导致脂肪组织（75%）和FFM（25%）重量的同时下降[35]，因此老年肥胖人群的体重减轻可能会加重年龄相关的肌肉含量下降。然而，减重计划中增加规律的运动可以减少FFM的丢失。在一组老年肥胖患者的随机对照试验（randomized controlled trial，RCT）中，这种影响得到证实。把规律的运动加到饮食控制的试验组中，与保持体重不变的对照组相比，FFM的丢失没有显著性差异[30,36]。

医学并发症

众所周知，减轻体重可以改善或纠正中青年人与肥胖相关的代谢异常发生[37]。在老年肥胖人群中进行的临床试验也得到了相似的结果。老年肥胖人群减重后可以减少冠状动脉疾病的多种危险因素（包括代谢综合征的发生）和胰岛素抵抗，并且可以促进胰岛素分泌[38,39]。近期，一项关于老年肥胖的RCT结果显示：减轻体重可以提高胰岛素的敏感性并减少冠状动脉疾病的其他危险因素，但是只有运动疗法配合单纯减重才能实现胰岛素敏感性的进一步改善[40]。

身体机能和生活质量

一项针对超重及肥胖老年人群的研究数据显示，无论伴随或不伴随关节疾病，适当的节食减重和运动疗法相结合，均可使身体功能和健康相关的生活质量在主观感受和客观指标上得到改善[30,41]。与运动疗法相结合的减重疗法也对肌肉力量和质量产生有利的影响（肌肉力量/横截面积）[31,42]。

多项以身体功能作为研究结果的减重研究中，都包含运动的部分。因此，单独研究关于减重对身体功能影响的数据是有限的。然而有一项研究表明，虽然饮食疗法在减轻体重的同时丢失了FFM，但提升了老年肥胖者的耐力和运动耐量[43]。上述发现表明，肥胖症是一种可治疗的导致衰弱的病因。

在一项为期一年的RCT中，招募了107位65岁以上的老年肥胖受试者，调查减重和身体功能锻炼分别对身体构成和生活质量的影响及其联合效应[36]。受试者被随机分为减重组、运动干预组、减重联合运动干预组和对照组。减重组要求受试者均衡饮食，且能量摄入低于日需热量500～750kcal/天（1cal=4.184J）。运动干预组包括有氧运动和抗阻力训练。结果表明，尽管与对照组相比，所有干预组的身体机能均有所改善，但是减重联合运动干预组较其他干预组能更显著地提升身体机能。此外，减重联合运动干预组更有利于抑制肌肉组织和骨盐的流失，并提升有氧运动耐力、力量、平衡和步速等。这些研究结果表明，减重和运动联合干预组与单一模式干预组相比，前者更有利于预防老年肥胖者的衰弱和保证生活质量。

本研究重点强调减重联合运动干预是安全的，并且运动的益处可以代偿减重所致的肌肉组织减少[44]。关于减重是否可以维持一年以上[45]，以及如何预防老年肥胖者的主要不良预后（包括死亡率和护理院入院率），仍需要进一步的研究证实。这些研究应该侧重于评估长期的体重控制能否对老年肥胖者的健康结局产生更有意义的影响。

认知和情绪

一些评估减重对认知影响的干预性研究得出了不同的结果，但上述研究缺乏严格的RCT设计支持，而且关注的对象为中年而非老年人群[46]。近期的一项关于衰弱、老年肥胖的RCT首次证明，体重减轻和运动均可单独作用于改善认知功能和情绪，二者联合和单独运动干预的效果基本相当[47]。

死亡率

流行病学研究发现，减重或体重反弹的老年人与体重相对稳定的老年人相比，前者有着更高的相关死亡风险[23,48]。但研究中并没有提及减重是有意的还是无意的。研究中采用的是自述体重变化，而且潜在的重大疾病常常引起无意识的体重减轻，两者混淆了体重减轻对死亡率的影响。事实上，一项针对老年超重及肥胖的RCT结果表明，在长达12年的随访中，意向性减重与总死亡率增加无显著的相关性[49]。

骨密度

减重可对骨量产生不利的影响。一项针对中青年人的前瞻性干预研究表明：减重导致的骨量流失与体重减轻在数量上成正比[50,51]。一项中青年人的临床研究表明，控制饮食减重而非运动减重与承重的骨矿物质密度的下降相关。这表明运动作为减重计划的重要组成部分，可以抵消饮食减重对骨骼的不利影响[48]。规律运动可以削弱减重所致的骨量减少。事实上，一项研究表明[44]，规律的运动能够改善减重导致的骨量丢失，其机制可能是通过抑制体重减少导致的硬骨素[52]（一种通过抑制成骨细胞增殖和分化进而抑制骨形成的分泌型 Wnt 拮抗剂）增加，进而特异性地抑制负重部位的骨量丢失[53]。因此，对于老年人来说，很有必要把运动纳入减重计划来减少骨量的流失。

治　疗

无论任何年龄，减重都可以改善肥胖相关的并发症，提高身体机能和生活质量[15]。在老年人中，治疗的最终目的就是提高身体机能和生活质量。目前，老年人体重管理的有效治疗方法包括：①生活方式干预，包括饮食和运动疗法；②药物治疗；③手术。

生活方式干预

生活方式干预对老年人和青年人同样有效[36]。通过联合低能量饮食、增加运动量和行为疗法，不仅可适度减轻体重，还可降低减重相关的并发症风险。该方法可减少肌肉和骨量丢失，推荐应用于肥胖、功能受限或代谢并发症的老年患者。

饮食疗法

一份成功的节食减重方案，就是帮助患者设立一个现实且有临床意义的减重目标，即在 6 个月内减轻初始体重的 8%～10%。一份可以每周至少减轻 1～2 磅（1 磅=0.453 592kg）体重的低卡路里（卡路里赤字 500～1000kcal/天）平衡膳食，可视为安全有效的减重计划[15]（框 80-1）。但由于相关并发症风险的提高，应尽量避免过低卡路里饮食（<800kcal/天）。膳食中应该包含 1.0g/(kg·天)的优质蛋白质[54]、多种维生素和矿物质补充剂以保证每天身体所需的营养，还应包含 1500mg/天的钙和 1000IU/天的维生素 D 以防止骨量丢失。健康顾问十分必要，他们可辅助老年人建立个体化目标，密切监督减重进程并给予可提高依从性的鼓励措施。饮食治疗需要和国家胆固醇教育计划小组（成人治疗小组Ⅲ）的"治疗性生活方式干预饮食"相一致（表 80-3）[55]。

框 80-1　管理程序/方法摘要

初步评估
- 根据全面的病史、体格检查、相关实验室检查和用药情况来评估患者近期的健康状况和并发症风险。
- 进一步的信息采集，如在开始减重计划之前收集患者的减重意愿、既往减重史和目前的生活方式。
- 辅助设立个体化目标，并欢迎家庭成员和保健护理人员参与到管理中。
- 在考虑个体特殊需要的基础上设立个性化减重计划。
- 提倡联合低能量饮食、运动和生活方式干预。

减重疗法
- 推荐适量能量摄入（卡路里赤字约 750kcal/天），包括 1.0g/(kg·天)的优质蛋白质、多种维生素和矿物质补充剂（Ca 1500mg/天和维生素 D 1000IU/天）等。
- 推荐参照注册营养师培训的行为疗法，进行营养教育、心理咨询和行为矫正。
- 建议联合低能量饮食、锻炼和行为矫正。
- 对尝试多种减重方法仍失败的患者，可考虑外科手术治疗。
- 达到减重目标后，还需实施维持体重的计划。

运动疗法
- 开始运动疗法之前应进行运动负荷试验评估。
- 推荐一种渐近的、个体化的、可监测的运动疗法。
- 推荐一种包含伸展性、有氧运动和力量训练的复合运动方式。

表 80-3　治疗性生活方式干预饮食的营养成分[51]

营养成分	推荐摄入量
饱和脂肪*	低于总卡路里的 7%
多不饱和脂肪	高达总卡路里的 10%
单不饱和脂肪	高达总卡路里的 20%
总脂肪	占总卡路里的 25%～35%
碳水化合物†	占总卡路里的 50%～60%
纤维素	20～30g/天
蛋白质	约占总卡路里的 15%
胆固醇	<200mg/天
总卡路里‡	平衡能量的摄入和消耗，维持满意的体重

* 要避免反式脂肪酸，因为它可升高低密度脂蛋白（LDL）并降低高密度脂蛋白（HDL）水平

† 碳水化合物需要从富含复合碳水化合物的食物中提取，包括全谷类、水果和蔬菜等

‡ 日常能量消耗应至少包括轻体力活动

参考有体重管理经验的注册营养师的意见十分必要，因为他们可提供适当的营养咨询。患者应该学习食物的构成、分量的控制、烹调方式及食材的优选。咨询有体重管理经验的运动治疗师和行为治疗师可以促进行为的矫正。详尽的行为治疗计划应该包括自我监督、目标制定、社会支持和诱惑控制[56]。上述方法有助于提高患者依从性。

需要重视的是，由于老年人经常承受更多的负担（如共存疾病状态、抑郁、听力和视力减退及认知障碍等），老年人饮食和生活方式的改变变得尤为困难。这就加剧了老龄相关的慢性疾病状态带来的机体活动度和功能的下降。老年人更可能有独特的社会心理状况，如依赖他人、认知障碍、机构养老、独居、孤独、孤立和抑郁。上述情况均不利于减轻体重，因而需得到充分重视。由于老年人普遍存在依赖性，改变生活方式的计划必须有家庭成员和照料者的参与。一份成功的减重和坚持计划应有健全的科学原理支持。这份计划不仅要安全、营养充足，而且要与患者的种族和文化背景相适应。

运动疗法

早期将运动疗法引入治疗课程可以改善老年人的身

体功能及降低衰弱的风险[36]。另外，运动疗法作为减重的关键部分，应该循序渐进，并且综合考虑疾病和失能进行个性化制定。运动疗法应该从低、中强度开始，并以避免损伤的运动时程和频次、提升依从性开始。随后应逐渐增加运动计划的时间和频率。老年肥胖患者规律运动的目的是增加灵活性、耐力和力量。因此，一个适当的多元运动计划应该包含伸展性、有氧活动和力量训练等。高龄老人和衰弱者不应回避这些运动。

药物疗法

研究药物治疗肥胖作用的临床试验只包含了极少数的老年人，因此关于肥胖老年人药物疗法的安全性和有效性的数据非常有限。

肥胖的药物疗法可能加重老年患者的负担。多数老年肥胖患者都在进行共存疾病的药物治疗，这会降低药物治疗肥胖的依从性和增加漏服可能性。此外，潜在的副作用也会对老年患者产生严重影响。而且健康保险和医疗保险通常并不覆盖减肥药物，这可能会给靠固定收入生活的老年人造成额外的经济负担。应该仔细评估所有的药物，因为一些药物的副作用是导致体重增加（如抗精神病药物、抗惊厥药物、类固醇激素和抗抑郁药）。此外，体重减轻可带来临床指标的改善，所以需及时调整减肥药物的剂量以避免医源性并发症的发生。

减重手术

由于相关研究较少，关于老年人减重手术的有效性和安全性仍缺乏有效的证据支持。因此，减重手术疗法需要有适应证，只有那些通过减重才能改善的病态肥胖和既往多种减重方法均无效的老年人才需要手术治疗。详细的肥胖手术疗法主要依赖于外科医生的技术和经验。多学科团队应仔细评估围手术期患者，以确保获得可接受的术后并发症和死亡风险，即确保手术的收益超过发生潜在并发症的风险。术前评估应包含对抑郁情况的评估，这在老年人群中较常见，并且可影响手术预后。术后护理应包括营养相关障碍的监测，尤其是骨质疏松、铁和维生素 B_{12} 的缺乏。

结　　论

近年来老年肥胖症的患病率显著增加，肥胖可加剧年龄相关的身体机能下降和代谢障碍，这些将会导致老年人发生衰弱、失能和生活质量变差。减重疗法对改善老年人的身体机能、预防和改善肥胖相关的并发症都尤为关键。治疗方法的选择必须参考体重减轻对肌肉和骨量的潜在影响，需要采用随机对照试验来证实老年肥胖者长期体重管理的健康益处和相关风险。

关键点

- 老年人群肥胖高发是一个重大公众健康问题。
- 肥胖可通过加重年龄相关的身体机能下降而导致老年人衰弱。
- 肥胖是衰弱一个可治疗的病因。
- 老年人可以通过生活方式干预（如减轻体重、行为矫正和运动等）来改善身体机能、生活质量和减少肥胖相关医学并发症的发生。
- 治疗必须考虑到减轻体重对骨量和肌肉潜在的不利影响。

（张海燕　王　琪　译，齐国先　校）

完整的参考文献列表，请扫二维码。

主要参考文献

5. Flegal KM, Carroll MD, Ogden CL, et al: Prevalence and trends in obesity among US adults, 1999-2008. JAMA 303:235–241, 2010.
6. Lapane KL, Resnik L: Obesity in nursing homes: an escalating problem. J Am Geriatr Soc 53:1386–1391, 2005.
15. Villareal DT, Apovian CM, Kushner RF, et al: Obesity in older adults: technical review and position statement of the American Society for Nutrition and NAASO, the Obesity Society. Am J Clin Nutr 82:923–934, 2005.
23. Dey DK, Rothenberg E, Sundh V, et al: Body mass index, weight change and mortality in the elderly. A 15 y longitudinal population study of 70 y olds. Eur J Clin Nutr 55:482–492, 2001.
26. Villareal DT, Banks M, Siener C, et al: Physical frailty and body composition in obese elderly men and women. Obes Res 12:913–920, 2004.
28. Blaum CS, Xue QL, Michelon E, et al: The association between obesity and the frailty syndrome in older women: the Women's Health and Aging Studies. J Am Geriatr Soc 53:927–934, 2005.
29. Hubbard RE, Lang IA, Llewellyn DJ, et al: Frailty, body mass index, and abdominal obesity in older people. J Gerontol A Biol Sci Med Sci 65:377–381, 2010.
31. Roubenoff R: Sarcopenic obesity: the confluence of two epidemics. Obes Res 12:887–888, 2004.
35. Gallagher D, Kovera AJ, Clay-Williams G, et al: Weight loss in post-menopausal obesity: no adverse alterations in body composition and protein metabolism. Am J Physiol Endocrinol Metab 279:E124–E131, 2000.
36. Villareal DT, Chode S, Parimi N, et al: Weight loss, exercise, or both and physical function in obese older adults. N Engl J Med 364:1218–1229, 2011.
40. Bouchonville M, Armamento-Villareal R, Shah K, et al: Weight loss, exercise or both and cardiometabolic risk factors in obese older adults: results of a randomized controlled trial. Int J Obes (Lond) 38:423–431, 2014.
41. Messier SP, Loeser RF, Miller GD, et al: Exercise and dietary weight loss in overweight and obese older adults with knee osteoarthritis: the Arthritis, Diet, and Activity Promotion Trial. Arthritis Rheum 50:1501–1510, 2004.
44. Shah K, Armamento-Villareal R, Parimi N, et al: Exercise training in obese older adults prevents increase in bone turnover and attenuates decrease in hip BMD induced by weight loss despite decline in bone-active hormones. J Bone Miner Res 26:2851–2859, 2011.
47. Napoli N, Shah K, Waters DL, et al: Effect of weight loss, exercise, or both on cognition and quality of life in obese older adults. Am J Clin Nutr 100:189–198, 2014.
49. Shea MK, Nicklas BJ, Houston DK, et al: The effect of intentional weight loss on all-cause mortality in older adults: results of a randomized controlled weight-loss trial. Am J Clin Nutr 94:839–846, 2011.

G 篇　泌尿生殖道

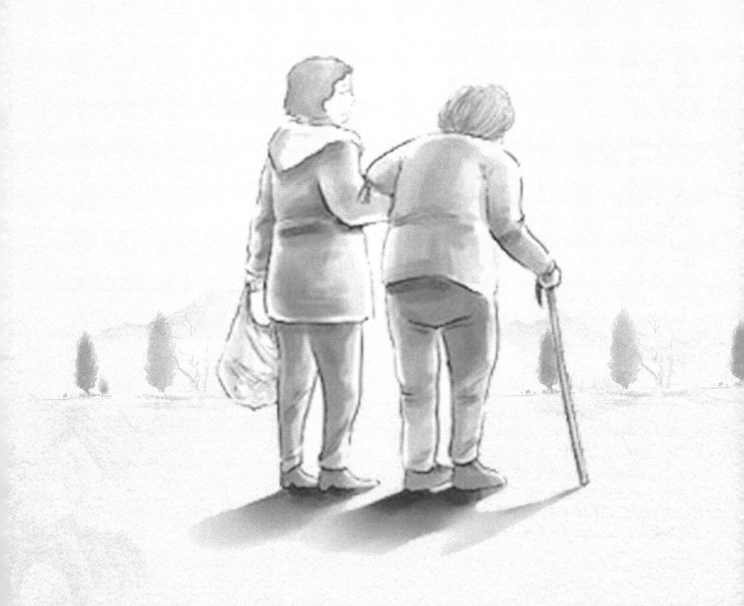

第**81**章

老 年 肾 病

John M. Starr，*Latana A. Munang*

介　绍

由于各种生理和病理方面的改变，老年人肾功能逐步减退，导致老年人肾病的易感性增强。老年人肾病的诊断仍然具有挑战性，病因也不像年轻人那么容易被发现。病因通常是多因素的，其他伴随的非肾病，如糖尿病和心血管疾病，通常使临床情况复杂化。

老年人诊断方面的问题

疾病的非典型表现

老年人（特别是衰弱的老年人），肾病的特点往往与年轻人不同，症状常常不典型，可能会伴有认知功能的下降、运动能力下降或跌倒，也可能完全没有症状。临床检查结果可能很难解释。皮肤肿胀减轻和体位性低血压在老年人中很常见，但并不一定意味着低血容量和脱水。腿部水肿也很常见，尤其是那些活动能力较差的患者，并不一定意味着容量负荷过大。

肾功能的测定

虽然血肌酐水平被广泛用于监测肾功能不全，但是它在老年人中的敏感性较差。血肌酐水平与年龄、性别、肌肉含量和饮食有关。老年人的肾病常常不易被发现，因为他们的肌肉体积相对较少，血清肌酐水平可以保持在正常范围内，直到大部分肾功能丧失[1]。然而，在急性肾损伤的情况下，血肌酐水平的变化仍是评价肾功能的最好指标。在慢性肾病（chronic kidney disease，CKD）患者中，肾小球滤过率（glomerular filtration rate，GFR）是评估肾功能的首选指标。它可以通过内源性或外源性过滤标志物的清除率直接测量，在日常的临床实践中，GFR 是通过肌酐来估算的（eGFR$_{creat}$）。现在，除了血清肌酐外，许多实验室还常规报告 eGFR$_{creat}$。然而，估计值可能不准确，错误来源包括人种和种族，以及老年人中更常见的其他因素，例如不稳定状态或急性疾病、极端的肌肉情况和体型、饮食和营养状况、肌肉消耗类疾病、抑制肌酐在肾小管分泌的药物（例如甲氧苄氨嘧啶）、肾外肌酐清除（包括透析）、大量细胞外液流失，以及部分抗生素对肠道肌酸酶的抑制作用。除此之外，胆红素、糖、酮类和某些药物对肌酐测定的干扰，也会导致计算结果的错误。所有评估 GFR 的方程式在 GFR 水平较高的患者人群中都不是很准确。目前的指南[2,3]推荐使用慢性肾病流行病学合作研究公式（chronic kidney disease epidemiology collaboration，CKD-EPI）[4]，这一公式使用与肾病膳食改良（modification of diet in renal disease，MDRD）公式[5]一样的 4 个参数。CKD-EPI 公式偏差较小，比 MDRD 公式更加准确，特别是在 GFR 较高的人群中[6]。半胱氨酸蛋白酶抑制剂（简称胱抑素 C）由肾自由过滤，是肾功能的另一种血清标志物，不受年龄、性别和肌肉质量的影响，更精确地近似于 GFR 的直接测量。在老年人中，胱抑素 C 在肾功能下降早期的敏感性更强，被认为是判断死亡及心血管事件的一个强有力的预后性指标[7]，指南现在建议在需要更准确估计和改善风险分层的人群中使用胱抑素 C 估计 GFR[2,3]。

尿液标本的收集

获得干净的尿样进行分析可能是一项挑战，特别是在卧床不起的女性患者或尿失禁患者，但在以良好的护理为前提的情况下也并非不可能。纽卡斯尔尿液收集装备和类似的设备可能会有所帮助。疾病早期，晨尿更有利于排除体位性蛋白尿。然而，导尿管有时也是必需的，但是它只能在不得已的情况下使用，因为导尿本身就可以造成感染。

尿检结果的意义

老年人群中，尿常规经常显示白细胞和上皮细胞数量增加，这并不一定是病理性的。细菌在有机物中的混合生长常常提示标本被污染，混合菌感染也可见于长期留置导尿的患者。尿常规也可能出现红细胞管型、血尿或者蛋白尿来提示本身的肾病，这种情况下要进行进一步的检查或请专家进行协助。蛋白尿应始终通过实验室白蛋白与肌酐比值（albumin creatinine ratio，ACR）进行确认和量化。

泌尿系感染

在 65 岁以上的人群中，多达 25% 的女性和 10% 的男性存在无症状菌尿，这是指在两次或多次连续检测中没有任何临床症状的情况下，每毫升尿液中有超过 100 000

个菌落单位。在 80 岁以上的女性中，这一数字上升到 50%以上，在男性中，这一数字上升到 35%以上[8]。尿路感染在接受机构护理的个人、留置导尿管的患者和糖尿病患者中患病率更高。留置导尿 4 周内的患者，菌尿的发生率接近 100%，在开放式留置导尿 3~4 天的患者中菌尿的发生率也近 100%[9]。不建议常规筛查和治疗，非必需的抗生素治疗只能导致更多的不良反应和细菌耐药性，对死亡率和患病率没有任何明显改善[10]。只有当患者有明显的症状，或是将要进行侵入性泌尿外科手术，如经尿道前列腺切除术或膀胱检查时，才需要使用抗生素治疗。

尿路感染（urinary system infection，UTI）发生在定植于泌尿道表层上皮的细菌突破黏膜屏障时。一旦这一屏障被破坏，细菌就能够侵入膀胱上皮细胞[11]。因此建议无症状菌尿患者在进行侵入性尿道手术时进行干预治疗。由于黏膜屏障的敏感性，例如在导尿管，结石或肿瘤形成的继发性创伤中，或由于免疫反应受损而难以从膀胱上皮细胞清除细菌的人群中，可能会出现复发性 UTI。

UTI 的诊断是基于对症状和体征的临床评估，这些症状和体征表明黏膜屏障被破坏。排尿困难、尿频和血尿会显著增加诊断尿路感染的可能性，但老年患者可能不存在上述症状。女性阴道分泌物的存在显著降低了发生 UTI 的可能性[12,13]。尿路感染可能会伴有背痛、肋脊角叩击痛[14]，女性可能会出现尿失禁，在出现如上症状时要认真鉴别。鉴别无症状血尿和有临床意义的 UTI 是比较困难的，特别是对于那些认知障碍的患者。一项使用试纸检测法来诊断和管理 UTI 的系统回顾表明，白细胞酯酶检测或亚硝酸盐检测阳性结果显示敏感性最高，阴性似然比最低[15]。然而，一项对 16~50 岁稍年轻女性的研究表明，给予 3 天量的甲氧苄啶使其排尿困难得到了缓解，而这一作用在尿试纸检测亚硝酸盐阳性与非阳性的患者中是等同的，即便尿试纸检测已经精确地区分出谁有尿路感染、谁没有尿路感染[16]。这一结论是否可以适用于年龄更大的患者尚不是很明确，但是提出了一个新的问题，如何在反复尿路感染患者中保持缓解症状与潜在增加抗生素耐药性之间的平衡。一些指南认为蔓越莓产品可以减少反复尿路感染的发生频率[17]，虽然近来的一项系统回顾认为它的有效性没有先前报道的那么大[18]。虽然它在年龄更大的患者中的作用不是很确定，但仍可能是有用的一线方法。为了防止出现过度的抗凝风险，使用华法林的患者应该避免使用蔓越莓产品，除非是利明显大于弊，且在国际标准化比值（international normalized ratio，INR）正常，临床上密切监测的情况下方可使用[19]。老年人长期口服抗生素预防尿路感染的发生仍缺乏证据，对于他们来说，注意局部卫生、糖尿病控制和导管使用等危险因素更为重要。

虽然轻度的下尿路感染在社区就可以得到很好的干预，但细菌性尿路感染的死亡率高达 25%~60%[20]。常见的致病菌有大肠杆菌、克雷伯菌、假单胞菌和变形杆菌。已经发布了一些治疗指南和建议[9,17,21]。女性出现有症状的非复杂性下尿路感染建议经验性地给予 3 天量的甲氧苄啶、呋喃妥英、磷霉素或匹美西林。然而，老年人使用呋喃妥英毒性风险增加，基础肾功能差（GFR < 60）的患者应该禁用呋喃妥英；因此应谨慎或尽量避免使用呋喃妥英。对于老年女性患者来说，长时间的抗感染治疗并没有比短时间抗感染治疗表现出更好的效果。3 天疗程的环丙沙星同样有效[22]，但是它在老年人群中不应该被用作一线用药，特别是在医院，因为其与 027 型艰难梭状芽胞杆菌相关的高毒性腹泻风险增加有关[24]。

男性尿路感染的证据不是很充足。大多数感染和前列腺炎或泌尿道的侵入性器械有关，可能需要至少两周的喹诺酮治疗，尽管如前所述，必须与艰难梭菌风险进行权衡。尿管相关性 UTI 在老年人中是个重要问题，它导致 30%的患者出现症状，4%的患者出现菌血症，住院死亡风险增加了 3 倍[25]。因此，应尽可能避免留置导尿；另外，留置导尿的时间应尽量缩短，并且整个管路应该保持关闭。在适当的患者中，应考虑使用其他方法替代留置导尿管，以降低症状感染的风险，如耻骨上导尿管、避孕套引流系统和间歇性导尿[9]。没有足够的证据支持对长期或短期留置导尿及更换管路的患者常规给予抗感染治疗，除非患者有更换导管相关性尿路感染或创伤的病史。有症状的感染需要根据当地药敏模式使用广谱抗生素，然后根据培养结果进行调整。长期留置导尿的患者要在开始使用抗生素之前更换导尿管。一些证据表明住院患者使用含有抗菌涂层的导尿管可以有效地预防导管相关性尿路感染[26]；它也可以成为一种常规的辅助手段，省去导尿管使用中所需要的一些常规护理。

肾盂肾炎是上尿路感染，大多数感染来源于膀胱和尿道。男性前列腺增生可导致尿道梗阻，易感性增加。免疫力下降及慢性病患者、肾结石及其他泌尿道结构异常的患者都是复杂性肾盂肾炎的高危因素。临床表现从症状轻微到感染性休克，常合并发热、腰痛、肋脊角压痛及下尿路症状。老年人可能完全没有症状，只有当慢性肾盂肾炎进展为肾衰竭时才被发现。积极的抗感染治疗对于急性肾盂肾炎来说是非常重要的，因为细菌感染的危害大且常有并发症如肾内和肾周的脓肿。环丙沙星或合成青霉素被建议作为首选治疗药物，因为二者在肾中的渗透性较好，其抗菌谱能更好地覆盖病原菌。如果患者不能饮水和服药，或者出现了脓毒症，或者口服抗生素 24h 后未见明显改善者，均建议住院治疗[17,21]。

急性肾损伤

近些年，急性肾损伤（acute kidney injury，AKI）的概念参考了大量的证据，即使是轻度的肾功能损伤也会表现出短期或长期的临床表现，包括死亡率的增加[27-29]。

AKI 包括了整个疾病谱，从肾功能的轻度下降，到病情严重需要肾替代治疗（renal replacement therapy，RRT）[30]。它是一个范围较广的临床综合征，包括特定的肾脏病理改变，如急性肾小球和血管炎性的肾病，还有非特定的情况，如缺血或毒物所致的肾损伤，以及肾外病理性改变，如急性梗阻性肾病和为满足生理需求导致的功能性损伤，而非对肾本身的急性损伤[31]。从这一点来看，AKI 与急性冠状动脉综合征或急性肺损伤相似。

AKI 的最新定义包括以下任一标准：

- 血清肌酐值 48h 内增加 26.5μmol/L 或更多。
- 已知或推测在过去 7 天内血清肌酐水平上升 50%或以上。
- 尿量不足 0.5ml/(kg·h)超过 6h。

AKI 很常见，住院患者中超过 1/5 的患者发生 AKI，其中大多数在重症监护病房之外进行治疗[32]。与其他年龄组相比，老年人患 AKI 的风险最高，因为合并疾病更多、CKD 患病率更高、使用多种药物，以及年龄相关的结构性、功能性，血流动力学的变化，影响了肾抵抗损伤的能力，肾小管细胞的细胞学改变使其变得更加脆弱[33]。老年需要透析的 AKI 患者的预后较差，死亡率为 31%～80%[34]。与年轻患者相比，在 AKI 中存活的老年患者，其恢复率也显著降低，其中年龄超过 65 岁患者的独立透析可能性降低了 28%[35]。

随着 AKI 病情的加重（表 81-1），死亡率及需要透析的人数也逐渐增加[28,29]。然而，如果通过简单监测尿量并监测血清肌酐水平尽早发现 AKI，则该病有可能被治愈。最近一项来自英国对死于 AKI 的患者的调查显示，仅有 50%的患者得到了良好的救治，在 AKI 及其并发症的预防、识别和管理方面发现了系统性的缺陷，并且缺乏及时获得专科服务的机会。研究还发现，20%的住院后 AKI 是可预测和可治疗的，并且表明，除非提供良好的基础医疗服务和及早发现急性病患者，否则 AKI 患者的患病率和预后不会得到改善[36]。

表 81-1 急性肾损伤的表现

阶段	血清肌酐	尿液排出
1	基线的 1.5～1.9 倍或增加≥26.5μmol/L	<0.5ml/(kg·h)持续 6～12h
2	基线的 2.0～2.9 倍	<0.5ml/(kg·h)持续 12h 以上
3	基线的 3.0 倍或血清肌酐水平≥353.6μmol/L 或需启动肾替代治疗	<0.3ml/(kg·h)持续 24h 以上或无尿≥12h

注：修改自 Kidney Disease: Improving Global Outcomes (KDIGO) Acute Kidney Injury Work Group: KDIGO clinical practice guideline for acute kidney injury. Kidney Int Suppl 2: 1-138, 2012

AKI 是许多严重疾病的一个特征，常常是由于多次损伤而发生的。发生 AKI 的风险取决于肾对损伤和侵害的易感性与暴露于损伤之间的平衡。易感因素包括不可改变的特征，如年龄、女性和黑人。其他易感因素在老年人中更为常见，包括低血容量、神经或认知功能损害、

限制液体摄入、既往 AKI 病史、泌尿系梗阻症状或可能导致泌尿系梗阻的情况、急性和慢性共病（如贫血、CKD、糖尿病、癌症、慢性心脏病、肺病和肝病），以及应用潜在的肾毒性药物治疗这些疾病。损伤的类型、严重程度、持续时间和次数也很重要。这些包括任何重大疾病、败血症、休克、烧伤、创伤、大手术、放射线造影剂及肾毒性药物，包括药物和某些毒素。针对这些因素的相互作用应该对患者进行风险评估，例如在进行外科手术、应用放射对比剂和肾毒性药物之前，这些风险评估可以帮助预防 AKI，从而帮助临床医生确定那些需要更密切监测和更多支持措施的患者。

习惯上将 AKI 的病因分为肾前性、内源性、肾后性，但是这些病因常常有重叠，特别是前两个，老年人 AKI 的病因常常是多因素的。

肾前性的急性肾损伤

肾前性的 AKI 是肾低灌注时的一个正常生理反应，肾灌注不足可能是由脱水、失血、呕吐或腹泻引起的真正低血容量，或败血症、心力衰竭或失代偿性肝硬化引起的功能性低血容量。老年人肾的浓缩功能障碍、渴觉、活动能力及认知能力的损害限制了他们的液体摄取，以及使用了利尿剂、非甾体抗炎药、血管紧张素转换酶抑制剂或血管紧张素 II 受体拮抗剂等药物，上述因素导致老年人特别容易出现容量衰竭。干扰肾血流自动调节的药物可导致先前存在肾病或肾灌注不足的患者发生 AKI。ACE 抑制剂和 ARB 还可在单侧或双侧肾动脉狭窄的患者中引起血流动力学介导的 AKI[37]。

内源性肾损伤

肾性 AKI 涉及肾细胞的结构损伤，最常见的是急性肾小管损伤。不幸的是，许多导致急性肾小管损伤的因素都是医源性的，如诊治过程、治疗干预措施或者肾毒性药物。导致医院获得性肾功能衰竭的最常见药物是氨基糖苷类抗生素[38]，它们对肾小管有直接毒性，因此应该密切监测药物的血清水平。

药物也可以引起急性肾小管间质性肾炎，考虑到老年人中多重用药的普遍性，这是一个相关问题。明确既往及目前的用药史是至关重要的，包括任何非处方药。可引起急性肾小管间质性肾炎的常见药物包括非甾体抗炎药、利尿剂、别嘌醇、质子泵抑制剂和抗生素，如青霉素、环丙沙星和阿昔洛韦。皮疹、发热和关节痛也可能提示急性间质性肾炎。停用这些副作用大的药物可以保护肾功能，但是类固醇激素常常被用来减少炎症反应、协助肾功能的恢复。

造影剂诱导的 AKI（contrast-induced AKI，CI-AKI）的发生率日益增加，占医院内 AKI 的 11%[38]。血肌酐一般在造影剂暴露后 2～5 天开始上升。既往有肾病和糖尿病的患者患病风险比普通人高出 4 倍，造影剂的

渗透压和剂量也与肾毒性直接相关[39]。造影剂肾病的发病机制包括局部低灌注导致缺氧和直接的肾小管毒性，但其潜在的病理生理过程仍不清楚。最近指南[31,40]建议建议为 CI-AKI 风险增加的患者提供等渗碳酸氢钠或 0.9%氯化钠静脉内扩容。其他一些预防措施还有使用抗氧化药物如 N-乙酰半胱氨酸或者维生素 C，可能是有益的，但是仍缺乏证据。如果可能的话，应尽量避免使用造影剂，如果必须用的话，应尽量减少等渗造影剂的用量，并且应暂时停止其他潜在的肾毒性药物。

胆固醇栓塞常发生在血管手术后，如心脏手术、血管造影、血管成形术和支架置入术。它也可以发生在溶栓和抗凝治疗之后。大量的小胆固醇结晶从动脉粥样硬化斑块上脱落，并阻塞了小动脉或较大的血管。它几乎可以影响到身体的任何器官，包括肾，而且很难识别。恶性高血压、肠系膜动脉和皮肤缺血以及脑病，可能比相关的 AKI 的症状更加显著。症状和体征通常在手术后数周至数月内显现。真正的患病率未知，但在老年人中更高，主要影响男性[41]。

急性肾小管坏死也可由内源性肾损伤所致。在横纹肌溶解症中，骨骼肌分解、释放其内容物并引起肌红蛋白尿，占 AKI 的 7%～10%[42]。横纹肌溶解是由直接损伤、代谢紊乱、长时间运动或癫痫发作引起的肌肉损伤，以及他汀类药物和抗精神病药等引起的。约有 1/3 的横纹肌溶解症患者会发展为急性肾损伤[42]，但是那些因脑卒中或跌倒而遗留长期卧床的老年人应该除外，这很重要。

多发性骨髓瘤是影响老年人的另一种疾病，其中约 50%会发展为肾功能衰竭[43]。主要是因为轻链对肾小管的直接毒性作用，或者管型堵塞肾小管所致。相关的高钙血症和高尿酸血症也可能导致肾小管内结晶。近半数患者的肾功能衰竭是可逆的，所以长期的生存率还是比较高的。

约有 2/3 的急性肾小管坏死是由肾缺血-再灌注损伤所致[44]，肾前性的急性肾损伤和缺血性急性肾小管坏死是同一个病理过程的不同阶段。最常见的原因是败血症，特别是合并多器官功能衰竭时。越来越多的证据显示败血症相关性 AKI 是一种炎性事件[45]。术后也可能会发生急性肾小管坏死，通常伴有肾前性因素。

肾小球肾炎是由免疫介导的肾小球炎性改变，通常根据其病理组织学特征进行分类。之前认为老年人发生率很低，现在由于老年人群肾活检例数的增加，已经认识到其在老年人中是一个常见的疾病。在老年人群中，快速进展性肾小球肾炎或新月体性肾小球肾炎较年轻患者更为常见[46]。临床表现取决于根本的病因，包括抗肾小球基底膜抗体、结缔组织病、感染和系统性血管炎（表 81-2）。及时诊断和治疗是防止肾功能不可逆损伤的关键。尿液分析提示的血尿、蛋白尿、红细胞管型

是该病有用的线索。完整的病史和全面检查往往会缩小鉴别诊断的范围。

表 81-2　新月体肾小球肾炎的常见病因及临床表现

病因	临床表现
抗肾小球基底膜（GBM）抗体	肺出血-肾炎综合征（Goodpasture syndrome）——咯血和肺出血
	抗 GBM 疾病——仅有肾受累
免疫复合物介导的疾病	结缔组织病
	系统性红斑狼疮——发热，全身乏力，肌痛，雷诺现象，高血压，水肿，泡沫尿
	特发性混合型冷球蛋白血症——周围神经病变，关节痛，皮肤紫癜
	Henoch-Schölein 紫癜——皮肤紫癜，关节炎，腹痛，消化道出血
	感染相关病因
	链球菌感染——水肿，高血压，血尿
	心内膜炎——发烧，出汗，体重减轻，肾小球疾病
	IgA 肾病——真性血尿，高血压
	膜增生性肾病——高血压，水肿
抗中性粒细胞胞质抗体（ANCA）——相关的系统性血管炎	韦格纳肉芽肿病——鼻腔和上呼吸道症状，肺结节和浸润，c-ANCA 阳性
	显微镜下多血管炎——全身不适，体重减轻，皮肤疾病，p-ANCA 阳性
	变应性肉芽肿性血管炎（Churg-Strauss 综合征）——迟发性哮喘，嗜酸粒细胞增多，胃肠紊乱，周围神经病变，p-ANCA 阳性
其他	恶性肿瘤：实性器官癌和淋巴瘤
	药物：青霉胺，肼苯哒嗪

肾后性的急性肾损伤

AKI 的患者应该首先排除是否合并尿路梗阻，因为及时解除梗阻可使肾功能得到改善和恢复。梗阻持续的时间越长，肾功能不可逆损害的风险就越大。前列腺疾病是最常见的原因，通常存在尿等待、尿细、尿淅沥和夜尿增多的病史。其他的病因包括肾结石、尿道狭窄、腹膜后纤维化、肾乳头坏死、盆腔恶性肿瘤，以及与抗胆碱能药物相关的神经源性膀胱。检查提示膀胱可触及，导尿时可见大量膀胱残余尿流出，若梗死位置在身体近端则没有上述症状。泌尿系超声提示肾积水。一项大型的回顾性研究显示，只有 5%的 AKI 患者出现肾积水，其中尿路梗阻导致的肾积水仅占 2.3%；大多数的肾积水被认为是轻度和偶然发现的[47]。

即刻治疗

主要目的是立即治疗所有威胁患者生命的症状，并在肾功能损伤变成不可逆之前阻止肾功能下降。低血压、休克和呼吸衰竭的临床表现非常典型，败血症患者应立即给予适当的抗生素和液体复苏治疗，最好能住在高依赖治疗病房或者重症监护病房。其他和 AKI 有关的危及生命的特征有高钾血症、肺水肿和严重的代谢性酸中毒。

高钾血症相当危险，因为它会导致致命的心律失常。

心电图（electrocardiogram，ECG）改变包括 P 波低平或消失，QRS 波宽大，T 波高尖，最后是室颤或心脏停搏。如果出现上述任何心电图改变，或血清钾超过 6.5mmol/L，应立即给予治疗。应该通过静脉注射钙剂稳定心肌，随后输注葡萄糖和胰岛素促进细胞对钾的摄取。沙丁胺醇的作用和胰岛素类似。这些措施只是促使钾在体内重新分配，多余的钾仍然需要排除，这可以通过肾功能恢复并增加钾的排泄量，如果患者同时合并少尿或无尿，也可以通过肾替代治疗。

少尿或无尿的患者容量负荷增加所致的肺水肿治疗难度很大。必须使用氧气进行呼吸支持，并根据临床情况考虑通气量。阿片类药物和硝酸酯类输液可能有助于降低心脏负荷。可能需要大剂量的利尿剂来增加尿量。然而，如果这些治疗不成功，可以通过肾替代治疗排出体内多余的液体。

严重的代谢性酸中毒可以通过静脉注射碳酸氢钠进行治疗，但几乎没有证据表明这一治疗是有益的。随着肾功能的回复，酸中毒会有所改善，但对于少尿或无尿的患者，严重的酸中毒需要行肾替代治疗。

后续治疗

急性肾损伤不是一种疾病，而是一种异质性的临床综合征，常常有多种病因。应确定 ALI 的病因，以便进行针对性的治疗。彻底的病史采集和检查可以协助临床医生明确诊断。一些抽血检测及放射性检查可能有帮助（表 81-3）。要想得到准确的组织病理学诊断，肾活检是必须进行的，虽然肾活检有出血的风险，但对老年人来说是相当安全的[48]。在这种情况下，如果安全的话，可以考虑不使用抗凝剂和抗血小板药物。

准确评估患者的血流动力学状态和水合作用对 AKI 的治疗至关重要。大多数患者存在容量不足，需要静脉补液。然而，考虑到老年人心脏病的发生率较高，特别是舒张性心功能不全，大量液体复苏时应该谨慎进行，避免过度的液体复苏导致急性肺水肿。对老年人来说，液体平衡的评估是很困难的，虽然测定中心静脉压可能有用，但是存在一定的风险。

导尿管应该尽早使用，不仅是因为导尿能缓解梗阻，更能准确评估尿量。上尿路梗阻的缓解需要经皮肾造口术或逆行膀胱镜下尿道导管插入术。梗阻解除后的多尿期，尿量可增加至 20L/24h，需警惕因容量耗竭而导致肾前性急性肾损伤。高钾性肾小管酸中毒也可能发生，但通常会自行缓解。

一旦发现肾功能衰竭，应立即停用所有肾毒性药物。一些药物可以通过透析清除，当由于相关的 AKI 导致药物消除速度减慢时，应考虑透析，例如，在锂、水杨酸盐、巴比妥酸盐和无机酸中毒的患者中。再给患者开具处方药物（例如抗生素和镇痛药）时，还需要特别考虑和调整剂量，因为肾功能衰竭患者的药代动力学可能已改变。

表 81-3　急性肾损伤诊断中有意义的指标

指标	评估
尿素和电解质	识别肾衰竭、高钾血症和酸中毒
全血细胞计数	识别贫血、感染
凝血	可能发生凝血障碍
分组并保存或交叉匹配	怀疑急性出血
钙、磷酸盐	多发性骨髓瘤可发生高钙血症
肌酸激酶、肌红蛋白	疑似横纹肌溶解症
血培养、痰培养、尿培养、伤口部位培养	识别败血症中的病原微生物
免疫球蛋白，蛋白质电泳	怀疑有多发性骨髓瘤
自身抗体 ● 抗核（ANA） ● ANCA ● 抗GBM ● 抗可提取的核抗原（ENA） 补充 冷球蛋白 类风湿因子	怀疑肾小球肾炎
抗链球菌溶血素 O（ASO）效价、咽拭子	链球菌感染后可能发生肾小球肾炎
肝炎和 HIV 血清学	是否考虑紧急血液透析
其他血清学 ● 巨细胞病毒（CMV） ● Epstein-Barr 病毒（EBV） ● 水痘带状疱疹病毒（VZV）	是否考虑免疫抑制治疗
尿液分析	识别血液、蛋白质、红细胞管型
检测尿白蛋白与肌酐的比值	量化蛋白尿
中段尿液	感染的显微镜检查，培养和敏感性多发性骨髓瘤中的本-周蛋白
肾超声扫描和/或其他放射成像	识别尿路梗阻、肾大小、肾结石、肾中其他结构异常
心电图	高钾血症可能会发生变化
肾活检	可能需要组织病理学诊断

AKI 的管理在很大程度上是支持性的，但是一旦确定了 AKI 的特定原因，就应尽快开始确定性治疗。失血所致的血容量减少可能需要内镜或手术治疗。尿毒症本身会引起血小板功能障碍和凝血障碍，需要使用维生素 K 和血液制品纠正。由病史，尿液分析和自身免疫血清学提示的肾小球肾炎需要肾病医生尽早介入。一旦明确诊断，使用皮质类固醇或其他药物进行免疫抑制，以及偶尔进行血浆置换是必要的治疗措施。没有一致的证据表明，包括利尿剂、扩张肾动脉剂量的多巴胺、非诺多泮、心房钠尿肽、胰岛素样生长因子、他汀类药物、N-乙酰半胱氨酸、钙通道阻滞剂和腺苷拮抗剂等药物可改善 AKI 患者的肾功能[31,44]。

肾替代治疗

严重代谢性酸中毒、肺水肿和药物治疗无效的高钾血症等危及生命的疾病，都需要紧急行肾替代治疗（RRT）。其他一些需要行 RRT 的指征包括可被透析清除的中毒，严重尿毒症及其并发症如心包炎、脑病和神经病变。如果没有这些情况，AKI 患者行 RRT 的最佳时机目前尚无定论[31]。目前的观点倾向于尽可能地延迟透析，并不仅仅是因为患者有自我恢复能力，还因为考虑到 RRT 的风险相当大，包括低血压、心律失常、血管通路并发症和需要抗凝治疗。

腹膜透析是将腹膜作为一种半透膜进行透析。溶质顺着浓度梯度从血液进入腹透液，水则通过由透析液中的糖或聚合物建立的渗透梯度进入腹透液中。与血液透析相比，该方法去除溶质和液体的效率较低，在发达国家的急性医疗环境中很少使用。当血液透析的资源非常有限，或无法抗凝及建立血管通路的情况下，腹膜透析仍然有用。

血液透析涉及将血液输送到透析器中，在透析器中血液通过半透膜与透析液接触。分子在整个膜上扩散，可以通过超滤除去大量的流体。血液透析需要良好的血管通路和肝素抗凝作用。间歇性血液透析更适合于严重的高钾血症，出血风险更低，成本更小，但是充分性和血流动力学控制相对更加困难。对于患有脑水肿和多器官功能衰竭的患者，首选连续 RRT，例如，连续静脉-静脉血液滤过（continuous venovenous hemofiltration, CVVH）或连续性静脉-静脉血液透析（continuous venovenous hemodiafiltration, CVVHD），因为它可以提供更好的血流动力学稳定性及生化和体液控制。低效延时每日透析（slowly extended daily dialysis, SLEDD）结合了间歇性血液透析和连续性 RRT 的优点，可以更缓慢地排出液体，并具有更好的血流动力学和代谢控制能力；这种透析在老年患者中可能更适合。没有一种特定的方法被证明具有更好的治疗效果[49]。

年龄本身不应妨碍患者接受 RRT。但是每个患者都应该做个体化评估，应根据疾病的严重程度，病前功能水平和其他非肾脏合并症，对患者进行有意义的身体和认知康复的可能性，以及患者和患者家属的意愿，进行综合考虑。可以考虑限时的 RRT 治疗，当肾功能恢复到一定程度能够满足患者需要，或者与整体的治疗目标不相符时，应停止 RRT。

结局

虽然一些患者可能会完全康复，但是 AKI 的死亡率高达 80%[34]。随着年龄和合并症的增加，预后会更差，在那些医院获得性 AKI 的患者中更是如此[50]。在 AKI 幸存者中，15%～30%仍依赖于长期 RRT[51]，而且因为 AKI 与 CKD 和终末期肾衰竭（end-stage renal failure, ERF）的风险增加独立相关，更多的人可能永远无法完全恢复肾功能。一次 AKI 发作后，轻度 AKI 患者的 ERF 风险升高 2 倍，而较严重 AKI 患者的 ERF 风险升高 3 倍至 13 倍[52]。因此，密切监测 AKI 后的肾功能至关重要。

慢 性 肾 病

慢性肾病（chronic kidney disease，CKD）定义是肾结构和功能的异常超过 3 个月，对健康有一定影响。包括 GFR 小于 60ml/(min·1.73m²)或肾损害，表现为持续性蛋白尿或血尿，放射学检查提示结构异常，或者活检病理证实的慢性肾小球肾炎。CKD 根据 GFR 水平及蛋白尿的程度进行分期，而不考虑肾功能衰竭的潜在病因[2]（表 81-4）。根据证据，GFR 低于 45ml/(min·1.73m²)时，并发症的风险和发生率会加快，因此将 G3 进一步细分为 G3a 和 G3b。现在的分类标准还包括蛋白尿的有无或程度，以用于识别心血管并发症和 CKD 进展风险较高的人群。应使用尿 ACR，因为这可以校正尿浓度，和蛋白质与肌酐比值（protein-creatinine ratio，PCR）相比，白蛋白的测定对检测低水平蛋白尿具有更高的灵敏度和精确度。现场留取尿液样本就足够了，最好是清晨的尿样。ACR≥3mg/mmol 被认为具有临床意义。

表 81-4 慢性肾病的分类（彩图请扫二维码）

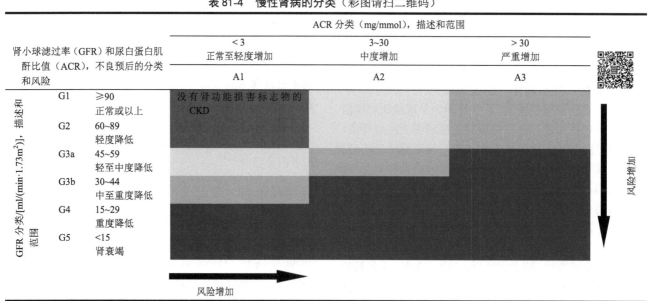

注：改编自 Kidney Disease: Improving Global Outcomes (KDIGO) CKD Work Group: KDIGO 2012 clinical practice guideline for the evaluation and management of chronic kidney disease. Kidney Int Suppl 3: 1-150, 2013

众所周知，GFR 随着年龄增加而下降，因此 CKD 在老年人中很常见。据估计，美国CKD 的患病率为13%，其中 70 岁及以上的患者有37%属于 CKD 3 期及以上[54]。在专业照护机构中，CKD 的患病率可能更高，在照护机构的居住人群中，超过 80%属于 G3 期或更差，超过 40%属于 G3b 期或更差[55]。不能因为老年人 GFR 降低是普遍存在的，就认为其是正常的。然而，究竟有多少"正常"减少可以归因于衰老过程，又有多少是由于病理学的原因，目前仍不确定。GFR 较低意味着肾功能储备减少，可以作为老年人风险预测指标，而不是将他们贴上慢性病患者的标签[56]。

病因

大多数 CKD 的病因是糖尿病，在英国行 RRT 的患者中占 26%[57]。在老年人中，肾血管疾病和高血压也是主要的病因，但在大多数情况下，原发性肾脏病诊断仍未得到证实。老年人常见的其他病因包括梗阻性尿路疾病、骨髓瘤和系统性血管炎。肾小球肾炎、肾盂肾炎和多囊肾，主要影响年轻患者。

临床表现和并发症

CKD 通常没有症状，即使在进展期也是如此。大多数 CKD 是由于其他原因进行血液学检查时偶然发现的。临床症状包括严重的食欲减退、恶心、呕吐、乏力、呼吸困难、周围水肿、瘙痒、肌痉挛和不宁腿综合征。

CKD 与患病率和死亡率增加有关，特别是心血管疾病[58]。随着 CKD 的进展，心血管疾病的风险呈指数增长，CKD 3 期的风险增加 2～4 倍，CKD 5 期的风险增加 10～50 倍[59]。由于钠潴留和肾素-血管紧张素-醛固酮系统的激活，成人 CKD 患者中高血压很常见。大多数 CKD 患者还合并其他传统的心血管疾病危险因素，如年龄、糖尿病、血脂异常和吸烟。肾功能不全本身可引起氧化应激、血管钙化、慢性炎症所致的循环细胞因子增加及非对称二甲基精氨酸（asymmetrical dimethylarginine，ADMA）水平升高，后者抑制一氧化氮合成，导致内皮功能损伤和动脉粥样硬化加速。所有这些机制导致心肌梗死、缺血性心脏病、心衰、脑卒中和外周血管疾病的发生率增加。

CKD 的其他并发症包括骨病、贫血、酸中毒和营养不良。内源性骨病和贫血从 CKD 3 期开始出现。活性 1,25-二羟基维生素 D 的产生受到损害，由于血钙过低和高磷血症，导致继发性甲状旁腺功能亢进。因为老年人骨质疏松的发生率较高，所以这一并发症在老年人中特别重要。贫血主要是因为促红细胞生成素生成不足，红细胞寿命缩短和失血。如果不及时治疗，可能导致心力衰竭、认知功能障碍和生活质量下降。代谢性酸中毒和营养不良主要发生在 CKD 4 期和 5 期。酸中毒会加速骨流失、肌肉消耗、低蛋白血症和肾功能下降。厌食、饮食限制、分解代谢增加和慢性炎症均会引起 CKD 患者的营养不良，导致肌无力、运动耐量下降和容易感染。以上因素均可导致老年人的衰弱。

管理

肾功能恶化的速率可以通过回顾以前的生物化学结果来评估。应该反复检查血清肌酐水平，能及时发现肾功能的快速下降并及时治疗。任何导致肾衰竭的潜在的可逆因素都应该受到重视，如药物和感染。尿液分析对于监测血尿和蛋白尿是非常重要的。持续性血尿应排除泌尿系恶性肿瘤。如前所述，蛋白尿的诊断需要实验室进行定性和定量检查。应该注意肾超声及放射性检查，特别是合并有尿路梗阻症状、血尿、GFR 意外或加速恶化，GFR 小于 30ml/(min·1.73m^2)（CKD 4 期和 5 期），或正考虑进行肾活检的患者[60]。

已发布的临床指南[53,60]概述了 CKD 的管理和转诊至肾病医生的适应证。大多数患者可以在社区内安全管理，但是至少应该每年评估一次 GFR 水平及蛋白尿情况。对于进展风险较高的患者，以及当监测可能有助于临床管理和决策的情况下（例如，在合并症发病期间或之后，或在改变治疗方案时），应增加评估的频率。GFR 下降的速率可以通过绘制血肌酐倒数（1/Scr）随时间的变化曲线来估计。曲线斜率的改变，提示肾功能恶化加速，应促使调查可能的可逆原因。有证据表明，肾功能下降的速率越快，其全因死亡率就越高，而不受 GFR 和其他已知危险因素的影响，尤其是对于 GFR 轻度或中度降低的个体。

CKD 治疗的关键在于干预心血管疾病的危险因素。这样不仅可以减少该病的患病率和死亡率，还可以延缓早期 CKD 向 ERF 的进展。吸烟、控制体重、运动、酗酒、钠摄入都是需要解决的重要问题。抗血小板药物应该作为心血管疾病的二级预防，虽然这可能会增加出血风险。还应考虑使用降脂药。糖尿病患者的目标糖化血红蛋白（HbA1c）应控制在 7%左右，但是也应该根据具体情况进行调整，在微血管风险的改善与低血糖风险之间取得平衡[63]。应谨慎控制高血压，如果存在糖尿病或 ACR 为 70mg/mmol 或更高，则目标血压值为 140/90mmHg 或 130/80mmHg（1mmHg=1.333 22×10^{2}Pa）。ACR 为 70mg/mmol 或更高的患者、ACR 为 3mg/mmol 或更高的糖尿病患者，以及 ACR 30mg/mmol 或更高的高血压患者，都应口服 ACEI 和 ARB 药物。开始使用或增加这些药物剂量后 2 周，应复查血清肌酐和血钾水平。如果停用其他升血钾的药物后，血钾仍在 6.0mmol/L 或以上，或者血清肌酐水平增长 30%或更多，或者 GFR 下降 25% 或更多，则应考虑停药。可能需要进行肾动脉狭窄的检查。

临床医生在开药及给药时应考虑 GFR 水平。CKD 3～5 期的患者在合并增加 AKI 风险的疾病期间，应暂时停用潜在的肾毒性和肾排泄的药物，如 ACEI、ARB、利尿剂、非甾体抗炎药、二甲双胍、锂和地高辛。在考虑影像学检查时，应将造影剂引起的 AKI 风险与该方法的诊断和治疗价值相平衡。

所有 CKD 患者均应接受适当的钠、液体、钾和磷酸盐限制饮食。GFR 小于 45ml/(min·1.73m²)（CKD 3b 期、4 期和 5 期）的患者，应定期监测血红蛋白水平。对于 Hb 11g/dl 以下或有症状的贫血患者，应考虑使用促红细胞生成素和铁治疗，以根据其功能需求将 Hb 维持在 10～12g/dl[64]。一旦 GFR 下降至 30ml/(min·1.73m²) 以下（CKD 4 期和 5 期），还应该检测血清钙、磷酸盐和甲状旁腺激素水平。如果甲状旁腺激素水平上升且血清 25-羟维生素 D 水平较低，应开始使用麦角钙化固醇或胆钙化固醇，并补充钙剂。CKD 4 期和 5 期的患者如果纠正了维生素 D 缺乏状态后，症状仍然持续，应该补充阿尔法骨化醇和骨化三醇。磷酸盐吸附剂适用于高磷血症患者，目的是将磷酸盐水平控制在 1.8mmol/L 或以下。补充口服碳酸氢钠可用于纠正血清碳酸氢钠低于 20mmol/L 的患者的酸中毒。

所有合适的患者应该与肾脏科医生讨论，同时考虑患者的意愿和合并症（框 81-1）。这是为了确保患者进展到接近 ERF 时充分了解其治疗选择。大多数患者至少需要一年的时间才能为自己及其护理者做好接受 RRT 的准备[65]，但是老年患者的延迟转诊显然更为常见，从而导致过高的死亡率[66]。

框 81-1　专家转诊评估的适应证

- GFR≤30ml/(min·1.73m²)，有或无糖尿病
- ACR≥70mg/mmol，除非由糖尿病引起并已得到适当治疗
- ACR≥30mg/mmol（A3 期）伴有血尿
- GFR 持续下降≥25%，GFR 分期发生变化或 12 个月内 GFR 持续下降≥15ml/(min·1.73m²)
- 至少使用 4 种治疗剂量的降压药，但高血压的控制仍然很差
- 已知的或怀疑的 CKD 罕见或遗传原因
- 疑似肾动脉狭窄

经许可数据引自 National Institute for Health and Care Excellence （2014）CG 182 Chronic kidney disease: early identification and management of chronic kidney disease in adults in primary and secondary care. Manchester: NICE，参见 http://www.nice.org.uk/CG182 或 NICE 指南的最新版本
ACR. 白蛋白与肌酐比例；CKD. 慢性肾病；GFR. 肾小球滤过率

已确诊的肾衰竭

接受 RRT 的老年患者数量持续增加，在英国，开始透析的患者中位年龄为 64.6 岁[57]。指南建议，当患者出现尿毒症症状、体液失衡或血压难以控制、进行性营养不良或认知功能障碍时，开始 RRT。在 GFR 低至 5～10ml/(min·1.73m²)[53]，这种情况经常发生。

老年人 RRT 最常见的形式是血液透析。皮下动静脉内瘘是最好的血管通路，至少应该在行血液透析前 6 个月建

立。短期和中期的治疗，也可以使用人工导管、中央静脉导管和暂时性深静脉置管。大多数患者每周进行 3 次血液透析，每次持续 3～5h，通常在医院完成。获得家庭血液透析的机会有限，但条件允许的患者可以考虑，并且可以获得相当好的治疗效果[67]。

腹膜透析由于可在家进行，并且可以根据患者的作息时间进行调整，因此独立性更好。然而，以下情况为腹膜透析的禁忌：腹部大手术史或腹膜粘连；未修复的腹股沟疝；呼吸功能受损，不幸的是，这些禁忌证使很多老年患者不能接受腹膜透析。常见的问题包括由于超滤不充分而导致的感染和体液超载，可能有必要转换为血液透析。

肾移植可以完全恢复肾功能，显然比透析更优越。肾移植没有年龄的限制。但是，供体器官稀少意味着许多老年患者由于合并症和预期寿命短而通常不考虑移植。尽管这样，老年人接受肾移植的数量仍继续升高，特别是随着活体肾捐赠的增加。在英国，年龄在 60 岁及以上的成年人占死亡供体肾脏移植者的 30%，占活体供体肾移植者的 17%[68]。移植时年龄较大是造成死亡的重要风险因素，并且由于存在诸如心力衰竭，周围血管疾病和癌症等合并症，这种风险会进一步增加[69]。活体肾移植的接收者，其存活率较高；因此，应鼓励将其作为所有合适的老年患者的治疗选择。肾移植已被证明是值得在高龄患者中进行的，只要患者经过精心选择，并且他们的免疫抑制是合理的[70,71]。主要的并发症包括移植物排斥反应、感染和恶性肿瘤，但心血管疾病仍是最主要的死亡原因。

RRT 可能并不总是老年患者的最佳选择。开始 RRT 可能会使衰弱的身体和功能显著下降[72]。对于有多种合并症且高度依赖 RRT 的老年患者来说，RRT 的存活时间并不明显长于姑息治疗的患者[73]。许多老年 RRT 患者需要在医院花费大量时间，罹患多种并发症的风险更高[74]。保守治疗的目的是缓解 ERF 症状，并最大限度地延长患者的剩余生命。这包括使用促红细胞生成素（erythropoietin，EPO）治疗贫血、使用适当的药物控制恶心和瘙痒。目前，许多肾病科都有专科护士为这些患者提供这种治疗选择。临终关怀同样重要，不仅对于那些选择不透析的患者，而且对于那些选择退出透析的患者也一样。在生命的最后 1 个月，ERF 患者生理和心理负担与晚期癌症患者相似，甚至更严重[75]。应该遵循世界卫生组织的疼痛管理指南，并与姑息治疗、临终关怀服务和初级保健密切合作。

预后

CKD 及其并发症的预后取决于根本病因、蛋白尿的程度和其他合并症。一项关于社区老年 CKD 患者的大型研究显示，大多数患者在中位随访时间 2 年后，病情进展很小或几乎没有进展[76]。CKD 进展的危险因素包括

蛋白尿、心血管疾病、AKI、高血压、糖尿病、吸烟、未治疗的尿路梗阻、长期使用药物，以及某些特殊种族如非洲、非洲-加勒比地区和亚洲。蛋白尿的快速进展与不良预后相关。已发现在两年内蛋白尿增加2倍或以上与死亡率增加50%相关，而发现蛋白尿降低至之前的1/2或更多与死亡率降低15%相关，而与基线蛋白尿无关。蛋白尿的增加还与心血管事件、心血管死亡和肾结局（包括透析需求）显著相关[77]。随着GFR下降，死亡率呈指数增长，G3期和G5期患者分别增加17%和近600%[78]。大多数患者更有可能在进展至ERF之前死于心血管疾病。G2期患者的死亡风险是透析风险的60倍，G3期患者的死亡风险是透析风险的6倍[76]。在美国进行的一项为期5年的观察研究中，G2期至G4期患者中有3%最终需要RRT，24%死亡[79]。因此，我们的工作应集中在早期识别和良好管理心血管危险因素上，这也将延迟其进展为ERF。

结　论

随着人口老龄化和糖尿病的流行，肾病患者人数将持续增加。早期识别危险因素至关重要，因为该病在老年人中常常是没有症状的。年龄本身不应该成为良好治疗的禁忌证，需要治疗的患者应立即转诊给肾脏专科医生。考虑到老年人的异质性，对老年人应进行个体化治疗。需要充分告知患者其疾病的可能病程和预后，以指导他们选择治疗方案。

关键点

- 肾病经常在老年人中诊断不足和治疗不足，因为他们没有特异性或没有症状，并且其血清肌酐可能是正常的。
- 无症状菌尿不需要治疗。
- 由于肾毒性药物和放射对比剂的使用，医源性肾衰竭是一个日益严重的问题。
- 在慢性肾病中，良好的心血管危险因素管理对于降低死亡率和患病率，以及延缓进展到已确定的肾功能衰竭是非常重要的。
- 适当的肾脏专科医生转诊可以改善结局。

（董　丹　译，孔　俭　审）

完整的参考文献列表，请扫二维码。

主要参考文献

2. Kidney Disease: Improving Global Outcomes (KDIGO) CKD Work Group: KDIGO 2012 clinical practice guideline for the evaluation and management of chronic kidney disease. Kidney Int Suppl 3:1–150, 2013.
3. National Institute for Health and Care Excellence: Chronic kidney disease, early identification and management of chronic kidney disease in adults in primary and secondary care (NICE clinical guidelines [CG182]), July 2014.
9. Grabe M, Bjerklund-Johansen TE, Botto H, et al: Guidelines on urological infections. European Association of Urology, 2013.
10. Juthani-Mehta M: Asymptomatic bacteriuria and urinary tract infection in older adults. Clin Geriatr Med 23:585–594, 2007.
17. Scottish Intercollegiate Guidelines Network (SIGN): Management of suspected bacterial urinary tract infection in adults (SIGN publication no. 88), Edinburgh, July 2012.
31. Kidney Disease: Improving Global Outcomes (KDIGO): Acute Kidney Injury Work Group: KDIGO clinical practice guideline for acute kidney injury. Kidney Int Suppl 2:1–138, 2012.
35. Schmitt R, Coca S, Kanbay M, et al: Recovery of kidney function after acute kidney injury in the elderly: a systematic review and meta-analysis. Am J Kidney Dis 52:262–271, 2008.
40. National Institute for Health and Care Excellence: Acute kidney injury: prevention, detection and management up to the point of renal replacement therapy (NICE guidelines [CG169]), August 2013.
58. Van der Velder M, Matsushita K, Coresh J, et al: Lower estimated glomerular filtration rate and higher albuminuria are associated with all-cause and cardiovascular mortality. A collaborative meta-analysis of high-risk population cohorts. Kidney Int 79:1341–1352, 2011.
60. National Institute for Health and Care Excellence: Chronic kidney disease: early identification and management of chronic kidney disease in adults in primary and secondary care (NICE guidelines [CG182]), July 2014.
66. Smart NA, Titus TT: Outcomes of early versus late nephrology referral in chronic kidney disease: a systematic review. Am J Med 124:1073–1080, 2011.
73. Murtagh FEM, Marsh JE, Donohoe P, et al: Dialysis or not? A comparative survival study of patients over 75 years with chronic kidney disease stage 5. Nephrol Dial Transplant 22:1955–1962, 2007.

第 82 章

水和电解质代谢紊乱

Amanda Miller，*Karthik Tennankore*，*Kenneth Rockwood*

介　绍

随着年龄的增大，对水和电解质体内平衡的调节可能发生改变。全身含水量（total body water，TBW）普遍减少。老年患者对于水、电解质和矿物质平衡的激素介质应答更少。一般，老年人在口渴感觉、肾功能、调节盐和水平衡因素等方面功能受损，使得他们更容易发生与年龄相关的疾病和医源性事件，包括水和电解质紊乱[1]。与年轻人相比，上述因素和其他因素使得老年人更容易发生生理紊乱，老年人很少可以去矫正或补偿这些代谢紊乱。因此，伴随着水和电解质平衡发生紊乱，老年人出现不利结果的风险明显增加。老年衰弱患者更容易出现电解质紊乱和严重的结果。在老年人中，如果水和电解质的紊乱没有得到恰当的认识和治疗，可能导致灾难性的后果。医疗服务人员对老年人水、电解质调节功能受损予以重视，将更好地处理这些问题[1]。

水　平　衡

人体会对水状态的变化进行许多生理应答来维持TBW。60%～65%的中年人身体的重量是由水组成的。衰老引起身体组成发生改变（包括减少的肌肉组织和增加的脂肪组织），人体内的水分所占的百分比在减少。例如，年龄为 75 岁的人体内的水分仅占一个人体重的50%[1]。老年人中 TBW 减少 10%～15%[2]，在女性患者中体液减少更显著[1]。结果，因 TBW 减少，一定液体量所占 TBW 的比例变大，所以与年轻人比，老年人在体液量改变时会经历更严重的血清电解质浓度改变[1]。年轻人的 TBW 主要由口渴反射和肾应答根据细胞外液（extracellular fluid，ECF）容量和/或血浆渗透压的增加或者减少进行控制的。口渴反射由低血容量或血浆渗透压升高触发，低血容量经常表现为低血压或血浆渗透压升高。口渴反射使液体摄入增加，使各项正常生理参数恢复。相反，口渴反射一般在 ECF 容量增加或血浆渗透压降低时被抑制，而在这种情况下过量饮用稀释液体可能导致体液量进一步增多和血浆渗透压进一步减少。

除了 TBW 减少，以一系列受损的生理过程为基础，老年人在维持水平衡方面（和平稳的 ECF 容量状态）也面临着挑战（图 82-1）。考虑到衰弱导致的生理储备功能受损，这些问题可能在衰弱的患者中的发生更加频繁。首先，老年患者与年轻个体比较，口渴应答减少，在失水一段时间后喝水欲望及摄入水量均减少[3]。这个机制目前还未了解，但是可能与老年人有更高的基线血浆渗透压调定点有关，因此需要血浆渗透压更大的改变从而触发口渴中枢（可能这个解释不是最合适的）[4]。另外，因为活动性减少或认知缺损，老年人无法补充液体[1]。因此，由于液体摄入减少，老年人具有更高的脱水（净入水量减少）和血容量减少的风险。在水或液体缺失一段时期之后，这种表现特别明显。

这是一个与年龄相关的紊乱，老年人调控水稳态的机制是复杂的；一般，很多功能上的缺陷叠加导致器官功能受损[5,6]。因此，毫无疑问老年人水稳态受损与肾容量减少[7]、皮层血流量减少[8]和肾小球滤过率（glomerular filtration rate，GFR）减少有关[9]。肾对于血容量减少和血浆渗透压增加的反应，是通过抗利尿激素（antidiuretic hormone，ADH）的刺激来重吸收自由水的。ADH 是一种肽类激素，由下丘脑分泌，储存在后垂体，它的功能就是进入水通道（水通道蛋白），在肾集合小管重吸收自由水和减少尿量流失[10]（图 82-2A）。这导致尿浓缩程度增加、血浆渗透压减少和血容量增加（图 82-2B）。在需要全身水增加从而恢复正常生理 ECF 容量状态和渗透压的情况下，如脱水，保留自由水是有价值的。在低血压时，主动脉和颈动脉的牵拉受体被激活，刺激 ADH分泌，以便身体能够保存足够的液体来维持血压水平。同样，下丘脑的渗透压感受器感受到血浆高渗，随后同时刺激 ADH 分泌和口渴中枢。这些导致自由水的保留和水的摄入增加，使高的血浆渗透压恢复到标准值[9]。

在刺激 ADH 方面，渗透压感受器比牵拉感受器更加敏感。在刺激或抑制 ADH 分泌之前，身体能够承受1%～2%血浆渗透度的改变。相反，在牵拉感受器被触发和 ADH 分泌被影响之前，血容量可以有 8%～10%的改变（平均动脉压的变化为 20%～30%）[11]。补偿反应不够协调、完整是身体修复过程受损的一个表现，这与老年人身体衰弱有关[12]，偶尔出现血浆渗透压和 ECF 容量状态不匹配。例如，当老年人出现胃肠溶质丢失和容量缺失（如腹泻）或经肾丢失水分（如利尿）时，如果只补充了缺乏溶质的液体（如床边摆放的经口补充的

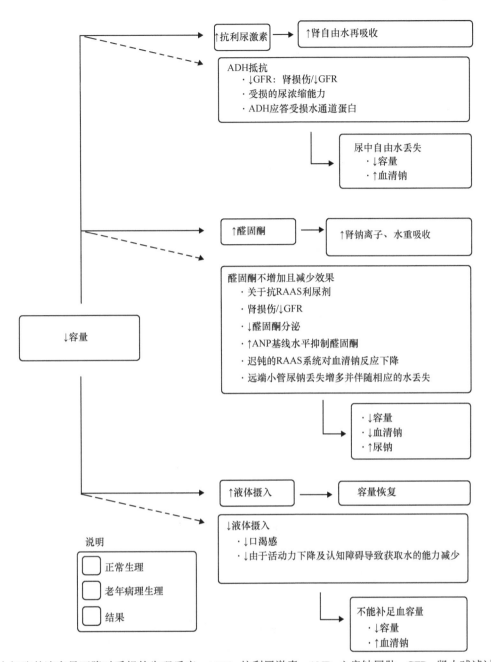

图 82-1 老年人细胞外液容量下降时受损的生理反应。ADH. 抗利尿激素；ANP. 心房钠尿肽；GFR. 肾小球滤过率；RAAS. 肾素-血管紧张素-醛固酮系统。（彩图请扫二维码）

水），可能会发展成进展性低渗，而 ECF 没有完全恢复。在这种情况下，低血浆渗透压抑制 ADH 分泌，然而血容量减少可刺激 ADH 分泌。考虑到容量状态保存是最重要的，ADH 将只受 ECF 容量影响而血浆渗透压进一步下降。结果，自由水将被重吸收，患者的血浆钠将随着容量状态的改善进一步减少。

使这一问题更复杂的是，一些老年人的尿浓缩能力受损（图 82-1）。在这种情况下，当 ADH 被最大限度地刺激时（高渗、血容量减少），衰老的肾只能完成年轻人尿渗透压改变程度的一半[1]。这种浓度并非最高的尿渗透压是在尿稀释过程中自由水不恰当丢失造成的结果，

这使人体对减少的 TBW 调节不良，无法改善容量减少或者血浆渗透压升高的问题。老年人 ADH 水平比年轻人更高，包括基线和刺激水平。因此，不恰当的尿液浓缩能力可能由水通道蛋白应答受损或髓质集中缺陷引起，这就使老年人虽然拥有完整的 ADH 系统，仍然会增加自由水的排泄[1]。有趣的是，阿尔茨海默痴呆的患者与没有患痴呆的老年人相比，对于脱水 ADH 的应答更接近正常水平[1]。该机制还没有被阐明。再加上患者受功能约束喝水困难，这个不恰当的 ADH 应答使患有阿尔茨海默病的人比其他患者在脱水方面风险更高[1]。

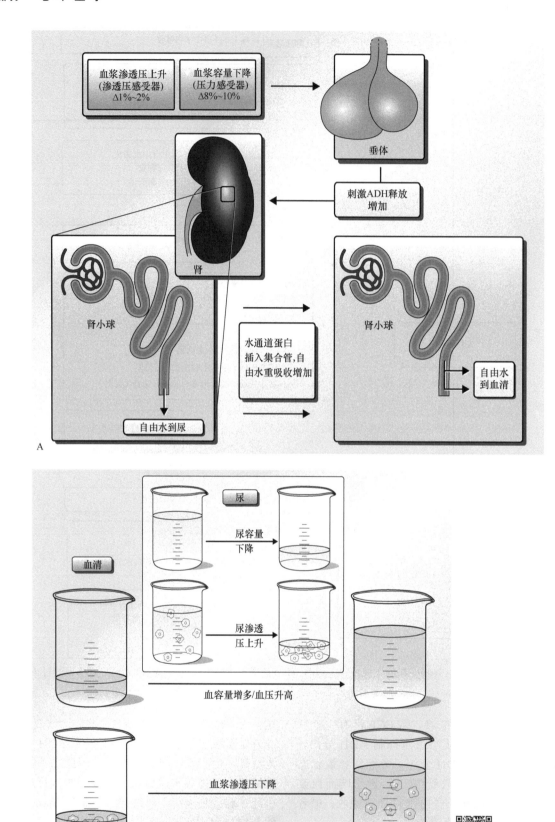

图 82-2　A. 正常的抗利尿激素（ADH）生理。受血浆渗透压升高或血浆总量下降刺激，经由集合管水通道的自由水重吸收增加，使血浆渗透压下降、血浆总量上升。B. 正常 ADH 刺激产生的结果。尿量下降/尿渗透压升高及血容量升高/血浆渗透压下降。
（彩图请扫二维码）

在老年人中,还有一些其他因素可以引起液体紊乱。有尿失禁的患者经常避免喝水从而避免频繁地排尿。在老年患者中,腹泻、呕吐和胃肠道出血能引起血容量减少,正如厌食和抑郁能引起摄入减少。控制欠佳的糖尿病、脑卒中、引流性外伤、发热、快速呼吸、感染和烧伤也可以引起水和电解质紊乱。除了容量减少(伴随ADH 刺激和增加液体摄入),其他情况如抗利尿激素分泌失调综合征(syndrome of inappropriate antidinretic hormone,SIADH)和低渗液体管理也能导致老年人出现低渗综合征/血容量过多。在这样的情况下,与年轻人相比,许多老年人排泄多余的水的能力降低,回到基线容量和血浆渗透压的时间延长 50%[1]。这将使老年人在摄入大量液体时出现稀释性低渗或容量超载的风险增高,如在住院期间接受低渗静脉液体静点。

电解质平衡

钠代谢

老年人水稳态受损的结果包括异常容量状态和电解质异常,后者最显著的表现就是高钠血症或低钠血症[1]。钠在 ECF 中是主要的阳离子,并且是体内血浆渗透压的主要贡献者。高钠血症或低钠血症在老年人中常见,在住院患者或长期住在护理机构中的患者中非常明显。现况研究发现多达 15%～18%的养老院居民存在低钠血症[8]。与此相反的是,曾有研究显示,接近 30%的需要紧急住院的疗养院居民[13]患有高钠血症[14,15],这一结果在随后 30 年中的多项研究中再次出现。

低血容量是低钠血症和高钠血症中一个主要的因素,在很大程度上取决于患者对自由水的获取。由于衰老肾的水浓缩能力受损,老年患者自由水流失风险增加,由于髓袢功能障碍,他们也更容易丢失尿钠[16]。这些因素加到一起,导致 ECF 容量状态减少,为了纠正这些异常,刺激 ADH 分泌增加和增加水摄入,由此产生稀释性低钠血症。相反,口渴中枢受损的患者,或由于行动不便、认知状态改变无法获得水的患者,对血浆钠的影响水平是不同的。这是因为在这样的环境中即使ADH 已经得到最大程度的刺激,但是缺乏水可阻止稀释性低钠血症的发展。肾钠丢失是不间断的,即使只有轻微程度的丢失,尽管 ADH 已经受到最大程度的刺激,也会同时伴有一定程度的水流失。正因为如此,血浆钠增加或减少取决于在尿中丢失钠或自由水相对来说哪个更多。

除了 ADH 外,钠水平也受肾素-血管紧张素-醛固酮系统(renin-angiotensin-aldosterone system,RAAS)的影响。在低钠摄入时,很多老年患者与年轻人相比,限制尿钠损失的能力受损[1]。这可能导致低钠血症,而且

因为水随着钠离子沿着渗透梯度流动,还可能导致水经肾丢失及血容量减少。除了髓袢功能失调之外,老年人肾减少钠浓缩能力的机制有可能部分取决于迟钝的RAAS 应答,使得血清钠水平降低(图 82-1)[17]。年轻人中血容量减少刺激 RAAS,导致肾小管钠的重吸收和排泄钾,来维持相对正常的血容量和电解质稳态(图 82-3)。一个受损的 RAAS 系统,面对低血容量的情况,钠吸收和钾排泄减少,因此导致老年低血容量患者产生低钠血症和高钾血症。此外,老年人醛固酮水平较低[16],将更大程度地抑制心房利钠肽(atrial natriuretic peptide,ANP)水平,负反馈给 RAAS,直接作用于醛固酮。另外,老年人肾小管对醛固酮的反应减弱[16]。因此,低血容量时,老年人更容易出现低钠血症,通过 ADH 作用使血浆钠稀释和因为 RAAS 受损而减少钠储存。老年人普遍存在肾钠丢失,可通过以下事实说明,即与年轻人相比,老年人尽管肾小管钠水平较低,但 24h 尿钠丢失量增多[17]。尿钠丢失增加可能也受老年人 ANP 水平增加的影响,这种 ANP 水平不能抑制一过性的血容量减少。在年轻人中,ANP 受血容量增多刺激,从而刺激肾钠丢失,并伴随相应的容量减少。老年人中,增高的 ANP 水平在血容量减少的一段时间中,能促使容量减少和使患者出现相关并发症的风险升高。

老年人具有产生低钠血症的趋势,这似乎反映了一系列生理过程的功能和完整性的缺失。正如我们讨论过的,伴随着 ADH 的刺激,老年人经常出现低血容量的趋势,一定程度的尿浓缩能力受损造成稀释性低钠血症。另外,老年人 RAAS 的功能减少,伴随髓袢钠潴留受损,ANP 增加,可能导致钠丢失[17]。老年人可能因为 GFR 下降,以及经常使用利尿剂和阻断RAAS 系统作用的药物[血管紧张素转换酶抑制剂(angiotensin-converting enzyme inhibitor,ACE)、血管紧张素受体阻滞剂及醛固酮受体拮抗剂]而导致钠稳态受损。老年人应用噻嗪类更易导致低钠血症,因为他们的基线肾前列腺素产物比青年人更低。在肾水平自由水排泄受损,而这种效应是由噻嗪类利尿剂反向增强的。正因为如此,噻嗪类导致的低钠血症大部分被自然稀释[16,18]。

老年人的低钠血症可能也被归因于 SIADH。在这个综合征中,ADH 受一种非生理方式刺激,自由水被保留进入体液。最终的结果是出现低钠血症。SIADH 的治疗是去除导致 ADH 病态分泌的潜在刺激(如中枢神经系统障碍、恶性肿瘤、肺炎、药物等),同时通过液体限制使得更少的自由水被吸收,从而能纠正低钠血症。很重要的一点是,我们必须记住 SIADH 是排除性诊断:老年人存在很多发生低钠血症的潜在机制。在很多这一类的病例中,不适宜的液体丢失可能会加重这一问题。

当低钠血症伴随着中枢神经系统症状或谵妄时,患病率很高。低钠血症可以引起意识错乱、困倦、肌肉无

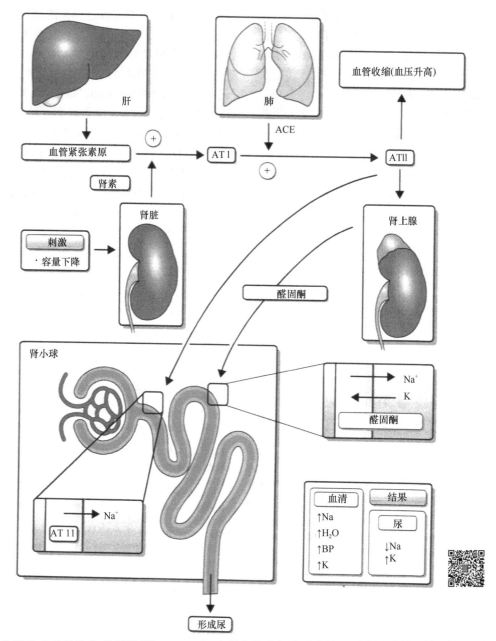

图82-3　正常的肾素-血管紧张素-醛固酮系统（RAAS）。血浆容量减少/血压降低（醛固酮还另外受低钠血症/高钾血症刺激）刺激，结果增加了肾小管钠重吸收（伴随 H_2O 重吸收）和尿丢钾。血清钠增加，钾减少，血浆容量/血压恢复。ACE. 血管紧张素转换酶；AT. 血管紧张素；BP. 血压；H_2O. 水；K. 钾；Na. 钠。（彩图请扫二维码）

力和癫痫。血钠浓度的快速变化是最危险的，将会加重上述症状，因为快速变化不允许正常生理代偿机制去纠正血浆渗透压。最近的研究建议，即使是无症状患者，低钠血症在一定程度上也对老年人有害。2011 年的一项研究发现，患有轻到中等程度的低钠血症（钠离子 118～131mmol/L）的患者，在标准老年评估测试中结果明显很差（日常生活活动、简易精神状态检查、时钟完成测试、老年人抑郁评分、Tinetti 移动测试、定时开始和结束测试、微型营养评价）[19]。

轻度低钠血症（钠离子 131mmol/L±3mmol/L）与跌倒风险增加有关[20,21]。这可能反映出患者合并注意力不集中、姿势不正常和步态受损等多方面因素，在评估之前患者看起来无临床症状而且神经病学测试结果正常[22]。这些步态的不正常可以和中度酒精摄入过多所导致的步态异常进行比较[22]。另外，后来的研究提出，有轻度低钠血症的老年患者额外的骨折风险增加（OR值，即相对危险度的精确估计值为 2.25），与老年人群中跌倒频率增加无关，而应把年龄、骨矿物质密度、慢性肾病存在、其他骨质疏松的风险因素考虑进去[20]。有人提出低钠血症诱导的骨形态学异常是跌倒的基础原因[22]。此外，美国国家健康和营养检查调查Ⅲ（National Health and Nutrition Examination Survey Ⅲ，NHANES Ⅲ）研究最近证明，在加入其他变量后，轻度慢性低钠血症患者（钠离子平均 133mmol/L）臀部骨质疏松风险明显增高（OR 值为 2.85）[21,23]。2014 年的研究也进一步证明，在伴有脆性骨折老年患者中有 26%存在低钠血症[24]。患者在骨骼脆弱、密度下降、骨质量不正常的条件下，跌倒和步态异常增加，使得患有低钠血症的老年人更容易出现骨科事故。在住院期间及出院 1 年和 5 年后，低钠血症（钠离子＜135mmol/L）患者相比血钠正常患者（钠离子 135～144mmol/L）的死亡风险增高，调整后的 OR 值分别是 1.47、1.38 和 1.25[25]。轻度低钠血症（钠离子 130～134mmol/L）患者跟无症状患者相比，住院期间死亡的 OR 值是 1.37[25]。目前对于应该如何管理这些患者并没有明确的共识。近来，加压素受体拮抗剂或 V2 受体拮抗剂受到关注，因为这些药物能阻碍 ADH[23]的作用（通过促进自由水的丢失纠正低钠血症），这几种药物是否有效，还需要进行长期随访研究，以及对其成本效益进行独立研究。

对于老年患者的容量状况的体检是具有挑战性的。"水提供测试"（water offered test，WOT）旨在确定血容量不足的患者是否存在 ADH 刺激和稀释性低钠血症的状态。虽然老年人可能否认感觉口渴，但如果他们其实是脱水或低血容量，当提供水时，他们会接受和喝水。低钠血症患者出现阳性的 WOT 测试结果，可能需要来自看护者的不断鼓励和言语暗示，以及富含溶质的补液，从而保持容量和正常血钠水平[26]。

高钠血症是另一种老年患者中常见的电解质异常，也非常具有挑战性。70 岁及以上的成年人中，血浆高渗的患病率可高达 30%[27]。一项研究表明手术（21%）和发热性疾病（20%）是住院老年患者高钠血症最常见的原因[28]。相比血钠水平正常的同年龄对照组，高钠血症死亡率增加 7 倍[28]。有趣的是，死亡率可能与高钠血症程度无关[28]。在老年患者中，高钠血症可能与活动性降低、缺乏饮水或缺乏口渴的感觉有关。另外，起病隐匿的高钠血症患者，多在发热性疾病或环境温度增高时通过出汗增加自由水的损失而引起该病[29]。一项研究表明，在老年人中脱水可以是急性精神错乱状态的病因或对其产生影响[30]。另一个研究表明，老年患者高钠血症相关的死亡率为 42%[29]，而 38%的幸存者发生神经系统状态的永久改变，进而使所需的护理水平发生变化[29]。

总体来说，老年人钠异常的评估和管理是具有挑战性的。因为一系列用于维持电解质体内平衡的生理机制受损，而可能出现低钠血症和高钠血症患者。引起老年人的钠离子紊乱的潜在原因是很广泛的，身体检查通常有助于诊断导致异常血钠水平的根本原因，但身体检查在这一类人群中很难做到。对所有患者产生低钠血症或高钠血症的原因进行全面的评估和分析是必不可少的，尤其是对于无法忍受这些紊乱所带来的后果的年老衰弱的人。

钾代谢

同钠离子一样，钾（细胞内主要离子）需要保持平衡来维持器官系统的正常功能。老年患者患高钾血症的可能原因包括 GFR 下降，在肾远端分泌部位肾血流量减少与钾排泄受损，以及受损、迟钝的 RAAS 系统[1,28]。此外，年龄增高和药物引起的高钾血症风险之间存在正相关[1]。在一般人群中，典型的导致高钾血症的药物，包括钾补充剂，保钾利尿剂如螺内酯、氨苯蝶啶、阿米洛利，ACEI 或血管紧张素受体阻滞剂。此外，非甾体抗炎药、环孢素或他克莫司、甲氧苄啶-磺胺甲恶唑、肝素、酮康唑的使用也可导致高钾血症，在很少情况下，β-受体阻滞剂的使用也可导致高钾血症的发展[1]。许多老年患者，由于心脏、肾或肝存在潜在的异常病理状态，可能开始应用低钠饮食，包括增加血清钾水平的含钾盐替代品[28]。高钾血症可表现为全身不适、肌肉无力或心悸。严重的高钾血症可导致心律失常和死亡。

低钾血症通常是由于利尿剂的使用造成的，也可能由长期腹泻或呕吐导致。评估低钾血症患者是否共存低镁血症很重要，低镁血症可以刺激尿和粪便中钾的丢失。重要的是要注意，如果患者长期存在低钾血症，身体可能产生较少的胰岛素，结果使血清血糖水平升高和糖耐量异常[31]。此外，低钾血症可能与疲劳、意识错乱、肌肉无力和痉挛有关。它可以引起 QTc 间期延长和危险的快速心律失常，特别是对于服用地高辛的患者，轻微低钾即可引起他们心律失常。

钙代谢

在年轻人中，钙稳态主要是由甲状旁腺激素（parathyroid hormone，PTH）调节的。在低钙血症中，增高的 PTH 促进骨钙的吸收（身体中 99%以上的钙被储存），以及肠道和肾的重吸收增加。

肾功能正常的老年人，在与年轻人相同的血清钙水平条件下，血清 PTH 浓度可高于年轻患者 2～3 倍[28]。这表明钙和 PTH 之间的关系改变[28]，使老年人调整钙稳态紊乱的能力下降。

最常见的是，尽管老年人血清钙水平正常（即通过 PTH 的作用和持续的骨吸收作用来维持），整体上存在负钙平衡[32]。引发低钙血症的原因包括维生素 D 缺乏导致尿钙增加、对 PTH 反应性降低、袢利尿剂治疗及糖皮质激素治疗。另外，败血症、胰腺炎、低钙饮食摄入也可导致老年人产生低钙血症。血清钙水平低可能会出现全身无力、四肢末端麻木、意识错乱、临床 Chvostek 征（低钙击面征）或 Trousseau 征（低钙束臂征）阳性，在罕见的情况下，出现手足抽搐或癫痫发作。

老年患者的高钙血症常伴有恶性肿瘤（包括多发性骨髓瘤和骨转移）、原发性甲状旁腺功能亢进，以及偶尔发生的、制动时间过长造成的高钙血症。老年患者因为下床活动减少、全身衰弱与患有慢性病导致患高钙血症风险增加[33]。而轻度高钙血症可能无症状，严重的高钙血症（钙持续大于 2.75mmol/L）[34]

通过呋塞米（呋喃苯胺酸）样机制和并发的钠和水在肾亨利氏环流失等原因[35,36]，可诱发低血容量。高钙血症的其他后果包括食欲缺乏、恶心、呕吐、意识错乱甚至昏迷。

磷酸盐代谢

磷酸盐稳态由钙、PTH、活化的维生素 D 和最近新确定的成纤维细胞生长因子 23（fibroblast growth factor 23，FGF-23）磷蛋白及其共同受体 Klotho 维持。FGF-23 促进慢性肾病患者近端肾小管肾磷酸盐的消耗，并且使血清磷酸盐浓度升高。2012 年，心血管健康研究（Cardiovascular Health Study）表明，65 岁以上社区成人的全因死亡率和心力衰竭事件增加，伴随着血清 FGF-23 水平增加。这种关联性与肾状态无关，但似乎在那些伴有慢性肾病的患者中这种关联性进一步增加[37]。

老年患者口服摄入量减少（每日小于 100mg 磷酸盐）可能倾向于患低磷血症。此外，在正常磷酸盐摄入的情况下可能出现低血清磷酸盐水平，这是由于慢性腹泻或服用含镁或铝的抑酸剂，使肠道内食物中的磷酸盐与镁或铝离子结合[38]。肾小管疾病、维生素 D 缺乏，以及甲状旁腺功能亢进可引起肾磷酸盐损失，进而产生尿磷酸盐消耗，最后也能导致低磷血症[38]。在治疗糖尿病症酸中毒、再喂食综合征和急性呼吸性碱中毒时，可能会使磷酸盐沉淀、细胞内转移，进而导致老年人体内本已下降的磷酸盐水平急剧下降[38]。酗酒患者由于前述机制的组合，可能患有低磷血症，因为酒精可以诱发近端肾小管功能缺陷和尿磷酸盐消耗，频繁腹泻及胃炎，需要用抗酸药进行治疗，并减少营养摄入[38]。低磷血症可能表现为广泛的神经系统异常，包括肌肉无力、感觉异常、精神状态变化、癫痫全身性发作和昏迷。患者可能存在横纹肌溶解，血小板和白细胞功能受损，以及偶尔出现血管内红细胞溶血，也可能出现骨性异常，如佝偻病或骨软化症，损害膈功能从而导致呼吸衰竭，损害心脏功能和/或在严重情况下使心脏停搏。

肾功能不全随着年龄的增加而增加，由于磷酸盐消耗减少，高磷血症发生的风险增加。另外，急性高磷血症可能破坏肾的排泄能力，即使在肾功能正常患者中也会出现。高磷血症可能发生在肿瘤溶解综合征、横纹肌溶解（磷酸盐增加的原因和作用）、双膦酸盐使用、维生素 D 毒性和摄入含磷酸盐的泻药等情况下[38]。

高磷血症可使血管易于钙化，导致患缺血性脑卒中、冠状动脉疾病、心脏瓣膜病和外周血管疾病的风险增加。高磷血症也可能与肾钙沉着症或肾结石有关，并且伴有骨形态异常（如骨纤维化或骨软化），导致继发性甲状旁腺功能亢进[38]。

镁代谢

老年患者出现低镁血症的风险增加，组织中镁的含量减少。解剖研究报道，老年人的心脏和肌肉细胞中镁含量降低[39]。在一项研究中，10% 的住院老年患者在入院时血镁水平低[39]。

与其他电解质一样，人体通过摄入、细胞内迁移和肾排泄之间的平衡来维持镁稳态。也与其他电解质异常一样，许多因素可能在老年患者中引起低镁血症。健康老年门诊患者和住院患者中常见镁摄入量不足[39]。糖尿病患者因为尿糖高、酮症和低磷血症导致尿中镁的丢失[39]。镁补充可以改善葡萄糖耐量并增加外周组织中的胰岛素敏感性[16]。低镁血症还与 2 型糖尿病个体发生糖尿病视网膜病变的风险增加有关[41,42]。老年人中许多药物的使用有导致产生低镁血症的倾向，这些药物包括质子泵抑制剂、氨基糖苷类、地高辛、轻泻药和帕米膦酸盐[39]。祥利尿剂和噻嗪类利尿剂常用于患有充血性心力衰竭的老年人中，并且可能导致尿镁消耗[39]。老年患者低镁血症的另一个常见原因是老年人具有酒精滥用的历史，其以多因素方式降低镁水平。酒精摄入同时与代谢性酸中毒、低磷血症和呼吸性碱中毒有关，可以使镁发生细胞内转移，导致血清镁下降，而且快速大量饮酒可以直接导致镁尿症[16]。慢性腹泻可引起低镁血症，因为粪便中镁的损失增加。此外，以前的研究已经表明，老年患者在他们的饮食中通常镁摄入不足[16]。在这些个体中，任何进一步的叠加镁损失都可能导致低镁血症[16]。

低镁血症通常是无症状的，但可以产生中枢神经系统异常，如抑郁症、精神病、个性变化、眼球震颤、手足徐动型运动和癫痫发作。患者可能在患有严重低镁血症的情况下发生心律失常，或者可能具有非特异性症状，如胃肠道疾病、恶心、呕吐、厌食或肌肉痉挛，在罕见情况下发生手足搐搦[39]。低镁血症的患者可能存在许多额外的电解质异常，包括低钙血症和低钾血症，除非镁水平正常，否则低钙血症和低钾血症都难以校正[39]。

酸碱状态

人的身体存在两个主要机制，以保持酸碱状态稳定，pH 为 7.35～7.45。在定义血液 pH 小于 7.35 的酸中毒中，身体通过增加呼吸通气以吹出 CO_2 来补偿，氢离子以 NH_4^+ 形式通过肾排泄，伴随着在肾水平吸收 HCO_3^-。在碱中毒中，呼吸通气减少，并且通过减慢的呼吸速率保留 CO_2，氢离子在途经肾时被保留下来，导致肾中 HCO_3^- 的损失。

随着年龄增长，与年轻个体相比，老年人肾的酸碱调节能力显著下降，氢离子不能有效地排出，因为身体代偿能力差，使患者全身酸中毒恶化[28]。此外，肺疾病如阻塞性肺疾病在老年患者中更常见，这进一步限制了老年人面对酸碱紊乱时呼吸补偿的能力[28]。

结　　论

老年人调节体内水和电解质平衡的能力受损，这有很多原因，包括渴感减少、尿浓缩能力下降，以及其他一些问题。衰弱的老年个体不仅更容易发生盐和水内环境平衡的异常，与年轻患者相比，他们也不能耐受这些紊乱。因此，对于在社区和医院住院的衰弱老年患者，必须严格监测他们的水和电解质平衡，以识别正常生理紊乱，避免医源性损伤。

关键点

- 衰弱的老年人其电解质异常的发生率和严重程度都会增加。
- 老年人可能因为口渴感觉降低、胃肠道及经肾流失、经常补液受限等原因继发血容量过低。而因为其有效排除自由水的能力受损，在（经口或经静脉）摄入大量液体后也容易出现血容量过多。
- 老年人可能因为血容量过低导致血钠过高或过低，取决于自由水的交换或静脉补液的强度，及水浓缩的能力。
- 在老年人血容量过低时，可以因其抗利尿激素持续分泌、对肾素血管紧张素系统活动反应下降而导致血钠过低。
- 老年人频繁发生电解质紊乱，且可能是由于某些特殊药物直接造成的。在老年这个年龄段，对电解质（钠、钾、钙、磷酸根、镁）浓度变化的检查应包含

一个完整的药物回顾及评估所提供的制剂。

（孙婷婷 译，韩 辉 校）

完整的参考文献列表，请扫二维码。

主要参考文献

1. Beck LH: Fluid and electrolyte balance in the elderly. Geriatr Nephrol Urol 9:11–14, 1999.
2. Allison SP, Lobo DN: Fluid and electrolytes in the elderly. Curr Opin Clin Nutr Metab Care 7:27–33, 2004.
4. Kenney WL, Chiu P: Influence of age on thirst and fluid intake. Med Sci Sports Exerc 33:1524–1532, 2001.
8. Beck LH: Changes in renal function with aging. Clin Geriatr Med 14:199–209, 1998.
9. Lindeman RD, Tobin J, Shock NW: Longitudinal studies on the rate of decline in renal function with age. J Am Geriatr Soc 33:278–285, 1985.
16. Elisaf MS, et al: Electrolyte abnormalities in elderly patients admitted to a general medical ward. Geriatr Nephrol Urol 7:73–79, 1991.
17. Refoyo A, Macias-Nufiez JF: The maintenance of plasma sodium in the healthy aged. Geriatr Nephrol Urol 1:65–68, 1991.
20. Renneboog R, et al: Mild chronic hyponatremia is associated with falls, unsteadiness, and attention deficits. Am J Med 119:71.e1–71.e8, 2006.
22. Decaux G: Is asymptomatic hyponatremia really asymptomatic? Am J Med 119(Suppl 1):S79–S82, 2006.
25. Waiker SS, et al: Mortality after hospitalization with mild, moderate, and severe hyponatremia. Am J Med 122:857–865, 2009.
28. Luckey AE, et al: Fluid and electrolytes in the aged. Arch Surg 138:1055–1060, 2003.
29. Arieff AI: Pathogenesis and management of hypernatremia. Curr Opin Crit Care 2:418–423, 1996.
38. Xing XS, et al: A synopsis of phosphate disorders in the nursing home. J Am Med Dir Assoc 11:468–474, 2010.
39. Lowenthal DT, Ruiz JG: Clinical pharmacology-physiology conference: magnesium deficiency in the elderly. Geriatr Nephrol Urol 5:105–111, 1995.

第 83 章　前　列　腺

William Cross，*Stephen Prescott*

介　绍

前列腺疾病是老年男性最常见的疾病，也是就诊的常见原因。最常见的两种前列腺疾病是良性前列腺增生（benign prostatic hyperplasia，BPH）和前列腺癌（prostate cancer），这两种疾病的患病率都随着年龄增加而增加。良性前列腺增大（benign prostatic enlargement，BPE）是 65 岁以上老年男性的第四大常见疾病，位列冠状动脉疾病/高脂血症、高血压和 2 型糖尿病之后[1]。2000 年，美国有约 450 万人因初诊诊断为 BPH 而就医治疗，估计 BPH 的直接治疗费用是 11 亿美元，但这不包括门诊患者的药物费用[2]。前列腺癌是美国男性第二常见的癌症，每 10 个 65 岁及以上的老年癌症患者中就有 6 个是前列腺癌。2010 年美国治疗前列腺癌的费用估计是 118.5 亿美元（癌症治疗的总费用为 1245.7 亿美元），预计到 2020 年将增加到 190 亿美元[3]。

随着人口老龄化和前列腺疾病的日益普遍，大多数患有前列腺疾病的男性将会越来越依靠泌尿科医生以外的专业医护人员提供医疗服务。重要的是，这些医疗工作者需要了解最新的前列腺指南和医疗服务途径，以便提供高质量的照护服务、改善临床治疗效果、并控制医疗保健的费用。

良性前列腺增生

良性前列腺增生（BPH）是一种病理过程，根据定义，BPH 只能通过组织学评估而不能通过体检来诊断。过去，许多有下尿路症状（lower urinary tract symptom，LUTS）的男性被认为有"前列腺病"的症状，这几乎普遍归因于 BPH。但是这种临床假设已经遭到质疑，因为人们认识到男性 LUTS 可能和前列腺没有关系，可能是其他病理生理改变的继发表现或是药物的副作用（框 83-1）。人们对男性 LUTS 病理生理学的认识不断深入，促进了临床术语的不断演变，现在可以对出现的症状进行更具描述性的评估[4]（表 83-1）。因此，尽管很多男性出现的 LUTS 症状提示有膀胱流出道梗阻

（bladder outflow obstruction，BOO），并且在临床检查可见继发于 BPH 的 BPE，但对于没有 BOO、BPH 或 BPE（图 83-1）的男性来说，有显著的 LUTS 并不少见。为了对患有 LUTS 的男性选择恰当的治疗措施，需要对患者的症状进行仔细的评估，以确定潜在的致病因素，这一点很重要。

框 83-1　男性下尿路症状（LUTS）的原因

良性前列腺增大（继发于良性前列腺增生）
尿路感染
前列腺炎
膀胱过度活动
神经源性膀胱功能障碍
尿道狭窄
膀胱颈挛缩
包茎
尿路结石
膀胱肿瘤
晚期前列腺癌
膀胱内异物
药物，毒品和饮食因素（包括咖啡因、酒精、氯胺酮和减充血剂）
糖尿病

表 83-1　国际尿控协会对下尿路症状的定义

排尿期症状	排尿踌躇，是起始排尿困难，导致准备排尿之后出现排尿延迟
	尿流缓慢，是指尿流量减少的感觉，通常是与以前的表现或其他表现相比
	尿流分叉或尿流喷射
	间断尿流（间歇性）是一个术语，用于描述在一个或多个场合排尿时停止和开始的尿流。
	用力排空是指肌肉过度收缩，用于启动、维持或改善尿流
	终末尿滴沥是一个术语，用于描述排尿的最后阶段延长，当尿流已经减慢到细流或尿滴时。
储尿期症状	日间排尿次数增多，是一种主诉，指患者认为白天排尿频率增加
	夜尿症是一种主诉，指人们不得不在夜里一次或多次醒来以排尿
	尿急是一种突然发生的强烈的排尿欲望，难以推迟
	尿失禁是指任何非自愿的漏尿
排尿后症状	尿不尽的感觉是自我解释的术语，是排尿后的个人感觉
	尿后滴沥是一个术语，用于描述在排尿结束后（通常是在离开厕所后），立即出现的非自愿性尿失禁

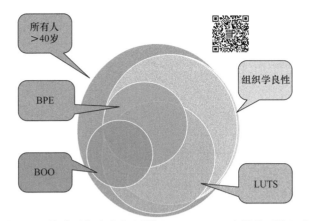

图 83-1 伴或不伴膀胱流出道梗阻（BOO）、良性前列腺肥大（BPE）、良性前列腺增生（BPH）的下尿路症状（LUTS）的患病率。（彩图请扫二维码）

男性下尿路症状和良性前列腺增生的流行病学

LUTS 在男性人群中普遍存在。多国老年男性调查（Multinational Survey of the Aging Male，MSAM-7）对来自美国和 6 个欧洲国家的 50～80 岁近 13 000 名男性进行了问卷调查[5]。总体来看，31%的调查对象报告了中度到重度的 LUTS，这在各个国家都是一致的。LUTS 的患病率与年龄呈正相关，50～59 岁男性患病率为 22%，70～80 岁男性患病率为 45.3%。在调查中发现一个有趣的现象：仅 19%患有 LUTS 的男性曾因泌尿系统症状寻求过医生帮助，而且仅有 10.2%的患者曾进行过药物治疗。Rancho Bernaido 研究是一项基于社区的前瞻性衰老研究，对社区居住的 80 岁及以上老年男性 LUTS 的患病率及特征进行了评估[6]。80 岁以上的老年男性，LUTS 的患病率为 70%，80 岁以下男性的患病率为 56%（P=0.03）。与年轻男性相比，80 岁以上患者的症状更严重。

BPH 的患病率与 LUTS 相似，也随年龄的增长而增加。值得注意的是，因为流行病学研究同时使用了组织学和临床定义来计算患病率，因此在解释和比较有关 BPH 患病率的文献时，需要谨慎。尸检研究显示：基于组织学诊断标准的 BPH 患病率随年龄增长而增加，31～40 岁男性的患病率为 8%，51～60 岁男性的患病率为 40%～50%，80 岁以上老年男性的患病率超过 80%[7]。巴尔的摩衰老纵向研究比较了男性 LUTS 的年龄特异性累积患病率和 BPH 的尸检患病率，并报告了两者密切的相关性[8]。

随着美国人口的老龄化，LUTS 和 BPH 的发病率和患病率显著增加。1998～2007 年，在美国住院患者中，校正年龄后的 BPH 患病率几乎翻了一倍[9]。

良性前列腺增生的发病机制

BPH 的组织学特征是尿道前列腺部附近的上皮细胞和基质细胞增生。尽管 BPH 的详细分子学病因有待进一步完善，但是已经证明其受到雄激素、生长因子、雌激素，以及上皮-基质相互作用的综合影响[10]。与历史文献内容相反，雄激素个会直接导致 BPH，因为老年男性

的血清雄激素浓度和前列腺体积之间没有直接联系。然而，睾丸雄激素确实有作用，因为青春期前去势的男性不会出现 BPH。在前列腺中，睾酮在 5α-还原酶的作用下生成二氢睾酮，二氢睾酮是雄激素依赖性基因转录和蛋白质合成的重要驱动因子，进而驱动细胞增殖。5α-还原酶抑制剂在临床上用来诱导前列腺退化，以治疗 BPH 继发的泌尿系统症状。

BPH 压迫尿道和引起 BOO，导致膀胱功能代偿性改变。膀胱的初始适应性改变有助于保持膀胱的排空功能，但随着病情不断恶化，膀胱的肌肉变得不稳定或失去收缩能力。男性 BPH 患者通常有继发于前列腺梗阻和膀胱功能障碍的复杂症状。

下尿路症状的临床评估

对男性 LUTS 进行全面彻底的临床评估至关重要，因为这会帮助我们进行准确的诊断，诊断过程中需考虑影响男性 LUTS 发展的多个因素，这是一个难点。一个全面的评估也能指导治疗干预方案和诊疗方法的确定。美国泌尿学会（American Urological Association，AUA）和欧洲泌尿外科学会（European Association of Urology，EAU）已经发布有循证医学依据的专家建议，用于指导临床医生管理男性 LUTS[11,12]。这些指南包括在最初评估期间对所有男性进行的推荐测试，和通常在泌尿科专科诊所进行的选择性测试（图 83-2）。如果初始评估提示一个患有 LUTS 的男性患有前列腺癌、血尿、反复尿路感染、可扪及的膀胱、尿道狭窄和/或神经源性膀胱，则应将其转诊至泌尿科诊所进行适当的检查和治疗。

所有患者均应有明确的病史，寻找可能造成 LUTS 的泌尿系统和其他系统的原因。此外，还建议审查患者目前用药情况，因为很多老年人常用的处方药物都有导致尿路问题的副作用。作为病史的一部分，一份自我完成的有效的症状问卷调查可用来对有 LUTS 的男性进行客观评估和分级。临床实践中常规使用的问卷不是用来进行鉴别诊断的，而是用来评估症状的严重程度，以及客观衡量特定治疗干预措施的效果。

AUA 症状评分（表 83-2）和国际前列腺症状评分（International Prostate Symptom Score，IPSS）是应用最广泛的两个问卷，两个问卷都包含对尿频、夜尿、尿流变细、排尿踌躇、间歇性、膀胱排空不完全和尿急 7 种症状问题的描述。每种症状的分数从 0 分（不存在）到 5 分（几乎总是存在），根据相加后的总分，分成轻度（总分 0～7 分）、中度（总分 8～19 分）、重度（总分 20～35 分）。另外，IPSS 评分还包括一个针对特定疾病的生活质量问题："如果你的余生始终伴有现在的排尿症状，你会有什么感觉？" AUA 症状评分和 IPSS 的局限性是，它们没有描述与每个症状相关的日常生活困扰情况，这一点不同于其他内容更多的问卷，如国际尿失禁咨询问卷[13]和丹麦前列腺症状评分[14]。

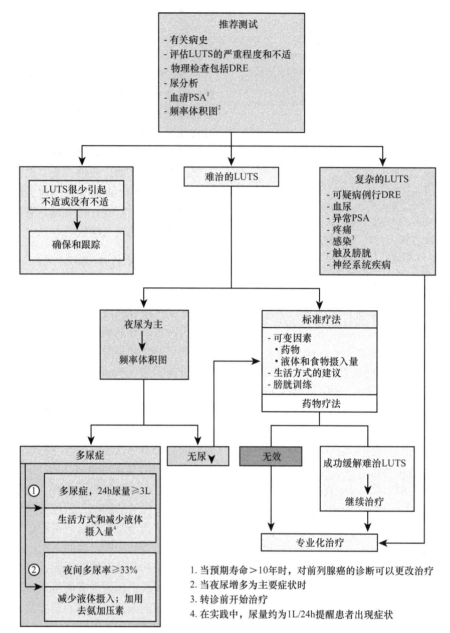

图 83-2 男性下尿路症状（LUTS）的基本治疗。DRE. 直肠指检；LUTS. 下尿路症状；PSA. 前列腺特异性抗原。

表 83-2 美国泌尿学会良性 BPH 症状评分

	从来没有	偶尔	小于一半	大约一半	超过一半	几乎每次
1. 在过去一个月里，你有多少次在排尿结束后，感觉膀胱没有完全排空？	0	1	2	3	4	5
2. 在过去一个月，你有多少次在排尿结束后 2h 内需要再次排尿？	0	1	2	3	4	5
3. 在过去一个月，你有多少次发现在排尿时反复数次地停下又开始？	0	1	2	3	4	5
4. 在过去一个月，你有多少次发现难以推迟排尿？	0	1	2	3	4	5
5. 在过去一个月，你有多少次发现尿流变细？						
6. 在过去一个月，你有多少次需要用力及使劲才能开始排尿？						
	没有	1次	2次	3次	4次	5次或更多次
7. 在过去一个月，你从晚上睡觉到早上起床，一般需要起来排尿几次？						
总症状评分						

对于有明显储尿期 LUTS（如尿频、尿急、夜尿）的患者，频率-尿量表（frequency volume chart，FVC）通常非常有用。FVC 对患者的排尿体积和时间的自我监测结果进行记录，从中可以计算出排尿频率、总排尿量和夜间产生的尿液比例。为了减少误差，推荐至少记录 3 天的 FVC，但不能时间过长，时间过长容易导致依从性差。FVC 可以鉴别 24h 多尿（>3L/24h）和夜间多尿（夜尿量>24h 尿量的 33%），这两种多尿可以通过改变生活习惯和减少液体摄入进行管理[15]。

体格检查应该始终包括直肠指诊（digital rectal examination，DRE），以评估前列腺的形状、对称性、有无结节及硬度，这些特征可在疾病状态下改变。正常前列腺的质地类似（拇指抵紧小指时）拇指大鱼际的隆起肌肉。值得注意的是，前列腺内的结节性病变可能继发于良性病变过程，如 BPH，而不是继发于前列腺癌。尽管评估前列腺体积不是决定男性患者是否需要积极治疗 BPH/LUTS 的重要因素，但是对于需要进行干预治疗的患者来说，在选择最佳药物治疗方案或外科干预方面，评估前列腺体积具有重要作用。因为 DRE 评估前列腺体积的结果非常不可靠，常常高估小前列腺的体积，低估大前列腺的体积，所以经超声检查确定的前列腺体积更准确。

尽管缺乏强有力的数据，AUA 和 EAU 的指南仍建议在 LUTS 患者的常规评估中进行尿液检查。这种检测方法价格低廉，用于尿路感染、糖尿病和血尿的筛查。如果存在血尿，下一步应该考虑诊断性膀胱镜检查和上尿路成像检查。通过血清肌酐或肾小球滤过率评估的肾功能在 LUTS 研究中的作用存在争议。AUA 不建议在常规评估时获取上述指标，但是 EAU 指出"如果怀疑肾功能受损，必须进行肾功能检查，根据病史和临床检查，或者出现肾盂积水，或考虑对男性 LUTS 患者进行手术治疗"。患 BPH 和肾功能不全的男性患者，其术后并发症风险增加，包括死亡风险也增加。

尽管常规上尿路成像检查在 LUTS 男性患者中的作用尚未阐明，但是对于血清肌酐升高、血尿和尿路感染的男性患者来说，肾超声检查是有用的。

老年人群的局限性前列腺癌通常和 BPH 共存，可通过 BOO 导致 LUTS。虽然局部晚期前列腺癌的诊断常影响 LUTS 的治疗，但在老年人中发现，小体积的前列腺癌不太可能降低其预期寿命。因此，只有当前列腺癌诊断会影响 LUTS 患者的临床治疗时，才应该通过 PSA 检测进行前列腺癌筛查。

在专科机构进行的可选检查

在专科机构中，用无创流量计（尿流率计）评估尿流率通常是男性 LUTS 患者检查的一部分。在检查中，患者向可以测量随时间变化的排尿量的设备内排尿，进而计算出最大尿流率（maximum urinary flow rate，Q_{max}）。为了确保尿流率测定的有效性，患者的排尿量需在 150ml 以上。作为诊断性检测，尿流率测定有局限性，因为它既评估膀胱肌肉的收缩性，也评估经过尿道阴茎部和前列腺部的尿流。低尿流率可能提示逼尿肌损伤，而不是 BOO。但是无论如何，尿流率测定对于怀疑有继发于 BPH 的 BOO 男性患者而言，是一项快速有效的评估手段。Q_{max} 小于 10ml/s 则高度怀疑 BOO，而 Q_{max} 大于 15ml/s 的男性很少有梗阻。

BPH 会导致膀胱排空不全，通常称为残余尿（postvoid residual，PVR）量，可以由插入的导管测量，但更常见的是通过膀胱超声扫描确定残余尿量。正常情况下膀胱内的尿液会被完全排空。

如果临床上怀疑有继发于 BPH 的 BOO，且尿流率和 PVR 不明确，那么应考虑进一步行研究压力-流率的尿动力学评估。计算机压力-流率测定法使用沿尿道进入膀胱的电子传感器，对膀胱内压力进行测定。该方法是鉴别男性低尿流率是由梗阻所致还是膀胱肌肉收缩功能受损所致的最准确方法。压力-流率测定也能够评估膀胱充盈期排尿前膀胱肌肉的非自主收缩（逼尿肌的过度活动）。一项对 1271 例临床确诊为 BPH 的男性进行的尿动力学研究，发现近 61% 的男性有逼尿肌过度活动[16]。多因素分析显示，年龄和 BOO 分级与逼尿肌过度活动具有独立相关性。但是，需重点指出的是，尽管 BOO 与逼尿肌过度活动常同时存在，并且有年龄依赖性，但两者之间的病理生理学机制尚不清楚。

EAU 建议，受到 LUTS 困扰且主要是排尿不畅的 80 岁及以上老年男性，在考虑手术治疗时，进行计算机尿动力学检查。

良性前列腺增生的治疗方案

当我们考虑一个继发于 BPH 的 LUTS 患者的治疗方法时，不仅要考虑到临床评估的结果，还要考虑不同治疗方案的临床疗效、副作用、疗效持续时间及其对疾病进展的影响。此外，许多男性患者有明显的共病和/或衰弱，这也需要纳入治疗讨论过程。

保守治疗（警惕性等待）

许多患有症状性 BPH 的患者，选择避免或至少推迟医疗干预，尤其是当他们认为自己的症状困扰不大，或是考虑到药物和手术治疗的潜在副作用的时候，或是存在显著的共病/衰弱。一旦确定他们的症状不是继发于癌症或其他严重的疾病，并且延迟积极治疗不会产生不可逆转的后果，他们就可以用保守的方法进行治疗，通常被称为"警惕性等待"。自我管理（如限制液体摄入，尤其是在夜间）在 LUTS 或 BPH 的保守治疗中发挥着重要作用，能够减轻症状，延缓病变进展。

LUTS 或 BPH 的男性患者和他们的临床医生经常担心没有积极治疗的情况下进行观察的潜在风险。需重点指出与确定的是，进展性 BPH 的并发症很少见。虽然 BOO 与残余尿量的增加有关，但是并没有明确的证据表明这会显著增加尿路感染的风险。此外，因 BOO 引起的膀胱结石也很少见，除非出现了临床症状（如血尿、尿路感染），否则没有筛查膀胱结石的指征。由 BPH 导致的肾功能损害是非常罕见的，尤其是在基线肾功能正常的患者。前列腺症状药物治疗（medical therapy of prostatic symptom，MTOPS）研究对超过 3000 名男性进行了长达 4 年多的观察，没有发现肾功能不全的病例[17]。患者最担心的风险是 BPH 警惕性等待期间发展为急性尿潴留。过去，急性尿潴留是手术治疗的指征[如经尿道前列腺电切术（transurethral resection of the prostate，TURP）]，现在，很多患者直接行 TURP，或是在试验性拔除尿管失败的情况下进行手术。从患者的角度来看，急性尿潴留常常是痛苦和耗时的过程，必须去医院就诊和治疗；从医疗保健提供者的角度来看，这是昂贵的。对三项 BPH 药物治疗试验的安慰剂组进行荟萃分析，结果表明，急性尿潴留的发生率为每年 14 例/1000 人[18]。急性尿潴留的危险因素包括年龄增长、症状严重程度、前列腺特异性抗原（prostate-specific antigen，PSA）升高和前列腺大小。

在一项比较保守治疗和 TUPR 的大型研究中，对 LUTS 和 BPH 患者的警惕性等待的结局进行了评估。观察 5 年内，有 36% 患者过渡到手术治疗。剩下的大多数患者仍维持保守治疗。

如前所述，警惕性等待的关键因素是安慰与教育患者，包括提供生活方式的建议，减少夜间液体摄入能够减少夜尿，避免或减少酒精和/或咖啡因的摄入可对尿频、尿急和夜尿的改善有积极作用。用尿道挤乳的简单方法可以改善排尿后的滴沥。

药物治疗

从 20 世纪 80 年代以来，继发于 BPH 的 LUTS 治疗方法已由外科治疗转向药物，除非有绝对的手术指征，否则，更多患者根据疗效和更少更轻的副作用选择药物治疗。

LUTS/BPH 的药物治疗包括 α-肾上腺素能受体阻滞剂、5α-还原酶抑制剂、抗毒蕈碱药物、磷酸二酯酶抑制剂，以及这些药物的组合。尽管缺乏临床试验证据，很多患者也使用多种植物提取物进行自我药物治疗，这些植物提取物在市场销售时声称对 LUTS 有效。

α₁-肾上腺素受体拮抗剂（α₁-受体阻滞剂）。通常认为 α₁-受体阻滞剂通过降低膀胱颈和前列腺平滑肌的张力，改善膀胱出口梗阻，发挥临床作用。但是，α₁-受体阻滞剂对已证明存在尿动力学改变的 BOO 几乎无效，其作用机制可能是通过膀胱、中枢神经系统及前列腺来介导的。

α₁-受体阻滞剂是治疗 BPH 相关症状的一线药物，其起效快、效果好、不良反应发生率低。美国食品药品监督管理局（U.S. Food And Drug Administration，FDA）已经批准 5 种 α₁-受体阻滞剂（阿夫唑嗪、多沙唑嗪、坦索罗辛、特拉唑嗪、西洛多辛）用于治疗 BPH 相关症状。虽然这些 α₁-受体阻滞剂的药代动力学特性各不相同，但是在适当剂量下，它们的临床疗效相似[20]。症状的改善可能需要几周的时间，但是大多数患者几天内会感受到服药后的益处。长期研究表明，α₁-受体阻滞剂对前列腺较小（<40ml）的男性比腺体较大的男性更有效[21]。但是，α₁-受体阻滞剂不能阻止 BPH 病变的进展，以及与其相关的急性尿潴留风险和需要手术干预的风险[17,21]。

α₁-受体阻滞剂最常见的副作用是头晕和体位性低血压，而后者（体位性低血压）在特拉唑嗪和多沙唑嗪的发生率高于阿夫唑嗪和坦索罗辛。随着年龄的增长，体位性低血压的发生率增加，即使是在其他健康和无症状的男性中也是如此。因此，给老年人处方 α₁-受体阻滞剂时必须小心[22]。坦索罗辛导致男性射精功能障碍的发生率高达 10%。这种副作用通常被称为"逆行射精"，继发于 α₁-受体阻滞剂诱发膀胱颈部松弛，从而精液可以通过膀胱颈进入膀胱。射精功能障碍也可能与精液分泌减少有关。

α₁-受体阻滞剂，尤其是坦索罗辛，已被证明增加白内障手术中虹膜松弛综合征的风险[23]。该综合征的特点是虹膜松弛，向切口部位脱垂，术中进行性瞳孔缩小。据报道，服用坦索罗辛的男性，发生术中巩膜松弛综合征的风险为 43%~90%。而且，术前停止 α₁-受体阻滞剂治疗能否减少了这一并发症的风险仍没有确定[11]。在开 α₁-受体阻滞剂处方之前，应该询问患者是否有进行白内障手术计划，必要时推迟用药。

5α-还原酶抑制剂。5α-还原酶抑制剂通过抑制 5α-还原酶作用于前列腺，后者能将睾酮转化为更强大的雄激素（二氢睾酮）。5α-还原酶存在两种亚型，即 5α-还原酶 1 型和 5α-还原酶 2 型，主要在前列腺表达。FDA 已经批准了两种 5α-还原酶抑制剂（非那雄胺和度他雄胺）用于治疗 BPH 相关 LUTS。二者的区别在于，非那雄胺只抑制 5α-还原酶 1 型，而度他雄胺同时抑制 5α-还原酶 1 型和 2 型。因为没有直接比较试验的数据，所以这两种药物间的差异是否与临床相关尚不清楚。

5α-还原酶抑制剂通过诱导前列腺上皮细胞凋亡来发挥作用，在 6~12 个月后，前列腺体积减小 18%~28%，血清 PSA 水平降低 50%。鉴于 5α-还原酶抑制剂的作用机制，不推荐其用于治疗无前列腺增大的 LUTS 患者。尽管 5α-还原酶抑制剂在短期内缓解 LUTS 的效果不如 α₁-受体阻滞剂，但是它们显著降低了 BPH 继发 LUTS 的进展，减少与此相关的急性尿潴留风险和降低手术必要性[17,24]。

5α-还原酶抑制剂已用于两项大型前列腺癌化学预防试验，两项研究均报道，在 5α-还原酶抑制剂治疗组中，前列腺癌的患病率显著降低[25,26]。但是 FDA 并没有批准其用于前列腺癌的预防。

5α-还原酶抑制剂还可用于继发于良性前列腺出血的难治性血尿。需重点强调的是，在诊断老年人良性前列腺出血前，须排除其他血尿的原因（如膀胱癌、肾癌）。

抗毒蕈碱药。许多继发于 BPH 且伴有排尿障碍的男性也有储尿期症状（如尿急、尿频、夜尿）。排尿期症状通常使用 α₁-受体阻滞剂、5α-还原酶抑制剂或同时使用两者进行治疗，而储尿期症状通常使用抗毒蕈碱药物治疗。这类药物可减少膀胱平滑肌收缩，而且可能通过调节膀胱内膜（尿道上皮细胞）和中枢神经系统发挥临床作用。

据报道，抗毒蕈碱药物最常见的副作用是口干、便秘和排尿困难，鉴于存在排尿困难的并发症，AUA 建议初次使用抗毒蕈碱药物治疗前，应评估基线膀胱残余尿量（PVR），并且对于 PVR 量大于 250～300ml 的患者应格外小心。如果开处方，最好监测 IPSS 和 PVR 量，并告知患者有关尿潴留的症状和风险。

磷酸二酯酶 5 抑制剂。磷酸二酯酶 5（phosphodiesterase 5，PDE₅）抑制剂通过降低膀胱、前列腺和阴茎组织的平滑肌收缩和张力发挥作用，已经有 3 种口服 PDE₅ 抑制剂被批准用于治疗勃起功能障碍，但是只有一种（他达拉非 5mg，每日 1 次）被 FDA 批准用于治疗男性 LUTS。PDE₅ 抑制剂单药治疗的荟萃分析结果证明：其能明显改善勃起功能障碍（由勃起功能国际指数和 IPSS 评估），但是与安慰剂相比，最大尿流率没有改善[27]。

由于有低血压、心肌梗死和脑卒中的危险，使用硝酸酯类的患者禁用 PDE₅ 抑制剂。PDE₅ 抑制剂的副作用包括头痛、潮红、消化不良、鼻塞和肌痛。

补充和替代医学。市面上出售的各种含有植物提取物的产品都是为了缓解男性 LUTS。最常见的植物包括锯叶棕、荨麻、南非星草、南瓜子和非洲李子树的树皮。因为品牌和批次的多样性，在已公布的临床试验和荟萃分析中解释这些药物的临床疗效是非常困难的。因此 AUA 不推荐任何膳食补充剂或其他非常规疗法来治疗继发于 BPH 的 LUTS。

手术治疗

经尿道前列腺电切术（TURP）是目前治疗 BPH 继发 LUTS 的外科干预的金标准。这个手术是通过尿道经由内窥镜切除前列腺内部的部分。TURP 可显著改善 IPSS 评分、最大尿流率和平均残余尿量。可以理解的是，很多患者对手术治疗相关的并发症非常关注，因此，强调 TURP 的安全性已经得到改善是很重要的。目前 TUPR 的术后死亡率少于 0.25%[28,29]。主要术后并发症包括尿失禁、尿路感染、膀胱颈狭窄、尿道狭窄、逆行射精，以及勃起功能障碍（罕见）[29]。TURP 特有的一种罕见并发症是 TURP 综合征，它是由于手术中使用的冲洗液（氨基己酸）被吸收而导致的稀释性低钠血症。近来随着技术发展，已经允许在 TURP 术中使用生理盐水作为冲洗液，这减少了 TURP 综合征的患病率。

对于前列腺体积较小（<30ml）的男性患者，TURP 的另一种手术方法是经尿道前列腺切开术，即在不切除前列腺组织的情况下切开膀胱颈，以改善排尿期症状。对于前列腺较大的（>100ml）的男性，尤其伴有膀胱结石的患者，选择耻骨上经膀胱前列腺切除术是一种有效但未被充分利用的治疗方法。

各种激光疗法已经发展到被用于治疗继发于 BPH 的 LUTS。在这些技术中，激光能量被用来切除、去核或汽化前列腺组织。研究表明，这些激光治疗能够减少住院时间，缩短尿管留置时间，疗效与 TUPR 相似[30]。

关键点 良性前列腺增生

- 老年男性下尿路症状（LUTS）有很多病因，包括良性前列腺增生（BPH），并且常常是多种病因共存。
- BPH 会引起膀胱功能障碍，表现为储尿期 LUTS（尿频、尿急、夜尿）。
- 仅仅在前列腺癌的诊断将影响治疗决策时，才考虑对患有 LUPS/BPH 的男性进行前列腺癌筛查。
- 无 LUTS 症状困扰的患者，通常只需要简单的再确认和生活方式的建议（尤其是改变液体摄入量）。
- α₁-受体阻滞剂是继发于 BPH 的 LUTS 患者的一线药物。
- 5α-还原酶抑制剂可延缓 BPH 的临床进展，尤其降低 BPH 发展为急性尿潴留的风险和手术干预的必要性。
- 药物治疗失败的 BPH/LUTS 男性患者，存在多种不同的手术干预措施。

前 列 腺 癌

Willet Willmore 在 1951～1982 年期间担任纪念斯隆-凯特琳癌症中心（Memorial Sloan-Kettering Cancer Center)泌尿科主任，他总结了医生在为前列腺癌（prostate cancer）患者提供医疗服务时所面临的困惑："对那些有必要治疗的人来说，有可能治愈吗？对那些有可能治愈的人来说，治愈是必要的吗？"

在老年科医师管理的患者群体中，前列腺癌是一个很重要的健康问题。随着人口老龄化的加速，至少到 2030 年，被诊断出前列腺癌的男性患者人数将持续增加。大多数前列腺癌的诊断都是在 75 岁以前，但是，许多继发于该病的死亡患者年龄都超过 75 岁。对于普通医师而言，前列腺癌的临床治疗具有挑战性，因为该病的临床病程长而多变，患者健康水平的范围较广，并且与预期寿命相关。EAU（www.uroweb.org）和美国国家综合癌症网络（National Comprehensive Cancer Network，NCCN；www.NCCN.org）指南都认为，任何前列腺癌的管理计划都要受到老年人的健康评估的影响，而不是患者年龄。这项重要的临床建议已经获得国际老年肿瘤学工作组的赞同[31]。

患病率和自然病程

前列腺癌是美国男性最常见的实性器官肿瘤。据美国国家癌症研究所（National Cancer Institute）统计，2011 年约有 2 707 821 名男性患有前列腺癌，2014 年美国估计约有 233 000 个新发病例（监测、流行病学和最终结果项目 http://seer.cancer.gov/statfacts/html/prost.html）。尸检研究显示，虽然潜在的微小癌在世界各地都有发生，但是临床癌的患病率因种族和地域性而有所不同。目前在美国男性中，被诊断为前列腺癌的终生风险为 16.7%，前列腺癌的死亡风险是 2.6%，诊断为前列腺癌的中位年龄是 66 岁，80% 的病例在 75 岁时就已确诊。死亡时的中位年龄是 80 岁，70% 的死亡发生在 75 岁以上的男性。患病率各不相同：美洲原住民、亚洲人、太平洋岛民和西班牙裔的患病率低于平均水平，而非裔美国人的患病率比平均水平高出约 60%。非裔美国人与其他种族的死亡率差异甚至更大。非裔美国人死于前列腺癌的可能性是其他族裔的 2 倍多。

总之，自 1991 年达到高峰以来，前列腺癌的死亡率一直在下降。1992 年开始血清 PSA 检测，之后其作为一种特殊的前列腺癌筛查试验迅速进入临床应用。疾病相关死亡率的快速变化发生的过快，不能归因于 PSA 检测，它更可能是由于更积极的治疗，或者是通过更好的诊断将更多疾病归因于前列腺癌的结果。

危险因素

前列腺癌的病因不明，但是有多种危险因素，尤其是老年龄、种族和遗传。

遗传

发病风险随着一级亲属中患病人数的增加而增加：有 1 名患者，则患病风险为 2 倍，有 2 名患者，则患病风险为 5~11 倍，如果 3 个成员患病，可定义为遗传性的前列腺癌[32,33]。前列腺癌患者中约有 9% 为遗传性前列腺癌；受影响的个体患癌年龄偏小，但是在其他方面无差异。

环境

虽然小体积潜在（癌）或者偶发（癌）的患病率在世界各地是相似的，但是临床症状性疾病的患病率因地域不同而不同。患病率的地域差异（例如，移居美国的低风险日本男性中前列腺癌的患病率增加，或者北纬地区日渐增长的欧洲人的患病风险增加），已经导致多种危险因素与前列腺癌的进展联系在一起。这些危险因素包括：饮食中饱和脂肪及红肉的摄入、生活方式的问题、性行为、慢性感染或炎症、职业、肥胖和阳光暴露。从预防的角度来看，许多补充剂，特别是维生素 E 和硒[（硒和维生素 E 癌症预防试验（selenium and vitamin E cancer prevention trial，SELECT）]，以及维生素 D、番茄素和阿司匹林，都已得到检验。目前还没有确凿的证据表明前列腺癌的化学预防是可能的。

病理

尸检中，前列腺癌的病灶存在于大部分无症状的男性患者中，且他们并没有死于该疾病。这种情况发生在世界各地。大多数前列腺肿瘤是腺癌，它们来源于前列腺腺泡内的细胞。肿瘤主要在外周带，常为多灶性，并且可能与高度前列腺上皮内瘤和导管内癌相关，其中细胞学异常的细胞排列在结构正常的腺泡和导管上。其余的前列腺肿瘤发生在尿道周围和移行区。导管癌起源于精阜靠近尿道的前列腺导管，最好将导管癌视为高级别癌。前列腺小细胞癌是在组织学上与肺小细胞癌类似的神经内分泌肿瘤，预后很差。显然，随着时间推移，发生了一个多步骤过程，且伴有系列突变，导致更具侵袭性的肿瘤。因此，年龄大的男性往往出现更高级别的肿瘤。

前列腺被筋膜组织（包膜）包围，局部扩散通常是通过侵入前列腺内的血管和穿透筋膜的神经进入前列腺周围脂肪。这种浸润可能以细纤维的形式出现，因此在磁共振成像（magnetic resonance imaging，MRI）等分期研究中是看不到的。肿瘤延伸也可能直接侵入射精管，并且越过进入精囊。精囊的肿瘤浸润似乎与淋巴扩散风险的逐步改变有关。这通常为区域淋巴结，包括腹下淋巴结和闭孔淋巴结。血行播散几乎总是转移到中轴骨骼（骨盆、脊柱、肋骨、颅骨）。这可能是因为前列腺通过椎管内静脉丛（Batson plexus）进行静脉引流。前列腺癌转移到肝和肺较少见。

临床表现

目前，大多数前列腺癌的诊断是由于正规或机会性筛查而发现的，另一些则有可能是出现了与肿瘤相关的症状。伴有 LUTS 的男性更可能患有 BPH，而非前列腺癌，原因是腺体疾病的相对位置：大多数癌症在外周带，而 BPH 主要影响尿道周围区域。除了阻碍膀胱出口外，前列腺癌还可浸入邻近的神经血管束，造成勃起功能障碍。局部疾病也可能导致附睾炎、鞘膜积液、血性精液和输尿管梗阻，并导致尿毒症。淋巴结受累可引起下肢淋巴水肿。骨转移，尤其在脊柱和骨盆，可能导致疼痛、病理性骨折、截瘫或者贫血。男性原发部位不明的骨转移，约有30%是由前列腺癌引起的。DRE的结果有助于前列腺癌的诊断。然而，很多肿瘤是不容易被触及的，大多数情况下是因为它们位于前方。但是，DRE的触诊在TNM系统的T分期（见本章后面的"前列腺癌分期"）和列线图预测中疾病风险的评估相关。

老年男性的诊断和分期

前列腺癌的诊断通常基于穿刺活检结果或者经尿道前列腺切除活检的结果。在某些情况下，尤其是衰弱的老年男性，病理活检是不适合的。超过75岁的男性患者DRE可疑或者PSA水平略微升高，检查需要根据具体临床情况而定。根据血清PSA水平（几乎总是＞20μg/L）和影像学检查，特别是放射性核素骨扫描，即可诊断晚期病变，无须活检。

血液和组织标志物

前列腺特异性抗原

目前，多数前列腺癌因通过血清PSA估计值而被怀疑或确诊。PSA是一种激肽释放酶样血清蛋白酶，对前列腺上皮细胞有特异性，但对恶性肿瘤没有特异性。它是精液的正常组分，起到抗凝血剂的作用。释放入血的PSA数量取决于前列腺的分泌量和前列腺组织对循环的渗透性。因此，如BPH、前列腺癌和前列腺炎等因素可能导致血清PSA水平升高。前两种情况可能是由于前列腺上皮细胞数量增加。对于前列腺炎症性疾病而言，如尿路感染（男性必然累及前列腺）和细菌性前列腺炎，血清PSA升高的原因是通过增加器官血流量和组织通透性实现的。炎症组应包括对前列腺的各种创伤，它们会造成一过性的血流增加。这些创伤包括前列腺手术或者活检、膀胱镜检查和导尿。血清PSA半衰期相对较长，为2～3天，检测PSA的时间最好在几周内避免该类事件。直肠指检（DRE）的临床影响并不重要。

患有前列腺癌的男性，其血清PSA水平可能在年龄特异性的"正常"范围内。这可能是因为他们的非癌症细胞产生的PSA很少，因为前列腺体积小，或者，在某些高级别疾病的病例中，癌细胞不能分泌PSA。

根据前列腺癌的自然病程，对包括老年人在内的无症状人群进行筛查没有作用。

游离前列腺特异性抗原和总前列腺特异性抗原的比值

血液中的PSA一部分与血清蛋白相结合，另一部分呈游离状态。在PSA为4～10ng/ml时，约1/3的患者将被诊断为前列腺癌，游离PSA与总PSA的比值小于0.1与56%的诊断率有关，而大于0.25时，仅与8%的诊断率有关[34]。

前列腺健康指数

前列腺健康指数（prostate health index，PHI）一个新的公式，将所有三种形式（总PSA、游离PSA和[-2] proPSA [p2PSA]）结合为一种单一的评分，可用于帮助临床决策。PHI使用以下公式计算：$PHI = p2PSA/游离PSA \times \sqrt{总PSA}$。直观地说，该公式很有意义，总PAS和p2PSA较高游离PSA水平较低的男性，更容易患上临床意义的前列腺癌。

前列腺癌基因3（PCA3）检测

该测试基于前列腺特异基因（DD3）的逆转录聚合酶链反应分析，并将该反应的mRNA水平与作为对照的PSA-mRNA（确保前列腺上皮细胞存在）水平进行比较。它需要前列腺癌细胞，这是通过在"细致"的DRE之后收集最初排空的尿液而获得的。该检测过于昂贵，无法用于人群筛查，但可用于评估PSA水平持续升高的男性重复进行前列腺活检必要性。

前列腺穿刺活检术

在有指征的情况下，通常是通过前列腺活检对前列腺癌进行诊断。检测程序通常采用10点穿刺或更多的核心位点穿刺，局部麻醉后，在经直肠超声（transrectal ultrasound，TRUS）的引导下，使用弹簧调节的18号活检枪取样。在开始这项工作之前，医生应该非常清楚，在当前的临床情况下，是否需要进行组织学诊断，以及肿瘤（如果确诊）是否可能具有临床意义。事实上，老年人的无意义前癌症的诊断应该被视为一种不良事件。系统评价的证据表明，TRUS指导下的活检对于严重感染（如菌血症、尿脓毒症或脓肿）的严重不良事件发生率高达2%，这种风险由于耐环丙沙星的大肠杆菌的出现而增加，可以通过活检前直肠拭子培养进行筛查。偶尔会出现严重的出血，以及次要的不良事件，包括血尿、血精、直肠出血和尿潴留。

格里森（Gleason）评分

G格里森评分系统最初是使用根治性前列腺切除标本而不是穿刺活检开发的。格里森评分目前应用广泛，是最有用的单一预后因素。它观察的是肿瘤细胞的排列，而不是它们各自的形态。原始评分系统根据从1分（低级别类型）到5分（高级别类型）的模式，将显性和继发性肿瘤的评分相加，然后将病例从2分（最好/最低级别）到10分（最差/最高级别）进行分级。

然而，目前较低的等级（1和2）已不再适用，因为不能在穿刺活检标本中对其进行准确评估。从临床的角度看，这使得关于格里森分级的旧文献中对当今时代的患者不太有用。

目前，绝大多数的当代格里森评级都属于以下分数之一：

格里森得分 6 分（低风险），

格里森得分 7 分（中度风险），

格里森得分 8～10 分（高风险）。

此外，针对格里森 3 级给出了三个亚级评分，尤其是如果分级最高的肿瘤所占体积多于 5%，因为这些会使预后恶化。

分子组织生物标志

基于对已存档的石蜡切片（穿刺活检或根治性前列腺切除术取得的标本）中的基因表达谱进行评估的分子生物标志物，已经成为商业上可用于前列腺癌的方法。Prolaris 检测（前列腺活检和根治性前列腺手术的切片）基于细胞周期途径中的基因，但是肿瘤型 DX（oncotype DX）检测（仅穿刺活检）则基于许多机制途径。这些方法目前还没有得到充分评估，但可能对治疗前和治疗后患者的风险进行分层。

前列腺癌分期

前列腺癌的临床分期基于许多因素。在放射影像学的帮助下，直肠指检（DRE）有助于确立局部分期。PSA 水平、血清碱性磷酸酶、血红蛋白和肾功能，可能为疾病的可疑程度提供线索。

T 分期

通过区分癌症是否已超过前列腺包膜，以评估局部肿瘤的分期，在治疗计划方面具有重要的意义。因为 DRE 结果和病理分期之间的相关性很差，所以常采用影像学方法来提高诊断的准确性。

*经直肠超声（TRUS）。*典型的前列腺肿瘤可见为低回声的外周带病变，但是大约 40%的肿瘤是等回声的，因此不可见。TRUS 的主要作用是引导系统的前列腺活检。目前没有证据表明，TRUS 在确定肿瘤的囊外扩张风险方面比 DRE 更准确。

*磁共振成像（MRI）。*前列腺癌 MRI 分期最有用的序列是 T2 加权像。不足之处是，MRI 在检测肿瘤包膜外扩张（T3a）或精囊浸润（T3b）方面不如预期的敏感，因为扩张的肿瘤病灶通常极其微小，然而，一旦看到出现侵犯特征，磁共振成像是非常准确的。

*多参数磁共振成像。*该技术在标准的 T1 和 T2 加权图像上，增加扩散加权和动态对比成像的功能序列，进而提高了扫描的敏感性和特异性。多参数 MRI 尤其适用于识别更大的肿瘤和更具侵袭性的肿瘤，以及腺体前区的肿瘤，其他技术可能会忽略这些肿瘤。这种磁共振扫描在避免活检（如果是阴性）和指导靶向组织活检（不是全身性活检）方面的作用仍然有待评估。

*计算机断层扫描（computed tomography，CT）。*CT 在评估肿瘤 T 分期方面没有显著作用。但是在评估转移性肿瘤方面，CT 比 MRI 更快捷和经济。

N 分期

评估淋巴结的状态是很重要的，因为它决定了患者是否需要根治性的局部治疗。传统上，闭孔淋巴结是通过淋巴结切除术来评估的。在根治性前列腺切除术中，有 50%的转移灶是由扩大的淋巴结清除术确诊的。更常用的是由 MRI 或 CT 根据所测的淋巴结大小来评估淋巴结状态。通常使用临床列线图（如 Partin 表）预测淋巴结的阳性率。

M 分期

在发现有骨转移的男性患者中，70%的患者可出现血清碱性磷酸酶升高。同位素骨扫描是目前临床上判断骨转移的标准，但是其他检查方法[如 MRI、正电子发射断层扫描（positron emission tomography，PET-CT）] 正在作为替代方法进行研究，这些新技术对于低体积转移性疾病更为敏感和特异，但是也存在成本问题。有骨性症状和高级别病变（格里森总评分≥8 分）的患者应接受进一步检查。另外，只有血清 PSA>10ng/ml 或可能高于 20ng/ml 的患者才应该接受扫描（表 83-3）。

表 83-3　前列腺特异性抗原（PSA）水平

PSA/（ng/ml）	骨扫描阳性率/%[36]
0～9.9	2.5
10～19.9	5.3
20～49.9	16.2
50～99.9	39.2
>100	73.4

治疗方法

主动监测

主动监测是一个相对较新的术语，它不同于警惕性等待，后者意味着推迟治疗，直到患者需要激素治疗症状性或转移性疾病。主动监测意味着推迟对局部前列腺癌进行根治性治疗的决定，而不是故意避免根治性治疗的决定。许多男性患者的肿瘤危害较小，且以治疗为目的的干预措施存在风险。观察肿瘤随时间的演变将更容易帮助临床医生确定那些可能受益于根治性治疗的患者。这是明智的做法，因为尽管知道了用于评估特殊肿瘤风险的有效参数，但是临床医生无法准确预测单个患者的预后。虽然主动监测的原则已经使用了一段时间，但规程仍在不断更新完善。NCCN 推荐 PSA 不超过每 6 个月检测一次，DRE 间隔不能长于 12 个月，最快 12 个月后进行再次活检。英国国家卫生与临床优化研究所（National Institute for Health and Care Excellence，NICE）

建议，除此之外，所有患者都应进行初步的 MRI 评估，特别是要排除可能未经充分活检的重要的前列腺前部的肿瘤。

根治性前列腺切除术

根治性前列腺切除术最好被描述为切除精囊和输精管壶腹的全前列腺切除术。腺体广泛切除的范围有限，因为邻近有重要的脏器（膀胱、膀胱括约肌、直肠）。"神经保留"与"非神经保留"这两个术语，与外科医生手术时剥离腺体所选择的周围筋膜层有关（对勃起重要的神经在前列腺周围组织中行进）。手术可以通过一个更低位的中线切口在耻骨后进行；该术式可能包含了盆腔淋巴结清扫。近 10 年，手术逐渐转变成微创手术。机器人辅助腹腔镜前列腺切除术是目前美国最流行的根治性前列腺切除术。

根治性前列腺切除术具有确切的肿瘤病理学优势，可确认是否清除了肿瘤，并明确了 PSA 的后续随访。术后 6 周血清 PSA 可降至<0.1ng/ml。早期可发现不良病理或者 PSA 再次升高，并采取适当的处理措施，这些因素对年轻男性更为重要。在随访 22 年的 SPCG 试验中，65 岁以下的男性和中危患者从手术中获益最多。而在老年男性，根治性前列腺切除术也能将转移的风险由 38.3%降至 26.1%，（RR=0.57；$P<0.001$）；以及需要其他辅助治疗（如激素治疗）的风险降低（由 67.4%降至 42.5%，RR=0.49，$P<0.001$）[37]。与放射治疗相比，年龄较大或身体状况较差的患者，其手术相关的并发症和不良事件的发生风险增高，术后很多副作用几年后才发生。EAU 建议在 70 岁以上的特定老年患者中进行手术。

放射治疗的选择

放射治疗的方法有两种：外照射放射治疗（external beam radiotherapy，EBRT）和近距离放射治疗（低剂量和高剂量），后者是通过植入放射性粒子或导针介导的。正如手术技术不断改进一样，放疗技术和剂量学也在不断发展进步。研究已经证实，EBRT 每个疗程 64Gy 左右的总剂量为次优方案，并且将剂量增加到至少 74Gy 能改善不伴有生化复发的情况，但是目前还没有证据证明该剂量可提高总体生存率。

对于风险较低的局限性前列腺癌患者，给予分次剂量为 2Gy 的 EBRT，无雄激素去势治疗。该疗法通过一个三维适形计划系统和多叶准直器（即 3D-CRT）来改善局部控制，同时减少对直肠的照射剂量。调强适形放射治疗（调强放疗）的应用不断增加，在治疗中，放射源相对于靶点不断移动，并监测放疗剂量，使前列腺获得更高剂量，同时减少对其他器官的散射。虽然质子和碳离子也用于放疗，但大多数放射治疗是通过光子进行的。

EBRT 的副作用包括：膀胱炎、血尿、尿道狭窄、直肠炎、慢性腹泻和腿部水肿。勃起功能障碍的发生率显著增加，而且直肠癌和膀胱癌的风险增加，但相对较低且可监测。

对于低剂量近距离放射治疗，栅格用于在前列腺内放置平行的导针，以输送含有长半衰期的低能 γ 射线发射源的金属粒子。最常用的是 ^{125} 碘（半衰期 59 天）或 ^{103} 钯（半衰期 17 天）。如果接受近距离放射治疗的患者出现膀胱流出道梗阻，则需要慎重考虑随后的经尿道前列腺切除术，因为手术部位愈合不良，很可能出现尿失禁。之前做过前列腺切除术、巨大前列腺（体积大于 50ml）或前列腺中叶肥大的患者，都较难植入金属粒子。还没有随机临床试验对近距离放射治疗与其他根治性治疗方案进行比较。但是，由于是将超过 140Gy 的辐射剂量传递到前列腺的单一疗法，近距离放射治疗是治疗低风险局限性前列腺癌的一种流行方法。治疗效果取决于提供足够放射剂量的能力。副作用包括尿潴留，20%的患者可能发生永久性尿路问题。近距离放射治疗时无须雄激素去势治疗，除非最初的前列腺体积大于 50ml，且需要缩小体积以进行治疗。

使用临时植入的放射性同位素源的高剂量近距离放射治疗与 EBRT 结合，可治疗高风险局限性前列腺癌和局部晚期前列腺癌。

查尔森（Charlson）共病

如果患者有明显并发症或衰弱，或两者都有，那么局限性前列腺癌的积极治疗可能不符合患者的最佳利益。这些因素不仅是死亡的竞争性原因，而且增加了治疗并发症的可能性。Daskivich 和他的同事通过分析美国监测、流行病学和最终结果（surveillance, epidemiology, and end results，SEER）医疗保险数据库，对 1991～2007 年间诊断为早期前列腺癌的 140 553 例 66 岁及以上的男性进行了抽样调查[38]。然后比较在共病亚组中接受积极治疗和非积极治疗的男性癌症特异性死亡率的风险。对于查尔森共病指数为 0 分、1 分和 2 分的男性，积极治疗与癌症特异性死亡率显著降低相关，但对于查尔森共病指数为 3 分及以上的患者，癌症特异性死亡率与积极治疗无相关性。对于查尔森共病指数为 0 分、1 分、2 分、3 分及更高的患者，与接受非积极治疗的男性相比，接受积极治疗的男性 15 年癌症特异性死亡率绝对值分别减少了 3.8%、3%、1.9%和-0.5%。

激素治疗

激素治疗的机制是指减少或清除前列腺癌男性体内循环的雄激素，从 20 世纪 40 年代起就开始使用，该疗法最初仅用于转移性前列腺癌。据 Huggines 和 hodges 报道，最初的和仍然未被充分利用的手术方式是双侧睾丸切除术[39]。该手术使血清睾酮水平在几分钟内降低至去势水平。为了方便起见，黄体生成素释放激素（luteinizing hormone releasing hormone，LHRH）类似物（如亮丙瑞林和戈舍瑞林)已经在很大程度上取代了手术去势。但是它们也有缺点。这些药物最初会刺激黄体生成素的产生，进而促进睾酮的生成，导致所谓的肿瘤耀斑反应。在几周内，垂体的刺激被下调，促性腺激素的水平下降，随后睾酮水平也下降。所以，LHRH 类似物的起效时间相对缓慢。开发 LHRH 拮抗剂（如地加瑞克）已经花了数年的时间。这种药物能在 3 天内将血清睾酮降至去势水平，避免了肿瘤耀斑反应。因此当需要对治疗做出快速反应时，LHRH 拮抗剂或双侧睾丸切除术尤为适用（例如，疼痛的转移性疾病、输尿管梗阻或脊髓压迫者）。

因为肾上腺雄激素的外周代谢、药物治疗或手术去势后约 10% 的睾酮残留。为了解决这个问题，加用了非甾体类雄激素拮抗剂（如比卡鲁胺），以阻断雄激素受体，导致所谓的联合或完全雄激素阻断。为了解决这个问题，添加非甾体类抗雄激素例如比卡鲁胺以阻断雄激素受体产生了已知的联合或完全雄激素阻断。

近年来的重大变化是对早期疾病使用激素治疗，尤其是与放射治疗相结合，两者之间存在协同作用。在放射治疗前开始激素治疗（即新辅助激素治疗）有明显的益处。协同作用部分归因于新辅助激素治疗对肿瘤体积的减小作用（3～6 个月内减少约 30%），另一方面归因于激素治疗对放疗诱导的细胞死亡的致敏作用。

按风险组的治疗

老年评估工具

大多数男性前列腺癌的长期临床过程，使老年男性的治疗非常困难。国际老年肿瘤学会（International Society of Geriatric Oncology）2010 年召集了一个工作组，调查 70 岁及以上男性的前列腺癌管理情况，并于 2013 年再次召开工作组会议并修订建议。这些建议目前还没有被广泛应用于常规临床实践。最重要的建议是前列腺癌患者应根据其个人健康水平而不是年龄进行治疗[31]。第一步就要使用老年评估 8 项问卷（geriatric 8，G8）作为评估工具进行评估。

G8 衰弱筛查方法[40]

A. 过去 3 个月中，是否存在因缺乏食欲、消化问题、咀嚼或吞咽困难造成的食物摄入量减少？
　0=重度减少
　1=中度减少
　2=无减少

B. 过去 3 个月中，体重是否减轻？
　0=体重减轻>3kg
　1=不确定
　2=体重减少 1～3kg
　3=无

C. 活动性如何？
　0=卧床
　1=能够下床，但不能外出活动
　2=可外出活动

E. 精神状态？
　0=严重痴呆或抑郁
　1=中等程度痴呆
　2=无精神问题

F. 体重指数（BMI）？
　0=BMI<19
　1=19≤BMI<21
　2=21≤BMI<23
　3=BMI>23

H. 是否每天服用 3 种以上处方药物？
　0=是
　1=否

P. 与同龄人群相比，患者本人认为自身健康状况如何？
　0=不怎么好
　0.5=不确定
　1=一样好
　2=比他们好

年龄：
　0：>85 岁
　1：80～85 岁
　2：<80 岁

如果 G8 工具提示有损害，应该进行下一步的评估，检查共病状态[老年疾病累积评分表（cumulative illness score rating geratrics，CISR-G）]、依赖性[使用日常生活能力（activities of daily living，ADL）量表评估在家庭中的独立生活能力，使用工具性日常生活能力（instrumental activities of daily living，IADL）量表评估在社区中独立生活的能力]，以及营养状况（根据过去 3 个月内体重减少情况进行评估）。使用以上工具，可以将男性患者分为 3 组：

健壮组：这些患者应考虑给予标准化治疗。

衰弱伴可逆性损害组：CISR-G 为 3 级，或伴有一项 CISR-G 4 级的共病，IADL≥1 项为依赖性，但是 ADL 表现为功能性独立；有营养不良的风险。在老年医学干预和管理后，应考虑对这些患者进行标准化治疗。

衰弱伴不可逆损害组：患者 CISR-G 评分为 3 级，或伴有一项 CISR-G 中的共病，ADL 评估至少一项存在依赖或存在严重营养不良。应根据患者的情况调整治疗方法。

局限性前列腺癌

80% 以上的确诊病例为局限性前列腺癌，根据肿瘤的侵袭性，预后差异很大。主要风险是过度治疗。既往的数据已经完善到足以提供远期预后信息，当时的病理和诊断技术与今天大不相同。有一些风险评估工具可用于局限性前列腺癌。最常用的风险评估工具是 D'Amico 危险分层系统，NCCN 已经将其并入了他们的风险评分系统。极低危前列腺癌是指 T1c 病变、格里森评分≤6 分、PSA<10ng/ml、前列腺活检阳性针数少于 3 个和每针癌灶≤50%、PSA 密度小于 0.15μg/(ml·g)。低危前列腺癌患者是指 D'Amico 低风险组中剩余的患者(T1-T2a、格里森评分≤6 分、PSA<10ng/ml)。如果极低危患者年龄>70 岁（预期寿命<20 年），则不应该立即接受积极治疗。低危组患者如果预期寿命<10 年，不应该立即治疗。如果预期寿命>10 年，那么根治性治疗是一个选择（放疗的可能性大于手术），但是目前的趋势已经转向最初的积极监测。

中危局限性前列腺癌。该亚组定义为：T2b-T2c 病变，格里森评分为 7 分，PSA<10ng/ml。因为这些患者病情进展的可能性更大，如果他们的预期寿命被认为＞10 年，那么他们应该接受根治性治疗（手术或放疗）。如果预期寿命有限，多数泌尿外科医生会首先提供警惕性等待作为治疗选择。

高危局限性前列腺癌和局部晚期前列腺癌。该亚组包括 T3a 病变或格里森评分为 8～10 分、PSA>20ng/ml 的患者。可选择的治疗手段包括包含盆腔淋巴结清扫的根治性前列腺切除术、伴有长程雄激素剥夺治疗（androgen deprivation therapy，ADT）（2～3 年）的 EBRT 或 EBRT 联合高剂量近距离放射治疗。预期生存期 5 年以上的男性患者可以考虑以上治疗。

极高危局限性前列腺癌和局部晚期前列腺癌。该亚组包括 T3b-T4 病变，原发病变为格里森 5 级，或至少有 4 个癌灶的格里森评分为 8～10 分。当前列腺癌侵犯了精囊时，盆腔淋巴结转移及全身转移变得更为可能，疾病进入跃变阶段。单一的基础治疗方案不太可能治愈疾病，恰恰相反，治疗更可能的是影响生存。对于高危疾病有两种选择：根治性前列腺切除术伴盆腔淋巴结切除术；EBRT 或 EBRT 伴大剂量近距离放疗，均伴长疗程 ADT（2～3 年，3 个月前开始），除此之外，不适合以上选择的患者可采用原始的激素治疗。接受手术治疗的男性如果在术后组织学检查发现有不良特征，应考虑对前列腺床进行 ADT 辅助的放疗，如果出现了盆腔淋巴结转移，应该考虑对盆腔淋巴结进行 ADT 辅助的放疗。研究已经证实，对于高 PSA 水平（>40mg/ml）或高级别疾病和转移筛查阴性的局部晚期肿瘤的患者，尽管微小转移的可能性很高，但是与单纯激素治疗相比，在 ADT 基础上加用根治性放疗可提高生存率[41]。

转移性疾病 TXN1M1

转移性前列腺癌的自然病程范围很大。三个预后组的中位生存期从 54 个月到 21 个月不等（表 83-4）[42]。

表 83-4 预后因素

预后因素	良好	一般	较差
轴向骨转移和/或淋巴结转移	×		
四肢骨转移或内脏转移	×	×	×
体力状况<1	×	×	
体力状况>1		×	×
格里森得分<8	×		
格里森得分>8		×	
前列腺特异性抗原<65ng/ml		×	
前列腺特异性抗原>65ng/ml			×
中位生存期/月	54	30	21

4%的转移性前列腺癌患者（通常为骨转移）的标准治疗方案是 ADT。约 50%的男性在治疗 7 个月后 PSA 将恢复至正常水平，通常使用的是一种 LHRH 类似物（亮丙瑞林、戈舍瑞林、地加瑞克），而且能预测存活率。如果 PSA 降至 0.2ng/ml 以下，中位生存期为 75 个月；小于 4ng/ml，为 44 个月，大于 4ng/ml，中位生存期只有 13 个月。如果症状严重需要快速起效的治疗，应该考虑去势手术和使用 LHRH 拮抗剂。

总体来看，开始治疗后 6～8 个月，预计 PSA 达到最低水平，标准疗法是持续治疗直到去势抵抗出现。然而，另一个选择是在初始治疗应答者中进行间歇性治疗（最低点的 PSA 小于 4ng/ml）。该疗法的目的是使 ADT 的副作用降到最低，证据来源于动物实验的结果，表明肿瘤对去势作用的反应延长。这些反映良好的患者有治疗间歇期，直到血清 PSA 水平在治疗停止期间上升至（经常）超过 20μg/L 或直到出现症状为止。这些疗法是否等效尚不确定，但是也没有足够的差异表明不应使用间歇性 ADT[43]。如果血清 PSA 在治疗后开始升高，传统方法是启动联合雄激素阻断的强化治疗，即额外增加抗雄激素剂（例如比卡鲁胺、醋酸环丙孕酮）。在有些患者中，初始治疗即联合雄激素阻断可提供生存优势。

但是最近，美国东部肿瘤协作组（Eastern Cooperative Oncology Group，ECOG）对 790 例患者进行的随机试验报告提出了一种新的治疗方法：该试验表明，在激素治疗的基础上加用多西他塞，可使总体生存期延长 14 个月，而在高危患者（那些骨病或软组织转移较多的患者）中，生存期延长了 17 个月[44]。同时，低危患者未获益。年龄较大即健康水平较差的老年患者不是多西他塞的适用患者。

去势抵抗性前列腺癌

对于接受 ADT 的前列腺癌患者（血清睾酮小于 50ng/dl）来说，去势抵抗性前列腺癌（castrate-resistant prostate cancer，CRPC）定义为，PSA 连续 2 次较最低值升高 50%以上，且 PSA 大于 2ng/ml，或者同位素骨扫描中出现两处新增的骨损害病灶。这与肿瘤组织中的分子生物学变化有关：*bcl-2*、*p53* 及雄激素受体扩增的增加，在某些情况下，还与突变有关。即便处于去势状态，肿瘤也含有高水平的雄激素。这表明去势抵抗细胞内存在产生雄激素的内在机制，所以有自我刺激的机会。

在去势抵抗的情况下，PSA 水平是衡量治疗反应的主要指标，但并不是唯一的指标，当然，如果没有客观的 PSA 反应，生活质量和生存率的提高也可以用于评估治疗效果。其他重要检测指标包括行为状态、症状、血红蛋白、碱性磷酸酶，以及使用实体肿瘤疗效评价标准（RECIST）的放射学测量。

因为肿瘤学专家不断研发新的医疗设备和各种新型试剂，所以 CRPC 患者的管理方案也在不断变化。总体来说，对每种治疗的反应越早越好。新型制剂导致医疗开支惊人地增加。在选择一线药物时，应该考虑患者先前对激素疗法的反应和健康状况。

如果患者在进行 LHRH 单药治疗时出现前列腺癌进展，那么下一步可以采取以下多种治疗方法。

增加抗雄激素药物。在 LHRH 类似物基础上增加比卡鲁胺 150mg，可逆转约 20% 患者的 PSA 增高。

抗雄激素停药。1/3 接受联合阻断雄激素治疗的患者，在中位持续时间为 4 个月的抗雄激素停药后会出现 PSA 反应。原理是雄激素受体基因突变导致抗雄激素药物具有刺激而非抑制效应。

小剂量地塞米松（500μg/天）。激素并不能明显地提高预期寿命，但常常可以改善患者的生活质量。

雌激素口服制剂或皮肤贴片。一项回顾性研究显示，48% 的 CRPC 患者对每日 1mg 的低剂量己烯雌醇治疗有客观疗效[45]。可怕的肺栓塞并发症发生率为 3.6%（均为非致命性）。另一种方法是使用雌三醇皮肤贴片，PATCH 试验证明[46]，雌激素贴片治疗与 LHRH 类似物一样有效。但是因为其避免了肝首关效应对蛋白质和脂肪代谢的影响，风险较低。

多西他赛化疗联合泼尼松龙。单纯使用紫杉醇（泰素）是标准化治疗，如果老年人的体力状况（performance status，PS）评分为 0～1 分，则可以耐受该治疗。美国西南肿瘤协作组（Southwest Oncology Group，SWOG）的 99-16 随机试验研究表明：与米托蒽醌和泼尼松龙治疗组相比，该疗法的中位生存期延长了 2～2.5 个月[47]。

恩扎鲁胺。这种新型的抗雄激素药物在 160mg/天的剂量下能阻断雄激素受体，PREVAIL 研究显示，与化疗前的安慰剂相比，恩扎鲁胺可以显著提高总体生存率和无进展生存率[48]。

阿比特龙。阿比特龙是雄激素生物合成关键酶即 17α-羟化酶/C17,20-裂解酶（CYP17）的抑制剂，能够有效阻断睾丸、肾上腺及肿瘤内雄激素的产生。在安慰剂对照的 COU-AA-301 随机试验中，研究对象为多西他赛化疗后进展的转移性 CRPC 男性患者，与泼尼松龙治疗组相比，阿比特龙与泼尼松龙联用显著改善总体生存期

4.6 个月[49]。随后，在后续的 COU-AA-302 试验中，阿比特龙在化疗前转移性 CRPC 患者中进行了试验[50]。阿比特龙组的无进展生存期显著延长（风险比[HR]为 0.53），总生存率呈上升趋势（HR 为 0.75），但未达到统计学意义。然而，基于以上数据，FDA 已经批准化疗前使用阿比特龙。

²²³镭。ALSYMPCA 试验表明，这种 α-辐射体选择性的靶向作用，并被证明能够提高转移性 CRPC 患者的中位生存率[51]。副作用包括骨髓毒性，但这并不是主要问题，而且治疗组的不良反应确实比安慰剂组少。此外，如果 CRPC 男性患者出现症状问题，则必须考虑使用其他治疗方法进行管理。

骨痛。治疗方案包括单次分割姑息性放射治疗，放射性同位素（如 ²²³镭）和静脉注射双膦酸盐。

脊髓压迫。患者可能会突然出现截瘫或即将发生截瘫，这需要紧急干预和治疗。事实上，经过 MRI 评估，通常应进行大剂量的类固醇治疗和对患处进行放射治疗，尽管也可能需要手术治疗。

输尿管梗阻。尽管输尿管梗阻更容易发生于晚期转移性疾病患者身上，但是随着早期对前列腺癌的干预，越来越多的患者发展为局部晚期且非转移性 CRPC。通常伴有输尿管远端梗阻（单侧或双侧），腺癌甚至可浸润整个输尿管。CRPC 治疗效果的提高改变了上述平衡，从之前的不干预输尿管梗阻，转变为通过肾造口术/顺行输尿管支架解压术进行治疗。但应该与患者就 CRPC 的治疗方案进行全面而坦率的讨论（尤其是对于有症状性病变且无其他全身性疾病治疗选择的患者），然后再进行干预。

尿潴留。通过留置导尿管或经尿道切除术治疗。

血尿。通过内镜手术控制或姑息性 EBRT 治疗前列腺。

放射性膀胱炎。通过膀胱灌注透明质酸解决。

贫血。反复输血可能是必要的。

关键点

- 前列腺癌是老年男性死亡和发病的常见原因，但因其自然病程较长，大多数局限性前列腺癌（占诊断的 80%）不会造成伤害。
- 前列腺癌人群筛查的作用仍值得商榷，并且未证明对老年男性有价值。
- 因为预期寿命是决定疾病结局的最重要因素，所以老年男性前列腺癌患者应进行正规的共病风险评估。查尔森共病评分高的患者，治疗的并发症可能超过其获益。
- 低危局限性前列腺癌患者首选观察。
- 根据预期寿命，中危和高危局限性前列腺癌患者可选择的治疗方案包括根治性的局部治疗（手术

或放疗）。

- 预期寿命超过 5 年的极高危和局部晚期前列腺癌的老年男性患者，可以通过新辅助放疗和辅助雄激素剥夺疗法（ADT）的放疗，或者在某些情况下采用根治性手术。ADT 的最佳持续时间尚未明确。

- ADT[双侧睾丸切除术、黄体生成素释放激素（LHRH）的激动剂或拮抗剂，或者是将雄激素阻断剂与 LHRH 激动剂及抗雄激素药物联合使用]是转移性前列腺癌的主要治疗方式，但近年来研究发现，对于高危转移性病变，ADT 结合多西他塞化疗可能更为有效。可以考虑间歇性 ADT 以改善生活质量。

- 在去势抵抗性前列腺癌的治疗中，各种新型药物(阿比特龙、恩扎鲁胺、233 镭)的治疗顺序仍有待确定，特别是如果多西他塞化疗在治疗过程中较早加入的时候。

（邹艳慧 译，乔建坤 校，高学文 审）

完整的参考文献列表，请扫二维码。

主要参考文献

4. Abrams P, Cardozo L, Fall M, et al: The standardisation of terminology of lower urinary tract function: report from the Standardisation Sub-committee of the International Continence Society. Neurourol Urodyn 21:167–178, 2002.
11. McVary KT, Roehrborn CG, Avins AL, et al: Update on AUA guideline on the management of benign prostatic hyperplasia. J Urol 185:1793–1803, 2011.
12. Oelke M, Bachmann A, Descazeaud A, et al: EAU guidelines on the treatment and follow-up of non-neurogenic male lower urinary tract symptoms including benign prostatic obstruction. Eur Urol 64:118–140, 2013.
17. McConnell JD, Roehrborn CG, Bautista OM, et al: The long-term effect of doxazosin, finasteride, and combination therapy on the clinical progression of benign prostatic hyperplasia. N Engl J Med 349:2387–2398, 2003.
21. Roehrborn CG, Siami P, Barkin J, et al: The effects of combination therapy with dutasteride and tamsulosin on clinical outcomes in men with symptomatic benign prostatic hyperplasia: 4-year results from the CombAT study. Eur Urol 57:123–131, 2010.
31. Droz JP, Aapro M, Balducci L, et al: Management of prostate cancer in older patients: updated recommendations of a working group of the International Society of Geriatric Oncology. Lancet Oncol 15:e404–e414, 2014.
37. Bill-Axelson A, Holmberg L, Garmo H, et al: Radical prostatectomy or watchful waiting in early prostate cancer. N Engl J Med 370:932–942, 2014.
38. Daskivich TJ, Lai J, Dick AW, et al: Comparative effectiveness of aggressive versus nonaggressive treatment among men with early-stage prostate cancer and differing comorbid disease burdens at diagnosis. Cancer 120:2432–2439, 2014.
47. Tannock IF, de Wit R, Berry WR, et al: Docetaxel plus prednisone or mitoxantrone plus prednisone for advanced prostate cancer. N Engl J Med 351:1502–1512, 2004.

第 **84** 章

老年男性和睾酮

Frederick Wu，*Tomas Ahern*

介　绍

随着男性年龄的增长，睾酮激素水平下降，因此推测补充睾酮激素能够在身体和心理功能、健康生活质量及寿命方面改善与年龄相关的退化。衰老和性腺机能减退有许多共同的临床特征。在下丘脑-垂体-性腺轴（hypothalamic-pituitary-gonadal，HPG）上，年龄相关的睾酮激素水平下降似乎与衰老的联合效应有关，同时也与肥胖和慢性病发生率增加相关。睾酮激素水平下降低于正常阈值仅发生在少数的老年男性中。睾酮治疗对低于临界值水平、具有症状的老年男性的效果尚存在争议。睾酮治疗的随机临床试验（randomized clinical trial，RCT）显示治疗获益的效果不一致，出于安全考虑，美国食品药品监督管理局（Food and Drug Administration，FDA）对其进行了严格审查。关于睾酮治疗是否能改善与年龄相关的症状和获益的效果尚不清楚，而这些相互冲突的试验数据也让我们很难对睾酮疗法的潜在风险和获益做出明确的解释。

男性的性腺功能减退

由于 HPG 轴的病理性损害，男性的性腺功能减退是由睾酮浓度低下和精子形成匮乏导致的临床综合征[1,2]。睾丸或下丘脑-垂体功能紊乱分别引起性腺功能减退，通常分为原发性或继发性[3]。

克兰费尔特综合征是原发性性腺功能减退的一个实例，由先天性染色体畸变（主要是 47, XXY）导致，大约影响 0.2% 的男性新生儿[4]。除了低睾酮水平和升高的促性腺激素水平外（原发性性腺功能减退），男性的克兰费尔特综合征具有小睾丸，而且往往表现性欲减退、勃起功能障碍、胡须生长不良、不孕（无精子症）、高大身材、阴毛稀疏、男子乳腺发育、肌肉质量降低、肌力下降、低骨矿物质密度（bone mineral density，BMD）和贫血[4]。更有可能身体机能下降，具有糖尿病、肥胖、骨折和死亡率增加[4]。

青春期后的垂体功能减退可引起继发性性腺功能减退。原因包括下丘脑-垂体肿瘤（如泌乳素瘤或无功能性腺瘤）、下丘脑-垂体浸润（如血色素沉着症）、药物（如糖皮质激素、阿片类镇痛药）、脑损伤（如创伤性损伤、

辐射）和慢性疾病（如糖尿病和 HIV 感染）[5]。除了低睾酮水平和低促性腺激素水平外（继发性性腺功能减退），青春期后垂体功能减退的男性除了阴茎小、胡须生长不良和身高异常外，往往会发展为与克兰费尔特综合征男性相似的特征[5]。

性腺功能减退是由 HPG 轴在多个层面上的破坏所致。例如，阿片类药物与下丘脑[6]和垂体[7]的受体结合，抑制促性腺激素释放激素[6]和黄体生成素（luteinizing hormone，LH）[7]的分泌。此外，阿片样药物直接作用于睾丸，减少精子和睾酮的产生[8]。和男性的原发性性腺功能减退或继发性性腺功能减退相同，通过多个层面的破坏，男性性腺功能减退在多器官系统上导致了不良影响[6,9]。

性腺功能减退对睾酮替代治疗反应的标志之一是性功能和身体成分的改善（增加 BMD、增加脂肪量和减少脂肪量）[10]。在病理性性腺功能低下的情况下（如前面所述），睾酮替代治疗的疗效和安全性建立在长期临床经验的基础上[11,12]。

年龄相关的睾酮激素水平下降

在欧洲男性衰老研究（European Male Aging Study，EMAS）中，对年龄在 40 岁以上的 3369 位社区男性进行人口调查发现，总睾酮浓度每年下降 0.1nmol/L（0.04%），游离（不与蛋白质结合）睾酮浓度每年下降 3.83pmol/L（0.77%）[13]。这导致低于正常水平的睾酮在少数老年男性中被检测到[12%游离睾酮<220pmol/L，8%总睾酮<10.5nmol/L 和 1.3%的迟发性性腺功能减退（定义可见本章后面）]。EMAS 与美国波士顿地区社区健康调查（Boston Area Community Health Survey，BACH）都发现，与 50 岁以下男性的患病率为 11%～22% 比较，总睾酮浓度低于 10.5nmol/L 70～79 岁男性的患病率为 16%～26% [3,14]。

有趣的是在老年男性中，并不是所有的研究都能观察到较低的睾酮水平。关于健康男性的许多研究发现在年长和年轻的男性之间睾酮浓度是没有差别的[15]，表明健康损害可能会在很大程度上导致明显的与年龄相关的睾酮激素水平下降。

其他因素相关的睾酮激素水平下降

衰老导致多层面 HPG 轴的破坏，受到体重、急性或

慢性疾病、药物治疗和生活方式改变的影响。

睾丸功能随着衰老下降。75 岁以上男性的睾丸体积比 18~40 岁的男性小 31%（20.6ml vs. 29.7ml）[16]。50~76 岁的男性睾丸间质细胞数量大约比 20~48 岁的男性低 44%[17]。睾丸的分泌能力在老年男性中要比年轻男性低很多，这与人绒毛膜促性腺激素或重组人 LH 的反应相一致[18]。前瞻性纵向研究证实了这些机制方面数据，并一致认为 LH 浓度随着衰老而升高[19-22]。

尽管睾丸功能下降似乎是年龄相关的睾酮激素水平降低的主要潜在机制，但下丘脑促性腺激素释放激素分泌的降低也可能导致老年男性 HPG 轴的调节异常[23]。此外，在衰老过程中，肥胖在睾酮水平下降中起作用。脂肪质量随着衰老增加，通常在 65 岁达到峰值[24]。肥胖男性（BMI＞30kg/m²）比瘦小男性（BMI 为 20~25kg/m²）的睾酮浓度低，而且肥胖男性的睾酮浓度下降更快[13]。尽管睾酮浓度低于瘦小的男性，肥胖男性并没有升高 LH 的浓度；这个发现表明下丘脑-垂体缺陷[2]可能是细胞因子浓度升高[25]和/或胰岛素抵抗[26]的结果。

慢性疾病也会导致睾酮水平随着年龄的增长而下降。有慢性疾病的男性睾酮水平比健康男性低[2]。同肥胖男性一样，LH 浓度在慢性疾病男性中并没有升高；这个发现暗示了下丘脑-垂体缺陷[2]。慢性疾病，如心血管疾病和 2 型糖尿病（DM2），与促炎细胞因子浓度的增加有关[27]，衰弱（可表示为任一身体综合征或健康状况指标）与低游离睾酮水平[25]和较高的 LH 水平相关，这表明在 HPG 轴上储备功能的激活补偿了受损的睾丸功能[28]。有报道认为他汀类药物的应用[29]和维生素 D 缺乏[30]与老年男性低睾酮水平有关。

年龄相关的低睾酮水平和性腺功能减退

在 EMAS 中，低睾酮水平的男性，在没有已知会影响性腺轴的疾病或药物的情况下，与正常睾酮水平的男性相比较，具有更高的体重指数、较低的肌肉质量和 BMD、更高的葡萄糖水平、较低的血红蛋白水平、步行速度较慢，以及更高的疾病患病率[31]。这些特征与睾酮水平仅有微弱的相关性，却与慢性疾病和衰老过程表现相似。除了葡萄糖和血红蛋白外，在调整了年龄、体重指数和慢性疾病后，他们之间没有显著的统计学意义。

美国马萨诸塞州男性衰老研究（Massachusetts male aging study，MMAS）发现，在过去的 9 年时间里，性欲减退的患病率从 30.6%增加到 41.1%，而勃起功能障碍的患病率从 37.4%增加到 42.3%[32]。与直觉相反，性腺功能减退的症状对低睾酮浓度的预测价值较差，反之亦然[3,14]。BACH 研究显示 50 岁以上男性中，仅有 20.2%

具有性腺功能减退症状的男性存在低的总睾酮水平（≤10.5nmol/L），在睾酮水平低的男性中，报道称只有 20.1%的人存在性欲低下，只有 29.0%的人存在勃起功能障碍[14]。

这些发现强调性腺功能减退症状和衰老之间有明显的重叠部分，这对睾酮水平低下具有相对较差的特异性。

迟发性性腺功能减退

迟发性性腺功能减退（late-onset hypogonadism，LOH）被定义为三个性功能方面的症状（清晨勃起频率减少、性欲频率降低、勃起功能障碍）同时伴有总睾酮浓度小于 11nmol/L，游离睾酮浓度小于 220pmol/L（图 84-1）[1]，EMAS 研究者尝试去解决这些问题。这种综合征影响大约 3%年龄为 60~69 岁和大约 0.1%年龄为 40~49 岁的男性（图 84-2）[1]。在 4.3 年的随访期间，将近 1.5%性腺正常的男性发展成了 LOH，而在基线上有 LOH 的男性近 30%得到恢复。因此，LOH 并不是持续不变的，临床管理策略必须考虑到这一点。

低睾酮水平的不良反应

国际指南建议，在年轻健康的成年男性体内，睾酮水平低于 2.5%意味着睾酮水平较低[11,12]。在低睾酮水平的男性中抑郁症的发生率更高[33]。睾酮水平降低也可能导致身体功能下降[34]和衰弱[35]的增加，尽管在调节慢性疾病后这种关系变得无足轻重[35,36]。低睾酮水平男性 2 型糖尿病的患病率和心血管疾病的患病率也比正常睾酮水平男性高[37,38]。同样，经历雄激素剥夺治疗（使性腺功能严重减退作为治疗晚期前列腺癌的一部分）的男性发展成糖尿病和/或心肌梗死的风险增加，并增加了死亡率[39]。

死亡率和睾酮水平

如前所述，由 HPG 轴疾病导致低睾酮水平的男性通常睾酮水平都低于阈值[40,41]。年龄相关的低睾酮水平的男性往往睾酮水平恰好低于该范围[3]。衰老、肥胖和慢性疾病导致年龄相关的低睾酮水平的发展，而这些（或者可能有其他因素）可能正是产生不良后果的原因，而不是低睾酮水平本身。通过前瞻性研究发现，一旦对肥胖和慢性疾病进行调节后，除非应用一个非常低的睾酮阈值（＜8.36nmol/L），否则与年龄相关的低睾酮水平与死亡率增高无关[43]。对于 70 岁以上男性，情况有所不同：一些研究表明低睾酮水平与死亡率增高之间有关联，而另一些研究则未证实[44]。EMAS 的数据显示性功能方面的症状和死亡率之间的关系是独立于睾酮水平之外的[43]。

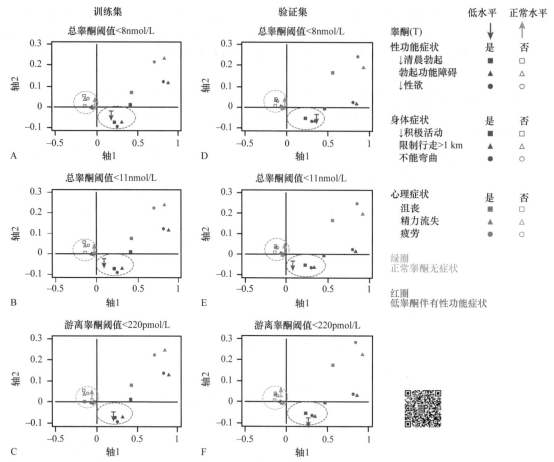

图 84-1　多重对应分析（MCA）显示了在训练集和验证集中，症状与总睾酮水平和游离睾酮水平的关系。在 MCA 图中，如果它们在训练集和验证集中从水平轴（轴 1）和垂直轴（轴 2）交叉点开始有相同的距离和相同的方向，自变量（包括低或正常睾酮水平和症状的存在与否）被认为是高度相关的。因此，彼此非常接近的变量类别的聚类表示综合征关联，由红色圆圈突出显示。沿轴的值是变量间关联强度的指标。轴 1，有症状的是正坐标（原点的右侧），无症状的是负坐标（原点的左侧）。轴 2 有助于识别与低睾酮水平相关的症状。红色簇表示存在三个性功能方面的症状，坐标是低睾酮水平。蓝色簇表示无症状，坐标是正常睾酮水平。相比之下，三个心理症状，并且在较小程度上，三个身体症状的坐标定位离正常和低睾酮水平比较远，表明这些症状与睾酮水平是不相关或弱相关。与总睾酮水平或游离睾酮水平相关的症状集群模式在训练集和验证集实际上是相同的。（彩图请扫二维码）

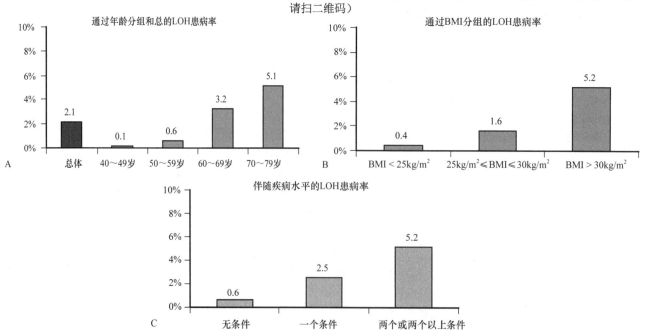

图 84-2　在欧洲男性衰老研究（EMAS）中，迟发性性腺功能减退（LOH）综合征的患病率，通过年龄、体重指数（BMI）和共病来进行综合和分类。LOH 定义至少三个性功能方面的症状与总睾酮水平（低于 11nmol/L）和游离睾酮（低于 220pmol/L）相关。A. 总体 LOH 的患病率随着年龄的增长患病率增加。B. LOH 的患病率随着体重指数增加而增加。C. 患病率随着疾病增加（共存疾病的数量）而增加。

睾 酮 治 疗

治疗趋势

在美国，男性接受睾酮处方的数量从 2010 年的 130 万增加到 2013 年的 230 万，其中，40～64 岁的男性大约占 70%，65～74 岁的男性大约占 15%，75 岁以上的男性占 5%[45]。睾酮处方的多国调查发现，在 2000～2011 年，睾酮的全球销量增长了 12 倍，从 1.15 亿美元增加到了 14 亿美元[46]。

思考

国际内分泌学会现行指南推荐，在睾酮水平被证实低下，患者具有与性腺功能减退相一致的特征和进行对 HPG 轴疾病适当筛选的情况下，可以使用睾酮来治疗年龄相关的性腺功能减退的男性[11,12]。这些指南也陈述需要连续两次测量睾酮从而确认低睾酮的存在，因为同一个人在相当长的时间进行两次睾酮测量的误差会超过 20%[47]。由于睾酮水平显著的昼夜变化和食物摄入对降低睾酮水平（大约 25%）有相当大的影响，因此需要连续两次测量睾酮来确认睾酮水平，通过血液测定睾酮水平应采取在清晨和空腹状态下进行[48]。然而，应当值得注意的是与这些指南相比，美国 FDA 不考虑由于衰老而引起的低睾酮水平作为睾酮治疗的指征[49]。

性腺功能减退可以用睾酮激素以外的疗法来进行治疗。多巴胺激动剂的治疗将会增加高泌乳素血症男性的睾酮水平[50]，患有 2 型糖尿病、严重肥胖或两者兼有的男性进行减重手术也会增加睾酮水平[51]。对于肥胖不太严重的男性，饮食和锻炼会提高睾酮水平[52]。

对于具有低睾酮水平和需要生育的非升高 LH（继发性性腺功能减退）水平的男性，应考虑抗雌激素[53]、芳香酶抑制剂[54]、促性腺激素治疗[55]和/或脉冲促性腺激素释放激素治疗。然而，使用芳香酶抑制剂治疗没有得到广泛认可，因为缺乏长期安全数据。

目前可用于睾酮替代治疗的制剂越来越多[56]。经皮肤和口腔面颊的睾酮制剂治疗需要每日给药，而经肌肉内注射睾酮酯制剂是 3～14 周。然而，由于潜在的肝毒性和多变的临床反应，不推荐使口服睾酮和 17-烷基化雄激素。睾酮治疗的剂量应该被滴定，以维持睾酮水平的初始剂量在正常参考值范围的中下部分。在睾酮治疗的实际应用方面，更多的详细建议可以在已公布的指南中获得[11,12]。

有益的效果

性功能方面的症状

补充睾酮能持续改善性欲，自发性勃起及性腺功能减退男性的勃起功能障碍。17 个随机对照试验涉及 656

位男性（平均年龄为 57.5 岁）的荟萃分析发现，在总睾酮浓度低于 12nmol/L 的男性方面，睾酮治疗可适度地改善性功能方面的症状[57]。睾酮治疗性腺正常的男性没有这个作用。大多数的后续研究也发现，在低睾酮水平的老年男性中，睾酮治疗改善了性功能方面的症状[58-60]。

生活质量和情绪

在具有低睾酮水平的老年男性中，睾酮治疗对生活质量的影响尚不清楚，一些研究显示获益，另外一些则没有[58,61]。然而，患有抑郁症的性腺功能减退的男性，睾酮治疗似乎确实对他们的情绪产生了积极影响[62]。

衰弱和身体机能

在 274 名平均年龄为（73.8±6.1）岁有低睾酮水平（总睾酮<12nmol/L）男性的一项前瞻性随机安慰剂对照试验中，经皮肤睾酮治疗，以每天 5mg 的剂量进行 6 个月治疗（与安慰剂相比），除了亚组包括的老年（年龄≥75 岁）和衰弱男性（≥2 弗里德的衰弱标准，图 84-3）[58]，增加了全身瘦体重、下肢肌力和自我报告的身体功能（SF-36），但客观上并未显著提高身体功能。其他的随机对照试验也没有发现睾酮治疗能够改善身体功能[63]，这表明治疗可能有益于只有低睾酮水平的衰弱男性。

运动受限的老年男性睾酮临床试验（Older Men with Mobility Limitations Trial，TOM）招募了 209 名年龄在 65 岁或以上、总睾酮 12.0nmol/L 或以下的男性。经皮肤睾酮治疗，标准替代剂量（10mg/天）与安慰剂相比，提高了上下肢的肌肉力量，但没有提高身体功能[64]。然而，由于心血管相关事件的发生率高，这项研究被安全监测委员会提前终止[65]。

骨健康

年龄大于 65 岁具有低睾酮水平（总睾酮<10.5nmol/L）的男性，经皮肤睾酮治疗 36 个月，与安慰剂相比提高了腰椎 BMD，但没有提高髋部 BMD[66]。同样，对于年龄 65 岁及以上具有低睾酮水平的男性，肌内注射睾酮治疗 36 个月，提高了腰椎 BMD（9.8%±1.4%）和髋部 BMD（2.5%±0.7%）[67]。通过随机安慰剂对照试验的荟萃分析证实了这些结果，而且发现睾酮治疗大约提高了骨吸收标志物浓度的 17%[68]。这些结果是否转化为降低骨折发生率仍有待确定。

代谢健康

尽管 2 型糖尿病的男性睾酮水平较低，大多数涉及睾酮治疗的双盲、安慰剂对照的随机临床试验（RCT）发现，对于具有 2 型糖尿病和/或代谢综合征的男性，没有改善胰岛素抵抗（评估 HOMA2-IR）或控制血糖（评估糖化血红蛋白 A$_{1c}$）[60,61,69-74]。

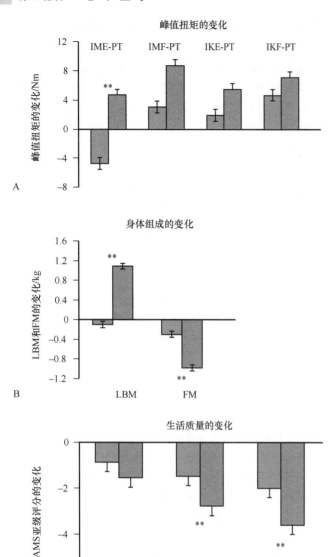

图84-3　睾酮替代治疗的效果。A. 在安慰剂组和 T 组中，等距伸膝的峰值扭矩（IME-PT）、等距屈膝的峰值扭矩（IMF-PT）、等距伸膝的峰值扭矩（IME-PT）和等距屈膝的峰值扭矩（IMF-PT）6 个月的变化。B. 与安慰剂组和 T 组基线相比，瘦体重（LBM）和脂肪量（FM）6 个月的变化。C.与安慰剂组和 T 组基线相比，老年男性症状（AMS）规模因子得分在 6 个月的变化。**表示组间差异有统计学意义（协方差分析，比较安慰剂和 T 组之间调整后的平均差异）。（彩图请扫二维码）

危险

红细胞增多症

　　老年男性睾酮治疗最常见的不良反应之一是红细胞增多症（血细胞比容＞52%）。睾酮治疗抑制铁调素[75]，导致血红蛋白大约增加 1g/dl，血细胞比容大约增加了 3%，红细胞增多症的风险增加 3 倍以上[76]。这种影响与剂量和剂型有关，因此可以通过严密地监测和剂量滴定从而使影响最小化[11,12]。

前列腺癌

　　睾酮疗法对前列腺癌患病率的影响尚不清楚，因为没有进行充分有说服力的随机对照试验（不大可能进行）[77]。尽管睾酮治疗增加了前列腺特异性抗原水平[78]，但当前的数据表明没有增加患前列腺癌的风险[76]。

心血管健康

　　最近出现了很多争论和关注，关于睾酮治疗老年人心血管安全方面的数据相互矛盾[49]。两项回顾性研究发现患慢性疾病的男性接受睾酮治疗，死亡率减少了 39%～50%[79,80]。专家需要谨慎考虑这些结果，因为这些是回顾性和观察性研究，而且有显著相关的局限性[81]。另外，一项 8709 名总睾酮水平低于 10.4nmol/L 并接受冠状动脉造影观察的男性退伍军人的回顾性病例对照研究发现睾酮治疗在整个 27.5 个月过程中死亡率、心肌梗死或卒中的风险增加 30%[82]。通过另一个 55 593 名男性商业索赔数据的报告证实，进行睾酮治疗的男性发生心肌梗死的概率增加了 36%[83]。随后的一项荟萃分析发现，睾酮治疗没有增加新的主要不良心血管事件（major adverse cardiovascular event，MACE，心血管死亡，非致死性急性心肌梗死和脑卒中的复合终点）的发生率，并且它减少了 2 型糖尿病和/或代谢综合征男性 MACE 的发生率（OR 为 0.19[0.04～0.85]）[84]。Baillargeon 教授和同事在他们医疗保险受益人数据的分析中得到了类似的结果[85]。

　　之前提及的文章引起广泛的关注，促使美国 FDA 在 2014 年 9 月召集紧急联合咨询委员会，调查心血管风险与睾酮治疗的潜在关系[49]。委员会发现所有这些研究存在显著的局限性并得出结论，现有的证据不足以表明睾酮疗法和不良心血管事件之间的关系。然而，委员会投票表决，以压倒性多数的结果同意限制睾酮治疗"经典"性腺功能减退的指征和包括关于潜在的心血管风险的标签说明，需要对睾酮水平进行监测和标明睾酮治疗年龄相关性腺功能减退方面缺乏安全性和有效性的证明[49]。2015 年 3 月美国 FDA 发布药品安全通信，指出"对于由衰老导致低睾酮水平的治疗，这些药物（睾酮）的益处和安全性尚未建立。"在这份声明中，FDA 要求睾酮制造商更改他们的标签，澄清睾酮被 FDA 批准"仅针对由睾丸、脑垂体或脑部障碍所致的具有低睾酮水平的男性"，并添加有关信息"可能会增加心脏病发作和脑卒中的风险"[86]。

结　　论

　　睾酮水平随着衰老下降，约有 2%的 40～70 岁的男性出现 LOH。衰老通过睾丸和下丘脑功能的恶化直接影响较低的睾酮水平。衰老相关的低睾酮水平也间接通过增加肥胖和慢性疾病的患病率来影响垂体促性腺激素的释放。

与年龄相关的低睾酮水平的伴随症状是没有特异性的，甚至在不存在低睾酮水平的老年男性中也非常普遍。

具有低睾酮水平、性功能方面的症状、情绪和骨健康问题的老年男性，随着睾酮治疗会有所改善。在低睾酮水平的衰弱老年男性中，睾酮治疗能够改善身体功能。睾酮治疗在生活质量和代谢健康方面影响较小，结果也不一致，而且需要权衡红细胞增多症、前列腺疾病和心血管相关事件的风险。

这些复杂的问题，决定了在老年有症状的男性中启动睾酮治疗具有挑战性和确立了性腺机能减退的规范诊断的迫切性，以及寻找 HPG 轴功能障碍的可识别原因。在 788 名年龄 65 岁以上、总睾酮浓度小于 9.4nmol/L 的男性睾酮试验中，这些人接受经皮肤睾酮或安慰剂治疗 1 年，这将提供睾酮短期疗效的重要信息[77]。

然而，很明显在老年男性中低睾酮水平应该被认为是慢性疾病（公开或隐匿）的生物标志物，并且增加了死亡率，应该采取适当的干预措施，以改善整体的健康状况。

关键点

- 衰老和性腺功能减退有许多共同的临床特征，因而推测补充睾酮激素能够改善与年龄相关的退化。
- 即便如此，性腺功能减退的许多临床特征与睾酮水平不相关。
- 随着年龄的增长，性腺功能减退最常反映的是睾丸功能下降。肥胖是另一个重要原因，往往伴随着下丘脑-垂体缺陷，表现为缺乏促黄体激素的代偿性升高。当调整年龄和肥胖时，低睾酮水平与死亡率无关。
- 睾丸激素治疗可以改善骨密度，但迄今为止，对骨折发生率没有明显的影响。
- 即使在有症状的性腺功能减退和睾酮水平低下的男性中，补充睾酮治疗的对照试验也显示了获益的不一致和风险。对于睾酮水平低且有症状，同时身体衰弱的男性，尤其是下丘脑-垂体代偿不完全时，治疗的获益效果是最佳的。

（汉雯译，白雪校）

完整的参考文献列表，请扫二维码。

主要参考文献

1. Wu FC, Tajar A, Beynon JM, et al: Identification of late-onset hypogonadism in middle-aged and elderly men. N Engl J Med 363:123–135, 2010.

2. Wu FC, Tajar A, Pye SR, et al: Hypothalamic-pituitary-testicular axis disruptions in older men are differentially linked to age and modifiable risk factors: the European Male Aging Study. J Clin Endocrinol Metab 93:2737–2745, 2008.

3. Tajar A, Forti G, O'Neill TW, et al: Characteristics of secondary, primary, and compensated hypogonadism in aging men: evidence from the European Male Ageing Study. J Clin Endocrinol Metab 95:1810–1818, 2010.

4. Groth KA, Skakkebaek A, Host C, et al: Clinical review: Klinefelter syndrome–a clinical update. J Clin Endocrinol Metab 98:20–30, 2013.

6. Katz N, Mazer NA: The impact of opioids on the endocrine system. Clin J Pain 25:170–175, 2009.

12. Bhasin S, Cunningham GR, Hayes FJ, et al: Testosterone therapy in men with androgen deficiency syndromes: an Endocrine Society clinical practice guideline. J Clin Endocrinol Metab 95:2536–2559, 2010.

13. Camacho EM, Huhtaniemi IT, O'Neill TW, et al: Age-associated changes in hypothalamic-pituitary-testicular function in middle-aged and older men are modified by weight change and lifestyle factors: longitudinal results from the European Male Ageing Study. Eur J Endocrinol 168:445–455, 2013.

14. Araujo AB, Esche GR, Kupelian V, et al: Prevalence of symptomatic androgen deficiency in men. J Clin Endocrinol Metab 92:4241–4247, 2007.

15. Sartorius G, Spasevska S, Idan A, et al: Serum testosterone, dihydrotestosterone and estradiol concentrations in older men self-reporting very good health: the healthy man study. Clin Endocrinol 77:755–763, 2012.

28. Tajar A, O'Connell MD, Mitnitski AB, et al: Frailty in relation to variations in hormone levels of the hypothalamic-pituitary-testicular axis in older men: results from the European Male Aging Study. J Am Geriatr Soc 59:814–821, 2011.

31. Tajar A, Huhtaniemi IT, O'Neill TW, et al: Characteristics of androgen deficiency in late-onset hypogonadism: results from the European Male Aging Study (EMAS). J Clin Endocrinol Metab 97:1508–1516, 2012.

36. Krasnoff JB, Basaria S, Pencina MJ, et al: Free testosterone levels are associated with mobility limitation and physical performance in community-dwelling men: the Framingham Offspring Study. J Clin Endocrinol Metab 95:2790–2799, 2010.

37. Ding EL, Song Y, Malik VS, et al: Sex differences of endogenous sex hormones and risk of type 2 diabetes: a systematic review and meta-analysis. JAMA 295:1288–1299, 2006.

40. Citron JT, Ettinger B, Rubinoff H, et al: Prevalence of hypothalamic-pituitary imaging abnormalities in impotent men with secondary hypogonadism. J Urol 155:529–533, 1996.

42. Araujo AB, Kupelian V, Page ST, et al: Sex steroids and all-cause and cause-specific mortality in men. Arch Intern Med 167:1252–1260, 2007.

46. Handelsman DJ: Global trends in testosterone prescribing, 2000-2011: expanding the spectrum of prescription drug misuse. Med J Aust 199:548–551, 2013.

47. Brambilla DJ, O'Donnell AB, Matsumoto AM, et al: Intraindividual variation in levels of serum testosterone and other reproductive and adrenal hormones in men. Clin Endocrinol 67:853–862, 2007.

57. Isidori AM, Giannetta E, Gianfrilli D, et al: Effects of testosterone on sexual function in men: results of a meta-analysis. Clin Endocrinol 63:381–394, 2005.

58. Srinivas-Shankar U, Roberts SA, Connolly MJ, et al: Effects of testosterone on muscle strength, physical function, body composition, and quality of life in intermediate-frail and frail elderly men: a randomized, double-blind, placebo-controlled study. J Clin Endocrinol Metab 95:639–650, 2010.

64. Travison TG, Basaria S, Storer TW, et al: Clinical meaningfulness of the changes in muscle performance and physical function associated with testosterone administration in older men with mobility limitation. J Gerontol A Biol Sci Med Sci 66:1090–1099, 2011.

65. Basaria S, Coviello AD, Travison TG, et al: Adverse events associated with testosterone administration. N Engl J Med 363:109–122, 2010.

66. Snyder PJ, Peachey H, Hannoush P, et al: Effect of testosterone treatment on bone mineral density in men over 65 years of age. J Clin Endocrinol Metab 84:1966–1972, 1999.

68. Tracz MJ, Sideras K, Bolona ER, et al: Testosterone use in men and its effects on bone health. A systematic review and meta-analysis of randomized placebo-controlled trials. J Clin Endocrinol Metab 91:2011–2016, 2006.

86. U.S. Food and Drug Administration: Drug safety communication, 2015. http://www.fda.gov/downloads/Drugs/DrugSafety/UCM436270.pdf. Accessed November 16, 2015.

H篇 女性健康

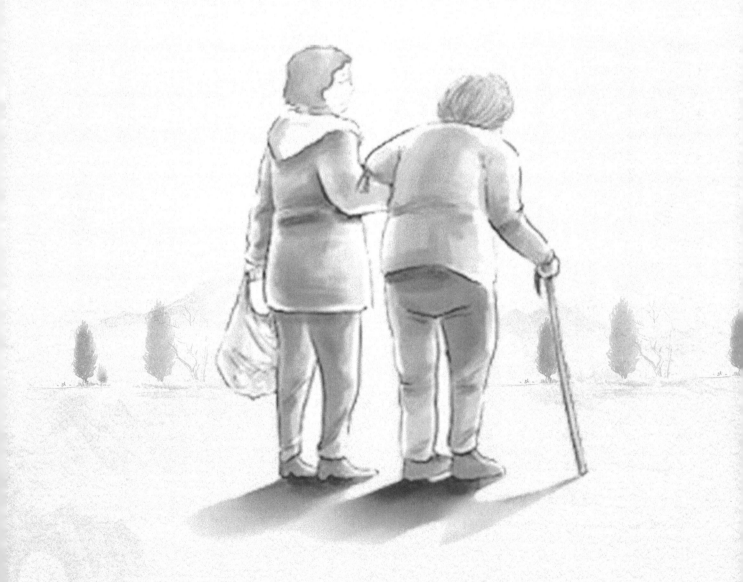

Tara K. Cooper，*Oliver Milling Smith*

第85章 | 老年妇科疾病

女性生殖系统的年龄变化

绝经后，女性生理性衰老加速，尤其表现在生殖系统。

激素改变

围绝经期妇女，卵巢对促性腺激素的反应性降低，体内卵泡刺激素（follicle-stimulating hormone，FSH）和黄体生成素（luteinizing hormone，LH）水平升高，雌二醇（estradiol）浓度下降。FSH水平在绝经前数年内会有明显的波动，因此它不能作为一个准确的诊断检测指标，卵泡最终会完全衰退，雌二醇的生成量不足以有效地刺激子宫内膜，随后发生闭经，FSH和LH水平持续升高，在绝经3~5年后达到顶峰。此后，再经过20多年逐渐下降至绝经前水平[1]。卵泡数量的减少，也导致了抗缪勒氏管激素（antimullerian hormone，AMH）生成的减少。

育龄期妇女卵巢内合成类固醇的结构有3个：成熟卵泡、功能性黄体和基质。绝经后，基质成为雌激素的唯一来源。雌酮是绝经后主要的雌激素之一，其主要来源于雄激素中雄烯二酮的转化，在卵巢和肾上腺中生成。这一过程的转化率随着年龄的增长而增加，雌酮水平可高达年轻女性的4倍。这一转化还与体重有关，因为脂肪有能力使芳香族雄烯二酮转化为雌酮[2]。绝经后的其他雌激素还包括雌三醇和雌二醇，雌三醇作用较弱，通常认为其没有重要作用，雌二醇虽然在血液中的浓度降低了90%，但是其生物活性为雌酮的10倍，因此对于激素依赖性组织仍然有重要作用[3]。

绝经后女性的黄体酮主要来自于肾上腺，其含量呈稳定性下降。睾酮和脱氢表雄酮（dehydroepiandrosterone，DHEA）的生成量变化不大，但卵巢切除术会导致血清睾酮水平降低50%[4]。

组织结构改变

这一时期的主要特征是老年女性生殖结构出现了不同程度的萎缩，具体表现为结构变得更小和更平滑，扁平上皮组织和纤维间质中血管及脂肪含量下降。

卵巢。绝经后卵巢缩小并硬化，没有卵泡活动，可见皮质消失和生发上皮包涵体囊肿。在基质中可以看到脂肪滴，从而证明类固醇激素持续生成。

子宫。子宫的体积明显变小，子宫体和子宫颈的比例从育龄期的4:1缩小为儿童期的2:1。子宫肌层发生间质纤维化，血管壁增厚导致闭塞，出现血管内膜下硬化症。子宫内膜变成单层柱状上皮，腺体活动不活跃，并可能因导管阻塞发生扩张。

宫颈和阴道。宫颈及阴道穹窿变得更红，鳞柱状上皮交界区退行至宫颈管内，外观上变得狭窄。阴道壁变得更薄、萎缩、弹性更小，更容易受损伤。雌激素减少导致阴道菌群乳酸生成量下降，阴道pH上升，真菌和细菌感染的风险增加[5]。

外阴。绝经后，外阴改变主要表现为皮肤萎缩、界线标志不清晰和阴毛稀疏灰白。尽管出现了角质化改变，但上皮仍然变得更薄。这些特征可能与外阴上皮病变有关（见后文讨论）。

盆底。衰老使盆底变薄弱。分娩时发生的神经损伤及进一步的神经缺失症状逐渐表现出来[6]，很多时候表现为子宫脱垂[7]（见后文讨论）。支撑盆底的重要结构是胶原蛋白，它在绝经期后会减少。雌激素受体也存在于盆腔器官中，这些受体在绝经后减少，也导致了支撑韧带的薄弱和子宫脱垂风险的增加[8]。

绝 经 期

对于未切除子宫的女性来说，绝经期是指月经的永久性停止。绝经期卵巢功能的停止会产生很多短期和长期的影响。雌激素的降低会伴随全身一系列的变化，包括血管舒缩功能减退和生殖道局部萎缩[9]。更重要的是绝经后雌激素缺乏所产生的长期影响。几个世纪以来，女性绝经期的平均年龄一直保持在51岁左右。现在女性的平均寿命已经超过80岁，随着女性平均寿命的延长，绝经后女性的人数显著增加，卵巢功能衰竭的患病率和死亡率也越来越受到重视。长期的影响包括泌尿生殖器萎缩、骨质疏松（见第70章）以及对心血管功能的影响等。对认知功能是否存在不良影响目前还存在争议。

骨质疏松症

绝经后妇女骨质流失加速，到70岁时丢失的骨量已达50%，而男性的骨质流失则要少很多，在80岁也仅丢失25%左右[10]。这是因为破骨细胞增加了骨的吸收并减少了新骨的形成。改变钙的代谢对预防骨质疏松有一定帮助，但这种治疗的主要缺点是它不能够改变有机胶原蛋白基质减少引起的广泛结缔组织和骨矿物质的减少[11]。骨质疏松的发生使老年女性的骨折率显著增加，75 岁以上的女性超过一半会发生一处或多处骨折，常见部位多发生在手腕、椎体（导致典型的所谓老年性驼背）和股骨颈。股骨颈骨折是骨质疏松最严重的结果，因为它的患病率和死亡率很高，第一年内死亡率为 20%，一半的幸存者将失去自理能力[12]。

使用激素替代治疗（hormone replacement therapy，HRT）2 年后的随访调查结果表明，HRT 组的髋部骨折发生率较对照组减少了 66%，10 年随访结果表明，骨质疏松相关性骨折的总死亡率减少了 60%[13]。然而，也有研究指出长期使用 HRT 也存在潜在的风险（见后文"激素替代治疗"一节）。

心血管疾病

心血管疾病（cardiovascular disease，CVD）包括冠心病和脑卒中，男性 CVD 的患病率比绝经前女性约高 5倍，但 70 岁以后，男女患病率无差异。总体来说，CVD是老年女性最常见的死亡原因。在年轻女性中，雌激素通过扩张血管和调整脂质代谢发挥心血管保护作用。卵巢功能衰竭导致胆固醇、甘油三酯、低密度脂蛋白升高和高密度脂蛋白降低，这些改变增加了缺血性心脏病发生的可能性[14]。由此推断，从理论上讲，雌激素能够逆转这些现象。先前的研究数据显示，HRT 具有心脏保护作用[15]，但也有一项大规模的临床随机对照试验显示，HRT 并没有降低反而轻微增加了绝经后心血管事件发生的风险[16]。这些研究可能受 HRT 种类和患者年龄不同的影响。

皮肤和牙齿

皮肤的改变归因于衰老的过程，但是雌激素轻微缺乏也是重要因素。在绝经后的第一个 10 年，皮肤的厚度会减少 30%，这与骨质流失的时间一致[17]。如果早期开始 HRT，则可以有效维持皮肤的胶原蛋白和厚度。雌激素缺乏也会影响牙齿，在美国，65 岁以上的女性 1/3 会有牙齿缺损，HRT 可能会起到保护牙齿的作用。

激素治疗

激素替代治疗

作为卵巢功能衰竭的治疗方法，无论是从缓解症状的角度还是从提高远期疗效的角度，HRT 都被普遍认为是一种合适的治疗方法。然而，女性健康倡议（Women's Health Initiative，WHI）研究和百万女性研究（Million Women Study，MWS）的结果表明，HRT 应用于健康女性的疗效并不确切[18,19]。

英国绝经期学会（British Menopause Society，BMS）

2013 年发表了 HRT 最新指南[20]。针对所有的女性如何才能更好地度过绝经期提出了诸多重要建议，其核心内容探讨了生活方式和饮食结构改善的补充疗法及 HRT的利弊。其他要点还包括：①HRT 应个体化治疗并且每年需要重新评估；②不限制 HRT 期限；③60 岁前开始HRT 有良好的获益；④如果 60 岁以后开始 HRT，应使用较低的起始剂量，最好使用经皮途径。当前，大多数要求 HRT 的女性都是为了缓解临床症状，持续使用的时间通常少于 5 年。

HRT 中雌激素的用量应该是可以缓解症状的最低剂量，对于没有子宫内膜癌的女性，还需要额外使用黄体酮。因为雌激素如果缺乏黄体酮对抗会引起子宫内膜增生，可能导致子宫内膜癌的发生。每个月通过口服或经皮使用 12～14 天黄体酮可以降低这些风险[21]。连续周期性 HRT 会在每个周期末出现撤药性出血。在绝经至少 1 年的女性中，连续黄体酮给药可以阻止子宫内膜增生，从而不发生出血，左炔诺孕酮子宫内用药（曼月乐）有该作用。对于 55 岁以上女性，采用激素周期疗法时可以联合使用该药。

雌激素的常见副作用包括恶心、头痛和乳房疼痛。异常出血需要进行临床检查，并且要行阴道超声检查和穿刺活检。

口服雌激素。 口服给药是最广泛的用药方式，使用方便且相对便宜，容易被患者接受。有很多种复方制剂可供选择，包括周期性用药和持续性用药。7-甲基异炔诺酮片是一种合成的类固醇激素，具有雌激素、孕激素和雄激素的特性，可以作为一个复方制剂持续使用，它同时可能会提高性欲，并且对乳腺组织影响较小[22]。

口服给药最主要的缺点是药物的首过效应，也就是说，药物通过肝时，肝的灭活作用会将激素部分代谢为活性更弱的雌酮，这样一来，就需要使用比注射用药更大的剂量。口服给药还可能会影响肝代谢，使凝血因子减少，肾素-血管紧张素增加，这在一定程度上增加了女性患高血压的风险。

雌激素经皮给药。 雌激素透皮贴通常要求一周更换一或两次。还有一种同时含有黄体酮的复方贴片也可以使用。雌二醇的释放率取决于贴片与皮肤的接触面积。使用透皮贴的最大优点是可以避免药物的首过效应，对肝代谢也没有影响，还可以降低血栓形成的风险。它需要解决的主要问题是贴片的黏附性，而且多达 30% 的女性有一过性皮肤过敏反应，这些缺点影响了贴片的使用率。将来，涂抹于皮肤的凝胶制剂可能会取代贴片被应用于临床。

雌激素局部给药。 低剂量雌激素软膏和子宫帽、药片、阴道环经阴道用药常被用于治疗萎缩性阴道炎。它的全身吸收量和副作用最小，即使长时间用药，也不需要联合使用黄体酮对抗。通常情况下一个短期疗程就可以，持续使用 14 天后，再每周用药两次，最长可用药

至 6 周。但对于老年人而言，这种治疗的问题是患者的自我接受性较差，自我用药困难。诺和诺德公司研发的低剂量亲水性阴道片（雌二醇）有一个很好的能够提供润滑的推送装置，解决了上述难题，在与肿瘤研究小组充分探讨后得出结论，该药物可以用于有乳腺癌病史的患者。

激素替代治疗的禁忌证和风险

HRT 的禁忌证很少，复方口服避孕药片是高浓度类固醇药物，它可以提供给机体低于正常绝经前血浆浓度的雌激素。虽然该类药物的主要禁忌证是雌激素依赖的乳腺癌或子宫内膜癌，但是有乳腺癌和轻微更年期症状的女性可以在专家指导下使用 HRT，没有证据表明会增加原发病的复发率[23]。

尽管 60 岁以下女性发生静脉血栓栓塞（venous thromboembolism，VTE）的绝对风险较低，但 HRT 会增加该疾病的风险。经皮雌激素治疗比口服用药发生 VTE 的风险低，因此对于同时合并有其他危险因素（如吸烟和肥胖）的女性，推荐使用经皮给药[24]。在手术前没有必要停止 HRT，因为大多数患者属于中度危险分层（在年龄方面）并接受了抗血栓预防。

对于既往有妇科疾病（如子宫内膜异位症和子宫肌瘤）的患者使用 HRT，不会使子宫肌瘤缩小，而且可能会导致更严重的撤药性出血。

两项大型研究（WHI 和 MWS）表明，使用 HRT 5 年后可轻微增加乳腺癌的患病风险，但对于该研究是否能够证明二者存在因果关系有人提出了质疑[18,19]。同样，与卵巢癌发生风险是否有相关性也有类似的疑问。联合使用雌激素-孕激素治疗能够很大程度避免子宫内膜癌发生的风险。适度合理地持续联合使用 HRT，可以将子宫内膜的患病风险降到比未用药人群还要低[25]。HRT 和宫颈癌之间没有相关性。另外，还有可能降低结直肠癌的患病风险。

尽管很多产品宣称对 HRT 的方法进行了改进，如连续 HRT 也没有出血，但依从性仍然很差。大约一半的患者即使面临骨质疏松的风险，在连续 HRT 12 个月后也未再继续治疗[26]。

激素替代治疗的替代选择

应该推荐健康的饮食、戒烟和积极的生活方式。面部潮红症状可以用可乐定、加巴喷丁和选择性 5-羟色胺再摄取抑制药（selective serotonin reuptake inhibitor，SSRI）缓解。此外，越来越多的天然产品的功效也被发现，如黑升麻、红三叶草和天然黄体酮乳膏。红三叶草的安全性和有效性已有一些实验数据支持[27]，但其他产品尚没有实验佐证。一项研究结果表明，黄体酮乳膏并没有药理活性[28]，其很多疗效更像是安慰剂效应。

50%～75% 的绝经后妇女将来要通过非药物治疗的

方法来改善血管舒缩症状[29]。确定他们将来可能要使用到的药物非常重要，因为这些治疗可能会影响到其他药物。

外 阴 疾 病

外阴上皮病变很重要，它们会引起严重且长期的症状（大多为瘙痒、疼痛和刺激），而且和癌症相关。一项社区的调查结果显示，约 20% 的女性存在明显的外阴症状[30]。对于外阴疾病的发病机制、诊断和医学用语仍有争议。病变可能是感染、炎症、局部的皮肤变性、癌前病变和恶性病变。该病的治疗非常困难，患者常会求助于很多专家包括妇科医生、皮肤科医生、老年医学专家或全科医师。如果有可能，设立专门的外阴皮肤诊所可以更好地提高诊疗效果。

症状

外阴皮肤比其他上皮组织更敏感，它会受更多的潮热、摩擦和不透气等因素影响。衰老也是一个因素，一些慢性外阴疾病表现为逐步进展的萎缩改变。患有各种各样外阴疾病的患者主诉中会有干燥、瘙痒、溃疡和疼痛的症状。

治疗

为了准确地诊断外阴疾病，完整的病史和检查是必不可少的。病史应包括其他部位的皮肤症状、就医史、用药史、自身免疫性疾病史、个人史、家族史及过敏史等。大小便失禁的情况同样需要被评估，检查范围应扩大至其他部位的皮肤和黏膜。

对于有外阴症状的女性，如果怀疑有自身免疫性疾病，还应该筛查甲状腺和糖尿病。如果有该类疾病，感染因素也要考虑。如果根据临床证据可以做出诊断，病理活检就不是必需的。然而，如果外阴病变对初始治疗无效或怀疑有其他疾病，则应进行活检以明确诊断并进行下一步的治疗。

下面列举了针对外阴疾病常采用的治疗方法和应对策略，希望可以通过以下尝试改善外阴症状。

- 避免穿紧身、有束缚性和不透气的衣服。
- 避免接触刺激性物品如肥皂、沐浴液、磨砂膏、泡泡浴、香水等。
- 避免频繁水洗，这会导致皮肤干燥，并使症状加重。
- 淋浴比泡浴好，推荐淋浴洗澡。
- 推荐使用润肤膏和香皂替代品。

常见的外阴皮肤疾病

外阴皮肤疾病可能是其他多种皮肤疾病，如银屑病、荨麻疹、大疱性疾病如天疱疮等的外阴表现。还有很多老年外阴疾病是单纯感染、接触性皮炎和扁平苔藓所致，这些会在下文进一步阐述。

慢性单纯性苔藓样变和外阴皮炎

有皮肤过敏或湿疹的女性经常会有外阴症状和皮肤改变。症状包括严重的难治性瘙痒，尤其在夜间，导致非特异性炎症。搔抓使皮肤增厚或苔藓化，称为单纯苔藓样变。引起这一症状的原因可能是内源性（特异性反应）或外源性（接触）的。对于老年人来说，尿液是一种常见的刺激物，但也要想到是否在发病前更换过肥皂、香水、内衣物等。

慢性单纯性苔藓样变和外阴皮炎的主要治疗从日常的外阴护理开始（前面已介绍）。中等或大剂量的类固醇激素可缓解瘙痒，并且可能阻止"瘙痒-挠抓"循环。继发感染可能使皮炎复杂化，应进行感染的病原学检查并治疗。对于接触原因导致的外阴病变，采用保护性隔离很有效，特别是对于大小便失禁的患者，隔离很有意义。然而，需要注意的是，某些隔离本身也可以引起患者不适，进而使问题加重。

扁平苔藓

扁平苔藓常累及头发、指甲和黏膜。典型的病变是紫色丘疹，有些表现为带白色花边的表皮图案（Wickham 条纹）。患者主诉常为疼痛，有时也表现为瘙痒、性交困难和分泌物异常。如果患者性生活频繁，且担心阴道狭窄，使用阴道扩张器可能会有用。更严重的扁平苔藓可能会出现侵蚀性的外阴损伤，产生大量的分泌物和瘢痕形成。

治疗包括常规外阴护理如使用润肤膏及局部使用大剂量激素。

外阴癌前病变

外阴癌前病变包括外阴上皮内瘤变、萎缩硬化性苔藓样变和外阴佩吉特（Paget）病。

外阴上皮内瘤变

外阴上皮内瘤变（vulvar intraepithelial neoplasia，VIN）根据组织病理学特征分为普通型和分化型。普通型 VIN 比较常见，年轻和年老女性均可发病。尽管该病在年轻女性中的患病率有所上升，但大多数病例发生在50 岁以上。

普通型 VIN。该病与人类乳头瘤病毒（human papilloma virus，HPV）感染有关，特别是 16 亚型。吸烟和慢性免疫抑制也是重要危险因素。普通型 VIN 没有典型的外观表现，病灶可以是单病灶或多病灶。

分化型 VIN。该类型在老年妇女中少见，既往多有硬化性苔藓样变病史，转为恶性的潜在风险更高[31]。临床上，病变常以斑块或溃疡的形式出现。

VIN 分为 VIN 1、2、3 型。因为 VIN1 到 VIN3（框 85-1）

的形态学改变并不具有生物学上的连续性，国际外阴疾病研究协会在 2004 年修订了这一分类[32]。

框 85-1 外阴上皮内瘤分类

普通型
　　疣状型
　　基底细胞型
　　混合型
分化型

改编自 Sideri M, Jones RW, Wilkinson EJ, et al: Squamous vulvar intraepithelial neoplasia: 2004 modified terminology, ISSVD Vulvar Oncology Subcommittee. J Reprod Med 2005; 50: 807-810

诊疗方案。瘙痒很难控制，润肤膏或低剂量激素可以在一定程度上缓解症状。VIN 没有理想的治疗方法，外科手术具有破坏性，药物治疗也会受到副作用的困扰。该病的治疗很难，建议去专门的外阴皮肤诊所就诊。外科局部切除会造成局部组织破坏，引起焦虑，影响性功能，还有很高的复发率。因此，一个严密的诊疗计划通常包括密切随访和反复活检，以排除癌变可能。

萎缩硬化性苔藓样变

萎缩硬化性苔藓样变（lichen sclerosis，LS）是老年外阴的常见疾病。病因未明，考虑与基因和自身免疫性疾病相关[33]。LS 的患病率为 1/300～1000。外阴的外观改变多样，特征性病变是在外阴和肛门周围形成"8"字形白斑，并伴随萎缩。这种情况并不会延伸至阴道。组织结构的缺失和组织融合常一起发生，可能导致阴道前庭狭窄。反复搔抓使皮肤表面变复杂，皮肤可因此变厚（即苔藓样变）。虽然临床表现多样，但也有特征性的组织学特点，包括上皮萎缩和玻璃样变、增厚（角化过度）和炎症。

老年妇女 LS 的诊治方案包括对自身免疫性疾病的排查，如自身免疫性贫血、甲状腺疾病和糖尿病等。建议患者做常规外阴护理。然而，最重要的治疗还是局部应用有效的激素，如特美肤（英国葛兰素史克有限公司）。发病期间应每天使用，症状改善后减量（一个 30g 的管剂预计能连续使用 3～6 个月）。有效率很高，但复发也很常见，84% 的女性在 4 年内会复发[34]。

老年女性 LS 的恶变率为 2%～9%，所有可疑部位都应在局麻下进行穿刺活检以排除不典型病变[35]。穿刺和组织活检应选取病变的边缘组织，避免将整个病变切除活检，因为如果证实发生了癌变（如前哨淋巴结活检的病灶穿刺），可能使后续的治疗复杂化。

局部使用激素后疗效不明显或病变呈溃疡型、隆起型或有淋巴结受累，大多可能为鳞癌。这些患者应每半年到一年随诊复查一次。

尽管 LS 与萎缩有关，但局部使用雌激素无效，应该只考虑阴道用药。

髓外的佩吉特病

这种罕见的疾病起源于顶浆细胞分泌的皮肤肿瘤。在 65 岁时患病率最高。临床症状与其他外阴皮肤疾病相似。病变表现为"白色岛屿"病变上有角化的桥。需要做活检确诊。治疗应在 MDT 讨论后，由专家进行手术或/和放疗。如果病变仅限于表皮则预后良好，早期发现至关重要。

外阴不适

外阴严重疼痛或不适感超过 3 个月即诊断为外阴痛。阴道前庭（阴道与外阴）处轻度触痛称为局部外阴痛（以前称为前庭炎）。

老年妇女外阴疼痛更普遍，特征性表现为疼痛、烧灼、刺痛、易激惹和变硬，通常称为感觉迟钝外阴痛，是一种广义性外阴痛。与局部外阴痛不同，感觉迟钝外阴痛的女性有更持久的神经性疼痛。瘙痒感并不常见，检查通常正常。病因不清，目前认为其受心理和生理因素共同影响[36]。这些患者通常独自居住，抑郁可能是原因之一。诊断包括心理和局部检查（包括尿道、阴道及子宫颈涂片以排除感染）。病理很少有阳性发现。

最初的治疗应该包括对病情的解释，强调这是一种真实的情况，即使检查中没有阳性发现，也应该给予之前所述的常规外阴护理，某些情况下局部使用低剂量激素或麻醉药（如 5% 利多卡因）可能会有效。盆底锻炼能改善肌张力和血液供应，还可以使用外阴扩张器再训练。低剂量三环类抗抑郁药可以改善一些症状，如睡前口服阿米替林 10mg，在副作用允许的情况下，最大使用剂量可增加至 60～150mg/天。也有报道认为，作为二线用药，可以使用神经松弛剂加巴喷丁[37]。

盆腔脏器脱垂

盆腔脏器脱垂（pelvic organ prolapse，POP）临床上很常见，80 岁以上老年女性超过 37% 存在该疾病。盆底支撑结构薄弱时，盆腔脏器下降，并最终穿过这一解剖缺陷引发 POP。人类寿命的增加使脱垂成为一个越来越重要的问题。尽管它是一个良性疾病，但生活质量会受到膀胱、肠道和性功能障碍的严重影响。年龄较大的女性，约 60% 接受了 POP 手术[38]。

脱垂最常见的原因是分娩，50% 的脱垂患者是经产妇[39]。绝经后雌激素缺乏可引起胶原流失和韧带萎缩[40]。其他原因还包括：先天性支撑结构薄弱和自然衰老引起的薄弱。此外，增加腹压的因素如肥胖、便秘和慢性咳嗽等也会加重脱垂。

支撑子宫和阴道上部的结构是主韧带、阔韧带、圆韧带和宫骶韧带。阴道的中间 1/3 由筋膜支撑，阴道下 1/3 由盆底纤维支撑。直立姿势时，阴道前后壁相贴，后壁由阴道外筋膜和会阴体加强。

阴道前、后壁脱垂可单独发生，也可同时发生，累及尿道、膀胱、直肠和道格拉斯腔，进而导致输尿管疝、膀胱疝、直肠疝和肠内疝等各种疝的组合。

POP 有多种分类方法。国际泌尿学会和国际尿控学会（International Continence Society，ICS）推荐了一种 POP 的量化分类标准（POP-Q），该分类标准已被证实具有可重复性和可靠性[41]，具体内容超出了本章的介绍范围，总体来说，在有张力的情况下，脱垂的最远部位决定了病情的严重性。

0 级：无脱垂；

1 级：位于处女膜上 1cm；

2 级：距处女膜 1cm 以内；

3 级：位于处女膜下 1cm；

4 级：阴道完全外翻。

患者常感觉有一个东西拖拽或有下坠感，这种感觉在活动后加重，休息后缓解。能看到或感觉到有一个肿块。尿频、尿急、尿失禁和尿不尽等泌尿系统症状多是由膀胱和尿道的变形引起，但也可能是由萎缩、感染或膀胱过度活动所致[42]。在排尿或排便前，有时需要用手指代替阴道前壁或后壁。

长时间的子宫脱垂影响到静脉和淋巴回流，导致水肿，进而出现上皮角化和压疮溃疡，可引起出血，但很少癌变。严重脱垂可引起输尿管梗阻甚至肾盂积水。老年完全脱垂患者如果严重到发生了输尿管梗阻，应行超声波检查。进一步的检查还应包括盆腔和腹部 CT 以排除肿瘤。尽管站立位更容易对脱垂程度进行评估，但也可以采用左侧卧位检查。评估泌尿系统功能时，医生可以要求患者反复咳嗽以观察有无压力性尿失禁。老年妇女行保守或外科手术治疗矫正脱垂后，可能会发生潜在的压力性尿失禁。因此，建议行膀胱内压测量和尿流率测定以评估是否存在潜在的压力性尿失禁。如果存在潜在的压力性尿失禁，应在处理脱垂时同时解决。

是否对 POP 进行治疗取决于该病对女性生活质量的影响。如果影响小，则没有必要主动干预。对 POP 的最初治疗首先是改变生活方式，包括减重、戒烟和纠正便秘。盆底肌锻炼对脱垂治疗很重要，如果由专业的物理治疗师指导，POP 会有所改善[43]。

手术有确切疗效。但患者是否适合手术取决于症状的严重程度、失能的程度及患者对手术的耐受性。手术方法包括子宫切除前和/或后+盆底修复术、经阴道子宫切除术或子宫切除+穹窿悬吊术。骶棘固定可以降低复发的风险。

现在术前、术后通常要给予肝素皮下注射以降低静脉血栓形成的风险，手术期间应预防性使用抗生素。由于麻醉剂的改进和术后复发率的降低，大多数患者都能很好地耐受手术。这些治疗使患者的活动范围加大，并能回到生活自理的状态。有证据表明，与年轻患者相比，老年妇女的脱垂手术并不会增加复发率[44]。

POP 术后约 1/3 的患者会受到脱垂复发的困扰[45]。使用阴道网片可降低 30% 的复发率，但并发症的发生率会增高，如阴道网片暴露或挤压导致的尿路症状、阴道疼痛及性交障碍。

阴道闭合术，即使用手术的方法使阴道闭合，它能有效改善脱垂症状，但术后将无法再进行性生活。

如果有手术禁忌或患者不同意手术，可以采用保守治疗。有各种各样的子宫托可供选择。子宫托的材质大多是聚乙烯，它可以起到机械支持的作用，减轻和缓冲盆腔脏器压力，治疗效果和手术效果相当。排斥手术的患者往往年龄偏老，症状较轻[46]。格耳霍恩氏子宫托和环形子宫托有相同的疗效。

佩戴子宫托的患者应当每 4~6 个月检查并清洗一次，以防止发生阴道溃疡。如果发生了阴道溃疡，子宫托应当取出数周以使上皮修复。如果存在低雌激素性萎缩，局部使用雌激素会有助于治疗。环形子宫托无效往往是由于其自行脱落，使用支架可以减少脱落的发生，但子宫托的附属支架会导致更严重的阴道损伤，包括直肠阴道瘘或膀胱阴道瘘。对于老年妇女，如果手术可以预防并发症的发生，或者脱垂程度严重，进行手术可能比更常用的环形托更适合。各种子宫托的检查方法大致相同，但有支架的环形子宫托取出或替换更加困难。

尿 失 禁

下尿路症状在老年妇女中很常见，由多种潜在因素引起。以尿路症状为主诉的女性仅有 65% 可以凭借病史和检查确诊[47]。

尿失禁（urinary incontinence，UI）对于老年人而言非常痛苦而且可以致残，限制了老年女性的活动范围，即使在室内活动也会受到影响，显著降低了患者的生活质量。目前的检查手段和治疗即使不能彻底治愈，也可使症状得到缓解。国际尿控学会将 UI 定义为"患者主诉膀胱内的尿不能控制而自行流出的各种情况"[41]，最常见的类型是压力性 UI 和急迫性 UI，也称为膀胱过度活动症。持续的漏尿更可能与神经系统疾病、膀胱充盈过度、尿道憩室或膀胱阴道瘘有关。

对 UI 的评估和保守治疗需要完善的综合管理。大多数 UI 病例可以在社区进行治疗，明确何种情况需要转诊到二级和三级医疗机构至关重要[48]。本书第 106 章对 UI 进行了更详细的讨论。

老年妇科癌症

有研究表明衰老与癌症发生有关，癌症是更高阶段的衰老。有经验的妇科肿瘤专家组成的医疗团队对妇科癌症患者集中治疗后，护理和治疗效果得到了改善。诊疗计划应该由一个多学科团队（multi-disciplinary team，MDT）制定，包括妇科医生、内科医生、放射肿瘤科医生、病理医生和患者自己。常见的妇科肿瘤发生部位有外阴、子宫颈、子宫内膜和卵巢。

外阴癌

外阴癌最常发生于 60~70 岁，约占生殖器肿瘤的 5%。老年人共病是常见现象，这对于诊疗方案的制定提出了挑战。外阴癌早期表现为瘙痒或无症状肿块，由于患者羞于就医，以晚期表现如出血和/或异常分泌物来就诊的更为多见。病变通常发生在大阴唇，进而侵至尿道、肛门、阴道及局部淋巴结（腹股沟淋巴结和股骨前淋巴结）。单侧肿瘤常转移至同侧淋巴结，但中央部位的肿瘤可能会转移至对侧淋巴结。血行转移很少，晚期可转移至肺、肝或骨。有无淋巴结转移是判断外阴癌预后的最重要的评估指标。总体而言，外阴癌的 5 年生存率超过了 80%[49]。

外阴癌的早期发现和早期干预非常重要。所有疑似外阴癌的患者都应该进行病理活检，要避免在疑诊阶段就直接将肿瘤组织切下行病理活检，而应事先对正常组织和异常组织交界区进行活检。要详细记录病变的外观和位置，并由 MDT 会诊所有检查结果，制定专门的诊治计划，肿瘤的大小、位置、患者的全身情况及个人意愿都会影响诊疗决策。因为外阴癌的患病率很高，尤其对于老年妇女，根治性外阴切除术+双侧腹股沟淋巴结清扫术已不再作为首选的治疗方法。腹股沟淋巴结清扫术的并发症包括慢性淋巴水肿和复发性蜂窝织炎。

早期外阴癌

根据国际妇产科学联盟的诊治指南，局限于外阴或会阴、小于 2cm、浸润深度小于 1mm 的外阴癌[据国际妇科联合会（International Federation of Gynecology and Obstetrics，FIGO）]，定义为 1A 期，可局部切除。该类病例可忽略淋巴结转移的风险[50]。如果浸润深度超过 1mm 或病变范围大于 2cm，推荐行腹股沟淋巴结清扫术。可以是双侧或单侧淋巴结清扫，具体式由 MDT 决定。手术切除范围要达到肿瘤边缘外正常组织 15mm，因为肿瘤的复发与切缘大小相关[51]。最新的证据推荐，应根据前哨淋巴结的转移情况来决定淋巴结清扫的范围[52]。

进展期外阴癌

进展期外阴癌的 5 年生存率小于 50%，患者的术后复发率可能很高。手术前需要制定详细的诊疗计划，并且经常需要一个手术团队（包括妇科肿瘤医生和整形外科医师）在麻醉的情况下进行检查。有些肿瘤需要进行根治性外阴切除术，必要时还要进行腹股沟淋巴结清扫术。制定手术方案时，要考虑到括约肌损伤导致大小便失禁的风险。如果担心手术不能彻底切除肿瘤，MDT 可以考虑首选放疗，或者缩小肿瘤体积后再进行手术治疗。外阴重建术适用于手术切口的愈合，并且可以降低术后并发症的发生率。

外阴癌复发后也可以选择放疗，对于没有做过放疗的患者，在缓和医疗阶段也可以放疗。由于导管置入、恢复欠佳、引流不畅等问题的增多，给护理工作带来了很大困难，这也是感染和淋巴回流障碍的重要原因。

宫颈癌

在世界范围内，宫颈癌仍然是所有年龄组中最常见的妇科恶性肿瘤。在发达国家，由于重视早期筛查，患病率已显著下降。在英国，60 岁以上老年妇女停止宫颈癌筛查，但如果 60 岁以上女性发现宫颈涂片异常，其恶性病的可能性会是 30 岁以下女性的 16 倍[53]。已有证据表明，16 亚型和 18 亚型 HPV 感染是侵袭性鳞癌的重要病因，在侵袭性鳞癌患者中，HPV16 和 HPV18 的阳性检出率超过 90%。针对高危人群，接种 HPV 疫苗（含54 种亚型）可能会改变未来几代人宫颈癌的患病率，但依然需要对该疾病保持警惕[54]。

老年患者会出现一些症状，如阴道分泌物异常、绝经后或性交后出血。疼痛症状出现较晚，通常与广泛的骨盆浸润或骨转移相关。很多宫颈癌患者出现症状时即表现为肾积水而导致的肾衰竭，已是疾病晚期。

和所有癌症一样，治疗方案的选择应该由 MDT 制定，包括妇科医生、内科医生、放射肿瘤科医生、病理医生和患者自己。诊断最好是在全麻下对可疑病灶进行活检，这样就可以根据 FIGO 进行临床分期[55]。影像学分期通常作为 MDT 决策的基础，在 MDT 讨论之前，所有患者都应该行盆腔 MRI 检查。由于 PET/CT 对淋巴结的敏感度更高，MDT 也经常推荐 PET/CT 检查。

80%以上的宫颈癌是鳞癌，淋巴结转移发生较早，半数以上患者早期就已出现盆腔转移。局限于宫颈的肿瘤可通过根治性子宫切除术+盆腔淋巴结清扫术或放疗达到治疗的目的。这两种治疗方案在早期阶段有相似的5 年生存率[56]。

对于老年患者，由于顾虑到根治性手术的术后并发症，为控制疾病进展，常选择放疗。但如果老年患者处于宫颈癌早期，且能耐受手术，就不应该仅因为年龄大而放弃手术。在疾病晚期，肿瘤会侵袭到周围器官，引起膀胱瘘或直肠瘘。和其他鳞癌一样，单纯化疗的治疗效果有限，化疗常联合放疗以提高疗效[57]。如果化疗后出现贫血，血红蛋白水平低于 12g/dl，应纠正贫血，似乎可以改善预后[58]。

子宫内膜癌

子宫内膜癌是老年妇女最常见的恶性肿瘤。绝经后阴道出血是最常见的症状，早期即可出现，因此预后很好，所有阶段的 5 年生存率都在 80%左右。该病与以下因素密切相关：无性行为、绝经晚、肥胖、糖尿病和高血压。不采取对抗措施的 HRT 和使用三苯氧胺是高危因素。子宫内膜癌的患病率在西方国家正在上升，考虑与日益增长的肥胖率有很大关系。80%的原发性子宫内膜癌是腺癌，起源于不典型增生的腺上皮。不典型增生与雌激素未采取对抗措施有关，当病理诊断为不典型增生时，已具有子宫切除的手术指征，因为可能已经存在了还没有诊断出来的癌性病变。浆液性癌、透明细胞癌和未分化癌较少见，但侵袭性和恶性度更高。肉瘤和混合性中胚叶肿瘤更罕见，预后更差。

约 90% 的子宫内膜癌女性存在绝经后出血（postmenopausal bleeding，PMB），有 PMB 症状的患者约 10%会被诊断为子宫内膜癌[59]。建议对 PMB 患者行阴超检查评估子宫内膜厚度。超声下子宫内膜厚度正常是一个很好的子宫内膜癌排除标准，可以让人放心[60]。如果子宫内膜增厚，则需要行子宫内膜活检。子宫内膜厚度在不同部位会略有差别，但一般在 3～5mm（如果正在行 HRT，会略厚一些）。如果老年妇女因为子宫内膜囊肿正在服用三苯氧胺进行治疗，超声检查就没有价值了。这种情况下，首选宫腔镜检查和子宫内膜活检。大多数 PMB 是良性疾病，包括萎缩性阴道炎、子宫内膜息肉或宫颈息肉。

子宫内膜癌直接侵袭宫颈、阴道、经输卵管至腹腔。子宫肌层浸润很常见，可蔓延至浆膜。淋巴转移包括髂外、髂内、闭孔和腹主动脉旁淋巴结。血行播散可导致肺转移。子宫内膜癌的分期依赖于手术评估和术后病理结果（框 85-2）。如果肿瘤子宫肌层的侵袭深度不足 50%，则淋巴结转移的可能性低于 5%。如果子宫内膜活检提示高级别病变或组织学高度恶性或者 MRI 提示病变达子宫肌层深部，则需要 MDT 中的妇科肿瘤医生提供护理建议。

框 85-2 国际妇科联合会（FIGO）子宫内膜癌

ⅠA：肿瘤局限于子宫体，浸润深度<1/2 肌层
ⅠB：肿瘤局限于子宫体，浸润深度≥1/2 肌层
Ⅱ：肿瘤侵犯宫颈间质，但无宫体外蔓延
ⅢA：肿瘤侵犯浆膜层和/或附件
ⅢB：肿瘤侵犯阴道和/或宫旁受累
ⅢC1：盆腔淋巴结阳性
ⅢC2：腹主动脉旁淋巴结阳性和/或盆腔淋巴结阳性
ⅣA：肿瘤侵犯膀胱和/或直肠黏膜
ⅣB：肿瘤远处转移。包括腹腔内淋巴结转移和/或腹股沟淋巴结转移

改编自 Mutch DG: The new FIGO staging system for cancers of the vulva cervix. Endometrium, and sarcomas. Gynecol Oncol 115: 325-328, 2009

治疗至少应该包括全子宫切除、双侧输卵管-卵巢切除、腹水细胞学检查及上腹部探查。针对子宫内膜癌患者是否有必要做淋巴结清扫术目前还有争议。医学研究

委员会资助了 ASTEC 试验（一项关于子宫内膜癌的专项研究），该研究的主要目的之一是探讨盆腔淋巴结清扫术的临床获益或淋巴结过度清扫的评估。该项研究表明，对于早期子宫内膜癌，淋巴结清扫术对提高生存率和降低复发率无获益。这个结论仍存在争议，尤其是对于组织学级别高的老年妇女，术中淋巴结冰冻活检仍普遍应用。在 MDT 会诊时，应提出对组织学级别高的患者进行优化管理。在许多老年妇女中，淋巴结清扫术的弊端超过了所有的潜在获益，建议做单纯的子宫切除术。如果患者不能耐受手术可以采用放疗。

Ⅰ期子宫内膜癌患者术后行放疗可将复发率从 14% 降低至 10%，但总生存率无改善[61]。因此放疗应根据危险分层进行个体化选择，由 MDT 根据子宫肌层浸润是否超过 50%、肿瘤分级及年龄等因素决定。阴道内放疗能降低阴道穹隆转移复发率，阴道外放疗很少使用。25% 的女性会出现常见的副作用，包括大便次数增多、尿频、疼痛和瘢痕形成。晚期患者适合化疗辅助手术治疗，对这些患者也经常采用姑息治疗，包括化疗及放疗（阴道出血和骨转移）。

为了缓解症状或患者不适合其他治疗时，可使用孕激素。孕激素可以促进肿瘤细胞向正常细胞回退，但组织级别高的肿瘤缺乏孕激素受体。

通过手术或放疗成功地降低了阴道穹隆的复发率，随访预后良好，因此得到推荐。

卵巢癌

卵巢癌仍然是最致命的妇科恶性肿瘤，目前是女性癌症的第五大致死原因。65 岁以上的老年人比年轻女性更易患此病，50% 以上的卵巢癌都发生在这一年龄组。卵巢癌早期不易被发现，老年妇女一旦诊断为卵巢癌，往往都已是癌症晚期。晚期卵巢癌患者已失去根治性手术和化疗的机会。卵巢癌的发病和进展通常很隐匿，需要高度警惕。肿瘤标志物 CA125 是卵巢癌的指标，但并不是所有卵巢癌 CA125 都升高，尤其在疾病的早期阶段。其他非卵巢因素，包括一些良恶性疾病也可以出现 CA125 升高。在英国，如果女性出现持续性腹胀、饱腹感和/或食欲不振、盆腔疼痛等症状，可免费检测血液 CA125。绝经后女性出现持续尿频、尿急，也应该行 CA125 检查。如果 CA125 水平升高，就需要做盆腔超声观察卵巢形态。如果绝经后妇女出现腹水，应首先考虑卵巢癌。

遗传性卵巢癌占所有卵巢癌的 10%。目前尚没有证据表明哪一种筛查方法可以有效地降低普通人群或高危老年妇女的卵巢癌患病率，因此，对于老年妇女来说，普及型筛查并不可取。

绝经期 CA125 水平联合超声检查提供了一个有效的恶性危险度指数（risk of malignancy index，RMI）。RMI（表 85-1）诊断卵巢癌的敏感性为 87%、特异性为 89%、

阳性预测价值为 75%[62]。RMI 最重要的价值在于将患者分诊，以确定患者需要在妇科肿瘤医生还是在普通妇科医生处进一步就诊（表 85-2）。大多数绝经后的卵巢囊肿是偶然发现的，如果 RMI 很低，则没有必要对其进行处理。单纯囊肿 RMI 是 0，除非有症状，否则不需要干预。

表 85-1　恶性危险度指数（RMI）*

评分		特点†
超声评分	0	无任何可疑
	1	1 点可疑
	3	2～5 点可疑
绝经评分	1	绝经期前
	3	绝经期后

* RMI=超声评分×绝经评分×CA125（U/ml）

† 可疑的超声特征包括多囊性囊肿、实性包块、转移、双侧损伤、腹水

表 85-2　根据恶性危险度指数（RMI）危险分层

危险分层	RMI	百分率/%	恶性风险率/%
低	<25	40	<3
中	25～250	30	20
高	>250	30	75

所有高危患者均应由 MDT 治疗，并由有经验的妇科肿瘤医生进行手术。晚期卵巢癌的手术死亡率为 1%，严重并发症的发生率约为 5%。

老年妇女卵巢癌中 90% 为上皮腺癌，其他组织学类型有性索-间质恶性肿瘤、生殖细胞肿瘤等。超过 10% 的卵巢肿物来自于其他部位肿瘤的转移，特别是上消化道和乳腺。颗粒细胞瘤是最常见的性索-间质恶性肿瘤，可发生在绝经后，激素改变导致子宫内膜增生，引起阴道出血。

完整的病史采集对疾病诊断及确定手术抑或非手术治疗方案非常重要。美国东部肿瘤协作组（Eastern Cooperative Oncology Group，ECOG）提供了一个简单而有效的评估工具。评估内容包括：血液和生化检查、胸部 X 线及盆腔、肝和肾的超声检查，MRI 并不作为常规检查，但腹部和盆腔 CT 对确定手术术式和制定 MDT 方案有重要参考价值。

剖腹探查术可用于明确诊断，检查腹部脏器情况以确定分期，这些都将会影响到治疗方案的制定和预后判断。主要的治疗手段有双侧卵巢切除术、全子宫切除术、次全子宫切除术。在剖腹探查的同时进行腹膜后冲洗和上腹部、横膈膜探查。手术的首要目标是切除所有的肿瘤组织，但如果完全切除很困难，那么手术就不是最合适的首选方案[63]。

虽然手术减少肿瘤细胞数量是治疗晚期癌症患者的金标准，但是研究表明在使用新的辅助化疗后再行手术治疗对于晚期癌症患者的疗效更好[64]。这一结果尚需要更多的临床试验验证。很多患者术后仍有残余病灶，所

以除了 1A 期患者外，所有患者术后均应辅助化疗。

铂类化合物（如顺铂和卡铂）仍然是首选的化疗药物。它们是细胞毒类药物，副作用包括骨髓抑制、肾毒性、神经毒性并诱发严重的呕吐。卡铂的毒副作用相对少，通常作为首选药物。有研究指出，铂类药物联合紫杉醇治疗比环磷酰胺-顺铂（之前的标准方案）更有效[65]。但这一结果尚未能在其他更多的试验中得到验证。该治疗方案可以使 40%～50% 有广泛转移的患者完全缓解，但大多数会在 2 年内复发。

一线治疗失败预示预后不良。疾病复发后对下一步治疗会产生耐药性，给这类患者试用紫杉烷，取得了一定疗效。如果肿瘤化疗敏感且超过 1 年未复发，再复发时仍可使用铂类药物。难治性腹水是治疗难点，需要反复穿刺放腹水。螺内酯可减少腹水量并控制复发。放疗只适用于无法切除的肿瘤以及肿瘤复发时缓解症状。最常见的姑息手术指征是肠梗阻，尽管预后不良，但为了更好地改善患者的生活质量，仍应考虑将患者转给外科。

大多数卵巢癌发现时已是晚期并死于该病，虽然以治疗为目标，但经常失败。手术和化疗严重影响了患者的生活质量。因此，制定治疗方案时要首先考虑患者的治疗期望。

关键点

- 女性衰老在绝经后加速，尤其是生殖道，这是由于卵巢停止生成雌激素的结果。

- 所有的女性都应该知道如何才能更好地度过绝经期，以及如何解决绝经后的问题，尤其是对生活方式和饮食方面的建议，并且有机会讨论激素补充疗法和 HRT 的利弊。

- 诊断外阴疾病需要有详细的病史、检查及活检结果。如果条件允许，应在专业的妇科皮肤诊所进行管理。

- 对尿失禁的评估和保守治疗的实施要依靠良好的综合尿失禁管理。大多数尿失禁病例可以在社区管理，但明确界定向二级和三级医院的转诊途径非常重要。

- 患有妇科癌症的老年患者应采取和年轻女性一样的手术治疗。但应通过评估共病及衰弱状况进行调

节。管理应由多学科团队（MDT）进行。

（张 华 译，王衍富 校）

完整的参考文献列表，请扫二维码。

主要参考文献

1. Speroff L, Glass RH, Kase NG: Clinical gynecologic endocrinology, and infertility, ed 5, Baltimore, 1994, Williams and Wilkins, pp 101–111.
12. Cummings SR, Kelsey JL, Nevitt MC, et al: Epidemiology of osteoporosis and osteoporotic fractures. Epidemiol Rev 7:178–208, 1985.
16. Manson JE, Hsia J, Johnson KC, et al: Women's Health Initiative Investigators. Estrogen plus progestin and the risk of coronary heart disease. N Engl J Med 349:523–534, 2003.
19. Whitehead M, Farmer R: The Million Women Study: a critique. Endocrine 24:187–193, 2004.
20. Panay N, Hamoda H, Arya R, et al: The 2013 British Menopause Society & Women's Health Concern recommendations on hormone replacement therapy. Menopause Int 19:59–68, 2013.
24. deVilliers TJ, Pines A, Panay N, et al: Updated 2013 International Menopause Society recommendations on menopausal hormone therapy and preventive strategies for midlife health. Climacteric 16:316–337, 2013.
30. Royal College of Obstetricians and Gynaecologists: Vulval skin disorders, management. https://www.rcog.org.uk/en/guidelines-research-services/guidelines/gtg58. Accessed November 7, 2015.
35. Tidy JA, Soutter WP, Luesley DM, et al: Management of lichen sclerosus and intraepithelial neoplasia of the vulva in the UK. J R Soc Med 89:699–701, 1996.
41. Bump RC, Mattiasson A, Bo K, et al: The standardization of terminology of female pelvic organ prolapse and pelvic floor dysfunction. Am J Obstet Gynecol 175:10–17, 1996.
42. Wyndaele JJ: The overactive bladder. BJU Int 88:135–140, 2001.
44. Gerten KA, Markland AD, Lloyd LK, et al: Prolapse and incontinence surgery in older women. J Urol 179:2111–2118, 2008.
48. National Collaborating Centre for Women's and Children's Health (UK): Urinary incontinence: the management of urinary incontinence in women, London, 2013, RCOG Press.
49. Homesley HD, Bundy BN, Sedlis A, et al: Assessment of current International Federation of Gynecology and Obstetrics staging of vulvar carcinoma relative to prognostic factors for survival (a Gynecologic Oncology Group study). Am J Obstet Gynecol 164:997–1003, 1991.
55. Benedet JL, Bender H, Jones H 3rd, et al: FIGO staging classifications and clinical practice guidelines in the management of gynecologic cancers. FIGO Committee on Gynecologic Oncology. Int J Gynaecol Obstet 70:209–262, 2000.
57. Green J, Kirwan J, Tierney J, et al: Concomitant chemotherapy and radiation therapy for cancer of the uterine cervix. Cochrane Database Syst Rev (3):CD002225, 2005.
59. Ferrazzi E, Torri V, Trio D, et al: Sonographic endometrial thickness: a useful test to predict atrophy in patients with postmenopausal bleeding. An Italian multicentre study. Ultrasound Obstet Gynecol 7:315–321, 1996.
62. Davies AP, Jacobs I, Woolas R, et al: The adnexal mass; benign or malignant? Evaluation of a risk of malignancy index. Br J Obstet Gynaecol 100:927–931, 1993.
65. Scottish Intercollegiate Guidelines Network: Management of epithelial ovarian cancer. http://www.sign.ac.uk/pdf/sign135.pdf. Accessed November 7, 2015.

第86章 乳腺癌

Lodovico Balducci，Dawn Dolan，Christina Laronga

大约 35% 的乳腺癌发生在 70 岁及以上的女性，随着人口老龄化该比例预期会增加[1]。年龄是乳腺癌最重要的危险因素。

乳腺癌大体上是一个慢性疾病，受到其他慢性健康状态的影响，包括共患病、多重用药、功能依赖和老年综合征[2]。基础医疗机构的主要任务是协调对患者的护理工作，解决治疗中的难题，获得家庭护理者的支持，并管理长期治疗中的并发症。治疗老年女性乳腺癌要依据个体的预期寿命和个体对治疗方案的耐受力。个体化治疗方案的设计需要各种专业人士的参与，除了医学专家，还需要护士、药剂师、社会工作者和营养师。

在这一章，我们回顾了乳腺癌管理基本原则，老年女性中乳腺癌的流行病学及与乳腺癌治疗相关的年龄特异性问题。

乳腺癌的管理原则

本章节只讨论绝经后乳腺癌患者的管理原则，因为绝经前乳腺癌患者的管理需要考虑卵巢抑制问题。管理方案取决于疾病的病理、分期、患者的预期寿命及对治疗的耐受性。

病理学

乳腺癌最常见的组织学形态包括导管癌和小叶癌[3]。导管癌比小叶癌更容易发生在双侧。这两种形式的癌症均可以是浸润性或原位的。原位导管癌和原位小叶癌发生转移的概率非常小，但如果治疗不及时，也会转变为浸润癌及发生器官转移。随着乳腺钼靶检查的广泛使用，原位导管癌和原位小叶癌可占新诊断乳腺癌病例的30%[4]。因为原位癌疾病发展成为浸润性的疾病需要数年时间，所以在个人有限的寿命中，原位癌的诊断价值被提了出来。

许多组织学特征，包括组织和核分裂相分级及增殖指数（Ki-67 的表达），用来评估乳腺癌的侵袭性和转移的风险，但是其对治疗方案的选择影响不大[3]。

所有新诊断的乳腺癌都应该评估是否有雌激素受体、黄体酮受体及人表皮生长因子受体 2（human epidermal growth factor receptor 2，HER2）[3]的表达。如果缺乏激素受体表达，那么激素治疗是无效的。15%～25% 的乳腺癌患者有 HER2 受体过表达，这会维持乳腺癌的独立

生长 HER2 是表皮生长因子受体家族的一部分，存在于正常人群。它由胞外区、跨膜区、胞内区三部分组成，且含有酪氨酸激酶（图 86-1），这种酶，由受体产生的信号激活，启动转导级联反应，诱导 DNA 合成，促进细胞增殖并抑制细胞凋亡。一些单克隆抗体和酪氨酸激酶抑制剂可以有效地治疗 HER2 过表达的肿瘤。三阴性乳腺癌[即雌激素受体（−）黄体酮受体（−）HER2（−）]，最具有侵袭性，系统治疗效果最不好。

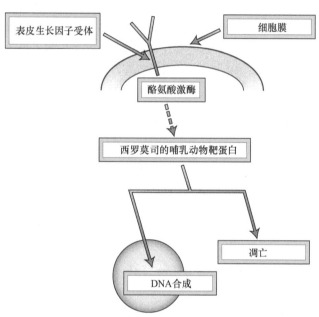

图 86-1　转导的示意图。表皮生长因子受体的细胞外成分与生长因子相互作用，它的细胞内成分与酪氨酸激酶（TK）相互作用。TK 的激活启动刺激肿瘤生长和阻止凋亡的信号转导级联。哺乳动物雷帕霉素靶蛋白（mTOR）的激活是信号转导的关键步骤。表皮生长因子受体可通过与配体的相互作用或聚合被激活。聚合作用是激活人表皮生长因子受体 2（HER2）的唯一机制，因为它缺乏一种特定的配体。

通过分析乳腺癌患者的基因组，医生可调整相应的治疗方案，特别是能识别激素受体高表达的患者，针对这类患者化疗将获益更大[5]。基因组分析也能显示哪类细胞毒性药物更有希望用于治疗哪类乳腺癌。

乳腺癌的治疗

乳腺癌的分期是非常复杂的，基层医务人员及老年医学从业者知识有限，且超出了该章节的分析范围。对

于乳腺癌的治疗将涉及局部、局部进展性及转移性疾病多个方面的治疗。乳腺癌早期阶段的治疗既包括局部又包括全身的治疗[3]。局部治疗包括全乳房切除术、保留乳房的部分切除术、腋窝淋巴结清扫术和放射治疗。目前，全腋窝淋巴结清扫只在前哨淋巴结（sentinel lymph node，SLN）检测呈阳性的个体或那些罕见的 SLN 不能被识别的病例中进行。SLN 是乳腺癌肿瘤细胞可能转移的第一组引流淋巴结，它可以通过放射性同位素或蓝色染料显示出来。

乳房部分切除联合放射治疗可防止保存乳房肿瘤局部复发。术中放射治疗可避免每天放射治疗带来的不便。对于全乳房切除和腋窝淋巴结清扫的复发高危患者，进行术中放射治疗，放射至胸壁和腋窝。适应证：大于 5cm 且侵犯 4 个及以上腋窝淋巴结的原发肿瘤[6,7]。是否所有接受全乳房切除术治疗的患者受益于术后胸壁放射治疗有待于进一步的讨论[8]。放射治疗可不用进行腋窝淋巴结清扫且可减少前哨淋巴结阳性患者的并发症。放射治疗可以治疗脑转移瘤（全身治疗无法到达）及缓解转移疾病的症状，如骨痛[3]。

乳腺癌的全身治疗包括应用激素、细胞毒性药物和生物制剂（框 86-1）。目前，在美国很少使用选择性雌激素受体调节剂（selective estrogen receptor modulator，SERM）它治疗效果不如芳香化酶抑制剂（aromatase inhibitor，AI）且可引起深静脉血栓形成和子宫内膜癌，虽然这种情况出现的很少[9]。但是，与 AI 相比，SERM 能预防骨质疏松症且不会影响患者血脂水平。AI 包括甾体类（依西美坦）和非甾体抗炎药（来曲唑、阿那曲唑）[9]。不同 AI 类药物的效果和并发症是一样的，最严重的并发症是骨量减少及骨质疏松症。建议老年患者进行治疗之前进行双能 X 线吸收法进行骨密度检测，并确保老年患者即使双能 X 线吸收法检测结果正常也在服用钙剂和维生素 D 制品。在两项研究中，骨质疏松可以通过每月和每 3 个月应用唑来膦酸钠进行预防治疗[10,11]，但是不确定这种强化治疗是否有必要。尽管 AI 可以增加胆固醇和低密度脂蛋白浓度，但是没有明确证据能证明 AI 增加冠状动脉疾病和脑卒中的风险[9]。也许，最麻烦的并发症是弥漫性关节痛，可以使老年人致残[9]。这种并发症发生的主要原因是患者治疗依从性差，在停止治疗前值得尝试另一种类别的药物（例如，如果最初的治疗用甾体类化合物，那么可以换用非甾体类化合物，反之亦然）。

框 86-1 乳腺癌的系统治疗

激素类药物
选择性雌激素受体调节药（SERM）
他莫昔芬
托瑞咪芬
芳香化酶抑制剂
阿那曲唑
来曲唑
依西美坦
纯抗雌激素
  氟维司群
高剂量雌激素
黄体酮
雄激素
细胞毒性药物
烷化剂（环磷酰胺、美法仑）
蒽环霉素和蒽二酮（多柔比星、多柔比星脂质体、米托蒽醌）
抗代谢物（氟尿嘧啶、甲氨蝶呤）
生物碱类（长春新碱、长春瑞滨）
紫杉烷类（紫杉酚、多西他塞、白蛋白结合型紫杉醇）
埃博霉素
艾日布林
铂类衍生物（顺铂、卡铂）
丝裂霉素 C
生物制剂
以人类表皮生长因子受体为靶点的单克隆抗体
  曲妥珠单抗
  帕妥珠单抗
酪氨酸激酶抑制剂
  拉帕替尼
哺乳动物西罗莫司靶蛋白抑制剂
  依维莫司
骨吸收抑制剂
双膦酸盐（帕米膦酸、唑来膦酸钠）
地诺塞麦

SERM 具有抗雌激素与雌激素激活的双重作用，与此不同，氟维司群是纯抗雌激素制剂[12]。氟维司群肌内注射给药，每 4 周给药一次（在每 2 周给药一次共 3 次给药后）。同 SERM 和 AI 一样，氟维司群副作用也有潮热和阴道干燥。当患者接受 SERM 和 AI 治疗，但病情仍然进展时，应用氟维司群是有效的。由于它只用于转移性疾病和治疗持续时间少于 12～24 个月的患者，因此该药物的长期并发症很少被发现。在 SERM 被广泛使用之前，高剂量雌激素治疗是激素敏感的转移性乳腺癌患者的主要治疗方法，用其他形式的激素治疗病情仍在进展的乳腺癌，高剂量雌激素治疗仍是积极提倡的。然而，高剂量的雌激素可增加子宫内膜出血、深静脉血栓形成、液体潴留和充血性心力衰竭的发生率[9]。正在进行的研究正在探索对通过经初始治疗之后疾病仍在进展的患者应用雌激素后能够逆转 AI 获得性抵抗的可能性。黄体酮目前很少使用，因为它的效果不如 AI。同样的，雄激素也很少使用，因为它导致女性男性化，这对于大部分患者来说是不能接受的。雄激素可能仍会有一定的作用，应用于不能采用化学疗法但对激素敏感的乳腺癌患者。

详细描述用于治疗乳腺癌的化疗药物已经超出了该章节讨论的范畴[3,13]。化疗药物是对激素无反应的患者的主要治疗方法。在已发生肿瘤转移的患者中，大部分的肿瘤专家更喜欢逐一地使用单一药物（减少并发症发生的风险），并为患有危及生命的肿瘤转移患者提供联合化疗方案，例如肺淋巴管转移癌。所有化疗药物均可以引起中性粒细胞和血小板减少，其患病率和严重性随年龄增加而增加，大部分药物（尽管不是全部）引起患者脱发。阿霉素和铂类药物致吐患病率很高，由于新型止吐药物的出现，近年来呕吐现象急剧减少。蒽环类和蒽二酮可以引发心肌病，随着年龄的增长，发生心肌病的风险也增加[14]。同时采用多柔比星脂质体或阿霉素和右丙亚胺的治疗方案可以降低风险但是不可能完全避免。周围神经病变是使用紫杉醇、埃博霉素、长春新碱、顺铂的主要并发症，它可以使老年患者致残[13]。另外一种严重的并发症是黏膜炎，它是阿霉素、多西他赛和氟尿嘧啶的常见并发症[13]。手足综合征是罕见的并发症，表现为手掌或足底的疼痛和炎症。通过限制多柔比星脂质体和卡培他滨的剂量可以避免该种并发症[15]。老对于老年患者优选的单一治疗药物包括卡培他滨或每周静脉注射紫杉醇、白蛋白结合型紫杉醇、长春瑞滨[16]。卡培他滨是一种口服前体药物，在肝激活或者由肿瘤本身激活。老年患者更喜欢卡培他滨，因为它能够每天进行滴定，而不需要静脉注射。

曲妥珠单抗和帕妥珠单抗是针对 HER2 的不同靶位产生作用的单克隆抗体[17]。在这种情况下，曲妥珠单抗联合化疗药物在治疗乳腺癌的效果已被证明。单一使用帕妥珠单抗效果不好，当与曲妥珠单抗联合使用时，可增加双方的反应速率和持续时间。曲妥珠单抗的主要毒性作用表现为使心脏射血分数降低，因为它可能会干扰心肌营养并导致"心肌冷冻"。该并发症在老年患者中更常见，然而在大部分患者中是可逆的。研究表明，曲妥珠单抗的免疫偶联物具有一个非常活跃的细胞毒性成分，在临床上被批准用于应用曲妥珠单抗治疗后病情仍进展的乳腺癌患者[18]。在这一病例中，曲妥珠单抗作为到达肿瘤这一特定靶点的药物载体，可提高疗效，降低全身并发症[19]。拉帕替尼是一种口服药物，可以抑制通过酪氨酸激酶激活 HER2 的信号转导。它可以提高曲妥珠单抗的疗效。对于有心力衰竭病史的患者，拉帕替尼可用于替代曲妥珠单抗进行治疗拉帕替尼可以穿透血脑屏障，治疗有效并可以预防脑转移瘤。依维莫司是 mTOR（哺乳动物西罗莫司靶蛋白抑制剂）的抑制剂，一种苏氨酸激酶，它是信号转导中的关键步骤[20]。依维莫司联合 AI 对激素治疗抵抗的患者约有 20% 的有效率，这种口服药物价格昂贵，有一些显著的毒性作用，如黏膜炎、支气管发炎和肺炎。双膦酸盐（帕米膦酸钠和唑来膦酸钠）和地诺塞麦（RANK 配体的单克隆抗体）延缓骨转移和降低骨骼相关疾病的发生率[21]。双膦酸盐可以静脉注射，地诺塞麦肌内注射。所有这些化合物的严重并发症之一是颌骨坏死，口腔外科都无能为力。唑来膦酸钠可以预防使用 AI 药物引起的骨质疏松，并可以进一步降低全身复发的风险[10,11]。

乳腺癌的治疗方案随疾病所处阶段不同而发生变化[3]。当肿瘤可切除时，治疗方案包括部分或全乳房切除和 SLN 活检。SLN 阳性的患者常规行全腋窝淋巴结清扫或腋窝的放射治疗。为了保留乳房，部分乳房切除的患者必须辅以乳房的放射治疗。局部治疗紧随全身治疗之后可以降低肿瘤全身复发的风险，它可以从几方面评估，其中包括患者预期寿命[3]。肿瘤复发的风险与原发肿瘤的大小、累及淋巴结数目、肿瘤分期和扩散率、激素受体及 HER2 过度表达情况等因素有关。

激素依赖性肿瘤（乳腺癌中雌激素受体含量高者）推荐使用辅助激素治疗（内分泌治疗）。对于绝经后的妇女来说，辅助激素治疗最有效的药物是 AI[22]。AI 可以单一使用，或者在使用 SERM 药物 2～3 年后使用。但是，不推荐 AI 和 SERM 同时使用，因为两种药物相互拮抗，对于不能耐受 AI 的患者，可单一使用 SERM 药物。辅助激素治疗时间至少 5 年。最近研究表明延长治疗时间，甚至终生治疗，也许可以降低癌症全身性复发的风险[22]。

对于激素受体表达阴性的患者及所有不论激素表达状态如何但累及腋窝淋巴结的患者应该联合辅助化疗[23]。通过基因组的分析，肿瘤学家可以区分淋巴结阴性及激素依赖性肿瘤患者，这有助于调整细胞毒性化疗药物的应用[24]。HER2 过表达的患者，如果添加曲妥珠单抗治疗 1 年，复发风险减少至少 50%。

当有时肿瘤局部增长累及胸壁或皮肤时不能行手术治疗，可采取全身化疗缩小肿瘤体积后行局部治疗，如可以手术也可以放疗。[25]。

转移瘤的主要治疗方法是全身化疗[26]。对于激素非依赖性肿瘤或经过内分泌治疗后，病情仍然进展的激素依赖性肿瘤，需采用化疗方案。不论激素受体的状态如何，对于危及生命的转移瘤患者（如经淋巴管肺转移）需要，建议联合化疗方案。HER2 超表达的患者，曲妥珠单抗、帕妥珠单抗联合化疗是一线治疗方案。

对新诊断的乳腺癌患者的初级评估

确定乳腺癌的分期除了病史、体格检查、基础的实验室检查（血常规和生化检查）外，还包括胸腹部、骨盆、头部和骨骼的影像学检查。如果没有禁忌证，对于头部检查选择磁共振成像（magnetic resonance imaging，MRI），骨骼选择放射性核素骨扫描，身体的其余部位选择计算机断层扫描（computed tomography，CT）。CT 表现异常的恶性肿瘤推荐做正电子发射断层扫描（positron emission tomography，PET）检查。

美国国家综合癌症网络指南建议，在没有症状或转移迹象的情况下，全身分期仅适用于原发肿瘤很大（≥4cm）或累及 3 个及以上腋窝淋巴结的患者[26]。过度分期的弊端包括假阳性率和成本均增加。三阴性或 HER2 过表达的乳腺癌患者，考虑到转移风险增加，即使在疾病早期也建议进行全面的影像学检查。乳腺癌的肿瘤标志物[cancer antigen（CA）15-3、CA15-9 或癌胚抗原（carcinoembryonic antigen，CEA）]的使用是有争议的，许多学者专家并不推荐，因为它们不是乳腺癌的特征性标志物且已转移的患者肿瘤标志物往往是正常的。根据我们的经验，在转移瘤中，这些标志物如果升高，对于检测治疗效果有帮助，没有必要每几个月进行一次复查。在改变全身治疗之前，我们推荐通过影像学检查来确认疾病是否在进展。

乳腺癌治疗的年龄相关问题

65 岁后乳腺癌患者的死亡率随年龄的增加而增加[27,28]，原因未知，但要求仔细考虑当前老年女性乳腺癌的预防和治疗。年龄也许影响着乳腺癌治疗的每一阶段（框 86-2）。

框 86-2 乳腺癌治疗的年龄相关问题
• 评估生理学年龄（预期寿命和治疗耐受性） • 乳房部分切除后进行术后放疗 • 腋窝淋巴结清扫 • 辅助化疗的价值 • 转移瘤的治疗 • 化疗相关毒性的预防 • 长期治疗的毒性作用

预防

预防包括一级预防、二级预防和化学预防。一级预防指的是病因预防。它包括避免接触放射线，不吸烟，避免激素替代治疗和饮食的调整。雌激素和孕激素联合使用会增加患乳腺癌的风险，应该避免这样做[3]。非对抗性雌激素是否会导致乳腺癌还不清楚[29]。对于子宫切除术的妇女可以使用最低有效剂量[30]。每天饮用超过相当于两杯葡萄酒的酒精量是乳腺癌患者的饮食危险因素[31]。日常服用叶酸可能有助于酒精摄入者患乳腺癌。膳食脂肪的作用和乳腺癌的因果关系尚不清楚。

SERM 和 AI 联合治疗激素依赖性肿瘤可降低约 60% 的风险，但不能降低乳腺癌相关的死亡率[32]。激素依赖性肿瘤是最惰性的类别，早期通过乳房 X 线检查可以降低乳腺癌的死亡率。考虑到并发症和药物的费用，乳腺癌的化学预防是有争议的，应该给予个体化评估，采取个体化治疗方案。

在三个随机对照试验中，早期乳腺钼靶筛查可以降低 51～69 岁女性乳腺癌相关的死亡率[33]。加拿大的一项研究表示乳腺钼靶筛查并不优于专家的体格检查，该结果引起争议[34]。该研究被批评，是因为过去学者认为乳房 X 线检查不充分，然而目前乳腺钼靶检查是重要医疗机构建议的指导方针[35]。但 69 岁以上的女性进行乳腺钼靶检查仍然有争议。乳腺钼靶检查对于那些在之前的筛查中已经诊断为癌症的患者的收益率越来越边缘化。来自监测、流行病学和最终结果（surveillance, epidemiology, and end result，SEER）的两个回顾性研究表明 69～85 岁女性进行乳腺钼靶检查可以降低乳腺癌相关的死亡率[36,37]。基于这些数据，推荐 70 岁及以上或预期寿命 5 年或 5 年以上的老年人做乳腺钼靶检查。

存在争议的问题包括乳腺钼靶检查的频率（是否应该每年进行一次）、由专业人士（医生、护士或专家）进行乳房查体的作用、新技术如乳房 MRI 的优势。乳腺钼靶检查已被广泛应用并被认为是标准的分级技术。

一旦行乳腺钼靶或体格检查时发现了乳房的病变，需要进一步行超声检查，并对病灶进行活检来确定病变部位的性质。

局部疾病的管理

与年龄有关的局部疾病管理问题包括：

• 对激素依赖性乳腺癌患者，优先选择激素治疗，而非手术治疗；
• 部分乳房切除术后常规进行术后放疗；
• 腋窝淋巴结清扫术；
• 辅助治疗的价值。

至少有 5 个随机对照试验比较了单纯激素治疗与手术+激素治疗的效果。这些研究的荟萃分析表明就局部进展和乳腺癌患者的生存期而言，乳房切除术较激素治疗结局更好[38]。我们应该辩证地看这些结果，因为五个研究中只有一个评估了激素受体的作用并且激素治疗选用的是他莫昔芬，而不是更有效的 AI。然而，鉴于乳房切除手术采用局部麻醉，并发症少，很难说明哪种方案更好，最多能说明手术和激素治疗是等价的。对于拒绝行乳房切除术或少数有手术禁忌证的患者，应选择激素治疗方案。

部分乳房切除术后，甚至不进行放射治疗，肿瘤局部复发的风险随年龄增长而降低，一些肿瘤学家好奇能否省去老年患者的放射治疗。最近的一项随机对照试验表明这也许可行[39]。最大肿瘤直径为 1cm 的 70 岁及以上的女性乳腺癌患者，手术后辅以放射治疗，发现 5 年肿瘤复发率降低了 3%但是不影响癌症相关的生存率和整体生存率。当忽略放疗的毒副作用时，拒绝放疗的主要原因是不方便。在没有禁忌证时，术中放疗是较好的选择，它可以避免术后每天行放射治疗。

自采用 SLN 活检术以来，关于腋窝淋巴结清扫的问题，研究表明患者从清扫中获益可能没有实际意义。对于 SLN 阳性的患者，可以通过对腋窝进行放射治疗来避免完全的腋窝淋巴结清扫，除非为了辅助治疗必须知道阳性淋巴结的数量[40]。放射治疗与淋巴结清扫相比，发生淋巴肿的风险和严重程度均要低。

一种 AI 联合激素治疗或者一种 AI 治疗 2～3 年后再使用一种 SERM 的治疗方案可以使激素依赖性肿瘤患者全身复发的风险降低 40%～50%[22]。治疗至少要持续

5 年，大部分研究表明，延长治疗时间是受益的。在复发风险小的个体中，辅助激素治疗的效果是微弱的。临床中可通过基因组分析鉴别出激素依赖性肿瘤，该类型肿瘤能从辅助化学治疗中获益。目前，这些检测方法仅在未涉及淋巴结的肿瘤中得到验证。

目前，某种形式的化疗被认为对所有淋巴结转移癌患者都有效[23]。

癌症和急性白血病研究组（Cancer and Acute Leukemia Group B，CALG-B）是一个具有里程碑意义的研究，这种辅助化学治疗被用于 65 岁及以上妇女的乳腺癌系统性复发的预防上[41]。有腋窝淋巴结转移的老年患者被随机分成试验组（接受卡培他滨联合化疗治疗）和对照组（仅仅接受单药卡培他滨）。结果表明试验组患者复发率降低及癌症相关的生存率提高。

除了考虑癌症复发的风险，还应基于寿命、并发症来决定是否进行辅助化学治疗。临床和实验室仪器建模允许临床医生评估与癌症不相关的死亡风险及化疗的严重并发症[42-22]。

对于转移性疾病的治疗，我们建议的方案见图 86-2。

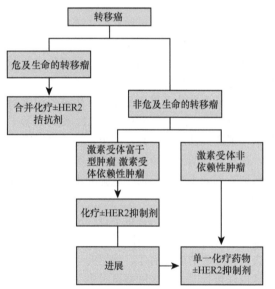

图 86-2　老年女性乳腺癌转移患者治疗原则。HER2. 人表皮生长因子受体 2。

危及生命的转移是指中位生存期短于 3 个月，这是激素治疗起作用的时间有生命危险的转移瘤包括肺淋巴管转移癌和弥漫性内脏转移瘤伴器官功能受损[3]。

HER2 抑制剂应该在 HER2 过表达肿瘤患者中使用。不提倡曲妥珠单抗联合蒽环霉素，这会增加心脏毒性。

激素依赖性肿瘤患者激素治疗方案无效时也可以行化学治疗。

转移疾病的特殊注意事项

转移部位不同，患者预期寿命也大不相同。骨转移

患者的平均预期寿命超过 5 年，肺转移和多发脑转移如果未经治疗平均预期寿命是 3 个月。当治疗老年乳腺癌患者时，应该考虑他们的预期寿命的不同。不同部位的转移性疾病可能受益于一些特殊的规定。

中枢神经系统转移。它包括脑和脑膜转移[45]。由于血脑屏障，中枢神经系统转移不受大部分全身治疗的影响，需要局部治疗。一些报告显示，一些药物（SERM 和拉帕替尼）对中枢神经系统转移瘤偶尔有效。单发病灶可行手术或放射治疗，而多发灶则需要全脑放疗。单发病灶切除后可能延长患者寿命。脑膜转移瘤病情易变且不可预测，比如发生颅内压增高或常常出现周围神经病变，首先累及颅神经。通过行 MRI 检查可以诊断脑膜转移了，但要想确诊，必须在脑脊液中找到肿瘤细胞[46]。主要治疗为甲氨蝶呤或塞替派鞘内化疗，接受治疗的患者平均生存期不足一年。

骨转移。绝经女性的乳腺癌患者最常发生骨转移。除了系统治疗外，还可以口服双膦酸盐（磷酸盐或唑来膦酸钠）或地诺塞麦，这可预防或延缓发生骨骼相关并发症[47]。如果累及负重骨骼，则需外科固定来预防病理性骨折。脊髓转移需要 MRI 的评估来排除可能发生的脊髓受压，脊髓受压是急症，需给予积极治疗如接受大剂量类固醇激素、急诊手术（如果可行）及放射治疗。

肝转移。肝转移很少行局部治疗。当仅转移到肝且未累及其他器官可行手术切除术、放疗或者肿瘤热疗方案。危及生命的肝转移可以行化疗栓塞术或放射性栓塞术[48,49]。

皮肤转移。皮肤转移很少威胁到生命，但会引发严重的并发症，如疼痛、溃疡及感染。若发生上述并发症行局部治疗（激光或氟尿嘧啶）是有益的[50]。

乳腺癌治疗的长期并发症

大多数乳腺癌患者可以存活 5 年或更长时间，而且可能容易出现长期的治疗并发症（框 86-3）。

框 86-3　乳腺癌治疗的长期并发症
芳香酶抑制剂+氟维司群
骨量减少和骨质疏松
血脂异常
潮热
阴道干燥和性功能障碍
化疗
急性白血病或骨髓增生异常综合征
慢性心功能不全
疲劳
记忆障碍或痴呆

接受 AI 辅助激素治疗的患者易患骨质疏松。无论骨密度如何均接受唑来膦酸钠治疗或者交替使用 AI 和

SERM 药物，可以预防骨质疏松[9,10,47]。同时接受唑来膦酸钠治疗可以降低肿瘤复发的风险。

AI 和氟维司群（Faslodex）联合用药可以治疗激素依赖性转移瘤。但联合用药是否影响骨密度和血脂水平尚不清楚。

对于阿霉素诱导的脊髓发育不良[51]、急性白血病和心肌病[52]来说，年龄是一个危险因素。基因组分析使医生能够限制以阿霉素为基础化疗治疗的患者数量，从而降低患长期并发症的风险。

乏力是肿瘤患者化疗过程中持续时间最长的慢性并发症，可增加老年患者的功能依赖性和死亡率[53]。在很大程度上，对于肿瘤患者，乏力的治疗方案是不明确的，是未来研究的最重要领域之一。

化疗可能影响患者认知功能，但与痴呆风险增加的关系还尚不清楚[53]。最糟糕的症状可能是患者担心自己的认知功能，这就需要神经心理学专家对其进行心理疏导及治疗。

初级保健提供者的作用

在多数情况下，老年患者的管理是多学科的。在我们看来，必要时，初级保健提供者（primary care provider，PCP）应该是团队的领导者。由于 PCP 了解患者的用药史和个人史，他充当了顾问这一独特角色。该章节高度强调，设计乳腺癌患者的治疗方案应该权衡利弊。权衡利弊的关键点包括乳房影像筛查、手术类型的选择（全切 vs.部分切除）、辅助治疗的管理及面对侵袭性转移瘤时何时放弃延长寿命的治疗措施。

除了降低患者非癌症相关疾病的患病率，PCP 在许多方面都起着重要作用，如评估患者寿命和并发症的风险，评估社会支持的充分性，预防骨质疏松及治疗长期并发症。除此之外，PCP 可以观察乳腺癌患者的长期生存问题，这与人口老龄化和乳腺癌预后和结局密切相关。

通过建立患者家庭和邻居间的联系，以及通过患者量表提高交流的能力，这使得 PCP 和肿瘤专家间的合作加以巩固。

附　　言

1. 细胞周期蛋白依赖激酶 4 和 6 的抑制剂、帕布昔利布，联合来曲唑被批准为治疗转移肿瘤的一线方案。它们是治疗激素依赖性乳腺癌转移瘤的最有效方案。

2. 大量研究表明地诺塞麦联合来曲唑（AI 类药物）能有效地预防骨质疏松及降低乳腺癌复发风险中。

关键点

- 对于 65 岁及以上的老年患者，乳腺癌相关死亡的风险会随着患者年龄的增加而上升。目前尚不清楚这种过多死亡的原因是疾病更具侵袭性、病情进展，抑或是治疗不积极造成的。无论如何，最重要的是在老年人中乳腺癌是致命性的。

- 长期用芳香化酶抑制剂辅助治疗的患者可能会发生骨质疏松，可以通过连续使用唑来膦酸纳来预防。双膦酸盐药物可以降低乳腺癌复发的风险。

- 无论年龄大小，辅助化疗对于以下患者是有益的：雌激素受体阴性的大多数肿瘤患者；激素受体丰富的肿瘤患者，且腋窝淋巴结转移＞3 个；激素受体丰富的肿瘤患者，最多可累及 3 个淋巴结，其基因组特征（肿瘤类型 DX 评分）提示很高的复发风险。

- 预期寿命为 5 年及以上的女性需要进行某种形式的乳腺癌筛查。目前尚不清楚老年人乳腺的身体检查是否与乳房 X 线检查一样敏感。

（钱盼盼 译，陶 维 校）

完整的参考文献列表，请扫二维码。

主要参考文献

3. Abeloff MD, Wolff AC, Weber BL, et al: Cancer of the breast. In Abeloff MD, Armitage JO, Niederhuber JE, et al, editors: Clinical oncology, ed 4, Philadelphia, 2008, Churchill Livingstone, pp 1875–1943.

6. Li Y, Moran MS, Huo Q, et al: Post-mastectomy radiation therapy for breast cancer patients with T1-2 and 1-3 positive lymph nodes. A meta-analysis. PLoS One 8:e81765, 2013.

7. Smith BD, Haffly BG, Hurria A, et al: Postmastectomy radiation and survival in older women with breast cancer. J Clin Oncol 24:4901–4907, 2006.

9. Palmieri C, Patten DK, Januszeski A, et al: Breast cancer: current and future endocrine therapy. Mol Cell Endocrinol 382:695–723, 2014.

10. Coleman R, Cameron D, Dodwell D, et al: adjuvant zoledronic acid in patients with early breast cancer: final analysis of the AZURE randomized open label phase III trial. Lancet Oncol 15:997–1006, 2014.

11. Gant M, Mlineritsch B, Stoeger H, et al: adjuvant endocrine therapy plus zoledronic acid in premenopausal women with early stage breast cancer: 62 months follow up from theABCSG-12 randomized study. Lancet Oncol 12:631–641, 2011.

12. Robertson JF: Fulvestrant (Faslodex): how to make a good drug better. Oncologist 12:774–784, 2007.

13. Balducci L: Studying cancer treatment in the elderly patient population. Cancer Control 21:215–220, 2014.

14. Accordino MK, Neugut AI, Hershman DL: Cardiac effect of anti-cancer therapy in the elderly. J Clin Oncol 32:2654–2661, 2014.

15. Miller KK, Gorcey L, McLellan BN: Chemotherapy-induces hand-foot syndrome and nail changes. A review of clinical presentation, etiology, pathogenesis, and management. J Am Acad Dermatol 4:787–794, 2014.

16. Tew WP, Muss H, Kimmick GG, et al: Breast and ovarian cancer in the older woman. J Clin Oncol 32:2553–2561, 2014.

17. Miles D, Baselga J, Amadori D, et al: Treatment of older patients with HER2-positive metastatic breast cancer with pertuzumab,

trastuzumab, and docetaxel; subset analysis from a randomized double-blind, placebo-controlled phase III trial (CLEOPATRA). Breast Cancer Res Treat 142:89–99, 2013.

18. Peddi PF, Hurvitz SA: Ado-trastuzumab emtansine (T-DM1) in human epidermal growth factor receptor 2 (HER2)-positive metastatic breast cancer: latest evidence and clinical potential. Ther Adv Med Oncol 6:202–209, 2014.

19. Nolting M, Schneider-Merck T, Trepel M: Lapatinib. Recent results. Cancer Res 201:125–143, 2014.

20. Piccart M, Hortobagyi GN, Campone N, et al: Everolimus plus exemestane for hormone-receptor positive, human epidermal growth factor 2 negative metastatic breast cancer: overall survival results from BOLERO-2. Ann Oncol 25:2357–2362, 2014.

21. Clemons M, Gelmon KA, Pritchard KI, et al: Bone-targeted agents and skeletal-related events in breast cancer patients with bone metastases. The state of the art. Curr Oncol 19:259–268, 2012.

30. Roos RK, Paganini-Hill A, Wan PC, et al: Effects of hormone-replacement therapy on breast cancer risk: estrogen vs estrogen plus progestin. J Natl Cancer Inst 92:328–332, 2000.

31. Fagherazzi G, Vilier A, Boutron Rouault MC, et al: Alcohol consumption and breast cancer risk subtypes in the E3N-EPIC cohort. Eur J Cancer Prev 24:209–214, 2014.

32. Advani P, Moreno Aspitia A: Current strategies for the prevention of breast cancer. Breast Cancer 6:59–71, 2014.

33. Gostche PC, Jorgensen KJ: Screening for breast cancer with mammography. Cochrane Database Syst Rev (6):CD001877, 2013.

35. Harris RP: How best to determine mortality benefits from screening mammography: dueling results and methodologies from Canada. J Natl Cancer Inst 106, 2014.

36. McCarthy EP, Burns RB, Freund KM, et al: Mammography use, cancer stage at diagnosis and survival among older women. J Am Cancer Soc 48:1226–1233, 2000.

37. McPherson CP, Swenson KK, Lee MW: The effect of mammography detection and comorbidity on the survival of older women with breast cancer. J Am Geriatr Soc 50:1061–1068, 2002.

38. Morgan JL, Reed MW, Wyld L: Primary endocrine treatment as the treatment of older women with operable breast cancer. A comparison of randomized control trials and cohort study finding. Eur J Surg Oncol 40:676–684, 2014.

39. Hughes KS, Schnaper LA, Bellon JL, et al: Lumpectomy with tamoxifen with and without irradiation in women aged 70 years of older with early breast cancer: long-term follow-up of CALGB 9343. J Clin Oncol 31:2382–2387, 2013.

40. Selton J, Cody H, Tan L, et al: Radiation field design and regional control in sentinel lymph node positive breast cancer patients with omission of axillary dissection. Cancer 118:1994–2003, 2012.

41. Muss HB, Berry DA, Cirrincione CT, et al: Adjuvant chemotherapy in older woman with early stage breast cancer. N Engl J Med 360:2055–2065, 2009.

44. Hurria A, Togawa K, Mohile SG, et al: Predicting chemotherapy toxicity in older adult with cancer: a prospective multicenter study. J Clin Oncol 29:3457–3465, 2011.

45. Liu NU, Amiri-Kordestani L, Palmieri D, et al: CNS metastases in breast cancer: old challenges, new frontiers. Clin Cancer Res 19:6404–6418, 2013.

46. Beauchesne P: Intrathecal chemotherapy for treatment of leptomeningeal dissemination of metastatic tumors. Lancet Oncol 11:871–879, 2010.

47. Rordorf T, Hassan AA, Azim Z, et al: Bone health in breast cancer patients. A comprehensive statement by CECOG/SAKK intergroup. Breast 23:511–525, 2014.

48. Dittman Y, Altendorf-Hoffman A, Schule S, et al: Liver resection in selected patients with metastatic breast cancer. A single center experience and review of the literature. J Cancer Res Clin Oncol 139:1317–1325, 2013.

49. Clark ME, Smith RR: Liver-directed therapy in metastatic colorectal cancer. J Gastrointest Oncol 5:374–387, 2014.

50. Wong CY, Helm MA, Kalb RE: The presentation, pathology, and current management of cutaneous metastases. N Am J Med Sci 5:499–504, 2013.

52. Doyle JJ, Neugut AI, Jacobson JS, et al: Chemotherapy and cardiotoxicity in older breast cancer patients: a population based study. J Clin Oncol 23:8597–8605, 2005.

53. Balducci L, Fossa SD: Rehabilitation of older cancer patients. Acta Oncol 52:233–238, 2013.

1篇　内分泌学

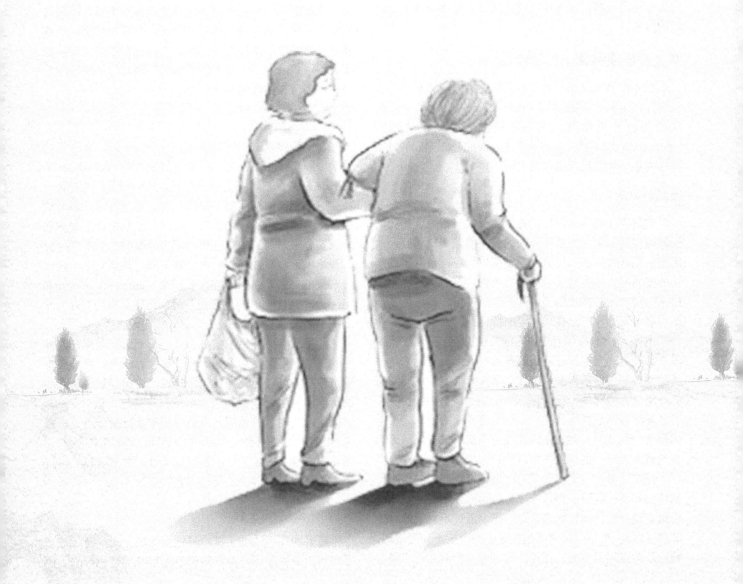

第 **87** 章 | 肾上腺与垂体异常

Steven R. Peacey

肾上腺疾病

人体对正常肾上腺功能的需求一直延续到老年。经过十几年的探究，人们证实了皮质醇分泌水平的模式在健康老年人群中基本上是保持不变的。肾上腺激素的新陈代谢与年龄的细微变化具有相关性，形态学上如结节之类的特征在衰老的肾上腺腺体中是非常常见的。随着先进的影像学技术的广泛应用，这些通常被偶然发现的改变日趋受到重视。因此，我们需要在本章开头先来介绍肾上腺类固醇（adrenal steroid）的生理生化作用，控制其分泌的机制，以及现有的评估肾上腺功能及解剖结构的技术。

肾上腺皮质激素的生理作用

在多种已被发现的肾上腺分泌的类固醇激素中，皮质醇（cortisol）和醛固酮（aldosterone）有不可争辩的重要的内分泌作用。生理学观测表明糖皮质激素（glucocorticoid）和盐皮质激素（mineralocorticoid）对重要的酶系统和靶组织的作用不同。

糖皮质激素

皮质醇（氢化可的松）是人类及大多数哺乳动物的天然糖皮质激素，大鼠除外，大鼠不能分泌皮质醇，而用皮质酮代替。长久以来人们发现皮质醇，特别是高剂量的皮质醇，具有盐皮质激素的特性，这导致了地塞米松（一种合成的糖皮质激素）的广泛使用，其作为基准糖皮质激素并没有盐皮质激素的特性[1]。

地塞米松的应用已从实验阶段进入到临床试验阶段。尽管有确凿证据证明了其有效性，但也有越来越多的结果质疑之前假设的真实性。早先有人将糖皮质激素的作用分为生理性（低剂量）和药理性（高剂量）两种，后者易导致库欣样副作用。尽管地塞米松的临床效果十分显著，但此种分类方法暂且没有确凿科学依据，因为高剂量并没有产生新的作用。

糖皮质激素一词源于其对碳水化合物代谢的影响：拮抗胰岛素，促进肝糖原合成，防止低血糖发生。糖皮质激素影响机体能量代谢，这一作用通过不同组织对糖酵解关键酶、磷酸烯醇丙酮酸羧激酶的反应不同而实现。糖皮质激素还具有允许作用，可以通过影响血管和肾，来调控血压和细胞外水含量[2]。糖皮质激素的其他关键功能包括影响蛋白质及脂质合成及对免疫系统的复杂作用。除此之外，尽管众所周知但很少提及，糖皮质激素在发生应激反应时分泌增加。可以增加皮质醇分泌的因素有很多，包括发热、外伤、失血、血浆流失、低血糖及心理状态紊乱等。综上所述，形成有关糖皮质激素作用的统一假说难以达成，但单就免疫反应来讲，目前人们广泛接受糖皮质激素可以削弱快速反应细胞因子和急性期蛋白的作用，来减少潜在损伤[3]。

盐皮质激素

醛固酮的作用在表面上与糖皮质激素类似，即通过影响肾钠钾代谢来调节体液和血压。有研究表明，盐皮质激素对其他组织如结肠、脑、垂体也有影响，但其意义尚不清楚。老年人尽管肾素水平下降，但是醛固酮分泌的生理节律依然保持不变[4]。

肾上腺雄激素

肾上腺皮质亦分泌雄激素（androgen）。其中包括雄烯二酮（androstenedione）和脱氢表雄酮（dehydroepiandrosterone），后者多为结合形式，以硫酸盐形式分泌。肾上腺雄激素的功能尚不明确，有人猜测其在儿童所谓的"肾上腺皮质机能初现"（7 岁左右儿童肾上腺皮质雄激素分泌增加）中起作用。与皮质醇的产生不同，肾上腺雄激素水平在老年人中显著下降，甚至低至年轻成人水平的 5%，促肾上腺皮质激素（adrenocorticotropic hormone，ACTH）的反应也下降，此现象称为"肾上腺机能停滞"[5]。

除了影响身体毛发发育以外，肾上腺雄激素在人体中的其他作用仍不为人知。有一种假设认为，脱氢表雄酮水平下降可以导致粥样斑块形成，进而导致老年人心血管疾病发生，但没有合理的依据支持这一假说[6]。其他证据表明脱氢表雄酮具有免疫调节及抗癌作用。有报道称脱氢表雄酮在老年人中使用可以提高自然杀伤（natural killer，NK）细胞的细胞毒性，并且可以大幅提高人对身体和精神状态良好的感知水平[7]。

类固醇激素的生化作用

激素的作用依赖于其特异性受体的分布。新近的研究向我们清楚阐明了类固醇激素作用的同时也带来了亚待阐明的问题。类固醇是亲脂性的，易进入细胞，因此类固醇受体在细胞内。类固醇传统的作用模式是：类固醇结合胞质受体形成活化复合物，易位入核，进而激活特定的基因，最终导致蛋白质水平改变[8]。类似的作用模式也发生在与类固醇结构不同的甲状腺激素上。分子克隆技术证实所有类固醇激素受体与原癌基因 *c-erb-A* 有很强的同源性，后者实质上是一种甲状腺素受体。所有这些受体在激素和 DNA 结合域方面都有同源性，可以组成一个超家族基因，其产物可以被认为是来源于同一原始基因的转录调控蛋白[9]。类固醇激素受体复合物与含有热激蛋白（hsp90、hsp70、hsp62）的蛋白复合物结合。受体暴露在类固醇激素中后与复合物解离，使其能够与激素结合[10]。除了经典基因组机制以外，皮质醇-糖皮质激素受体复合物可以通过膜相关受体和第二信使与其他转录因子（如 NF-κB）及非基因组通路相互作用[11]。

激素-受体复合物产生新构象，将 DNA 结合域暴露在外。至此，类固醇激素作用模式适用于糖皮质激素。但如果涉及糖皮质激素和盐皮质激素作用的分子基础，问题就出现了。早先认为 I 型受体与盐皮质激素的结合性高于糖皮质激素，新近的研究表明这一差别不存在。二者分子水平上的亲缘关系确实存在[12,13]。一个可能的解释是，之所以糖皮质激素在肾、肠、唾液腺等组织中结合 I 型受体能力较低，是因为其比盐皮质激素多几个摩尔的分子质量。肾、肠、唾液腺这些组织含有强力强大的 11-羟化羟基类固醇脱氢酶，可以快速地系统，它能迅速将皮质醇转化成皮质酮，而后者没有不与受体结合受体的能力[14]。

通过影响基因表达，糖皮质激素可以增加一些关键代谢酶的产量，如肝酪氨酸转氨酶[15]及色氨酸氧化酶[16]。除了传统作用模式，糖皮质激素对免疫系统的作用由第二信使脂皮质蛋白（膜联蛋白 A1）介导[17]，其具有多种作用，包括抑制多形核白细胞运输，降低促炎细胞因子水平，促进抗炎细胞因子生成。

肾上腺功能调控

糖皮质激素分泌调控机制

垂体分泌的 ACTH 促进皮质醇分泌。ACTH 能促进胆固醇向孕烯醇酮转化（从胆固醇侧链移除六碳单位片段），此化学反应在线粒体中进行。类固醇生成过程由细胞色素 P450 级联酶体介导，底物通过酶体复合物在线粒体和胞质游走以完成反应，ACTH 对多个反应步骤都有作用[18]。

ACTH 分泌调控有 3 种主要机制：生理节律、应激反应、皮质醇的负反馈作用。阿片-促黑素细胞皮质素原是种大分子（31kDa）多肽，是 ACTH 前体，它可以被解离成 ACTH 及 β 内啡肽，二者以等比例分泌。下丘脑分泌的促肾上腺皮质激素释放激素（corticotropin releasing hormone，CRH）通过下丘脑-垂体门脉系统调控 ACTH 的分泌[20]。

下丘脑分泌一种多肽复合物，一个 41-基团复合体，其主要成分是 CRH。然而，这种复合物比自然来源的下丘脑提取物促 ACTH 分泌作用弱。有人发现血管加压素（arginine vasopressin，AVP）和其他未定名的激素可以协同 CRH 作用[21]。CRH 以脉冲形式释放，促进 ACTH 脉冲释放，进而促进皮质醇脉冲释放。ACTH 和皮质醇的生物节律由不同振幅、频率的脉冲组成：通常在午夜时分接近最低值，凌晨 3～4 点开始增高，上午 8～9 点到达峰值，随后水平开始下降，会在午餐时间随进食有所上升[22]。

之前提到，许多表面上不大相关的刺激因素对 ACTH 和皮质醇都有刺激作用。早先有证据证明，CRH、AVP、缩宫素对 ACTH 和皮质醇水平都有一定影响[23]。炎症反应过程的研究证实，白介素-1、白介素-6、肿瘤坏死因子都有刺激下丘脑-垂体-肾上腺轴的作用，进而形成一个抑制自身生成的负反馈循环[24]。

另有文献报道过下丘脑以外的 ACTH 分泌，但尚未发现其确凿的生理意义，也未有科学研究证实其真实性。皮质醇负反馈抑制 ACTH 分泌，皮质醇不仅可以抑制垂体 ACTH 分泌细胞，还可以抑制更高水平诸如下丘脑及海马体 CA3 区域的细胞功能[25]。

醛固酮分泌调控机制

醛固酮由肾上腺皮质最外层的球状带生成，球状带的细胞成簇排列。醛固酮主要受肾素-血管紧张素-醛固酮系统（renin-angiotensin-aldosterone system，RAAS）调节。低肾血流灌注、低钠血症、低钾血症（高钾血症直接刺激球状带，更有力地促进醛固酮生成）促进肾球旁细胞分泌肾素。肾素作用于自身及血管紧张素原（肝生成释放入血），形成血管紧张素 I。血管紧张素 I（十肽）通过由人体中广泛存在且最常存在于肺部的血管紧张素转换酶（angiotensin-converting enzyme，ACE）转化成血管紧张素 II（十一肽）[26]。

血管紧张素 II 除了有较强的收缩血管作用以外，还可以促进肾上腺皮质分泌醛固酮。如前所述，醛固酮致钠水潴留，促进尿钾排泄。ACTH、多巴胺、5-羟色胺对醛固酮也有微小影响。

正常衰老过程中肾上腺皮质功能变化

大量研究证明皮质醇分泌（基础性、节律性、受激性）在老年人中基本不变[27-33]。皮质醇分泌在人体应对应激中十分重要，老年人对外源性 ACTH 的反应在心梗后依然如常[34]。有文献报道，随年龄增加，皮质醇分解减少[35,36]，由于负反馈存在，机体皮质醇产生亦随之减少。在健康老年人中醛固酮分泌基本不变[37]，肾上腺雄激素生成减少（前文述）[30,38-41]。

肾上腺功能检测

老年人肾上腺功能的检测以成年人为基准。现实中，为了方便起见，采集的尿样的可信程度越来越低，这也意味着之前提到的生理学上不相关的变化可能不足以成为证据。研究成功的关键是谨慎筛选研究方法。

糖皮质激素缺乏

监测可疑的肾上腺皮质功能不全最有意义的指标是血浆皮质醇水平。应在早上 8～9 点生理节律高峰期测量，对于大多数实验室来说，需要一个普通的凝结样本来测量皮质醇。午夜时测量皮质醇没有明确意义，一天中其他时间随机测量血浆皮质醇水平也毫无价值。若早上 9 点皮质醇低于 150nmol/L，可以诊断为肾上腺皮质功能不全。正常人皮质醇水平应大于 450nmol/L。若皮质醇水平在 150～450nmol/L，应进行肾上腺功能检测，方法如下。

短期二十四肽促皮质素试验。短期二十四肽促皮质素试验（short Synacthen test，SST）是最简单、应用最广泛的测试。应肌内注射 250μg 二十四肽促皮质素（合成 ACTH 1～24），并于注射前和注射后 30min 监测血浆皮质醇水平，在 500nmol/L 以上达到峰值提示肾上腺功能不全。当怀疑原发性肾上腺皮质功能不全时，这个试验是很好的选择。慢性 ACTH 缺乏常常导致肾上腺萎缩和功能下降，皮质醇无法快速释放，因此，本试验也能检测继发性肾上腺皮质功能不全[42]。

需要注意的是 SST 在检测继发性肾上腺皮质功能不全时存在假阳性结果，与肾上腺素不完全调节有关，一般发生在一些 ACTH 缺乏的患者身上。在早上 9 点进行测试时假阴性的可能性更高，多因为这样的病例早上 9 点皮质醇水平相对较低，但有正常的峰值水平。然而，如果一个人没有达到正常峰值水平（>500nmol/L），并不能鉴别是原发性或继发性肾上腺皮质功能不全，需要进一步研究[43]。传统上用长期二十四肽促皮质素试验检查来区分这两种可能性。然而，考虑到 ACTH 的广泛测量，在上午 9 点左右，通过测量两个样本之间约 30min 的 ACTH 水平（由于 ACTH 的脉动特性）来区分。ACTH 分泌水平升高提示原发性肾上腺皮质功能不全，而 ACTH 分泌水平正常或降低考虑继发性肾上腺皮质功能不全，需要进一步进行脑垂体检查。在营养不良或低蛋白含量个体中，皮质醇的测量值低与皮质醇结合球蛋白（cortisol-binding globulin，CBG）降低有关[44]。

胰岛素应激试验。若怀疑有继发性肾上腺皮质功能不全，需要对下丘脑-垂体-肾上腺轴进行直接评估。在 65 岁以下的较年轻人群中，胰岛素应激试验[insulin stress test，IST，用于 ACTH 和生长激素（growth hormone，

GH）的储备]仍然被认为是金标准，因此在胰岛素诱导的 IST 低血糖（<2.2mmol/L）期间，达到超过 500nmol/L 的皮质醇峰值被认为是正常的。然而，该试验的禁忌证包括上午 9 点血浆皮质醇水平不高于 100nmol/L、有癫痫病史和患有缺血性心脏病。由于老年人潜在的隐性缺血性心脏病，尽管该试验已成功应用，但并不常用[45]。

胰高血糖素刺激试验。胰高血糖素刺激试验（glucagon stimulation test，GST）是垂体-肾上腺轴的直接替代试验（也是 GH 储备试验），可以在任何年龄的患者中应用，包括癫痫及缺血性心脏病患者[46]。最常用的方式是测量空腹状态下皮质醇的基础值，肌内注射 1mg 胰高血糖素，注射后 150min 和 180min 测皮质醇水平。皮质醇在 500nmol/L 以上达峰值被认为是正常的[47]，与之前的 IST 相同[48]。GST 的一个缺点是有时会出现很难解释的不寻常结果，如基础皮质醇水平满意，但随后的皮质醇水平在测试中降低，导致一些内分泌专家认为其不可靠。

盐皮质激素缺乏

原发性肾上腺皮质功能不全可导致醛固酮分泌下降。测定醛固酮和肾素可以在一天中的任何时间采血取样，但应确保符合特定的实验室要求。通常需要在 30min 内分离血浆样本，这意味着不是所有设备都能进行这种检测。高肾素和低醛固酮可证实盐皮质激素缺乏。

糖皮质激素增多

肾上腺皮质功能亢进（adrenal hyperfunction）通常指皮质醇过剩或者库欣综合征（Cushing syndrome）。库欣综合征的特征已经为人所知。

24h 尿游离皮质醇水平测量。这是一个简单可靠的测试，其价值在于正常情况下血浆中的皮质醇大多数都与高亲和力 CBG 结合[49,50]，游离皮质醇（活性皮质醇）所占比例较少，且会被尿及时清除。因为 CBG 结合皮质醇的能力有限，皮质醇水平微小的上升就会使 CBG 饱和，过量的游离皮质醇会使尿中游离皮质醇显著地非线性增加。像往常一样，24h 收集尿液的烦琐性质可能会让一些老年患者感到更加尴尬。

地塞米松抑制试验。1mg 的夜间地塞米松抑制试验被广泛用于诊断库欣综合征，但因准确率差而广受批评。在晚上 11 点到午夜之间口服 1mg 地塞米松，然后在第二天早上 9 点抽血检测皮质醇。皮质醇水平低于 50nmol/L 可排除库欣综合征。然而，一些正常个体并没有抑制到这个水平（假阳性），有时使用低于 140nmol/L 的较高截止值[51,52]。如果选择这个较高的截止值，则假阴性结果将相应增加。如果怀疑患者有库欣综合征，需要入院进一步诊断。每 6h 口服一次地塞米松 0.5mg，持续 48h，48h 皮质醇水平应控制在 50nmol/L 以下。如果诊断为库欣综合征，需要进一步评估以区分肾上腺、垂

体和异位 ACTH 病因。这两种方法可有效用于鉴别垂体依赖性库欣综合征由其他原因导致的库欣综合征（肾上腺皮质肿瘤，良性或恶性），以及异位 ACTH 分泌（多种肿瘤）[53]。更为普遍的做法是测血浆皮质醇的量，此法的原理是垂体微腺瘤（尽管小至微米级别）不是自主性的，尤其在高剂量的塞米松情况下可抑制 ACTH 分泌[54]。第一步是在上午 9 点测量 ACTH 水平；无法检测到的结果表明肾上腺导致皮质醇水平过高。ACTH 水平正常或升高是由于垂体 ACTH 分泌病变（库欣病）或异位 ACTH 产生于其他来源，通常是肺癌[53]。后两种情况是通过结合垂体和肺部影像学，以及目前的金标准测试，在颞骨岩部凹陷处取样进行 ACTH 鉴别。目前使用高剂量地塞米松抑制和促肾上腺皮质激素释放激素（CRH）试验是不常见的[54]。

肾上腺皮质癌（adrenal carcinoma）通常不会有多种类固醇同时增多。女性男性化常见，同时血清睾酮水平增加[55]。硫酸脱氢表雄酮显著增加是肾上腺皮质癌的显著特征，其增加亦使尿中氧化类固醇增加[56]。

盐皮质激素增多

平卧 30min 后检测血浆醛固酮水平和血浆肾素活性，可反映体内盐皮质激素水平。老年人很少诊断为原发性醛固酮增多症（Conn 综合征），但此疾病可能已存在多年并一直被视为原发性高血压。原发性醛固酮增多症患者由于高醛固酮血症、低肾素水平而表现为高血压合并低血钾。此类患者血浆醛固酮水平可在正常范围内，但醛固酮（pmol/L）与肾素（nmol/h）的比值均大于 800。体内醛固酮及肾素水平受多种降压药干扰，因此选用对其影响较小的降压药如 α-受体阻滞剂多沙唑嗪至关重要。低钾血症会导致醛固酮浓度降低，因此钾离子水平应在检测前应用钾制剂补充至正常水平。如果最终检测结果提示为原发性醛固酮增多症，则需进行一个确认试验——生理盐水抑制试验，即予 2L 0.9%的生理盐水持续静脉滴注 4h 以上[57]，检测出醛固酮水平低于 140pmol/L 即可确定诊断。在任何年龄的患者中，只有保证安全，才能进行这项测试。

影像技术在肾上腺疾病中的应用

虽然超声可以观察中等大小的肾上腺异常，但 CT 仍是观察肾上腺的好方法。此外，专用的肾上腺 CT 在很多情况下可以通过洗脱前后的对比来明确病变的良恶性[58]。进一步定性的检查有磁共振成像（magnetic resonance imaging，MRI）[59]和正电子发射断层扫描（positron emission tomography，PET）[60]。虽然 CT 和 MRI 在确定病变良恶性方面非常有用，但无法判断肾上腺功能异常，必须进行生化检测。同位素显像技术可在诊断肾上腺皮质功能亢进中起作用。对于肾上腺以外的疾病或者双侧嗜铬细胞瘤，用间碘苯甲胍，对于库欣综合征及原

发性醛固酮增多症，用硒基胆固醇或其类似物。发现肾上腺腺瘤时，肾上腺静脉取样可作为原发性醛固酮增多症的确诊方法，但此方法必须进行手术操作，老年患者更常应用螺内酯/依普利酮药物试验。

肾上腺异常临床特征

老年人肾上腺异常的表现与青年人并无太大差异，因临床内分泌学教科书已有详细描述，此处重点阐述老年人的相关特征。

肾上腺功能不全

原发性肾上腺皮质功能不全（艾迪生病）起病隐匿，早期症状非特异，尽管恶心、厌食和体重减轻等症状是比较突出的[61]，而恶心、厌食和体重减轻等症状比较突出，且在老年人中功能状态可能会减弱，特征性的 ACTH 相关色素沉着通常不存在[62]。大面积调查发现，与青年人原发性肾上腺皮质功能不全相比，老年人此病更有可能由结核引起，隐匿而致命，往往在尸检时才被发现[63]。其他致肾上腺皮质功能不全的原因如出血、淀粉样变、HIV 感染也应被考虑到鉴别诊断中[64,65]。

尽管一些恶性肿瘤经常转移到肾上腺皮质，但只在试验中被发现有降低肾上腺皮质分泌能力的功能[66]。由于现实中治疗性诊断的比例远超由试验结果诊断，因此功能试验在诊断中的话语权很少。另强调电解质紊乱或随机皮质醇水平低于正常值不能作为诊断肾上腺皮质功能不全的必要条件。继发性肾上腺皮质功能不全将在之后阐明。

治疗。氢化可的松代替治疗为分剂量口服，总剂量 10~30mg/天，通常是晨服 10mg，午餐后口服 5mg，下午 4~6 点口服 5mg[67,68]，与需要皮质醇长期治疗的患者一样，需要糖皮质激素替代治疗的患者在初期应将糖皮质激素的剂量加倍 3 天,若口服糖皮质激素不能耐受，将进行肠外糖皮质激素给药。盐皮质激素替代治疗的药物氟氢可的松为合成盐皮质激素，50~200μg 每日一次口服，并随时调整剂量使得肾素水平正常。

库欣综合征和肾上腺皮质癌

库欣综合征在老年人中比较少见。老年人库欣综合征常见于异位 ACTH 分泌，如小细胞肺癌所致的副肿瘤综合征，这些患者常见恶病质、严重的低钾血症，而不是常见的库欣样体型与面容。如果是垂体依赖性的老年人库欣综合征，可以用经蝶窦式根除，此法并发症较少；在轻患中可以使用美替拉酮治疗。非垂体依赖性如异位 ACTH 分泌的病例中，以上治疗模式仍然适用。肾上腺皮质癌糅杂了库欣综合征和男性化使其难以发现。在肾上腺皮质癌中，多毛和脱发相较皮质醇过量所致者更为突出。事实上，库欣综合征的主要表现是皮肤萎缩、脆性增加，以及自发性伤痕。老年人库欣综合征无肥胖及多血症的表现，但认知功能下降、肌病、骨质疏松、

糖尿病等特异性症状明显。除垂体依赖性库欣综合征外都会有低血钾的表现，亚临床型库欣综合征越来越多地以肾上腺偶发瘤（见下文）的形式被人们发现，并且可能与心血管疾病发生有关[69,70]。非广泛的转移的肾上腺库欣综合征和肾上腺癌的治疗主要是外科手术。1,1-二氯-2-O-氯苯基-2-对氯苯基乙烷[1,1-dichloro-2(o-chlorophenyl)-2(p-chlorophenyl) ethane，opDDD]可能受益，但可能出现严重不良反应，此时应停药[71]。

医源性糖皮质激素过多

老年人库欣综合征最常见的原因是使用皮质醇治疗其他疾病。老年人应用皮质醇时出现副作用的概率更大，往往会加重原有疾病。比较特殊的症状有：认知能力降低、情绪不稳定、病理性心境恶劣、骨质疏松性骨折、皮肤脆性增加，以及葡萄糖耐受力减弱。此外，服用维持量（每天＞5mg 氢化可的松或同等剂量超过两周）的患者有发生短期肾上腺皮质功能不全的可能，此类患者应该将剂量加倍，并至少连续使用 3 天[72]。

肾上腺偶发瘤

因与肾上腺无关的疾病行影像学检查而意外发现的肾上腺结节或肿块越来越多见。据尸检结果估计，70 岁及以上人群中 7% 存在肾上腺结节[52,73]。CT、MRI 及 CT 结肠镜的越来越广泛的应用给内分泌科医生带来了巨大的工作量。一小部分的偶发瘤提示原发性肾上腺皮质癌，但肾上腺癌很少见，年发病率大约为百万分之二[74]。合并其他恶性肿瘤的患者，肾上腺占位多为转移癌，且双侧多见[75,76]。肾上腺 CT 和 MRI 检查可发现大多数肾上腺偶发瘤为良性。此类肾上腺良性占位病变的随访存在争议，一些人建议进行 2 至 3 次 CT[52]，但另一些人建议，如果为良性占位，就不需要进一步的随访影像学检查[77,78]。此类病变发展为肾上腺癌的概率极低，近似于 CT 辐射引起恶性肿瘤的概率[78]。对于外观不规则、大于 3cm 或 4cm 或有其他恶性可疑特征的肾上腺病变，需要随访影像学检查。大于 6cm 的病变更有可能是恶性的，应择期进行手术切除。

应首先检测激素水平，尤其是合并高血压的患者。具体如下：①1mg 过夜地塞米松抑制试验；②平卧 30min 后检测肾素、醛固酮水平；③检测尿或血浆甲肾上腺素水平。然而许多研究揭示在 CT 检查发现的肾上腺皮质肿瘤中，亚临床性皮质醇分泌过量占 25%[79,80]。老年人肾上腺疾病亦有可能是家族遗传性疾病，如一名 73 岁女性被发现患有嗜铬细胞瘤[81]，后发现其有Ⅱa 型多发性内分泌肿瘤综合征家族史；又如一名 88 岁女性，因 21 羟化酶缺乏症导致先天性肾上腺增生，表现为肾上腺功能不全[82]。

垂 体 疾 病

垂体功能

垂体和正常的垂体功能对于老年人仍然是很重要的。特别是 ACTH 和促甲状腺激素（thyroid-stimulating hormone，TSH）对健康和维持生命至关重要。GH 的分泌随着年龄的增长而减少。在男性中促性腺激素的分泌随着年龄的增长而减少，从而导致睾丸激素水平下降。在女性中，促性腺激素水平在绝经（生理性卵巢功能衰竭）急剧上升，此后在老年时可能有所下降。催乳素在老年人中没有确切的作用。抗利尿激素（antidiuretic hormone，ADH）的分泌对各个年龄阶段都很重要。

垂体功能检测

TSH、游离甲状腺素（free thyroxine，FT_4）、黄体素（luteinizing hormone，LH）、卵泡刺激素（follicular-stimulating hormone，FSH）、睾酮、催乳素、胰岛素样生长因子-1（insulin-like growth factor 1，IGF-1）及 GH 都可以通过血液检测[如果通过性激素结合球蛋白测量游离睾丸素水平（sex hormone-binding globulin，SHBG），检测最好在早上 9 点进行]。然而，需要动态监测 ACTH 和 GH 以评估其储备。如前所述（见 "肾上腺功能检测" 一节），SST、IST 和 JST 可以用来检查 ACTH 的储备。在适当的情况下可以通过 IST、GST 及精氨酸刺激试验来评估 GH 储备。

垂体肿瘤

除无功能腺瘤之外，垂体肿瘤在老年人中并不常见，其患病率在 50 岁之后升高。垂体瘤可能存在以下情况：①局部并发症，通常是视交叉受压迫，导致双侧颞侧偏盲，或者更罕见的是会侵入周围组织，如海绵窦。②垂体功能减退的临床或生化特征。③功能性垂体肿瘤，如肢端肥大症和库欣综合征引起的激素过量。

垂体偶发腺瘤，通常直径小于 1cm，没有临床症状，发现过程与肾上腺皮质偶发瘤类似，在其他目的的 CT 或 MRI 扫描时发现。在这些偶然发现中，微小瘤（小于 1cm）占大多数，但有些是较大的垂体损伤及大腺瘤（大于 1cm）。所有这些垂体病变需要专门的垂体成像技术和进行生化评估，来确定垂体激素是过量还是缺乏[83]。

原发性垂体肿瘤在所有年龄都极为罕见。然而，来自原发性肿瘤转移的继发性垂体损伤偶尔可能会有局部浸润及垂体病变特征，如垂体腺瘤[84]。其他鞍区的损伤是非常罕见的，其中可能包括空泡蝶鞍综合征和其他浸润性疾病，如结节病、韦格纳肉芽肿及结核病等。

对于大型垂体腺瘤可以采用经蝶窦术式，特别是在患者出现视力障碍的时候。尽管青光眼在老年人群中较为常见，但当这些疾病共存时，对视野进行评估可能难以实现。然而，神经外科技术的日益进步使几乎所有垂体瘤都可以通过经蝶窦式被切除，此术式相对简单、死亡率低、复发率低，这些优势使其成为老年人垂体肿瘤尤其是有视野缺损的患者的治疗选择[85-90]。对于那些不能手术或者复发的腺瘤，外束垂体放射和最近引进的伽马刀放射技术为治疗提供了进一步的选择[91]。

对于一些功能性腺瘤，同样提供了治疗选择。GH 分泌性腺瘤在使用长效生长抑素类似物如奥曲肽和兰瑞肽时治疗期间缩小[92]。泌乳素巨腺瘤在老年人中并不常见，在使用多巴胺激动剂如卡麦角林和喹诺酮治疗后大多数腺瘤会缩小，这些药物已经取代了溴隐亭的使用[93]。与肾上腺的库欣病一样，分泌 ACTH 的垂体腺瘤也可以用美替拉酮或酮康唑进行药物治疗，以减少肾上腺皮质醇的产生。较小、无功能的垂体腺瘤和对周围局部结构无威胁的较大病变可采用间隔 MRI 扫描，通常每年一次，因为大多数腺瘤生长缓慢。

垂体功能减退

同年轻人一样，老年人垂体功能减退可能由垂体腺瘤引起，也可能由上述垂体病变引起，尽管微腺瘤不太可能引起垂体功能减退。垂体解剖学可能显示由于未知的血管或炎症性损伤导致的小垂体萎缩，但也可能是完全正常的，尽管有明显的垂体功能衰竭的证据。垂体功能减退的临床特征可能是非特异性的，取决于垂体轴受到的影响，垂体功能减退可能会长期未被诊断出来。主要特征可能包括体重减轻伴厌食、直立性低血压和甲状腺功能减退，以及异常的 TSH 水平低下[94-97]。

垂体功能减退的生化特征可能包括：在老年妇女中发生不适当的低促性腺激素水平（尽管有报道称，在高龄老年人的非特异性疾病中，这些症状会被抑制）[98]；在男性中极低的睾酮水平，正常或较低的促性腺激素水平；低 FT4 水平与不适当的正常或低 TSH 水平；低钠血症；上午 9 点的皮质醇水平低下；以及动态测试失败（见"肾上腺功能检测"一节）。偶尔会发现 ACTH99 和 TSH100 的单独缺陷。颅性尿崩症通常可通过监督性缺水试验来诊断。怀疑垂体功能减退应通过专用的垂体 MRI 扫描进行调查。

生长激素缺乏

GH 水平每 10 年下降 15%，下降速度在 30 岁时达到高峰[101]；人体对刺激 GH 分泌的因素（药物及生理性刺激如锻炼）的反应也随着年龄增长而下降。GH 下降的原因在于 GH 脉冲的振幅[102]及频率衰减[103]，这种衰减可能由生长抑素增加所致。此外，作为 GH 在外周躯体作用的介质，胰岛素样生长因子-1（IGF-1）在循环中的水平亦下降，尽管与年轻人相比，老年人中 IGF-1 的水平与 24h GH 分泌并没有紧密联系。

一些衰老的特征与成年人 GH 缺乏的特点类似，如去脂肪体重下降、骨矿物质密度下降、体脂增高[104]、神经精神状态改变，以及心血管事件增加[105]。重组 GH 的有效性使成年人 GH 缺乏的治疗成为可能[106]。

与年轻患者一样，年老患者中只有那些至少需要一种垂体激素替代治疗的垂体疾病患者，用药物刺激试验证明其有严重的 GH 缺乏（峰值 GH<3µg/L），并且有生长激素缺乏的症状，包括生活质量下降，才会推荐使用 GH 疗法[107-111]。

垂体激素替代

氢化可的松替代治疗（见上文）为口服，分次给药，总剂量为 10~30mg/天。氢化可的松置换应至少在甲状腺素治疗前 2 或 3 天开始，以避免引起肾上腺危象。与接受皮质类固醇治疗的患者一样，那些需要接受氢化可的松替代治疗的患者在并发疾病期间应建议将氢化可的松的剂量增加一倍，持续 3 天；如果他们在患病期间不能忍受口服药物，则需要注射皮质类固醇。甲状腺素在老年人中应用应从低剂量开始，每隔 1 或 2 周逐渐增加到维持剂量。其目的是保持 FT4 水平在正常范围内，并注意 TSH 不能用于评估垂体功能衰竭患者的甲状腺素剂量。在老年男性中，睾酮替代治疗仍然是合适的，但应进行基线前列腺评估或前列腺特异性抗原（prostatespecific antigen，PSA）测试，并在随访期间监测 PSA、红细胞压积和血压。如果考虑使用 GH 替代治疗，应每晚皮下注射小剂量，并用血清 IGF-1 水平调节 GH 的剂量。可使用去氨加压素（desmopressin，DDAVP）鼻喷雾剂或口服 DDAVP 制剂治疗尿崩症。

致　　谢

我想感谢前两位作者 Peter Hammond 和 Paul E. Belchetz 在第七版中对本章的投入。

关键点

- 健康老年人的肾上腺皮质醇分泌模式基本没有变化。
- 检查中发现无症状的肾上腺结节越来越多，但是肾上腺癌非常罕见，虽然有可能是较大的病变（大于 3~4cm）。
- 垂体肿瘤在老年人中并不常见，可能伴有局部并发症（典型的压迫导致双侧偏盲）、失去一种或多种垂体激素的临床或生化特征，以及功能垂体肿瘤（如肢端肥大症和库欣综合征）的激素分泌过量。
- 衰老的一些特征与成人生长激素缺乏症相似（如瘦体重和骨密度降低，脂肪含量增加），但只有确诊的生长激素缺乏症患者才应接受生长激素治疗。

（张　毅　李　岩　译）

完整的参考文献列表，请扫二维码。

主要参考文献

11. Rhen T, Cidlowski JA: Antiinflammatory action of glucocorticoids—new mechanisms for old drugs. N Engl J Med 353:1711–1723, 2005.
17. D'Acquisto F, Perretti M, Flower RJ: Annexin-A1: a pivotal regulator of the innate and adaptive immune systems. Br J Pharmacol 155:152–169, 2008.
31. Tourigny-Rivard MF, Raskind M, Rivard D: The dexamethasone suppression test in an elderly population. Biol Psychiatry 16:1177–1184, 1981.
32. Ohashi M, Kato K, Nawata H, et al: Adrenocortical responsiveness to graded ACTH infusions in normal young and elderly human subjects. Gerontology 32:43–51, 1986.
34. Jensen BA, Sanders S, Frolund B, et al: Adrenocortical function in old age as reflected by plasma cortisol and ACTH test during the course of acute myocardial infarction. Arch Gerontol Geriatr 7:289–296, 1988.
52. Grumbach MM, Biller BM, Braunstein GD, et al: Management of the clinically inapparent adrenal mass ("incidentaloma"). Ann Intern Med 138:424–429, 2003.
57. Mulatero P, Milan A, Fallo F, et al: Comparison of confirmatory tests for the diagnosis of primary aldosteronism. J Clin Endocrinol Metab 91:2618–2623, 2006.
71. Luton JP, Cerdas S, Billaud L, et al: Clinical features of adrenocortical carcinoma, prognostic factors, and the effect of mitotane therapy. N Engl J Med 322:1195–1201, 1990.
73. Barzon L, Sonino N, Fallo F, et al: Prevalence and natural history of adrenal incidentalomas. Eur J Endocrinol 149:273–285, 2003.
75. Kasperlik-Zaluska AA, Otto M, Cichocki A, et al: Incidentally discovered adrenal tumors: a lesson from observation of 1,444 patients. Horm Metab Res 40:338–341, 2008.
78. Cawood TJ, Hunt PJ, O'Shea D, et al: Recommended evaluation of adrenal incidentalomas is costly, has high false-positive rates and confers a risk of fatal cancer that is similar to the risk of the adrenal lesion becoming malignant; time for a rethink? Eur J Endocrinol 161:513–527, 2009.
83. Freda PU, Beckers AM, Katznelson L, et al: Endocrine Society: Pituitary incidentaloma: an Endocrine Society clinical practice guideline. J Clin Endocrinol Metab 96:894–904, 2011.
90. Arita K, Hirano H, Yunoue S, et al: Treatment of elderly acromegalics. Endocr J 55:895–903, 2008.
96. Chanson P: Severe hyponatremia as a frequent revealing sign of hypopituitarism after 60 years of age. Eur J Endocrinol 149:177–178, 2003.
97. Kurtulmus N, Yarman S: Hyponatremia as the presenting manifestation of Sheehan's syndrome in elderly patients. Aging Clin Exp Res 18:536–539, 2006.
98. Impallomeni M, Yeo T, Rudd A, et al: Investigation of anterior pituitary function in elderly in-patients over the age of 75. Q J Med 63:505–515, 1987.
109. Feldt-Rasmussen U, Wilton P, Jonsson P: Aspects of growth hormone deficiency and replacement in elderly hypopituitary adults. Growth Horm IGF Res 14(Suppl A):S51–S58, 2004.
111. Gotherstrom G, Bengtsson BA, Sunnerhagen KS, et al: The effects of five-year growth hormone replacement therapy on muscle strength in elderly hypopituitary patients. Clin Endocrinol (Oxf) 62:105–113, 2005.

第88章

甲状腺疾病

Maria Papaleontiou，*Nazanene Helen Esfandiari*

随着年龄的增长，包括甲状腺在内的整个内分泌系统，都会发生形态学及生理学的变化。这些变化可以归咎于靶器官分泌的激素量或代谢率的改变[1]。甲状腺功能异常在老年人中很常见[1]，可能与未经治疗者患病率极高有关。亚临床甲状腺疾病是未经治疗者中最常见的甲状腺疾病[2]。老年人通常症状不典型，而且常常被忽视，影响了甲状腺疾病的诊断及后续治疗。此外，年龄相关的甲状腺功能的生理改变、慢性病共存状态、多重用药等也为评估老年人甲状腺功能增加了难度[1,3-6]。同时，治疗带来的副作用风险使临床决策进一步复杂化。

这一章节中，我们主要从甲状腺疾病的流行病学、临床表现、发病风险和并发症、诊疗等方面，介绍老年人的甲状腺功能亢进（甲亢）、亚临床甲亢、甲状腺功能减退（甲减）、亚临床甲减、甲状腺结节及甲状腺癌等疾病。关于老年甲状腺疾病患者的诊疗特征，总结于表88-1。

表88-1 关于老年甲状腺患者的诊疗特征

甲状腺疾病	特征
甲状腺功能亢进	
临床型	• 缺乏典型症状，淡漠型甲亢常见
	• 更易发生心房颤动或骨质疏松症
	• 抗甲状腺药物（如丙基硫氧嘧啶、甲巯咪唑）有增加副作用的风险，尤其是粒细胞缺乏症
	• 手术会增加并发症的风险，但不是禁忌；主要针对较大或有压迫症状的甲状腺肿或疑似恶性肿瘤者
亚临床型	• 年龄>65岁，伴TSH水平持续<0.1mIU/L，需要治疗
甲状腺功能减退	
临床型	• 黏液性水肿昏迷几乎只发生于老年人
	• 年龄>50岁，起始给予低剂量左旋甲状腺素，通常每天25μg口服，根据心脏耐受情况小幅度调整用量
	• 制定宽松的TSH水平目标值范围，以防过度治疗增加甲减患病率
亚临床型	• 如果TSH水平>10mIU/L或出现明显的甲减症状和体征，需要治疗
甲状腺结节	• 患病率随年龄增长而增加
甲状腺癌	• 复发和死亡的风险随年龄增长而增加
	• 癌症分期与年龄相关
	• 随年龄增加，低分化癌（如未分化癌）的发生率增加
	• 手术——并发症使手术风险增加
	• 术后放射性碘消融术——经验剂量超过最大耐受量的风险增加：疾病晚期应考虑剂量
	• 在一些高分化癌早期，需要低剂量的甲状腺素抑制疗法治疗

注：改编自Papaleontiou M, Hamart MR: Approach to and treatment of thyroid disorders in the elderly. Med Clin North Am 96: 291-310, 2012

甲状腺形态与衰老

正常的衰老过程伴随着甲状腺宏观和微观的变化。一些研究已经发现衰老与甲状腺体积的相关性。使用超声、计算机断层扫描（computed tomography，CT）或磁共振成像（magnetic resonance imaging，MRI）检查进行容量分析并未得出一致的结果，一些研究发现甲状腺的体积随年龄的增长而增大[7]，而另一些研究则发现没有变化[8]，甚至变小[9-11]。这种差异可能与膳食碘摄入不同有关，同时与腺体随着年龄的增长而结节化有关[1]。

甲状腺年龄相关的组织学研究也有一些发现，其中包括滤泡体积和数量减少、胶质减少、上皮细胞的变性和扁平化、结缔组织滤泡间纤维化及多种淋巴细胞浸润[1,12-16]。此外，伴随着细胞集落形成和小结节增生，甲状腺中滤泡旁细胞（C细胞）的数量也随年龄增长而增加[15-17]。

甲状腺功能与衰老

一些研究评估了甲状腺功能在衰老进程中的作用。研究显示，血清促甲状腺激素（thyroid-stimulating hormone，TSH）水平随年龄增长而增加，与抗甲状腺抗体是否存在无关[2]。相反，另一些研究证实老年人的血清TSH水平降低[1,4]。人群中最主要的甲状腺病理类型是桥本甲状腺炎继发甲减，其TSH水平上限随着年龄增长呈增加的趋势[18-20]。而在碘缺乏人群中，主要病理类型随年龄增长呈现结节化和甲状腺自主功能增强，其TSH水平和年龄增长呈现截然相反的关系[21]。关于游离三碘甲腺原氨酸（triiodothyronine，T_3），大多研究发现其水平随年龄增长而下降；而游离甲状腺素（thyroxine，T_4）水平则维持相对稳定[1,4]，反T_3（rT_3）水平随年龄增长而增加。然而对老年患者甲状腺功能的评估常因为合并慢性病（导致游离T_3降低而rT_3升高）和多重用药而复杂化[5]。此外，由于碘摄入的差异及自身免疫性甲状腺病的存在，对甲状腺功能异常的年龄相关性和疾病相关性的区分变得更富挑战性[22]。

有确切证据显示高水平TSH与长寿相关，百岁老人（平均年龄98岁）的血清TSH水平与对照组相比明显升高（$P<0.001$）[23]。提示较高的TSH水平和低于正常低值的游离T_4水平有利于老人长寿[11,12,24,25]。据推测高水平TSH和长寿之间的相关性，可能归因于甲状腺激素的

低生物活性导致更低的基础代谢率，从而对老年人起到了避免分解代谢的一个适应机制[12]。

此外，长寿老人的后代与非家族性长寿（平均年龄 70 岁）的同龄对照组相比，显示出较高的 TSH 水平，也提示其遗传倾向[26]。

甲状腺功能异常的筛查

随着年龄的增长，甲状腺功能异常变得越来越普遍。因此，一些组织已建议在一般人群中进行甲状腺功能异常的筛查，作为早期检测甲状腺功能改变的手段。然而，专家小组对一般人群的 TSH 筛查意见不一致（表 88-2）。

表 88-2　关于成人甲状腺功能异常筛查的推荐

组织	筛查建议
美国家庭医师学会（AAFP）	年龄≥60 岁
美国临床内分泌医师学会（AACE）	老年患者，尤其是女性
美国医师学会（ACP）	女性，≥50 岁，偶然发现提示甲状腺疾病的症状
美国甲状腺学会（ATA）	年龄≥35 岁的男性或女性，每 5 年需做一次筛查
美国预防服务工作组（USPSTF）	没有充分的证据支持或反对筛查
美国国家医学院	筛查对于医保人群性价比低

美国医师学会（American College of Physician，ACP）建议，50 岁以上的女性，如果具备一个及以上甲状腺疾病相关的一般症状，应该首先进行血清 TSH 水平筛查，如果 TSH 水平检测不出或 TSH>10mIU/L，应进一步测定游离 T_4 水平[27]。美国家庭医师学会（American Academy of Family Physician，AAFP）推荐 60 岁以上无症状的老年人，应常规行甲状腺功能筛查[28]。美国甲状腺学会（American thyroid association，ATA）推荐所有的成人从 35 岁开始筛查甲状腺功能，以后每 5 年复查 1 次[29]。美国临床内分泌医师学会（American Association of Clinical Endocrinologist，AACE）推荐老年人（年龄未界定）常规检测 TSH 水平[29]。相反，美国预防服务工作组（U.S. Preventive Services Task Force，USPSTF）不推荐对儿童及成年人进行甲状腺功能常规筛查[30,31]，并且美国国家医学院发表声明称，甲状腺功能筛查对于医保人群性价比不高[32]。

甲状腺功能亢进

甲亢是指甲状腺合成和分泌过多的游离 T_3 和/或 T_4，导致高代谢状态的甲状腺毒症。甲亢可分为原发性，即甲状腺病理异常；继发性，即由过量的 TSH 刺激甲状腺所致；三发甲亢，由过量的促甲状腺激素释放激素（thyrotropin-releasing hormone，TRH）导致（少见）。

流行病学和病理生理学

老年人甲亢的患病率为 0.5%～4%[32]。尽管格雷夫斯病（Graves disease）仍是甲亢最常见的病因，但多结节甲状腺肿和毒性结节状腺瘤引发甲亢的患病率有随年龄（增长）而增加的趋势[33,34]。以上疾病均可表现为淡漠型甲状腺毒症[35]。格雷夫斯病是一种自身免疫性疾病，是由甲状腺受体抗体（也称甲状腺刺激免疫球蛋白）刺激甲状腺引起的自身免疫性疾病。这些抗体可以刺激甲状腺增大及甲状腺激素合成和分泌增多[36]。多结节甲状腺肿常见于老年人，往往没有明显的临床症状[37]。据观察，长期甲状腺功能正常的多结节甲状腺肿可因过度产生甲状腺激素衍变为甲状腺毒症[38]。老年人发生甲亢的另一种少见病因是毒性腺瘤，通常是在扫描甲状腺时发现孤立的高功能结节，而周围残余甲状腺组织活性被抑制[39,40]。毒性多结节甲状腺肿和毒性结节性腺瘤都是由局限和/或弥漫性甲状腺滤泡细胞增生所致，其功能活性不依赖于 TSH 的调节。

甲状腺功能正常的人暴露于含碘物质之后少数可进展为甲亢。碘的摄入可以导致碘缺乏地区尤其是结节性甲状腺肿人群发生甲亢[41,42]。随着碘摄入的增加，甲状腺内的潜在自主功能区不依赖于正常的调节机制而自主分泌甲状腺激素（Jod-Basedow 现象），导致甲亢[43]。这种疾病呈自限性，通常持续数周至数月[44]。通常，这种现象发生于使用碘造影剂或暴露于富碘药物（如胺碘酮）之后[45]。高达 40% 的人服用胺碘酮后血清 T_4 会高于正常范围，但只有约 5% 的人会发展成为临床甲亢[46]。胺碘酮具有脂溶性且半衰期较长，因而胺碘酮导致的甲亢可迁延数月并难以治愈[47,48]。

碘诱发甲亢在老年人群中需引起重视，因为与青年人相比，老年人多结节性甲状腺肿的患病率更高，甲亢的临床确诊难度更大，且老年人更容易发生潜在的心脏病[43,49]。在已知的多结节性甲状腺肿和/或亚临床甲亢老年患者中（详见后文），必须时刻考虑发生碘诱发甲亢的风险性，并适时完善相关影像学检查以资鉴别。

此外，在接受甲状腺激素治疗的老年人中，特别是当左旋甲状腺素的剂量大于 0.15mg/天时，必须考虑药物诱发甲亢的可能性。多年接受这种剂量治疗但并没有甲亢证据的患者，在他们的年龄超过 60 岁时可能发展为隐匿性甲亢，这是因为甲状腺激素存在年龄相关的代谢减慢[50]。

引起老年人甲亢的少见原因还包括能够产 TSH 的垂体瘤[51,52]和异位分泌 TSH 的非垂体瘤。表现为循环中甲状腺激素水平升高，而血清 TSH 水平不被抑制。引起甲亢的其他少见原因包括产生过多甲状腺激素的转移性滤泡癌和甲状腺激素抵抗。

一过性甲亢可能发生于亚急性甲状腺炎患者，这是由于疾病的炎性阶段释放到循环中的甲状腺激素增加所致[53]。类似的，受辐射伤害的甲状腺可导致循环中甲状腺激素水平一过性增加并产生相应的症状。

亚临床甲亢（TSH 低水平或被抑制，而游离 T_4 和游离 T_3 水平正常）比临床甲亢在老年人中更为常见，据估计患病率可达 3%～8%[54-56]，女性比男性常见，尤其是 70 岁以上老年患者[57]、吸烟者及世界范围内轻中度碘缺乏地区[18,58]多见。在一项关于 60 岁以上老年女性（$N=$ 102）亚临床甲亢的自然病程研究中发现，进展成为甲亢的比较少见，每年只有 1%[59]。

临床表现

2/3 的老年甲亢患者与中青年患者表现类似[60]。症状主要是交感神经亢奋，包括震颤、焦虑、心悸、消瘦和怕热。中青年患者大多数可在临床上检测出甲状腺增大，但多达 37%的老年格雷夫斯病患者并没有甲状腺增大[38]。老年人通常会有眼睑后退和眼睑萎缩的表现[35,38,60-62]。

另外 1/3 老年人表现为淡漠型甲亢[35]。一些研究已经证实，老年人甲亢的临床症状和体征缺乏，常见的症状为消瘦、冷漠、心动过速和房颤（$P<0.001$）。然而，由于共存心脏传导系统疾病，40%的老年甲亢患者缺乏心动过速的表现[64]。进行性的功能减退、消耗所致的肌无力及抑郁也是老年患者的特征性表现[38]。一项大型横截面研究（$N=3049$）显示，老年（>61 岁）甲亢患者的消瘦患病率有增长趋势，可识别的气短也被认为是老年甲亢的常见症状（$P<0.001$）。本研究也证实了大部分老年人只报告有 1 个或 2 个症状，相比之下，中青年患者往往具备 5 个或 5 个以上典型症状[66]。深肌腱反射亢进也不太常见。缺乏典型的症状及体征为临床诊断带来困难，进而延误诊治和导致预后不良[60,66]。对此类患者的初始印诊往往是抑郁症、恶性肿瘤或心血管病[35,63]。

亚临床甲亢患者没有或仅有轻微的甲亢临床特征[67]。但他们发生房颤的风险增加，心源性和全因死亡率增加，骨量流失加快，严重影响生活质量[24,68-72]。

诊断

原发性甲亢的诊断主要基于甲状腺功能化验结果。与中青年相同，老年人怀疑甲亢的诊断指标是血清 TSH 水平。当 TSH 水平降低或被抑制时，需加测游离 T_4 和游离 T_3 水平。然而，一些因急性病住院的老年患者，并非甲亢，仍可表现为 TSH 水平抑制。当 TSH 水平降低或被抑制，伴有游离 T_4 和/或游离 T_3 水平升高时，提示临床原发性甲亢；当 TSH 水平降低，游离 T_4 和游离 T_3 水平正常时，提示亚临床甲亢。检测抗 TSH 受体抗体有助于格雷夫斯病的诊断[73,74]。

小部分的甲亢病例中，甲状腺激素化验结果显示血清 T_3 水平升高而 T_4 水平在正常范围内，通常为正常值的上限。这种情况被命名为高 T_3 毒症，可以出现在任何类型的甲亢患者中，但主要多见于老年毒性多发结节性甲状腺肿或自主高功能腺瘤患者[40]。

当甲状腺毒症的临床表现不支持格雷夫斯病的诊断时，应进行放射性碘（radioactive iodine，RAI）摄取协助明确病因。如果患者有甲状腺结节，还应该进行甲状腺扫描[6]。

危险因素、并发症和后遗症

房颤

已经明确证实，年龄是发生房颤的独立危险因素。老年甲亢患者发生房颤的概率高达 20%～35%[59-60,75]，在继发于毒性结节的甲亢患者中尤为常见[60]。老年人长期处于低浓度 TSH 状态，较正常老年人发生房颤的风险升高 3 倍[69]。基于人群的调查中，甲状腺功能正常的个体中，TSH 水平处于下四分位数者比处于上四分位数者发生房颤的风险更高[76]。由于潜在心脏病的发生率更高，60 岁以上老年人出现房颤的风险更大。房颤有时可能是老年人甲亢的唯一临床症状。然而，由于窦房结退行性变和心脏传导系统中的纤维化，这类人群很少有心悸的表现。此外，经常使用 β-受体阻滞剂和胺碘酮也易将心律失常掩盖。相反，中青年的甲亢患者通常表现为窦性心动过速[66]。许多患有甲亢及房颤的老年人更易发生血栓栓塞事件，尤其近期有栓塞病史、高血压、充血性心衰或明确的左心房增大或左心室功能不全者[77]。

心血管系统的影响和死亡率

甲状腺激素增强心肌对 β-肾上腺素能受体的敏感性，进而导致心率、每搏量、心输出量、左心室质量指数、射血分数增加，缩短左心室射血时间[77-79]。临床甲亢和少部分亚临床甲亢，常伴有脉压增大、收缩压增高、运动耐量下降、房颤风险增加、冠心病患者的心绞痛症状加重、心脏重量增加等症状，由于肾对药物清除率的增加而使其对地高辛治疗不敏感，充血性心衰加重[80]。

超声心动图数据进一步证实了甲亢患者的心脏改变。数据表明，甲亢患者由于等容舒张期和左心室充盈时间增加，心脏舒张功能有所增强[81]。这些血流动力学的改变可以解释甲亢患者的许多心血管症状及体征，以及许多甲亢相关的心脏并发症，包括运动耐力量降和充血性心衰风险增加。

一些横断面及病例对照研究发现，血清 TSH 水平下降和老年人心血管疾病死亡率增加之间存在相关性[82]。Collet 和同事发现亚临床甲亢患者中，当 TSH<0.10mIU/L 时，全因和缺血性心脏病死亡率将会增加[83]。此外，亚临床甲亢与左心室肥厚相关，后者被认为是心血管疾病死亡的预测因素[80]。

骨质疏松和骨折风险

甲亢是众所周知的导致骨密度降低和骨折的危险因素，尤其好发于老年女性[84]。因为髋关节骨折 1 年内死亡率在老年骨折患者中高达 37%[85-88]，因此由甲亢引起的骨折风险增加应该引起重视。甲状腺激素作用于成骨细胞和破骨细胞来增强骨代谢，导致净骨流失[89]。值得注意的是，大部分评估甲状腺功能异常和骨折风险之间关系的研究对象都是特指女性。Bauer 及其团队在一项大型前瞻性骨折研究中（$N=686$）报道，对于 65 岁以上、TSH 水平为 0.1mIU/L 的女性，其髋关节骨折和脊椎骨折的风险分别比甲状腺功能正常组高 3 倍和 4 倍[72]。在对老年亚临床甲亢患者（平均年龄 72.8 岁）进行的研究中，进行性别特异性分析，提示男性髋关节骨折的发生率要高于女性（分别为 13.8%和 12%；$P<0.01$）[90]。

眼病

关于格雷夫斯病眼病的症状和体征与年龄增长相关性的研究存在一些争议。大部分关于此课题的研究均发现眼病的患病率及严重程度与年龄呈正相关[69,91]。然而，一项前瞻性队列研究发现，伴有突眼和眼球突出症的浸润性眼病更多见于中青年的格雷夫斯病患者而非老年患者中（分别为 46%和 6%；$P<0.001$）[66]。

痴呆和认知障碍

关于甲亢和痴呆之间相关性的资料仍充满争议，但许多研究表明亚临床甲亢可以增加痴呆的风险[92-94]。在前瞻性研究中，平均年龄 71 岁的老年女性群体中，TSH 水平低三分位组和中三分位组相比，发生阿尔茨海默病的风险增加了两倍[92]。在其他研究中，TSH 水平低于 0.46mU/L 的亚临床甲亢与认知功能障碍相关，并可增加痴呆的风险[93,95]。此外，参考范围内血清 TSH 水平偏低是老年人发生认知障碍（包括轻度认知障碍和痴呆）的独立危险因素[95]。抗甲治疗能否改善痴呆仍缺少证据支持[96]。

管理

老年甲亢患者的对症治疗主要是使用 β-肾上腺素能受体阻滞剂，其作用机制为干扰甲状腺激素的某些外周作用，而不能纠正机体的高代谢率。其作用包括降低心率和收缩压，也可以减轻震颤、易怒、情绪波动和提高运动耐量。房颤患者还需应用抗凝药物。β-肾上腺素能受体阻滞剂不会干扰甲状腺功能的实验室化验结果，却可以在采取确切治疗方案前用于控制症状。

临床和亚临床甲亢的治疗方案是一致的，包括 RAI 消融治疗、应用抗甲状腺药物和甲状腺切除术[97]。

RAI 消融治疗具有有效、安全、经济等特点，通常更适用于老年人[98]。最佳剂量主要根据甲状腺放射性核素吸收率和 RAI 消融术前扫描计算获得。这项治疗的缺点是甲亢在数月后逐渐逆转，而在甲状腺毒症阶段逆转之前，都需积极治疗心脏相关疾病。这些患者中超过 80% 的人最终发展为甲减，需终身服用甲状腺激素进行替代治疗[99]。行 RAI 消融治疗的患者中，只要未发展为甲减，所有患者均有必要定期检测甲状腺功能。放射性碘消融治疗的副作用包括：口干（口腔干燥症）、口中金属味、唾液腺水肿、泪小管功能障碍等，少见的并发症包括继发性恶性肿瘤（如白血病）。放射性甲状腺炎。

抗甲状腺药物首选甲巯基咪唑。由于丙基硫氧嘧啶黑框警告提示致命性的肝损伤和急性肝衰竭，而不做常规推荐，除非对甲巯基咪唑过敏。抗甲状腺药物减少甲状腺激素的生物合成，并消耗甲状腺内激素存储，减少激素分泌。抗甲状腺药物治疗起始 2～4 周后，血清 T_4 浓度出现下降。当甲状腺激素水平达到正常范围后，可以递减用药剂量，以免造成甲减。然而，老年人经药物治疗后甲亢更易复发，并且容易出现药物副作用[98]。老年人中由毒性多结节甲状腺肿引起的甲亢，很难通过长期应用抗甲状腺药物治疗达到持续缓解。资料显示，老年人服用丙基硫氧嘧啶或大剂量甲巯基咪唑更易发生副作用。粒细胞缺乏症在接受治疗者中发生率约为 0.5%，是此类人群最常见的副作用[99]。不推荐常规定期检测血细胞计数，但如果患者出现发热、咽喉痛或口腔溃疡则需要进行白细胞计数，如果有粒细胞减少症的证据，则必须停药[99]。皮疹、关节痛和肌痛更为常见[98]。

已知手术带来并发症的风险在老年人中有所增加，因此老年甲亢患者很少应用手术治疗，手术效果好坏主要取决于共病的情况[100]。手术主要用于解除巨大甲状腺肿的压迫症状及已知或怀疑恶性肿瘤的情况下[101]。然而，也有人发现 70 岁以上老年人进行手术治疗是安全的，年龄不应单独作为一个考虑因素[102]。术后并发症可能包括：疼痛感、出血、感染、喉返神经损伤所致声带麻痹、甲状旁腺功能减退所致低钙血症（一过性或永久性）。

对于老年亚临床甲亢患者，指南建议定期监测临床和生化指标。最新的 ATA/AACE 指南推荐 65 岁以上的老人，如果 TSH 水平低于 0.1mIU/L 应该给予治疗；TSH 水平在 0.1～0.5mIU/L 时酌情治疗[55,59]。如上所述，治疗方案包括使用抗甲状腺药物、RAI 消融治疗及手术治疗。

甲状腺功能减退

甲减是指由甲状腺激素合成减少或外周组织对甲状腺激素的反应不足所致的甲状腺激素（T_4 和 T_3）缺乏导致的一种临床状态。甲状腺本身的功能障碍所致的甲减称为"原发性甲减"；垂体促甲状腺激素释放不足，导致甲状腺产生 T_4 减少，称为"继发性甲减"；下丘脑 TRH 合成或释放减少可引起相对罕见的"三发性甲减"。

流行病学和病理生理学

由于研究人群和诊断标准不同，老年甲减患者的患病率和患病率的评估结果也各异[103]。一项大型筛查研究（$N=25\,000$）发现，年龄在 65～74 岁的人群中，10% 男性和 16%女性的 TSH 水平高于正常参考范围的上限[104]。据美国国家第三次健康与营养调查（National Health and Nutrition Examination Survey，NHANES Ⅲ）报告，与同龄的男性相比，大多数年龄在 50～69 岁的女性达到亚临床或临床甲减的诊断标准。此外，一项评估老年患者医疗护理情况的研究中，证实了15%的女性和17%的男性有近期未确诊的甲减[105]。

由于自身免疫性甲状腺炎患病率的增高，甲减的患病率随年龄增长也逐渐增高[106-108]。据Reinhardt和Mann的调查报道，一组平均年龄为73岁的患者群体（N=24）中[109]，桥本氏甲状腺炎的发生率高达67%。一项对内分泌门诊患者的调查显示，55岁以上的原发性甲减患者中，47%既往有自身免疫性甲状腺炎病史，27%为手术后甲减，10%为RAI消融治疗后甲减[110]。

亚临床甲减定义为血清TSH水平升高，同时血清游离T4水平正常。亚临床甲减的患病率随年龄增长而增加，女性多于男性，黑色人种的患病率低于白色人种[18,104,111,112]。NHANES III的16 533名受试者中[18]，亚临床甲减的患病率为4.3%。基于人群的研究中，亚临床甲减的患病率为4%～15%[104,105,111-114]。

亚临床甲减到临床甲减的进展

许多亚临床甲减最终进展为临床甲减。在前瞻性研究中，经过10～20年的随访，临床甲减的累积患病率为33%～55%[115-117]。最近的一项研究中，4000名65岁以上老年人在2～4年的随访中，亚临床甲减的患病率持续接近50%。血清TSH水平偏低（<7mIU/L）及甲状腺过氧化物酶抗体效价阴性的患者甲状腺功能恢复正常的可能性更大[118]。

临床表现

老年患者中，甲减通常起病隐匿，多年后才出现症状、体征，往往难以察觉其起病。甲减可以累及多个器官及系统，包括心血管系统、中枢神经系统（central nervous system，CNS）、胃肠道和皮肤。

最常见的心血管系统异常表现是心动过缓和脉压差减小[77]。中枢神经系统异常包括抑郁、认知障碍和过度嗜睡。甲减也被认为是痴呆的病因之一[119]。甲减患者可能出现便秘，然而在甲状腺功能正常的老年患者中这种症状也很常见。皮肤的改变包括皮肤干燥、黄染、面部水肿、眶周水肿、毛发干燥稀薄、眉梢脱落、指甲变脆等[120]。老年人也可出现体温低、体重增加或消瘦。

诊断老年人甲减时，需持高度怀疑的态度。因为症状和体征如疲劳、衰弱、便秘、皮肤干燥、寒冷不耐受等也可归因于老年患者的其他常见病、药物副作用或衰老本身[4,121]。Doucet及其同事进行了一项前瞻性研究[122]，对比了甲减的24种常见临床症状和体征在老年人（N=67，平均年龄79.3岁）和中青年（N=54，平均年龄40.8岁）之间的区别。结果显示老年人的临床症状和体征的平均数为6.6个，而中青年为9.3个。疲劳和衰弱是老年人群最常见的症状，而寒冷不耐受、感觉异常、体重增加和腹部绞痛则相对少见。

诊断

血清游离T4水平降低，伴有血清TSH水平的提高可以确诊为原发性甲减，血清游离T3水平一般没有诊断价值。不正常或低水平的TSH，伴有游离T4减低可提示继发性甲减。

危险因素、并发症和预后

认知障碍

甲减与几种认知能力方面的障碍有关，包括记忆力、注意力和集中力、执行功能、语言能力和感知视觉空间的能力障碍[123,124]。重度甲减可能和抑郁症与痴呆的表现相似。随着治疗进入甲状腺功能正常期，神经精神症状得到逐步改善[125]。亚临床甲减和认知功能之间的关系并不明确。由年龄相关的下丘脑-垂体-甲状腺轴的改变，可以推断老年人更易发生亚临床甲减。然而，在相关研究中，并未发现TSH水平升高与老年人认知功能下降之间存在明显的联系[126,127]。

关于左旋甲状腺素替代治疗在亚临床甲减和认知功能改善中的作用，研究数据仍存在争议。一些研究提示左旋甲状腺素替代治疗对认知功能有所改善[128-130]，另一些则显示没有受益[126,131]。

对心血管系统的影响

老年甲减患者的心血管结局可以归因于每搏量和心率下降所致的心输出量减少[132,133]。心输出量减少可导致运动中的运动耐量下降和气短。既往有心脏病者发生甲减时，将会加重充血性心衰和心绞痛，这种现象在老年人群中比较常见。

其他心血管效应包括增加动脉粥样硬化的风险、促进动脉硬化、内皮功能障碍和凝血指标变化[134]。外周血管阻力的增加可以导致高血压的发生。这些异常都能被左旋甲状腺素替代治疗逆转。

亚临床甲减进行甲状腺素治疗能够改善以下心血管危险因素：血脂异常症、炎症因子、血管平滑肌增生、血管反应、心室功能、内皮功能、颈动脉内膜增厚等，但减少心血管事件的数据是有限的[135-145]。心血管健康队列研究显示65岁及以上的老年人中，亚临床甲减和心血管疾病发病、死亡率与心衰的风险增加无明显相关性，虽然后者在血清TSH>10mIU/L的患者中的比例明显升高[68,82]。一项针对社区老年人（70～79岁）的前瞻性队列研究发现，TSH水平>10mIU/L的甲减患者，其代谢综合征的患病率而不是患病率，将会增高[146]。

死亡率

部分研究发现，亚临床甲减患者发生心血管疾病风险和/或全因死亡率增高。最新的基于人群的前瞻性队列研究（307名研究对象，基线年龄85岁）发现，TSH水平或亚临床甲减与高龄老人的 3 年死亡率无明显相关性[147]。另一项对65岁以上老年人进行的为期7年随访的前瞻性研究发现，住院治疗期间甲状腺功能检测结果的变化与老年人的远期死亡率相关。低游离 T_4 水平和全因死亡率及心源性死亡率的关系尤为密切[148]。相反，荷兰的一项针对老年个体（>85 岁）的前瞻性研究发现，未经治疗的亚临床甲减患者，当 TSH 水平为 4.8~10mIU/L 时，有一个较低的发生心血管疾病风险和全因死亡率[149]。

黏液性水肿昏迷

黏液性水肿昏迷定义为严重的甲减导致的精神萎靡、低体温和多器官功能减退相关的其他症状。几乎仅发生于长期未经治疗的老年原发性甲减患者，通常由合并的其他疾病诱发。患者表现为突然昏迷、癫痫发作及呼吸抑制。黏液性水肿昏迷的标志性 Hallmark 体征包括：局部神经体征、低体温、心动过缓、低钠血症和低血糖[132]。老年人的黏液性水肿昏迷是一种严重的危及生命的临床状态，死亡率高达 40%[150-152]。黏液性水肿昏迷的早期诊断和治疗非常关键，只要有临床怀疑无须等待实验结果回报就应立即开始治疗。

血脂和载脂蛋白浓度

许多甲减患者可出现血清总胆固醇和低密度脂蛋白（low-density lipoprotein，LDL）胆固醇浓度增高，一些患者可出现血清甘油三酯、中间密度脂蛋白、载脂蛋白A1、载脂蛋白 B 浓度增高[153-157]。亚临床甲减也与血脂异常相关[135,138,158]。评估甲状腺激素疗效的临床试验发现，亚临床甲减患者的总胆固醇、高密度脂蛋白（high-density lipoprotein，HDL）、低密度脂蛋白、甘油三酯、载脂蛋白 A 与 B 和脂蛋白（a）水平均未见明显改善（好血脂升高、坏血脂降低）[159]。然而，一些针对使用甲状腺素治疗的亚临床甲减患者的随机研究显示，血清总胆固醇、低密度脂蛋白胆固醇、脂蛋白 B100 浓度与安慰剂组相比有明显的改善[135,138,158,160-162]。

非酒精性脂肪肝

甲状腺激素与脂代谢调节和胰岛素抵抗有关，并在非酒精性脂肪肝（nonalcoholic fatty liver disease，NAFLD）和非酒精性肝硬化（nonalcoholic steatohepatitis，NASH）的发病机制中发挥作用。NAFLD-NASH 患者甲减的患病率在 15%~36%[163]。然而，相关研究得出的结论不一致。Chung 及其同事发现甲减是 NAFLD 患病率增加的独立危险因素[164]。相反，Mazo 团队的回顾性研究并未发现甲减与 NASH 之间有直接相关性[165]。其他的一些研究得出了自相矛盾的数据。然而，没有研究分析老年人甲减和亚临床甲减与 NAFLD-NASH 之间的联系。

对骨骼的影响及骨折风险

临床甲减与人群的骨质疏松相关，能够增加包括髋关节骨折在内的骨折的风险[166,167]。关于亚临床甲减是否增加骨折风险并不清楚。在一项心血管健康研究中，对 65 岁及以上的老年人群进行中位数时间为 12 年的随访，发现亚临床甲减和髋关节骨折风险或骨密度之间无明显的相关性[168]。相似的，一项针对 471 名 50 岁以上（平均年龄 78.5 岁）患者的回顾性研究中，发现亚临床甲减与包括骨密度、25-羟维生素 D_3 水平、骨骼代谢指标在内的骨骼健康指标下降之间无明显的相关性[169]。然而，一项针对社区 65 岁以上老人的前瞻性队列研究发现，亚临床甲减的老年男性患者髋关节骨折的风险增高。治疗亚临床甲减能否降低骨折的风险目前尚不清楚[170]。

管理

尽管老年人中甲状腺素的使用率很高，但尚没有具体的数据说明替代治疗中起始用药的时间和剂量。在心血管健康研究（N=5888）中，Somwaru 及其同事收集了 65 岁及以上（平均年龄 72.8 岁）社区患者 16 年间的甲状腺素用药数据[171]。研究发现甲状腺激素在 65 岁以上的老年人中应用比较广泛，其中高达 20%的患者存在左旋甲状腺素的过度应用；85 岁以上老年人甲状腺素替代治疗的使用率是 65~69 岁老年人的两倍[171]。

老年人的左旋甲状腺素剂量需求较低，主要与以下因素相关：代谢清除率低、潜在的甲状腺衰竭缓慢进展、体重下降及与其他药物相互作用[172]。与同等体重的中青年患者相比，老年原发性甲减患者的初始剂量应低于 20μg，每日维持剂量应低于 40μg[173-175]。甲状腺素可增加心肌耗氧量，因而可诱发老年人心律失常、心绞痛甚至心肌梗死。从心血管可耐受的初始剂量开始，每 4~6 周增加 12.5~25μg，逐渐增量最终根据血清 TSH 水平确定最佳替代量[176]。继发性甲减患者应依据游离 T_4 而不是 TSH 水平指导治疗[29]。

老年甲减患者的治疗应以 TSH 达标为目标[176]。美国甲状腺协会（ATA）的一项调查提示，39%的成员建议中青年患者的目标 TSH 水平为 0.5~2.0mIU/L，而相当数量的报道建议老年人的目标范围应更广泛，为 1.0~4.0mIU/L[176]。这就避免了老年人应用大剂量左旋甲状腺素进行过度治疗可能导致的继发的房颤风险及骨量过度流失等情况[177]。

老年亚临床甲减患者的治疗存在争议，支持[178]或反对[2,179]老年患者进行常规治疗的指南已发表。几项随机对照试验表明，经治疗的亚临床甲减的症状未见明显改善[128,180]，证明治疗并未受益[129,181]。没有证据提示未经治疗可对健康产生不良影响，除非进展为临床甲减，因此 Surks 及其同事并不推荐 58 岁以上、TSH 水平在 4.5~10mIU/L 的老年亚临床甲减患者进行常规治疗[2]。

Chu 和 Crapo 对重复检测 TSH 水平高于 10mIU/L、有明确症状或体征提示甲减、有甲状腺疾病家族史或之前未诊断的严重高脂血症的患者，推荐采用左旋甲状腺素替代治疗[179]。

综上，原发性甲减患者治疗目标是保持 TSH 浓度在正常范围。普通人群的血清 TSH 浓度平均为 1.4mIU/L[18]，90%人的血清 TSH 水平低于 3mIU/L，因此中青年患者目标 TSH 范围公认为 0.5～2.5mIU/L。3～5mIU/L 的 TSH 目标水平更符合 70 岁以上患者。观察性研究显示，在普通人群中，TSH 水平高于正常范围（0.5～4.5mIU/L）的老年人死亡率下降[149]、生存质量提高[182]。

甲状腺结节

甲状腺结节是一种存在于甲状腺内的、在影像学上不同于周边实质的弥漫性病变。甲状腺结节可触及的病变部位与影像学异常相符，才符合甲状腺结节的严格定义。仅在影像可见的结节，称为意外瘤[183]。

流行病学和临床表现

甲状腺结节常是无症状的，通常在常规查体或 CT、MRI 或甲状腺吸收 ^{18}F-脱氧葡萄糖（^{18}F-fludeoxyglucose，FDG）正电子发射断层扫描（positron emission tomography，PET）等不同情况的影像学检查中发现。高分辨率超声能够随机发现 67%的甲状腺结节，在女性和老年人中检出率更高[184]。

众所周知，甲状腺结节的患病率随年龄增长而增加[185]。在碘充足地区，接近 50%的 65 岁及以上个体在超声检查中能够发现甲状腺结节[186]。此外，尸检发现甲状腺结节在老年人中高发，即使在颈部体格检查中未能发现异常，在 70 岁以上人群中，女性检出率高达 90%，男性为 50%[184,187,188]。甲状腺结节可以为良性腺瘤、囊肿、癌或炎症。检出甲状腺结节的临床意义是排除癌症[189]。影像学证实相同尺寸的不可触及和可触及的结节有相等的恶性概率。单个结节和多发性结节恶性的可能性相同[190]。

老年人，尤其是老年女性最常见的临床表现是具有巨大的多结节甲状腺肿，通常位于胸骨后。多结节甲状腺肿在碘缺乏区高发，通常，甲状腺肿病史可追溯至童年或青少年期。巨大的多结节甲状腺肿，尤其是胸骨后甲状腺肿，可以压迫气管造成气短或压迫食管引起吞咽困难。有时，胸骨后甲状腺肿可表现为气管压迫或移位及纵隔上部肿物，而在拍摄胸片时首次发现[191]。偶尔，甲状腺结节可因继发急性或亚急性甲状腺炎或既存结节出血，以急性颈部疼痛和压痛起病。

管理

老年人孤立性甲状腺结节的治疗方案与中青年相同（图 88-1）。新发的甲状腺结节，需要进行完善的病史采集和体格检查。前者包括头颈部或全身照射史、电离辐射暴露史、甲状腺癌或综合征家族史（如多发性内分泌肿瘤）。众所周知，进行过头颈部放射性检查的患者，其甲状腺良性结节和恶性结节的发病风险均显著增加[183]。甲状腺结节发病的潜伏期为 10～20 年，而恶性结节的发病率在放射性暴露之后 20～30 年达到高峰[192,193]。20 世纪 50 年代的美国，外部辐射主要用于治疗面部痤疮、扁桃体肿大、颈部淋巴腺炎和胸腺肥大等。如查体发现可触及的颈部淋巴结病变、声音嘶哑或结节与周围组织固定，提示有恶性倾向。

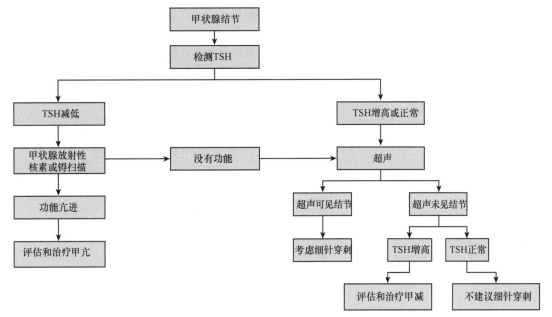

图 88-1　治疗甲状腺结节的方法。TSH. 促甲状腺激素。

据 ATA 指南介绍[183]，初始评估包括血清 TSH 水平检测。如果 TSH 降低或被抑制，下一步需进行锝或 [131]I 放射性核素扫描。其中放射性核素扫描显像显示有结节的患者，应结合扫描结果对高功能结节（热结节）行超声检查评估。如为热结节，其恶性风险极低，一般不需行细针穿刺（fine needle aspiration，FNA）活检；如为冷结节，通常推荐 FNA 以排除恶性的可能。如果 TSH 水平正常或偏高，无须行放射性核素扫描进行初筛。相反，所有已知或怀疑甲状腺结节的患者，无论 TSH 水平是否升高，均应行诊断性超声检查。

甲状腺超声能够提示结节的大小和位置、组成和回声特性等影像学特点，以及可疑的颈部淋巴结病。对 ≥1cm 的甲状腺硬性结节或超声高度怀疑恶性的 <1cm 结节，均应行超声引导下的 FNA 检查。可疑的超声特征包括：结节低回声、结节内血流丰富、结节微钙化、缺少光环、边界不规则、纵行结节、可疑颈部淋巴结病等。

有临床指征者，可行超声引导的 FNA 活检来评估结节性质，其精准且性价比较高。甲状腺细胞病理学 Bethesda 诊断系统报道主要用于分析甲状腺 FNA 活检结果[194]。该系统根据文献回顾和专家意见把甲状腺结节分为 6 种诊断类别，并分别评估其癌变风险。其类别包括：标本无法诊断或标本不满意、良性病变、意义不明确的细胞非典型病变或滤泡性病变（atypia of undetermined significance or follicular lesion of undetermined significance，AUS/FLUS）、滤泡性肿瘤或可疑滤泡性肿瘤（follicular neoplasm，FN）、Hurthle 氏细胞肿瘤或可疑 Hurthle 氏细胞肿瘤、可疑恶性肿瘤和恶性肿瘤（表 88-3）。

表 88-3　甲状腺细胞病理学 Bethesda 诊断系统报道：评估恶性风险指导临床诊治

疾病种类	恶变可能性/%	常规治疗方案
标本无法诊断或标本不满意	1～4	重复 FNA
良性病变	0～3	临床随访
意义不明确的细胞非典型病变或滤泡性病变	约 5～15	重复 FNA
滤泡性肿瘤或可疑滤泡性肿瘤	15～30	甲状腺叶切除术
可疑恶性肿瘤	60～75	叶切除/次全切/全切
恶性肿瘤	97～99	甲状腺次全切/全切

注：除了细针穿刺术（FNA），实际诊疗过程受其他因素影响（如临床、超声等）

改编自 Cibas ES: The Bethesda System for reporting thyroid cytopathology. Am J Pathol 132: 658-665, 2009

据 ATA 指南[183]，非诊断性细胞学检查初筛后，应重复进行 FNA。如果 FNA 结果提示良性，应结合体格检查和甲状腺超声回报，给予个体化定期随访。总之，细胞学初筛良性的结节一般预后良好，保守随诊即可。如果细胞学诊断未确定（AUS/FLUS、FN、Hurthle 氏细胞肿瘤），新兴的分子学检测有助于区分结节的良恶性。上述患者应转诊至内分泌医师进行进一步的评估和诊治。如果细胞学检测为可疑恶性（或恶性），患者应考虑手术治疗。

甲 状 腺 癌

流行病学

甲状腺癌的患病率不断上升[195]，目前成为美国第 9 大常见的肿瘤。在美国，甲状腺癌占所有新发肿瘤的 3.8%。2014 年新确诊甲状腺癌的病例已近 63 000 个，而 2009 年这一数据为 37 200 个[196]。2014 年死亡人数估计达 1890 人。75～84 岁老年（中位数年龄 73 岁）甲状腺癌患者的死亡率最高[196]。

年龄是甲状腺癌的危险因素。50～70 岁老年人的临床甲状腺癌患病率约为 0.1%[197]。根据监测、流行病学与最终结果（surveillance, epidemiology, and end result，SEER）数据库，2007～2011 年已确诊的甲状腺癌新发病例中，近 20% 为 65 岁及以上老年人[196]。低分化甲状腺癌的患病率随年龄增长而增加[198,199]。

然而，高分化乳头状甲状腺癌仍是老年人患病率最高的病理类型，其临床表现与中青年患者相似。据国家肿瘤研究所 SEER 注册的一项回顾性研究报告，乳头状甲状腺癌的发生率在 45 岁以上人群中不成比例地增加，目前在此类人群中最常见的类型是乳头状甲状腺微腺瘤（<1cm）[200]。据推断，其患病率的增加是由影像诊断的增加导致老年人偶发结节的发现率增高所致。

滤泡状甲状腺癌在碘缺乏地区更为常见，其患病率 60 岁时达到高峰[185,201]。滤泡状甲状腺癌和 Hurthle 氏细胞肿瘤约占 60 岁及以上老年人甲状腺癌的 23%[198,202]。

甲状腺髓样癌发病高峰年龄为 50 岁和 60 岁，占老年甲状腺癌的 5%。老年人群中[198]，甲状腺髓样癌散发的概率高于家族性患病率[203]。

未分化甲状腺癌仅占甲状腺肿瘤的 1%～3%，但其具有侵袭性，发病高峰年龄在 70 岁左右[185]。SEER 数据库中基于流行病学的研究发现，美国 1973～2002 年未分化癌患病率持平，随后出现下降趋势[196]。危险因素包括甲状腺肿的既往史和家族史。

甲状腺淋巴瘤比较罕见，常见于老年女性。几乎所有的原发性甲状腺淋巴瘤属于黏膜相关淋巴组织（mucosa-associated lymphoid tissue，MALT）型，是由老年人（平均年龄 64 岁）淋巴细胞甲状腺炎经过 20～30 年进展演变而来的[204]。

临床表现

所有甲状腺结节患者的初步诊疗均应包括头颈部、上胸段的辐射史及阳性家族史等可增加甲状腺恶性肿瘤发生的风险的病史调查。

高分化甲状腺肿瘤，如乳头状癌、滤泡状癌、Hurthle氏细胞肿瘤，其生长缓慢，多数患者没有症状或仅表现为颈部无痛性肿物。疾病晚期可表现为颈部可触及的淋巴结肿大[183,202]，该体征在乳头状癌比滤泡状癌更为常见。发生淋巴结转移的最常见区域为Ⅵ区的颈部中央区。颈部淋巴结转移也可发生于侧颈部Ⅱ～Ⅴ区。其他症状包括声音嘶哑、吞咽困难和呼吸窘迫等继发于局部转移和压迫的症状。

许多髓样甲状腺癌患者表现为颈部可触及的肿块，发现时 25%～63% 的患者已发生颈部淋巴结的转移[205]，大部分患者已发生肺、肝等部位的远隔转移[206]。转移可有局部或全身的症状。激素过度分泌可导致腹泻、颜面潮红和气管痉挛等症状。一些髓样癌患者可因异位促肾上腺皮质激素（adrenocorticotropic hormone，ACTH）过度分泌所致库欣综合征的表现发病[207]。

未分化甲状腺癌通常出现在分化型甲状腺癌中，常表现为快速增长的颈部肿块，诊断时已发生转移。吞咽困难、言语困难或声音嘶哑和喘鸣也可存在。局部症状包括明显的岩石样肿块和颈部疼痛[208]。回顾性研究提示，未分化甲状腺癌诊断时的肿瘤平均大小为 7.35cm，有颈淋巴结受累的占 61.5%，有远隔转移的占 34.5%[209]。全身症状包括厌食、消瘦等，肺转移者也可发生气短。

甲状腺淋巴瘤的典型表现为迅速增大的无痛性颈部肿块，可以有气管或食管压迫现象。

危险因素、并发症和预后

甲状腺癌是美国癌症联合会（American Joint Committee on Cancer，AJCC）肿瘤-淋巴结-转移（Tumor-node- metastasis，TNM）分期系统认证的唯一一种与年龄相关的肿瘤[208-210]。45 岁以后，甲状腺癌患者的死亡率开始增高[211]。除分化程度不同外，甲状腺癌患者的生存率随年龄的增长稳步下降，提示年龄和生存率负性相关。大型回顾性研究（N=53 856）证实 45 岁以上患者的 10 年生存率的下降程度分别为：乳头状癌为47%～85% vs. 97%、滤泡状癌为 57%～66% vs. 98%、髓样癌为 63%～80% vs. 88%，未分化癌的 5 年生存率下降程度为 13% vs. 55%[212]。据 Cady 及其同事报道，50 岁以上女性甲状腺癌患者复发的风险为 32%，50 岁以下中青年女性的复发率为 10%[213]。甲状腺外转移可以恶化老年患者的预后，然而对中青年患者相对良好的预后并不产生影响[214-216]。基于 SEER 数据库的一项研究提示，甲状腺癌的淋巴结转移对 45 岁以下患者的生存率并无影响，而 45 岁以上患者淋巴结阳性者死亡率可增加 46%（P<0.001）[217]。

远隔转移是老年甲状腺癌患者的重要预后标志[213,214]。可能与老年患者对 RAI 的吸收率低于中青年患者有关[208,218]。甲状腺癌的复发率与年龄因素相关[209]。

管理

老年甲状腺癌患者的治疗方案和中青年相同。通常，大于 1cm 的甲状腺癌的术式选择为甲状腺全切或次全切。单纯的甲状腺叶切除术用以处理小于 1cm 的肿瘤。中央淋巴结（Ⅵ区）临床受累时，应行甲状腺全切术及颈部中央淋巴结清扫。如有颈侧区淋巴结受累，应行颈部扩大清扫术[183]。虽然老年人由于基础病的存在而手术风险增高，但年龄本身不作为手术切除甲状腺的禁忌[102]。

一些研究显示，老年人（包括 70 岁以上者）的甲状腺手术是相对安全的，其术中管理和手术疗效与中青年患者并无差异。相对高的甲状腺癌患病率可能与病情进展迅速有关[102]。然而，最新的研究发现，老年甲状腺癌患者更难获得与指南一致的照顾[219]，老龄和医疗保险均可导致该甲状腺癌高危人群仅获得相对保守的治疗[220]。即使老年甲状腺癌患者能够从手术量多的手术中心获益[221]，但仍能发现外科中心的患者存在疗效差异[222]。研究发现，选择手术量多的外科医生可以提高甲状腺癌患者，尤其是老年患者的手术疗效[221]。然而，尤其是老年人群，确诊甲状腺癌时的共存病和功能状态也对治疗方式的选择起重要作用。共存病作为老年其他恶性肿瘤患者选择保守治疗的独立相关因素存在[223]。甲状腺手术可能存在的术后并发症包括：疼痛、出血、感染、喉返神经受损导致的声带麻痹和甲状旁腺功能减退所致的低钙血症（一过性或永久性）。

根据术后病理回报，ATA 指南将患者分层为低危组、中危组和高危组[183]。如果计划在 RAI 消融治疗或诊断实验之前停用甲状腺激素，左旋甲状腺素应停药 3～4周，初始周可酌情用 T_3 替代治疗。放射性核素治疗前应先检测血清 TSH 水平，在 RAI 治疗的术前准备中，TSH水平目标值应大于 30mIU/L。甲状腺全切患者，可应用重组人 TSH 刺激物（适谪进）作为残余消融或辅助治疗术后甲状腺素停药的替代品。已知处于富碘区域和有远隔转移、甲状腺外转移（无论肿瘤大小）及原发灶大于4cm 者，即使无其他危险因素，均应行术后 RAI 消融[183]。对于叶切除或甲状腺全切的单发或多发的乳头状微腺癌患者，如无上述不良征象，无须常规进行 RAI 消融[183]。

一项研究发现对于多数 70 岁以上的老年人来说，如果治疗活性大于 7.4 千兆贝勒尔（GBq；200mCi）时将超过最大安全水平，剂量测定法指导的 RAI 消融术可能比固定剂量 RAI 消融术更适合应用于老年进展性甲状腺癌患者[224]。老龄和肝肾功能不全将导致 RAI 的清除率下降[224]。RAI 消融治疗的副作用包括：口干、唾液腺肿胀、泪小管功能障碍、口中金属味和罕见的恶性肿瘤（如白血病等）。

血清甲状腺球蛋白检测通常作为早期术后评估指标[183]。术后甲状腺球蛋白评估的预测价值很大程度上受多因素的影响，包括残余的甲状腺癌和/或正常组织数量、甲状腺球蛋白测量时的 TSH 水平、甲状腺球蛋白测定的功能敏感度、用于分析的甲状腺球蛋白截点、甲状腺切除术后时间、噬 RAI 的局部或远隔转移的风险、对术后扫描的敏感性等。术后血清甲状腺球蛋白水平能够帮助评估疾病的迁延性或甲状腺残余量及预测疾病复发的潜在风险。非刺激性甲状腺球蛋白也应定期复查。RAI 消融术后第一年，检测重组人 TSH 刺激物作用下的甲状腺球蛋白水平很有必要，因为其更为敏感。如果刺激后的水平＞1ng/ml，需进行诊断性的影像学检查以定位持续性或复发性病变[183]。

甲状腺素抑制疗法主要用于治疗分化型甲状腺癌。激进的甲状腺素抑制疗法是高危组患者长期生存率延长的独立相关因素，而温和的甲状腺素抑制疗法可改善中危组患者的长期生存率[225]。由于低危组患者本身预后良好，该疗法并不会改变其长期生存率。中青年甲状腺癌患者的 TSH 抑制剂量为 2～2.2μg/kg，由于甲状腺激素的降解能力随年龄增长而下降，此剂量对老年患者是过量的[1,226]。在弗雷明汉心脏研究中，60 岁以上个体中，TSH 水平小于或等于 0.1mIU/L 者在 10 年的随访中发生房颤的相对风险度为 3.8；TSH 水平在 0.1～0.4mIU/L 时相对风险度为 1.6[69]。TSH 抑制的优点是明显减少分化型甲状腺癌的复发率，但应注意评估潜在的并发症，这点对老年人尤为重要。

体外放射治疗的指证：进展癌且手术无法切除者、痛性骨转移或有脊髓受压风险等[183]。

细胞毒性化疗对分化型甲状腺癌的既往疗效一直令人失望[227-231]。多数酪氨酸激酶抑制剂和血管内皮生长因子（vascular endothelial growth factor，VEGF）受体有相同的靶向位点，如索拉非尼、凡德他尼、卡博替尼、帕唑帕尼、舒尼替尼等，可作为治疗转移性癌、RAI 治疗耐受的分化型甲状腺癌的很有前途的化疗药。索拉非尼是由美国食品药品监督管理局（Food and Drug Administration，FDA）批准开发的用于治疗转移性、RAI 消融耐受的分化型甲状腺癌[232-238]的药物。酪氨酸激酶抑制剂有大量的副作用，包括腹泻、疲劳、高血压、肝毒性、恶心、味觉改变和皮肤改变（手足综合征）等[239]。老年人不会被排除参与正在进行的临床试验。

由于病灶往往是多发的，甲状腺髓样癌术式的选择是甲状腺全切术，并推荐常规行淋巴结清扫术。大约 2/3 的术后患者 70 岁时仍可带病生存[240]。手术的疗效可通过检测术后血降钙素浓度来评估[241]。甲状腺髓样癌对 131I 治疗不敏感，因此有病灶残留或复发者可采用外部辐射姑息治疗。酪氨酸激酶抑制剂，包括凡德他尼和卡博替尼，已经获 FDA 批准用于治疗难治性转移性髓样癌。甲状腺髓样癌一经诊断，患者生存率随年龄的增长而下降，60 岁以上的患者下降得尤为明显[240]。

甲状腺未分化癌的治疗仍不满意[242,243]。术后给予高剂量（45～60Gy）的外部放射治疗主要用于减轻局部压迫症状[242,243]。阿霉素化疗配合手术和外部放射治疗可使患者受益。CT 或 MRI 可以诊断甲状腺淋巴瘤的临床分级[242,243]。积极的外部放射治疗结合化疗（如 CHOP 方案——环磷酰胺、阿霉素、长春新碱、泼尼松）能使生存率达到 100%[204]。

关键点

- 甲状腺疾病在老年人中比较常见。然而，老年患者甲状腺功能障碍的典型症状常常不存在或被忽视，从而给诊断和后续治疗带来了挑战。
- 专家组对普通人群的 TSH 筛查一直持有不同意见。
- 血清 TSH 水平随年龄增长而增加，并能提高老年人群的生存质量。关于 TSH 水平高于正常范围上限但低于 10mIU/L 的无症状的老年人是否需要干预治疗，争论始终存在。
- 老年人长期血清 TSH 水平偏低可导致房颤、心衰、骨质疏松和死亡的风险增加。甲状腺功能障碍和认知障碍之间关系的数据仍存在争议。
- 甲状腺结节的患病率随年龄增长而增加。年龄被认为是罹患甲状腺癌的危险因素，50 岁以上人群的甲状腺癌患病率约为 0.1%。

（张海燕　史丽艳　译，齐国先　校）

完整的参考文献列表，请扫二维码。

主要参考文献

2. Surks MI, Ortiz E, Daniels GH, et al: Subclinical thyroid disease: scientific review and guidelines for diagnosis and management. JAMA 291:228–238, 2004.
3. Surks MI, Hollowell JG: Age-specific distribution of serum thyrotropin and antithyroid antibodies in the US population: implications for the prevalence of subclinical hypothyroidism. J Clin Endocrinol Metab 92:4575–4582, 2007.
18. Hollowell JG, Staehling NW, Flanders WD, et al: Serum TSH, T, and thyroid antibodies in the United States population (1988 to 1994): National Health and Nutrition Examination Survey (NHANES III). J Clin Endocrinol Metab 87:489–499, 2002.
20. Papaleontiou M, Haymart MR: Approach to and treatment of thyroid disorders in the elderly. Med Clin North Am 96:297–310, 2012.
23. Atzmon G, Barzilai N, Hollowell JG, et al: Extreme longevity is associated with increased serum thyrotropin. J Clin Endocrinol Metab 94:1251–1254, 2009.
26. Atzmon G, Barzilai N, Surks MI, et al: Genetic predisposition to elevated serum thyrotropin is associated with exceptional longevity. J Clin Endocrinol Metab 94:4768–4775, 2009.
29. Garber JR, Cobin RH, Gharib H, et al: Clinical practice guidelines for hypothyroidism in adults. Endocr Pract 18:998–1028, 2012.
30. Rugge JB, Bougatsos C, Chou R: Screening and treatment of thyroid dysfunction: an evidence review for the U.S. Preventive Services Task Force. Ann Intern Med 162:35–45, 2015.
66. Boelaert K, Torlinska B, Holder RL, et al: Older subjects with hyperthyroidism present with a paucity of symptoms and signs: a large cross-sectional study. J Clin Endocrinol Metab 95:2715–2726, 2010.
68. Cappola AR, Fried LP, Arnold AM, et al: Thyroid status, cardiovascular risk, and mortality in older adults. JAMA 295:1033–1041, 2006.
69. Sawin CT, Geller A, Wolf PA, et al: Low serum thyrotropin concentrations as a risk factor for atrial fibrillation in older persons. N Engl J Med 331:1249–1252, 1994.
75. Cooper DS: Approach to the patient with subclinical hyperthyroid-

ism. J Clin Endocrinol Metab 92:3–9, 2007.

82. Rodondi N, Bauer DC, Cappola AR, et al: Subclinical thyroid dysfunction, cardiac function, and the risk of heart failure. The Cardiovascular Health study. J Am Coll Cardiol 52:1152–1159, 2008.

97. Bahn RS, Burch HB, Cooper DS, et al: American Thyroid Association; American Association of Clinical Endocrinologists: Hyperthyroidism and other causes of thyrotoxicosis: management guidelines of the American Thyroid Association and American Association of Clinical Endocrinologists. Endocr Pract 17:456–520, 2011.

102. Gervasi R, Orlando G, Lerose MA, et al: Thyroid surgery in geriatric patients: a literature review. BMC Surg 12:516–518, 2012.

103. Sawin CT, Castelli WP, Hershman JM, et al: The aging thyroid. Thyroid deficiency in the Framingham Study. Arch Intern Med 145:1386–1388, 1985.

104. Canaris GJ, Manowitz NR, Mayor G, et al: The Colorado thyroid disease prevalence study. Arch Intern Med 160:526–534, 2000.

118. Somwaru LL, Rariy CM, Arnold AM, et al: The natural history of subclinical hypothyroidism in the elderly: the Cardiovascular Health Study. J Clin Endocrinol Metabol 97:1962–1969, 2012.

121. Maselli M, Inelmen EM, Giantin V, et al: Hypothyroidism in the elderly: diagnostic pitfalls illustrated by a case report. Arch Gerontol Geriatr 55:82–84, 2012.

122. Doucet J, Trivalle C, Chassagna P, et al: Does age play a role in clinical presentation of hypothyroidism? J Am Geriatr Soc 42:984–986, 1994.

168. Garin MC, Arnold AM, Lee JS, et al: Subclinical thyroid dysfunction and hip fracture and bone mineral density in older adults: the Cardiovascular Health Study. J Clin Endocrinol Metab 99:2657–2664, 2014.

171. Somwaru LL, Arnold AM, Cappola AR: Predictors of thyroid hormone initiation in older adults: results from the Cardiovascular Health Study. J Gerontol A Biol Sci Med Sci 66:809–814, 2011.

183. Haugen BR, Alexander EK, Bible KC, et al: 2015 American Thyroid Association management guidelines for adult patients with thyroid nodules and differentiated thyroid cancer: the American Thyroid Association guidelines task force on thyroid nodules and differentiated thyroid cancer. Thyroid 26:1–133, 2016.

194. Cibas ES, Ali SZ: The Bethesda System for reporting thyroid cytopathology. Am J Clin Pathol 132:658–665, 2009.

197. Castro MR, Gharib H: Continuing controversies in the management of thyroid nodules. Ann Intern Med 142:926–931, 2005.

200. Hughes DT, Haymart MR, Miller BS, et al: The most commonly occurring papillary thyroid cancer in the United States is now a microcarcinoma in a patient older than 45 years. Thyroid 21:231–236, 2011.

208. Haymart MR: Understanding the relationship between age and thyroid cancer. Oncologist 14:216–221, 2009.

219. Park HS, Roman SA, Sosa JA: Treatment patterns of aging Americans with differentiated thyroid cancer. Cancer 116:20–30, 2011.

221. Ng SH, Wong KP, Lang BH: Thyroid surgery for elderly patients: are they at increased operative risks? J Thyroid Res 2012–946276, 2012.

223. Chen RC, Royce TJ, Extermann M, et al: Impact of age and comorbidity on treatment and outcomes in elderly cancer patients. Semin Radiat Oncol 22:265–271, 2012.

第89章

甲状旁腺疾病

Jane Turton，*Michael Stone*，*Duncan Cole*

介　绍

大部分人有 2 对甲状旁腺，通常位于甲状腺的上极和下极，起源于胚胎发育第 5 周和第 6 周的第 3 和第 4 咽囊[1]（图 89-1）。

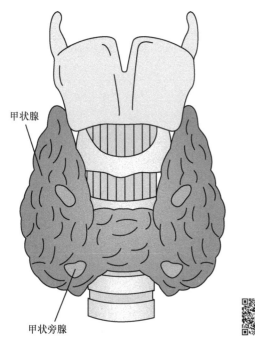

图 89-1　甲状旁腺解剖图。（彩图请扫二维码）

甲状旁腺呈卵圆形，黄色，头足位（轴位）测量长度约 6mm，通常重量不超过 35mg，在一个腺体中，有 4 种细胞类型，即主细胞、透明细胞、嗜酸性细胞、脂肪细胞[2]。

甲状旁腺激素的生理学特点

甲状旁腺激素（parathyroid hormone，PTH）由主细胞分泌，是由 84 个氨基酸组成的多肽，在分子的氨基端具有生物活性。在主细胞内首先合成前 PTH 原（pre-pro-PTH），然后依次加工成前 PTH（pro-PTH），最后加工成完整的 PTH。PTH 分泌形式包括完整 PTH 和切割的羧基端 PTH（C-terminal PTH form，C-PTH）。分泌的 C-PTH 与完整 PTH 的比例是随着循环中游离钙离子浓度变化而改变的。

完整 PTH 的半衰期小于 5min。它在肝中由巨噬细胞[库普弗细胞（Kupffer cell）]代谢，导致其 N 端部分被切割，N 端碎片在细胞内降解。C 端片段从肝重新释放回到血液循环。这些片段经肾清除，因而肾衰竭时有可能升高。C-PTH 片段的半衰期长于完整 PTH，为血液中 PTH 的主要存在形式。

PTH 分泌表现出昼夜节律[3]（在清晨时达到高峰，在上午晚些时候或者午后达到最低点）和季节性变化[4]（冬季最高，夏季最低）。

甲状旁腺主细胞上的钙敏感受体（calcium sensing receptor，CaSR）感应到细胞外游离钙浓度降低，PTH 的分泌主要是对这种下降的反应。CaSR 是一种 G 蛋白偶联受体，存在于肠、肾、甲状腺透明细胞、脑和骨中，参与局部钙稳态的过程[5]。家族性良性低尿钙性高钙血症（famillial benign hypocalciuric hypercalcemia，FBHH）患者的 *CaSR* 基因突变，导致钙稳态设定点的改变[6]。

PTH 的分泌也与循环中 1,25-二羟基维生素 D_3 [1,25$(OH)_2D_3$]、磷酸盐和镁的水平有关。1,25$(OH)_2D_3$ 通过抑制基因转录来抑制 PTH 分泌。高磷酸盐血症会促进 PTH 的合成和分泌；反之，低磷酸盐血症抑制 PTH 的合成和分泌。在严重的慢性镁缺乏状态下，PTH 分泌受到抑制。然而，急性镁缺乏可促进 PTH 分泌。

在肾中，PTH 促进 25-羟基维生素 D_3 [25$(OH)D_3$] 的 1α-羟基化，生成具有生物活性的 1,25$(OH)_2D_3$，促进远曲小管中钙的重吸收，并抑制近曲小管对磷酸盐的重吸收。

在小肠，PTH 的直接局部作用很小，循环中由肾生成的 1,25$(OH)_2D_3$ 促进胃肠道吸收钙和磷酸盐[7]。PTH 促进皮质表面破骨细胞对骨的吸收，导致钙释放到细胞外液中。PTH 作用的最终结果是细胞外钙水平的增加和磷酸盐水平的降低。

钙稳态及其随龄变化

在老年人中，PTH 的平均水平比年轻人高 35%[8,9]，造成这一结果的原因如下。

● 肾小球滤过率由 20 岁的 125ml/min 降至 80 岁的 60ml/min，肾脏衰老导致 1,25$(OH)_2D_3$ 的生成减少[10]。
● 肾 1α-羟化酶对循环中 PTH 反应性的降低[11]。

- 膳食中钙和维生素 D 的摄入和吸收减少[12]。

- 由于日光照射频率和强度的减少，皮肤中维生素 D 的生成减少，在家中或住在养老院的人群特别容易因维生素 D 缺乏而出现 PTH 分泌异常[13-16]。

见框 89-1，框 89-2。

框 89-1 甲状旁腺疾病的临床调查

指标
反应骨的情况：钙、磷酸盐、清蛋白、碱性磷酸酶
反应肾的情况：钠、钾、尿素、肌酐
血浆甲状旁腺激素（PTH）
血清 25-羟维生素 D
镁
（锂）
24h 尿钙、尿磷酸盐、尿钠、尿肌酐
骨密度测量：双能 X 线吸收仪
X 线及同位素骨扫描
核素扫描及超声扫描用于原发性甲状旁腺功能亢进的术前评估

框 89-2 甲状旁腺激素（PTH）测定

甲状旁腺激素（PTH）在乙二胺四乙酸（ethylenediaminetetraacetic acid，EDTA）中更加稳定，因而检测 PTH 的血液需收集于含有 EDTA 的试管中。完整 PTH 通过识别 C 端区域的非竞争性免疫测定法进行测量，通过使用与 N 端（1~34）区结合的信号抗体可实现对完整 PTH 检测的特异性。

继发性甲状旁腺功能亢进

继发性甲状旁腺功能亢进（甲旁亢）是老年人最常见的钙稳态紊乱的疾病，在 75 岁及以上人群中患病率达 20%~60%[17]。当维生素 D 缺乏或不足时，继发性甲旁亢就会发生，由此引起的血清钙水平下降，导致甲状旁腺中 CaSR 的表达减少，继而导致甲状旁腺增生，进而引起生理性的 PTH 生成的适当增加。

维生素 D 缺乏和继发性甲旁亢的联合作用与骨折风险增大有关[17,18]。与心血管疾病相关的死亡率增加[19]，且不依赖于骨量、血清 25(OH)D 及肾功能[20-22]。

继发性甲旁亢的一线治疗方法是每日钙剂 1000~1200mg 和维生素 D_3 20μg（800IU）联合治疗。Chapuy 等研究表明，使用这种联合疗法降低 PTH 水平和提高血清 25$(OH)D_3$ 水平，可以在 18 个月时将髋部骨折的风险降低 30%，并且这一效应可以维持 3 年[23]。

如果患者因为任何原因不能或不遵守这种治疗方案，可以单独使用维生素 D_2 或 D_3、1α-羟胆钙化醇或 1,25$(OH)_2D_3$。1,25$(OH)_2D_3$ 尤其适用于肾衰竭患者，但需严密监测患者的血清钙。

案例报道 89-1 继发性甲状旁腺功能亢进

一位不吸烟的 81 岁白人女性就诊于门诊，既往有跌倒史，有腕关节骨折、骨关节炎、高血压和高胆固醇血症的病史。她的日常生活能够自理，行走需借助拐杖，但没有信心独自外出。她的饮食中钙含量低。她被转诊接受骨密度扫描，并诊断为骨质疏松（股骨颈 T 值为 -3.0）。她正在服用他汀类药物和温和的阿片类镇痛药，以缓解关节炎的疼痛。进行了一项生化检测明确骨质疏松的继发性原因，结果提示重度维生素 D 缺乏、继发性甲旁亢和轻度低钙血症。每日联合应用钙剂 1000mg 和 800IU 麦角钙化醇予以治疗，纠正该患者生化指标异常（如下表）。

	基线值	6 个月	12 个月
PTH/（pmol/L）	15.5	5	3.3
维生素 D/（μg/L）	5	12.5	27.9
钙离子/（mmol/L）	2.21	2.46	2.40

原发性甲状旁腺功能亢进

原发性甲旁亢的生化表现是血浆 PTH 升高及高钙血症。其患病率高峰在 55~64 岁，为 1∶1000。75 岁及以上人群的患病率为 2%，女性患病率为男性的 3 倍[24]。原发性甲旁亢的病因中，单发腺瘤占 80%，4 个腺体的增生占 15%，只有不到 1%的病例由癌变导致[25]。一种罕见但值得注意的疾病是良性家族性低尿钙性高钙血症，与原发性甲旁亢的表现类似。

研究表明，循环中 PTH 水平的改变对骨骼有一定影响，增加骨重建的空间。在小梁骨中，高水平 PTH 促进骨形成。然而，在皮质骨中，高水平的 PTH 会增加骨流失，导致骨密度（BMD）降低，并增加骨折风险，该影响与 25$(OH)D_3$ 水平无关[26-28]。

发现原发性甲旁亢的常见表现后，需要进行血清钙的测定和无症状高钙血症患者的鉴别。老年人由于肾功能逐渐减退或在严重脱水时，可出现急性失调性高钙血症[29]（框 89-3）。

框 89-3 老年人高钙血症的鉴别诊断

原发性甲状旁腺功能亢进
恶性肿瘤
肾功能衰竭
艾迪生病（Addison disease）
甲状腺功能亢进
固定
药物：噻嗪类利尿剂、钙剂、锂
乳碱综合征
佩吉特病（Paget disease，固定时）
结节病
结核
维生素 D 或维生素 A 中毒
急性高钙血症的症状
神经系统：困倦、谵妄、易怒、肌张力减退、昏迷
胃肠道：厌食、恶心、呕吐、急性胰腺炎
心血管：心律失常
肾：多尿、烦渴、脱水

尽管大部分患者在确诊时没有症状，但是还有一些患者表现出无力、疲乏、情绪波动、肌肉疼痛、全身虚弱和记忆力减退等症状[25]。1891 年 von Recklinghausen 所描述的原发性甲旁亢的典型临床表现，如骨囊肿、病理性骨折和肾结石，已经非常罕见了[30]。

原发性甲旁亢治疗方案目前有保守治疗及手术治疗。保守治疗包括对血钙、骨密度、PTH 进行定期监测，以及口服或静脉应用双膦酸盐。尽管双膦酸盐对血钙的影响是有限的和暂时的[31]，但对相关的骨流失的治疗有效[32]。在绝经后骨质疏松症中，公认的疗法是将钙剂和维生素 D 补充剂与双膦酸盐一起使用。然而，对于原发性甲旁亢，不应补钙。但是对于这类患者，常规应用维生素 D_3 是安全的，可确保血清维生素 D 水平维持在正常范围。

影像技术的发展促进了微创手术技术的应用，即使对于高龄患者，外科手术作为治疗手段也越来越容易被人们所接受。无症状患者的手术适应证见框 89-4。甲状旁腺通常的成像及定位技术是核素及超声扫描（图 89-2 和图 89-3）。术中需要采样检测 PTH 水平以确保功能亢进组织被彻底切除[34]。

甲状旁腺切除术后，即使不进行进一步治疗，患者第一年的骨密度最多可增加 12%[35]，并且解决了使用钙剂和维生素 D 补充剂的难题。

框 89-4　美国国家卫生研究院 2008 年关于无症状原发性甲状旁腺功能亢进的手术建议

危及生命的高钙血症
肌酐清除率降低 eGFR<60%
每个实验室测定的血钙水平均高于正常值，>1mg/dl（0.25mmol/L）
任何部位的骨密度 T 值<-2.5（WHO 骨质疏松的定义）
高钙尿

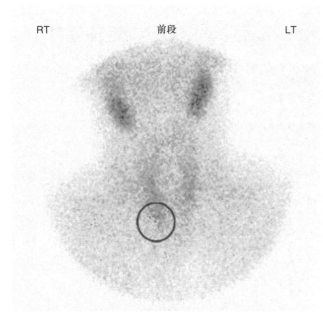

图 89-2　核素扫描提示甲状腺右下叶后面吸收增强。

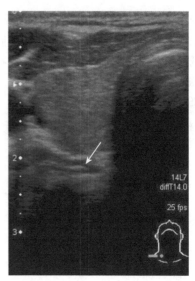

图 89-3　超声提示甲状腺右下叶后面一强回声团。

研究表明，甲旁亢相关的情绪失衡、记忆力减退及健康相关的生活质量下降，在术后得到改善[36,37]。

拟钙剂类药物最初用于治疗肾病相关的甲旁亢和恶性肿瘤高钙血症，现在可用于治疗原发性甲旁亢。这些药物改变了甲状旁腺主细胞 CaSR 对循环钙的敏感性，导致循环中 PTH 和钙的水平降低，疗效可维持 12 个月[38]。

案例报道 89-2　原发性甲状旁腺功能亢进

一位 75 岁的白人女性患者，既往有骨和肌肉疼痛、情绪低落、消化不良的病史，体重指数（BMI）为 18.5。她被推荐进行骨密度检测，证实患有严重的骨质疏松。筛查骨质疏松的继发原因，提示高钙血症（校正钙 2.68mmol/L），$25(OH)D_3$ 正常，PTH 水平升高达 6.8pmol/L，尿钙排泄增加。患者既往无脊椎骨折病史。嘱其规律口服维生素 D_2 及双膦酸盐。之后患者因甲状旁腺切除术而被转诊。在手术中，她切除了一个单发性右下甲状旁腺腺瘤，大小为 20mm×3mm×2mm。术后，患者 PTH 及血钙一直保持在正常范围，情绪有所改善，肌肉和骨骼的疼痛得到缓解。术后 12 个月骨密度增加了 7.5%。

锂

高钙血症和甲旁亢的合并出现，在锂治疗的患者中很常见。锂诱发的甲旁亢的发生率为 6.3%～50%，并且与原发性甲旁亢相似[39,40]。但是，原发性甲旁亢与锂诱发的甲旁亢之间存在细微的差异。锂诱发的疾病中，血清磷酸盐水平通常是正常的，严重的高钙血症少见，24h 尿钙排泄率降低或正常，并且没有腺瘤。但是有甲状旁腺增生，停用锂后可以恢复[41]。

高钙血症可在应用锂治疗多年后出现，但是目前也认识到，锂单次给药也可以引起高钙血症，锂直接刺激甲状旁腺可导致血清 PTH 急性升高[42]。如果高钙血症是锂导致的，则采用甲状旁腺次全切除术治疗这种高钙血症通常是不成功的，因为如果继续使用锂治疗，高钙血症会复发[43]。据报道，在锂引起的高钙血症患者中使用拟钙剂类药物，效果良好[44]。

案例报道 89-3　锂诱发的甲状旁腺功能亢进

一名 65 岁的女性患者，在骨折联络服务（Fracture Liaison Services, FLS）时被诊断为高钙血症和骨质疏松（校正后血清钙为 2.78，脊柱骨密度 T 值为 -4.4）。该患者正在接受口服锂治疗双向性精神障碍。在报告时，她正在服用 1000mg 钙和 400IU 胆钙化醇，以及口服双膦酸盐治疗骨质疏松。她的 PTH 水平升高，维生素 D 水平正常，并且她的 24h 尿钙减少（如下表）。针对原发性甲旁亢，该患者进行了术前影像学检查，未发现腺瘤，也未接受手术治疗。她的钙剂和胆钙化醇的治疗组合被胆钙化醇取代，此后，血清钙水平保持在正常范围内。

PTH (0.9～5.4pmol/L)	钙离子 (2.20～2.60 mmol/L)	25 (OH) D (8～50 ng/ml)	磷酸盐 (0.8～1.45 mmol/L)	24h 尿钙 (<7.0 mmol)
6.6	2.78	25.8	1.34	0.7

三发性（难治性继发性）甲状旁腺功能亢进

在由于肾功能衰竭而导致的长期继发性甲旁亢患者中，可出现甲状旁腺严重增生，并且钙对 PTH 分泌的正常抑制设定值也发生了改变。增生的甲状旁腺 CaSR 表达减少，患者的血清钙水平较高，PTH 水平较高，这与继发性甲旁亢不同。

在这种情况下，甲状旁腺手术的指征包括：严重的骨痛、骨折、高钙血症、异位钙化和骨囊肿。但是，如果通过外科手术治疗这种情况，则可能会有一些患者随后发展为无力性骨病（adynamic bone disease）的风险（图 89-4）[45]。

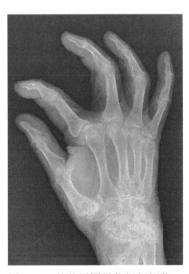

图 89-4　关节周围异位组织钙化。

甲状旁腺功能减退

甲状旁腺功能减退较甲旁亢少见。它在老年人中首次发病是非常罕见的。临床上表现为低钙血症，主要是由 PTH 缺乏或抵抗所致。它可在甲状腺或甲状旁腺疾病手术后发生，或是自身免疫性疾病的反映。由于 1,25(OH)D₃ 生成下降，PTH 的降低导致肾脏钙损失的增加，肠内钙吸收的减少。通过应用维生素 D 的羟基化产物、钙补充剂和噻嗪类利尿剂进行治疗，可减少肾脏钙的流失[46]。

关键点

- 维生素 D 缺乏和继发性甲状旁腺功能亢进在老年人中很常见。
- 衰弱老年人补充钙剂和维生素 D，可以显著降低骨折的风险。
- 急性失调性高钙血症是导致老年患者精神错乱的一个重要的危及生命的原因。
- 血清钙升高和 PTH 升高的鉴别诊断包括原发性甲状旁腺功能亢进、锂诱导的甲状旁腺功能亢进、家族性低尿钙性高钙血症和三级甲状旁腺功能亢进。
- 由于术前影像学的改善和微创手术技术的应用，越来越多的老年人正考虑接受甲状旁腺手术。

（魏金婴　译，孔　俭　审）

完整的参考文献列表，请扫二维码。

主要参考文献

1. Policeni BA, Smoker WRK, Reede DL: Anatomy and embryology of the thyroid and parathyroid glands. Semin Ultrasound CT MR 33:104–114, 2012.
4. Rapuri PB, Kinyamu K, Gallagher JC, et al: Seasonal changes in calciotropic hormones, bone markers, and bone mineral density in elderly women. J Clin Endocrinol Metab 87:2024–2032, 2002.
6. Gunn IR, Gaffney D: Clinical and laboratory features of calcium-sensing receptor disorders: a systematic review. Ann Clin Biochem 41:441–458, 2004.
8. Adami S, Viapiana O, Gatti D, et al: Relationship between serum parathyroid hormone, vitamin D sufficiency, age, and calcium intake. Bone 42:267–270, 2008.
10. Lips P: Vitamin D deficiency and secondary hyperparathyroidism in the elderly: consequences for bone loss and fractures and therapeutic implications. Endocr Rev 22:477–501, 2001.
12. Chapuy MC, Chapuy P, Meunier PJ: Calcium and vitamin D supplements: effects on calcium metabolism in elderly people. Am J Clin Nutr 46:324–328, 1987.
13. Chapuy MC, Schott AM, Garnero P, et al: Healthy elderly French women living at home have secondary hyperparathyroidism and high bone turnover in winter. EPIDOS Study Group. J Clin Endocrinol Metab 81:1129–1133, 1996.
17. Sahota O, Gaynor K, Harwood RH, et al: Hypovitaminosis D and functional hypoparathyroidism the NoNoF (Nottingham Neck of Femur Study). Age Ageing 32:467–472, 2001.
20. Bjorkman MP, Sorva AJ, Tilvis RS: Elevated serum parathyroid hormone predicts impaired survival prognosis in a general aged population. Eur J Endocrinol 158:749–753, 2008.
21. Garnero P, Munoz F, Sornay-Rendu E, et al: Associations of vitamin D status with bone mineral density, bone turnover, bone loss and fracture risk in healthy postmenopausal women. The OFELY study. Bone 40:716–722, 2007.

25. Zarnegar R, Clarke OH: Current indications and decision making leading to parathyroidectomy: a surgical viewpoint. Clin Rev Bone Miner Metab 5:81–89, 2007.

27. Duan Y, De Luca V, Seeman E: Parathyroid hormone deficiency and excess: similar effects on trabecular bone but differing effects on cortical bone. J Clin Endocrinol Metab 84:718–722, 1999.

28. Bargen AE, Repplinger D, Chen H, et al: Can biochemical abnormalities predict symptomatology in patients with primary hyperparathyroidism? J Am Coll Surg 213:410–414, 2011.

29. Mundy GR: Calcium homeostasis: hypercalcaemia and hypocalcaemia, ed 2, London, 1990, Martin Dunitz.

30. von Recklinghausen F: Die Fibrose oder deformierende Ostitis, die Osteomalacie und die osteoplastische Carcinose, in ihren gegenseitigen Beziehungen. Festschr Rudolph Virchow (Berlin) 1–89, 1891.

33. Bilezikian JP, Khan AA, Potts JT Jr: Guidelines for the management of asymptomatic primary hyperparathyroidism: summary statement from the third international workshop. J Clin Endocrinol Metab 94:335–339, 2009.

34. Vignali E, Picone A, Materazzi G, et al: A quick intraoperative parathyroid hormone assay in the surgical management of patients with primary hyperparathyroidism: a study of 206 consecutive cases. Eur J Endocrinol 146:783–788, 2002.

37. Coker LH, Rorie K, Cantley L, et al: Primary hyperparathyroidism, cognition, and health-related quality of life. Ann Surg 242:642–650, 2005.

38. Amgen Ltd 2004 Mimpara: Summary of product characteristics, 1–9, 2013.

40. Livingstone C, Rampes H: Lithium: a review of its metabolic adverse effects. J Psychopharmacol 20:347–355, 2006.

45. Ward BK, Magno AL, Walsh JP, et al: The role of the calcium sensing receptor in human disease. Clin Biochem 45:943–953, 2012.

46. Al-Azem H, Khan AA: Hypoparathyroidism. Best Pract Res Clin Endocrinol Metab 26:517–522, 2012.

第 **90** 章 | 糖 尿 病

Alan J. Sinclair，Ahmed H. Abdelhafiz，John E. Morley

介绍和背景

随着人口的老龄化及生活方式的城市化，糖尿病（diabetes mellitus，DM）的患病率在大多数的国家中相当于或接近传染病的水平，特别是在 75 岁以上的老人中[1]。衰老与身体组分的改变有关，可导致胰岛素抵抗的增加，葡萄糖不耐受，以及患糖尿病的风险增加[2]。结果是更多的老年人发展为糖尿病。发展为糖尿病的终生风险很高，在 60 岁以上的老人中女性是 22.4%，男性是 18.9%[3]。老年糖尿病患者会受到代谢功能障碍、血管疾病、衰老的过程，以及其他年龄相关的异常所影响。除了传统的大血管及微血管病变外，老年综合征及衰弱是新出现的第三类并发症[4]。因此，老年人患糖尿病可能导致大量的失能。不同于其他慢性疾病，糖尿病的护理依赖于自身管理，出现的合并症及老年综合征可能会影响患者自身对糖尿病的管理。不同患者体质各不相同，再加上并发症、预期寿命及各种功能状态的不同，从健康的能完全独立的个体到生活在养老院、完全依赖他人照顾的患者，医生在为每位患者制定治疗计划及代谢目标时都应该考虑患者的喜好，同时将患者的生活质量列为照护计划的基础。这一章综述老年糖尿病患者的表型，并列出在对老年糖尿病患者进行照顾时的关键领域和特殊因素，以迎合其复杂的需求。

流 行 病 学

糖尿病的患病率随着年龄增长而增加。世界范围内，预期比例增加最大的糖尿病人群出现在 60～79 岁[3]。举例来说，在法国，64～74 岁的老年人口中糖尿病的患病率上升到 14.2%，75～79 岁老年人口中，男性的峰值是 19.7%，女性的峰值是 14.2%。大于 50% 的糖尿病患者超过 65 岁[5]。在美国，预计 14% 的人口患有糖尿病，65 岁以上人群的患病率最高。到 2050 年，糖尿病的患病率可能高达全部人口的 33%[6]。然而，类似数量的人群仍然未被诊断。在国家卫生和营养调查中，在 75 岁以上已经诊断为糖尿病的患病率为 14.9%，基于快速血浆葡萄糖水平及 2h 口服葡萄糖耐量试验的结果，未被确诊糖尿病患者患病率是 13.4%。糖尿病的总患病率为 28.3%，未确诊的糖尿病患者占 47% 左右。所谓前驱糖尿病，定义为空腹血糖受损（impaired fasting glycemia，IFG）或糖耐量减低（impaired glucose tolerance，IGT），在 75 岁以上的老年人中患病率为 46.7%。因此，糖尿病和前驱糖尿病的总患病率在年龄超过 75 岁的老人中大约是 75%[1]。低收入和中等收入国家中糖尿病将成为其最大的负担，到 2030 年 20～79 岁人群的糖尿病患病率将会增加到 69%，相对来说在高收入国家只有 20%[7]。这可能是由于这些国家人口的增长、老龄化和城市化的生活方式。

2000 年，中国台湾农村 72.6 岁的老年人中糖尿病患病率为 16.9%，到 2005 年增加到 23.7%[8]。高收入国家的少数民族，糖尿病的患病率和患病率高于白色人种。例如，在墨西哥裔美国老年人（≥75 岁）中糖尿病的患病率从 1993 年到 1994 年几乎翻了一番，从 2004 年的 20.3% 增加到 2005 年的 37.2%，相对来说，年龄相同的普通人群则从 10.4% 增加到 16.4%[9]。养老院中居民糖尿病的患病率也很高。2004 年美国养老院中 24.6% 的居民患有糖尿病，居民年龄在 65～74 岁、75～84 岁、85 岁及以上糖尿病的患病率分别为 36.1%、29.5% 和 18.3%[10]。在美国的养老院中糖尿病的患病率逐渐增加，1995 年相对于 2004 年，男性患病率从 16.9% 增加到 26.4%，女性从 16.1% 增加到 22.2%。最近一项调查显示糖尿病的患病率在进一步增加，32.8% 的居民患有糖尿病[11]。糖尿病患病率的种族差异也被记录在家庭护理规划中。在美国的养老院，相对于白色人种居民，糖尿病的调整后优势比大约高出非洲裔美国人和西班牙裔居民两倍，白色人种中糖尿病患者占 22.5%，其他民族中占 35.6%[10]。

病 理 过 程

葡萄糖稳态需要胰腺 β 细胞正常分泌胰岛素，外周组织对葡萄糖进行正常利用需要对胰岛素敏感。老年人患糖尿病与对胰岛素抵抗和胰岛素分泌减少相关，在肥胖个体中主要缺陷为胰岛素抵抗，在瘦的个体中主要为胰岛素分泌异常。遗传和环境因素可能参与胰岛素分泌功能障碍和胰岛素抵抗的发病机制。因为老年人的异质性，其体内葡萄糖稳态的程度和恶化速度是可变的，从而在一些个体及糖尿病患者中导致一些微不足道的变化（框 90-1）。

框 90-1　影响老年人葡萄糖不耐受的因素
● β 细胞功能下降
● β 细胞数量减少
● 内脏脂肪增加
● 肌容量减少
● 线粒体功能障碍
● 低浓度脂联素*
● 高浓度的肿瘤坏死因子-α†
● 胰岛素样生长因子-1 浓度的降低‡
● 瘦素浓度降低§
● 身体活动缺乏
● 脂质代谢改变

* 由脂肪组织分泌，通过增加脂肪氧化来改善胰岛素抵抗

† 诱发厌食症，体重下降及胰岛素抵抗

‡ 一种肽激素，可以刺激葡萄糖的摄取

§ 由脂肪组织分泌，可降低食欲，它的下降可造成老年人肥胖率增加及身体组分发生变化

胰岛素抵抗增加

衰老与身体组分变化相关，可导致胰岛素抵抗的增加[12]。内脏脂肪增加与脂类分解率的增加相关，可导致游离脂肪酸水平增高，这可能会降低外周组织的胰岛素敏感性[13]。随着衰老，由于身体活动缺乏而出现肌容量减少或肌少症，因为肌肉是葡萄糖的主要消耗部位，肌容量的减少可增加胰岛素抵抗[12]。肌肉内的脂质积聚是胰岛素敏感性降低的另一个因素。线粒体功能下降[14]也可能通过减少氧化代谢、改变身体状态、降低氧化能力导致年龄相关性葡萄糖不耐受。低浓度的脂联素、瘦素和胰岛素样生长因子 -1（insulin-like growth factor-1，IGF-1）和高浓度的肿瘤坏死因子-α（tumor necrosis factor-α，TNF-α）与衰老相关，并与胰岛素抵抗和糖尿病事件的增加相关[14-16]。

胰岛素分泌下降

随着年龄的增长胰岛素分泌每年减少 0.7%，因为胰腺 β 细胞功能下降和凋亡增加[17]。β 细胞自身免疫可能会导致老年糖尿病患者急性期反应的激活，白细胞介素、C 反应蛋白、TNF-α 过度分泌，导致胰岛素分泌减少[18]。从生理学方面干扰了肠源性肠促胰岛素、肠抑胃肽（gastric inhibitory polypeptide，GIP）和胰高血糖素样肽-1（glucagon-like peptide-1，GLP-1），可能是导致 β 细胞功能障碍的另一个因素[19]。这些肽类可在增加餐后胰岛素分泌，可能在维持 β 细胞生长、增殖，抑制细胞凋亡中起作用。衰老与这些肽类的水平和功能降低相关[20]。

老年糖尿病患者表型

老年糖尿病患者还可能同时合并其他多种疾病并发症、老年综合征及衰弱（框 90-2）。

框 90-2　老年人糖尿病的表型
● 复杂的合并症
● 认知功能障碍
● 抑郁
● 生理功能紊乱
● 跌倒和骨折
● 尿失禁
● 应用多种药物
● 较少的肌容量和较差的肌肉质量
● 营养不良
● 衰弱
● 需要补充营养和水分
● 不规律的进食方式，特别是痴呆者
● 易于出现低血糖症

共病的影响

老年糖尿病患者的动脉粥样硬化、早衰、失能发生率增加。除了糖尿病外，老年糖尿病患者经常至少有一种共存的慢性疾病，多达 40% 的患者至少共存有 3 种[21]。在养老院中糖尿病患者共存疾病的负担更高。例如，那些糖尿病患者较非糖尿病者有更多的心血管疾病、视觉问题、压疮、肢体截肢和肾衰竭[22]。一项病例回顾性研究，提示 75 所英国养老院患糖尿病的居民在自制、食物摄取、移动性和沟通的领域有显著水平的无能。每个个体共存疾病的平均数量为 4（范围为 1～8）[23]。1 年的随访中死亡率是 34%，表明存在严重的共存疾病[24]。在另一项研究中，患有糖尿病的居民有更高的共存疾病负担（分级情况范畴 1.90 vs. 1.58），相对于没有糖尿病的居民使用更多的处方药，有更多的住院经历（37% vs. 18%）[11]。

老年综合征

老年综合征，如认知和生理功能障碍、抑郁、跌倒和尿失禁，常见于老年糖尿病患者，可能有细微的表现[25]。糖尿病使无法完成日常体力活动，如散步、家务或爬楼梯的风险增加两倍，使执行基本的个人护理，如洗澡、如厕、穿衣及进食困难的风险增加 1.6 倍。糖尿病并发症，如神经病变、关节炎、血管疾病，能造成老年糖尿病患者身体失能[26, 27]。针对骨质疏松性骨折的研究表明[28]，糖尿病也会增加跌倒的风险[比值比（OR）为 2.78；95% 可信区间（CI）为 1.82～4.25]。关节炎、肌肉骨骼疼痛、抑郁、视力下降、周围神经病变的病史是预测老年糖尿病患者跌倒的主要指标[28]。老年糖尿病患者与年龄匹配的非糖尿病者比较，患阿尔茨海默病（Alzheimer's disease，AD）和血管性痴呆的风险增加两倍[29]。在健康、衰老和身体组分的研究中，患有糖尿病的老年人（70～79 岁）相对于非糖尿病者，抑郁的患病率增加[23.5% vs. 19.0%；风险比（HR）为 1.31；95% CI

为 1.07~1.61][30]。

衰弱

衰弱是一种状态，其特征是物质储备和抵抗生理或心理压力的能力下降[31]。确定衰弱存在与否主要是基于3 个或更多表型的存在（如体重下降、衰弱、体力活动减少、疲惫、慢步态速度）[32]。视衰弱为一种消耗性疾病，体重下降是一项诊断标准。营养不良在老年人中很常见，可能是衰弱的一个危险因素。在美国，大约有 16% 生活在社会中的老年人存在营养不良。在长期护理机构中这些数字上升到 59%，在急性治疗医院中是 65%[33]。

肌少症——肌容量丢失——是衰弱的一个组成部分，似乎在存在糖尿病时加速。一项针对 3153 名年龄超过 65 岁参与者的社会研究，在 4 年的随访中，男性糖尿病患者四肢肌容量的损失是非糖尿病男性的两倍（3.0% vs. 1.5%），女性糖尿病患者是非糖尿病女性的 1.8 倍（3.4% vs. 1.9%）。解释这些结果的机制可能与肌肉蛋白质合成降低相关，由低睾酮和 IGF-1 水平及高速炎症反应所致肌肉蛋白质分解增加引起[34]。糖尿病也会通过胰岛素缺乏导致的分解代谢和增加肌细胞内脂质沉积引起肌少症[35]。在另一项研究中，老年 2 型糖尿病患者相对于血糖正常者，腿部瘦肉容量及肌肉力量加速下降，从坐到站的时间延长[36]。另一个与营养不良和衰弱相关的因素可能是口腔健康。例如，最佳营养水平可能随着年龄增长因为不良的齿列、口干、味觉下降、适口性及食欲改变而无法维持[37]。

疾病的临床表现

多达 50% 的老年人患糖尿病无症状[38]。然而，当症状出现时，大多是非特异性的，这可能归因于衰老。非特异性症状，如全身不适、疲乏或嗜睡，是老年糖尿病患者的常见表现。老年综合征，如摔倒和尿失禁等，可能是糖尿病的第一个表现。症状可能是非典型的，如厌食而不是典型的多食。经典的渗透性症状通常不太突出，因为肾糖阈升高，多尿强度降低，口渴的感觉障碍，多饮强度降低。高渗性高血糖的状态可能是主要症状，在急性疾病或在常规血液检测中首次确诊糖尿病（框 90-3）。

诊 断

糖尿病的诊断标准是一样的，不分年龄。临床医生应该意识到空腹血糖浓度在糖尿病的早期可能是正常的，因此以此对老年人糖尿病诊断不敏感；然而，2h 葡萄糖耐量试验可获得未确诊的病例[9]。

2011 年 2 月以来，以检测糖化血红蛋白（hemoglobin A1c，HbA1c）来作为诊断糖尿病手段。然而，尽管糖化

血红蛋白具有较高的特异性（98.7%），但其低敏感性（46.8%）意味着可以漏诊超过 50% 的糖尿病患者[40]。对

框 90-3　诊断及评估的考虑

临床表现及诊断
- 超过 1/3 的病例空腹血糖水平可能正常
- 餐后或 2h 口服葡萄糖耐量试验更可靠
- 糖化血红蛋白作为诊断性检测指标具有特异性，但敏感性低
- 超过 50% 的患者缺乏症状
- 渗透性症状不显著
- 其他症状可能不特异，如疲乏或嗜睡

综合性老年人评估
综合性老年人评估应该在首次诊断及每年进行，包括评估以下内容：
- 认知功能
- 抑郁
- 衰弱
- 跌倒风险
- 日常生活活动的能力
- 尿失禁及慢性疼痛的出现
- 营养状况
- 药物治疗依从性及多种药物疗法
- 社会环境

老年人进行糖化血红蛋白检测有很多误区。在控制血糖后，糖化血红蛋白水平随着年龄增加而增加，这表明非血糖因素作用于其增加。此外，缺铁性贫血在老年人中很常见，与糖化血红蛋白水平增加相关，并独立于血糖水平的变化。如果用糖化血红蛋白水平来代替葡萄糖水平，这些因素都将导致在老年人中过度诊断糖尿病。像对更年轻的人一样，当没有糖尿病症状时，诊断应由第二个实验室检测来证实。

治疗和其他管理方面

老年糖尿病患者的表型是高度可变的，并受到共存疾病、老年综合征、衰弱的影响。因此，糖尿病的管理应考虑糖尿病的异构性质和复杂的个体需求。综合性老年人评估应该在进行初步诊断后进行，然后每年进行，因为与年龄相关的共存疾病可能影响糖尿病的控制（图 90-1）。不应该孤立地治疗高血糖，而应该将控制高血糖作为减少心血管疾病风险因素的一部分。心血管并发症仍是导致死亡的主要原因，占所有糖尿病患者死亡人数的 50%~75%[41]。管理包括生活方式的改变、药物干预高血糖和心血管疾病的危险因素（框 90-4）。

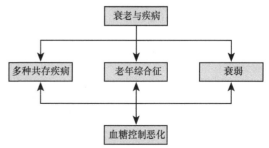

图 90-1　影响老年糖尿病患者血糖控制的关键背景条件。

生活方式调整
- 戒烟
- 摄入充足营养的均衡饮食，特别是对于衰弱的个体
- 规律运动
- 超重者减重

高血糖症
- 对合适人群或新诊断的人群严格控制血糖
- 对衰弱人群采取保守疗法
- 避免低血糖

高血压
- 在合适的人群中合理的收缩压目标是 140mmHg，但对于衰弱或高龄老年人（≥85 岁），这一目标可定为更高的 150～160mmHg
- 达到目标收缩压较使用抗高血压药物组重要，大多数患者需要使用超过一种药物来达到目标

血脂异常
- 老年糖尿病患者使用他汀类药物治疗是有益的，除非有禁忌或因为衰弱或共存疾病导致预期寿命有限

阿司匹林
- 对于有糖尿病和高心血管风险的老年人，应于评估出血风险后，考虑有选择性地应用阿司匹林治疗

多种干预
- 低血糖不应该孤立地治疗，应该将其作为降低心血管多重风险因素的一部分
- 他汀类及抗高血压药物对减少心血管事件有巨大的影响，其次是降糖药物和阿司匹林

反向代谢
- 在衰弱的老年人中，因为心血管危险因素和死亡反相关，血糖控制的目标应该放宽

生活方式的改变

调整生活方式包括改变饮食、减重、戒烟（单独降低死亡率的最有效手段[42]），进行有规律的锻炼来减少内脏肥胖，提高胰岛素敏感性。

衰老通过骨骼肌容量的丢失来增加胰岛素抵抗[12]。

肌容量取决于肌肉蛋白质合成和分解之间的平衡；老年人蛋白质摄入与运动训练协同可增加骨骼肌容量。在一项试验中，给衰弱老年人补充蛋白质，并进行阻力训练，导致肌肉肥大，肌肉力量、肌容量和性能增加[43]。富含纤维和钾、低饱和脂肪、精制碳水化合物、盐的饮食可以帮助达到理想的体重和改善血脂，显著降低血压和总体心血管疾病发生风险[44]。糖尿病预防计划、生活方式干预，包括适度减重、健康的低脂肪饮食、定期锻炼可减缓糖尿病的发展；这种收益效果在研究结束后持续 10 年，特别是老年人（≥60 岁）[45]。老年人进行锻炼的额外收益可能包括增加肌肉力量和改善步行平衡。前瞻性（糖尿病健康行动）研究表明患 2 型糖尿病的中年人和老年人，减重和改善健康可降低发生机动性损失的风险[46]。

高血糖

虽然通过严格的血糖控制可以减少发生微血管疾病风险的证据已经建立，但关于降低血糖到接近正常水平是否可导致心血管事件的发生率降低有争论（表 90-1）[47-50]。衰弱的老年人，血糖控制得到的受益是可减少其他并发症。采用决策分析来评估基线健康状况对优先治疗的影响，对于老年人（75～79 年）血压控制较血糖控制能得到更大的收益，由于共存疾病和功能损伤程度的增加，所有治疗的预期收益稳步下降[51]。因此，对于身体衰弱的老年人，有多种共存疾病和功能障碍，严格的血糖控制可能通过诱导低血糖而更有害。列出个人治疗的目标是很重要的，应根据患者的意愿、预期寿命、共存疾病、治疗对生活质量的影响制定治疗方案。老年糖尿病患者使用降糖药物的优点和缺点在表 90-2 中详细列出。

表 90-1　对于 2 型糖尿病血糖控制的关键性研究总结

指标	研究			
	Ukpds 随访[47]	Accord[48]	Advance[49]	Vadt[50]
参与者的数量	3 277	10 251	11 140	1 791
平均年龄（SD）（年）	62（8.0）	62.2（6.8）	66（6.0）	60.5（9.0）
入选标准	新诊断的 2 型糖尿病（DM）	年龄 40～79 岁，有心血管疾病史；55～79 岁，有动脉粥样硬化的证据，蛋白尿，LVH 或两个额外的心血管疾病危险因素	年龄≥30 岁诊断为 2 型糖尿病者或年龄≥55 岁或有大血管或微血管病史	对最大剂量的口服剂或胰岛素治疗反应不良的 2 型糖尿病患者
心血管疾病（CVD）病史	有显著心血管疾病的人排除在外	35%	32%	40%
录入的糖尿病持续时间/年	新诊断的	10.0	8.0	11.5
心血管结果	收益	损害	无收益	无收益

注：Accord. 控制糖尿病心血管风险行动；Advance. 糖尿病和心血管疾病行动研究；LVH. 左心室肥厚；Ukpds. 英国前瞻性糖尿病研究；Vadt. 退伍军人糖尿病研究

表 90-2　老年糖尿病患者降糖药物：关键信息

药物	优点	缺点
磺酰脲类药物	适合那些肾功能受损或有较小低血糖风险的人	低血糖和体重增加的风险增加；长效磺脲类药物应避免

药物	优点	缺点
二甲双胍	低血糖的风险较小，心血管受益，体重无变化	增加肾功能受损，心力衰竭、败血症和脱水者的乳酸性酸中毒风险增加
格列美脲	短效，适合那些不规律的饮食模式者	低血糖和体重增加的风险增加，但小于磺酰脲类药物
α-葡糖苷酶抑制剂	体重增加和低血糖的风险较小	弱降糖作用，胃肠道副作用
吡格列酮	适合那些有肾功能损害或低血糖风险较小者	液体潴留，加重心力衰竭，增加骨折风险，可能导致膀胱癌
二肽基肽酶-4（DPP-4）抑制剂	低血糖的风险低，减重	胃肠道副作用，剂量大多需要根据肾功能损害调整
胰高血糖素样肽-1（GLP-1）受体类似物	低血糖的风险低，减重	可注射，衰弱的个体减重，不适合肾衰竭者，恶心，可能有发生胰腺炎的风险
钠-葡萄糖协同转运蛋白 2（sodium glucose cotransporter 2，SGLT2）抑制剂	低血糖的风险低，减重	不适合衰弱的老年人，减重；重度糖尿可增加尿路感染的风险，念珠菌病，脱水和低血压
胰岛素	有效，根据需求变化可快速定制，提高生活质量	低血糖和体重增加的风险很高

高血压

对于老年糖尿病患者其合理的目标收缩压约140mmHg，因为维持收缩压在 130～140mmHg 可减少老年高血压和糖尿病患者的不良心血管后果。然而，更严格的控制是不必要的，因为这可能会增加不良事件。在国际维拉帕米缓释片-群多普利（international verapamil SR-trandolapril，INVEST）的研究中，对于 55 岁及以上者，控制收缩压小于 130mmHg 的个人与平时血压控制在 130～140mmHg 比较并没有更好的心血管后果，没有显著性地增加死亡率的风险（11.0% vs. 10.2%；调整 HR 为 1.20；95% CI 为 0.99～1.45；P=0.06）[52]。严格的血压控制目标（<120mmHg 的收缩压）也没有收益，且与老年糖尿病患者不良预后相关（40～79 岁）[53]。单独使用替米沙坦，联合雷米普利全球终点试验（ongoing telmisartan alone and in combination with ramipril global endpoint trial，ONTARGET）对于老年人也有类似的结论，平均年龄 66 岁±7 岁，其中 57%的人年龄超过 65 岁[54]。这两个荟萃分析显示老年糖尿病患者降低收缩期血压低于 140mmHg 时心肌梗死或死亡率没有降低[55,56]。对于老年人（>80 岁）这一目标可能要更放宽。高龄老年人高血压试验（hypertension in the very elderly trial，HYVET），包括 80 岁以上高龄老人，持续收缩压高于 180mmHg，其中 7%患有糖尿病，心血管事件发生率显著下降 33.7%（HR 为 0.66；95% CI 为 0.53～0.82；P<0.001），控制目标血压为 150/80mmHg。然而，HYVET 研究中的个人比一般人群健康，已知的心血管疾病（cardiovascular disease，CVD）（11.5%）、心肌梗死（3.1%）和心力衰竭（2.9%）的基线水平低。因此，控制血压也许并不适用于所有的老年人，尤其是那些具有多个共存疾病或住在养老院的人群[57]。在另一个针对年龄超过 85 岁的社会人群的研究中，存在一个"U"形关系，收缩压在 164.2mmHg（95% CI 为 154.1～183.8mmHg）与最低的死亡率相关，这表明对于这个年龄段最优收缩压可以超过 140mmHg[58]。虽然高剂量的利尿剂可能使血糖和血脂恶化，但噻嗪类利尿剂、血管紧张素受体阻滞剂、血管紧张素转换酶抑制剂、钙通道阻滞剂仍是合理的首选药物。大多数人都会需要一个以上的抗高血压药物。

血脂异常

没有关于降脂干预的大型临床试验，尤其是对老年糖尿病患者。心脏保护研究的事后分析中，包括年龄在 40～80 年的糖尿病患者，显著心血管事件风险降低 25%[59]。荟萃分析了 14 个用他汀类药物治疗作为一级预防的试验中 18 686 名糖尿病患者，显示老年人（≥65 岁）与年轻人相比（<65 年）类似的主要不良心血管结果相对风险降低 20%[60]。高龄老人（>80 岁），目标胆固醇水平尚不明确。回顾包括 13 622 名参与者的观察性研究，表明低总胆固醇（<5.5mmol/L）水平与年龄超过 80 岁人群的最高死亡率相关[61]。除了他汀类药物治疗，常规使用贝特类或烟酸类的影响超出了他汀类药物而未能减少心血管事件，不推荐使用[62,63]。随之很快出现他汀类药物用于心血管疾病预防（1～2 年），这表明他汀类药物可能可以提供给几乎所有的老年糖尿病患者，除了那些预期寿命非常有限者。年龄本身不应该作为排除接受治疗的条件，但应该考虑功能或生物年龄及长期药物治疗对生活安全和质量的影响。

阿司匹林治疗

阿司匹林可以降低有心血管疾病病史者的心血管疾病患病率和死亡率[64]。然而，阿司匹林用于心血管风险一级预防的证据尚不清楚。阿司匹林治疗作为糖尿病患者一级预防的荟萃分析已经证实，心血管事件减少了 10%，但这需要平衡出血风险的增加[65]。单独患有糖尿病并不需要使用阿司匹林。然而，大多数老年糖尿病患者有高心血管风险因素，可能会受益于阿司匹林治疗。因此，评估出血的风险后，对于有糖尿病和高心血管风险的老年患者，应考虑选择性使用阿司匹林。

多种风险干预

心血管风险因素往往集中在代谢综合征上；年龄增长和糖尿病增加代谢综合征的患病率。在挪威的一项研究中，男性的患病率从 20～29 岁的 11.0% 上升到 8～89 岁的 47.2%，女性相应的年龄群体从 9.2% 上升到 64.4%[66]。一项以 5632 例欧洲白色人种（65～84 岁）为基础的研究中，男性和女性的糖尿病患病率分别是 64.9% 和 64.9%，相比较未患糖尿病的男性和女性的比例是 25.9% 和 55.2%[67]。虽然已经推测代谢综合征作为心血管疾病的危险因素，通过针对 65～74 岁[68] 的 1025 例老人的前瞻性研究和分析两项针对年龄超过 60 岁老人的前瞻性研究的结果，表明代谢综合征可作为心血管疾病的一个标志，但除了其自身所带来的风险外，代谢综合征并不能提高风险预测水平[69]。

多因素的干预措施是适当的，并已表明使用他汀类药物和抗高血压药物对减少心血管事件有最大的影响，除这两种药物之外，降糖药物和阿司匹林也是很重要的干预措施[70]。需要付出更多的努力来优化这种综合方法；但它仍然是次优的，因为许多老年人不能接受这种程度的治疗[71]。

反向代谢

在衰弱的老年人，用传统的心血管风险因素（包括高血压、血脂异常、高血糖）来预测心血管疾病风险的权重似乎随着年龄增长而降低，造成反常的关系[72]。现提出的更常见的解释包括低体重和低胆固醇水平与蛋白质能量营养不良的增加、与衰弱相关的炎症增加存在关系[73]。在一项包括 331 名高龄老人（平均年龄 85 岁 ±7 岁）的研究中，低体重指数、低血压、低总高密度脂蛋白（high-density lipoprotein，HDL）胆固醇水平、高胰岛素敏感性对于没有糖尿病的人可预测总死亡率，说明所谓的反向代谢，可能是由于存在对生存有负面影响的营养不良和慢性疾病[74]。低白蛋白（营养不良的标志）和高 C 反应蛋白（炎症的标志）水平与这些心血管代谢因素相关，限制了它们对老年人心血管疾病风险预测的价值[74]。重要的是要认识到许多老年糖尿病患者衰弱，严格代谢控制的预期效益随着患病率和功能障碍的增加而下降；因此在评估风险水平时，功能状态和共存疾病的水平是重要的因素[51]。

老年人注意事项

低血糖

由于共病、老年综合征、多重用药、长期糖尿病，以及肝和肾功能障碍相关疾病患病率增加，老年糖尿病患者更容易发生低血糖（框 90-5）。虽然老年低血糖发

生率的数据并不多，但由于使用不同的定义和不同年龄的人群，文献中所报道的低血糖发生率是相差很多的。在美国的一项以 19 932 名接受医疗救助患者人群为基础的回顾性研究中，65 岁及以上者，严重低血糖的发生率在用磺酰脲类药物治疗时为 1.23 次/(100 人·年)，用胰岛素治疗时是 2.76 次/(100 人·年)[75]。然而，严格的严重低血糖定义——导致致命结果或住院的事件——可能低估了真实事件频率。此外，这些数据是在 1998 年公布对 2 型糖尿病患者严格血糖控制好处的证据之前收集的[76]。

框 90-5　低 血 糖

发生率
- 由于多种共存疾病、营养不良、多重用药、长期糖尿病、肾或肝损伤，低血糖在老年人中发生率增加

识别困难
- 非特异性症状
- 误诊为脑卒中、眩晕或视觉障碍
- 误解为痴呆相关症状，如焦虑或行为变化
- 不典型表现，如混乱或被动谵妄
- 极少预警或未认识到自主症状
- 痴呆患者无法传达感觉或症状

结果
- 急性事件，如心律失常或脑卒中
- 慢性结果，如心理和生理功能障碍

随后，更严格的血糖控制的趋势导致更频繁的低血糖发作，胰岛素成为报告给美国食品药品监督管理局（Food and Drug Administration，FDA）的第二个最常见的与不良事件报告相关的药物，从 1998 年到 2005 年事件报道数量增加三倍[77]。胰岛素是与 65 岁以上老年人就诊急诊相关的第二个最常见的药物；95.4% 的事件与低血糖相关，24.1% 涉及意识丧失或癫痫发作，25.1% 需要住院治疗[78]。最近，在 DiaRegis 的一项前瞻性研究中，在德国多中心注册的 3347 名糖尿病患者，平均年龄 66.1 岁，每年任何严重程度的低血糖发生率为 14.1%[79]。尽管低血糖发生率很难准确估计，但可能老年人比年轻人更高。一项针对 3810 人的初级保健的前瞻性观察研究中，在 12 个月期间 11% 的参与者报告至少出现一次任何严重程度的低血糖事件。老年人（≥70 岁）比年轻人（<60 年，12.8% vs. 9.0%，P<0.01）有更高的事件发生率。症状发作但无须帮助（9.2% vs. 5.6%）和症状发作需要医疗援助（0.7% vs. 0.1%）的情况也出现显著差异[80]。在养老院，低血糖的发生率可能会远高于社会环境，一项研究中在一年的时间段内低血糖发生率超过 41.9%[中位数为 2；范围为 1～10 次/(患者·年)]，因为存在较多的共存疾病[81]。

识别

虽然老年糖尿病患者发生低血糖症是常见的，但其识别和诊断是很困难的。例如，由于神经系统占优势，而不是自主症状，低血糖可能会出现头晕或视觉障碍等症状，

从而导致误诊[82]。对低血糖诊断的另一个挑战是区分与低血糖症临床表现相似的痴呆，这些患者可能会出现焦虑、混乱增加或行为变化。此外，低血糖的症状随着年龄增长往往不是特异的。调查就诊门诊的老年糖尿病患者低血糖症状的感觉（年龄 82.3 岁±3.9 岁），大多数受访者报告当他们的血糖水平下降时，通常出现不舒服的非特异性症状，使卫生保健专业人员对低血糖事件的识别更加困难[83]。这也证明了控制糖尿病心血管风险行动（action to control cardiovascular risk in diabetes，ACCORD）的研究中，非特异性衰弱是低血糖参与者（平均年龄 62.2 岁±6.8 岁）所经历的最常见症状[84]。与年轻人相比，老年人出现低血糖自主症状时的血糖值更低，而出现认知功能障碍时的血糖值比年轻人更高。因此，自主及神经症状几乎同时发生，几乎没有预警[85]。这被称为低血糖认知的受损[86]。亚临床低血糖或发作时有更少的症状可能进一步降低对低血糖的认知，导致一个恶性循环，即一次低血糖发作可以引起进一步的低血糖[87]。因此，很多低血糖发作可能未被糖尿病患者和医生意识到或低估；随后，发生频率很可能被低估。

后果

老年糖尿病患者出现低血糖不良后果的风险可能更高，因为与年轻人相比，老年人共病、营养不良、多重用药的患病率更高[88]。严重低血糖症可能会导致严重的急性血管事件，如脑卒中、心肌梗死、急性心力衰竭、室性心律失常[89,90]。归因于低血糖症反复发作的患病率与隐性和慢性并发症有关，这可能会导致显著的生理和认知功能障碍，最终导致衰弱、失能、死亡率增加。一项针对 234 名 77.5 岁长期生活在护理设施中的台湾居民的研究中，其中 35.5%患有糖尿病，低血糖与失能和功能降低有关。与未发生低血糖患者相比，经历过低血糖的患者其功能状态更加恶化（平均巴塞尔指数得分 22.5 vs. 38.2）。完整依赖，定义为巴塞尔指数低于 30，在低血糖人中更常见（69.2% vs. 50%）[81]。低血糖的负担导致老年人住院率更高，可能导致衰弱增加和生活质量降低。一项针对美国 33 492 名约 60 岁糖尿病患者的研究中，5.5%的低血糖者发生意外导致住院，相比 2.8%那些没有低血糖者。在基线特征调整后，低血糖与任何意外风险的增加显著相关（HR 为 1.39；95% CI 为 1.21～1.59；$P<0.001$），如意外跌倒（HR 为 1.36；95% CI 为 1.13～1.65；$P<0.001$）、机动车事故（HR 为 1.82；95% CI 为 1.18～2.80；$P=0.007$）。一项年龄分层分析中，65 岁及以上老年人与年轻人相比，有两倍的跌倒风险，低血糖的发生显著相关于大于 50%跌倒危害的增加（调整 HR 为 1.52；95% CI 为 1.18～1.95）[91]。低血糖也会增加骨折的风险，可能导致失能和衰弱。在一项针对 361 210 名年龄超过 65 岁的医疗保险覆盖的糖尿病患者的回顾性观察研究中，与未发生低血糖者相比，经历低血糖事

件者跌倒相关骨折发生比例显著增高（5.24% vs. 2.67%，$P<0.001$）。低血糖事件使跌倒和骨折的风险增加了 70%（OR 为 1.7；95% CI 为 1.58～1.83）[92]。

认知功能减退和痴呆

在老年糖尿病患者中由认知功能进行性下降所致的痴呆很常见。持续高血糖通过诱发炎症、血管内皮功能障碍、氧化应激、胰岛素抵抗来增加患脑血管疾病的风险，导致血管性痴呆患病率增加[93]。此外，通过改变淀粉样蛋白代谢，增加蛋白糖基化、直接作用于脑部的葡萄糖毒性可加速大脑衰老，这可能能解释 AD 患病率的增加[94]。已注意到那些糖尿病和痴呆患者存在大脑结构性变化。例如，脑萎缩和海马萎缩更频繁地出现在老年糖尿病患者中，引起认知功能障碍，尤其是即时记忆障碍[95]。似乎 AD 患者大脑胰岛素抵抗增加，这表明 AD 可能是由糖尿病的大脑表现导致的。

风险

糖尿病患者相对那些没有糖尿病者，AD 的相对风险度是 1.56（95% CI 为 1.41～1.73），而血管性痴呆发生率增加 2.27 倍（95% CI 为 1.94～2.66），所有类型痴呆发生率增加 1.73 倍（1.65～1.82）[96]。一项针对糖尿病、衰老、微血管疾病、糖尿病足、脑血管疾病、心血管疾病、急性代谢事件、抑郁老年人（>60 岁）的前瞻性研究中，用教育水平来进行痴呆的风险评分。10 年来，发展为痴呆的风险最低得分（–1）人数占总人数的比例为 5.3%（95% CI 为 4.2～6.3）和最高总和分数（12～19）为 73.3%（95% CI 为 64.8～81.8）[97]。糖尿病的存在也在提高痴呆患者的死亡率。在澳大利亚的一项回顾性研究中，糖尿病患者痴呆的死亡率几乎是有痴呆但没有糖尿病者的两倍（HR 为 1.9；95% CI 为 1.3～2.9）[98]。

启示

老年糖尿病和痴呆患者经历执行自我保健任务的困难。在一个以社会为基础，针对 1398 名 70 岁糖尿病患者的研究中，坚持执行糖尿病自我照顾任务的人数随着认知障碍的增加而减少，运动和饮食依从性是与认知障碍最密切相关的因素[99]。糖尿病联合痴呆可能会增加治疗副反应事件的发生率，如严重的低血糖[100]。由于痴呆与不规律的饮食习惯有关，老年糖尿病患者也有营养不良、脱水、糖尿病控制不良的风险。糖尿病和痴呆患者看护者面临同时照顾这两个情况的非同寻常的挑战，尤其是那些行为变化者。应该尽早发现患者的需求以便于他们从医疗保健系统获得更大的支持。

管理

虽然高血糖和认知功能障碍之间有关联，但强化的血糖控制并不能阻止心智功能的下降[101]。一旦发生痴

呆，糖尿病不良，临床医生需要检查认知功能障碍来确定是否有不依从自我照顾任务者。临床医生也应该意识到痴呆可能与语言障碍、定向障碍、人格改变相关，这些可能模仿低血糖症状[102]。迷你认知测试是一个简单的痴呆筛选工具，敏感性为86.4%（95% CI 为64.0～96.4），特异性为91.1%（95% CI 为85.6～94.6），只需要3min来测试[103]。

因为随着认知功能的下降，依赖性和不可预知行为变化增加，老年糖尿病和痴呆患者有复杂的需求。例如，因为口渴感觉受损，患者应保持水化以避免容量不足的风险和高血糖危机。对于接受胰岛素治疗的人群，新型长效胰岛素类似物可能是一个不错的选择，因为它们可以减少低血糖的风险，可以方便地每日注射一次[104]。对于有不规律饮食习惯和不可预知卡路里摄入量的人群，可以采用用短效胰岛素类似物进行餐后降糖的管理方案，这样如果患者错过了一顿饭或者只食用了一部分，餐后用适量短效胰岛素类似物可以降低发生低血糖的风险。

低血糖-痴呆相互作用

大脑高度依赖葡萄糖的新陈代谢，尤其容易患低血糖，尤其是老年人。每次低血糖事件发生后，主要是认知变化，出现低血糖后脑病。低血糖反复发作可能导致认知功能障碍，似乎是双向的关系。有严重低血糖病史可增加发生认知功能障碍[105]的风险，认知功能障碍会增加发生低血糖的风险[106]。因此，经常性低血糖可能与认知功能受损和痴呆进展相关。一项关于16 667名平均年龄65岁老年糖尿病患者的回顾性研究中，患痴呆的风险与有严重低血糖发作病史的关系为：一次严重低血糖发作使患痴呆的风险增加了26%（HR 为1.26；95% CI 为1.10～1.49），两次严重低血糖发作使患痴呆的风险增加了80%（HR 为1.80；95% CI 为1.37～2.36），而低血糖严重发作三次之后，患痴呆的风险增加了94%（HR 为1.94；95% CI 为1.42～2.64），严重低血糖定义为需要住院或去急诊科的低血糖，而且排除了血糖控制、药物和共存疾病的影响。那些有低血糖病史者对比那些没有低血糖病史者，痴呆的归因危险度为2.39%/年（范围为1.72%～3.01%/年）[105]。

在一项针对302名平均年龄为75.7岁±4.6岁患有糖尿病的参与者的观察性队列研究中，通过横断面观察到严重低血糖与认知功能之间存在关系。痴呆患者（16%的参与者）或认知障碍者（14%）比正常认知功能者更可能因低血糖而住院治疗（3.8%；P=0.004）[107]。在没有痴呆参与者的子样品之间并没有发现低血糖病史与认知下降的预期联系。然而，本研究预期阶段受参与者数量小（N=205）和随访时间短（18个月）所限制，这可能限制了检测低血糖事件和认知功能障碍之间任何关联的能力[100]。

最近，一项在爱丁堡以1066名平均年龄为67.9岁±4.2岁2型糖尿病患者人群为基础的横断面研究中，患

者自主报告的严重低血糖病史与老年认知功能下降有关[108]。那些报告至少有一次严重低血糖发作者的语言流畅测试（34.5 vs. 37.3；P=0.02），数字符号测试（45.9 vs. 49.9；P=0.002）、数字测序（9.1 vs. 9.8；P=0.005）和连线（P<0.001）表现差，独立于糖尿病病程、血管危险因素或血管并发症。调整了先决条件认知能力后，这些相关性仍然存在，这表明此关联性可能归因于低血糖作用于与年龄相关的认知下降[108]。观察到较差的一般认知功能和这一年严重低血糖发生频率增加之间存在线性关系，上述的认知测试，支持早期的研究结果。

血糖目标

血糖目标应该是个性化的，需考虑整体健康和预期寿命。

适合老年人的目标

对心血管发病相关风险因素较少的、相对健康的老年人，特别是新诊断的糖尿病患者来说，将糖化血红蛋白（hemoglobin A_{1c}，HbA_{1c}）值降至约53mmol/mol（7%）的严格血糖控制是合理的，因为这可能会减少糖尿病的并发症[47]。然而，持续的高血糖与跌倒发生风险[109]和死亡率增加有关[110]，排除相关共存疾病的影响。

衰弱老年人的目标

对于衰弱老年人或那些确定有心血管疾病的患者需建立一个更安全的目标，58～64mmol/mol（7.5%～8%）是适当的。对于这一人群，多种共存疾病的存在是严格血糖控制收益的潜在竞争对手。用决策分析来评估共存疾病情况和功能障碍的影响，严格血糖控制的预期收益随着共存疾病水平和功能损害程度的增加而下降，糖化血红蛋白的数值由53mmol/mol 升至63mmol/mol（7%～7.9%）。分配给每个共存疾病一个或两个点，根据严重程度来创建一个死亡率指数。60～64岁的新发糖尿病老年人，生活质量调整所需天数从106天下降（95% CI 为97～117天）到44天（范围为38～50天），死亡率指标分值增加3个附加点，到只调整8天（范围为5~10天）时死亡率指标分值则增加7点[51]。

非常衰弱老年人的目标

对于非常衰弱的老年人和那些养老院居民，预期寿命有限，糖化血红蛋白目标在64～75mmol/mol（8%～9%）是合适的。对于该人群严格控制血糖可能通过诱导低血糖而有害，生活质量降低。然而，更高的糖化血红蛋白值，超过75mmol/mol（>9.0%）与死亡率增加有关[111]。这个人群应该关注短期日常的血糖控制，而不是只注意能反应长期血糖水平的糖化血红蛋白。否则，血糖控制不佳将会导致嗜睡、脱水、视觉障碍、感染和低血糖，造成跌倒和混乱。（图90-2）。

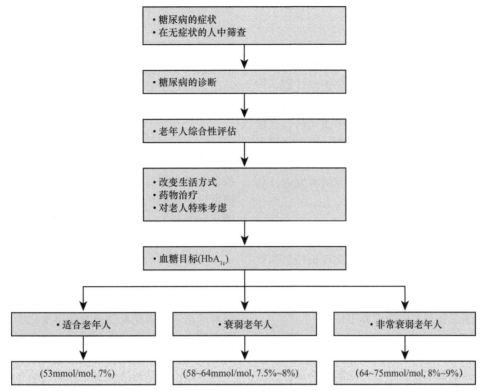

图 90-2 血糖控制和功能状态分类。

流程图内容：

- 糖尿病的症状
- 在无症状的人中筛查

↓

- 糖尿病的诊断

↓

- 老年人综合性评估

↓

- 改变生活方式
- 药物治疗
- 对老人特殊考虑

↓

- 血糖目标(HbA₁c)

分三支：

- 适合老年人 → (53mmol/mol, 7%)
- 衰弱老年人 → (58~64mmol/mol, 7.5%~8%)
- 非常衰弱老年人 → (64~75mmol/mol, 8%~9%)

多重用药

临床指南主要是针对疾病的特异性、年龄差异，用检验指标等的数值来表示患者的状态或治疗作用，如糖化血红蛋白或血压的数值，但不一定考虑硬性终点和老年人相关的后果，如生理功能、失能和生活质量[112]。不加区别地应用指南可能导致过度治疗和多重用药，对于老年人有潜在的伤害并增加住院治疗比例。例如，老年人更容易经历抗高血压药物的不良反应，如肾素-血管紧张素系统阻断剂导致急性肾损伤、高钾血症或低血压，造成肾功能进一步恶化，尤其是那些患有慢性肾病（chronic kidney disease，CKD）的人。已经证明 4 或 5 阶段老年 CKD 患者（平均年龄 73.3 岁）撤除这些药物应用可以改善肾功能[113]。在治疗老年人高血压中逐步降低血压是一个重要的策略，以避免血压急速降低致随后的跌倒。应该取患者卧位和立位进行血压测量，应该询问患者直立性症状以避免漏诊直立性低血压。重要的是要意识到直立性症状的存在，如眩晕、头晕或者昏厥，与跌倒的风险增加相关（OR为 8.21；95% CI 为 4.17～16.19），而不是直立性低血压本身[114]。

避免低血糖至关重要，特别是对于那些肾或肝功能受损者，可延迟降糖药物的清除[115]。应定期调整血糖目标值，尤其是对于那些出现认知障碍或衰弱者应根据年龄的增加来调整降糖药物。体重下降、营养不良和衰弱可能导致对降糖药物的需求减少，同时增加发生低血糖的风险。一群平均年龄为 84.4 岁±6.8 岁的养老院中衰弱的老年 2 型糖尿病患者[116]，另一群平均年龄为 86.5 岁±3.2 岁就诊门诊但没有发生血糖控制恶化的社会人群[117]，可安全地撤回降糖药物。他们的主要特征是体重显著下降，共存疾病增加，包括痴呆和多重用药，反复发生低血糖[117]。因此，似乎符合这些标准的人是适合撤回降糖药物的候选人。衰弱的老年人应避免用高剂量他汀类药物，他们可能更容易患药品相关肌病。老年糖尿病患者应谨慎使用非甾体抗炎药，特别是那些 CKD 患者，因为可增加发生急性肾损伤的风险。多重用药（＞4 种药物）是常见的；在一项针对英国养老院的研究中，84%的糖尿病居民服用超过 4 种药物，有高比例（59%）的居民使用预防心血管疾病的药物。这对于预期寿命有限的失能人群可能是不合适，因为多重用药导致药物错误、低血糖、住院治疗风险增加。因此，对于患糖尿病的养老院居民应该进行常规药物审查，因为它有可能降低花费和减少药物不良反应[118]。

养老院

患糖尿病的养老院居民可能衰弱，有多个共存疾病和有限的预期寿命。因此，使用最少糖尿病相关干预措施的短期血糖目标，对维持生活质量很重要。维持随机血糖水平在 4～15mmol/L（70～270mg/dl）是合理的，因为超过这个范围的血糖水平可能出现症状，导致认知改变[119]。在维持这种令患者舒适的血糖范围可能能确保舒适的护理，避免高血糖和低血糖，从而减少不适，改善心理功能和一般健康水平[120]。

护理方案

养老院对于糖尿病的护理应该有一个策略，包括对入院居民筛查糖尿病，为居民制定个性化护理计划。护理计划应该根据个人需要制定，考虑患者的价值、喜好、预期寿命、共存疾病和糖尿病管理（如多重用药、血糖监测）对生活质量的影响。应该检查药物，将患者服用的长效磺脲类药物转换为短效药物，应定期审查多重用药。年度回顾中应包含筛查与老年人相关的并发症（如认知、生理功能、抑郁）。

营养

营养指南不应过于严格，但应适合实现最佳健康状态和反映个人喜好。个人应自由地行使自己对于食物的选择权。随后糖尿病的治疗相应进行调整。营养干预的目标包括维持健康的体重和避免营养不良。

整体方案

推荐为满足养老院居民的复杂需求制定个体化的整体护理方案[121]。患糖尿病的居民应该每年进行全面足部检查以确定溃疡和截肢的危险因素。应该定期投入足部医疗所需的经费。患糖尿病的居民首次确诊时应该进行全面的眼科检查并以后每年检查。在养老院内提供眼科服务可能是不能步行居民的一个选择。

教育

老年人发生低血糖的风险增加[82, 90]和可能因耐受低血糖水平而没有特异性症状，这是由于自主反应减少，教育居民和养老院的工作人员认识低血糖症状与治疗低血糖是很重要的。一项研究提供了一种针对养老院员工的糖尿病教育计划，可以提高员工知识，可以保持 12 个月，使干预后 1 年内护理质量得到改进[122]。

结　论

衰老与胰岛素抵抗增加相关，是由于肌容量的减少和内脏脂肪的增加，β 细胞容量和功能减弱导致胰岛素分泌减少，造成基因易感个体出现葡萄糖耐受不良和糖尿病。由于人口老龄化和预期寿命增加，糖尿病已经日益成为老年人的疾病。老年人糖尿病表型的特点是多种共存疾病、老年综合征、衰弱的患病率增加（见表 90-2）。因此，对老年糖尿病患者进行诊断和之后每年进行的评估应该是全面的，包括筛查这些症状，尤其是认知和生理功能障碍。老年人是高度异质性的人群，从健康地生活在社会中的人到有多个共存疾病、衰弱的、住在养老院中的个体。因此，管理应该是个体化的，血糖控制目标应该是根据患者情况调整的，从健康个体的严格控制到衰弱老年人的保守方法。应该把注意力更多地集中在优化管理营养不良的衰弱老年人上，通过改善营养状态和身提高体活动量来保持肌容量和提高整体功能。生活质量应该处于管理计划的中心。

未来的治疗前景

严格的血糖控制仍将是患有糖尿病的健康老年人和独立老年人的目标，但不适合那些身体衰弱及由多重用药所致副作用风险高者[123]。一种基于功能水平的定义血糖目标的新方法，最近被国际糖尿病联合会引入并作为这个领域的第一个综合性指导[124]。

需要专门为老年人特别是老年糖尿病患者设计临床试验来探索在这个多元化群组进行血糖控制的真正收益。老年人综合性评估，包括生理和心理健康评估，仍将对考虑老年人糖尿病流行病学变化十分重要。衰弱和老年综合征已经成为老年糖尿病患者的并发症，治疗此类患者除了要控制血糖还需要治疗衰弱和老年综合征。仍缺乏减少失能和改善老年糖尿病患者生活质量的干预性研究。专注于改善功能可能比只改善代谢目标更对衰弱的老年糖尿病患者有益。多种方式干预衰弱或衰弱前2 型糖尿病老年患者（multi modal intervention in frail and prefrail older people with type 2 diabetes，MID-Frail）研究将评估对于衰弱和衰弱前状态的 70 岁以上的 2 型糖尿病患者进行多种方式干预治疗（抗阻运动训练、饮食和教育）与平常临床治疗相比给患者在临床上、功能上、社会中及经济等各方面所带来的影响[125]。这可能有利于减少患者功能下降，促进患者独立并维持患者生活质量。

关键点

- 老年人糖尿病的表型特点是多种共存疾病、老年综合征和衰弱的患病率增加。
- 综合性功能评估（躯体和认知）应该在早期诊断糖尿病时进行，此后每年进行。
- 由于有多种共存疾病，低血糖在老年糖尿病患者中很常见，不容易识别或导致误诊，因为自主症状减少。
- 血糖控制失败、不明原因的低血糖或自我管理的依从性下降，应该提醒临床医生有痴呆或抑郁的存在。
- 更严格的血糖控制对健康老年人是合理的，但宽松的方法更合适有低血糖风险的衰弱老人。
- 个体化和整体护理计划是老年人糖尿病护理的关键。
- 集中于患者安全和生活质量应该是个体化护理的重点。

（韩　辉　译，耿　琳　校）

完整的参考文献列表，请扫二维码。

主要参考文献

4. Kirkman MS, Briscoe VJ, Clark N, et al: Diabetes in older adults. Diabetes Care 35:2650–2664, 2012.

27. Volpato S, Blaum C, Resnick H, et al: Comorbidities and impairments explaining the association between diabetes and lower extremities disabilities. Diabetes Care 25:678–683, 2002.

28. Gregg EW, Mangione CM, Cauley JA, et al: Study of Osteoporotic Fractures Research Group: diabetes and incidence of functional disability in older women. Diabetes Care 25:61–67, 2002.

32. Fried LP, Tangen CM, Walston J, et al: Frailty in older adults : Evidence for a phenotype. J Gerontol A Biol Sci Med Sci 56A:M146–M156, 2001.

47. Holman RR, Paul SK, Bethel MA, et al: 10-year follow-up of intensive glucose control in type 2 diabetes. N Engl J Med 359:1577–1589, 2008.

51. Huang ES, Zhang Q, Gandra N, et al: The effect of comorbid illness and functional status on the expected benefits of intensive glucose control in older patients with type 2 diabetes: a decision analysis.

J 篇　血液学和肿瘤学

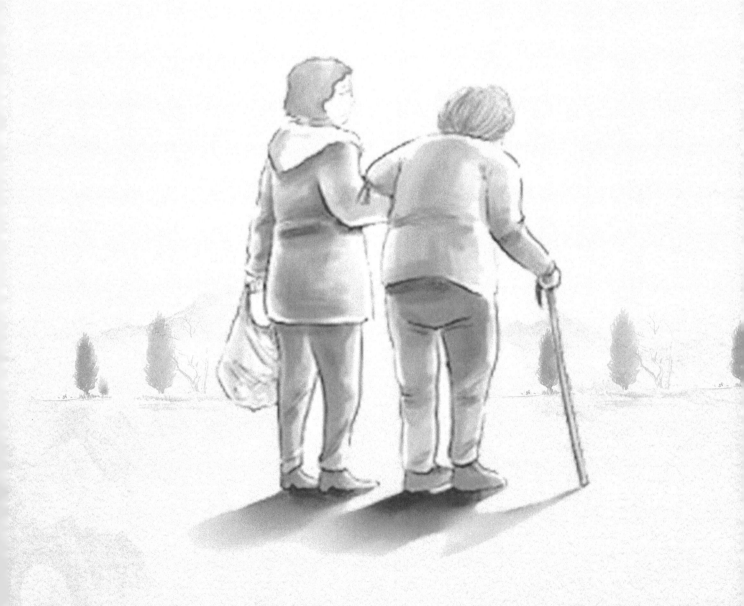

第91章

老年人血液系统疾病

William B. Ershler

曾有古语说："血液学是研究血液及其灌注器官。"这似乎与老年医学密切相关。因此本章暂不讨论血液与其他器官相互作用的细微差别。相反，我们阐述了现代血液学中的关键主题，同时我们继续专注于老年临床相关问题。

大多数循环细胞都来自单个造血干细胞。血细胞的寿命在遗传上是预先决定的，产生这些血细胞的干细胞经过编程，可以在超过人类寿命的情况下很好地存活[1]。造血干细胞缺乏与分化（成熟）相关的表面分子，但它们确实在其表面表达 CD34+分子，这一特征具有重要的临床意义。造血干细胞产生单能祖细胞，然后分裂并分化为特定谱系的可识别细胞。这个分化过程被认为是随机的。一旦确定了一个特定的细胞系（白细胞、红细胞等），祖细胞就会进一步分化，最终显示其预先确定的特定表型。这是通过在多种细胞因子和生长因子的影响上调特异性受体来实现的。近年来，一些细胞因子（如粒细胞集落刺激因子、促红细胞生成素等）已成为重要的临床工具。

随着年龄的增长，机体产生新血细胞的能力显著降低。然而，除非出现巨大的生理压力，否则循环细胞的数量将保持相当恒定。仅仅当生理压力导致需求量超过储备增殖能力时，才会表现出细胞数量上的不足。上述情形可能出现在急性感染期间或者细胞毒性化疗之后。血细胞功能的显著缺陷不被认为是衰老的结果，但可能与年龄相关的慢性疾病有关[2]。

认识到血液学的学科知识远远超出了本章的范围，因此我们在本章中将尝试概述血液病，尤其是对与老年人相关的血液病，以及实践中老年科医师所遇到的常见血液病。这些疾病主要包括贫血、骨髓增生异常、骨髓增生性疾病、血液系统恶性肿瘤和止血障碍。

贫　血

由于高患病率及与之相关的高患病率，贫血已成为老年人群重要的健康问题[3]（表 91-1）。尽管长期以来一直认为老年人贫血的影响很小，但是研究表明，即便是血红蛋白水平轻度降低，也与老年人生活质量下降、临床抑郁、跌倒、失能、行走速度减慢、握力下降、活动能力丧失、共病恶化、死亡率升高及贫血有关。因此，必须更加关注这一问题[4]。目前，贫血筛查并不是常规检查，因此常常是在检查其他疾病时发现的，而此时可

能已经发生了许多有害的影响。

世界卫生组织（World Health Organization，WHO）将贫血定义为成年男性血红蛋白水平<13g/dl，成年女性血红蛋白水平<12g/dl[5]。在老年男性和女性中，符合该定义的贫血与死亡率升高相关[6-11]。需要指出的是，WHO 标准没有考虑固有的种族差异，尤其是对于非裔美国人，他们的血红蛋白水平可能较低，但并无明显的不良后果[12,13]。一项研究对 71～82 岁的 1018 名黑人和1583 名白人进行了分析，发现贫血与白人的死亡率增加有关，而黑人没有这种相关性[12,13]。

确定贫血诊断标准的问题也与年龄有关。例如，与血红蛋白水平维持在 12～12.9g/dl 的老年女性相比，血红蛋白水平为 13～15g/dl 的老年女性具有更好的身体机能和功能[14]，这表明 12g/dl 的临界水平可能太低。但是尽管如此，WHO 定义的贫血标准仍然是目前大多数流行病学调查和许多临床试验室使用的现行标准。

贫血的患病率

Guralnik 和他的同事研究了美国国家第三次健康与营养调查（Third National Health and Nutrition Examination Survey，NHANESⅢ）数据库，这是一个具有全国代表性的社区居民样本；他们确定了美国总人口中年龄和性别特异性的贫血患病率[15]。根据 WHO 标准，65 岁以上的老年人中约 11%患有贫血（表 91-1）。17～49 岁男性的贫血患病率最低（1.5%），≥85 岁男性的贫血患病率最高（26.1%）。在 65 岁及以上的老年人中，非裔美国人的患病率明显高于白人和西班牙裔美国人。老年人贫血的患病率在社区居民与收容机构中也各不相同。显然，贫血在衰弱老年人中更常见。例如，在养老院，贫血的患病率接近 50%甚至更高[16-20]。

表 91-1　老年人贫血患病率（根据 WHO 标准）

研究	年龄/岁	研究人群	患病率/%
Gurlanik[15]	≥65	美国社区老年人	10.6
Ferruci[281]	≥70	意大利社区老年人	11
Denny[282]	≥71	社区老年人	24
Joosten[283]	≥65	住院患者	24（定义血红蛋白<11.5g/dl）
Artz[16]	大多数≥65	养老院	48
Robinson[19]	大多数≥65	养老院	53
Sahin[20]	大多数≥65	养老院	54

表91-2　不同种类贫血的特征

参数	红细胞平均体积	铁/总铁结合力	铁蛋白	红细胞沉降率/C反应蛋白	促红细胞生成素	肌酐清除率
缺铁性贫血	小	低/高	低	正常	高	正常
慢性炎症性贫血	小	低/低	低到高	高	高	正常
慢性肾病	正常	正常	正常	正常	低	<30ml/min
维生素B12/叶酸缺乏	大	正常	正常	正常	高	正常
甲状腺功能减退	大	正常	正常	正常	高	正常
骨髓增生异常综合征	正常/大	正常	正常	正常	高	正常
不明原因性贫血	正常	正常	正常	正常	低	>30ml/min

发病机制

在年轻的贫血患者中，贫血的病因常常十分明确。但是在老年患者中，辨别病因往往具有挑战性（表91-2）。贫血患者常常能发现存在炎症、营养不良和肾功能不全，但是对于多达1/3的老年贫血患者（养老机构中约50%的老年贫血患者）来说，贫血不能用传统病因作出解释，目前将其定义为"不明原因性贫血"（unexplained anemia，UN）[21]。

炎症性贫血

慢性疾病，如动脉粥样硬化、糖尿病、关节炎、感染、恶性肿瘤，均以炎症过程为特征，其患病率随年龄的增加而升高[22]。尽管炎症可通过多种途径对红细胞生成产生负面影响，但是铁动力学紊乱是共同特征[23-25]。在炎症过程中，胃肠道（gastrointestinal，GI）铁吸收减少，网状内皮细胞中螯合的铁回收利用障碍。铁调素，是肝在炎症刺激下产生的25氨基酸多肽，其可下调肠道铁的吸收，降低巨噬细胞和单核细胞铁的释放，从而导致功能性铁缺乏和由此产生的低增值性贫血[26-30]。由于炎性细胞因子的作用，促红细胞生成素分泌减少，也被认为在慢性炎症性贫血中起作用[31,32]。

缺铁性贫血

在一些研究中，老年人缺铁的患病率从2.5%到高达30%。缺铁通常继发于铁流失，而不是摄入不足，对其进行鉴别很重要，因为这可能是隐匿性恶性肿瘤的表现[33]。例如，在一项针对114例门诊者因铁缺乏症转诊给胃肠病学专家进行进一步检查的研究中发现，45例患有上消化道出血，18例患有结肠出血[34]。另一项较早的研究纳入了100例患者，除了剖腹探查手术以外，其他检查方法均无法明确出血部位，其中10%患者发现是恶性肿瘤[35]。在一项针对1388名65岁及以上老年患者的研究中，25%为贫血患者，约1/3的人有铁缺乏。在那些铁缺乏的患者中，胃肠镜检查发现57%的患者有上消化道病变，27%的患者有结肠病变。总体来看，那些缺铁性贫血患者中，15%的人患有GI恶性肿瘤[36]。

GI对铁的吸收不良可能导致铁缺乏，特别是在肠切除或炎症性肠病或长期服用抑酸药物的患者中。此外，铁吸收不良可能是腹腔疾病的早期表现[37,38]。

表现为小细胞性红细胞指数的贫血患者，血清铁、铁蛋白和转铁蛋白饱和度通常较低，总铁结合力升高。慢性炎性疾病的共存可能使分析变得复杂。为了确定慢性炎症和贫血患者是否缺铁，通常需要检测可溶性转铁蛋白受体。在铁缺乏的情况下，转铁蛋白受体被上调，而且发现其血清水平升高。用血清可溶性转铁蛋白受体的水平除以铁蛋白水平的对数，得到的派生指数已经被证明是有用的指标[39]。比值<2表示慢性炎症性贫血，比值>2则表示单纯缺铁性贫血，或缺铁和炎症合并存在的患者。

鉴于贫血的不良后果，老年贫血患者应该在诊断研究缺铁原因之前，尽早进行治疗。在目前的实践中，胃肠外铁剂是常用的处方[24]，但是值得注意的是，口服替代铁剂即使在低剂量时也非常有效[40]。

维生素B12和叶酸

自从1998年美国食品药品监督管理局（Food and Drug Administration，FDA）提出谷类食品的叶酸强化政策后，美国的叶酸缺乏症发病率显著降低。该政策实施仅2年后，NHANES研究队列Ⅳ（1999~2000年）的检查结果显示：与队列Ⅲ（1988~1994年）相比，低血清叶酸浓度（<6.8nmol/L）的患病率从强化前的16%下降到强化后的0.5%[41]，因此，目前叶酸缺乏是贫血的不常见病因。但是，维生素B12缺乏仍然是一个问题，尤其对老年人[42]。老年人中维生素B12缺乏的大多数情况是由于食物中钴胺素吸收不良所致，而真正的摄入不足或恶性贫血的发生率明显降低。年龄相关性萎缩性胃炎，伴或不伴抗酸治疗，是一个常见的诱因。大红细胞指数是反映维生素B12缺乏的指标，因为伴有炎症性疾病或铁缺乏，所以其表现可能不明显。

除了红细胞改变外，维生素B12缺乏症患者也可能出现各种血液学异常，包括白细胞减少、血小板减少、全血细胞减少等症状，有时需要进行骨髓检查，以与骨髓异常增生或再生障碍性贫血相鉴别。维生素B12缺乏症通常在常规筛查或评估贫血原因过程中发现平均红细胞容积（mean corpuscular volume，MCV）增大而被疑诊。但是其他引起大细胞增多的原因更常见，包括过量饮酒、药物（特别是抗肿瘤药）、网织红细胞增多症、骨髓增生异常和甲状腺功能减退。维生素 B_{12} 缺乏的可靠诊断标准是血清维生素 B_{12} 水平<200pg/ml；但是对于那些维生素 B_{12} 水平较高的患者，检测到甲基丙二酸和同型半胱氨酸水平增高，可能是确诊所必需的条件。肌内注射维生素 B_{12} 和口服结晶性维生素 B_{12} 对老年患者均有效，即使是对食物中钴胺素吸收不良的患者也有效[43]。

肾功能不全

慢性肾病（chronic kidney disease，CKD）是老年人贫血的一个重要病因[44,45]。在 CKD 中，肾促红细胞生成素（erythropoietin，EPO）分泌减少是导致肾性贫血的主要因素。已经证实血清 EPO 水平在肌酐清除率<40ml/min 时异常降低[46]。但是肾功能不全到什么程度可以导致贫血，目前仍有争议。成年人肌酐清除率为 40～60ml/min 时，可以检测到血红蛋白轻度降低[47,48]。

一项关于社区老年人的调查结果表明，肌酐清除率<30ml/min 时，贫血和低 EPO 水平不受年龄和其他因素的影响[49]。在一个有 6200 名居住者的养老院，发现其中 59% 的人患贫血，43% 的人肌酐清除率估计值<60ml/min。这个分析表明，即使是轻度的肾功能损害，也会增加贫血风险[19]。

不明原因性贫血

越来越多的人认识到，约 1/3 的贫血老年人在常规检查中没有明显的原因（表 91-3）。通常，这种贫血的典型特征为轻度贫血（血红蛋白浓度在 10～12g/dl 范围内）、红细胞体积正常、低增殖性（网织红细胞计数低）。据推测，病因与众多因素有关，包括睾酮水平[50]、隐匿性炎症[51]、随年龄增长造血储备降低[52]、血清 EPO 水平异常降低[53,54]和骨髓增生异常综合征（稍后讨论）。显然，这种贫血与相应贫血程度的低水平血清 EPO 有关。EPO 水平通常在正常参考值范围内下降。但这是不正常的，因为血清 EPO 水平应该随着血红蛋白浓度的下降而升高。不明原因性贫血的诊断已经假设临床医生已经排除了严重的病因。为排除骨髓增生异常综合征而进行骨髓检查的临界值仍然是未知的。但是我们提倡考虑对所有需要红细胞输注的不明原因性贫血患者进行骨髓检查。大红细胞增多、血小板减少、中性粒细胞减少、脾大或不明原因的发热、寒战、早饱、骨痛或/和体重减轻等无法解释的症状，应该立即考虑进行骨髓检查。

表 91-3 不明原因贫血的特征

参数	参考值
血红蛋白	10.5～12g/dl
网织红细胞指数	低
平均红细胞容积	80～95fl

续表

参数	参考值
血清铁	稍低于正常
总铁结合力	正常
铁饱和度/%	稍低于正常
维生素 B_{12}、叶酸、红细胞沉降率、促甲状腺激素	正常
血小板和白细胞计数	正常
肌酐清除率	30～90ml/min

骨髓发育不良

骨髓增生异常综合征（myelodysplastic syndrome，MDS）一词包括一组异质性疾病，其特征是骨髓异常增生性改变和一个或多个血细胞系增殖障碍（如红细胞系、粒细胞系或巨核细胞系）[55]。像这样的外周血细胞减少，以及与贫血、白细胞减少或血小板减少有关的症状是该病的常见表现。MDS 主要发生于老年男性，中位年龄为 76 岁。每年约有 15 000 名患者被诊断出患有这种疾病，但这个数值可能被低估了[56]。本病的患病率持续上升，在 80 岁及以上人群的患病率最高[>30 例/(10 万人·年)][57-59]。

分类

历史悠久的法国-美国-英国（French-American-British，FAB）协作组[60]分类定义了 5 种不同类型的 MDS——难治性贫血（refractory anemia，RA）、难治性贫血伴环状铁粒幼细胞（refractory anemia with ringed sideroblast，RARS）、难治性贫血伴原始细胞增多（refractory anemia with excess blast，RAEB）、转变中的难治性贫血伴原始细胞增多（refractory anemia with excess blasts in transformation，RAEB-T）、慢性粒-单核细胞白血病（chronic myelomonocytic leukemia，CMML）。WHO 依据骨髓细胞遗传学特征[如 5 号染色体短臂缺失（5q-）]和其他组织病理学或临床特征对这种总体分类进行了修正（表 91-4）[61]。因此，根据原始细胞的数量将 RAEB 分为两类，RA 和 RARS 被分为单纯性贫血和难治性血细胞减少伴多系发育不良（refractory cytopenia with multilineage dysplasia，RCMD）。这些修改使得对预后的评估更加准确[62]。

表 91-4 MDS 的 WHO 分类及标准

亚型	血液学情况	骨髓学情况
难治性贫血（RA）	贫血	仅红系发育不良
		原始细胞<5%
		环状铁粒幼细胞<15%
难治性贫血伴环状铁粒幼细胞（RARS）	贫血	仅红系发育不良
		原始细胞<5%
		环状铁粒幼细胞≥15%

续表

亚型	血液学情况	骨髓学情况
难治性血细胞减少伴多系发育不良（RCMD）	血细胞减少（两系或全系） 原始细胞无或少见 无 Auer 小体 单核细胞＜1×10⁹/L	两个或多个髓细胞系中发育不良的细胞 原始细胞＜5% 无 Auer 小体 环状铁粒幼细胞＜15%
难治性血细胞减少伴多系发育不良和环状铁幼粒细胞（RCMD-RS）	血细胞减少（两系或全系） 原始细胞无或少见 无 Auer 小体 单核细胞＜1×10⁹/L	两个或多个髓细胞系中发育不良的细胞 ≥10% 环状铁粒幼细胞 ≥15% 原始细胞＜5% 无 Auer 小体
难治性贫血伴原始细胞增多-1（RAEB-1）	血细胞减少 原始细胞＜5% 无 Auer 小体 单核细胞＜1×10⁹/L	单系或多系发育不良 原始细胞 5%～9% 无 Auer 小体
难治性贫血伴原始细胞增多-2（RAEB-2）	血细胞减少 原始细胞 5%～19% 有或无 Auer 小体 单核细胞＜1×10⁹/L	单系或多系发育不良 原始细胞 10%～19% 有或无 Auer 小体
MDS 未能分类（u-MDS）	血细胞减少 原始细胞无或少见 无 Auer 小体	单系发育不良（粒细胞系或巨核细胞系） 原始细胞＜5% 无 Auer 小体
与单纯 5q 染色体缺失（5q-）相关的 MDS	贫血 原始细胞＜5% 血小板正常或增加	巨核细胞系正常或增加，伴细胞核分叶减少 原始细胞＜5% 无 Auer 小体 单纯 5q 染色体缺失（5q-）

发病机制

虽然多数病例不能确定 MDS 的病因，但是很多情况下与之前的化疗有关，特别是烷化剂和拓扑异构酶抑制剂，以及先前的放射治疗[63,64]。与原发性 MDS 患者相比，治疗相关性 MDS 患者通常更年轻，预后更差[63]。长期接触高浓度的苯和杀虫剂似乎会增加 MDS 的风险，这可能是通过诱发染色体异常引起的[65]。香烟烟雾中的致癌物质似乎对 MDS 患病风险增加有类似作用，尤其是与 5 号和 7 号染色体缺失相关的致癌物质[66]。也有假设认为 MDS 有家族遗传的原因[65]。MDS 中常出现染色体异常，这与急性骨髓性白血病（acute myelogenous leukemia，AML）中的异常十分相似，包括复杂的核型[63]。MDS 的发病机制可能涉及多种机制，包括细胞凋亡途径的改变、细胞因子的调节、骨髓微环境、线粒体酶和免疫调节[67]。此外，不断更新的证据表明，一些 MDS 病例有自身免疫基础，因为在临床上

MDS 可能与其他的自身免疫性疾病相关，而且实验室证据已经证实，多达 50%的病例都存在寡克隆 T 细胞型态[68]。

临床和实验室特征

MDS 患者可能无症状或有与红细胞、白细胞和血小板定性或定量缺陷相关的症状和体征[69]。严重影响生活质量的疲劳[70]、劳力性呼吸困难、发热和感染是导致就诊咨询的一部分因素。完全血细胞计数通常提示正红细胞性贫血或大红细胞性贫血。可能存在中度白细胞减少症和血小板减少症或血小板增多症。骨髓检查可能显示正常或细胞增多，伴有红细胞系、髓细胞系及巨核细胞系，或所有 3 种细胞系（三系）发育不良的特征。外周血及骨髓的常见变化包括红细胞大小不均、大红细胞增多、嗜碱性点彩红细胞、环状铁粒幼细胞、假性 Pelger-Huet 异常、原始细胞、多分叶核中性粒细胞、小巨核细胞和巨型血小板[69]。

预后

国际预后评分系统（international prognostic scoring system, IPSS）[71,72]将患者分为低危、中危-1（intermediate-1，INT-1）、中危-2（intermediate-2，INT-2）和高危（表 91-5）。IPSS 以血细胞减少（血红蛋白水平＜10g/dl、中性粒细胞绝对计数＜1500/μl、血小板计数＜100 000/μl）、染色体异常和骨髓原始细胞比例为基础，用于评估整体生存率和预测进展为 AML 的风险。中位生存期变化范围：高危组（不考虑年龄）＜3 个月，而对于低危组的年龄＜60 岁患者，中位生存期约为 12 年。在低危组，年龄＞70 岁患者的预后似乎比年轻患者差。但是在高危组中，年龄对预后似乎没有显著影响。其他影响预后的重要因素包括 WHO 亚型[73]和输血依赖。IPSS 和修订 IPSS（revised IPSS，R-IPSS）用于评估 MDS 患者确诊时的预后[71,72]。MDS 患者的治疗建议在很大程度上以他们的 IPSS 评分为基础[74]。MDS 低危组包括 IPSS 评分为低危和 INT-1 的患者，高危组包括 IPSS 评分为 INT-2 和更高危的患者[74]。年龄增长不会对 RA 的预后产生影响，这类贫血常常与预后良好具有相关性[73]。5q 缺失相关性 MDS 的预后也较好[75]。

表 91-5　骨髓增生异常综合征（MDS）：国际预后评分系统（IPSS）——预后变量

变量	IPSS 分数				
	0	0.5	1.0	1.5	2.0
骨髓原始细胞/%	＜5	5～10	—	11～20	21～30
核型	良好	中级	差		
血细胞减少	0/1	2/3	—	—	—

注：好—正常、-y、5q-、20q-；中等—任何其他的异常；差—复杂（＞3 种异常核型改变）或 7 号染色体异常

治疗

输血、铁螯合疗法和充分抗感染治疗等形式的支持治疗是 MDS 患者治疗的主要内容。低危和 INT-1 组患者的治疗应向后推迟，除非出现血细胞显著减少。5q-患者的预后相对较好，并且对沙利度胺的类似物来那度胺反应良好。在一系列研究中，67%的 5q-患者每日使用 10mg 来那度胺治疗后不再依赖输血，并且这种状态可以维持 2 年以上[76]。重组促红细胞生成素（含或不含粒细胞刺激因子）可被用来治疗低血清促红细胞生成素水平和症状性贫血患者的症状性贫血[77]。INT-1 类低危但是伴有中性粒细胞减少或血小板减少症的老年患者，以及不适合骨髓移植的 INT-2 和高危患者，最好使用 DNA 甲基转移酶抑制剂进行治疗，如地西他滨[78]或氮杂胞苷[79]，两者都已经证明能改善生活质量。尽管传统上异基因造血干细胞移植的强化治疗一直用于较年轻患者，但是降低强度的预处理方案已将这种疗法扩展至特定的老年患者，并且得到了良好的效果。造血细胞移植并发症指数评估（assessment with the hematopoietic cell transplantation complication index，HCT-CI）已经被用于老年 MDS 患者，并且可能有助于筛选出那些对这种积极治疗形式能获得有利风险/获益值的老年患者[80]。

骨髓增生性疾病

骨髓增生性疾病（myeloproliferative disorder，MPD）以造血干细胞的克隆性增殖为特征。这类疾病包括真性红细胞增多症（polycythemia vera，PV）、原发性血小板增多症（essential thrombocythemia，ET）、慢性特发性骨髓纤维化（chronic idiopathic myelofibrosis，CIF）和慢性粒细胞性白血病（chronic myelogenous leukemia，CML）。CML 通过确定存在易位的 bcr-abl 基因来确诊，通常有三个阶段——慢性期（临床上约 80%的患者处于慢性期）、急变期和处于二者之间的加速期。

为了表明这些疾病可能的恶性本质，2008 年 WHO 提出的新分类方法将 MPD 中的"疾病"一词替换为"肿瘤"[61,81]。骨髓增殖性肿瘤（myeloproliferative neoplasm，MPN）包括肥大细胞病、慢性嗜酸粒细胞白血病、中性粒细胞白血病、嗜酸细胞增多综合征和其他既往未分类的骨髓疾病，以及 CML、PV、CIF 和 ET。这些疾病的共同特征是存在明显的克隆性增殖而没有病态造血。

流行病学

PV 和 CIF 在老年人群更多见[56]，无性别差异，发病中位年龄为 70 岁。所有年龄组的整体患病率，PV 在 0.7/100 000～2.6/100 000，CIF 在 0.3/100 000～1.5/100 000，但是已经有报道称 70～79 岁人群的 PV 发病率高达 23.5/100 000。有报道称德裔犹太人的患病率升高。ET 的患病率在 0.59/100 000～2.53/100 000，女性患病率几乎是男性的两倍。与 PV 不同，ET 多在年龄较小时确诊，通常与妊娠有关。PV 和 CIF 的患病率的趋势无明显变化，但是已经观察到 ET 的患病率呈显著上升的趋势，特别是在男性中[56]。家族性研究表明，在多发性硬化症患者的一级亲属中，PV 的风险增加了近 5 倍，ET 的风险增加了 7 倍[82]。

诱发因素

Janus kinase-2（JAK2）基因特异性突变（V617F）的鉴定提高了我们对 MPD 发病机制的认识[83]。约 95% 的 PV 患者[84]、50%以上的 ET 和 CIF 患者[85]都能确定 JAK2 的 V617F。这个基因的活性增加，提高了突变干细胞对造血生长因子（如 EPO、促血小板生成素、干细胞因子和粒细胞集落刺激因子等）的敏感性，导致骨髓内三系造血前体细胞克隆性增殖。此外，人们还认为 mpl 基因中的一个突变涉及血小板生成素受体，在 MPD 发病机制中起着次要作用[86]。abl 基因由 9 号染色体易位到 22 号染色体上的 bcr 区，形成了 bcr-abl 融合基因，导致酪氨酸激酶活性异常的蛋白转录，以及 CML 中常见的克隆性增殖[87]。在疾病的加速期，50%以上患者发现了克隆进化，并伴有其他染色体异常（常常累及 17 号染色体）[88]。

据推测，巨核细胞和单核细胞分泌的细胞因子所产生的生长因子在成纤维细胞的增殖、细胞外基质的变化和 CIF 中所见的血管生成方面起到作用[89,90]。干细胞和 CD34+内皮祖细胞向外周造血器官的异常归巢也被认为在骨髓纤维化的髓外造血中起作用[91]。PV 和 ET 的进展可能引起继发性骨髓纤维化，尽管真正的 ET 的进展一直存在争议。

临床特点和诊断

不同的 MPD 具有不同临床特征。在 ET 中，临床特征与血小板数量和功能异常有关，主要表现为血栓性发作，尽管也会有出血性发作[92]。血栓性事件可能在疾病诊断前出现，并且影响微血管和大血管的动脉循环，除静脉血栓形成之外，还引起缺血性脑卒中、周围血管疾病和心肌梗死[93]。红斑性肢痛症是一种在 ET 中见到的特殊的微血管病变，通常表现为四肢红肿烧灼感和脚趾溃疡[94]。在 PV 和 ET 患者中，血栓形成的风险随年龄增大而增加[95]。那些既往有血栓病史的 65 岁以上老年患者，心血管并发症的发生率也更高[96]。JAK2 基因突变[92]和白细胞增多[97]似乎可能是 MPN 患者血栓形成的其他危险因素。出血并发症通常发生在血小板计数很高（＞1500×10^9/L）的患者中，临床表现可能从轻微瘀伤或鼻衄到危及生命的 GI 出血[95]。30%以上的 CIF 患者可能无症状；通常可在纤维化前期，根据幼白-幼红细胞血象、出现典型的泪滴细胞，或脾肿大来诊断 CIF[98]。CML 的表现类似于其他 MPN，有全身症状和出血表现。与碱性磷酸酶（leukocyte alkaline phosphatase，LAP）水平通常正常的 PV、ET 和 CIF 相比，发现 LAP 水平低是 CML 的特征。

MPD 患者的一般体征和症状包括脾肿大。脾肿大能引起轻度不适，患者对不适的关注很少或未关注，出现脾破裂则可危及生命。50% 以上的患者可能出现瘙痒。MPD 患者的乏力发生率也很高，可能会显著地降低生活质量[99]。也可以表现为体重减轻、盗汗、发热、骨痛。

诊断

JAK2 基因突变检测导致 MPN 的诊断经历了重大变革。以前，诊断标准包括基于外周血细胞计数、氧饱和度、骨髓检查、红细胞量和脾肿大的生理体征和参数。新的 WHO 标准（对 2001 年以前标准的更新版本）包括检测 JAK2 突变及骨髓活检以诊断 bcr-abl 阴性 MPN。重要的变化还包括将诊断 ET 的血小板阈值从 $600×10^9/L$ 降低至 $450×10^9/L$，并将血红蛋白值从正常水平增加 2g/L 作为 PV 诊断的标准[100]。为了能把一种 MPN 与另一种 MPN 相区别，已经建议应用血清 EPO 水平、骨髓巨核细胞形态、骨髓网状纤维染色、以及将荧光原位杂交（fluorescence in situ hybridization，FISH）用于 bcr-abl 的不同算法[100]。辨别孤立性血小板增多的病因特别重要，因为 ET 的预后与 CIF 早期纤维化和 CML 引起的血小板增多有很大的不同。ET 的诊断可能还需要排除反应性血小板增多，如肿瘤、缺铁性贫血和炎性病变[101]。通过细胞遗传学检查鉴定费城染色体（philadelphia chromosome）或通过 FISH 技术鉴定 bcr-abl 基因可以直接诊断 CML。

预后

如前所述，每一种 MPD 疾病的存活期都大不相同，一项研究显示 ET 的 3 年存活率高达 92%，PV 为 88%。老年人群 MPD 的总体生存率较低（<50 岁的 3 年存活率为 90%，而>80 岁的 3 年存活率为 66%）[56]。ET 和 PV 与预期寿命缩短及血栓形成和出血相关的高患病率有关，此外，还明确但不严重的与致白血病的转化或骨髓纤维化的风险有关，尤其是老年人[102]。这些患者中，80% 以上出现乏力，并且对生活质量有明显的负面影响[99]。现在人们已经认识到那些具有 JAK2 基因突变的患者[92]，尤其是那些等位基因符合较高和白细胞计数较高的患者，倾向于血栓形成率更高。已经明确年龄>60 岁、既往有血栓形成史[96]、血小板计数高（>$1500×10^9/L$）是这些患者血栓形成的重要预后因素。CIF 骨髓纤维化前期的患者预后相对较好，生存期将近 12 年。然而，对于那些患有高风险 CIF 的患者，预期寿命会显著缩短[103]。极高危患者的中位生存期可短至 1 年。伴原发性骨髓纤

维化的 AML 患者预后最差，中位生存期不足 3 个月。许多 CIF 评分系统使用血红蛋白水平、年龄和白细胞计数来预测预后[104]，并且年龄增长似乎是一个常见的负面预后因子[105]。

治疗

通常建议对 PV 和 ET 中进行治疗，以减少与血细胞数量和质量变化相关的患病率。静脉切开术（phlebotomy）使血细胞比容降至 45% 以下，是 PV 的最主要的治疗手段，因为其可以降低血栓形成的发生率[106]。已经证实低剂量阿司匹林能减少微血管和大血管并发症的风险，建议用于所有 PV 患者的治疗[107]。在 PV 低剂量阿司匹林治疗方案欧洲协作组（European collaboration on low-dose aspirin in polycythemia vera，ECLAP）研究中，对无症状的低危 PV 患者进行了随机分组，与安慰剂治疗的对照组相比，每天口服 100mg 阿司匹林的患者，其心血管死亡事件、非致命性心肌梗死、非致命性脑卒中和主要静脉血栓栓塞的发生率较低[相对风险比（relative risk，RR）为 0.4；95% 可信区间（confidence interval，CI）为 0.18~0.91；$P = 0.0277$][108]。总死亡率和心血管疾病死亡率也分别减少了 46% 和 59%，而出血风险并没有明显增加。在年轻的低危 ET 患者中，尽管可以使用低剂量的阿司匹林减少微血管症状，但是通常不需要治疗[109]。然而在老年患者中，根据 ECLAP 研究，可能推荐使用阿司匹林治疗，尤其是如果还存在其他传统的血管疾病危险因素的情况下[109]。

高危 ET 患者进行羟基脲（hydroxyurea，HU）治疗的获益已得到明确的证明，特别是相对于未治疗组（10.6%）而言，治疗组血栓形成减少（1.6%）[110-112]。当 HU 与其他细胞毒性药物包括阿那格雷相比时，也能观察到更大的获益[110]。关于 PV 的 HU 治疗研究还没有达成共识，并且已经观察到接受治疗的患者白血病转化风险更高。但是 HU 可作为高危 PV 和 ET 患者的标准治疗方案[106,112]。

原发性骨髓纤维化（myelofibrosis，MF）是难治性疾病，标准治疗方案难以治愈，同种异体造血干细胞移植（hematopoietic stem cell transplantation，HSCT）仍然是目前唯一可行的治疗方法。然而，年龄和合并症的增加是影响存活的严重的负面预后因素，同种异体 HSCT 术后，45 岁及以上的 MF 移植患者，仅有 14% 存活 5 年，而较年轻患者中这一比例为 62%[113]。在同一组人群中，查尔森（Charlson）共病指数在 4~6 的患者，其死亡风险较其他患者高出两倍。减低强度预处理（reduced-intensity conditioning，RIC）方案可提高老年患者的缓解率和无事件存活（event-free survival，EFS），但是在绝大多数此类研究中，患者被认为在 60 岁时就是"老年"。对合并症较少的 70 岁以下患者而言，RIC 方案和与同种异体移植是合理的选择，值得进行临床研究[114,115]。对于

70 岁及以上的老年患者，最佳治疗方案仍在研究中，而且在临床试验的范围以外，可能只进行对症支持治疗。控制贫血症状和白细胞或血小板升高可能需要药物干预，但主要是姑息治疗。脾肿大是 MF 的一个典型特征，进行脾放射治疗可有效缓解某些患者的症状[116]。

EPO 和达那唑过去常用于纠正贫血，但是一项最近的回顾性研究[117]发现，MF 患者应用这些药物会增加转化为白血病的风险，因此，对这种方法的热情已经有所减弱。在 MF 合并 5q-综合征患者，观察到来那度胺治疗贫血和脾肿大的高反应率[118]。但合并 5q-综合征的患者上述反应极为罕见[119]。

在过去的 20 年中，CML 的管理发生了巨大变化。CML 患者的生存期取决于疾病分期，慢性期患者的中位生存期现为数十年[120]，而那些急变期患者的中位生存期还不到 3 个月[121]。纳入预后分类的变量包括原始细胞百分比、脾大小、血小板计数、嗜碱性粒细胞计数、嗜酸性粒细胞计数及年龄，患者可分为三组——低危、中危和高危，与存活率高度相关[122]。随着口服酪氨酸激酶抑制剂伊马替尼的引入，以及更新的第二代酪氨酸激酶抑制剂达沙替尼[123]和尼罗替尼[124]的引入，CML 的治疗有了很大改善；似乎 CML 患者的治疗反应率和总体生存率接近没有 CML 的年龄匹配个体[120]。好消息是老年患者对酪氨酸激酶治疗的反应良好，与较年轻患者的反应相当[125,126]。

其他老年患者常见的血液系统恶性肿瘤

多发性骨髓瘤

多发性骨髓瘤（multiple myeloma，MM）是美国第二常见的血液系统恶性肿瘤，是一种以骨髓中浆细胞的单克隆增殖（＞10%）为特征的疾病。通常，MM 患者血清和/或尿液中的单克隆免疫球蛋白或轻链（κ 或 λ）数量异常。临床以骨骼受累有关的表现居多，但是循环中异常蛋白或高钙血症的髓外效应引起的症状也十分常见。骨髓瘤确诊的中位年龄是 70 岁，在非洲裔美国人和男性中更常见。美国的年发病率为 4.4/100 000。奇怪的是，MM 的患病率和死亡率在不断下降。但是对于年龄≥65 岁患者，其 5 年相对生存率仍然＜20%[127]。

诱发因素

在美国，较低的社会经济地位、教育程度和饮食习惯不同似乎是导致非洲裔美国人和白色人种 MM 发病率不同的原因[128,129]。家族研究显示，有血液系统恶性肿瘤家族史的人群 MM 发病风险更高，可能遗传易感性有关[130]。已经知道辐射或暴露于农药、某些化学物质和石棉[131]后，以及有炎性疾病[132]或有过敏史[133]的人群，发病

风险更高。已有报道称骨髓瘤患者的骨髓基质细胞中，存在高水平的人类疱疹病毒 8 型（human herpesvirus 8，HHV-8），提示可能是部分患者发生该病的病毒性原因[134]。

发病机制

约 70%的患者以骨痛为主要症状。放射照片显示局部穿凿样溶骨性病变或弥漫性骨质疏松，常常发生在有活跃造血组织的骨骼中。离散的溶骨性病变的特征是骨吸收病灶的表面有大量破骨细胞。破骨细胞激活因子过量[如核因子-κB 受体活化因子配体（receptor activator for nuclear factor-κB ligand，RANKL）、巨噬细胞炎性蛋白-1α（macrophage inflammatory protein-1α，MIP-1α）和白细胞介素-6（interleukin-6，IL-6）]，以及由于存在类似 Dickkopf 相关蛋白 1（Dickkopf-related protein 1，DKK-1）之类的抑制剂而导致的成骨细胞活性降低，与特征性溶骨性病变有关。由于骨的矿物质丢失，以及疼痛导致的活动下降，可能会出现高钙血症。高钙血症的症状（瞌睡、意识错乱、恶心、口渴）是非特异性的，但是它们的出现提醒医生检查这种可能性。随着高钙血症的进展，可能会出现心律失常、肾功能不全及严重的中枢神经系统（central nervous system，CNS）抑制。

循环单克隆蛋白水平增高能导致全血黏稠度增加。免疫球蛋白 M（immunoglobulin M，IgM；见后面的 Waldenstorm 病）骨髓瘤最容易发生，但是也可发生 IgA 甚至是 IgG 骨髓瘤。血液黏稠危害血液循环系统，包括大脑、肾及心脏的循环，并可能导致意识错乱、轻度头晕和/或胸痛等症状。骨髓瘤蛋白本身可能导致肾小管损害，肾功能不全是骨髓瘤未控制的一个主要后果。

临床特点

骨髓瘤与其他随增龄发生的浆细胞疾病的鉴别很重要。意义未定的单克隆丙种球蛋白病（monoclonal gammopathy of undetermined significance，MGUS），曾经被认为是继发于年龄相关性免疫功能失调的良性病变[135]，现在被认为是 MM 的癌前病变，MGUS 向 MM 的转化率约为 1%/年[136,137]。MGUS 的特点（表 91-6）包括骨髓中浆细胞＜10%（并且无骨髓瘤浆细胞的异常增生特征），血清单克隆免疫球蛋白＜3g/dl，且无终末器官损伤。非 IgG 的 MUGS 患者，单克隆免疫球蛋白＞1.5g/dl、尿液中轻链比例异常的，在疾病的早期阶段进展为 MM 的风险更高。建议每 3 个月进行一次随访评估，包括血清蛋白电泳和单克隆蛋白定量，以便尽早发现转化的骨髓瘤[138]。

表 91-6 早期骨髓瘤与意义未定的单克隆丙种球蛋白病（MGUS）的比较

参数	早期多发性骨髓瘤	MGUS
发病机制	肿瘤性浆细胞病变（恶性）	免疫调节紊乱或者可能是良性 B 细胞瘤

续表

参数	早期多发性骨髓瘤	MGUS
骨髓	>10%浆细胞有一些增生不良的特征（骨髓瘤细胞）	通常有 10%正常的浆细胞
骨	溶骨性病变或弥漫性骨质疏松	通常无骨病
症状	骨痛、全身症状（如乏力、体重减轻），或与肾衰竭和高黏血症相关的症状	通常无症状
血清升高	进行性升高	稳定

冒烟型骨髓瘤（smoldering myeloma）的实验室特征与 MM 相同，但是无终末器官损伤。单发性浆细胞瘤（solitary myeloma）是一种孤立性的肿瘤，由骨内浆细胞（骨的单发性骨髓瘤）或软组织中的浆细胞（髓外浆细胞瘤）组成，无全身累及[139]。在 1%～2%的患者中，MM 可以进展为浆细胞白血病，这在较年轻患者中更常见，浆细胞超过 20%，并且比 MM 更具侵袭性。

20%以上的骨髓瘤患者在确诊时已经出现肾功能不全[140]。肾病变的发病机制常常是多因素所致，副蛋白、肾小管损伤、轻链的组织沉积、淀粉样变性、高尿酸血症和感染都与之有关[141-143]。

病理性骨折也很常见。与贫血相关的乏力发生于 30%～60%的 MM 患者，那些患者的血红蛋白水平通常<10g/dl[144]。也可能存在淀粉样变性的体征（高达 30%的骨髓瘤患者中出现），如巨舌症。尽管因为贫血、高黏血症、高钙血症、肾功能不全或感染而出现全身症状，但是应该牢记，这些症状在老年人中可能不明显。多年来，MM 的临床表现发生了变化，出现终末器官损害的患者比例较低。MM 患者通常被怀疑存在正常红细胞性贫血和轻度肾功能衰竭或高丙种球蛋白血症，尤其是老年患者[145]。由于骨髓瘤相关细胞因子的分解代谢作用，老年患者可能出现正细胞性贫血和血清胆固醇水平下降，甚至出现在疾病的其他体征或症状之前。

实验室数据和诊断

全血细胞计数，肝功能检测的代谢图，血清乳酸脱氢酶（serum lactic acid dehydrogenase，LDH）水平、血清 β_2-微球蛋白、血清游离轻链含量检测，血清和 24h 尿蛋白定量，电泳，免疫固定，骨骼检查，骨髓检查在 MM 患者的初始检查中都很重要[146]。通过这些评估，常常能识别作为 MM 终末器官损伤标志的高钙血症、肾功能不全、贫血和骨的异常。其他的实验室异常指标包括低白蛋白血症，LDH 水平升高，以及 β_2-微球蛋白、血小板和凝血功能异常，及外周血涂片出现缗钱状红细胞（叠连状红细胞）[147]。

蛋白质电泳在约 80%患者的血清中，以及约 75%患者的尿液中检测到单克隆蛋白。免疫固定（或免疫电泳）用来区分单克隆蛋白的亚型，通常是 IgG（60%）或 IgA（20%）。血清蛋白电泳未检测到单克隆蛋白的 20%患者，多数会在尿液中检测出 κ 或 λ 轻链（轻链骨髓瘤）。只有约 1%的 MM 患者是真正的未分泌型[147]，在缺乏单克隆蛋白的情况下，通过骨髓检查发现浆细胞超过 30%来确诊 MM。

预后

传统上，使用 Durie-Salmon 分期系统（主要是临床特征和副蛋白数量）来确定死亡风险较高的患者，因为它是 MM 肿瘤负荷的一个良好指标。然而，国际分期系统（international staging system，ISS）已被证明能提供更准确的预后信息。与其他检测方法一样，该系统根据血清 β_2-微球蛋白和白蛋白水平，以及其他措施建立。在一项调查中，Ⅰ 期或低危 MM（血清 β_2-微球蛋白<3.5g/dl，血清白蛋白>3.5g/dl）患者的中位生存期是 62 个月。相比之下，Ⅲ 期 MM（血清 β_2-微球蛋白>5.5g/dl）患者的中位生存期是 29 个月，中间期（Ⅱ 期）患者的中位生存期是 44 个月[148]。已经证实某些细胞遗传学异常，包括那些由 FISH 检测发现异常，如 13 号染色体缺失、亚二倍体、t（4；14）、t（4；16）、17 号染色体缺失（17p−），与浆细胞标记指数>3%和选择性实验室数据[LDH 和 C 反应蛋白（C reactive protein，CRP）]相结合，可以提高预后准确度[149]。

虽然以前的多数研究没有区分老年患者与较年轻患者在临床特征方面的显著差异，但是有两个报道值得注意。第一项研究比较了 70 岁以上和 70 岁以下的患者，第二项研究比较的是 50 岁以上和 50 岁以下的患者。两项研究都表明，老年患者表现出更高的分期，更差的表现及更多的不良临床特征，包括较低的血红蛋白水平和较高的肌酐水平，而且在这两个报告中，老年患者的缓解率和生存率均较低[127,150,151]。

治疗

MGUS 并伴有冒烟型或无症状型骨髓瘤的老年患者需要仔细地随访，以便及时发现病变进展为更具侵袭性疾病的证据并干预治疗。对于有症状的骨髓瘤患者，治疗包括两部分：一部分是控制疾病，另一部分是支持治疗以控制并发症或终末器官损害。老年患者的治疗尤为困难，因为延长无进展生存期和总生存期可能导致不良反应，如毒性作用增加和生活质量降低。使用老年评估工具筛选合适的患者可能会降低这些不良后果产生的可能性[127]。

以前，使用长春新碱、阿霉素、地塞米松作为最初的积极治疗方案，尽管从总体生存期的角度来讲，难以证明这样做比口服美法仑和泼尼松（melphalan and prednisone，MP）更有效。目前，沙利度胺和地塞米松已经成为一线治疗用药，甚至用于移植前的诱导治疗。单用或联合使用硼替佐米（一种 26S 蛋白酶体的可逆性抑制剂）治疗 MM，疗效显著[152]。回顾性研究显示，尽管老年人减少了化疗药物剂量，但是老年患者与年轻患者的毒性反应和生存结果相似[153]。

目前老年骨髓瘤患者的标准治疗方案是使用美法仑、地塞米松及沙利度胺（melphalan、dexamethasone and thalidomide，MPT）。在 65～75 岁患者中，MPT 方案的中位总生存期是 51.6 个月，MP 方案的中位总生存期是 33.2 个月，低剂量美法仑预处理方案的自体移植，中位总生存期是 38.3 个月[154]。MPT 的并发症包括静脉血栓栓塞风险的增加，尤其是与大剂量地塞米松和促红细胞生成素一起给药时，以及周围神经病变、感染和便秘。其他在老年患者中显示出获益的联合用药方案包括硼替佐米或来那度胺与地塞米松联用。这两种方案的客观缓解率高达 90%[155,156]。已经有几种新药被批准用于 MM 的治疗[157]，尽管还没有确立它们的用药顺序和用药组合。对维持治疗还存在一些争议，尽管当前的数据表明就无进展生存期而言有效[158]。

双膦酸盐治疗对溶骨性病变、骨痛、骨质疏松有益[159,160]。放射治疗是一种用于减轻骨痛的姑息性措施，而且与地塞米松联用可稳定脊柱肿瘤、防止脊髓压迫和骨折。更新的外科技术如椎体成形术和椎体后凸成形术，已经改善了伴骨并发症 MM 患者的护理。适度使用促红细胞生成素以治疗贫血，积极控制感染（包括预防性使用抗生素），免疫球蛋白的使用，以及高黏血症和高钙血症的治疗，对降低 MM 患者的发病都很重要。

淋 巴 瘤

淋巴瘤是 B 和 T 淋巴细胞的肿瘤性疾病，主要累及淋巴器官。淋巴瘤包括一组异质性疾病，每种疾病都有不同的病因、组织学特征，以及临床和预后特征。淋巴瘤一般可分为霍奇金淋巴瘤（Hodgkin lymphoma）和非霍奇金淋巴瘤（non-Hodgkin lymphoma，NHL）[161]，前者占淋巴瘤的比例不到 10%。霍奇金淋巴瘤的特征是细胞核中有猫头鹰眼样包涵体[在组织学上称为里-施细胞（Reed-Sternberg cell）]，其扩散模式通常可以预测，主要累及淋巴器官（淋巴结、脾、肝），而 NHL 可能累及结外组织，并可有全身广泛性受累的表现。

淋巴瘤分类经历了多次改变。WHO 分类法是当前公认和广泛使用的分类。B 细胞淋巴瘤，顾名思义，是主要起源于 B 细胞系的淋巴肿瘤，与 T 细胞淋巴瘤相比，B 细胞淋巴瘤构成了 90%以上的 NHL[161]。根据细胞成熟程度，把 B 细胞和 T 细胞淋巴瘤的亚型进行了进一步的细分。成熟 B 细胞和 T 细胞淋巴瘤的分类包括不同的形态学、免疫表型和临床亚型[162]。

流行病学

NHL 是一种影响所有年龄组的疾病，几乎 50%的病例都是 65 岁及以上的老年人。2001～2005 年，65 岁以上老年人的 NHL 年龄校正发病率高达 88.4/100 000，而 65 岁以下人群的年龄校正患病率为 9.4/100 000。弥漫性 B 细胞淋巴瘤是所有年龄人群（包括 75 岁及以上）中最常见的 B 细胞亚型。间变性大细胞、淋巴母细胞及 Burkitt 淋巴瘤在老年患者中较少见[163]。除了更常见于非洲裔美国人的外周 T 细胞淋巴瘤及蕈样肉芽肿病以外，白人男性在其他所有种类淋巴瘤的发生率都为最高。亚洲人的淋巴瘤发病率最低[161]。淋巴瘤亚型的男、女分布相同，尽管已经观察到在黑人女性中，蕈样肉芽肿病发生率更高，滤泡性淋巴瘤发生率更低[161]。较年轻人群的淋巴瘤发病率呈下降趋势，而老年人则没有这样的变化。近几年，75 岁以上老年人的套细胞淋巴瘤和 Burkett 淋巴瘤发病率有所增加[161]。老年人出现这些患病趋势的原因还未知，尤其是某些 NHL 亚型，尽管年龄相关性免疫功能改变可能对此有贡献。

病因

众所周知，环境因素、感染、遗传因素和某些疾病在 NHL 的发生中都发挥了作用，主要是通过改变或激活免疫过程[164]。免疫缺陷与 NHL 的发病风险大幅增长有关。据估计，HIV 患者的 NHL 风险几乎升高了 100 倍。已经有报道称 NHL 增加与移植、类风湿性关节炎、干燥综合征及系统性红斑狼疮疾病相关，特别是弥漫性滤泡性淋巴瘤和边缘细胞淋巴瘤。NHL 与农药的使用有关，特别是那些 t（14；18）亚型患者，还与女性使用的永久性深色染发剂有关[165]。肥胖及富含动物脂肪和高蛋白质饮食也会增加 NHL 的发病风险[166]。丙型肝炎、EB（Epstein-Barr）病毒、幽门螺旋杆菌、空肠弯曲菌和恶性疟原虫都与 NHL 的特定亚型有关[167]。染色体易位能加速淋巴瘤的进展，例如在 85%～90%的滤泡性淋巴瘤患者中，累及 bcl-2 原癌基因的 t（14；18）[168]、在所有 Burkett 淋巴瘤患者中的 t（8；14）和其他累及 c-myc 原癌基因的染色体易位。

诊断和病情检查

确诊取决于组织学诊断，通常通过淋巴结活检获得。综合评估从全面的体格检查开始，记录所有受累区域及传播方式。进一步的诊断程序包括影像扫描检查以确定隐匿性累及区域，其中包括单独使用或联用计算机断层扫描（computed tomography，CT）、磁共振成像（magnetic resonance imaging，MRI）和/或正电子发射断层扫描（positron emission tomography，PET）。通常建议进行骨髓活检以排除结外受累。

临床特点、预后和治疗

侵袭性淋巴瘤

弥漫性大 B 细胞淋巴瘤（diffuse large B cell lymphoma,

DLBCL）是在老年患者中最常见的淋巴瘤亚型[169]。虽然 DLBCL 的特点是在未经治疗的情况下具有侵袭性的病程，但是其治愈机会很高。DLBCL 可能表现为局部病变，但这是非常罕见的。通常，该疾病表现为晚期并有结外受累（如消化道或骨髓）[170]。患者可能还会出现严重的系统性病变，有时还伴有快速进行性的器官功能衰竭。根据肿瘤起源于生发中心或活化的 B 细胞，免疫表型揭示了病变的亚型。根据 bcl-2、bcl-6、p53、CD10 及 mum1 的表达，也可以识别具有不同表现和预后的不同临床疾病类型。

细胞遗传学分析显示了 18 号染色体缺失（18q-）（最常见的异常，约占 20%的病例）及其他一些非随机改变。套细胞淋巴瘤是一种侵袭性的淋巴瘤，见于 75%以上的中晚期病例，表现为 B 细胞标志物（CD19+、CD20+、CD22+）和 T 细胞标志物（CD5）的存在，而缺乏 CD23 和 CD10 抗原（CD23- 和 CD10-）[170,171]。该病好发于老年男性，平均发病年龄为 68 岁，男女患病比例为 2：1[170]。尽管给予强化治疗，但是 5 年生存率<40%。常见淋巴结肿大和骨髓受累，60%以上的患者在确诊时存在脾肿大。白血病样表现（外周血受累）也常见于套细胞淋巴瘤。细胞遗传学分析显示，在涉及 bcl-1 癌基因和细胞周期蛋白 D1 过表达患者中，超过 85%的患者存在 t（11；14）（q13；q32）[171]。

治疗。根据患者的年龄、肿瘤分期、LDH 水平、结外病变的数量和功能状态对患者进行危险分层的体系——国际预后指数（international prognostic index，IPI），对确定治疗方案非常有用[172]。尽管很多研究已经表明，临床表现无明确的年龄差异[163]，但老年人淋巴瘤的治疗研究可能存在显著的偏倚，这可能是一些观察到的较差结果的原因[169,173]。超过 60%的老年淋巴瘤患者至少有一种共病[163]，主要器官储备的生理改变可能导致老年患者更容易受到化疗毒性的侵害。正如前面提到的，对共病、功能状态和社会因素进行全面而仔细的评估可能会改善预后。

随机研究表明，环磷酰胺、阿霉素、长春新碱和泼尼松（cyclophosphamide, doxorubicin, vin-cristine, prednisone，CHOP）的标准化方案对年轻和老年患者都是安全、耐受性良好的，且相当有效[174]。但是只有 40%的老年患者达到完全有效。一种针对淋巴细胞表面抗原 CD20 的单克隆抗体——利妥昔单抗（rituximab）的引入，极大地提高了所有年龄段 NHL 患者的治疗应答率和生存率。对于未治疗的 60～80 岁老年 DLBCL 患者，应用利妥昔单抗加 CHOP 方案（R-CHOP）治疗的完全缓解率是 76%，2 年无复发生存率是 70%。比单用 CHOP 方案治疗效果更佳，没有增加毒性作用[175]。因此目前 R-CHOP 是老年 DLBCL 患者的标准治疗方案。如果中性粒细胞减少症是 CHOP 方案治疗的唯一限制因素，则可建议老年人使用粒细胞集落刺激因子（granulocyte colony-stimulating factor, G-CSF）[176]。套细胞淋巴瘤的标准治疗，如 R-CHOP，可带来更好的缓解率，并可缩短治疗失败的时间，但是生存率没有明显改善，该组织学特性提示可能需要更积极的治疗方案[177]。

在老年患者中，高剂量 CVDA（hyper-CVDA，超分割环磷酰胺、长春新碱、阿霉素、地塞米松）方案与大剂量甲氨蝶呤和阿糖胞苷方案的交替使用，已经显示出高达 90%的反应率[178]。但是，将利妥昔单抗加入该方案后，在 65 岁以上患者中发现毒性反应率较高，无失败生存期[从随机化之日到治疗失败或任何原因死亡之日（以先发生者为准）进行计算]缩短（50%：73%）[178]。然而，在改良的 hyper-CVDA（无氨甲蝶呤和阿糖胞苷）方案治疗后，单独使用利妥昔单抗 2 年作为维持治疗，已显示完全缓解率达到 64%，且毒副作用在可接受范围内，已经建议 65 岁以上老年患者进行该治疗[179]。与标准化疗方案相比，复发患者使用利妥昔单抗与氟达拉滨、环磷酰胺及米托蒽醌联合治疗，与复发及反复发作的套细胞淋巴瘤的生存率提高有关[180]。

惰性淋巴瘤

滤泡性淋巴瘤（follicular lymphoma，FL）占老年人淋巴瘤的 20%。最常见的表现可能是无痛性小淋巴结病变，不伴其他症状[181]。高达 60%的患者可能累及骨髓，但是通常并不意味着预后不良，除非浸润广泛并伴有外周血细胞减少[170]。有时，淋巴结肿大可能伴有发热和体重减轻，需要立即进行检查。90%以上的 FL 患者可以检测到与 bcl-2 癌基因与免疫球蛋白重链启动子并列的 t（14；18）易位[182]。根据恶性结节中的大细胞数量，FL 分为Ⅰ～Ⅲ级。最初认为 FLⅢ级与临床结局差有关，但随后的研究已经表明并非如此[183]。过去认为 FL 是惰性淋巴瘤，中位生存期为 8～10 年，但是通常无法通过标准化疗方法治愈。FL 国际预后指数（FLIPI）是 IPI 的改良版[184]，其筛选出 5 项不良预后因素——年龄>60 岁、晚期、血红蛋白水平（<120g/L）、淋巴结受累区域的数量（>4 个或≤4 个）、血清 LDH 水平（>正常或≤正常）。定义了 3 个风险组：低风险组（无或 1 个不良因素）、中风险组（2 个不良因素）、高风险组（≥3 个不良因素），并且该系统能有效地预测预后。可能发生向侵袭性淋巴瘤转变的病变，特别是那些 FLIPI 高风险患者，预示预后不良[184,185]。在老年患者中，维持生活质量是一个重要的终点，除非出现症状或疾病进展的征象，否则治疗通常被推迟。在严密监测的情况下，这种早期治疗的推迟并没有明显影响患者的生存率[186]。放疗是早期疾病的一种潜在治疗方法，起始放疗的决定是高度个体化的，年龄超过 60 岁被认为是影响局部治疗效果的一个不利因素[187]。目前尚无标准的化疗方案可用于治疗 FL。以利妥昔单抗为基础的治疗与传统的化疗方案（包括 CHOP[190]和氟达拉滨[189]）相结合，显示出高达 90%的持久缓解率[190]。伴有共病或功能障碍的老年患者,利妥昔单抗作为单一药物具有良好的耐受性和有效性[191]。

边缘细胞淋巴瘤包括 3 类——黏膜相关淋巴组织(mucosa-associated lymphoid tissue,MALT)淋巴瘤(主要发生在消化道)、脾边缘区淋巴瘤(splenic marginal zone lymphoma,SZL)和淋巴结区淋巴瘤(nodal zonelymphoma,NZL)[192]。消化道 MALT 是 MALT 淋巴瘤最常见的结外表现,最容易受累的器官是胃[193]。发病机制主要与幽门螺旋杆菌感染有关[194],几乎所有病例都有幽门螺旋杆菌感染,因此 MALT 淋巴瘤患者必须进行幽门螺旋杆菌感染的检查[195]。其他常见的受累区域包括唾液腺、眼附属器、肺部、皮肤及韦氏环[193]。胃 MALT 患者的典型表现有消化不良或腹痛,上消化道镜检和活检将会发现具有组织学特征的肿瘤[195]。虽然低级别 MALT 患者的预后良好(5 年生存率为 86%)[196],但是晚期患者和 IPI 评分低的患者结局较差。使用抗生素根除幽门螺旋杆菌对治疗局部胃 MALT 十分有效,对于确定存在幽门螺旋杆菌感染的患者,其为标准治疗方案。对于幽门螺旋杆菌阴性或有 t(11;18)染色体易位(与幽门螺旋杆菌治疗的耐药性相关)的患者[197],通常采用放疗或利妥昔单抗的初始治疗[198]。尽管个体化治疗是 NZL 区淋巴瘤的首选方法,但其主要用于女性,其他部位 MALT 的治疗包括局部放疗或手术。一些 SZL 和 NL 病例中发现与丙型肝炎感染有关。SZL 通常累及脾和骨髓[199]。M 蛋白(副蛋白)和免疫系统异常可见于很大一部分患者,并且与预后不良相关[200]。与惰性淋巴瘤一样,无症状患者或老年患者应经常进行随访,因其可能会出现症状或进展为侵袭性淋巴瘤。丙型肝炎患者可以通过适当的疗法成功治疗[193],但是脾切除术是丙型肝炎阴性患者的首选治疗方法[200]。NZL 的主要临床表现是广泛的周围或中央淋巴结病变。其生存率低于其他惰性淋巴瘤,没有标准的治疗方案,但是以利妥昔单抗为基础的治疗方案已经开始应用,取得了不同程度的成功[193]。

华氏巨球蛋白血症(Waldenstrom macroglobulinemia,WM;淋巴浆细胞性淋巴瘤)是一种低度恶性的淋巴瘤,通过血清 IgM 单克隆蛋白和骨髓内小梁间典型的浆细胞样淋巴细胞浸润而确诊。免疫分型显示表面 IgM(+)、CD10(−)、CD19(+)、CD20(+)、CD22(+)、CD23(−)、CD25(+)、CD27(+)、FMC7(+)、CD103(−)阴性和 CD138 细胞[201]。确诊的中位年龄是 63 岁,该病更常见于白色人种。WM 的症状主要与肿瘤直接浸润或 IgM 蛋白的影响有关。浸润能发生于任何器官,导致肝肿大、脾肿大或淋巴结肿大,几乎总是累及骨髓[202]。可能看到继发于溶骨性病变的高钙血症。由于五聚体 IgM 分子的存在导致高黏血症,可引起头痛、眼部症状、鼻出血甚至意识改变[202]。WM 可发生原发性淀粉样变,常常累及心脏和周围神经,导致心力衰竭和严重的周围神经病变。肺部也可能受累。心肌病更多见于老年 WM 患者,并且是这些患者的主要死亡原因[203]。肾功能不全可能与继发于肿瘤组织或冷球蛋白沉积所引起的组织浸润或抗肾小球基底膜 IgM 抗体导致的肾小球肾炎有关。针对红细胞抗原的 IgM 抗体所致的冷凝集素疾病,能够导致慢性免疫性溶血性贫血。由于肿瘤的骨髓浸润,也可导致血细胞减少;20%的患者在确诊时可能没有症状。

无症状的 WM 患者通常不需要治疗,可以单独观察[144]。必须密切观察,尤其是监测高黏血症的临床症状,特别是对于血清单克隆水平高于 5g/L 的患者[204]。血液黏度检查通常意义不大,尽管血液黏度<4cP 时患者很少出现症状。血浆置换是降低血液黏度的首选治疗方法[205]。通常建议有症状的患者和血红蛋白水平<10g/dl 且血小板计数<100×10^9/L 的患者进行治疗[144]。WM 患者的中位生存期是 5～10 年[204],老年、血清 β$_2$-微球蛋白升高、身体机能差和血细胞减少的 WM 患者预后不良[206]。尤其是在老年患者中,生存率可能会受到共病的影响,因为 WM 患者中只有 50%的死亡归因于疾病本身。当需要进行细胞减灭性治疗时,可选择的方案包括苯丁酸氮芥、氟达拉滨、利妥昔单抗的单药治疗方案,报道的中位缓解持续时间长达 60 个月[207];以及 CHOP、环磷酰胺和泼尼松(cyclophosphamide, prednisone,CP)的联合用药方案[207],尽管它们在 65 岁以上人群的特定活性尚不清楚。

T 细胞淋巴瘤

外周 T 细胞淋巴瘤(peripheral T-cell lymphoma,PTCL)和血管免疫母细胞淋巴瘤(angioimmunoblastic lymphoma,AIBL)是老年人最常见的两种 T 细胞淋巴瘤。它们起源于胸腺后淋巴细胞,可通过 T 细胞受体(TCR)αβ 或 γδ 链以及 CD3(+)、CD4(+)或 CD8(+)细胞的表达而确诊。就诊年龄的中位数一般在 60 岁以上,男性居多。临床上,该病在晚期表现出较高的全身症状发生率、较低的身体机能评分和较高的 IPI 分数[208]。PTCL 常常累及皮肤,而 AIBL 常常出现过敏性表现以及与蛋白尿相关的症状,并且对 EB 病毒有很高的血清阳性率[209]。分子细胞遗传学检查已经揭示 β 或 γ 基因的染色体异常率和 TCR 克隆性较高。与 B 细胞淋巴瘤相比,PTCL 和 AIBL 的总体预后较差[210]。IPI 可用于预测预后,高危组的生存期<1.5 年,而低危组的生存期超过 10 年[211],尽管其他的分子学研究发现,如 p53 的表达,也显示与不良的生存率相关[212]。对于 AIBL 患者,采用 6～8 个周期的标准 CHOP 方案或更积极的治疗方案都是合理的疗法,但是对于老年人,应根据毒性耐受能力和维持生活质量的目标进行个体化治疗。

霍奇金淋巴瘤

霍奇金淋巴瘤(HL)患者占淋巴瘤患者总数的 8%[161]。HL 的发病率相对较低,为 2.5%,通常呈双峰模式分布，发病率最高的是 30 岁（4.3%）和 70～84 岁（4.4%）人群。在较年轻的年龄组中，诊断为 HL 的女性比男性多，而老年人正好相反。

HL 的特征是存在淋巴结肿大[以连续方式发展（即向邻近淋巴结依次转移，而非跳跃式）]，拌或不伴系统症状（可提供有用的预后信息）。在 HL 的组织学变异中，结节性硬化型最为常见，但混合细胞型更常见于较年轻的患者。与年轻患者相比，老年 HL 患者多处于晚期，有更多的全身（B）症状（发热、体重降低、盗汗），但是病变体积较小[213]。准确分期非常必要，以便于制定有效的治疗方案。PET/CT 已经成为一种很好的辅助分期方法。

传统上，Ⅰ和Ⅱ期 HL 在没有 B 症状的情况下被认为预后良好。在疾病早期和晚期发现了额外的预后因素，这些因素能进一步确认了生存率，需要修正治疗方案。在疾病早期，巨大肿块（X 线示纵隔肿块＞胸腔内直径的 1/3；或胸椎 T5-T6 水平处的肿块＞胸腔直径的 35%；或其他任何肿块＞10cm），可识别出病情较差的部分患者，尤其是与放射抵抗有关。白蛋白＜4g/dl、血红蛋白＜10.5g/dl、男性、＞45 岁、疾病Ⅳ期、白细胞增多[白细胞计数≥15 000/mm、淋巴细胞减少（淋巴细胞计数＜8%的白细胞计数）、和/或淋巴细胞计数＜600/mm]，这些项目各计 1 分所得到的 IPI 评分[214]可以预测无疾病进展（freedom from disease progression，FFP）和总体生存率，且已被证明是评估将要进行的治疗类型时，对病变分期的有用辅助手段。以上指标均未计分的患者 FFP 率为 84%，5 项或 5 项以上阳性的患者 FFP 率为 42%。

阿霉素、博来霉素、长春新碱和达卡巴嗪（doxorubicin, bleomycin, vincristine, dacarbazine，ABVD）方案已经成为 HL 的标准治疗方案。在早期疾病中，根据是否存在巨大肿块，给予 4～6 周期治疗。存在有利因素的情况下，可能两个周期就够了。化疗完成和完全缓解后，局部放疗可能会降低这些患者的复发率[215]，但需要关注较年轻患者发生第二种肿瘤的长期风险。关于老年患者接受化疗后的效果，报道各不相同。以阿霉素为基础的化疗和局部放疗已被证明对适当选择的老年患者[216]同样有效。

然而，治疗方案的选择应着眼于治疗方案对老年患者的潜在毒性。来自德国霍奇金病研究组的一项老年患者回顾性研究显示，除了恶心和疼痛等轻微不良反应以外，老年患者（＞60 岁）的不良反应发生率高于年轻患者。这种过度的毒性作用导致了治疗剂量和周期数的减少，以及治疗的提前终止[217]。并因此观察到反应率和总体生存率降低。虽然 HL 本身仍然是老年和年轻患者最常见的死亡原因，但是治疗相关毒性作用和第二种恶性肿瘤引起的死亡在老年患者中更常见。根据治疗前的综合评估，对老年人的个体化治疗方案进行评价，可最大限度地减小毒性作用、减少治疗和改善不良预后。目前，老年 HL 患者更有可能经历与治疗相关的心血管疾病、第二

种恶性肿瘤和死亡[218,219]。在所有接受治疗的 HL 患者中，适当年龄的癌症筛查、每年一次的胸部影像学检查、甲状腺功能检查和心血管疾病危险因素的筛查，对识别和预防与 HL 治疗相关的后期毒性作用至关重要。

慢性淋巴细胞白血病

根据 WHO 分类，慢性淋巴细胞白血病（chronic lymphocytic leukemia，CLL）——小淋巴细胞白血病被分类为成熟（外周）B 细胞肿瘤的疾病[220]。几乎没有 30 岁以下人群患该病的报道，只有大约 10%的病例发生在 55 岁以下人群。虽然不明显，但是 CLL 的患病率有轻微下降的趋势，包括 75 岁及以上人群[161]。该病主要见于白人，男性患病率略高，亚洲人和太平洋岛民中患病率很低[161]。在恶性贫血[221]、慢性鼻窦炎、复发性肺炎、单纯疱疹及带状疱疹病毒感染的患者中，CLL 的风险增加[222,223]。有趣的是，慢性风湿性及非风湿性心脏瓣膜病患者的 CLL 发生率降低。人群研究和家族性研究强调了遗传因素在 B 细胞 CLL（B-CLL）病因中的重要性。一级亲属的 CLL 的相对风险可能比对照组高 8 倍[224,225]。一些研究表明，患病风险随着受影响成员与家庭成员之间亲属关系的程度而增加[224]，并且很明显，发病的年龄在连续后代中逐渐提前，这种现象称为"遗传早现"（anticipation）[225]。

临床特征及诊断

用于评估外周血细胞计数的自动化系统的快速普及，提高了对淋巴细胞计数增加的无症状个体和早期 CLL 患者的诊断[227,228]。早期 CLL 患者的中位年龄也在升高。淋巴结肿大是有症状的 CLL 患者最常见的特征，淋巴结检查通常无痛且移动度一般较好[229]。腹股沟淋巴结肿大不常见。有症状 CLL 患者中也普遍存在非特异性症状，以乏力、疲劳和体重减轻为主。其他表现包括贫血、肝肿大和脾肿大[230]。这些患者中也可能发生继发于血小板减少的瘀伤。CLL 中出现的血细胞减少可能由骨髓功能衰竭（更常见）导致或继发于自身免疫性疾病[231]。年轻患者和老年患者的临床特征非常相似[232]，除了较年轻患者（＜50 岁）的血红蛋白水平通常更高[233]。

自身免疫性溶血性贫血可作为 CLL 的一个表现特征，也可在疾病进程中发生，患病率约为 4%。老年男性的自身免疫性溶血性贫血的患病率似乎更高[234]。对于这种情况，类固醇治疗通常是成功的[234]，但是如果老年患者需要长期治疗，则会显著增加患病率和死亡率。其他自身免疫性疾病也会发生，如免疫性血小板减少性紫癜和纯红细胞再生障碍性贫血，但是并不常见。继发于低丙种球蛋白血症的感染可能在 CLL 确诊之前发生，但是通常发生于 CLL 病程中，尤其是在 CLL 治疗后。尽管荚膜细菌感染最常见，但是真菌和病毒感染也相当常

见[235]。CLL 患者也可能发生向弥漫性 B 细胞淋巴瘤（Richter 综合征）的转化，10 年患病率为 16.5%[236]，老年患者的风险似乎更高[237]。这种情况甚至能发生在疾病早期，全身症状的发展和淋巴结肿大速度加快是一种预示信号。

CLL 细胞内含有突变的或未突变的免疫球蛋白重链（immunoglobulin heavy chain variation，IGHV）基因。ZAP-70（zeta 链相关蛋白）是 70kDa 的细胞内酪氨酸激酶，参与细胞内 TCR 信号通路[238]。基因表达分析已经发现，IGHV 未突变的 CLL 细胞与 IGHV 突变的 CLL 细胞，在一小部分基因表达水平上存在差异，其中一个基因编码 ZAP-70。已经确认，IGHV 未突变的 CLL 患者，其病变更具侵袭性，ZAP-70 的测定可作为未突变 IGHV 表达的替代标志[239]。此外，细胞表面标志物 CD38 在 CLL 细胞上的表达，也定义了那些更具侵袭性的疾病[240]，但是这两种标志物（ZAP-70 和 CD38）并不总是一致的[241]。使用这两种标志物，临床医生现在可以更好地确定在就诊时最适合接受积极治疗的患者（ZAP-70 或 CD38 阳性的患者），以及可以延迟特异性治疗的患者。

诊断和管理

国际工作组已经更新了 CLL 的诊断和管理指南[242]。CLL 的常用诊断标准包括外周血淋巴细胞增多（＞5×10⁹/L 至少 3 个月），伴非典型细胞（原始淋巴细胞、淋巴母细胞）＜55%。流式细胞术是诊断 CLL 的重要手段，其可显示特征性的免疫表型，表达 CD5、CD23，不表达 FMC7，表面免疫球蛋白（surface Ig，sIg）弱表达，膜 CD22 和 CD79b 的弱表达或不表达[243]。尽管诊断时不需要骨髓检查，但是骨髓中的淋巴细胞通常≥30%。

临床分期采用使用 Rai[244]或 Binet[245,246]分类，用于指导治疗和判断预后。众所周知，CLL 是一种异质性疾病，一些患者的生存期只有 2 年，另一些患者的生存期为 20 年。值得注意的是，30%以上患者在诊断后 3 年内出现从早期到更晚期的进展[242]。已经确定的能发现病情进展高危患者并且与生存期相关的预后指标很多。

与不良预后相关的特征包括高龄[247]、淋巴细胞绝对计数＞50×10⁹/L、弥漫性骨髓浸润、血小板计数低、淋巴结肿大、血红蛋白水平低和发热[248,249]。CLL 的诊断在心理上会对生活质量产生重大影响，在老年人中更是如此，做决策时应该考虑到这一点[250]。

目前指南不推荐对早期无症状病变（Rai-0 期和 Binet-A 期）进行治疗[242]，因为这些患者中超过 50%可以存活 10 年，对惰性病变的治疗并没有改善预后。在所有阶段的患者中，超过 65%的 80 岁及以上患者在初次诊断时没有接受治疗，而 40 岁以下患者没有接受治疗的则不到 45%。但是，根据美国国家癌症数据库[251]进行的相对生存率分析显示，和共病相比，老年患者更容易死于 CLL。

治疗

早期和中期的治疗仅仅用于那些因 CLL 出现症状的患者。苯丁酸氮芥联合或不联合泼尼松，最初是首选方案，但是现在已经被氟达拉滨替代，单药治疗或与环磷酰胺或利妥昔单抗联合使用[252]。但是在使用氟达拉滨治疗的患者中，自身免疫性溶血性贫血的发病率升高，70 岁以上患者的血液毒性也似乎增加。喷司他丁、环磷酰胺和利妥昔单抗也被认为是治疗 CLL 的有效方法，老年（≥70 岁）患者与较年轻（＜70 岁）患者相比，总缓解率（83% vs. 93%）和完全缓解率（39% vs. 41%）没有显著差异[253]。在具有 17p 缺失且与 p53 突变相关和预后不良的患者中，人源化抗 CD52 单克隆抗体（阿仑单抗）的客观反应率高达 40%[254]。奇怪的是，老年患者的反应似乎比年轻患者更好，目前该药被推荐为 17p 缺失的 70 岁以上患者或难治性 CLL 患者的一线治疗方案。阿仑单抗治疗后的感染风险增加，应该采取适当的预防措施。对于首次缓解后身体机能良好或难治性疾病的年轻患者（＜65 岁），可考虑进行低强度同种异体干细胞移植，但是对于这种情况下的老年患者，支持治疗和观察可能是最佳选择。

急性髓系白血病

急性髓系白血病（acute myelogenous leukemia，AML）主要见于老年患者。诊断的中位年龄是 67 岁，根据美国国家癌症研究所（National Cancer Institute）的"监测、流行病学和最终结果（Surveillance, Epidemiology and End Results，SEER）"注册研究，65 岁及以上老年患者的年龄校正发病率为 16.4/1000 00，而 65 岁以下患者为 1.7/100 000 [255]。此外，85 岁以下老年人的 AML 患病率逐渐增加，74～85 岁人群的患病率和死亡率最高。尽管早年 AML 的患病率逐年增加，但是 2001～2005 年，65～74 岁和 75 岁及以上人群的年度百分比变化呈显著下降趋势。然而，75 岁及以上患者的死亡率却持续增加。AML 的发病存在轻度性别差异，男性更容易受该疾病影响，而且这种差异随着年龄增长而更加明显。

诊断及分类

AML 是通过骨髓样本中原始细胞至少达到 20%来诊断的。环境、遗传及医源性因素都与其病因有关[256]。随着 MDS 的进展或原发性恶性肿瘤（继发性或治疗相关的 AML）的治疗，AML 可能会发病，就像老年患者通常的情况那样[257]。在 60 岁以上的人群中，吸烟（数量和持续时间）与发病风险增加相关，特别是 FAB 的 AML 分型中的 M2 亚型[258]。在急性早幼粒细胞性白血病（FAB M3 亚型）患者中，已经观察到人类嗜 T 淋巴细胞病毒 1 型（human T cell lymphotropic virus-1，

HTLV-1）的携带率较高[259]。

与大多数血液系统恶性肿瘤一样，考虑到对疾病发病机制的新的分子学和遗传学认识，分类方法已经进行了修订。因此，WHO 的急性白血病分类已经取代了法国-美国-英国（French-American-British，FAB）分类（表 91-7）。

表 91-7　WHO 与 FAB AML 分类的比较

WHO	特征	FAB
I	复发性遗传异常的	
	t（8；21）（q22；q22）（AML1/ETO）	
	inv（16）（p13；q22）或者 t（16；16）（p13；q22）（CBFβ/MYH11）	
	t（15；17）（q22；q12）（PML/RARα）	
	11q23（MLL）异常	
II	AML 和 MDS 治疗相关性	
	烷化剂相关性	
	拓扑异构酶 II 抑制剂相关性	
III	AML 伴多系病态造血	
	继发于 MDS	
	之前无 MDS 期	
IV	不另作分型的 AML	
	未成熟型 AML	M1
	微分化型 AML	M2
IV	成熟型 AML	M3
	急性单核细胞白血病	M4
	急性粒-单核细胞白血病（AMMoL）	M5
	急性原始单核细胞白血病；AMMoL 伴嗜酸粒细胞增多	M5e
	急性红白血病	M6
	急性原始巨核细胞白血病	M7
V	急性未定系列 AML	

注：AML. 急性髓系白血病；MDS. 骨髓增生异常综合征；MLL. 混合谱系白血病

临床表型

AML 的临床特征与白血病细胞在骨髓中不受控制的增殖和机体组织浸润相关。常见贫血和血小板减少。中枢神经系统浸润，通常见于初始白细胞计数 > 100 000/mm³ 和单核细胞白血病的患者，可能表现为脑膜受累、出血或明显肿块（绿色瘤）。如果影像学检查未发现病理学特征，则应考虑对具有神经系统特征的患者进行腰椎穿刺。绿色瘤出现于脊柱时可能表现为占位性肿块。在老年患者中，最初的表现可能是更轻微的症状，如衰弱、乏力或者全身不适。急性早幼粒细胞白血病可能表现为弥散性血管内凝血（disseminated intravascular coagulation，DIC）和出血。老年 AML 患者身体机能通常更差、复杂和高危染色体核型异常的比例更高，但是外周及骨髓原始细胞数较少[260]。

治疗与预后

免疫表型和细胞遗传学评估在白血病的初始检查中必不可少，以对亚型进行分类并确定预后[261]。虽然年龄本身是 AML 预后不良的因素，但是高危核型或免疫表型特点甚至可能预示着标准治疗失败的风险更大[262]。在身体状况相对较好的老年人中，治疗仍是蒽环类化合物（如柔红霉素和伊达比星）和阿糖胞苷。对于更衰弱的老年患者，建议仅采用替代治疗或支持治疗[263]。

预后

过去的 30 年里老年 AML 患者的生存率有所提高，然而疾病的预后仍不尽人意[264]。标准的诱导疗法虽然不如年轻患者有效，但是对于 60 岁以上患者，尤其是那些具有低风险特征的患者，效果更好[265]。尽管老年患者的住院率和住院时间更高，但是治疗通常令人满意，出院后可恢复到基线功能水平。对于那些身体机能状态良好且细胞遗传学指标有利的 75 岁以下患者[266]，阿糖胞苷联合蒽环类药物并且随后给予巩固治疗，仍然被视为标准治疗。低强度预处理方案然后进行干细胞移植，是治疗老年患者的一种有效方法，且病情缓解后，身体机能状态会非常好。但是这种方法仍然被认为是研究性的，应该在临床试验的背景下进行。

新的治疗方法也可能适用于老年患者。例如，已经发现用吉妥珠单抗（含有以 CD33 为特异性靶点的单克隆抗体，以及与之结合的奥佐米星与卡奇霉素）治疗，可改善老年复发性疾病患者的中位生存期[63]。对于有严重合并症的患者，或 75 岁及以上且细胞遗传学指标不良或有其他高危因素的患者，标准诱导治疗（阿糖胞苷和蒽环类药物，如柔红霉素）常常导致非常差的结果，这些患者最好通过低强度疗法或支持治疗进行管理。然而，在有关 AML 管理的所有决策中，让患者参与决策过程和考虑可用的心理支持治疗非常重要。对于老年患者，可以考虑化疗后给予 G-CSF 支持治疗，因为它已被证明可以提高缓解率并减少住院率[267]。

老年患者易患肿瘤溶解综合征，应当在所有患者中考虑此点，尤其是那些白细胞计数非常高的患者。此外，老年患者对某些药物的小脑毒性也特别敏感，最明显的是阿糖胞苷。当这种药物需要使用更高剂量时，如在缓解巩固期，应在每次给药前进行仔细的神经系统检查。

止 血 异 常

止血过程通过涉及血管、血小板和凝血成分的复杂的交互作用来维持。随着年龄增长，这些成分中一种或多种的功能可能发生变化，并导致出血或者凝血的趋势。这可能是衰老的结果，但是同样可能与使用一种或多种影响凝血或血小板功能的处方药有关。然而一般原则是，与其他年龄人群一样,老年人群的凝血功能异常可被治疗。

老年性紫癜

老年性紫癜主要发生在前臂及手的伸肌侧,在其他正常老年人中也可出现。皮下脂肪丢失和衰老结缔组织的变化,可能引起年老皮肤过度活动,剪切力导致小血管破裂。老年性紫癜患者的血小板在质量及数量上均正常,已经证实与抗坏血酸缺乏没有关系。

血小板缺陷导致的紫癜

血小板减少症可能以原发性(特发性)疾病或继发性事件(如药物诱发或与其他血液疾病、感染、肿瘤或其他病变相关)的形式发生。偶尔可能会出现血小板增多症、血小板无力症,或二者合并存在。

自身免疫性(特发性)血小板减少性紫癜

自身免疫性(特发性)血小板减少性紫癜[autoimmune (idiopathic) thrombocytopenic purpura, ITP]通常由抗血小板的 IgG 自身抗体引起,该抗体致敏并破坏血小板[268],老年人的患病率高于年轻人[269]。在很多医学疾病中可以观察到针对血小板抗原的抗体,包括系统性红斑狼疮、HIV、免疫缺陷疾病或 B 细胞淋巴增生综合征(如CLL)。老年人通常发病隐匿,与其他疾病没有明显关系。超过2/3的患者可能出现黏膜或内脏出血的迹象,如血尿。这个过程常呈慢性或间断性。在老年人群,慢性 ITP 与现存或过去的幽门螺旋杆菌感染的相关性更明显[270]。

外周血涂片中很少见到血小板,并且存在的血小板很大(被称作巨大血小板)。骨髓通常表现为巨核细胞数量增多。通常没有脾肿大。诊断主要依据临床表现,但是检测中发现血小板表面抗体的存在与许多假阳性结果有关,而且该检测在大多数情况下没有被证明有很大的价值[271]。如果发生出血,或者在血小板计数非常低(通常<10 000/μl)的情况下,或在外科手术前需要预防性管理时,可以开始治疗。治疗通常包括应用糖皮质激素[泼尼松 1~2mg/(kg·天)],约 80%的患者会得到改善,但有时需要在治疗 2 周或更长的时间才能达到效果[272]。其他批准的治疗方案包括静脉注射免疫球蛋白和达那唑。抗 CD20 抗体(利妥昔单抗)[273]和血小板生成素(thrombopoietin,TPO)受体激动剂艾曲波帕[274]已经进行了研究性试验。脾切除通常仅用于难治性 ITP,但是治愈率高,超过 60%的病例达到完全缓解[275]。

继发性血小板减少症

药物是血小板减少的一个重要病因。药物可能有直接的骨髓毒性,或者引起特发性超敏反应或免疫介导的血小板破坏。一些药物通过减少巨核细胞数量而导致继发性血小板减少。与血小板减少症相关的常用药物包括磺胺类、青霉素、四环素、地昔帕明、氯噻嗪、地高辛、

胰岛素、西咪替丁和作为化疗制剂的骨髓抑制药物[276]。继发性血小板减少症常见于急性和慢性白血病、淋巴瘤、感染、MDS、MPD、化疗、胶原血管病、脾肿大、副蛋白血症、肝硬化和超敏反应。

肝素诱导的血小板减少是抗肝素抗体结合并激活血小板 Fc 受体所导致的[277]。血小板减少导致患者有严重出血风险及动脉血栓形成的风险,任何一项都可能致命。治疗包括立即停止所有肝素相关药物,包括低分子肝素和华法林,在重新使用华法林之前使用替代抗血栓药物,如阿加曲班和水蛭素[277]。尽管这种并发症的发生率很低,但是肝素在临床上的广泛使用使之成为一个常见的问题。

血栓性血小板减少性紫癜

血栓性血小板减少性紫癜(thrombotic thrombocytopenic purpura,TTP)是一种弥散性的血栓性微血管病,可由感染、药物(如氯吡格雷)、自身免疫性疾病或者未知的危险因素触发。该综合征的病因是 ADAMTS-13 蛋白的缺乏。ADAMTS-13 是在正常血浆中发现的一种蛋白酶,可裂解血管性血友病因子(von Willebrand factor,vWF),并防止血小板聚集和血块形成[278]。TTP 起病急骤,在 1~2 天内会出现广泛的表现。在典型病例中,可看到发热、血小板减少伴出血、微血管病性溶血性贫血、急性肾衰竭和中枢神经系统紊乱。经常出现 LDH 和胆红素水平升高,结合珠蛋白水平降低,外周血涂片出现裂红细胞或碎裂的红细胞。其他凝血检查常常为正常,纤维蛋白原水平正常或升高,通常没有裂解产物。

TTP 通常使用大量血浆进行置换治疗。冷上清(不含 vWF)血浆可与类固醇联合使用。这种治疗方法已经使 TTP 的死亡率由 90%下降至 50%以下。对血浆置换无反应的 TTP 患者,可联合应用类固醇、抗血小板药物和紧急脾切除术,已有一些成功的案例。

凝血功能障碍

先天性凝血障碍的患者有可能生存至晚年,特别是血管性血友病(von Willebrand disease)的患者。获得性疾病包括维生素 K(vitamin K,VitK)缺乏症,其可导致凝血酶原(Ⅱ因子)以及Ⅶ、Ⅸ和Ⅹ因子的减少。这种情况可能发生于吸收不良综合征、肝病、长期阻塞性黄疸、胆瘘和口服广谱抗生素治疗时。肾衰竭、体外循环和获得性抑制剂可能导致严重的凝血障碍。

华法林抗凝治疗可减少上述 4 个因子(Ⅱ、Ⅶ、Ⅸ、Ⅹ)在肝中的合成。尽管华法林与出血并发症的风险增加有关,尤其是颅内出血,但在老年人中维持国际标准化比值(international normalized ratio,INR)在 2.0~3.0仍然是适当的,以获得足够的益处[279]。已知 D-二聚体、纤维蛋白原、Ⅷ因子和凝血酶的水平随着年龄增长而升

高，这可能是老年人血管疾病高发的原因。这些指标也被证明可以预测不良预后，包括住院、死亡率和功能不良等结局。

弥散性血管内凝血

老年人可出现急性、亚急性或慢性弥散性血管内凝血（disseminated intravascular coagulation，DIC）综合征。患者通常存在严重的潜在疾病过程，导致促凝血物质进入循环系统或直接损伤内皮细胞。肝病、急性胰腺炎、不合理输血、癌症和非细菌性血栓性心内膜炎也与 DIC 的发生有关[280]。DIC 还可能使老年患者的急性早幼粒细胞白血病的临床过程复杂化。目前尚无明确规定的诊断标准，最有用的指标包括血小板计数降低、凝血酶原时间延长、血浆精蛋白检测阳性、单体-纤维蛋白原复合物、D-二聚体水平，以及与临床状况有关的纤维蛋白原和纤维蛋白降解产物。主要治疗应该包括控制潜在疾病。

治疗可能包括在出血患者中输注血小板和新鲜冰冻血浆以恢复耗竭的血液成分。肝素在 DIC 治疗中的作用仍有争议。多数研究已经发现肝素几乎无价值或价值很小，事实上可能加重血小板减少或导致血栓形成。即使是在复杂情况下，如早幼粒细胞白血病，肝素的常规使用仍然存在争议。

关键点

- 贫血在老年人群中很常见，但其并非正常情况，会影响生活质量、功能和结局，应该寻找病因。
- 骨髓增生异常、骨髓增生性疾病、骨髓纤维化和多发性骨髓瘤的患病率随年龄增长而升高。这就需要对老年人进行仔细的诊断评估，现在这些疾病总体上能被更成功的治疗，尤其是多发性骨髓瘤。
- 几乎 50% 的非霍奇金淋巴瘤发生于 65 岁及以上老年人。弥漫性大 B 细胞淋巴瘤是所有年龄组中最常见的 B 细胞亚型，包括 75 岁及以上人群。在老年人群，间变性大细胞、淋巴母细胞和 Burkitt 淋巴瘤较少见。
- 随着年龄增长，可能出现止血的改变，并导致出血或血栓的倾向。这可能是衰老的结果，但是同样可能与一种或多种处方药的使用有关，这可能会影响凝血和血小板功能。

（王　璐　译，邹艳慧　校，高学文　审）

完整的参考文献列表，请扫二维码。

主要参考文献

2. Geiger H, Denkinger M, Schirmbeck R: Hematopoietic stem cell aging. Curr Opin Immunol 29:86–92, 2014.

20. Sahin S, Tasar PT, Simsek H, et al: Prevalence of anemia and malnutrition and their association in elderly nursing home residents. Aging Clin Exp Res 2015.

22. Fraenkel PG: Understanding anemia of chronic disease. Hematology Am Soc Hematol Educ Program 2015:14–18, 2015.

24. Camaschella C: Iron-deficiency anemia. N Engl J Med 372:1832–1843, 2015.

25. Ganz T, Nemeth E: Hepcidin and iron homeostasis. Biochim Biophys Acta 1823:1434–1443, 2012.

32. Nemeth E, Ganz T: Anemia of inflammation. Hematol Oncol Clin North Am 28:671–681, 2014.

40. Lindblad AJ, Cotton C, Allan GM: Iron deficiency anemia in the elderly. Can Fam Physician 61:159, 2015.

43. Couderc AL, Camalet J, Schneider S, et al: Cobalamin deficiency in the elderly: aetiology and management: a study of 125 patients in a geriatric hospital. J Nutr Health Aging 19:234–239, 2015.

54. Sriram S, Xenocostas A, Lazo-Langner A: Erythropoietin in anemia of unknown etiology: a systematic review and meta-analysis. Hematology 2016.

57. Dinmohamed AG, Visser O, van Norden Y, et al: Trends in incidence, initial treatment and survival of myelodysplastic syndromes: a population-based study of 5144 patients diagnosed in the Netherlands from 2001 to 2010. Eur J Cancer 50:1004–1012, 2014.

74. Killick SB, Carter C, Culligan D, et al: Guidelines for the diagnosis and management of adult myelodysplastic syndromes. Br J Haematol 164:503–525, 2014.

90. Hoermann G, Greiner G, Valent P: Cytokine regulation of microenvironmental cells in myeloproliferative neoplasms. Mediators Inflamm 2015:869242, 2015.

112. Tefferi A, Barbui T: Essential thrombocythemia and polycythemia vera: focus on clinical practice. Mayo Clin Proc 90:1283–1293, 2015.

115. Deeg HJ, Bredeson C, Farnia S, et al: Hematopoietic cell transplantation as curative therapy for patients with myelofibrosis: long-term success in all age groups. Biol Blood Marrow Transplant 21:1883–1887, 2015.

116. Kitanaka A, Takenaka K, Shide K, et al: Splenic irradiation provides transient palliation for symptomatic splenomegaly associated with primary myelofibrosis: a report on 14 patients. Int J Hematol 2016.

120. Thompson PA, Kantarjian HM, Cortes JE: Diagnosis and treatment of chronic myeloid leukemia in 2015. Mayo Clin Proc 90:1440–1454, 2015.

127. Tuchman SA, Shapiro GR, Ershler WB, et al: Multiple myeloma in the very old: an IASIA conference report. J Natl Cancer Inst 106:5, 2014.

157. Ria R, Reale A, Vacca A: Novel agents and new therapeutic approaches for treatment of multiple myeloma. World J Methodol 4:73–90, 2014.

158. Stewart AK, Jacobus S, Fonseca R, et al: Melphalan, prednisone, and thalidomide vs melphalan, prednisone, and lenalidomide (ECOG E1A06) in untreated multiple myeloma. Blood 126:1294–1301, 2015.

263. Minakata D, Fujiwara SI, Ito S, et al: A low-dose cytarabine, aclarubicin and granulocyte colony-stimulating factor priming regimen versus a daunorubicin plus cytarabine regimen as induction therapy for older patients with acute myeloid leukemia: a propensity score analysis. Leuk Res 2016.

Margot A. Gosney

癌症是老年人死亡和发病的主要原因。在英格兰和威尔士，2011 年有超过 33.1 万人被诊断患有癌症，2012 年有超过 16.2 万人死于癌症；其中 52%是 75 岁及以上的患者[1]。女性肺癌的死亡率升高，乳腺癌和结肠癌的死亡率降到了 40 年来最低。与女性不同，男性肺癌的死亡率降到了 40 年来最低，肠癌也类似。男性死于癌症的可能性比女性高 36%。20 世纪 80 年代中叶以来，英国的癌症死亡率下降超过 24%。治疗、早期诊断和公众意识的改善是癌症死亡率下降的主要原因。据估计，在英国，每年的癌症费用超过 150 亿英镑，该数据包括 176 亿英镑的经济成本，56 亿英镑的健康支出，以及 216 亿英镑的免费医疗[2]。2011 年，英国公布的数据显示，70 岁以上（含 70 岁）老年人群中，超过 1.4 万人/年死于癌症[3,4]。

如果没有病理学的诊断证据，就不能清楚地知道癌症对老年人的整体影响。虽然这是 20 年前的常见现象，但现在只有 6%的男性和 7%的女性死于不明原因的原发性肿瘤[1]。在美国和欧洲，已经成立了专门小组来关注老年肿瘤，例如国际老年肿瘤学会（SIOG；http://siog.org）和欧洲肿瘤医学学会（European Society of Medical Oncology，ESMO；http://www.esmo.org）。

癌症与衰老

老年人更容易患上癌症，并且衰老会导致肿瘤生长和扩散的差异。癌症与衰老之间的关系很复杂，各种因素（包括宿主肿瘤防御系统的变化和致癌物质的暴露）对肿瘤自身的发展起着重要的作用[5]。当前老年人的癌症成因理论包括：DNA 修复能力下降、癌基因激活或增强、抑癌基因缺失、免疫监视减少、长时间致癌物暴露，以及衰老细胞对致癌物的敏感性增加等。

关于癌症的发生和衰老是否有相关性一直存在争议。许多人认为这种相关性是存在的[6,7]，其中一些人认为癌症是正常衰老过程的结果，另一些人则认为癌症和衰老有共同的致病因素[8]。染色体改变和恶性肿瘤之间存在一定的相关[9]。以染色体断裂和恶性疾病发生频率增加为特征的疾病，表现出 DNA 修复或重组异常[10]，许多遗传决定的综合征，都同时表现出生物衰老的加速和恶性疾病发生率的增加。

随着年龄的增长，癌症患病率的增加可以用两个主要的衰老理论来解释。第一个学说是损伤或错误理论，该理论认为，随着时间推移，细胞或器官功能的重要区域会累积损伤，最终导致衰老过程的表现。突变可能发生在某些关键基因或某些单个基因随机出现的突变。多级癌变模型符合这个学说，即在衰老的过程中积累了致癌基因的连续突变。另一个理论是替代理论或程序理论，替代方案或程序理论将衰老视为程序的后期阶段，该程序在整个胚胎发生过程中一直进行到生长发育和成熟。在衰老过程中，某些基因被表达，而另一些则被关闭。

身体对癌症的反应不是唯一的机制。人们对胰岛素样生长因子-1（insulin-like growth factor 1，IGF-1）和 IGF 结合蛋白 3（IGF-binding protein 3，IGFBP-3）的循环浓度及其与常见癌症风险增加的关联性非常感兴趣。尽管这些关联性不大，并且在不同部位之间存在差异，但仍需要进一步阐明[11-13]。

关于老年患者中癌症的生长和扩散的观点存在分歧。尽管一些证据表明，老年受试者的死亡要更早一些，但同时也应注意存在的疾病对患病率和死亡率具有明显的影响。老年啮齿类动物实验结果证实，老年动物中的肿瘤生长速度更慢，转移更少，存活时间更长。另有一些研究显示肿瘤生长减缓与 T 细胞功能受损有关[14]。一项黑色素瘤细胞系研究结果显示，年轻供体来源的 T 细胞会刺激肿瘤细胞的生长，产生血管生成因子，导致更丰富的血液供应，这可能是肿瘤的生长和转移增加的原因，来自老年个体的 T 细胞没有上述效应。

许多老年人由于其职业而接触过致癌剂（例如，与石棉、砷或镍等无机化学物质，以及黄曲霉毒素、多环烃和染料等植物产品接触）。对老年人影响较大的生活环境因素包括吸烟和空气污染。研究表明，与饮食有关的子宫内膜和乳腺癌患病率增加，其他饮食因素如纤维素可以防止大肠癌的发展[15]。

癌症和衰老的关系非常复杂，很多因素都在肿瘤的发生发展中起到重要作用，包括暴露于致癌物质和宿主防御系统的变化。

预　防

预防分三级[16]：一级预防的目的在于预防疾病的发生；二级预防的目的是针对已经确证的疾病，阻止其进展，通过在患者仍无症状时及早发现疾病，并给予及时有效的治疗以阻止疾病的进展；三级预防的目的是为了使已患疾病的人康复，以最大限度地减少失能和并发症。许多癌症的研究重点是一级和二级预防，约80%的癌症都是可以预防的，许多公共卫生建议都是以改变日常行为为主要内容。

适用于筛查的疾病，必须是常见的疾病，如果及早诊断可治愈，并且涉及的测试必须高度敏感。在英国，筛查几乎只针对乳腺癌、宫颈癌和结肠癌。与年轻人相比，老年人更不容易参与筛查和癌症检测，这可能是由于对癌症的认识不足[17,18]、教育水平较低[19]、不愿接受新事物[20]，及种族背景[21]等因素的影响，其他因素还包括：对癌症及其治疗恐惧[22]、难以区分正常的生理变化和癌症早期症状及体征、宿命论[23]等。尽管种族、婚姻状况、筛查方法的可获得性和医生的态度都对这种性别不平等有影响，但男性参与筛查程序的人数少于女性[24]。在衡量当前健康状况、既往健康状况、未来健康前景、对健康的担心和关注、对疾病的抵触和敏感、对患者角色的排斥等问题的问卷调查，发现得分较高的老年人，更有可能参与到癌症筛查项目中[25]。

已发现参与健康促进的老年人的生活质量有了显著改善，因此应提倡这样做[26]。若要增加老年人的筛查，医疗人员的参与非常重要[27]。探索性研究发现，未接受癌症筛查测试的人在前一年中提到自己缺乏与医疗保健提供者的联系；同样，在某些国家/地区，进行此类筛查可能会影像财务。激动的态度不应妨碍医生推荐筛查，护士不得剥夺患者的自主权，筛查服务也不得排除高危人群。对于教育卫生保健从业者，增强他们有能力向患者传授某些自我检查技术的信心，并增加对患者的教育，是至关重要的。

尽管某些亚组人群（如西班牙裔）的参与人数有所减少[24]，但美国公民对癌症筛查仍表现出了极大的热情[28]。在英国，虽不是所有老年人都愿意接受筛查的建议，但还是有许多老年人提出他们希望继续积极地参加癌症筛查[29]。

为了提高癌症的早期诊断率，需要了解几个问题，包括老年人对筛查的态度，以及患者感知到的阻碍，尤其是皮肤癌、乳腺癌、宫颈癌的患者[30]。老年综合评估（comprehensive geriatric assessment, CGA）可用来确定参与癌症筛查的合适老年人选[31]。共病可能会减少[32]或增加[33]癌症筛查的参与率。

乳腺癌筛查

一线筛查是教会人们如何进行乳房的自我检查。研究表明，护士并不会把对住院患者进行乳腺健康宣教当成自己的分内工作，尤其是对急症患者[27]。乳腺查体联合钼靶X线检查并不能提高乳腺癌筛查的准确性[34]。尽管乳腺癌筛查有许多明确的指南，但最高危人群仍然拒绝接受筛查[35]。

各个网站上提供的乳房X线筛查信息不一定是均衡的。有些提供的建议与AMA和美国医学总会的指导性建议不符。在一项研究中，所有参与的宣传团体都获得了行业资助，显然没有任何限制，但是只有一小部分网站提到了影像学筛查的主要危害[36]。包括老年、低收入和非裔美国妇女在内的许多人群[17,23,37]，以及因失能而在日常生活中受到长期限制的人群[38-40]较少受到筛查。其他还有一些因素会降低患者参加筛查的可能性，如遇到男性放射工作人员，年轻女性比老年女性更容易述说尴尬。但是有一种普遍的观点认为，男性放射技师在未来的检查预约中，再次检查率很低[41]。

美国癌症协会（American Cancer Society，ACS）认为筛查方案的制定应当个体化。只要女性的健康状况良好，且适合接受治疗，就应该继续接受乳腺X线检查。然而，如果个体的预期寿命小于3~5年、功能严重受限或存在限制预期寿命的多发或严重合并症，则可考虑停止筛查[35]。从监测、流行病学和最终结果（Surveillance, Epidemiology, and End Results，SEER）项目获得的数据显示，延长筛查时间，使85岁及以上的人寿命延长了178天，65~69岁[42]的人寿命可延长617天。

结直肠癌筛查

尽管很多证据表明结直肠癌（colorectal cancer，CRC）筛查会有获益，但遗憾的是，相比于乳腺癌或宫颈癌，CRC的筛查参与率要低很多[43]。1996年，Hardcastle及其同事发表了一项为期10年的英国研究结果，该研究收集了152,000多名年龄在45~72岁的人的粪便潜血。他们发现，筛查组死于结直肠癌的人为360人，而对照组则为420人，筛查组的累积死亡率降低了15%[44]。按照2002年的价格，检测到的每位癌症的费用为5290英镑，通过筛查获得的每生命年增加的费用为1584英镑[45]。法国的一项类似研究中，参与者不超过94岁，发现在206例腺癌中，Ⅰ期患者47.6%，Ⅱ期患者23.8%[46]。然而由于时间或其他原因，一些人未能进行粪便潜血检查，这些问题包括："没有注意到邮箱信息"或"忘了化验"，以及一些与健康相关的问题，如"严重的疾病"和"家庭环境"等[47]。尽管大部分证据来自于年轻人，但荷兰的一项研究筛选了年龄在80岁以下、结肠镜检查能力不受限制的人，以及年龄在75岁以下、结肠镜检查能力下降的人。他们发现，增加结肠镜检查能力带来了显著的健康获益[48]。在世界范围内，结肠镜检查的年龄范围并不相同（下限50岁，上限74岁）。女性、更为年轻的人、受教育程度高的人通过粪便潜血筛查提高了结肠镜检查的依从性，但医生的建议对提高结肠镜检查范围起到了至关重要的作用，正如粪便潜血筛查预期的目标那样[49]。

英国国家筛查委员会（U.K. National Screening Committee，UKNSC）目前每两年对60~74岁的男性和

女性提供一次筛查。虽然 74 岁以上老年人也可以申请，但他们不会被自动纳入。2016 年 12 月起，在英国的某些地区，所有 55 岁以上的男性和女性均被要求接受结肠镜检查，这项筛查会影响未来一段时间年长人群的健康状况。由于对既往 69 岁的年龄筛查上限存在争议，Hardcastle 团队[44]和 Kronborg[50]将年龄上限定为 74 岁的建议得到了采纳。据估计，每筛查 100 名患者，98%的患者将获得正常结果并将进入常规筛查，2%将被建议进一步行结肠镜检查。每 20 名被建议结肠镜检查的患者中，有 16 人会最终接受检查，其中 50%可能未查出任何异常，38%可能被查出 1 个或多个息肉，12%可能被查出患有 CRC[51]。

结肠镜检查结果阴性的患者，5 年内患 CRC 的风险极低，只有 1.3%的患者在结肠镜检查阴性约 5 年后被查出患有晚期腺瘤[52]，尽管某些癌症类型可能更高[53]。随着年龄增长，CRC 的患病率增加（75～79 岁 26.5%，80 岁及以上 28.6%），阳性发现率会提高，但对于高龄老年人是否要进行结肠镜检查，还要根据预期寿命的延长获益进行权衡。80 岁以上年龄组的预期寿命增加获益仅为 75～79 岁年龄组的 15%，因此，在行结肠镜检查前，要仔细考虑该检查的潜在收益、风险和患者意愿等诸多因素[54]。

虽然结肠镜检查对老年人相对安全，但这一过程并非没有风险，极少情况下还会导致死亡。年龄的增长会增加患者肠道准备欠佳和检查失败的风险。但是，在手术过程中，老年患者比年轻患者的耐受性更好，并且因为未超过个人的疼痛阈值，可以接受结肠镜检查而无须镇静。在整个肠道准备过程中，老年人的肠道准备完成率可达到 71.5%[55]。从未做过结肠镜检查的老年人焦虑评分更高，通过收看科普教育视频，使其了解检查目的、操作细节和潜在并发症等方面的知识，可减少焦虑[56]。来自于几个国家的统计学数据表明，老年人行结肠镜检查安全且有价值[57]。英国柔性乙状结肠镜筛查多中心随机试验（U.K. flexible sigmoidoscopy screening trial，UKFSST）研究发现，单次纤维结肠镜检查是一种可以被接受的、可行的、安全的筛查方案。检查程序相对简单，每个中心有 2～3 个结肠镜检查后需要转诊。对照组未进行筛选，因此无法比较[58]。肠道准备的完成度和结肠镜插入的深度会明显影响检查效果[59]。

结肠三维 CT 成像检查需要 10～15min，其准确率与常规结肠镜检查相似[60]。但是它的价格更高[61]，并且报告结果受影像阅片人经验的影响[62]。它有助于识别结肠镜检查中可能遗漏的息肉[63]，并能识别肠外病变[64]，而且检查前准备相对简单，可能对老年人更有利[65]。

对肠道症状不明显的老年衰弱患者行结肠镜检查相对困难。由于肠道准备欠佳，可能导致高达 25%的纤维结肠镜结果不令人满意。

前列腺癌筛查

关于前列腺癌筛查的获益有很多争议，美国癌症学会和美国泌尿学协会推荐，如果 50 岁及以上的中等风险男性的预期寿命超过 10 年，则建议每年进行（prostate-specific antigen，PSA）筛查[66]。然而，目前没有证据表明 PSA 筛查对降低总死亡率有益[67]。

肺癌筛查

在美国前列腺癌、肺癌、结直肠癌和卵巢癌（U.S. prostate, lung, colorectal, and ovarian，PLCO）筛查试验中，研究了基线放射线检查在肺癌检测中的作用。这项研究约有 15.5 万人参与，年龄最高为 74 岁。在最初的筛查中，约 9%的人通过 X 线检查被怀疑患有肺癌，其中老年组和吸烟组的检出率最高[68]。美国国家肺癌筛查试验（U.S. National lung cancer screening trial）发现，筛查使癌症的死亡率降低了 20%。但意大利一项针对年龄较大的患者（平均年龄 58 岁，其中一些人的年龄高达 84 岁）的研究中，几乎没有证据表明常规筛查有益[69]。其他肺癌筛查试验采用了低剂量 CT（LDCT）检查，纳入了有吸烟史或目前正在吸烟的 74 岁以下的人群[69,70]。

癌症的发病率

De Rijke 等通过分析荷兰的一项高质量数据发现，在 85～94 岁年龄段的男性和女性中，癌症的总患病率最高[71]。大多数常见的肿瘤，在中年组的患病率相对稳定，但老年组患病率上升。尽管据推测这可能是由于其他疾病死亡率降低所导致的增加，但也有人认为，这可能与高龄人群中癌症检出率上升所导致的人为增加有关。随着对老年人恶性疾病的关注越来越多，后者的可能性似乎比前者更大一些。

虽然利用不同癌症登记的患病率数据，可以计算出主要癌症的年龄特异性患病率和年龄调整后的患病率，但是欧洲和美国的癌症死亡率之间存在脱节。然而，尽管并非所有年龄段的人都一致，但趋势是向有利的方向发展[72,73]。

评 估

老年综合评估（comprehensive geriatric axsessment，CGA）在国际上被广泛使用，其核心理念是要根据患者的衰弱程度来调整治疗方案[74-79]。2015 年 Cochrane 对混合性患者人群的系统评价显示，尽管荟萃分析存在局限性，但有证据表明，住院接受过 CGA 的患者更有机会存活，并且可以实现居家生活的目标[80]。

CGA 对于老年癌症患者必不可少。然而，是否需要做全套的 CGA，不同的人有不同的看法。Overcash 等在 2005 年和 2006 年的报告中指出，15 项 CGA 简明量表可以用来筛查老年癌症患者，他们将从 CGA 过程中获益[81,82]。该量表分别从 4 个领域评分，包括功能状态、工具性日常生活活动能力、抑郁（老年抑郁量表，GDS）和认知功能（简易智能评估量表，MMSE），均应单独评分。这 4 个方面中任何一方面的评分不足都应作为继续深入评估的一个标志。在一项先导研究中，多学科癌症小组在决策过程中使用了由肠胃科医生进行的微型老年医学评估（mini geriatric assessment，MGA）。他们发现，MGA 和 CGA 之间的一致性有助于评估认知功能、心理状态和功能状态，但对营养状况和共病的评估并不太准确。

弱势老年人调查-13（vulnerable elders survey-13，VES-13）是一项识别社区弱势老年人的工具[83]，用来预测各类型癌症患者的功能衰退和生存[84]。在老年癌症患者中，VES 可以很好地预测功能受损状态，并且是在进行完整 CGA 之前评估老年人的一种初步方法[85]。对于各种不同肿瘤类型的患者，VES-13 分数越高，未完成放射治疗的可能性越大[86]。在接受雄激素去势治疗的老年前列腺癌男性人群中，VES-13 的性能几乎与传统的 CGA 相当[87]，在其他几种不同肿瘤类型的患者中，VES-13 是存活的有用预测指标。

20 世纪 80 年代以来，邮递筛查问卷（调查）已应用于老年医学研究[88]，人们对老年癌症患者的邮寄问卷和基于计算机的自我管理问卷很感兴趣[89-91]。虽然这种筛查发现了一些潜在的问题，但患者可能会从更广泛、更深入的临床评估中受益，而且患者对更高支持的需求通常只在后续随访电话中确定。

对于接受手术治疗的癌症患者，有一些证据表明可以嵌入 CGA 老年医学评估服务[92]。在回应英国老年医学会一项调查的老年科医师中，只有 1/3 的人认为他们的医院为年龄较大的普通外科患者提供了一些老年医学服务。事实上，只有 20% 的人术后接受了老年医学的服务；阻碍的主要原因是医务人员不足，缺乏专科间的合作，以及资金缺乏等[93]。

共病在老年癌症患者中尤其普遍。由于初级保健专业人员更不愿意转诊罹患癌症和总体健康状况较差的患者，因此，癌症可能更容易在相对健康的老年人被诊断出来[94]。患有癌症的老年人常伴有多种疾病（3～18 种），越来越多的文献描述了这些患者的特定综合征。导致这些症状的原因可能是癌症本身，也可能是所谓的"老年病巨症（giants of geriatric medicine）"，如大小便失禁、乏力和衰弱[95]。1987 年，Charleson 及其同事通过纵向研究，开发了一种对预后合并症进行分类的方法。该指数已被广泛应用于临床实践[96]。年龄增长和并发症是影响预后的重要因素[97]，但是并发症和功能状态是老年癌症患者的独立预后因素[98]。在确诊后一年，除前列腺癌患者外，所有癌症患者的功能状态都会下降，尤其是肺癌和结肠癌患者。功能状态的下降与癌症的诊断无关，

但是合并症、年龄、吸烟及肥胖是明确的预测因素[99,100]。年龄与老年癌症患者共病的增加有关[101]，年龄相匹配的无癌症患者合并症较少[102]。许多共病指数的研究使用了回顾性的财政数据[103]，但对合并症进行前瞻性评估非常重要，尤其是在癌症多学科团队（multidisciplinary team，MDT）会诊做治疗决策时[104]。共病指数可以预测短期结局[104]、可以接受治愈性治疗的患者，以及整体生存率[105]。

尽管 GGA 对于大多数肿瘤患者的作用已经得到了肯定，但是很多报告并没有明确说明评估后究竟采取了哪些干预措施。因此，对结果产生影响的可能只是干预措施，而不是通过 CGA 过程确定的根本问题。然而，CGA 对老年癌症患者的再住院率[106]、生存率[107,108]及治疗相关的毒性反应[109-111]具有很强的预测作用。CGA 可用于调整治疗方案[112-115]，以在手术之前优化患者，并帮助做出最终的治疗决策[116]。

在乳腺癌患者中，Medicare 已使用 CGA 回顾性的评估合并症情况，作为保险赔付依据[117]。用于前瞻性评估的 CGA，确定了 6 个初始问题，后续的随访中还发现了另外 3 个问题[118]。CGA 也许能够回答的最重要的问题包括以下内容[119]：

- 哪些老年女性应该接受乳腺癌筛查？
- 什么是最好的一线治疗方法？
- 哪些老年女性需要接受辅助性放疗？
- 如果提示肿瘤，哪些老年女性应接受辅助性化疗？
- 哪种化学疗法适合使用姑息疗法的老年女性？

虽然 CGA 与老年患者的预后改善有关，但迄今为止的数据表明，有必要进一步研究，包括随机对照试验，以回答其中许多问题。CGA 必须用于支持和改善治疗决策，而不是简单的阻止老年女性接受最终治疗。患者 CGA 评估确诊的共病越多，6 周后接受手术治疗的可能性就越小，但这可能是合适的[120]。

初级保健过程应该确保在老年患者中能够可靠地检测出衰弱和/或合并症[121]。系统综述已确定老年癌症患者中衰弱的高患病率及其对结局的影响[122,123]。因此，如果不对衰弱进行适当的调整，就不能考虑定量和定性的结果评估[124-127]。一些衰弱筛查工具能更准确地识别衰弱，应选择那些已经被证实有效的工具[128]。识别衰弱可能有助于预测患者住院或使用初级保健的更高风险，这个观点还有待进一步证实[129]。

诊断和疾病分期

诊断

早期诊断是提高患者生存率的关键。有证据表明，老年人肿瘤发病时的疾病分期各不同。通过筛查发现的乳腺癌多为疾病的早期。在老年女性中，经钼靶、诊断和确认的癌症病例的比例似乎在增加[130]，但也有很多老

年患者拖延就医，这可能导致癌症被确诊时就是疾病晚期。

关于患者的年龄是否会影响诊断检查的方法和彻底性，目前还存在争议。与年轻患者相比，患有结直肠癌的老年患者多为晚期病变的急症病例。可能由于患者的症状不典型、身体衰弱或者不适合手术等原因，这些急症患者通常不会转诊给外科。老年医师在评估先前存在的失能和并发疾病，以及了解功能状态、依赖性水平和心理调节方面具有丰富的经验。这使得我们可以在康复之前就进一步的治疗做出联合决策，并希望老年癌症患者得以恢复[131]。

筛查和诊断方法的进步，使老年患者在癌症早期被发现成为可能。对合并症的了解和治疗能力应确保老年人同年轻人一样接受筛查。对于那些可以进行低危择期手术并且发现在所有年龄段都有相似的患病率和死亡率的肿瘤患者，应该特别鼓励这一点[132]。

疾病的分期

癌症分期是治疗的一个重要组成部分，癌症的组织学和临床分期是独立的生存预测因素[133]。癌症患者接受诊断的年龄和分期之间，以及诊断和治疗的年龄之间，均存在明显的关系，但这种差异正在缩小[134]。

治　疗

老年患者现在应该接受与年轻患者类似的治疗，这在过去并不总是这样。20 世纪 80 年代和 90 年代，老年癌症患者接受规范化治疗的可能性比年轻人更小。现在很少有患者在评估合并症后，不考虑积极的治疗。然而，关于是否将老年人纳入临床试验的问题仍然存在。美国一项数据显示，同 1996～1998 年相比，2000～2002 年试验纳入人数增加了，但其中 65～74 岁和 75 岁以上的老年人分别只有 1.3% 和 0.5%。这表明随着年龄的增加，参与研究的人数在减少[135]。临床试验中，女性、黑色人种和少数民族群体代表性不足，即使在 1999 年记录的 65 岁以上的患者代表性也不足[136]。目前，许多试验明确排除了老年人，但是，即使在尝试招募老年患者的研究中，在乳腺癌治疗及其他类型的肿瘤方面仍然代表性不足[136]。郊区的白人患者和没有保险的白人患者在老年组中的招募情况较好，尽管不具有代表性[137]。这些发现并不仅限于美国或英国[138,139]，新诊断的患者没有参加临床试验的理由包括过于焦虑（40%），不感兴趣（25%），没有时间（12.5%），病情过重（5%），很健康（5%）[140]。

一些人认为，尽管新的化疗药物降低了毒性并可以缓解大多数癌症，但老年患者还是更容易受到化疗毒性作用的影响[141]。年轻患者比老年患者更容易出现恶心、呕吐和乏力，因此这些副作用不应该是限制老年人被纳入临床试验的原因[142]。还有一些老年癌症患者没有化疗是因为

就诊时已为疾病晚期。尽管有证据表明，55 岁以上患者就诊时病情更为严重，但这种现象并不普遍[134,143,144]。

一些负责老年癌症患者的医生认为，他们比年轻癌症患者更不希望接受治疗[144a]。Yellen 等提出了不同的观点，他们用结构化的场景来评估患者是否愿意通过接受有毒性的化疗来提高生存率。他们报告说，老年患者跟年轻患者一样愿意选择化疗，尽管老年患者需要更大的生存优势，才能选择毒性更高的方案而不是毒性较小的替代方案。

关于癌症的以讹传讹可能会影响治疗。如果老年患者认为癌症的治疗比疾病本身更糟糕，或者比年轻患者对癌症更恐惧，他们可能会拒绝接受治疗[145]。如果向老年患者提供了足够的信息，他们可能会以与年轻患者相似的方式接受治疗[146,147]，并且在诊断出癌症后较少受到情绪困扰。Bliodeau 和 Degner 发现，老年女性乳腺癌患者更愿意在治疗决策中扮演被动的角色[148]。而大多数年轻女性认为，疾病分期、治愈的可能性及治疗方案的选择是她们应该获得的最重要信息，而老年女性则认为自我保健问题更重要[148,149]。

告知老年人癌症诊断时，医生的态度也会影响他们是否接受治疗。尽管人们普遍认为老年人不愿意被告知患了癌症，但 65～94 岁的受访者中，有 80% 的患者希望被告知癌症诊断，同时 70% 的患者希望他们的亲属知道诊断结果[150]。与此形成对比的是癌症患者的亲属对此的看法，6% 的受访亲属不希望癌症诊断被公开[151]。但必须记住，与亲属串通和不向患者透露信息会对照护者产生负面影响[152]。

关于治疗的决策角色分为三类：首选，实际和可感知的角色。患者的首选角色与实际角色之间通常会出现不匹配，尽管这种情况在各个年龄段的患者中均会发生，但是在与即将开始癌症治疗的老年患者打交道时，必须小心避免[153]。提供癌症医疗服务所需的沟通技巧已在多次共识会议后确定[154]。

患者、亲属和专业人士对信息和支持的需求往往不同。因此，患者教育应该根据老年患者的信息支持需求和能力进行调整，而不是使用通用的教材[155]。患者的偏好可以通过使用以患者为主导的问卷调查获得[156]，患者的满意度可以通过纸质问卷或互联网问卷进行评估[157]。尽管在系统研究中，老年癌症患者接受或拒绝治疗的原因差异很大[158]，这也与其他关于依从性差的证据相一致[159]。总的来说，许多老年癌症患者倾向于不愿意了解与他们疾病相关的信息和治疗，并且在治疗方案决策时也不积极[160]。因此，必须加强与癌症患者的沟通[161]。在治疗结束时，如果做出限制治疗的决定，许多亲属会支持患者表达出的意愿，但是 1/3 的亲属可能会违背已知的或猜测患者的意愿[162]。因此，尽管亲属在患者生命周期决策和治疗决策中起到一些作用，但是医生必须防备家属违背患者已表达出的意愿做出不同的决定。

手术

外科手术被认为是大多数癌症的首选治疗方法，年龄大不应该成为患者被拒绝手术的理由。尽管如此，在接受癌症手术的老年患者中，死亡率和患病率通常会增加。通过多学科护理和团队合作可以将死亡率和并发症的发生率降到最低[163]。

患者家属或医疗保健专业人员通常使用年龄本身来证明不进行手术是合理的。但幸运的是，这种观点正在减少。现在，对于癌症患者和非癌症患者来说，为 80 岁以上的患者进行手术可以取得更好的临床效果。即使是年过八旬的老人也可以接受高风险癌症手术，如胰腺切除术、食管切除术和肺癌切除术，其存活率与术前合并症有关[164]。对于接受非心脏手术的围手术期患者的管理有许多指南[165]，甚至老年患者也应考虑手术切除转移癌[166]。POSSUM（physiological and operative severity score for the enumeration of mortality and morbidity）评分是根据回顾性和前瞻性数据设计的[167]。APACHE Ⅱ 评分和 POSSUM 评分都能够可靠地预测不同类型癌症患者围手术期的并发症和死亡率[168,169]。对任何年龄较大的手术患者进行术前评估是非常重要的，特别是对于那些最有可能发生术后认知功能障碍（postoperative cognitive dysfunction，POCD）的患者[170]。

药物治疗

生理性衰老会影响药物的吸收、分布、代谢和排泄。老年癌症患者可能会接受多种药物治疗，包括化疗药物、镇痛剂、止吐药和抗生素，以及既往其他合并症所使用的处方药。

一些正常的衰老变化会影响药物吸收。口服药物会因胃动力和排空时间而改变，而肠胃外给药药物的吸收取决于肌肉和脂肪组织中的局部血液循环。药物的分布受到全身水分和白蛋白的减少，以及瘦体重与脂肪比例的变化的影响。白蛋白水平的降低导致血液循环中非结合的、高亲脂性药物的浓度增加，从而发挥作用。

药物代谢受脏质量和肝血流量减少以及肝中微粒体酶活性降低的影响。药物排泄受肾小球滤过率降低、肾血流量减少和肾小管功能下降等因素的影响，尤其要注意环磷酰胺和甲氨蝶呤，它们都是通过肾排泄的。

不幸的是，与年轻癌症患者一样，很多老年癌症患者也在服用多种药物，这会增加药物的不良反应、药物的相互作用及患者的不依从性。许多临床试验几乎不包含典型的老年衰弱患者，因此，在治疗老年癌症患者时，在理解许多药理学问题方面的进展尚待得到充分解决[171]。

化疗

老年患者较少接受化疗，即使接受化疗，也大多没有被纳入临床试验，但这种现象正得到逐渐改善。老年

人的所有药物治疗均会受到药代动力学和药效学变化的影响，某些化学治疗药物会带来特殊问题[172]。减少化疗药物的剂量可降低反应率进而减少毒性，但低反应率并不影响药物本身的毒性，可以增加患者耐受性，但不能提供生存优势。仅仅根据年龄来减少药物剂量是不合理的。

Chen 等通过一项前瞻性试验性研究发现，虽然接受化疗的老年患者受到一些毒性作用的影响，但他们通常可以耐受，毒性对独立性、其他合并症及生活质量的影响有限[173]。然而，Repetto 的观点与之相反，他认为在化疗中年龄是化疗导致中性粒细胞减少及其并发症的一个明确的危险因素，特别是在淋巴瘤或实体瘤的治疗中，如果不使用集落刺激因子，就不会取得更好的结果[174]。

使用促红细胞生成素治疗贫血[175]可能有风险[176]。化疗引起的贫血也可以用阿法达泊汀治疗[177]。Lichtman 和 Boparai 已经对老年癌症患者相关的药理学和多重用药进行了广泛的回顾研究[178,179]，其他研究者强调了合并用药和潜在药物相互作用的风险[180-182]。老年人的并发症如肾功能不全[183]、发热性中性粒细胞减少[184]和化疗引起的脱发症[185]都与年轻人类似。必须使用年龄较大和较年轻个体的证据来确定抗癌疗法的靶向性[186]，研发新药前必须对老年人进行评估，因为他们是肿瘤药物的主要接受者[187]。2013 年，欧洲肿瘤医学会（ESMO）提出了一份关于肿瘤内科医师目前和未来角色的立场文件，但是没有提到他们对老年癌症患者的作用[188]。在招募临床试验对象时，有明显的种族、性别和年龄的差异[135]，并且有证据表明教育可能会缩小这种差异[189]。虽然证据对于老年患者的治疗至关重要，ACTION 试验试图将 70 岁及以上的女性患者随机分组以研究辅助化疗的效果[190]，10 个月后，只有 4 例患者被随机分组，该试验终止。尽管获得了广泛的支持，包括来自患者组的意见，但由于无法说服老年患者接受随机分组，该试验未能招募到患者[190]。

衰弱的患者可能需要减少化疗剂量，即所谓的老年友好型化疗方案，但是与不衰弱的患者相比，早期停药和早期死亡的发生率仍然较高。衰弱患者的生存期可能较短，但这是衰弱本身的缘故，而与化疗或者其他治疗无关。因此临床试验中迫切需要招募衰弱的老年癌症患者[191]。

激素治疗

激素疗法可以为患有晚期乳腺癌、前列腺癌和子宫内膜癌的老年患者带来获益。在绝经后女性的转移性乳腺癌治疗中，雌激素治疗的效果随着年龄的增加而稳定提高，这可能是因为老年女性雌激素受体阳性的肿瘤发病率增加，导致对雌激素治疗的反应性增加。

放疗

如果肿瘤对放射敏感，那么放射治疗可能是合适的，

并且会产生积极的结果,特别是对于身体健康的老年患者[192-194]。器官对辐射的耐受性与衰老有关。老龄实验动物和老人的淋巴细胞更容易受到电离辐射的损害。当老年患者的放疗目的是姑息治疗时,尽可能把毒性作用降到最低是非常重要的。然而,放射治疗是非常有效的,许多老年患者在完成治疗的同时没有出现严重的并发症。放疗有时可用于治愈为目的的治疗,特别是不能手术的早期非小细胞肺癌(non-small cell lung cancer, NSCLC)。在种的情况下,即使是老年人也可以使用较大的分次剂量[195]。Zachariah 等发现,年龄在 80 岁及以上的被诊断患有头颈部、肺、骨盆或乳腺癌的患者中,有94%可以耐受并完成了计划的放射治疗、治愈性或姑息治疗的疗程,而没有严重的并发症[196]。大多数老年患者能耐受超过 1 周的放疗,副作用往往很少,而且通常是很轻微的[197]。除非是严重衰弱的患者,否则没有理由放弃潜在的治疗方法[198]。当放疗用于治疗癌性疼痛时,没有证据表明年龄会影响治疗效果,而放疗开始前的疼痛评分或存在放射疼痛等因素可以更好地预测谁将从治疗中获益。这些患者的随访往往很困难,通过电话随访使用埃德蒙顿症状评估系统(Edmonton symptom assessment system, ESAS)可能更适合老年人。

由于老年人骨髓功能减弱和正常组织恢复缓慢,骨髓抑制是一个问题。乏力可能导致依从性下降,辐射可能会导致皮肤干燥,患者更容易感染。胃肠道(gastrointestinal, GI)的正常衰老可能增加放疗后厌食症及口炎的易感性。

老年人更常见的辐射副作用是基于先前存在的健康问题而发生的,辐射会增加肺气肿患者的呼吸困难,纵隔照射会损害左心室功能。老年人放疗的依从性还受到多次就诊和路途的影响,但是分次放疗确实可以降低毒性,对老年患者许多肿瘤的治疗至关重要。

最常见癌症的治疗

老年病医生见得最多的 3 种肿瘤是结肠癌、肺癌和乳腺癌。

结肠癌

衰弱是老年结直肠癌患者生存率的独立预测因子[199]。

手术。术前肠道清洁已不再是手术前必需,因为它可以导致许多老年人便失禁及严重的电解质紊乱[200,201]。术前碳水化合物的使用,以及禁止使用鼻饲管(会增加肺部发生率并减慢胃肠道功能的恢复)二者都是快速通道手术的一部分,这可能使老年患者获益[202]。2005 年,MRC-CLASICC 试验(常规与腹腔镜手术治疗大肠癌患者的短期疗效的研究)表明,腹腔镜手术治疗结肠癌和开放式手术一样有效[203]。经过适当培训的外科医生行腹腔镜下结直肠癌手术可以保留患者的盆腔自主神经。老年人经常表现为急症,这与预后不良有关,但是穿孔患者和阻塞性病变的患者,预后差别不大。80 岁及以上患者的术后死亡率特征的分析表明,年龄、美国麻醉师协会(American Society of Anesthesiologists, ASA)分级、手术的紧迫性(紧急手术与择期手术)、肿瘤未能切除,以及转移性疾病是预后不良的指标[207]。年龄、是否有其他复发部位,以及诊断时间都是与根治性切除术相关的独立因素[208]。即使是 70 岁及以上的患者在接受肝转移外科手术治疗也可以获得良好的预后,年龄本身不应成为排除手术的因素[209]。

本文回顾了手术对老年衰弱癌症患者的影响[210]。一些研究人员发现,衰弱指数并不一定能够预测结直肠癌手术后身体机能下降[211]。有证据表明,对即将行结直肠癌手术的老年癌症患者中进行衰弱筛查在临床上是重要的,并且有充分的理由[212],因为衰弱情况是预测手术效果的独立危险因素[213,214]。

化疗。自 1990 年以来,针对淋巴结阳性的结肠癌患者,开发出了手术切除之后用氟尿嘧啶和左旋咪唑辅助化疗 1 年的治疗方法[215]。从那以后,已经研究了多种不同的药物,其中一些与放射治疗有关。年龄、性别、合并症和社会经济状况常常影响治疗决策[216],但是老年患者能够耐受单独或联合放化疗的辅助化疗[217,218]。虽然老年患者的预后可能更差[219-221],一些化疗方案已可用于已发生转移的结肠癌患者,化疗对老年人群来说效果较差,尽管 75 岁及以上的患者人数很少,但老年人不应忽视此类治疗[222,223]。一项包括了少数 70 岁以上老年人的临床试验结果表明,术前化疗改善了结肠癌肝转移手术的预后[224]。

肺癌

欧洲癌症研究与治疗机构(European Organisation for Research and Treatment of Cancer, EORTC)和国际老年肿瘤学会(International Society of Geriatric Oncology, SIOG)最近发表了一篇关于老年 NSCLC 患者管理的综述。他们建议使用多维度和多学科 CGA,综合考虑患者的预期寿命、功能性认知、情绪状态及共病等诸多因素,可以为患者提供更好的个性化诊疗。显然,患者的偏好也被纳入了此类治疗决策中[225]。其他综述也提出了一致的意见,并强调招募老年患者进行临床试验存在一定难度[226,227]。英国在线审核工具(LUCADA 数据库)将患者分为不同年龄组(<70 岁、70～74 岁、75～79 岁、80～84 岁和>85 岁),收集关于治疗率和生存率的数据。2009 年,在 32 068 例肺癌诊断中,有 7593 例(23.7%)是在 80 岁及以上的人群中确诊的[228]。

在英国,尽管男性肺癌的发病率一直在下降,但由于吸烟人数增加,越来越多的女性被诊断为肺癌[229]。无创性检查如 PET/CT 可以减少有创分期程序,有助于筛选可能患有可治愈肺癌的老年人[230,231]。

间皮瘤

间皮瘤是致死性疾病，发病率逐年上升，平均生存期 9～12 个月。它与国家的工业化进程有关，大量男性因职业环境因素罹患此病。当老年人出现呼吸困难和胸腔积液表现时，需要进行准确的职业史调查[232]。因为从接触致癌物到发展为间皮瘤需要很长的潜伏期，所以50% 的患者年龄超过 70 岁[233]。尽管长春瑞滨可能是有前途的药物，但在积极控制症状的基础上增加化疗并没有明显改善患者的总生存率和生活质量[234]。每周一次的紫杉醇化疗，患者的中位无进展生存期为 9.7 个月[235]，贝伐珠单抗对该病也有一定疗效[236]。一些药物（如口服的伊达比星）对 70 岁以上患者疗效不明显，且老年人无法耐受该药的高毒性[237]。

放疗。I 期非小细胞肺癌不适合手术的患者，可以接受常规分割放射治疗。对于 84 岁以下的患者，在第 1周进行三个部分的大分割放疗方案可能是合适的[238]。在一组包含所有年龄段患者的小规模研究中，两年局部病灶控制率和特异性癌症生存率分别为 94.7% 和77.6%[195]。尽管大多数研究都是在 80 岁以下患者中进行的，但对于ⅢA 期非小细胞肺癌患者，手术切除前可以采用放疗联合化疗的治疗方案[239]。

化疗。一些研究已经证明了老年非小细胞肺癌患者进行化疗的可行性[240]。心脏功能不全与化疗或放疗的使用之间存在显著的关联，可能会影响老年人的治疗选择[241]。卡铂、吉西他滨和紫杉醇对老年人生活质量有不同影响，毒性也不同[242,243]。对于一些非小细胞肺癌晚期和功能状态差的患者，单一口服药物可能更适合[244]。老年小细胞肺癌患者特别是衰弱程度严重，无法耐受治疗的患者，必须通过 CGA 指导治疗决策[245]。

手术。手术为所有年龄段的患者提供了最佳的治疗手段。尽管肺癌术后死亡率随着年龄增长而增加（60 岁以下患者死亡率为 1.7%，80 岁以上患者死亡率上升至9.4%）[246]。吸烟史和年龄可能会增加心脏共病的发生风险，虽然它不一定是原发性非小细胞肺癌术后死亡率和发病率增加的危险因素。术前应当严格评估心脏功能，但不应将其作为制定最终决策的唯一因素[247]。肺叶切除术应用的范围有限，目前已经被亚肺叶切除术取代，且不会降低患者的生存率[248]。

乳腺癌

放疗。一项超过 8700 名 70 岁及以上女性的研究，对小淋巴结阴性、雌激素受体阳性的乳腺癌患者进行了保守手术治疗，显示了积极的效果。放射治疗与绝对危险度降低相关（5 年内每 100 名女性减少 4 例事件），70～79 岁无合并症的女性获益的可能性最大。80 岁及以上有中重度合并症的患者获益最少，但预防一次事件所需的治疗人数为 61～125 例，这说明有些获益，尽管与

年轻组相比获益有所减少[249]。一组包括所有年龄段女性患者的调查结果发现，与未接受辅助放疗的患者相比，接受辅助放疗的女性更年轻、合并症更少，更有可能是白人、已婚、来自城市地区，并且在研究的后期被诊断出乳腺癌。然而值得注意的是，在这个研究中，接受辅助放疗的女性更有可能拥有一名女性主管医生，该医生有医学博士学位（MD），并照顾超过 15 名患者，这为患者选择的多元化提供了支持[250]。

化疗。CGA 在辅助化疗前是必不可少的，但是在常规治疗中往往没有得到充分的考虑[251,252]。并不是所有的患者都需要做系统性的辅助治疗[253,254]，但在那些适合化疗的患者中，不提供这种治疗的最常见原因是："其他治疗更适合（63%）"或者"化疗的获益太少（54%）"。尽管合并症和衰弱随着年龄的增长而变得更加频繁，但很少用作不进行化疗的原因[255]。大多数临床试验数据中，个体进入试验时年龄不超过 69 岁[256]。然而，对少数 70岁及以上的个体进行比较的研究发现，对于健康状况良好的老年女性来说，年龄本身不应成为使用最佳化疗方案的禁忌证[257]。

手术。Martelli 团队发现，早期乳腺癌且未扪及腋窝淋巴结的老年患者，可以安全地接受保守手术和辅助他莫昔芬治疗，而无须进行腋窝清扫或术后放疗[258]。在长期的随访中（中位随访时间 15 年），研究者发现 83%患者的死亡与乳腺癌无关。这个结果促使一些老年女性患者选择更局限的手术加他莫昔芬辅助治疗而不是广泛切除手术和术后放疗。2008 年，报告了两项大型试验的结果，这两项试验调查了将他莫昔芬治疗延长到 5 年以上的情况。在这些研究的基础上，现在建议使用他莫昔芬辅助治疗 5 年后，芳香酶抑制剂（aromatase inhibitor，AI）可以在绝经后的女性患者中再使用 4 年[259-261]。

内分泌治疗。在 70 岁及以上患有可手术的原发性乳腺癌的女性患者中，Cochrane 总结了 7 项研究的结果，对手术治疗与内分泌为主的治疗进行了对比。结论是，内分泌为主的治疗应该仅提供给那些不适合或拒绝手术的雌激素受体阳性的女性。如果雌激素受体阳性的女性乳腺癌患者同时合并有其他严重疾病，则内分泌为主的治疗比手术治疗更有优势，但这还需要进一步的证据支持[262]。与标准的他莫昔芬治疗相比，AI 被认为具有临床效果，但长期疗效尚不清楚。他莫昔芬的使用导致子宫内膜癌、血栓栓塞和脑卒中的发生风险少量增加（有统计学意义）。而 AI 的使用与骨质疏松的风险增加有关[259]。相对健康的 70 岁以上的老年患者，完成了 5 年他莫昔芬治疗后，可以考虑延长使用来曲唑辅助治疗[263]。

护理和照护者

癌症患者会有各种各样的症状，许多人会报告疲劳，

这对于患有合并症的老年患者来说可能特别难以治疗[264]。手术和化疗后评估和管理疲劳感很重要[264-267]。实用的建议是必不可少的，同时也要确定常见的可逆原因[268]。

对于社区患者，其身心护理主要依赖于家庭，这对照护者有很大的压力。许多癌症患者都有抑郁表现，他们的自我保健需求和情绪之间存在正相关。针对新诊断的且具有焦虑或抑郁高风险的癌症患者，非专科医师提供的短期干预可能会促进患者的适应[269]。尽管一些人认为雄激素剥夺疗法会导致非转移性前列腺癌患者出现更多的抑郁症状，但这尚未得到证实[270]。老年癌症患者的治疗目标可能是缓解疼痛和舒适感，但他们较少得到阿片类药物的治疗[271]。Kurtz 团队对患者和家属的心理健康进行了评估，并证实了这一发现[272]，他们发现研究的 208 例患者中，65 岁及以上有 83 例，最常见的 5 种症状是疲劳、疼痛、恶心、食欲不振和便秘。这项研究发现，年龄与症状的严重程度没有相关性，但这可能是由于老年人上报信息不充分，掩盖了随年龄增长而症状增加的现象。

照护者更可能是妻子而不是丈夫，并且往往需要单独完成照护工作。妻子提供的护理时间是丈夫的 2 倍，然而女性患者比男性患者有更多的外部护理，弥补这一点[273]。不幸的是，当疾病或治疗导致活动受限、资金不足或照护者不是其配偶时，癌症患者更容易感受到照护不周[274,275]。来自无癌症的非机构居住老年人的数据显示，已婚失能女性每周接受非正式家庭护理的时间少于已婚失能男性，再次强调需要有针对性的分配资源，特别是那些已婚失能女性，如果没有子女的参与，她们可能缺乏必要的护理[276]。在 82% 的案例中，照护者是患者的配偶，因此，年长的配偶很可能是孤独的照护者，几乎没有其他朋友和亲属的支持[277]。尽管照护者可以为老年癌症患者提供必要的支持，但是他们也可能会误会患者的需求。因此，与家属交谈以确定老年患者的信息偏好，可能无法准确预测患者的需求[278]。尽管照护的压力很大，但必须记住，即使是患有慢性疾病的家庭照护者，其死亡风险也要比非护理人员低，甚至对于那些每周提供 50 个小时或更多护理的人也是如此[279]。在全球范围内，所有年龄段的癌症患者都无法满足与抑郁和焦虑有关的咨询，以及饮食、运动和体重控制方面的支持性护理和建议[280]。

预适应和康复

在现有癌症治疗后老年患者的数据中，功能状态评估通常是通过肿瘤学的特定措施来进行的，这些措施忽略了许多更重要的日常生活活动，而这些活动可以通过老年医学经常使用的经过充分验证的评分系统进行评估。如果不能对老年癌症患者做出准确的临床评估，就无法达到康复的目标。共病指数评估有局限性，因此需要更全面的评估[281]。

结构化运动训练方案的作用已在接受直肠癌[282]和前列腺癌[283]手术的老年患者中进行了研究。两项研究都证实了这种方案的可行性。在直肠癌研究中，纳入了 84 岁以下的患者。进行康复训练可以使患者 6 周后健康恢复至基线水平。

有随机对照试验证据表明，在小型社区医院中进行的术后护理与患者独立性的改善相关[284]。在对 774 家住院医疗康复医院进行的回顾研究（148 807 条患者记录）中，提供了进一步改善非癌症患者独立性的证据，并观察到平均住院时间大幅减少[285]。2012 年发表了一篇系统性综述，纳入了对癌症幸存者康复的 16 项有效性研究和 6 项成本效益研究[286]。虽然结论是，康复研究的多层面干预和经济影响的证据很少，但研究结果是积极的，疲劳和身体机能的改善最为显著[286]。规律的锻炼也可以在癌症治疗期间改善患者的心理健康[287]。

生 存 率

老年癌症患者的相对生存率低于年轻人。对于这些差异，有许多可能的解释，包括老年人癌症诊断趋于晚期，以及老年患者接受治疗的差异。其他一些与年龄相关的因素，如衰弱和共病，也明显影响预后[288]。

开发针对癌症患者的简明问卷有助于识别需要缓解的症状[289]。患者希望了解疾病进展的方式、死亡模式和预后，并且与不切实际的预测时间相比，患者更满足于真实的进程。此外，预后本身并不会导致抑郁，因此，医生与家属的共谋，以及医生本身的焦虑不应该影响信息的提供，特别是对老年人[290]。新的专业护理服务可能更适合于老年患者，其中许多人希望留在家里。这不仅可以改善生活质量，而且可以提高生存率[291]。此外，濒临死亡的患者通常愿意接受化疗，即使获益很小，这种现象在老年癌症患者尤为突出。

总 结

国际老年肿瘤学会（SIOG）[292]和欧洲肿瘤医学会（ESMO）[293,294]提供了临床实践指南。快速多变的疾病临床过程是临床医师面临的最大挑战，尤其是对 70 岁及以上的患者[295,296]。

自 1990 年以来，老年医学文献已经对衰弱进行了充分的阐述[297]。它现在是老年肿瘤学的一个主要问题，人们一致认为 CGA 应该得到广泛的应用[298,299]。未来的癌症试验应该考虑将衰弱的老年人纳入目标人群，以确保获得的干预试验结果与实际相符[300]。老年医学专科医师在治疗前评估、衰弱识别和优化治疗方案，以及与外科医生和肿瘤科医生沟通协调方面起着重要的作用。

关键点

- 癌症是老年人死亡和发病的主要原因。
- 癌症与衰老之间的关系是非常复杂的，包括生命周期中暴露于致癌物和宿主防御系统变化等多种因素都有影响。
- 改善衰弱患者的预后目前是老年肿瘤学的一个主要问题，我们已经意识到，老年综合评估应该得到广泛应用。
- 国际老年肿瘤学会和欧洲肿瘤医学会提供了临床实践指南。
- 未来的癌症试验应该考虑将衰弱的老年人纳入目标人群，以确保获得的干预试验结果与实际相符。
- 老年科医师在治疗前评估、衰弱识别、优化治疗方案，以及与外科医生和肿瘤科医生沟通协调方面起着重要的作用。

（张 华 译，王衍富 校）

完整的参考文献列表，请扫二维码。

主要参考文献

85. Luciani A, Ascione G, Bertuzzi C, et al: Detecting disabilities in older patients with cancer: comparison between comprehensive geriatric assessment and vulnerable elders survey-13. J Clin Oncol 28:2046–2050, 2010.
89. Kalsi T, Babic-Illman G, Hughes S, et al: Validity and reliability of a comprehensive geriatric assessment screening questionnaire (CGA-GOLD) in older people with cancer. Age Ageing 43(Suppl 1):i30, 2014.
92. Harari D, Hopper A, Dhesi J, et al: Proactive care of older people undergoing surgery ('POPS'): designing, embedding, evaluating and funding a comprehensive geriatric assessment service for older elective surgical patients. Age Ageing 36:190–196, 2007.
104. Stairmand J, Signal L, Sarfati D, et al: Consideration of comorbidity in treatment decision making in multidisciplinary cancer team meetings: a systematic review. Ann Oncol 26:1325–1332, 2015.
106. Chiang LY, Liu J, Flood KL, et al: Geriatric assessment as predictors of hospital readmission in older adults with cancer. J Geriatr Oncol 6:254–261, 2015.
109. Versteeg KS, Konings IR, Lagaay AM, et al: Prediction of treatment-related toxicity and outcome with geriatric assessment in elderly patients with solid malignancies treated with chemotherapy: a systematic review. Ann Oncol 25:1914–1918, 2014.
110. Hamaker ME, Vos AG, Smorenburg CH, et al: The value of geriatric assessments in predicting treatment tolerance and all-cause mortality in older patients with cancer. Oncologist 17:1439–1449, 2012.
111. Baitar A, Van Fraeyenhove F, Vandebroek A, et al: Geriatric screening results and the association with severe treatment toxicity after the first cycle of (radio)chemotherapy. J Geriatr Oncol 5:179–184, 2014.
116. Chaibi P, Magne N, Breton S, et al: Influence of geriatric consultation with comprehensive geriatric assessment on final therapeutic decision in elderly cancer patients. Crit Rev Oncol Hematol 79:302–307, 2011.
120. Parks RM, Hall L, Tang SW, et al: The potential value of comprehensive geriatric assessment in evaluating older women with primary operable breast cancer undergoing surgery or non-operative treatment—a pilot study. J Geriatr Oncol 6:46–51, 2015.
121. Pal SK, Katheria V, Hurria A: Evaluating the older patient with cancer: understanding frailty and the geriatric assessment. CA Cancer J Clin 60:120–132, 2010.
122. Handforth C, Clegg A, Young C, et al: The prevalence and outcomes of frailty in older cancer patients: a systematic review. Ann Oncol 26:1091–1101, 2015.
123. Hamaker ME, Jonker JM, de Rooij SE, et al: elderly patients with cancer: a systematic review. Lancet Oncol 13:e437–e444, 2012.
158. Puts MT, Tapscott B, Fitch M, et al: A systematic review of factors influencing older adults' decision to accept or decline cancer treatment. Cancer Treat Rev 41:2197–2215, 2015.
188. Popescu RA, Schafer R, Califano R, et al: The current and future role of the medical oncologist in the professional care for cancer patients: a position paper by the European Society for Medical Oncology (ESMO). Ann Oncol 25:9–15, 2014.
279. O'Reilly D, Rosato M, Maguire A, et al: Caregiving reduces mortality risk for most caregivers: a census-based record linkage study. Int J Epidemiol 44(6):1959–1969, 2015.

第93章

临床免疫学：免疫衰老和老年人群获得性免疫缺陷

Mohan K. Tummala，*Dennis D. Taub*，*William B. Ershler*

人类免疫系统的衰老改变

在大约 4.8 亿年前，免疫系统作为一个维持生命必需的基本系统第一次出现在原始生物中[1]。在有据可循的早期历史中，获得性免疫与感染之间有着明显的复杂关系。公元前 430 年，Thucydides 在对鼠疫流行的观察中发现，从疾病中恢复的那些人在将来疾病暴发时是可以免受感染的。1798 年 Jenner 对人类应用牛痘疫苗有效预防天花的报道开创了现代免疫学时代。整个 19 和 20 世纪，人类对于免疫与感染的了解一直在前进。例如，细菌菌体的鉴定终于使人们发现了能够中和这些微生物和/或它们毒素的抗体，最终引领了对疫苗接种概念的认可。在 19 世纪 60 年代，抗体结构的发现终于开创了现代免疫化学时代。尽管 Metchnikoff 和他的追随者在细胞免疫方面做了许多早期工作，但是直到 19 世纪 50 年代，细胞免疫在获得性免疫中扮演的角色才真正得到认可。虽然自我识别和自身免疫性理论出现在 20 世纪早期，但是至今自身免疫性疾病仍然不能被完全解释。

老年免疫学作为一个概念，是近期兴起的热点。1969 年，Walford 提出免疫功能下降导致了衰老的生物学进程[2]。他推测随着年龄增长而来的免疫系统紊乱可以从以下三个方面来解释老年人的疾病：自身免疫性的增强、癌症基因表达监视的失效、感染性疾病易感性的增加。目前的证据支持这一观念，由衰老所致的免疫功能下降可能被视为一种适度的获得性免疫缺陷。随着衰老，在免疫功能方面，老年人可能更易存在可降低免疫功能的疾病、条件或暴露因素[3]。

衰老过程中人类免疫系统的变化

非特异性宿主防御

初级（先天）免疫是对抗入侵体内病原体的第一道防线。它与次级（获得性）免疫的不同之处在于它不需要通过致敏或之前接触就可以提供保护。初级免疫包括组织（如皮肤黏膜屏障）、细胞（如单核细胞、中性粒细胞、NK 细胞）和间接对外源性细胞产生非特异性溶解作用的可溶性因子（如细胞因子、趋化因子、补体）。

先天免疫的一个特征是应用结构识别受体来发现病原体，如 toll 样受体（TLR）通过识别表达在病原体表面上的特定分子结构而引发多种信号通路。抗原呈递细胞（antigen presenting cell，APC）对抗原处理后，肽片段与主要组织相容性复合体（major histocompatibility complex，MHC）Ⅱ类分子一同被呈递给 CD4$^+$ T 细胞或与 MHC Ⅰ类分子一同被呈递给 CD8$^+$ T 细胞从而产生有效的 T 细胞反应。APC 也提供额外共刺激分子（如 B7.1 或 CD80 通过 APC 与 T 细胞上的 CD28 结合）以降低识别抗原后 T 细胞活化和存活的阈值。APC 上 TLR 的连接通过释放趋化因子和其他肽类物质增强了对病原体的吞噬作用，从而导致感染部位免疫细胞的激活和修复。

吞噬作用

吞噬作用包括吞食、溶解和或对异物的消化。中性粒细胞、巨噬细胞和单核细胞的吞噬能力是由它们的数量及能够到达病灶部位、附着在内皮表面、对化学信号（趋化性）产生应答和完成吞噬过程的能力决定的[4]。研究吞噬作用随着衰老发生的变化就必须对以上每个吞噬步骤检测，对人类的研究与健康纯系动物相比更加困难。相比人类，对于老龄鼠的研究表明在血运丰富的部位如肺部，年龄本身不会减弱其对细菌荚膜抗原的应答[5,6]。Niwa 和他的同事在一项长达 7 年的纵向研究中发现，死亡者存在中性粒细胞趋化性的退化和血清过氧化物酶的增加，提示在这些因素中存在一种临终的，但不是必然的正常衰老的变化[7]。然而，在体内血管分布较少的组织中，如皮肤，在趋化性上与年龄相关的有效性可能会减弱，还有其他一些变化可能会损害血管间隙内的细胞到达感染部位的能力[8]。尽管老年人保持着所有吞噬细胞的数量和吞噬能力，但是在体外中性粒细胞的功能（如内皮细胞黏附、迁移，生成过氧化物和一氧化氮等的颗粒分泌行为和凋亡）似乎随着年龄的增长而降低[9-11]，并且在老年人群中的研究发现到达皮肤破损病灶的中性粒细胞明显减少[12]。处于感染或生理应激状态的老年人，如何转化为免疫应答和免疫介导的修复仍然是未知的。虽然 TLR 的表达和粒细胞-巨噬细胞集落刺激因子（granulocyte-macrophage colonystimulating factor，GM-CSF）受体没有减少，但是这些受体的连接导致信号转导发生了改变。随着衰老，这些信号转导的改变可能与中性粒细胞功能缺陷，导致刺激的反应降低有关，如感染革兰氏阳性菌[13,14]。与年轻人不同，老年人中的这些变化可能是在脂多糖

（lipopolysaccharide，LPS）的刺激下 TLR4 在修复脂筏和非筏区（细胞膜的这个区域在细胞信号转导中发挥着重要的作用）过程中发生改变的结果[15]。同样，由于脂筏中存在着与年龄相关的磷酸酶，阻止了细胞活化，并导致老年人中性粒细胞对 GM-CSF 的反应降低，因此老年人通过 GM-CSF 在这些细胞表面的活化也发生了改变[16]。

巨噬细胞活化也随着年龄增长而发生改变，这可能与 T 细胞产生的干扰素 γ（interferon-γ，IFN-γ）信号减少有关[17,18]。在骨髓中可以观察到巨噬细胞前体及巨噬细胞的数量减少[19]。尽管关于成熟巨噬细胞表面 TLR 数量的减少是否与年龄有关仍然存在争议，但 TLR 刺激之后细胞因子产生缺陷产物的原因可能是改变了信号转导[20,21]。随着衰老，人类与鼠类的 MHC II 类分子表达减少，进而导致 APC 的抗原识别及呈递作用减弱[19,22]。此外，人类及鼠类活化的巨噬细胞产生高水平的前列腺素 E2，从而可能对抗原呈递作用产生负面效应[19]。位于感染部位的少数信号可能是局部活化的 T 细胞数量减少的结果，而局部活化的 T 细胞数量减少归因于巨噬细胞的抗原呈递能力降低。T 细胞数量减少，以及诱导 T 细胞从外周血进入炎症组织的归巢标记的表达缺陷表明，老龄鼠的易感性（例如，对结核的易感性）增加，这反映了中介细胞及其在感染部位表达的额外细胞因子的能力受损（参见之后更多关于 T 细胞伴随衰老改变的讨论）。这些观察或许可以帮助解释在临床上老年人群陈旧性结核为什么会复发。伴随衰老，还不能确定具有抗原呈递作用的树突细胞（dendritic cell，DC）在功能上是否发生改变。在老年人中，描述了皮肤朗格汉斯细胞的迁移和数量上的减少[24]，但是它们的抗原呈递功能仍然是足够的[25]。相反，那些衰弱的老人与未衰弱的老人相比，DC 会减少共刺激分子的表达，分泌较少的白细胞介素（interleukin-12，IL-12），刺激较弱的 T 细胞增殖反应[26]。

细胞溶菌作用

细胞溶菌作用是通过各种途径介导的，包括补体系统、NK 细胞、巨噬/单核细胞和中性粒细胞。补体活性随着衰老没有出现明显下降，并且中性粒细胞功能也完好无损。然而，在对非人类的灵长类动物的纵向研究中发现，年龄[27]和急性应激，如疾病[28]，可以影响 NK 细胞活性。NK 细胞的功能状态依赖于激活和抑制信号转导到膜受体的平衡[29]。在健康老人中观察到他们保持着完好的 NK 细胞活性[30]，在某种程度上可解释这样的老人呼吸道感染的发生率较低，而且接种流感疫苗后可产生较高的抗体效价[31]。然而，有慢性疾病及衰弱老人的特征是 NK 细胞的活性低，并且他们对感染和其他疾病更具有易感性[32,33]。

虽然不知道在老年人中激活和抑制受体的表达所发生的变化，但是 NK 细胞活性和细胞毒素颗粒的释放仍然是未受损的[30,34]。用 IL-2 刺激 NK 细胞后出现了干扰素 γ 的早期分泌降低，但可以通过延长培养时间来克

服[35]。IL-12 或 IL-2 能够上调趋化因子，虽然上调的程度比在年轻受试者中观察到的要低[36]。这些观察表明，NK 细胞在对细胞因子的反应方面有一个与年龄相关的缺陷，从而损害了它们杀伤靶细胞、合成细胞因子和趋化因子的能力。

特异性宿主防御

细胞免疫和体液免疫随着年龄的增长有非常明显的变化。在细胞免疫中，大多数研究显示在外周血细胞的总数方面，包括淋巴细胞、单核细胞、NK 细胞或多形核白细胞随着人类衰老没有明显的变化[35,37-41]。在老年人群中淋巴细胞减少症与死亡率有关，但这不是一种与年龄相关的发现[42-44]。尽管在老年慢性疾病患者中 T 细胞总数是下降的，但是大多数研究显示在外周血中 B 细胞和 T 细胞的百分比没有变化[45,46]。在正常衰老时辅助细胞与抑制细胞的比例（T_4/T_8）可能会发生变化[39,40,45,47,48]。这些发现与伴随 T_4/T_8 比例下降的由人类免疫缺陷病毒（human immunodeficiency virus，HIV）引起获得性免疫缺陷综合征（human immunodeficiency virus，AIDS）现象相反。最后，记忆细胞和表面表达 CD45 的细胞存在特有的与年龄相关的增加[49-52]。

细胞功能的质变

T 细胞功能的变化

伴随衰老，淋巴细胞的功能会发生改变。这可能是胸腺功能减退的后果，降低的胸腺功能是在胸腺依赖的 T 细胞免疫和适应性 T 细胞中与年龄相关变化的一个重要因素。在胸腺功能衰退之前血清中胸腺激素水平就会出现降低。到 60 岁，在人外周血中几乎检测不到胸腺激素[53]，并且胸腺的大小会随着胸腺上皮细胞的减少和胸腺生成量的减少而逐渐减少。胸腺激素替代治疗可能增强老年人的免疫功能[54,55]，但在这方面目前没有临床适应证。

随着年龄的增长，在最初抗原暴露的基础上 T 细胞可以被认为是幼稚细胞或记忆细胞，并且存在记忆 T 细胞池相对的扩大。因此随着年龄的增长正常免疫功能出现下降，主要是因为幼稚淋巴细胞的生成急剧下降，归因于胸腺产物的减少和惰性记忆淋巴细胞生成增多（见之后的讨论）。与从年轻人体内分离出来的幼稚 CD4$^+$ T 细胞相比，从老年人和老龄动物中分离出来的幼稚 CD4$^+$ T 细胞显示其在体外应答能力降低，分泌有丝分裂原刺激细胞因子发生变化，并且细胞增殖减少，极少增加效应细胞。在 APC 最初刺激作用下，衰老动物的幼稚 CD4$^+$ T 细胞产生的 IL-2 是年轻动物的幼稚 CD4$^+$ T 细胞产生的一半。同样，幼稚 CD4$^+$ T 细胞对抗体产生的辅助功能也在降低[56]。但是，老龄鼠体内新生的 CD4$^+$ T 细胞对抗原有较好的反应，并且能够在同源细胞的辅助下产生足够的 IL-2。因此幼稚 CD4$^+$ T 细胞存在的年龄相关

缺陷似乎是幼稚 CD4$^+$T 细胞本身寿命的结果而不是由个体寿命所致。这些衰老的幼稚 CD4$^+$T 细胞在抗原刺激下增殖较少，产生的 IL-2 也比未在外周血中进行稳态分裂的幼稚 CD4$^+$T 细胞少。幼稚 CD4$^+$T 细胞潜在的与稳态相关的功能障碍机制尚不明确。但是，与原始细胞相反，记忆 CD4$^+$T 细胞生存期较长，通过稳态的细胞因子维持，并且随着年龄增长相对稳定。从健康老年人及老龄鼠体内分离出来的 CD4$^+$T 细胞在体外试验中显示其对抗原刺激的增殖能力是正常的[57]。年轻人记忆 CD4$^+$T 细胞随年龄增长对抗原反应性较好，老年人则相反[58]。在外界刺激下，来源于衰老幼稚 T 细胞的记忆 T 细胞可存活并持续存在，但在没有同源细胞因子辅助的情况下，在记忆应答反应中，细胞增殖及细胞因子的产生明显不足。在接种流感疫苗的时候，健康老年人能够产生与年轻人相同数量的 CD4$^+$T 细胞，但是他们针对流感疫苗的长期 CD4$^+$T 细胞免疫反应是变差的[59]。在体外，流感疫苗接种后，能够刺激 IL-2 的增长[60,61]。但是，流感特异性细胞毒性 T 细胞随年龄增长逐渐减少，注射疫苗后没有增加[62]。

细胞表面受体表达的变化（如 CD8$^+$T 细胞表面共刺激分子受体 CD28 的缺失）是伴随衰老最突出的变化之一。新生儿中 CD28$^-$CD8$^+$T 不表达，但老年人中绝大多数（80%～90%）为循环中的 CD8$^+$T 细胞。功能上，CD28$^-$CD8$^+$T 细胞相对惰性，对 TCR 反应相对较弱，但仍具有细胞毒性并能抗细胞凋亡[63]。CD28 表达缺失与 CD28$^-$CD8$^+$T 细胞受刺激产生 NK 细胞受体有关，它的效应增长而增殖减少[64]。

在健康老年人中可以观察到随着衰老存在幼稚 CD8$^+$T 细胞的减少，幼稚 CD8$^+$T 细胞的减少由某种程度上 CD8$^+$T 细胞的寡克隆增殖所致[65]。这种增值可能反映了一种代偿现象，以控制潜在的病毒感染或填补可用的 T 细胞空间，其结果是减少了幼稚 T 细胞从胸腺的输出。当这种克隆增殖达到临界水平时，T 细胞谱的多样性出现减少，并且当老年人暴露于新的抗原时，可观察到其对新感染是缺乏免疫力的。例如，严重急性呼吸综合征（severe acute respiratory syndrome，SARS）暴发时，我们回顾性地研究了发病人群的年龄，发现年轻人具有的抗原识别性 T 细胞数目为 10^8，而老年人中大多数为 10^6[66]。更重要的是，在 SARS 中死亡的绝大多数为 50 岁以上的感染者。在病毒如巨细胞病毒（cytomegalovirus，CMV）、EB 病毒（EBV）、丙型肝炎病毒感染中可发现 CD28$^-$CD8$^+$T 细胞的聚集，因此在反复的抗原刺激下，CD28$^-$CD8$^+$T 细胞可能起源于 CD28$^-$CD8$^+$T 细胞[67]。在老年人中感染的增加及对疫苗无应答可能与 CD28$^-$CD8$^+$T 细胞的克隆扩增有关。胸腺退化、反复的抗原暴露、细胞凋亡敏感性变化（CD4 增高和 CD8 降低）综合作用，使老年人群的胸腺及淋巴组织变得对记忆 CD28$^-$CD8$^+$T 细胞无细胞免疫（无应答），从而导致细胞免疫受损。在老年人中，对疫苗接种反应较差的体液免疫和缺乏 CD28 表达的 CD8 T

细胞比例增高之间的联系证实了衰老 T 细胞存在的潜在深远影响[68,69]。

在皮肤迟发型超敏反应（delayed-type skin hypersensitivity，DTH）中也存在 CD28$^-$CD28$^+$T 细胞的降低[70-73]，并且这种变化已成为检测细胞免疫的有效措施。一般来说，一组皮试抗原（通常为 4～6 种抗原）用来评估 DTH 足够。皮肤测试反应结果阳性率随年龄增加而降低，年轻人阳性率大于 80%，而老年人的阳性率不足 20%[73]。在老年人群中进行的大多数功能检测存在明显的异质性。一项研究表明[72]，年龄超过 66 岁的研究对象中，生活在家中的受试者免疫力下降比例为 17.9%，而生活在养老院中有生活自理能力和没有生活自理能力的受试者这一比例分别为 41% 和 60%。皮肤测试是衡量细胞免疫的一个良好指标，但是在很大程度上受多种急、慢性疾病及免疫功能低下影响，因为衰老难以辨别。相应的体外研究表明[37,74]，并非所有免疫功能障碍患者对体外测试毫无反应，这也表明所观察到的皮肤测试呈阴性反应可能是由技术上（如老年人进行皮下注射时有一定的难度）或体内抗原呈递有缺陷导致的，正如之前描述的那样。对于为更充分地识别真正无免疫能力和免疫缺陷来讲，进行体内皮肤迟发型超敏反应评估和体外淋巴细胞测试是必要的。这种测定已经反复证明了无反应性和死亡率之间存在联系，因此这种测试确定的相关性是显而易见的。[43,72,73,75-77]。

年龄相关的 DTH 下降可能与既往及目前感染结核有关[78-82]。考虑到老年患者无反应的发生率很高，在得出结核杆菌阴性反应表明没有接触结核病的结论之前，必须对对照抗原如念珠菌感染、腮腺炎或双链酶（streptokinase streptodornase，SKSD）的反应性进行谨慎的评估。对于健康老年人，那些反复进行皮肤测试的人可出现假阳性结果（所谓的加强免疫效应）[82]。

B 细胞功能的变化

人体免疫系统中，随着年龄增长外周血 B 细胞没有持续的变化。在老年人中抗原特异性 B 细胞增殖与分化减少导致了抗原特异性免疫球蛋白（IgG）产物滴度降低，从而造成接种疫苗后抗体产生降低。多数研究表明，血清总 IgG 和 IgA 水平轻到中度升高而 IgM 水平无明显变化[83,84]。我们已经发现针对特异性外源性抗原的抗体滴度下降，包括针对同族凝集素的天然抗体[85]，以及针对诸如微生物抗原之类外来抗原的抗体滴度的减少[86-90]。疫苗引起的原发性[91]或继发性免疫应答是减弱的。与年轻患者相比，老年患者抗体滴度峰值较低，免疫后滴度下降较快[92,93]，到达滴度峰值所需时间较长（老年患者接种疫苗后需 2～6 周，年轻患者需 2～3 周）[94]。相反，血清中自身抗体有组织特异性，如壁细胞抗体、甲状腺蛋白抗体、神经元抗体[46,95-101]。随着年龄的增长，早期原始 B 细胞分裂减少，会导致具有抗原特异性的幼稚 B 细胞减少，抗原刺激性 B 细胞克隆扩增，这导致在

B 细胞中产生有限的免疫球蛋白（通过类转换），正如在老年人和老年小鼠中观察到的那样，有限的抗原特异性 B 细胞扩增和分化导致抗原特异性 IgG 的效价降低。较成熟的 B 细胞产生的抗体通常亲和力低，是由于在免疫球蛋白基因的可变区类别转换减少和存在体细胞重组，而类别转换和体细胞重组对抗体的产生及其多样性是必要的。记忆性 B 细胞的产生高度依赖于生发中心形成，生发中心的形成随年龄增长逐渐减少。生发中心的形成在某些程度上依赖于辅助性 CD4+ T 细胞，可能与 B 细胞、T 细胞数量及其质量改变有关，在很大程度上这就是为什么疫苗接种后反应减弱的原因。例如，虽然在小于 65 岁的人群中有 70%～90% 的人在接种流感疫苗后可得到有效的保护，但是在衰弱老人中仅有 10%～30% 可产生保护性抗体[105]。

器官非特异性自身抗体，如 DNA 抗体、类风湿因子，随年龄增长逐渐增加。随年龄增长，免疫复合物也逐渐增加[95,106]。自身抗体随年龄增长而增加的原因尚不明确。一些解释似乎合理，包括免疫调节的变化，以及由反复性感染及组织逐渐衰退所致的 B 细胞克隆性增殖。

细胞因子失调和衰老

人们越来越重视伴随衰老而发生的细胞因子的降低和产物的变化（表 93-1）。有丝分裂原刺激后对淋巴细胞功能方面评估的体外研究表明，增殖反应的下降可能是 T 细胞淋巴因子产生和调控作用降低的结果，尤其是 IL-2[44,48,107,108]。有报道称在老年人中存在 IL-2 受体阳性细胞百分比、IL-2 受体密度，以及 IL-2 和 IL-2 受体特异性 mRAN 表达的下降[48,109]。IL-2 对特异性抗原所产

生的应答作用也是下降的。对于非特异性有丝分裂原刺激，T 淋巴细胞的增殖明显下降[46,48,73,110]。此外，特异性抗原刺激时，T 细胞功能出现降低也已证实[70,111]。T 淋巴细胞表面有丝分裂原受体的数量及密度随年龄增长无明显变化[112]。但是，能够对有丝分裂原刺激产生效应的 T 淋巴细胞数量是减少的，并且激活的 T 细胞不能经受同样多次的分裂[80]。随着年龄的增长可观察到相对惰性幼稚 T 细胞成分增加，辅助性 T 细胞从 1 型（Th1）转变为 2 型（Th2）的优势也同样发生着转变。Th1 类型产生 IL-2、IFN-γ、肿瘤坏死因子-α（TNF-α），主要参与细胞免疫。Th2 类型产生 IL-4、IL-5、IL-6、IL-10，主要参加体液反应（图 93-1）[56]。然而，IL-2 及 IL-12 的下降可造成细胞免疫功能下降。致炎细胞因子（尤其是 IL-6）的增加，可能会导致细胞代谢失衡[113]。事实上，IL-6 增长的水平与人体功能减退及社区老年人死亡率相关[114]。因此，在老年人中与炎症相关的生物学标记是衰弱及死亡率[115,116]强有力的预测因子，这一现象称为衰老炎症[49]。

表 93-1　衰老的免疫学标记

减少	增加
胸腺产物	记忆 T 和 B 细胞
外周血幼稚 T 细胞	记忆淋巴细胞的单克隆增殖
T 和 B 细胞组分的多样性	CMV 特有的 CD8+/CD4+
对 T 细胞共刺激分子刺激	CD45 RO+ T 细胞
CD28+ T 细胞	CD28- T 细胞
CD45+ T 细胞	IL-6、SCF*、LIF†
IL-2、INF-γ、IL-12、IL-10、IL-13	无反应性 T 细胞
有丝分裂原的增殖	
迟发型超敏反应	
对接种疫苗的应答	

＊干细胞因子；† 白血病抑制因子

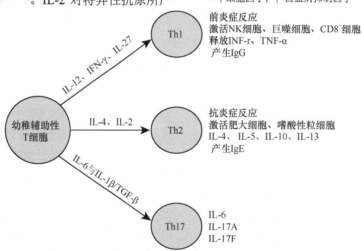

图 93-1　幼稚辅助性 T 细胞（Th 细胞）向各种效应 T 细胞分化。幼稚辅助性 T 细胞向各种效应 T 细胞的分化是对不同的抗原呈递细胞和细胞因子刺激做出的应答。这些功能亚群包括 Th1、Th2、Th17、调节性 T 细胞（Treg）。这些亚群在细胞介导免疫和炎症的起源与控制中扮演着独特的角色。传统上，Th1 的应答涉及许多自身免疫性和炎症性疾病及这些细胞产生的细胞因子，主要是 IL-2、IFN-γ 及 TNF-α，诱导单核和多核细胞在靶组织中浸润和激活。以这种方式，促炎细胞因子的非抑制表达被认为在自身免疫性疾病和慢性炎症反应的进展中发挥核心作用。相反，Th2 细胞分泌 IL-4 和 IL-10，促进体液免疫和抑制 Th1 反应，涉及改善和缓解自身免疫性和炎症性疾病。第三类 Th 细胞亚群，即 Th17，被认为其生存和扩张依赖于 IL-23，并已被确定为致病炎症反应的主要介导物，与自身免疫、过敏、器官移植、肿瘤发展有关。多种类型的调节性 T 细胞（Treg）已被确定，并且显示其在抑制自身反应性 T 细胞方面发挥了积极的作用。然而，如果它们的数量和活性不被控制的话，这些细胞可通过针对抗原和肿瘤细胞产生的最佳细胞介导免疫反应来抑制宿主的能力。

稳态下（如除应激、外伤、感染及疾病外），IL-6是牢牢受控制的，并且在血清中水平非常低，仅能在皮克水平内测定。IL-6 的调控因子是性激素（雌激素、睾酮）。绝经后，在健康老年女性的血液中似乎可检测到 IL-6。这种致炎因子在非恰当时候的出现引起了生理学界的广泛重视，因为它为衰弱的许多表型特征和许多年龄相关的紊乱程度提供了合理的解释，这些紊乱包括动脉粥样硬化、糖尿病、阿尔茨海默病及骨质疏松症[117-120]。

免疫衰老的临床结局

自身免疫

Waldor 和他的同事[91]推测在衰老过程中，自身免疫因素至关重要。Cohen 提出随年龄增长，自身免疫在机体恢复及再生过程中扮演着重要的生物学角色[121]。某些自身免疫性疾病在老年人中患病率是最高的，如恶性贫血、甲状腺炎、大疱性类天疱疮、类风湿性关节炎、颞动脉炎，这表明与年龄相关的自身抗体增加可能具有临床相关性[122-127]，虽然后者尚未得到证实。

自身免疫也可能在老年人血管疾病中发挥作用[128]。在老年人中巨 T 细胞动脉炎是一种常见病[124,129]，并且与退行性血管疾病有关。免疫机制可能导致动脉粥样硬化，最终的病理学共同通路继发于多种血管的损伤[130]。人类中许多与血管疾病相关的抗血管病变抗体被描述[131-134]。抗磷脂抗体与血管的许多病理状态相关，包括脑卒中和血管性痴呆、颞动脉炎和缺血性心脏病[135-138]。然而，抗磷脂抗体导致血管损伤的确切机制仍然未知[139]。抗磷脂抗体随着年龄增加而增加[140-142]，并且在老年人中这些自身抗体与血管疾病的相关性可能表明它是免疫介导的血管疾病的一个免疫易患因素。血管硫酸肝素蛋白多糖（vascular heparan sulfate proteoglycan，vHSPG）的自身抗体也可能在老年人血管损伤中发挥重要作用[133]，因为 vHSPG 在正常抗凝和胆固醇代谢中扮演重要的角色[143]。

免疫衰老

免疫衰老和癌症

年龄是癌症的最大危险因素[144]。长期以来人们一直推测免疫机制在识别和摧毁肿瘤细胞中发挥重要作用，与年龄有关的免疫功能下降可能被用来解释老年人癌症发病率的增加。这一假设的问题在于，它听起来似乎合理，但是很难证明（见后面的讨论）。还有其他的对老年人恶性疾病显著增加的解释，如通过长期评估（对多种上皮肿瘤长达几十年的监测）发现肿瘤的恶性转化或是达到临床检测出的生长程度的肿瘤需要多种遗传基因和表观遗传基因持续长期的作用。另一种解释提示，宿主与宿主因素随着时间的变迁而发生改变，这正好迎合了为什么癌症的进展和表现主要出现在老年阶段。解释晚年恶性肿瘤增加的这两种假说被恰当地描述为"种子 vs. 土壤"[145]。

从免疫学和土壤学的观点来看，有两个主要的观察结果与恶性肿瘤和年龄有关——免疫系统对细胞的非抑制性增殖的直接控制与假设非衰老的免疫力限制了晚年恶性肿瘤增加的证据。以下将逐步进行讨论。

在老年人中淋巴细胞增生性疾病是常见的。虽然发病率呈双峰，但是在老年阶段淋巴瘤的峰值包含了结节性 B 细胞型的一个不成比例的发病率[146]。在生命最后的 1/4 阶段，老年人和小鼠通常表达单克隆丙种球蛋白（异型蛋白）[147-150]。单克隆丙种球蛋白病随年龄的增长而增加，可能出现在 79%的年龄在 95 岁以上受试者的血清中[151-153]。Rad 和同事[151]定义了 4 种与年龄有关的单克隆丙种球蛋白病——骨髓瘤或相关疾病、良性的 B 细胞瘤、伴随 T 细胞的丢失超过 B 细胞的免疫缺陷、慢性抗原刺激。他们推测第三类是迄今为止最常见的，其正是伴随着免疫衰老发生的。年龄相关免疫功能异常最初被认为可能与异常的免疫调节标志物相关，如病变蛋白血症和/或自身抗体水平的增加，而之后或许被用来解释淋巴瘤的发病机制。单克隆丙种球蛋白病可在无明显多发性骨髓瘤出现的情况下引发疾病，特别是肾病[154]。在少数单克隆丙种球蛋白病病例中，可能出现恶性进展[154-156]。多发性骨髓瘤的患病率也与年龄有关[157]。在单克隆丙种球蛋白病中不常用的治疗[152]，在治疗骨髓瘤时通常是有用的。在老年人中另一个常见的淋巴系统恶变是慢性淋巴细胞白血病[158]。非霍奇金淋巴瘤的发病率也随着年龄的增长而增加，尽管霍奇金淋巴瘤的发病率也呈双峰分布[159]。

最后，关于癌症发展和衰老的讨论并不会完全不考虑免疫力下降的重要性和相关免疫监视的失败[160-163]。一直以来就有人提出免疫功能降低导致恶性肿瘤发病率增加。然而，尽管这种假说很有吸引力，但科学支持是有限的，这一话题仍存在争议[164]。免疫解释的支持者指出进行实验的远系繁殖品系小鼠存在异质的免疫，并且持续整个生存期[165,166]。研究者发现那些在生命早期拥有相对较好的免疫功能者（由小样本的血液在一定的时间内可以进行有限的孔板化验次数所决定）与那些评估认为免疫活性更低的人相比，不容易出现特发性恶性肿瘤并且他们的寿命更长。此外，很难否认严重免疫缺陷动物或人类更频繁地发生恶性疾病。其他不太严重的免疫缺陷者也会发生恶性肿瘤，也许不引人注目。与恶性肿瘤相关的免疫缺陷（如艾滋病或器官移植后）通常是淋巴瘤、卡波西肉瘤或白血病，而不是老年人更常见的恶性肿瘤（如肺癌、乳腺癌、结肠癌和前列腺癌）。因此，公正地说，对于老年人年龄相关的获得性免疫缺陷与癌症发生率的关系仍不清楚。在癌症的临床管理，包括与感染和疾病进展相关的问题上，免疫衰老的重要性获得了更大的共识。

老年人的免疫衰老和感染

感染后，衰老的免疫系统或许不能产生有效的免疫应答，老年人感染会伴有较高的发病率和死亡率[167,168]。就这一点而言，最值得注意的是流感病毒、肺炎链球菌性肺炎及各种泌尿道致病菌感染。老年人也更易患皮肤感染、胃肠炎（包括艰难梭菌感染）、肺结核及带状疱疹。在老年医院和养老院获得性感染在增加。对感染的易感性增加归因于免疫衰老和那些在老年人中更加常见的改变，如纤毛摆动能力和咳嗽放射下降诱发吸入性肺炎；大小便失禁诱发尿道感染和会阴部皮肤感染；不活动诱发压疮和伤口感染。

老年人感染的通常表现是非典型的[74,144,169]。老年人也许不会出现典型的感染体征，如峰型热、白细胞增多、胸部 X 线片出现显著的炎性浸润，或急腹症患者出现反跳痛。尿路感染甚至是肺炎可能只出现精神状态改变和轻度不适的临床表现。偏低的基础体温也许需要监测体温变化，而非绝对体温。特别是在高龄屡弱老年人中是真实的，因为他们的感染特点通常是由不寻常微生物引起，同一病原体反复感染，或静止性疾病再发，如肺结核或带状疱疹病毒感染，这些感染可能为非典型症状并且会对标准治疗产生耐药性。

流感

流感流行期间的主要患病率和高死亡率大多发生在老年人中[170]。老年人除患有许多共存疾病外，年龄本身也是一个易发生严重流感并发症的重要影响因素[171]。人们普遍认为，老年人易患流感和流感并发症是因为免疫因素，包括抗体应答及流感特异性细胞免疫功能的下降（见之前的讨论）。体液免疫的作用，特别是中和抗体的形式，也许相比促进康复而言，对初期感染的预防及控制才是最重要的[172]。T 细胞介导的免疫应答似乎更加重要，并且主要与感染后病毒的清除及恢复有关；在被感染的志愿者中流感特异性细胞毒性 T 淋巴细胞（cytotoxic T lymphocyte，CTL）的活性与病毒的快速清除有关，甚至在血清中未检测到抗体[173]。有几项研究通过在小鼠模型中过继转移流感特异性 CTL 证明了以上结论[174,175]。无论是自然感染还是疫苗接种[176-178]，流感特异性抗体随年龄增长而下降，这可能使得老年人流感的发生风险增加。然而，同样重要的是，CTL[62,179]、受到流感特异性 T 细胞克隆限制的人类白细胞抗原（human leukocyte antigen，HLA）及淋巴细胞的增殖也随年龄增长而下降。T 细胞介导细胞因子反应，尤其是IL-2，随着年龄的增长而减少，尽管这在健康的老年人中仍未很清楚的确定[61]，但在衰弱老年人中得到了证实[60]。在年龄相关的流感易感性及发病增长中，这些观

察占了大部分。此外，尽管流感可导致另外未接种疫苗的健康老年人出现症状，症状持续的时间是相对年轻人群的近两倍，但是那些之前接种过疫苗（如疫苗失败）的老人与接种疫苗的、健康的、更加年轻的成年人相比，流感症状持续的时间是一样的。当疫苗菌株匹配差的时候这项观察仍然是正确的，因此不应该以此为理由而拒绝给老年人每年接种疫苗。

在长期护理机构，发现流感疫苗接种在减少流行性感冒样病和防止肺炎、住院治疗和死亡（有传染性的和全因死亡率）方面是有效的。给居住在社区的老年人每年接种疫苗带来的益处在某些研究中证实是中立的[180]，而在其他研究中发现是更加有效的[181,182]。一些治疗方法致力于增加免疫应答从而使老年人免于接种流感疫苗，其中疫苗中更高剂量的血凝素成分更富有免疫原性[183]。值得注意的是，在老年人中尽管所有这些改变随着衰老和共病而出现，特别在高危老年人群中，但流感疫苗在减少流感相关感染和并发症方面的性价比仍然是非常高的[171,182,184]。

肺炎球菌疾病

免疫力降低，不论是由衰老、疾病，还是药物治疗所致，对于肺炎球菌所致的疾病可带来并发症发生风险。例如，一项研究发现，肺炎球菌性疾病的发病率在 100 000 名 70 岁以上人群中为 70 例，而在 100 000 名年轻成人中为 5 例[185]。肺炎链球菌是一种革兰氏阳性双球菌，通常定植在鼻咽部，并且在抗生素使用之前的年代存在于高达 70% 的人中。致病性形式是有荚膜的，多糖荚膜的抗原变异作为有用的疫苗靶点产生免疫性。耐青霉素肺炎链球菌的患病率上升[186]使得治疗感染更加困难，那么对于肺炎球菌疾病，加强预防应作为基本的管理策略。

在肺炎链球菌感染中肺炎是最常见的感染，其他部位的感染在临床上也是很重要的。这些感染包括中耳炎、鼻窦炎、脑膜炎、化脓性关节炎、心包炎、心内膜炎、腹膜炎、蜂窝织炎、肾小球肾炎、脓毒症（尤其是脾切除术后）。慢性阻塞性肺疾病对于肺炎球菌感染并发症的发生是一个独立的危险因素。这可能与清除分泌物结构的更改和肺内免疫力的变化相关。肺炎球菌感染的危险因素还包括一些吸入性肺炎患者，如吞咽困难的患者、脑卒中幸存者。

预防是最好的防御措施，肺炎球菌疫苗的多糖抗原已用于产生 T 细胞独立反应，这是老年人的理论优势，因为免疫衰老被认为主要是干扰 T 细胞而不是 B 细胞的反应（见前面的讨论）。然而，关于肺炎球菌疫苗在疾病预防中效能的研究结果是令人失望的或不确定的[178,187]，另外有研究提出有效性和性价比[188-191]。肺炎球菌疫苗的使用不足可以解释护理机构的肺炎暴发，在这样的机构中疫苗接种率是非常低的[192,193]。如果 65 岁及以上的人接种疫苗已超过 5 年，且在接种疫苗时年龄小于 65

岁，则建议他们重新接种疫苗。同时，新疫苗的设计力求在老年人中可更好地刺激免疫应答，可通过多糖与结合有细胞因子[194]的肽相接合来补充辅助性 T 淋巴细胞或通过应用靶肽[195]。对于免疫衰老患者来讲这些方法是否有益还有待确定。

水痘带状疱疹病毒

带状疱疹是由水痘带状疱疹病毒（varicella zoster virus，VZV）引起的，随着年龄的增长越来越普遍，其严重性和并发症也更重[196-200]。大多数病例发生在 60 岁以后[201]，在 80 岁时，每年患病率可达 0.8%。带状疱疹的两个主要并发症：带状疱疹后出现的后遗神经痛和颅神经带状疱疹（经常发生在动眼神经，经常导致运动神经元麻痹性痴呆），是最难治愈的。带状疱疹遗留下的神经痛发生在 60 岁及以上的人群，超过25%的患者与睡眠障碍和抑郁密切相关[202-206]。面神经麻痹[207]和梅尼埃[208]病均与年龄相关，并且这两种疾病也与带状疱疹相关。在很大一部分人群中，VZV 特异性细胞免疫与带状疱疹的易感性密切相关，如淋巴瘤患者、骨髓移植受者、免疫功能正常的老年人[209-216]。然而，VZV 特异性细胞免疫降低是 VZV 复发的主要诱因，显而易见，VZV 免疫限制了病毒的复制和传播[218]。在一项随机临床试验中与安慰剂组相比，60 岁及以上的成年人接种 VZV 减毒活疫苗可以使带状疱疹发病率及带状疱疹后遗留的神经痛发生率下降[219]。在 70 岁以上的老年人，减少带状疱疹后遗神经痛的益处是更加明显的。这项研究使得美国、欧洲及澳大利亚，批准疫苗用于 60 岁以上的老年人。

老年人获得性免疫缺陷的继发性原因

与这些老年人中轻微原发性获得性免疫缺陷的正常改变相比较，各种继发性的获得性免疫缺陷发生在老年人可能是严重的，但也是可逆的。免疫缺陷的继发原因和所谓正常的与衰老相关的变化之间的区别在临床上是很重要。临床医生需要对老年人获得性免疫缺陷有很高的警惕，因为许多原因是可逆的，可能是感染风险、感染表现改变或对常规治疗反应不充分的主要原因。

营养不良

营养不良对免疫系统的影响可能是深远的，它明确增加了老年人感染的风险[220,221]。那些能够行走活动的营养不良的老年人出现的免疫缺陷或许能通过营养补充而逆转。营养不良会影响50%的住院老年人，与急性护理结果高度相关，包括死亡[222-224]。严重的蛋白质、热量、维生素和微量元素不足可能引起免疫损伤，这将导致人体对感染毫无反应[225,226]。淋巴细胞绝对值低于1500/μmu³通常表明某种程度的营养不良，低于 900/mm³则与严重营养不良和免疫缺陷高度相关。

共病

充血性心力衰竭[227]和阿尔茨海默病等慢性疾病可能与进食充足人群发生进行性恶病质有关，并且可能由肿瘤坏死因子或其他炎性介质调节[94,102]。在痴呆老年患者中，尽管他们摄入了足够的食物，但营养不良很常见，并且感染风险增加了 4 倍[102]。糖尿病在老年人群中很常见，通常与免疫功能下降有关。

多重用药

老年人经常使用大量的处方或非处方药物，使得药物引起的获得性免疫缺陷的发生率比一般人更高。很多常用药物会导致中性粒细胞减少症和淋巴细胞减少症，抑制炎症和/或免疫反应。这些药物包括止痛剂、非甾体抗炎药、类固醇、抗甲状腺药、抗关节炎药、抗精神病药、抗抑郁药、安眠药、镇静剂、抗惊厥药、利尿剂、H2 型受体阻断剂和降糖药[228-230]。T 淋巴细胞也有钙通道、胆碱能受体、组胺类受体和肾上腺素能受体，作用于这些受体的药物可能会对免疫功能造成负面影响[227]。低丙种球蛋白血病也可能是由药物引起的[231]。另外一些研究表明，药物可能削弱或增强机体对疫苗的免疫应答[232,233]。

人类免疫缺陷病毒和其他感染

人类免疫缺陷病毒感染可能是导致老年人获得性免疫缺陷的原因，应该作为淋巴细胞减少的老年人获得性免疫缺陷进行鉴别诊断的部分和相关风险因素之一[234-238]。老年人常见的艾滋病感染途径在以前是输血，但现在是通过性行为传播[239-241]。痴呆是艾滋病的常见临床表现[242]，艾滋病应该作为有相关危险因素的痴呆患者的鉴别疾病之一。老年人艾滋病被漏诊的可能性应该引起老年健康医疗保健工作者的关注。在美国，艾滋病患者中大约有11%的人年龄超过50 岁（老年医学中一个公认的健康问题），并且在疾病的快速进展中年龄应该作为一个独立的危险因素[240,243]。

应激

心理隔离、抑郁和应激可能是老年人免疫功能紊乱的原因[244,245]。丧亲之痛的心理应激和抑郁会增加癌症的发病率[246,247]。社会孤立和婚姻不幸可能会损伤免疫功能[248]。照料痴呆配偶所形成的慢性应激也会降低流感疫苗的免疫应答[249]。通过大量的实验室检查证实，增加社会接触可以提高免疫功能[250]。缺乏运动也可能导致免疫功能紊乱，对于老龄动物和老年人而言，锻炼可以维持正常的免疫功能[251]。心理神经免疫学与老年医学的各学科间明显存在着特殊关联性，在老年人中心理社会问题存在高患病率。

免疫功能评估和免疫增强

免疫功能评估

对于临床医生来说，通过必要的测试去评估免疫从而建立老年获得性免疫缺陷的诊断是很容易的[252]。体液免疫系统很容易通过测量血清总蛋白和定量免疫球蛋白（IgG、IgA、IgM）水平来衡量。血清蛋白电泳、免疫电泳对排除单克隆丙种球蛋白病、骨髓瘤和某些形式的淋巴瘤非常有用，还可以为慢性炎性疾病（多克隆丙种球蛋白病、白蛋白水平降低）提供线索。特定的抗体浓度如同种凝集素还可提供关于 B 细胞功能的额外信息。检测细胞免疫系统的完整性可通过血白细胞计数（包括淋巴细胞绝对值），应用至少 6 个抗原为一组的迟发型皮肤超敏反应测试和体外试验，如淋巴细胞亚群、淋巴细胞对有丝分裂原或特异性抗原反应的增殖能力和细胞因子产物的检测。后者的检测经常是通过标准的临床免疫学实验室完成的。其他来自于临床免疫学会诊医生和研究型实验室的更复杂的免疫检测也是可以应用的。

特定的潜在可逆的获得性免疫缺陷的原因，如营养不良或药物，应在经常发生感染或发生不寻常感染的老年患者中寻找，尤其是那些淋巴细胞减少症和/或对抗原、抗体无反应性的老年患者中。至少通过监测在营养支持或药物戒断过程中中性粒细胞和淋巴细胞的数量来执行药物复审和营养评估。人类免疫缺陷病毒感染通常认为在高危患者中出现，包括非常老的老人，因为他们有传播给卫生保健工作者和照顾衰弱老人的家庭成员的风险。

免疫增强和其他临床策略

为了提高老年人的免疫功能已经实施了许多干预措施。胸腺激素及其他激素、药物和细胞因子被推荐作为免疫增强剂，但这些都没有被临床所认可[253]。在动物实验中，不造成营养不良的热量限制确实延长了寿命，并且与免疫功能进入终末期有关，但是在人类中热量限制的好处仍然未知[254]。补充锌和其他微量元素也可能有益于一些老年患者恢复体外淋巴细胞增殖，并加强迟发型皮肤超敏反应，但在老年人中预防感染或减少感染的发生率或与免疫缺陷相关的潜在问题的影响没有被证实[255-258]。维生素 C 和其他抗氧化剂也可能对免疫功能有益[259,260]。然而，在正常衰老动物中，大剂量膳食补充并不能显著提高免疫功能[261]。

疫苗在面临免疫力降低的老年人的健康维护中是至关重要的，可有效预防肺炎球菌肺炎、流感、破伤风，并且能够减少这些疾病的死亡率[251,262-264]。虽然老年人抗体滴度峰值较低，并且血清抗体水平下降更迅速，但大多数健康老人通常能够达到被认为具有保护性的抗体滴度[89,92,265,266]。然而，有慢性疾病、衰弱的老人，尤其

是住在专门机构的、营养不良的人，接种单次剂量疫苗获得免疫时，也许不能达到足够的保护性抗体滴度峰值来对抗肺炎球菌肺炎或流感，因此一些专家建议补充剂量[267-269]。老年人可能需要在一般接种周期（大约是 10 年）后再次接种疫苗和破伤风类毒素维持保护性抗体的血清水平[88,270]。蛋白共轭化合物和免疫偶联物疫苗的使用或许可以改善老年人的反应[271-273]。

结　　论

免疫系统随着年龄的增长有轻度至中度衰减，这些使得一个人容易发生某些感染，也可能影响临床表现。在老年人群中往往会观察到更严重的免疫缺陷，但当这种情况发生时，临床医生应该高度怀疑继发性原因（即衰老之外的原因）。这个年龄段获得性免疫缺陷的一些可逆因素包括伴发疾病、营养不良、药物、压力和可能的感染，包括人类免疫缺陷病毒感染。新的治疗方法可能最终在治疗老年人获得性免疫缺陷中是有效的，尤其是那些因为年龄和疾病导致免疫系统大大受损的老年人。

关键点

- 免疫系统随着年龄的增长而变化，主要影响 T 细胞和 B 细胞功能。
- 免疫系统的变化与临床表现和疾病的表现变化有关。
- 免疫衰老影响疫苗的有效性。

（葛媛媛 译，孔 俭 审）

完整的参考文献列表，请扫二维码。

主要参考文献

13. Fortin CF, Larbi A, Dupuis G, et al: GM-CSF activates the Jak/STAT pathway to rescue polymorphonuclear neutrophils from spontaneous apoptosis in young but not elderly individuals. Biogerontology 8:173–187, 2007.
14. Tortorella C, Simone O, Piazzolla G, et al: Age-related impairment of GM-CSF-induced signalling in neutrophils: role of SHP-1 and SOCS proteins. Ageing Res Rev 6:81–93, 2007.
26. Agrawal A, Agrawal S, Cao JN, et al: Altered innate immune functioning of dendritic cells in elderly humans: a role of phosphoinositide 3-kinase-signaling pathway. J Immunol 178:6912–6922, 2007.
161. Koebel CM, Vermi W, Swann JB, et al: Adaptive immunity maintains occult cancer in an equilibrium state. Nature 450:903–907, 2007.
162. Swann JB, Smyth MJ: Immune surveillance of tumors. J Clin Invest 117:1137–1146, 2007.
167. Larbi A, Franceschi C, Mazzatti D, et al: Aging of the immune system as a prognostic factor for human longevity. Physiology (Bethesda) 23:64–74, 2008.
190. Johnstone J, Marrie TJ, Eurich DT, et al: Effect of pneumococcal vaccination in hospitalized adults with community-acquired pneumonia. Arch Intern Med 167:1938–1943, 2007.
211. Hovens MM, Vaessen N, Sijpkens YW, et al: Unusual presentation of central nervous system manifestations of varicella zoster virus vasculopathy in renal transplant recipients. Transpl Infect Dis 9:237–240, 2007.

212. Miller GG, Dummer JS: Herpes simplex and varicella zoster viruses: forgotten but not gone. Am J Transplant 7:741–747, 2007.

227. Gelinck LB, Teng YK, Rimmelzwaan GF, et al: Poor serological responses upon influenza vaccination in patients with rheumatoid arthritis treated with rituximab. Ann Rheum Dis 66:1402–1403, 2007.

228. Gelinck LB, van der Bijl AE, Beyer WE, et al: The effect of anti-tumour necrosis factor alpha treatment on the antibody response to influenza vaccination. Ann Rheum Dis 67:713–716, 2008.

229. Gelinck LB, van der Bijl AE, Visser LG, et al: Synergistic immuno-suppressive effect of anti-TNF combined with methotrexate on antibody responses to the 23-valent pneumococcal polysaccharide vaccine. Vaccine 26:3528–3533, 2008.

K 篇　皮肤及其特殊感觉

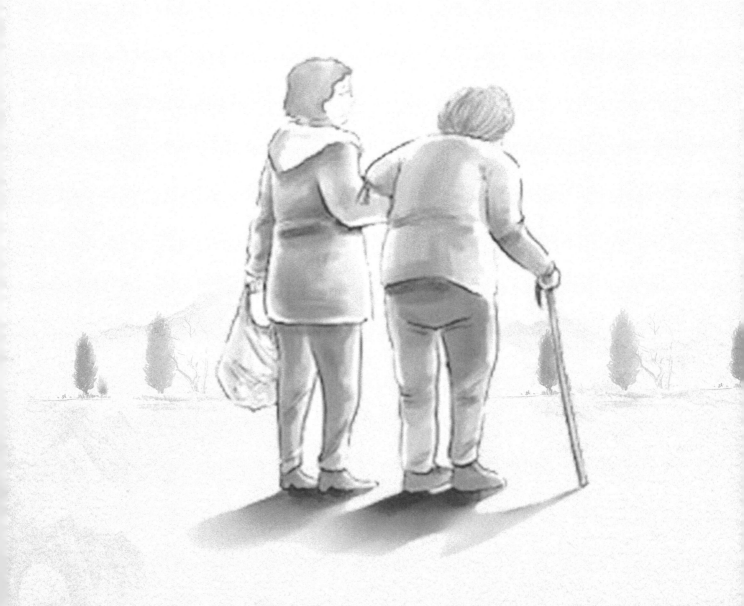

第94章 皮肤疾病和衰老

Kacper K. Pierwola，*Gopal A. Patel*，*W. Clark Lambert*，*Robert A. Schwartz*

介 绍

年龄因素会影响包括皮肤在内的所有器官系统。细胞代谢、感官知觉、体温调节功能及免疫防御系统都会退化。皮肤外观的改变取决于环境和基因两方面因素。老年患者不仅需解决敏感的皮肤问题，包括使用化妆品致毁容及社会歧视在内的社会心理问题也亟待解决。医生的作用是诊断、治疗疾病，并指导患者防治可见的器官衰老，同时预防可避免的疾病。

流 行 病 学

美国 65 岁以上的人口大幅增长。皮肤疾病在老年门诊患者中占重要的比例，而且这一比例还在不断增长。2005 年一项美国的研究显示，家庭医生出诊的患者中有 21%存在皮肤问题，其中 72%的患者都是首次以其为主诉就诊[1]。同样在 2005 年，全国门诊医疗调查（National Ambulatory Medical Care Survey，NAMCS）显示，门诊访问人数最高的年龄段为 45～64 岁，该结果与 1995 年的调查有所不同。因此建议增加对 65 岁及更高龄人群的医疗投资[2]。2012 年 NAMCS 的最新报道也认同了这种人口结构的转变[3]。在所有年龄段的患者中，1/20 的患者因皮肤、头发或指甲问题就诊[2]。一项针对美国人口进行的研究发现，皮肤黑色素瘤等疾病的发生风险正在上升，从 1980 年的 1/250 升高到 2002 年的 1/65[4]。这些数据强调了识别老年人皮肤疾病的重要性[5]。例如，皮肤癌如果早期得到诊断，通常可以预防或 100%治愈。此外，美容服务的作用，以及可追溯至皮肤疾病对社会心理健康的影响也令人更加关注。

接 近 患 者

不论年龄大小，一个完整的病史对皮肤疾病患者来说是十分重要的。应注意包括局部用药、全身用药、化妆品和补充及替代品在内的药物或化学物质的使用。患者主诉时间的长短、过去的治疗经过、与患者密切沟通、患者对病因的看法可能协助或阻碍诊断和治疗。卫生习惯，包括洗澡和洗烫的习惯均应进行评估。老年患者应该在明亮的环境下接受一个彻底的皮肤评估。

老年患者经常会出现用药依从性差的问题。由于症状频繁出现，因此皮肤治疗是一个巨大的挑战。患者可能需要在脚、后背等难以触及的地方使用润肤乳或针对这些部位采取制动。洗头、洗澡或复杂的治疗方案会使老年患者感到困惑和挑战。临床医生需要了解所有这些问题，并做出相应的调整。

几种皮肤问题

湿疹

老年患者的主诉通常为瘙痒皮疹等病变，多数为湿疹。湿疹在美国人口的发病率是 2.4%～4.1%[6]。在老年人群中，自然衰老的皮肤容易患湿疹。在土耳其，一项针对超过 4000 名患者的研究显示，65～74 岁年龄组中湿疹的诊断率接近 22%[7]。

干燥病（干裂性湿疹、缺脂性湿疹）

干燥病用于描述粗糙或干燥的皮肤疾病，这种情况在几乎所有的老年人中都能见到。例如，人工加热房间这样的低湿度条件，特别是强制热风采暖会加剧这种情况。干燥病其实是一个误称，并不是整个皮肤层都缺少水分，只是表面的角质层的水合作用减少[8,9]。干燥病也被错误归类为皮脂腺功能紊乱。尽管皮脂腺活动随着年龄增长而减弱，会消耗皮肤的水分，但它只在干燥病的发展中发挥了部分作用[10]。其他因素包括分化异常引起的表皮表面不规则。皮肤水合作用减少及皮肤脂质含量减少会损害正常脱屑，导致皮肤鳞屑，形成典型的干燥病。此外，衰老也会导致脂质结构的改变和丝聚合蛋白减少。丝聚合蛋白是一种与角质形成细胞相结合的细丝蛋白。这两个因素都会导致干燥病[9]。

干燥病可能出现鳞片状角质，通常发生在腿的前侧、背部、手臂、腹部和腰部。这种大范围皮肤鳞屑的形成是表皮失水的结果，皮肤病灶处干燥足以导致其出血皲裂。有可能出现重复的瘙痒，导致继发性脱皮、炎症及神经性皮炎[9]。过敏和刺激性接触性皮炎也会使干燥病恶化。皮肤破损后还可能继发感染[11]。干燥病同时是本章所讨论的一些疾病的继发症状。

未进行处理的干燥病会发展至鳞屑剥落、皲裂、局部炎症发生、皮炎和感染。局部润肤剂的使用可使干性皮肤患者更舒适，并避免上述并发症。α-羟基酸（如 12% 的乳酸铵）有效，因为它可使角质层自然分离，尽管一些报道中阐述过部分患者会出现刺激痛[12]。配方中完全使用乳酸铵或其他阿尔法羟基酸可以帮助恢复皮肤屏障功能并改善干燥[13]。推荐随时使用保湿剂。中度至重度患者建议局部使用类固醇（Ⅲ类和Ⅵ类），同时使用止痒药治疗症状性瘙痒。其他建议包括减少热水洗澡次数、减少肥皂使用次数或过分地清洁皮肤、避免穿质地粗糙的衣服、干燥的环境中使用加湿器或在浴缸里使用燕麦片以达到润肤剂的效果。

单纯干燥病是老年人瘙痒症一种常见的病因。皮脂缺乏型湿疹是继发于干燥病的皮炎，常在冬天加重。通常出现干燥的、类似鳞状的皮肤，严重时，会出现皮肤皲裂，形似出现裂纹的瓷器，并从受损的皮肤毛细血管内出血。出现"有裂缝的瓷器"或"碎裂的地板砖"样症状的术语为干裂性湿疹[14]。皮脂缺乏型湿疹在老年患者的小腿处较常见，尽管它也见于身体其他部位。几种皮脂缺乏型湿疹的出现与以下几项存在相关性：与硬肥皂有关，与皮质类固醇治疗有关，与神经系统疾病有关，还有一种通常位于老年患者的小腿处的特殊病理类型。所有病因的关键点是预防。影响因素包括使用清洁剂及淋浴的频率，饮食、药物和暴露环境的温度。患者特别应该减少热浴和刺激性的洗涤剂的使用。面霜、加湿器和局部使用类固醇可以改善皮质缺乏的状态[14]。含酒精的乳液只是使用后感觉良好，但最终加重干燥症状，应该避免使用。

脂溢性皮炎

脂溢性皮炎是一种慢性疾病，典型表现为红斑性和油垢性皮疹，通常累及皮脂腺丰富的区域，如头皮、耳朵、面部中央、胸部中央和易受摩擦的地方[15]。出现在头皮时，往往剥落形成所谓的头皮屑。在压力或睡眠不足的情况下，鼻唇周围也可出现明显的红斑。尽管脂溢性皮炎在普通成年人中的患病率约为 5%，但据估计，65 岁及以上缺乏自理能力的老年人的患病率为 7%～67%[16-18]。脂溢性皮炎在神经系统疾病如帕金森病（老年人群关注的问题）中也更为常见[19]。面部神经损伤、脊髓损伤、脊髓空洞症、安定治疗也与脂溢性皮炎有关。

脂溢性皮炎的发病机制，虽然有争议，但大多归因于马拉色氏霉菌感染（马拉色氏霉菌属原名糠疹癣菌属）[20]。这类菌属在 90% 以上的健康成人中存在，其繁殖过度程度与脂溢性皮炎的严重程度有关。治疗时选择针对马拉色氏霉菌的药物对脂溢性皮炎一直有效，支持因果关系。治疗多应用抗真菌药物及局部类固醇药物，如酮康唑霜或洗发水和氢化可的松霜[15]。另外，外用酮康唑具有抗炎作用。一项经典的研究对这两种药物的疗效进行比较，2% 酮康唑霜解决脂溢性皮炎在 80.5% 的患者中有效，1% 氢化可的松霜为 94.4%[21]。虽然不如

氢化可的松有效，但是酮康唑可作为一个有效的类固醇节约剂。钙调神经磷酸酶抑制剂他克莫司和吡美莫司是大环内酯类免疫抑制剂，作为面部使用的替代制剂，同样可以减少类固醇在敏感区域的使用。2008 年的一项随机前瞻性对照研究比较 1% 吡美莫司霜和 2% 酮康唑霜显示，两者之间具有相等的功效，但与酮康唑相比，吡美莫司副作用更大[22]。其副作用包括发热、瘙痒、发红。他克莫司和吡美克莫司都有美国食品药物监督管理局（Food and Drug Administration，FDA）的黑盒子标签，警告使用这种药物的一些患者可能会患上皮肤癌或淋巴瘤，尽管两者之间的联系还存在争议[23]。含有酮康唑、硫化硒、水杨酸或硫氧吡啶锌的洗发水也能有效缓解头皮上的脂溢性皮炎[24]。

瘙痒

老年患者常有局部的或全身的瘙痒症状，这种瘙痒有时比较严重。瘙痒的原因在老年患者身上往往是很难确定的。肾、血液、内分泌、淤胆型胆汁淤积、过敏、感染和恶性肿瘤等原因都潜在地导致老年患者出现瘙痒症状[25,26]。主要原因如下：

- 尿毒症
- 胆汁淤积
- 妊娠
- 癌症（包括淋巴瘤、白血病和多发性骨髓瘤）
- 真性红细胞增多症
- 甲状腺疾病
- 缺铁性贫血
- 糖尿病
- HIV 感染
- 多发性硬化
- 药物超敏反应
- 心因性原因
- 老年性瘙痒
- 干燥综合征
- 类癌综合征
- 倾倒综合征

其中一些因素阐述如下。

生理上，特异性 C 纤维神经元能终止真表皮联结，传递瘙痒感到大脑。这些神经纤维具有组胺、神经肽 P 物质、5-羟色胺、缓激肽蛋白酶和内皮素敏感受体。摩擦或抓挠进一步刺激这些受体[27]，瘙痒和抓挠止痒恶性循环，会导致皮肤的屏障功能严重减弱，这是老年患者令人担忧的方面。

瘙痒是胆汁淤积患者最苦恼的问题之一。瘙痒的确切原因未知，尽管阿片样物质会改变受体功能[28]。治疗原发疾病过程中通常可以解决瘙痒。然而，某些疾病，如原发性胆汁性肝硬化（primary biliary cirrhosis，PBC）不容易被治愈。熊去氧胆酸（ursodeoxycholic acid，UDCA）

治疗显示原发性胆汁性肝硬化通常不会解决患者的瘙痒[29]。考来烯胺、利福平、纳洛酮和苯巴比妥等药物可用于瘙痒，但这些药物均有副作用[30]。

周身瘙痒是公认的恶性肿瘤的一个重要标志，特别是淋巴瘤和白血病患者[31]。出现大面积瘙痒在霍奇金病患者中高达 30%，也可能是唯一症状[32,33]。瘙痒也常发生在多发性骨髓瘤、红细胞增多巨球蛋白血症和恶性肿瘤患者中，是明显的症状之一[34]。

瘙痒最好的解决办法是找出和治疗潜在的系统性病因。然而，非特异性的治疗通常用于非典型疾病的老年患者。润肤剂是有效的，不论是否有怀疑的病因，某种程度上大多数老年人的瘙痒加剧皮肤干燥。局部使用酒精、热水或刺激的肥皂和过度擦洗可能加重瘙痒，必须加以劝阻。适当的湿度、冷敷、修剪指甲和行为疗法可能改善瘙痒和瘙痒周期[27]。局部麻醉剂如苯佐卡因和二丁卡因可用于缓解症状。肥皂清洗和抗组胺药使用在血液学检查、影像学检查、皮肤活检、皮肤碎屑检查、皮肤培养检查、艾滋病毒测试等侵入性检查前对疾病治疗有效[34]。应谨慎使用抗组胺药，因为在患者中并不是普遍有效，且在易感人群中会出现镇定作用，对老年患者通常疗效不佳。

血管相关性疾病

瘀滞性皮炎

瘀滞性皮炎是一种常见的疾病，50 岁及以上美国人多达 1500 万～2000 万人受累[35]。它通常表现为小腿部皮炎，主要是由慢性静脉瓣功能不全和静脉高压导致的。然而，任何易受压的身体皮肤区域都可能会受到影响。除毛发脱落、蜡样外观和黄褐色色素沉着外，还可出现凹陷性水肿[36]。若不及时治疗，瘀滞性皮炎可能进展为慢性无法愈合的伤口，伴有红斑及渗出物。瘀滞性皮炎是由缺血的腿部深静脉系统的功能减低，导致回流障碍和静脉系统高压所致[37]。双侧下肢的小腿部经常出现瘀滞性皮炎。持续的皮肤炎症反应会影响相应部位的血流情况[37]。检查中可应用静脉超声来识别静脉血流情况。

以下几种治疗方法对解决瘀滞性皮炎是有用的。腿部受压是控制浅表静脉高压的关键。这可以通过使用乌纳靴、弹性袜或弹力包裹来实现。在一项纳入超过 3000 名患者的研究中，瘀滞性皮炎患者中约 46% 选择使用压力长袜[38]。睡眠中小腿距心脏距离大于 6in（约 15.24cm）可增加血液流动。局部治疗包括使用皮质类固醇和钙调磷酸酶抑制剂如吡美莫司和他克莫司。糖皮质激素有相关性呼吸急促的风险，必须谨慎使用，因为这些患者有很高的感染风险[39-40]。如果有皮肤受损和感染的证据可以添加局部抗生素如杆菌肽、新霉素、多黏菌素 B。

有关瘀滞性皮炎的更多信息请参考第 37 章。

疣状象皮病

长期患有淤滞性皮炎合并慢性淋巴水肿的患者，由于感染、外科手术、放疗、肿瘤阻塞、肥胖、门静脉高压、慢性充血性心力衰竭等非丝虫病原因，可能会发展为疣状象皮病（elephantiasis nostras verrucosa，ENV）[41]。体检中会发现由水肿伴角化过度形成的苔藓样硬化、乳头状斑块或外壳、硬石头样结节及破坏样红斑（图 94-1）[42,43]。ENV 的管理类似于瘀滞性皮炎，都是以治疗淋巴水肿为基础，包括肢体抬高、皮肤卫生、淋巴引流、压缩绷带、压力袜、淋巴抽吸、减轻体重和控制感染[44]。

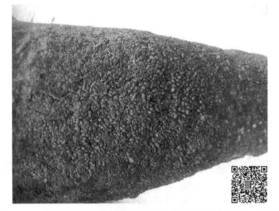

图 94-1　典型乳头状瘤突起和鹅卵石样结节性疣状象皮病。（彩图请扫二维码）

樱桃血管瘤

樱桃血管瘤是最常见的皮肤血管增生，在 30 岁以上人群中十分常见。表现为坚硬、光滑和红色的丘疹等，大小为 0.5～5mm。也可能出现无数像出血点一样的微小斑点。虽然患者会主诉有新的樱桃血管瘤出现，但它是良性的。可使用化妆品或电烙术或激光凝固进行治疗[45]。

静脉湖

静脉湖多为深蓝色或紫色丘疹，多发生在接受阳光照射的部位。它们是常见于面部、唇部和耳周部的可压缩的病变。鉴别诊断包括蓝痣和恶性黑色素瘤。静脉湖是良性病变，可因美容需求予以治疗。电干燥法、切除或激光可以用来消除静脉湖[46]。

传染性疾病

带状疱疹

带状疱疹由水痘带状疱疹病毒引起。这是一个老年人中非常重要的疾病，60 岁以上年龄组中每 100 000 人每年有 690～1600 例[47-49]。水痘带状疱疹病毒在童年期最初感染后潜伏在背根神经节神经系统[50,51]。如出现免疫系统受损，应考虑淋巴瘤、白血病、艾滋病可能。局部类固醇注射也与带状疱疹有关[52]。带状疱疹以一个前驱的局部皮肤锐痛开始，然后是皮疹和水泡（图 94-2）。

瘙痒、烧灼感和肌肉无力与相关神经受损有关。20 多个皮肤外的水泡暗示传播型带状疱疹，可出现在免疫功能低下[53]或粒细胞受损患者中。带状疱疹引起的长期疼痛根据位置可能被误认为是胆囊、肾或心脏疼痛。慢性疼痛或局部皮肤瘙痒可能随之而来。这些都被称为带状疱疹后神经痛（postherpetic neuralgia，PHN）或带状疱疹后瘙痒[54]。

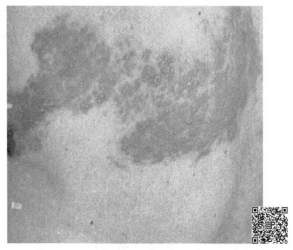

图 94-2　一个老人后背带状疱疹的典型淋巴水肿分布。
（彩图请扫二维码）

带状疱疹是通过从完整的囊泡底部刮取的样本的 Tzanck 涂片来诊断的。巨细胞的出现可能提示疱疹病毒的感染。

带状疱疹的治疗包括早期（发作 72h 内）抗病毒治疗。阿昔洛韦较安全，但不一定有效，也可以使用泛昔洛韦。在一个双盲随机的包括 55 名患者的研究中，人们发现泛昔洛韦耐受性很好，而且比阿昔洛韦的副作用更少[55]。伐昔洛是阿昔洛韦的前体，能在体内转化为阿昔洛韦。它的口服生物利用度是阿昔洛韦 3～5 倍并在临床试验中得到证明，可更好地减弱疼痛严重程度[56]。2006 年，FDA 批准使用活带状疱疹疫苗（Zostavax）来预防 60 岁及以上免疫功能正常的老年患者出现带状疱疹。根据多中心带状疱疹预防研究，疫苗管理可降低老年患者发病率、疾病负担和并发症[57]。口服覆盖葡萄球菌和链球菌的抗生素可用来控制二级感染[50]。

带状疱疹在老年人表现得最为明显，以社区为基础的研究发现，在美国 10%～18% 带状疱疹患者首发症状为神经痛[58]。治疗带状疱疹更具挑战性，需要使用止痛药，如局部辣椒素。当带状疱疹活动时推荐止痛通常会降低带状疱疹的长期副作用[59]。

疥疮

疥疮是最古老的人类感染性疾病之一，在全球范围内每年有超过 3 亿患者被检测出[60,61]。英国的研究显示发病率为每年每 100 000 人有 788 人[62]。风险因素包括

居住养老院，尤其是长期居住（＞30 年）和人员不足（床位与健康护理提供者的比例＞10∶1）的机构。

螨虫是疥疮的病原体，研究证实疥螨寿命约为 1 个月。传播需要皮肤直接接触或间接接触皮肤或衣服。怀孕雌螨一旦遇见新宿主，立刻深入皮肤产卵。虫卵、唾液、粪便和螨虫本身接触 2～6 周后，导致延迟类型超敏反应的发作，因此在发病时，通常可看到多个病变。这些免疫反应导致强烈的瘙痒。在以前的感染患者中，免疫系统反应可能出现在接触后的 1～4 天[63]。

疥疮表现为丘疹、脓疱、洞穴、结节、荨麻疹的斑块。严重的瘙痒影响大部分的患者，除非他们免疫功能不全[64]。在最近的案例中，疥疮可能类似于银屑病或角化过度皮肤疾病。这种感染不会危及生命，但通常使患者衰弱和压抑。常见的感染区域包括手指、手腕、腰部、腋窝、生殖器、臀部和乳头[65]。应该对任何关注的区域进行涂片，并在显微镜下检查螨虫。早期确诊对于避免继发感染和其在易感的养老院中快速传播是非常重要的[66]。治疗包括使用氯菊酯乳膏或冲洗，应用身体的所有部位 8～14h。可能会出现轻度烧灼感、刺痛和皮疹。可以提前使用林丹霜、克罗米通、硫黄来预防，但效果不佳。伊维菌素是一种口部管理的替代药，但 FDA 尚未正式批准其用于螨虫感染[64]。在螨虫耐氯菊酯、耐伊维菌素的情况下也适用[67,68]。瘙痒和炎症可以用类固醇和抗组胺药处理[69]。

虱病

虱子寄生于人类身体长出毛发的地方。每年有 1200 万美国人因虱感染或生虱子受到影响。蚤病包括体蚤病、头虱病（较大的体虱）和阴虱病（阴虱）[70]。与疥疮类似，可能会直接或间接通过刷子、衣服或床上用品传播。拥挤程度高会提高传播率，常见于一些养老院。发病机制涉及毛发上虫卵的沉积物，随后在 70% 的湿度和大于等于 28℃ 的温度中孵化[69]。

虱病的主要症状是瘙痒[25]。叮咬反应、剥皮、淋巴结病和结膜炎等是其他可能的表现。梳头发时可能发生类似"唱歌"的声音，是因为尖状物与虱子相互作用导致的。头皮上的红疙瘩，进一步结壳和渗出形成虱子。生虱子通过互相传染变成复杂性的感染。诊断建立在看见虱子的基础上。这就通常需要一个好的光源和使用梳子暴露头发。毛发根部难以移动的虱子显示为检查中出现的白色斑点[70]。预防是最好的解决虱子交互感染的方法，如避免继续接触被感染的个体。化学灭菌药包括苄氯菊酯、马拉松、林丹，除虫菊酯是主要治疗药物。这些治疗药物应该每 7～10 天重复一次，因为会增加抵抗，必须经常换药[71]。所谓的用湿梳子和护发素除虫效果有限。最近的随机对照试验证明二甲聚硅氧烷治疗虱病 69% 的患者被治愈，只有 2% 的患者有刺激反应[72]。需要更多的研究来广泛推荐这种治疗方法。在患者治疗期间，所有

的家庭成员和接触人员应该被包括在治疗和预防之列。

甲癣

真菌感染是老年人最常见的皮肤问题之一。其定义为一个涉及指甲和甲板的真菌感染，超过90%的甲真菌病是由真菌感染导致的，称为甲癣，10%由假丝酵母霉菌导致。在加拿大人口中，估计近6.5%的人感染了甲真菌病[73]。研究表明，甲真菌发病率随年龄增长而增加，可能是因为血液循环不良、糖尿病、创伤、免疫力下降、卫生差和缺乏活动[74]。一些研究表明，60岁及以上的患者中，甲真菌病的患病率为20%[75]。

甲真菌病有多种分型，包括远端侧位甲下型、浅表白斑型、念珠菌型和近端甲下型等。远端侧位甲下型是临床上最常见的类型，常由红毛藓菌对甲床（甲片下缘白色区域）的侵犯引起。指甲变黄变厚，伴有角化和角化过度，导致甲板增厚和甲脱离。浅表白斑型通常与艾滋病感染有关，会在指甲背部出现粉笔状白色斑块[76]。近端甲下型相对罕见，可能出现在免疫功能正常或免疫功能不全的患者中。在这种情况下，感染渗透到角质层附近并向远处迁移，导致角化过度、白甲和甲裂。红毛藓菌是病原体。念珠菌甲癣常见于慢性皮肤黏液念珠菌病患者[74]。

病史、体检、显微镜观察和细菌培养都是诊断的关键。甲真菌病最好的诊断方法是将脚趾甲近端部位剪断，刮取新暴露的甲下碎屑进行实验室评估。脚趾甲被感染的可能性比手指甲高25倍[74]。典型的表现是两只脚和一只手（患者的优势手）。

治疗方案包括局部和全身药物及手术方法。外科修剪、清创术可能是有效的开始。全身性药物治疗包括使用灰黄霉素、氟康唑、伊曲康唑或抗真菌药物[77]。多个双盲对照研究显示特比萘芬比氟康唑、伊曲康唑治疗皮肤真菌感染更有效[78-83]。全身性抗真菌药物可能对服用其他药物的患者有明显的禁忌证。局部使用阿莫洛芬、环吡酮、艾氟康唑或AN-2690治疗轻中度甲真菌病有显著疗效[84,85]。

皮肤癌

皮肤癌是一个越来越重要的老年人口公共卫生问题。当前发病率显示1/5的美国人在他们的一生中可以发生皮肤癌，黑色素瘤的发病率在全球的增加速度比其他任何癌症都高[86]。在美国，皮肤癌的经济负担是巨大的[86]。皮肤癌的风险与紫外线照射有关，其在基底细胞癌、鳞状细胞癌、黑色素瘤的发病机制中扮演不同的角色。使用防晒霜、避免阳光暴晒和适当的服装遮挡是简单的预防措施，无论老少都可以遵循。早期发现对老年患者至关重要，因为100%治愈是可能的[87]。

光线性角化病

光线性角化病（actinic keratosis，AK），或太阳病，

可以定义为鳞状细胞癌的癌变前兆或早期皮肤鳞状细胞癌[88]。美国每年约有520万人就诊，占所有就诊人数的60%[89]。这些癌症最常见于浅肤色的人群，尤其是那些全年没有使用防晒霜的人。影响最严重的部位为额头、头皮、耳朵、下唇、手背[90]。

光线性角化病的发生是由于紫外线（UV）引起的DNA突变。随着时间的推移，可能发展为浸润性鳞状细胞癌。它们是小的棕黄色丘疹，经常是干的并附着在皮肤上。触诊粗糙，类似砂纸，尽管大多数患者无症状[91]。如果光线性角化病患者出现疼痛、硬化、侵蚀或红斑，必须高度怀疑已发展为鳞状细胞癌。AK也会扩增，成为外生型的，构成所谓的"皮角"。尤其会出现在耳朵上[92]。对于少数光线性角化病，最好采用冷冻手术（液氮）进行治疗，其疗效接近100%，方便且经济。局部治疗包括5-氟尿嘧啶、咪喹莫特、双氯芬酸和使用光动力疗法[90]。在太阳下活动有利于预防，如在上午10点到下午4点进行适当的户外活动。

光敏性唇干裂

光敏性唇干裂（solar cheilosis，SC），也被称为光线性唇炎或唇干裂，是发生在嘴唇黏膜的光线性角线病。它有发展为鳞状细胞癌的高风险；风险因素包括长期暴露于紫外线辐射下、老年、暴露于阳光下的职业和休闲活动、住宅的地理纬度、男性、遗传和免疫抑制疗法[93]。它表现为一个白色鳞片状斑块，粗砂纸样的感觉，通常局限于下唇（图94-3）。组织学上可能存在角化过度、棘皮症、血管周围炎症和光化组织变性[93]。轻度和中度光敏性唇干裂治疗包括使用局部药物如咪喹莫特、5-氟尿嘧啶和双氯芬酸钠凝胶。这些药物还可以用于外科干预，手术干预仍是最终的治疗方法，但因为留有疤痕、愈合时间长及毁容等原因，手术干预通常不受欢迎[94]。

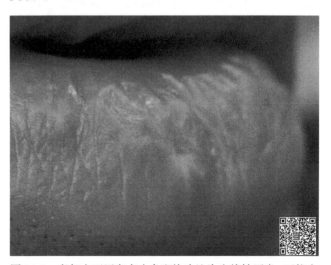

图94-3 老年人下唇存在白色斑块确认为光线性唇炎，可能由于长期接受紫外线辐射。（彩图请扫二维码）

鳞状细胞癌

鳞状细胞癌（squamous cell carcinoma，SCC）是一种由上皮细胞引起的癌症，估计每年有 200 000 例确诊。鳞状细胞癌通常根据恶性潜能分为两组。更常见类型是从晒伤肌肤发展为光线性角线病，很少转移[95]。这个组的人们，光线性角线病发展为鳞状细胞癌的风险为 6%～10%[96]。更具攻击性的类型来自先前的辐射或热暴露、慢性消耗、慢性溃疡（Marjolin 溃疡）和黏膜表面。一般来说，长期紫外线辐射引起的 DNA 损伤和随后的角化细胞选择最终导致鳞状细胞癌形成[90]。

光线性角化病引起的鳞状细胞癌经常出现在厚的发生粘连的地方。肿瘤从软到硬，局部可活动，根部发红、发炎。鳞状细胞癌经常在发生光线性角化病的地方发现。如果在非阳光损伤性皮肤薄层黏膜处诊断出鳞状细胞癌，它可能是严重的，可以迅速转移到局部淋巴结。鳞状细胞癌描述为坚硬的、活动的，通常有最小的规模和锋利的边界。源自受损皮肤的鳞状细胞癌不是典型的癌前病变。需与鳞状细胞癌鉴别诊断的疾病有很多，包括脂溢性角化病、黑色素瘤、着色性真菌病。皮肤活检为诊断标准。众所周知鲍文病是原位鳞状细胞癌[90]。鲍文病存在略有不同大型非典型细胞（"鲍文细胞"）[97]。小的鳞状细胞癌用电干燥法治疗，而更大的敏感地区的肿瘤，莫氏显微手术是最好的手术方式。其他的治疗方案包括放射治疗、使用二氧化碳激光器、口服 5-氟尿嘧啶[98]。

角化棘皮瘤

角化棘皮瘤（keratoacanthoma，KA）是一种常见且独特的肿瘤，其组织学类型与鳞状细胞癌相似，因此对其诊断具有挑战性。它们经常发现于太阳暴露地区的浅肤色老年人中，主要出现在 50～70 岁的老年人中[99-100]。脸、前臂和手是经常受损的部位，尽管任何区域都可能出现。角化棘皮瘤的病因尚不清楚，毛囊角化、紫外线照射、化学物质接触、免疫功能不全和病毒感染，这些可能都是导致其发病和进展的原因。角化棘皮瘤通常是单发的，呈坚实圆形，皮色或红斑样圆顶状丘疹。它们的中心通常充满角质栓。将受损组织与正常组织标本活检是最好的诊断方法，以便区分鳞状细胞癌和角化棘皮瘤。有两周的快速增长时期，但可能在一段时间内会进展缓慢[101]。虽然角化棘皮瘤的回归率可能达到 98.1%，但仍建议手术切除作为主要的治疗方法[102]。

基底细胞癌

基底细胞癌（basal cell carcinoma，BCC）是最常见的一种癌症，常发生在皮肤苍白的人群中。据估计，每年美国基底细胞癌患者超过 100 万名，占所有癌症人数的 25%[103]。不容易晒黑的人，在阳光下不易晒成棕黑色的人，发生基底细胞癌的风险最高。幸运的是，基底细胞癌很少转移，它通常侵犯局部，不侵犯底层。然而，

本课题组和其他人描述了一种面部极为罕见的变异的基底细胞癌，它迅速侵犯深层组织，尤其是骨。主要由紫外线照射导致，尤其是 X 线、热损伤，都可能导致疤痕形成[104]。

基底细胞癌有 5 个主要的亚型：

● 结节溃疡型基底细胞上皮瘤是最常见的，有圆头，中央凹陷，边界清楚。4mm 大小肿瘤逐年扩大。

● 色素型基底细胞癌可能表现出均匀的暗色素，与黑色素瘤相似。

● 囊性基底细胞癌不常见，为蓝灰色囊性结节。

● 表面的基底细胞癌是表面平坦的斑块，有边界。这是最常见的子类型，不像其他类型，在脸上出现的概率很高。

● 硬化性基底细胞癌出现纤维化和渗透斑块。就像一个疤痕，它往往是一个不好的、有侵袭性的迹象。这种基底细胞癌切除的范围必须要广。

活组织诊断后，可采用一些治疗方案。包括冷冻疗法、刮除术和电干燥法、放射治疗、切除或莫氏显微手术。挑选又细又小的基底细胞癌，局部处理选项包括咪喹莫特和 5-氟尿嘧啶，进行研究。2004 年的一项临床和组织学实验研究中 5% 的咪喹莫特软膏对表皮基底细胞癌的清除率接近 75%[105]。

黑色素瘤

黑色素瘤，黑素细胞的恶性肿瘤，在所有皮肤癌中占 4%，但却是导致死亡的主要原因[106]。根据美国癌症协会调查，每年皮肤黑色素瘤有 60 000 例，其中约有 9000 人死亡。每年黑色素瘤发病率峰值在 30～50 岁，诊断的中位年龄为 59 岁，19.5% 的病例在 55～64 岁被诊断出，17.8% 在 65～74 岁被诊断出，16.4% 在 75～84 岁被诊断出，5.5% 在大于 85 岁被诊断出。死亡的平均年龄是 68 岁，有 15% 死亡时在 45～54 岁，55～64 岁死亡人数占 18.8%，在 65 岁死亡的占 21.3%，在 75～4 岁死亡的占 23.6%，大于 85 岁死亡的占 11.0%。每 100 000 白色人种发病 18.5～28.5 人。每 100 000 人有 0.9～1.1 人发病为所有类型的黑色素瘤的发病率[107]。皮肤黑的人恶性黑色素瘤的形成是一个多步骤的过程，突变与风险因素包括：长期接受阳光照射，发育异常的痣的数量增多，有黑色素瘤家族史，以前有黑色素瘤史，老年[108]。

黑色素瘤有几个亚型：

● 表浅播散型黑色素瘤，表现为平坦或轻微升高的深褐色病变，带有杂色。

● 结节性恶性黑色素瘤，表现为快速生长的深褐色或黑色丘疹或结节，有溃疡和出血的危险。两者在躯干和腿部都很常见[108]。

● 恶性雀斑样痣（图 94-4）是美国一个发病率缓慢上升的类型。侵入型被称为恶性雀斑样痣黑色素瘤[109]。该病常见于头部、颈部和手臂等长期日晒损伤区域，在

65 岁时患病率最高。以棕色至棕褐色的斑点领域色素减退为特征，随后出现了深蓝色的结节和真皮入侵。

● 最后一个主要的亚型，肢端的黑色素瘤，是最不常见的，在浅色人种中占 2%～8%，在深色人种中占 29%～72%。尽管在深色皮肤的人群中这一比例更高，但所有皮肤类型的人患病率都差不多[110]。肢端黑色素瘤常见于手掌、甲下区和腋窝，难以识别，晚期诊断导致不良结果。它们经常出现暗棕色、黑色的不规则边界。

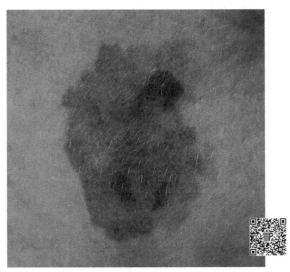

图 94-4　老年女性脸颊上恶性雀斑样痣。（彩图请扫二维码）

指甲下的类型显示哈钦森标记，或近端甲皱色素沉着[111]。2%～8%的黑色素瘤是不含黑色素的，显示没有色素沉着[108]。

诊断包括适当的病史、物理检查和淋巴结评估。经常提及的 ABCDE 标准（不对称、边界不规则、颜色变化、直径、病变演变或随时间变化）是初步检查期间的一个有用工具，所有成分必须配合使用以确定怀疑程度。病理活体组织检查对于排除化脓性肉芽肿和色素性基底细胞癌等类似病变是必不可少的。经活检确诊并评估转移后，主要治疗方式为手术[108]。

血管肉瘤

血管肉瘤是罕见的内皮起源的恶性肿瘤。软组织肉瘤的年患病率在 2000～2004 年为每年每 100 000 人中有 3.1 名男性和女性，血管肉瘤在肉瘤中占 4.1%[112,113]。血管肉瘤在 70 岁达发病峰值，尽管任何年龄段都可受影响。头皮和脸部的皮肤血管肉瘤是最常见的形式。呈扩大瘀伤，深蓝色，黑色结节，或呈溃疡。活组织检查和分期、治疗，仍然具有挑战性。手术和放疗是最成功的组合。研究表明紫杉醇对皮肤血管肉瘤有益，脂质体、阿霉素对头皮和脸部血管肉瘤有益[114]。

卡波西肉瘤

卡波西肉瘤（Kaposi sarcoma，KS）是内皮细胞来源的肿瘤的经典形式，通常出现在男人 60 岁时，人类人乳头状病毒-8 型与所有类型的卡波西肉瘤的发病机制有关，包括经典形式。经典卡波西肉瘤作为一个罕见的和无痛性的疾病，在犹太人和地中海的老年人中发现。具体来说，它代表了大约 0.2%的癌症发生在地中海和中东欧（德系）的美国人和犹太人中[115]。在以色列，经典卡波西肉瘤的发病率估计为每 100 000 人中男性有 2.07 人和女性有 0.75 人[116]。

临床上，经常在远端四肢出现明显的像斑点一样的蓝红色血肿。它可以发展成斑块和结节，可能角化或溃烂。这种疾病进展缓慢，肿瘤患者可能存活几十年。这些患者死亡，很可能是由于其他原因[116]。局部疾病治疗可以选择放疗和化疗。系统广泛的化疗，代表药物如阿霉素、长春新碱和依托泊苷，它们有助于防止癌症的转移或卡波西肉瘤恶化。免疫疗法包括使用咪喹莫特，干扰素和西罗莫司已经使用，但具体每个老年患者的健康问题需要个体化解决[117,118]。卡波西肉瘤的其他类型，包括发生在那些免疫功能不全和艾滋病患者中，在老年人中并不多见。

类天疱疮

类天疱疮是一种自身免疫性疾病，常出现在老年人中，发病的平均年龄为 65 岁，地区不同报告的发病率也不同[119,120]。1995 年德国报告的发病率为每 100 000 人有 0.7 例，2008 年英国为每 100 000 人有 4.3 例[120,121]。这一疾病的特点是屈肌、腋窝、腹股沟和腹部区域有大的、突起的大疱。这些大疱中有透亮的或血性渗出液。范围为 0.5～7cm。疱破后可以出现炎症后的色素沉着。黏膜破裂病变是罕见的，但如果出现应尽快治愈。类天疱疮与其他自主免疫系统疾病有关，如银屑病、糖尿病和类风湿性关节炎[122]。

与其他自身免疫性疾病一样，类天疱疮大疱表皮的基底膜证明存在免疫球蛋白 G 和 C3。免疫球蛋白 G 专门结合自身抗体半桥粒黏附表皮基底膜复合物（组件 BP 180 和 BP230）[123]。嗜酸性粒细胞和淋巴细胞、中性粒细胞促进表皮下层水疱形成。根据临床和组织学结果进行诊断。新的水疱活检显示嗜酸性粒细胞出现在皮下层裂，而直接免疫荧光测试显示免疫球蛋白 G 或 C3 线性沉积在基底膜[122]。

局部或全身使用糖皮质激素治疗，多个病灶进行系统性治疗最有效[124]。开始全身性皮质类固醇治疗之前，轻度至中度症状可以使用四环素、烟酰胺[124]。

老年患者使用类固醇应考虑增加钙和维生素 D，有助于防止骨质疏松等并发症。补充的抗炎药如氨苯砜可用于逐渐减少类固醇剂量。氨苯砜治疗需要密切评估肝和骨髓功能，以及排除葡萄糖-6-磷酸脱氢酶缺乏症，其副作用严重。其他辅助治疗包括使用硫唑嘌呤[125]、甲氨蝶呤[125]、苯丁酸氮芥、环孢素、环磷酰胺、霉酚酸酯和血浆置换[124-126]。血浆置换或使用咪唑硫嘌呤的有效性不确定[124]。2008 年瑞典 138 例甲氨蝶呤、泼尼松、甲氨蝶呤+泼尼松和局部类固醇组比较研究认为甲氨蝶呤是患者一个很好的选择[127]。

如果没有规范治疗，类天疱疮可能是致命的。预后不良的主要影响因素包括老年、女性、慢性疾病和卫生状况差[128,129]。在已报道在一些研究中，死亡率为 19%～43%，死亡可能与长期大剂量类固醇使用有关[128,130-132]。

多形性红斑

多形性红斑（erythema multiforme，EM）是一种由高度过敏反应造成的皮肤破坏而出现红色斑块的皮肤疾病（图 94-5）。它通常具有自限性，由远侧开始，向四肢发展。多形性红斑的最常见原因包括由单纯疱疹病毒（herpes simplex virus，HSV）和肺炎支原体感染与药物反应，后者通常伴有严重形式的多形性红斑。多形性红斑的严重形式大多与巴比妥酸盐、非甾体抗炎药、青霉素、吩噻嗪类和环磷酰胺使用有关[134]。临床诊断通常是识别病变特点，治疗取决于症状的严重程度。轻微的多形性红斑可以口服抗生素和局部使用类固醇。口服抗生素适用于患者同时存在单纯疱疹病毒感染和复发型多形性红斑。然而，多形红斑可能是严重的甚至危及生命的，其程度可归类为多形红斑为主型，史-约综合征（Stevens-Johnson syndrome）或中毒性表皮松解症，后者产生广泛的皮肤脱落，涉及肠道、肝和肺。强的松和利妥昔单抗已被用于严重的多形红斑病例，但它们的使用仍存在争议[134-135]。

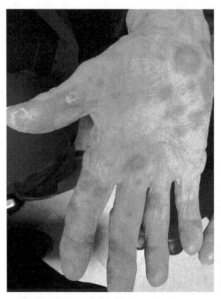

图 94-5 老年女性的大疱多形性红斑，原因不确定。（彩图请扫二维码）

老年患者系统性疾病的皮肤相关并发症

糖尿病

糖尿病（diabetes mellitus，DM）是一种在美国流行的内分泌疾病。2005 年疾病控制中心的一项研究显示，60 岁的老年人糖尿病患病率为 20.9%[136]。糖尿病表现在许多器官系统，包括神经、肾、眼、皮肤、心血管。老年患者会出现失能、抑郁、认知障碍、损伤、尿失禁等很多并发症。

糖尿病皮肤疾病，也称为糖尿病斑，在糖尿病患者中的发病率为 9%～55%[137-141]。它为圆的锯齿形的棕色斑块。糖尿病皮肤疾病是糖尿病最常见的皮肤并发症，提示心脏、肝或肾的内部病变[138]。

在美国，糖尿病是非创伤性截肢最多的原因。这是糖尿病患者发生长期神经病变、溃疡长期不愈和疼痛感觉减少的结果。25%以上的糖尿病患者一生都在遭受足部溃疡[142]。适当和频繁的足部溃疡体检，并立即给予治疗是糖尿病患者护理的一个关键组成部分。

穿孔性皮肤疾病在有严重的肾病或孤立的慢性肾衰竭的糖尿病患者中出现。这种情况下在伸肌表面、躯干、面部出现过度角化、瘙痒、脐状的丘疹、结节[143]。

黑棘皮病可能是糖尿病最常见的皮肤症状。它反映了胰岛素抵抗，在肥胖人群中很常见。颈部、腋下、腹股沟、脐部、手部、乳房下区域和乳晕的皮肤可见弥漫、变黑、天鹅绒状增厚。这种情况也可以是内部的恶性肿瘤信号，因此彻底检查非常重要[31]。

糖尿病类脂质渐进性坏死表现为边缘隆起的红色丘疹，类似"苹果冻"的颜色，最终出现毛细血管扩张并呈瓷样。虽然罕见，但惊人的是 75%的患者有或即将被诊断为糖尿病[144]。患者对局部或病灶内皮质类固醇有反应，但严格的糖尿病管理不会改善类脂质渐进性坏死丘疹。

甲状腺疾病

甲状腺疾病，包括甲状腺功能减退和甲状腺功能亢进，老年患者的发病率达 20%[145]。甲状腺疾病的临床表现取决于甲状腺激素的生产水平。自身免疫性甲状腺疾病增加了斑秃和白癜风的发病率。

甲状腺功能亢进的特征包括手掌红斑、皮肤温润、头皮脆弱或脱发。这些迹象通常对诊断很有帮助，胫前黏液性水肿是甲状腺功能亢进格雷夫斯病（Graves disease）的一种严重的特异性皮肤疾病（一种由抗体介导的自身免疫性合成类固醇的反应）。坚硬、非凹陷性结节或斑块形成，双腿呈非对称性。颜色可能是粉红色、紫色或肉色[146]。被怀疑是黏多糖积累在真皮。这些甲状腺功能亢进的特殊症状导致需要对潜在疾病进行合适的诊断和治疗过程。甲状腺功能减退通常在 60 岁及以上人群中发病，约 10%的女性和 2%的男性患有该病。临床表现为皮肤的长期黏液水肿，且呈弥漫性。在进展期，皮肤变得干燥，呈鳞片状，头发淡黄色、稀疏[148]。随着进展性黏液性水肿，面部平坦，面无表情，掌跖、皮肤角化病或手掌和脚底角化过度，在严重的病例中，头发和指甲也容易断裂[145]。甲状腺功能亢进和甲状腺功能减退患者可能出现甲脱离或甲床分离,但发现超过60岁的患者发病率降低[146]。

肾与肾上腺疾病

库欣综合征和爱迪生病是肾上腺的两种皮肤疾病。在库欣病中,导致库欣综合征的主要原因为促肾上腺皮质激素(adrenocorticotropic hormone,ACTH)分泌过多[148]。ACTH水平过高可能由垂体瘤或异位肿瘤如燕麦细胞癌引起[149]。主要临床特征包括高血压和体重增加。"水牛背"或脂肪重新分配上背部、躯干上有紫色条纹是很明显的。多毛症、过度瘀伤、伤口愈合不良为其他并发症[148]。在爱迪生病中,肾上腺自身免疫性破坏导致肾上腺皮质功能不全。主要的皮肤特征是色素沉着、过度的皮肤皱褶,易出现在新伤疤处、交界区、乳头和长期受压区[149]。机制是由于刺激黑素细胞释放ACTH或者促黑素细胞激素(melanocyte-stimulating hormone,MSH)。皮肤变黑可能是本病的特征[150]。

根据国家健康和营养调查,慢性肾病(chronic kidney disease,CKD)是一种危及生命的疾病,它影响超过1/3的70岁以上患者[151]。患者的皮肤检查表明,50%~100%的人至少有一种皮肤症状[152]。皮肤后遗症广泛,包括瘙痒、干燥病、缺血性溃疡、结节性痒疹、钙沉着症、钙过敏症、Kyrle病、透析性大疱病、肾源性纤维化皮肤病,大多数这些疾病得到改善与合适的肾管理有关。

慢性肾病患者的尿毒症可引起瘙痒和干燥病[153-155]。瘙痒可能是局部的或全身性的,轻微的或严重的,发作性的或持续性的。显然,它是高度患者特异性的,没有人口统计学上的差异[152]。干燥病和瘙痒症都可能随着肾病的治疗而改善,改善干燥病可使用专门润肤剂[155]。钙沉着症是由于不溶性钙沉积在皮肤上,出现多个坚硬的白色丘疹、斑块或结节,他们可能溃烂,并会挤出白色物质[156]。钙过敏症指血管钙化引起的皮肤坏死。患者沿着血管中央坏死病灶有尖锐的疼痛。这些病灶可能开始最初是紫色的斑点状阴影[157]。Kyrle病广泛出现中央角蛋白丘疹和多细胞碎片栓塞,通常开始于一个银色丘疹[158]。透析性大疱性疾病类似于皮肤卟啉症,在阳光照射的区域皮肤起泡和机械脆弱,慢性肾功能不全患者发生率为1.2%~1.2%[159-162]。

肾源性纤维化皮肤疾病是一种皮肤和内脏器官发生纤维化的疾病,首先让人想起硬皮病。大面积皮肤发生硬化、变色、紧缩。肾源性纤维化皮肤疾病几乎只发生在终末期肾病患者中[163]。尿毒症患者常在皮肤上有尿素晶体沉积。这种尿素晶体通常可以在颈部、头皮、前臂和胸部皮肤毛囊与皮脂腺中观察到,通常血液中尿素氮含量约为200mg/dl[164]。

营养

适当的营养,包括每日建议水平的基本维生素和矿物质,是老人预防疾病、坏血病和糙皮病等皮肤疾病的关键。更多的信息参见74章。

更年期

更年期会导致皮肤生物学的重大改变。体格检查发现绝经后女性皮肤比绝经前皮肤萎缩、更薄、更粗糙、更坚硬、易干燥、易瘙痒、有更高感染风险[165]。局部使用雌激素霜在保持弹性和保湿上有一些作用。具体来说,绝经后使用雌激素可改善胶原蛋白含量和真皮厚度[166,167]。患者开始治疗之前必须进行个性化评估来降低风险、增大益处。

烟草的使用问题

在美国减少烟草使用是降低疾病发生率和死亡率的主要措施。吸烟除了增加肺癌、慢性阻塞性肺疾病和心脏病的风险,也可造成重大皮肤损伤。早期皮肤衰老、鳞状细胞癌、黑色素瘤、口腔癌症、痤疮、头发损伤是长期吸烟者所面临的一些问题。包括63名志愿者的研究指出与不吸烟者相比,35包/年的吸烟史导致吸烟者手掌前臂皮肤皱纹的深度大大增加($P < 0.05$)[168]。一些特定的吸烟者具备的迹象包括指甲异常,此种指甲颜色介于黄色和粉色之间。吸烟者常具有皱纹较深、嘴角偏大、眼睛偏小,骨骼突出和面色灰白构成的特殊面容。体外的和流行病学的证据强烈支持烟草导致皮肤过早衰老[169]。

关键点

皮肤癌

- 当前发病率表明,1/5的美国人在他的一生中会出现皮肤癌。

- 基底细胞癌是最常见的皮肤癌类型,也是最不容易转移的一种。

- 黑色素瘤占皮肤癌的4%,疑诊此病应根据ABCDE标准(不对称、边缘不规则、颜色不均匀、直径、病变进展)。

- 光化性角化病被认为是鳞状细胞癌的癌前病变,尽管其是否分类为恶性肿瘤还存在争议。

- 所有的患者都应该使用皮肤科医生推荐的适合其皮肤类型的防晒霜,并且避免阳光暴晒。

皮肤疾病和衰老

- 皮肤疾病在老年人中是常见的,虽然很少致命,但可能会降低生活质量。

- 皮肤癌的患病率在美国白色人种中正在增加,并且如果可以早期诊断,则可以治愈。

- 皮肤干燥和瘙痒是老年人最常见的主诉,可能是许多系统性疾病的表现。

- 对于带状疱疹患者，在发病 3 天内进行早期治疗，是最有效的。
- 吸烟和不受监管的阳光暴晒是皮肤癌和皮肤衰老的主要可预防因素。

（巩祺芸　译，闫铁夫　校）

完整的参考文献列表，请扫二维码。

主要参考文献

9. Norman RA: Xerosis and pruritus in the elderly: recognition and management. Dermatol Ther 16:254–259, 2003.
15. Schwartz RA, Janusz CA, Janniger CK: Seborrheic dermatitis: an overview. Am Fam Physician 74:125–130, 2006.
25. Klecz RJ, Schwartz RA: Pruritus. Am Fam Physician 45:2681–2686, 1992.
26. Schwartz RA: Superficial fungal infections. Lancet 364:1173–1182, 2004.
37. Pascarella L, Schonbein GW, Bergan JJ: Microcirculation and venous ulcers: a review. Ann Vasc Surg 19:921–927, 2005.
41. Schissel DJ, Hivnor C, Elston DM: Elephantiasis nostras verrucosa. Cutis 62:77–80, 1998.
50. Janniger CK, Droana AN Herpes zoster. http://emedicine.medscape.com/article/1132465-overview. Accessed October 6, 2009.
58. Yawn BP, Saddier P, Wollan PC, et al: A population-based study of the incidence and complication rates of herpes zoster before zoster vaccine introduction. Mayo Clin Proc 82:1341–1349, 2007.
60. Steen CJ, Carbonaro PA, Schwartz RA: Arthropods in dermatology. J Am Acad Dermatol 50:819–842, 2004.
64. Janniger CK, Micali G, Hengge U, et al: Scabies. http://author.emedicine.com/ped/topic2047.htm. Accessed October 6, 2009.
73. Vender RB, Lynde CW, Poulin Y: Prevalence and epidemiology of onychomycosis. J Cutan Med Surg 10(Suppl 2):S28–S33, 2006.

90. Butani AK, Arbesfeld DM, Schwartz RA: Premalignant and early squamous cell carcinoma. Clin Plast Surg 32:223–235, 2005.
93. Jadotte YT, Schwartz RA: Solar cheilosis: an ominous precursor. Part I. Diagnostic insights. J Am Acad Dermatol 66:173–183, 2012.
94. Jadotte YT, Schwartz RA: Solar cheilosis: an ominous precursor. Part II. Therapeutic perspectivs. J Am Acad Dermatol 66:187–198, 2012.
100. Schwartz RA: Keratoacanthoma. In Schwartz RA, editor: Skin cancer: recognition and management, ed 2, Oxford, England, 2008, Blackwell, pp 66–80.
102. Takai T, Misago N, Murata Y: Natural course of keratoacanthoma and related lesions after partial biopsy: Clinical analysis of 66 lesions. J Dermatol 42:353–362, 2015.
104. Schwartz RA: Basal cell carcinoma. In Schwartz RA, editor: Skin cancer: recognition and management, ed 2, Oxford, England, 2008, Blackwell, pp 87–99.
108. Cohen PJ, Hofmann MA, Sterry W, et al: Melanoma. In Schwartz RA, editor: Skin cancer: recognition and management, ed 2, Oxford, England, 2008, Blackwell, pp 152–199.
112. Toro JR, Travis LB, Wu HJ, et al: Incidence patterns of soft tissue sarcomas, regardless of primary site, in the surveillance, epidemiology and end results program, 1978-2001: an analysis of 26,758 cases. Int J Cancer 119:2922–2930, 2006.
117. Schwartz RA, Micali G, Nasca MR, et al: Kaposi sarcoma: a continuing conundrum. J Am Acad Dermatol 59:179–206, quizzes 207-178, 2008.
122. Di Zenzo G, Marazza G, Borradori L: Bullous pemphigoid: physiopathology, clinical features and management. Adv Dermatol 23:257–288, 2007.
133. Stampien TM, Schwartz RA: Erythema multiforme. Am Fam Physician 46:1171–1176, 1992.
138. Morgan AJ, Schwartz RA: Diabetic dermopathy: a subtle sign with grave implications. J Am Acad Dermatol 58:447–451, 2008.
154. Schwartz IF, Iaina A: Management of uremic pruritus. Semin Dial 13:177–180, 2000.
164. Saardi KM, Schwartz RA: Uremic frost: a harbinger of impending renal failure. Int J Dermatol 55:17–20, 2016.

第 **95** 章

衰老与眼部疾病

Scott E. Brodie，*Jasmine H. Francis*

视力丧失是最可怕的失能形式之一，在老人中尤为多见。不幸的是，人的一生中不断发生的多种代谢损伤对眼睛这一精密组织的伤害是逐步累积的。因此，随着年龄的增长，大多数眼部疾病的发生率升高，而且病情更加严重。

据估计，各种原因导致的失明的发生率在发达国家和第三世界国家相差 13 倍[1]。然而，无论经济发展水平如何，失明在任何国家的 65 岁以上人群的发生率都是儿童的 100 倍以上[2]。在发达国家，造成失明的主要原因（框 95-1）为原发性白内障、青光眼和视网膜疾病（主要是黄斑变性和糖尿病性视网膜病变），都与增龄密切相关[3]。在第三世界国家，失明的主要原因是白内障、角膜瘢痕、青光眼和视网膜疾病[4]。

框 95-1　老年人失明的主要原因

发达国家
- 白内障
- 青光眼
- 糖尿病性视网膜病变
- 黄斑变性

发展中国家
- 白内障
- 角膜瘢痕
- 青光眼
- 糖尿病性视网膜病变
- 黄斑变性

即使在富裕的国家，目前尚不能为老年人提供充分的眼部医疗。最近在美国的调查表明，有相当大一部分比例的老年人患有未经治疗的眼部疾病。住在养老院的老人的问题更加严重[5,6]。

本章按照眼睛从前到后的解剖结构，来讨论与年龄相关的眼部问题。

眼　睑

眼睑对泪液的正常循环及保持眼球表面的光滑至关重要，后者是眼睛能够形成清晰的图像所必需的。随着年龄的增长，眼睑的皮肤与其他部位的皮肤一样，变得失去弹性，更松散地附着在眼球上。眼睑内面的筋膜萎缩使眼眶的脂肪疝入睑组织，形成常见于老年人的下眼袋（图 95-1）。即使支撑上眼睑的上睑提肌功能正常，

其腱膜萎缩或断裂也会导致眼睑张开时遮盖部分瞳孔，多见于老年性上睑下垂（图 95-2）。老年性上睑下垂必须与由机械原因或神经肌肉原因（如动眼神经麻痹和重症肌无力）造成的上睑下垂区分开[7]。

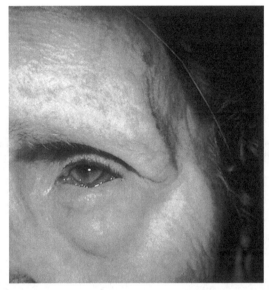

图 95-1　眼睑周围皮下组织萎缩变薄，眼眶脂肪脱垂形成下眼袋。（承蒙 Murray Meltzer 医生提供）

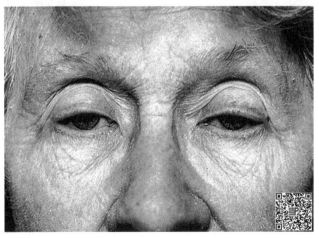

图 95-2　老年性上睑下垂。注意下眼睑，正常的睑褶消失。（承蒙 Murray Meltzer 医生提供）（彩图请扫二维码）

下眼睑松弛使睑缘向外翻转离开眼球，称为睑外翻（图 95-3）。如果睑外翻严重的话，即使泪管没有堵塞，由于泪点不能与附着在下眼睑的泪池相连接，正常产生的泪液无法流入泪囊，导致持续流泪（溢泪）。更危险的

825

是睑内翻，是由于眼睑内部组织连接松弛，睑缘受眼轮匝肌张力的影响而内翻（图 95-4）[8]。睫毛常常会直接摩擦角膜或结膜，产生刺激症状或形成瘢痕。

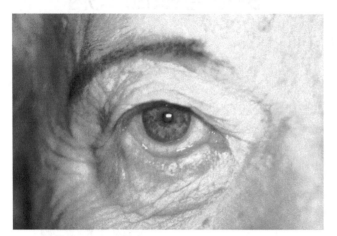

图 95-3　睑外翻。下眼睑松弛使睑缘向外翻转离开眼球。（承蒙 Murray Meltzer 医生提供）

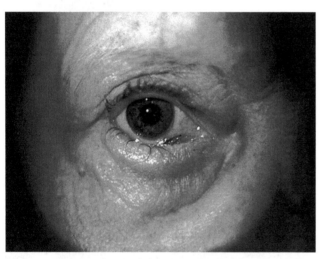

图 95-4　睑内翻。由于眼睑内组织界面间黏附力下降，睑缘受眼轮匝肌张力的影响而内翻。睫毛会对眼球表面产生慢性刺激。（承蒙 Murray Meltzer 医生提供）

眼睑位置异常通常经外科手术治疗。对于老年性上睑下垂，普遍采用的方法是切除上睑提肌腱膜[9]。睑外翻和睑内翻一般通过切除多余的睑组织来治疗[10]。

在眼睑皮肤的肿瘤中，基底细胞癌是最常见的，也多见鳞状细胞癌。这两种肿瘤都是由长期暴露在阳光下造成的。如果在病变早期发现，局部切除通常能治愈。在晚期病例中，肿瘤通过局部扩散造成面部结构的严重破坏。罕见转移[11]。

泪　器

泪器由分泌泪液的泪腺及传达泪水进入鼻腔的泪囊和泪道组成。泪腺的分泌功能随着年龄的增长而下降，许多老年人会出现干眼综合征。这种非特异性的泪液产

生减少比已经被研究得很透彻的干燥综合征更常见，干燥综合征是一种自身免疫性疾病，影响唾液腺和泪腺的分泌功能[12]。然而矛盾的是，许多泪液缺乏的患者却抱怨泪水过多，这是因为眼部的慢性刺激激活了泪液分泌反射。使用人工泪液来治疗眼干，只要有需要就可以使用。一些患者对局部应用环孢素 A 反应良好[13]。对于整晚眼睛干涩的患者，可以在睡前应用具有润滑作用的软膏。对于严重病例，可以放置小的硅胶塞堵塞泪点[14]，或通过泪点堵塞手术来保存泪液。

泪管堵塞也会导致溢泪。单纯的器质性狭窄有时用探针就能解除，但严重病例（常常继发于泪囊感染）则需要手术治疗。通过泪囊鼻腔造口术将泪骨截断使鼻腔与泪囊的黏膜吻合在一起[15]。

结　　膜

结膜下出血，即结膜和眼球之间局部血液积累，在老年人中常见，常继发于轻微外伤或自发出现（图 95-5）。瓦尔萨尔瓦（Valsalva）动作可以诱发结膜下出血。这种出血看起来吓人，但没有什么不良后果。不经治疗数天以后也可自行消退。有时，反复出血提示有潜在的疾病，如高血压、凝血功能障碍或隐匿的肿瘤。

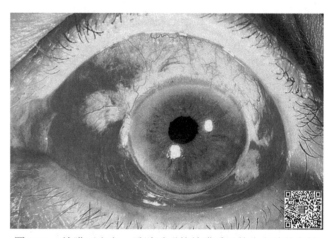

图 95-5　结膜下出血。透过透明的结膜看见的小血肿是良性的，除非反复复发。（彩图请扫二维码）

长期暴露在阳光下，特别是在热带地区，会导致眼睑间暴露的结膜的结缔组织变性，使结膜增厚（睑裂斑），其可以覆盖角膜，从外周向瞳孔生长（翼状胬肉）。如果这种生长有覆盖视轴的危险，则需要手术切除。不幸的是手术后出现复发并不少见[16]。

结膜也可生长肿瘤，如鳞状细胞癌和黑色素瘤。必须将原发性获得性黑变病及鳞状细胞发育不良与恶性肿瘤区分开。早期病例局部切除和行冷冻消融术就可治愈，但晚期病例则需要其他干预（如放疗，包含化疗或靶向分子治疗的系统治疗），甚至需要行眶内容物摘除术[17,18]。

角 膜

眼睛的特别之处在于它需要透明的组织，包括角膜和晶状体。这些眼部结构需要保持透明，这使它们的结构和代谢受到了很多限制。眼睛必须用不含细胞的体液滋养这些组织，因为红细胞会降低它们的透明度。同时，这些透明组织必须主要依靠无氧糖代谢提供能量，因为氧化磷酸化所需的酶（确切地说是细胞色素酶）会强烈地吸收可见光。即使没有这些吸光成分存在，组织的结构也必须是非常紧凑而规则的，以使从组织细胞器散射而来的光不是白色不透明的。角膜符合这些要求，角膜的胶原蛋白以高度规则的方式排列，同时在角膜内皮细胞层有一个活性代谢泵，使角膜基质脱水。巩膜缺乏这些组织特征，虽然它与角膜的组织学结构相似，但不是透明的[19]。

角膜内皮细胞脱水是角膜保持透明的关键，角膜内皮细胞在成年以后就不再分裂。内皮细胞密度随年龄增长缓慢下降[20]。如果内皮细胞数量降至临界值以下，角膜将吸水肿胀，变得浑浊（图 95-6）。水肿液渗出上皮表面，凝聚成皮下大疱。轻症病例可以使用高渗盐水滴眼液和眼膏，使角膜渗透脱水。如果这些措施无效，需要进行角膜移植，重新置入缺乏的内皮细胞，以恢复视力[21]。除了全层角膜移植手术，目前也可以选择部分厚度角膜移植，即角膜后弹力层剥除自动内皮移植术（descemet stripping and automated endothelial keratoplasty，DSAEK）和角膜后弹力层基膜内皮细胞移植术（descemet membrane endothelial keratoplasty，DMEK），这两种术式只替换病变的角膜后层，优点是不需要缝合，而且恢复快。

角膜细菌性溃疡（图 95-7）在老年人更高发，这或许反映出老年人泪液分泌、上皮完整性、细胞免疫和体液免疫都受损，与老年人预后差有关[22]。通常需要强化抗生素治疗。第四代氟喹诺酮类与强化抗生素有同样的效果[23,24]，而且更容易获得。

角膜周边的环形脂质沉积称为老年环，是良性病变。

葡 萄 膜

葡萄膜由虹膜、睫状体和脉络膜组成，在巩膜下形成一个连续的富含血管层。葡萄膜炎常原发于感染，也见于有风湿性疾病的患者，或者为外伤或手术损伤的后遗症。临床表现为房水或玻璃体液中出现炎症细胞。炎症反应可以通过多种机制造成眼损伤。炎症细胞可堵塞小梁网，导致急性青光眼。它们可以堆积在角膜内表面形成角膜沉淀，损伤或破坏角膜内皮细胞，造成角膜水肿。炎症组织常常发生病理性粘连，这会影响正常的视觉功能。外周虹膜前表面和前房角之间的粘连（外周前粘连）可能会堵塞小梁网，导致慢性闭角型青光眼。虹膜后表面和晶状体前表面之间的粘连阻止房水进入前房（瞳孔阻滞），迫使虹膜向前膨出（虹膜膨隆）。在周边虹膜附着在小梁网上时，房水在眼部的出口被阻塞，造成闭角型青光眼。在眼球后部，玻璃体液中的炎症细胞会造成视力模糊并使纤维血管增生，使视网膜变形，甚至造成视网膜脱落。

葡萄膜炎的治疗在大多数情况下是经验性的。通常建议使用含睫状肌麻痹剂的眼药水散瞳，以防止后粘连及瞳孔阻滞，缓解光致瞳孔缩小对发炎的虹膜造成的不适（畏光）。如果炎症局限于前部，通常只需要局部使用皮质类固醇类眼药水。如果累及后段，则需要眼周注射皮质类固醇或全身使用皮质类固醇[25]。在多数严重病例，系统应用免疫调节剂或生物制剂被证实是有效的[26]。应当对相关的系统性疾病进行检查。如发现有某种可治疗的疾病，如梅毒或结核，对这些疾病的特殊治疗可使葡萄膜炎自愈。

老年人眼内肿瘤通常发生在葡萄膜内。黑色素瘤是最常见的原发性肿瘤。长期以来传统的治疗方法是立即切除（手术摘除眼球）。因为其较低的转移倾向，现在许多权威机构建议对小的葡萄膜黑色素瘤密切随访，而不

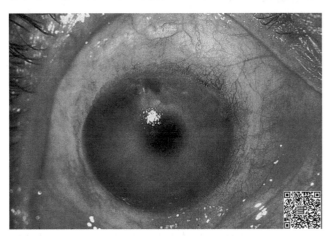

图 95-6 角膜水肿。由于角膜内皮细胞不能使组织充分脱水，角膜增厚、浑浊。（承蒙 Calvin Roberts 医生提供）（彩图请扫二维码）

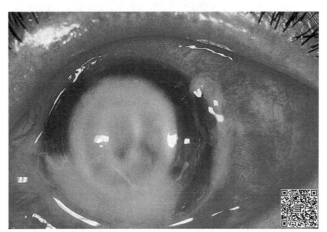

图 95-7 角膜溃疡。局部感染造成内皮细胞损伤和白细胞浸润。（承蒙 Michael Newton 医生提供）（彩图请扫二维码）

是手术摘除[27]。在巩膜上短期植入放射性斑块[28]或用 X 线或质子束外部照射[29]进行放疗可以成功治愈中等大小的肿瘤。一项大型的前瞻性临床试验发现，被随机分配到放射线斑块治疗组和手术切除组的患者5年生存率无差异[30]。大的肿瘤常推荐早期手术切除。转移性黑色素瘤通常最先在肝中被检测到。建议高危人群每年进行腹部磁共振成像体检并监测血清肝酶活性[31]。以往是基于原发肿瘤的临床特征和组织学结构来评估转移风险，近来的研究建议对眼内肿瘤进行遗传基础分析，可以更好地评估其转移风险。可进行 DNA 或 RNA 分析[32,33]。例如，有 BRCA 相关蛋白 1（BRCA-associated protein 1，BAP1）体细胞突变的肿瘤转移风险高[34]。而且 BAPI 胚系突变已被证实与遗传性肿瘤综合征有关，包括葡萄膜黑色素瘤、肺间皮瘤、肾细胞癌和胃癌[35]。转移瘤发生基因突变的患者可以使用新型系统治疗方案，即靶向治疗异常的分子代谢通路[36]。

脉络膜转移瘤实际上比原发性眼内肿瘤更常见。男性最常见的常发癌是肺癌，女性常见的是乳腺癌[37]。由于眼睛很少是转移的唯一器官，这些患者一般需要全身化疗。其他常被用于治疗危及视力的损害的手段包括放疗、抗血管内皮生长因子（vascular growth factor，VEGF）注射和激光照射[38]。

青 光 眼

青光眼是进行性视神经萎缩的一种形式，常与眼压（intraocular pressure，IOP）增高有关（图 95-8 和图 95-9）。

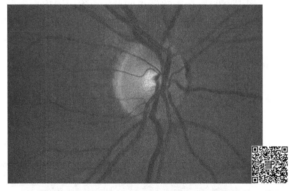

图 95-8　正常的视神经乳头，杯盘比大约是 0.3。（彩图请扫二维码）

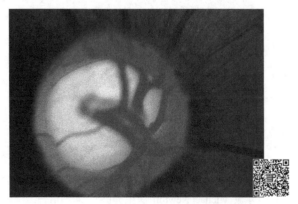

图 95-9　青光眼性视杯。神经损伤表现为视盘的神经束变细和中央杯变大（与图 95-8 相比）。（彩图请扫二维码）

开角型青光眼

多数情况下我们认为该病病因在小梁网，其为位于前房角的环形多孔组织，为房水流出眼部的通道。房水流出小梁网受阻通常是特发性的（所谓的原发性开角型青光眼）。这种疾病的患病率一般随年龄增长而升高，至少在大多数西方人中是如此[39]。流出道损伤还可见于其他多种小梁网损伤，包括外伤、葡萄膜炎、出血及眼内色素分离。

开角型青光眼造成的视力损伤一般是隐匿而缓慢的，视野损害起初发生在周边，除非进行专业检测否则很少被注意到。我们很少能在疾病的早期阶段就做出诊断。轻度的未治疗的眼压增高导致视野缺损的实际风险每年只有 1%～2%[40]。相反，组织学研究表明，在用标准检测技术检测到视野异常以前已经有多达 40%的视神经纤维受损[41]。

通常使用药物进行初始治疗。治疗的目的是通过局部（或全身性，很少）用药，使眼压降低到视神经能够耐受的水平，表现为渐进的视野缺失停止进展。可以使用的药物有：拟副交感神经缩瞳剂（很少使用）、抗胆碱酯酶缩瞳剂（很少使用）、拟交感神经药、β-肾上腺素能阻滞药、碳酸酐酶抑制剂和前列腺素类似物。各种局部或全身使用的降压药物的潜在副作用偶尔会很严重，特别是在老年患者中（见后边的"眼药的全身并发症"）。

如果药物治疗不成功或患者耐受性差，可以通过小梁网激光治疗来降低眼压，或进行所谓的滤过手术，即在前房和结膜下造瘘，使房水更容易排出。这种手术的并发症包括眼压过低、脉络膜积液和白内障。手术后还需要其他补充治疗。手术干预的最佳时期尚不明确。一些作者报道越早进行手术，远期视力越好[42]。一项大型研究表明，小梁网激光治疗也适合作为初始治疗[43]。

闭角型青光眼

有时眼内解剖结构的改变会导致虹膜覆盖到小梁网上，使房水外流突然受阻，引起急性眼压升高。常见的情况包括虹膜和晶状体之间发生黏附（瞳孔阻滞），使虹膜向前拱，从而阻塞小梁网；有时由瞳孔扩张所致，如在黑暗状态下的自发扩张或药理性扩瞳。随着年龄的增加，晶状体逐渐变大或白内障的形成使老年人易患这种眼病。急性闭角型青光眼是眼科急症，症状包括剧烈疼痛、视力模糊、虹视、恶心和呕吐。如果注意力在眼睛上，急性闭角型青光眼很容易诊断，但如果注意力被转移到胃肠道症状上就容易误诊。有来自综合医院急诊室的报告显示，有医生将注意力放在了急性闭角型青光眼患者的恶心和呕吐上而对患者实施了剖腹探查术。

急性闭角型青光眼眼压剧烈升高（通常达正常上限

21mmHg 的 3 倍），在几周内就可造成永久性视神经损伤。急性闭角型青光眼的初始治疗是局部或全身用药降低眼压，包括使用缩瞳滴眼液和全身使用渗透性脱水剂。在发生瞳孔阻滞时，可通过激光或侵入性手术在虹膜上打个小孔（周边虹膜切开术），从而绕过瞳孔阻滞，使房水从后部流到前房。这可以防止后续的闭角型青光眼的发作。由于使眼睛易患急性闭角型青光眼的解剖因素往往是双侧性的，因此通常考虑在一侧闭角型青光眼发作后在对侧眼也预防性地行周边虹膜切开术。然而，近来的证据表明，进行白内障摘除术是控制原发性闭角型青光眼眼压的最佳方法[44]。

长期存在闭角型青光眼可以造成小梁网的永久性损伤或虹膜与小梁网部分粘连，导致慢性闭角型青光眼。如果房角十分狭窄，需要行滤过手术。

正常压力型青光眼

尽管长久以来眼压升高是诊断青光眼的标志，但近几十年已经明确，许多有典型青光眼性视神经萎缩及视野缺损的患者很少出现眼压增高。对这种所谓的低眼压型青光眼（实际上通常称为正常压力型青光眼）的诊断和治疗仍然是个难题，即使在这一群体中，降低眼压仍被认为是有益的。正常压力型青光眼比人们以前认为的更常见，人群调查显示，有许多有典型青光眼性视野缺损的患者眼压是正常的[45]。

晶 状 体

眼睛的晶状体是一个完全在原始晶状体囊泡内发育而来的独特的外胚层结构。只有处在晶状体极外周的细胞可以分裂，不断添加细胞到发育的晶状体的外表面。因此，成人晶状体的中心区域是胚胎发育过程中最早形成的组织。与典型外胚层结构（如皮肤）不同的是，晶状体不能再生。由于晶状体需要保持透明，它的代谢主要限于无氧糖酵解，不能进行血红蛋白介导的氧运输和细胞色素介导的氧化磷酸化。晶状体是身体里必须保持蛋白质浓度最高和水浓度最低的一个组织，它需要维持与周围环境极不平衡的状态，这使它处于更为不利的代谢条件下，轻度的代谢损伤或渗透压的改变都可能破坏晶状体的代谢平衡，导致蛋白质变性和白内障形成[21]。

晶状体在人的一生中不断发育和成熟。当晶状体衰老时，它变得僵硬，对睫状肌张力改变的反应变得迟钝，调节能力下降，使眼睛从远到近聚焦的能力下降。晶状体调节能力的丧失（老花眼）可用佩戴老花镜、双光眼镜或其他屈光策略来治疗。

晶状体受到任何机械性或代谢性的损伤都会导致视物不清，从而导致白内障的形成（图 95-10）。常见的有以下几种情况：

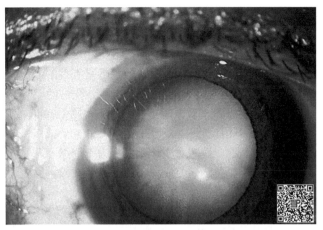

图 95-10 白内障。晶状体失去透明度损害视力。（承蒙 Calvin Roberts 医师提供）（彩图请扫二维码）

晶状体蛋白质氧化（"褐变反应"），尤其是老年人的晶状体中央蛋白氧化，称为核硬化，会导致晶状体屈光度改变，使晶状体变得浑浊。最常见的屈光度改变是近视的屈光度增加或远视的屈光度下降。在一些情况下，屈光度的变化使患者可以不戴眼镜阅读（所谓的第二视力）。这种视力的改善通常是暂时的且预示着严重的晶状体浑浊。晶状体屈光度的改变是不均衡的。患者有时会出现单眼复视，这是由于晶状体不同部位的屈光度不一致，在视网膜上形成两个不同的图像。单眼复视是癔症的观念是不正确的。

靠近皮质晶状体纤维的蛋白质变性会导致晶状体楔形变或楔形的皮质浑浊。这些往往出现在晶状体周边部，很少累及晶状体中心的光学区域。

晶状体后囊纤维异常增生会导致后囊性白内障。这些往往由局部或全身皮质类固醇治疗引起，并常见于其他疾病，如视网膜色素变性。

白内障通常手术治疗。也有偶尔例外的情况，当造成晶状体浑浊的蛋白质发生不可逆变性时，这种情况无法治疗[46]。晶状体摘除的手术方法已经进步了很多。所有的手术都必须在眼球上制造一个切口。如果没有眼部切口，即使使用激光也无法去除白内障。最简单的手术方法是切除所有晶状体囊内容物，即所谓的囊内手术。目前，囊外手术——即将晶状体囊内不透明的晶状体组织仔细地吸取出来，已经成为标准术式，因为残留的晶状体囊可作为眼前部和后部之间的屏障，可以减少并发症。目前，更注重于开展白内障摘除微创手术。通常，可通过快速振动针的机械作用使浑浊的晶状体液化（白内障超声乳化术），而后通过只有 3～4mm 长的切口将之吸出[47]。这样的创口通常可自愈，不需缝合[48]。飞秒激光已被用于角膜切除、开放晶状体囊、人工晶状体植入等白内障手术的关键步骤[49]。

白内障手术的适应证应根据患者对视觉的要求而定。有时，在一些少见的情况下，由于技术原因，建议行白内障摘除术，如当晶状体本身对眼睛造成伤害（如晶状体溶解性青光眼，蛋白质从发生白内障的晶状体漏出，堵塞小梁网）时，或当白内障晶状体妨碍对眼后段疾病（如糖尿病性视网膜病变）的观察和治疗时。除此之外，只要预期视觉功能的改善对患者是有益的，白内障手术也是适合的。一般情况下，90%～95%的不伴其他眼部疾病的患者术后预期视力可达到 6/12（20/40）或以上。因此，只有当患者视力在 6/15（20/50）或以下时才建议手术。在一些患者中，即使视力下降得不严重，但有视物困难、色弱、复视或特殊的职业要求也需要进行白内障摘除手术。

无晶状体眼的视觉重建需要有能替代被摘除掉的白内障晶状体实现聚焦功能的东西。如果经济条件允许，通常是在白内障手术时置入塑料的人工晶状体。人工晶状体一度被认为极其昂贵，只有发达国家的人才能承受。然而，现在印度为了减轻白内障失明造成的负担，通过降低手术费用和本土生产晶状体使 90% 的白内障患者植入了人工晶状体[50]。新近人工晶状体的设计甚至能在一定程度上恢复调节功能，很多时候不需要使用老花镜或双光镜，这种所谓的高端人工晶状体改善了患者的预后[51,52]。其他替代方法包括佩戴隐形眼镜（通常需要长期佩戴）和厚的无晶状体眼镜，但会使患者感到明显的视物变形，而且如果只是单侧无晶状体，可能会因两只眼睛感知图像大小不同而带来严重的问题。实际上，对单侧无晶状体眼用眼镜进行矫正的难度非常大，如果眼镜矫正是恢复视力唯一可用的调节方式，大多数外科医生建议推迟白内障手术，直到好眼视力降到 6/18（20/60）或以下再进行。在一些发展中国家，当地的风俗习惯可能会妨碍白内障术后使用眼镜。在这些情况下，一定要考虑患者的态度和习俗再决定是否要进行白内障摘除手术。

随着年龄增长，普遍存在某种程度的晶状体蛋白质黄化。在美国，每年因严重的晶状体浑浊造成视力损害而进行的白内障摘除手术超过 350 万例，绝大多数人在 65 岁以上。在发展中国家，白内障的发生率甚至更高，未经治疗的白内障是导致后天失明的最主要原因[3]。印度在 8 年前终于实现每年手术量超过人群中新发白内障数量[50]。这项伟业归功于许多因素，包括人工晶状体低廉的费用和自己生产眼部护理产品。

白内障的形成有时反映机体代谢异常，如半乳糖血症或肾衰竭。白内障在糖尿病患者中进展迅速，并可由各种药物（尤其是局部或全身使用皮质类固醇）触发。除了这些特殊的关联以外，一些研究表明，与年龄匹配的接受其他择期手术的患者相比，白内障患者的非特异死亡率更高[53,54]。

视网膜与玻璃体

视网膜疾病，特别是糖尿病性视网膜病变和所谓的

年龄相关性黄斑变性（以前称"老年性黄斑变性"）是后天失明最常见的原因，至少在发展中国家是如此。

糖尿病性视网膜病变

糖尿病的病程越长，糖尿病性视网膜病变的发病率越高，病情越严重，在糖尿病发病的最初 10～15 年里，很少出现严重的眼部并发症[55]。尽管青少年型（Ⅰ型）糖尿病患者早在 30 多岁时就会出现严重的视网膜病变，成人型（Ⅱ型）糖尿病造成的视网膜病变主要见于老年人。糖尿病性视网膜病变主要累及视网膜毛细血管循环。最初，眼底镜下可见微动脉瘤。随着时间的推移，视网膜毛细血管发生渗出，造成视网膜水肿和渗出液沉淀在视网膜上，视力下降（图 95-11）。在疾病的这个阶段，治疗首选抗 VEGF 药物眼内注射，能够阻断缺血的视网膜分泌 VEGF 的作用[56]。激光治疗可以减少失明的发生，可以直接烧灼发生渗出的微动脉瘤，如果是弥漫性渗出，在视网膜毛细血管渗出区进行网格状烧灼[57]。与通常可恢复视力的抗 VEGF 药物注射相比，激光治疗仅能降低未来发生失明的可能性。

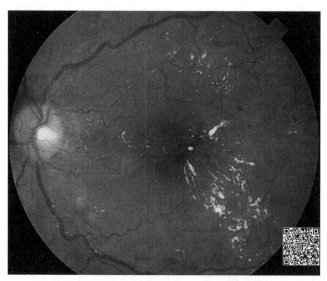

图 95-11　背景型糖尿病性视网膜病变。微动脉瘤（点状出血）、视网膜内出血（印记出血）和硬渗出表明视网膜微循环恶化。（彩图请扫二维码）

在疾病后期，视网膜毛细血管床局部无血液灌注（毛细血管丢失），造成视网膜梗死，镜下可见棉绒斑。其他的毛细血管常扩张、变得不规则及发生渗出。最终，在很多患者中，缺血的视网膜会出现新生血管增殖，新生血管沿视网膜表面或玻璃体后表面生长。这些异常的血管易发生渗出和出血。伴随新生血管增殖出现的纤维血管膜对视网膜的牵拉也会导致失明（图 95-12）。在严重的病例，新生血管反应可以延伸到眼前节，导致虹膜表面新生血管形成（虹膜红变）。如果纤维血管膜延伸到前房角，会阻碍房水通过小梁网，造成难治性新生血管性青光眼。

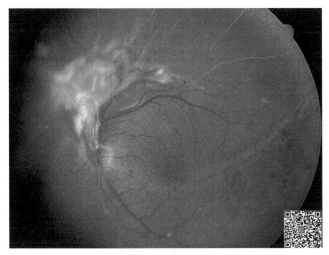

图 95-12 增殖型糖尿病性视网膜病变。视盘生发出纤维血管膜以应对持续的视网膜缺血。（彩图请扫二维码）

通常可以用激光凝固法消融大部分视网膜外周血管来阻止血管增殖型视网膜病变的进展[58]。严重的病例，可以使用机械吸切装置，通过覆盖在睫状体上的巩膜上的小切口，手术去除玻璃体腔中的血液和纤维血管膜（睫状体平坦部切除术）。眼内注射抗 VEGF 药物可以非常有效地抑制视网膜和眼前节的新生血管形成，但疗效不持久[59]，通常需联合广泛视网膜光凝术和/或玻璃体切割术。

严格控制血糖对糖尿病性视网膜病变的益处取决于疾病的分期。许多人尝试通过更严格地控制血糖来延缓已经出现的视网膜病变的进展，但效果不理想[60]。一些研究发现，严格的血糖控制会加重视网膜病变。同样，一项研究发现，与胰腺异体移植失败需要继续每日需胰岛素注射、血糖控制不佳的患者相比，胰腺移植成功、术后血糖水平几乎完美的患者的糖尿病性视网膜病变并没有得到改善[61]。然而，已经证实，对于新发的糖尿病（Ⅰ型和Ⅱ型）患者，更好的血糖控制可以延缓糖尿病性

视网膜病变的发生[62,63]。

年龄相关性黄斑变性

年龄相关性黄斑变性虽然不是老年人全盲的常见原因，却是造成老年人视力损伤的常见原因。在萎缩型年龄相关性黄斑变性中，视网膜色素上皮层及黄斑下的脉络膜毛细血管层退化，导致其被覆的光感受器功能失调（图 95-13）。目前尚无治疗方法。在渗出型中，在中央视网膜的黄斑区域下，起源于脉络膜循环的新生血管网在视网膜和下层的视网膜色素上皮层之间增生，或在色素上皮层下增生[64]。血浆成分外渗和单纯的视网膜下出血或瘢痕会导致失明（图 95-14）。

由于直接拮抗组织因子 VEGF 的注射药物的应用，渗出型黄斑变性的治疗取得了很大进展。缺血视网膜产生的 VEGF 可以增加血管的渗透性，刺激新的视网膜血管从邻近血管床发出和生长[65]。目前，抗 VEGF 药物被

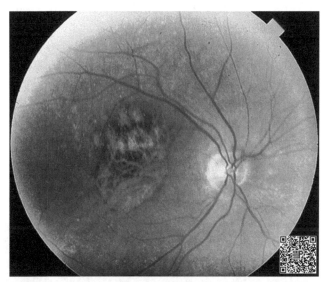

图 95-13 萎缩型（干性）年龄相关性黄斑变性。地图状的视网膜色素上皮萎缩导致中心视力丧失。（彩图请扫二维码）

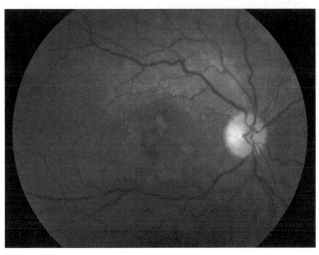

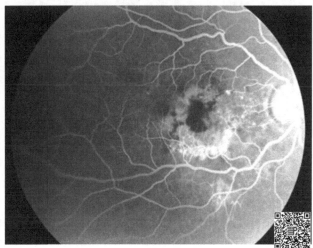

图 95-14 渗出型（湿性）年龄相关性黄斑变性。来自视网膜下新生血管膜的渗出和瘢痕损害中央视网膜的功能。注意彩图中的视网膜下出血（左），荧光血管造影下的显影证实出血（右）。（彩图请扫二维码）

广泛应用，雷珠单抗（商品名 Lucentis）、贝伐单抗（商品名 Avastin）和阿柏西普（商品名 Eylea）的疗效相似，可以防止高达 90%患者的视力丧失，可使 40%患者的视力得到改善（图 95-15）[66,67]。用于这个治疗目的的贝伐单抗属于超适应证使用。当与其他药物相比，可以节省很多费用时，可以为患者开立和注射此药。

抗血管内皮生长因子治疗对患者和医生的要求都很高。需要在无菌条件下给药——碘伏消毒皮肤、无菌单和无菌盖镜、无菌手套，通过巩膜及睫状体平坦部将药物注射到玻璃体腔分隔部。注射之后，必须检查眼压是否升高。必须每 4~8 周重复注射一次，可能需要持续治疗。也可以根据患者的需求治疗，但仍需每月进行眼部常规检查。两只眼睛必须分别治疗。并发症少见，如果医生技术熟练，感染发生率在千分之一以下，罕见白内障及视网膜脱落。

在条件允许的情况下，抗 VEGF 治疗已经极大地取代了热激光、光能疗法和可的松药物来治疗渗出型年龄相关性黄斑变性。

需要强调的是这些治疗年龄相关性黄斑变性的多种疗法都有显著的局限性。抗 VEGF 药物价格昂贵而且需要经常注射，原则上应持续治疗。许多患者没有恢复视力，仅少数视力下降严重的患者恢复了正常或接近正常的视觉功能。

萎缩型和渗出型黄斑变性的病理过程似乎局限于眼后极，几乎所有病例的外周视网膜都未受累，因此大部分患者会留有足够视力能够自理，可以打消他们完全失明的顾虑。

老年人视网膜上常见的白点，被称为玻璃膜疣，通

常是良性的。与组织学上位于 Bruch 膜和视网膜色素上皮之间的无定形玻璃样物质小的沉淀物有关。然而，这些病变是渗出型黄斑变性的易感因素[68]。建议有玻璃膜疣或因年龄相关性黄斑变性而丧失单眼视力的老年患者每天用 Amsler 网格（一种 10cm^2 的方格纸）来检查视力。出现中央视野的异常或变形应立刻检查视网膜。这样能最大限度地在中心凹受累前及时发现视网膜下新生血管灶，此时治疗效果最好。

研究表明营养状况影响黄斑变性的发生。在一项大型的前瞻性随机研究中，有年龄相关性黄斑变性风险的患者被随机分配到膳食补充抗氧化维生素组（维生素 C、维生素 E、β-胡萝卜素和锌）或安慰剂组。有渗出型黄斑变性高危因素的治疗组患者，即那些有大的或融合的玻璃膜疣、广泛性地图状萎缩或对侧眼进展性黄斑变性的患者比对照组的风险降低了 27%[69]。低危患者无获益。抗氧化剂和锌联用对预防白内障进展亦无价值。一项接下来的研究表明类胡萝卜素叶黄素和玉米黄素可被维生素鸡尾酒中的 β-胡萝卜素所替代。这曾被认为禁用于吸烟的人，因其肺癌发生风险增高，但是研究发现补充 Ω-3 脂肪酸无获益[70]。

视网膜血管闭塞性疾病

视网膜动脉和视网膜静脉都易出现突然闭塞，尤其是老年人。视网膜动脉闭塞通常是栓塞性或动脉炎性的。栓塞性闭塞是由视网膜动脉被来自近端循环的小颗粒堵塞造成的，最常见的是被从破溃的动脉粥样硬化斑块上脱落的胆固醇片段堵塞。视网膜动脉内经常可见一个小

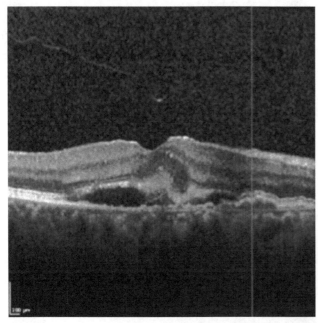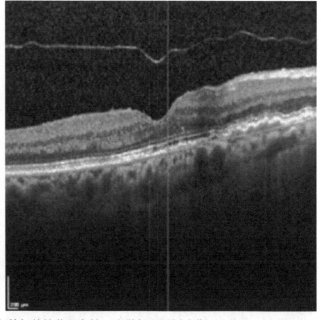

图 95-15　玻璃体内注射贝伐单抗治疗一例 68 岁男性湿性年龄相关性黄斑变性。光学相干层析成像（optical coherence tomography，OCT）通过黄斑中心凹中央的切面图像证实了这一病变（图 95-14 所示为同一只眼）。注意治疗前视网膜下积液和中心凹压迹变浅（左）。玻璃体内注射贝伐单抗两次后（右），视网膜下积液吸收，出现正常的中心凹边界。视力从 20/60 提高到 20/20。

的反光的胆固醇结晶（Hollenhorst 斑）。视网膜受累区域急剧变得苍白、模糊。现在有许多方法可以使栓塞的斑块向视网膜外周迁移，包括用医疗手段降低眼压、用细针从前房释放少量房水，以及使患者吸入高浓度的二氧化碳来扩张视网膜动脉。然而这些方法都未被证明有确切的益处[71]。

短暂的视物模糊，典型的持续时间小于 10min（一过性黑矇），一般认为是栓塞性动脉闭塞的栓子很快被冲到视网膜周边造成的[72]。黑矇的发作提示梗死性脑卒中的发生风险增高[73]。

动脉炎性疾病（如颞动脉炎）也可以造成视网膜或视神经乳头的动脉闭塞。红细胞沉降速率通常升高，但不是都升高。通常依靠颞动脉活检确诊。一旦确诊应立即全身应用糖皮质激素，也可以预防对侧眼失明[74]。疑似颞动脉炎时，大部分权威人士建议立即开始全身糖皮质激素治疗，等待红细胞沉降率和颞动脉活检的结果再处置是不明智的，因为对侧眼在此期间有可能失明。如果检验结果是阴性的，可以立即停用皮质醇，不需要逐渐减量。

视网膜静脉闭塞导致视网膜受累区域内血管曲张和视网膜内出血。视网膜静脉闭塞多由相邻动脉压迫造成，高血压、动脉粥样硬化、青光眼常使病情加重。静脉闭塞没有治疗方法，且容易出现新生血管并发症，尤其是青光眼。对存在视网膜缺血的患者（通常是经荧光素血管造影或视网膜电图证实的），激光凝固视网膜消融能大大降低新生血管形成的风险[75]。注射抗VEGF 药物可以有效缓解视网膜水肿，常使视力恢复[76]。有时候，当阻塞的静脉再通后可以停止抗 VEGF注射。

视 神 经

老年人的视神经尤其易受到缺血损伤。完全的视神经乳头梗死会造成单眼突然视物模糊，眼底镜检查可见视神经乳头肿胀、出血。许多患者只是部分视神经乳头梗死，会出现突然发作的单眼视野缺损。当存在视网膜动脉闭塞时，鉴别是动脉炎性的还是非动脉炎性的鼻塞非常重要[77]，因为只有前者全身应用糖皮质激素治疗效果好。

缺血性视神经炎偶可见于单纯的白内障摘除手术后。少见视力恢复，皮质醇的疗效未被证实[78]。

视盘水肿指颅压升高造成的视盘肿胀。这些患者的视力很少受累，至少在初期是这样。视野盲点扩大是仅有的视野异常。慢性视盘水肿会继发视神经萎缩，伴随进展性视力损伤。应对造成颅压升高的病因进行治疗。对少见的特发性颅内压升高的（假性脑瘤）病例，使用碳酸酐酶抑制剂或通过视神经鞘分流或开窗术进行中枢神经系统减压或许是有效的[79]。其他需与视盘水肿相鉴别的可以引起视盘肿胀的病因有缺血性视神经炎、恶性高血压及严重的葡萄膜炎。

动眼神经和后视觉通路

老年人的动眼神经和视觉转导通路的后段容易受到由缺血损伤及颅内占位病变（典型的是肿瘤和动脉瘤及颅内容物的移位）造成的压迫损伤。常见单个颅内神经功能突然丧失。易患动脉粥样硬化的患者出现的单独的滑车神经或展神经麻痹通常是良性的，往往可自愈[80]。典型的动眼神经缺血性损伤不累及瞳孔神经纤维[81]。在有缺血性疾病风险的老年患者中，瞳孔未受累的（但常是不完全性的）第三颅神经麻痹可能会导致缺血的发生，在接下来的几周内要监测患者的恢复情况。然而，如果眼外肌的功能只是部分受损（如患者上睑提肌功能正常），或瞳孔受累，是由动脉瘤或肿瘤对神经造成压迫的可能性大，建议行 CNS影像学检查[82]。如果患者有多个颅内神经损伤或者有瞳孔扩大，则需要进行全面的神经系统检查，如果条件允许的话，最好行 CT 或 MRI 检查。鉴别诊断大体上可分为感染性的、肿瘤性的、自身免疫性的、创伤性的和血管性的原因。已知25%的病例是由肿瘤造成的，因此应尽早确诊疾病[83]。

应仔细检查视野的异常。仅一只眼睛有盲点或有位于水平子午线的盲点通常是由视网膜、视盘、视神经损伤或者青光眼造成的。视交叉或者视交叉之后的损伤会使双眼视力受损。尤其需要注意双眼颞侧偏盲，提示视交叉受到压迫，常见于垂体瘤；如果出现双眼同向性偏盲，则提示枕叶皮质损害。

眼 眶

眶内肿瘤常常表现为眼球水平、垂直或者前向移位（突眼）。老年人中最常见的眶内占位包括眼眶假瘤（一个或多个眶内组织的特发性炎症反应，通常累及眼外肌、泪腺或眼眶脂肪浸润）、血管瘤、淋巴管瘤、淋巴瘤和泪腺原发性肿瘤。为了进行组织病理学诊断和解剖矫正，常常需要进行眼眶手术探查[84]。

甲状腺性眼病[格雷夫斯病（Graves disease）]是一种众所周知的眶内疾病。眼球运动、眼睑回缩受损及突眼主要是由眼外肌浸润造成的。眼眶脂肪组织很少受累[85]。病情的进展与实际甲状腺激素水平关系不大，恢复甲状腺功能（尽管有很多原因需要这样做）也不能有效地控制这种眼部并发症。早期病例全身应用皮质醇效果好，但疗效短暂。长期病例应密切观察是否有视神经受压的征象，一旦发现受压应立即施行外科减压手术，通常是将眶骨折断为肿胀的眶内容物提供更大的空间[86]。

其他需要考虑的问题

眼部并发症

全身性疾病

老年人的视力受眼部原发疾病及全身疾病的共同威胁。除之前提到的糖尿病及甲状腺疾病外，其他可出现严重眼部后遗症的疾病有血液系统疾病（如白血病、红细胞增多症）、风湿性疾病（类风湿性关节炎、强直性脊柱炎、系统性红斑狼疮）、马方（Marfan）综合征及肾衰竭。通常在疾病的初始阶段开始治疗，但常需要局部或全身应用皮质醇激素或其他免疫调节制剂来控制眼部的炎症。

全身性恶性疾病除了可转移到眼球及对眼眶局部产生机械性影响以外，还间接损害视网膜的功能，造成视力严重损伤[87,88]。副肿瘤综合征也可以影响视力，是由机体对肿瘤和正常组织共有的抗原免疫反应造成的。用于治疗原发性恶性肿瘤的化疗有时会改善视力。尽管有报道称免疫调节治疗取得良好效果，但其作用尚不明确。

全身用药

许多老年人同时使用多种药物，一些药物常会引起眼部症状。下面介绍一些常见的问题[89]。

三环类抗抑郁药有轻微的抗副交感神经作用，可引起瞳孔扩大及调节障碍。大多数镇静药如氯丙嗪，也可引起瞳孔扩大，干扰调节功能，形成色素性视网膜病。这些药物仅在长期使用时才会造成显著的视觉损害。氯喹可造成"牛眼样"黄斑病变，使中心视力受损，尤其在长期使用，总剂量超过基本量100g时。羟氯喹对视网膜的毒性小于氯喹，但随着剂量的累积和用药时间的延长毒逐渐增加，尤其是总量超过 1000g 或用药超过 10 年时[90]。

全身应用皮质醇会诱发开角型青光眼（通常在停药几周后缓解），也会加速白内障的形成。洋地黄类药物除了会引起经典的"黄视"（黄视症）外，还可以引起多种视觉障碍。乙胺丁醇也被报道可以造成色觉障碍、视神经萎缩及视野缺损。治疗阳痿的药物如西地那非会与视网膜上的磷酸二酯酶同工酶发生轻微的交叉反应，从而导致眼前一过性地出现蓝色云雾影或光感增强[91]。

全身用药的散瞳作用极少会引起闭角型青光眼。

分子靶向药物被越来越多地应用到肿瘤治疗当中，由于许多靶分子在眼组织有表达，因此一些药物有眼部毒性。这些毒性包括表皮生长因子受体（epithelial growth factor receptor，EGFR）抑制剂引起的眼球表面异常（如干燥、眼睑炎症、睫毛异常）和作用于促分裂原活化的蛋白激酶（mitogen-activated protein kinase，MAPK）通路的 MEK 抑制剂引起的视网膜下积液（类似于中央浆液性脉络膜视网膜病变）[92,93]。

眼科用药。由于眼科局部用药的剂量通常远小于全身治疗的剂量，由滴剂引起的全身并发症很少见。然而，这些药物经结膜和鼻黏膜被快速吸收，有时会产生全身并发症。而且，有时需要全身用药来治疗局部眼病，可能会造成更多的全身性问题[89]。

局部使用抗胆碱能药物散瞳或使睫状肌麻痹有时会造成全身的阿托品中毒症状。在常用的药物中，环戊通最常引起上述问题。相反的，拟副交感神经药（如毛果芸香碱和卡巴胆碱）及抗胆碱酯酶剂（如乙膦硫胆碱）都有腹痛、腹泻、恶心等副作用。

局部应用肾上腺素能药物如去氧肾上腺素（新福林），会造成心动过速、高血压甚至心律失常。相反的，局部应用 β-受体阻滞剂如马来酸噻吗洛尔，会引起所有β-受体阻滞剂的副作用，包括心动过缓、哮喘及低血压。应用心脏选择性 β-受体阻滞剂如倍他洛尔也不能完全避免这些问题。

有报道称长期局部使用氯霉素会导致再生障碍性贫血。亦有少量报道称局部使用磺胺类抗生素会导致 Stevens-Johnson 综合征。除此之外，局部应用抗生素很少引起除眼部过敏反应外其他严重的全身性毒性反应。

在急性青光眼治疗中，甘露醇及甘油被用作渗透剂来降低眼压。水分的流失会造成充血性心衰、肾衰竭和精神状态改变。应密切监测反复进行渗透降压的患者是否有电解质失衡及肾失代偿的征象。

有时全身应用碳酸酐酶抑制剂如乙酰唑胺和醋甲唑胺来治疗青光眼。很多患者难以耐受这种药物，经常会发生恶心、抑郁、阳痿、皮肤感觉异常，以及骨髓抑制、痛风、酸中毒等少见的并发症。碳酸酐酶抑制剂现有局部使用的剂型，大大减少了很多副作用的发生。建议应用此种药物会影响生活质量的患者选择其他药物或者手术治疗方法。

低视力的康复

对那些无法恢复视力的个体尤其是老年人的康复治疗，是有效医疗的一项重要内容。在美国，视力在 6/18 以下的人中，2/3 以上的人年龄超过 65 岁。相反的，在 65 岁以上人群中 7.8% 的人视力不足 6/18，这个比例在 85 岁以上人群中上升到 25%。在造成 70 岁以上个体日常生活需要照顾的慢性疾病中，视力减退位于关节炎和心脏病之后，为第三大最常见的病因[94]。

低视力康复旨在帮助视力有障碍的人最大限度地利用残存的视力来保证日常生活，提高自理能力，增强自信。成功的康复通常需要医疗团队的相互配合，团队应包括眼科医师、配镜师、专业的治疗师，也需要患者的家人、朋友及护理人员的理解及支持。一旦确诊永久性视力失能就应立即开始康复治疗，这样治疗的效果最好。

患者是否能够接受使用视力补偿手段来应对视力的丧失，对于功能恢复的结果至关重要，不应徒劳地去挽回已经丧失的视力。

康复项目应以患者的需求为核心。需要获得全面有效的病史，应该把患者对视力丧失对日常活动的影响的感受及未来恢复的目标作为重点。每次训练都应针对患者因视力受限而无法进行的特定项目来进行，这对患者的恢复尤为有益。患者存在的典型问题包括无法阅读、修理、付账单、独立活动，不能看清远处的物体，不能看电视或看清信号。

应评估视力障碍的严重程度，应检查视力、视野和对比敏感度。进行专业的视力检查并确定视力水平比一般的眼科检查有用。可以将视力表放在 1 码（≈1m）远处来扩大视力检测的范围。应该给视力低下的人尤其是老年人比平常多得多的时间来进行视力评估。

接下来，就可以开始康复训练了[95]。一个全面的计划常常包含视觉辅助工具（如眼镜、望远镜、放大镜）和非视觉辅助工具（如改善照明，使用大字体的阅读材料，提高读、写材料的对比度，使用闭路电视放大镜）的配备和使用指导。应训练患者如何使用残存的视力，可尝试对失去中央黄斑视力的患者进行偏心视野观察训练，但需要超过数月的长时间练习才能获得理想的效果。应训练患者适应日常生活，通过使用适当的工具，如穿针器、大字体纸牌等帮助患者重拾自信，实现生活自理。团队中的专业心理咨询在帮助患者处理视力障碍造成的情感压力中经常会起到重要的作用。

对于视力低下的患者来说，制定一个合理的康复目标非常重要。几乎所有病例，要恢复到视觉功能受损前的水平都是不可能的，但每个患者都必须自己决定能够获得的结果是否值得付出额外的努力来进行更多的视觉锻炼。当达到特定目标时就是获得了最好的结果。

关键点　主要致盲病因的治疗

白内障

● 手术摘除，最好同时进行晶状体移植。

青光眼

● 早期：局部或全身给药降低眼压。

● 其他选项：激光治疗小梁网，过滤性手术。

糖尿病性视网膜病变

● 早期严格控制血糖可以预防或延缓视网膜病变的发生。

● 玻璃体内注射抗 VEGF 药物、激光聚焦或激光网格治疗黄斑水肿。

● 全视网膜激光或抗 VEGF 注射治疗增殖型视网膜病变。

● 环睫状体玻璃体切割术治疗顽固性玻璃体积血或牵拉性视网膜脱落。

黄斑变性

● 萎缩型（干性）——没有有效的治疗方法。

● 渗出型（湿性）

● 玻璃体内注射抗 VEGF 药物。

● 光能疗法。

● 热激光消融新生血管膜。

● 饮食补充抗氧化维生素和锌能够降低从干性黄斑变性进展为湿性黄斑变性的风险。

（张　萌　彭　扬　译）

完整的参考文献列表，请扫二维码。

主要参考文献

1. Pascolini D, Mariotti SP: Global estimates of visual impairment: 2010. Br J Ophthalmol 96:614–618, 2012.

6. Dev MK, Paudel N, Joshi ND, et al: Psycho-social impact of visual impairment on health-related quality of life among nursing home residents. BMC Health Serv Res 14:345, 2014.

11. Mohs FE: Micrographic surgery for the microscopically controlled excision of eyelid cancers. Arch Ophthalmol 104:901–909, 1986.

18. Griewank KG, Westekemper H, Murali R, et al: Conjunctival melanomas harbor BRAF and NRAS mutations and copy number changes similar to cutaneous and mucosal melanomas. Clin Cancer Res 19:3143–3152, 2013.

24. Hanet M-S, Jamart J, Chaves AP: Fluoroquinolones or fortified antibiotics for treating bacterial keratitis: systematic review and meta-analysis of comparative studies. Can J Ophthalmol 47:493–499, 2012.

25. Jabs DA, Akpek EK: Immunosuppression for posterior uveitis. Retina 25:1–18, 2005.

30. Diener-West M, Earle JD, Fine SL, et al: The COMS randomized trial of iodine 125 brachytherapy for choroidal melanoma, III: initial mortality findings. COMS Report No. 18. Arch Ophthalmol 119:969–982, 2001.

32. Harbour JW: A prognostic test to predict the risk of metastasis in uveal melanoma based on a 15-gene expression profile. Methods Mol Biol 1102:427–440, 2014.

40. Gordon MO, Beiser JA, Brandt JD, et al: The Ocular Hypertension Treatment Study: baseline factors that predict the onset of primary open-angle glaucoma. Arch Ophthalmol 120:714–720, 2002.

42. Jay JL, Murray SB: Early trabeculectomy versus conventional management in primary open angle glaucoma. Br J Ophthalmol 72:881–889, 1988.

47. Kelman CD: Phaco-emulsification and aspiration of senile cataracts: a comparative study with intra-capsular extraction. Can J Ophthalmol 8:24–32, 1973.

50. Aravind S, Haripriya A, Sumara Taranum BS: Cataract surgery and intraocular lens manufacturing in India. Curr Opin Ophthalmol 19:60–65, 2008.

54. Xu L, Cui TT, Wang YX, et al: Cataract and mortality. The Beijing eye study. Graefes Arch Clin Exp Ophthalmol 246:615–617, 2008.

56. Rajendram R, Fraser-Bell S, Kaines A, et al: A 2-year prospective randomized controlled trial of intravitreal bevacizumab or laser therapy (BOLT) in the management of diabetic macular edema: 24-month data: report 3. Arch Ophthalmol 130:972–979, 2012.

58. The Diabetic Retinopathy Study Research Group: Indications for photocoagulation treatment of diabetic retinopathy: Diabetic Retinopathy Study Report no. 14. Int Ophthalmol Clin 27:239–253, 1987.

59. Osaadon P, Fagan XJ, Lifshitz T, et al: A review of anti-VEGF agents for proliferative diabetic retinopathy. Eye (Lond) 28:510–520, 2014.

66. CATT Research Group, Martin DF, Maguire MG, et al: Ranibizumab and bevacizumab for neovascular age-related macular degeneration. N Engl J Med 364:1897–1908, 2011.

70. Aronow ME, Chew EY: Age-related Eye Disease Study 2: perspectives, recommendations, and unanswered questions. Curr Opin Ophthalmol 25:186–190, 2014.

71. Augsburger JJ, Magargal LE: Visual prognosis following treatment of acute central retinal artery obstruction. Br J Ophthalmol 64:913–917, 1980.

73. Poole CJ, Ross Russell RW: Mortality and stroke after amaurosis fugax. J Neurol Neurosurg Psychiatry 48:902–905, 1985.

78. Hayreh SS: Anterior ischemic optic neuropathy. IV. Occurrence after cataract extraction. Arch Ophthalmol 98:1410–1416, 1980.

80. Rush JA, Younge BR: Paralysis of cranial nerves III, IV, and VI. Cause and prognosis in 1,000 cases. Arch Ophthalmol 99:76–79, 1981.

90. Melles RB, Marmor MF: The risk of toxic retinopathy in patients on long-term hydroxychloroquine therapy. JAMA Ophthalmol 132:1453–1460, 2014.

93. Liu CY, Francis JH, Brodie SE, et al: Retinal toxicities of cancer therapy drugs: biologics, small molecule inhibitors, and chemotherapies. Retina 34:1261–1280, 2014.

94. Eaglestein A, Rapaport S: Prediction of low vision aid usage. J Vis Impair Blindness 85:31–33, 1991.

第**96**章 | # 听 力 障 碍

Barbara Weinstein

老年保健的指导原则是以人为中心，将患者的个人意愿引导并融入临床决策中。以人为中心的医疗基础是通过人与人之间的交流来促进互相理解。当老年人因为听力减退（hearing loss，HL）未被识别或未得到治疗而不能进行交流时，会对健康产生严重后果，尤其是那些身患多种疾病的老人。然而，尽管听力减退是衰老不可避免的部分，但与生理、社会心理和认知方面息息相关，听力减退被认为是衰老引起的小病。随着美国人寿命延长、身体状态好转，预期寿命增加被认为是重要的预后指标，了解听力减退的流行病学、病因、影响和治疗对于优化治疗和照护方案非常重要。

65 岁和 85 岁人口的预期寿命都显著增长，人们工作期间和退休期间花在主要身体活动的时间增加了。因为老年人退休时间所占的比例增加，所以有效交流的能力在退休和工作中显得更为重要。随着衰老，人们患一种及以上慢性疾病的比例增加。50%以上的老年人患有 3 种及以上慢性疾病，即被称为共病。与人预期寿命增加一致，患共病老年人的数量也随之大量增加。在考虑风险、负担、获益、获益的时间周期、依从性和预后（如身体状态、生活质量）的情况下，与患者进行临床管理决策的交流是保证医疗质量的关键。

作为一种老年综合征，年龄相关的听力减退（age-related hearing loss，ARHL）是主要的公共健康问题之一，是导致全球疾病负担增加的因素之一[1]。听力减退是一种机体功能障碍，社会总体发病率一直在增加，尤其是老年人的发病率明显增加。全球范围中，成人发生的听力减退，是每年导致生活不能自理的第二大病因，仅次于抑郁，成为最主要的非致死性负担，比饮酒、骨关节炎和精神分裂症更严重[2]。上一代人中 3600 万美国人自诉有听力减退，听力减退人群的增长速度是美国人口增长速度的 1.6 倍。到 2030 年，预计至少 2100 万大于 65 岁的老年人会出现听力减退。大于 65 岁人群中，听力减退的流行比例为 30%～47%，并以每 10 年一个年龄段成倍增加，因此，2/3 的 70 岁及 70 岁以上和 80%的 85 岁以上老年人均患有影响交流能力的听力减退[3]。老年人群听力下降的速度明显加快，每增加 10 岁，患听力减退的风险会明显增加，其中 50%的老年人有中等程度的听力障碍[1]。95 岁及以上老年人的平均听力水平比 80～94 岁人群明显降低，前者已达到严重障碍，甚至完全丧失听力。老年人听力减退的普遍性和严重性均会对护理过

渡期、缓和医疗和家庭照护造成影响。

听力减退、年龄增加和男性是耳鸣的危险因素，11%患有 ARHL 的成人有永久性和持续性耳鸣[4,5]。因为内耳与听觉和平衡功能有关，衰老和高频听力减退是前庭功能障碍的危险因素，在老年人中比较普遍。听力减退患病率从 70～79 岁成人的 69%上升到 80 岁以上人群中的 85%[6]。眩晕在 65 岁以上人群中也非常普遍，美国每年因头晕去初级保健医师就诊的有 800 万人次。对于 70 岁以上的人群，高频听力减退与囊管功能降低有关，衰老和噪声暴露与耳蜗和囊管功能障碍明显相关[7]。有慢性头晕症状或平衡功能差的老年人比没有这些不适的老年人的跌倒风险高 2～3 倍。另外，基于 50 岁以上人群的研究显示听力和视力同时出现问题的患病率在 5%～10%，被称为双重感觉障碍（dual sensory impairment，DSI）。DSI 患病率随着衰老而增加，高龄是 DSI 最重要的危险因素，女性比男性发病率高。DSI 患者患共病的可能性比出现单纯听力或视力问题更高[9]。DSI 与死亡率相关，尤其是出现中到重度听力减退的患者和出现视力损害的老年人中[10]。

可变和不可变的听力减退的危险因素

ARHL 是一系列可变和不可变危险因素共同作用的结果[11]。不可变因素包括年龄增长、遗传因素、种族（非洲裔美国人风险降低）和性别（男性风险增加）[11]。可变因素包括环境暴露（如噪声、耳毒性）、抽烟和共病，包括脑血管疾病、心血管疾病和糖尿病。认知功能下降增加了听力减退、肾病、代谢病如狼疮和甲状腺功能异常的发生风险，脑外伤也与听力减退相关。适度饮酒可以延缓听力减退的发生。当老年人患有心脑血管疾病和/或糖尿病等慢性疾病甚至跌倒后，听力减退会增加这些疾病所产生的负担。一项基于人群的前瞻性队列研究——健康老龄化和个体的研究的数据显示吸烟史与男性高频听力水平下降有关[12]。类似的，美国国家健康与营养调查（National Health and Nutrition Survey，NHANES）横断面研究数据也证实大量吸烟使听力减退风险增加两倍[13]。暴露于嘈杂的噪声中会增加 ARHL 发生率，并且噪声暴露和心血管疾病史有协同作用，都能提高听力阈值水平[13]。

心血管疾病的危险因素，包括高甘油三酯、静息心

率缓慢均与听力差相关[12]。这种相关性可能与耳蜗血供不足破坏了内耳中液体的化学平衡，影响毛细胞活性和听神经的激活有关[12]。同理，糖尿病与听觉灵敏度降低有关，可能是因为与非糖尿病患者相比，糖尿病对耳蜗血管系统的影响更普遍[13,14]。

以听觉或前庭功能症状形式出现的药物副作用在老年人中很普遍，也很严重。老年人发生药物副作用有多种原因，包括由理解不足导致的药物依从性差，主要是因为老年人本身视力和听力存在问题，对于有听力障碍的人可能将两种发音相似的药名混淆（如氯吡格雷或帕罗西汀），对于有严重视力损害的老人，可能将外形相似的药混淆。一些药物引起的以听觉或前庭功能异常为表现的副作用主要包括耳部不适、头晕目眩、眩晕、双侧迟发型重度耳聋和耳鸣。副作用发生的时间和严重程度是剂量依赖性的，一般都发生迅速，服药后立刻出现。尽管有些药服药后几个月才出现症状，但药物仍会在停药后作用数月，尤其是某些化疗药。在用顺铂化疗前就有听力障碍的老年人，更容易在用药后出现听阈改变，因此建议进行密切的监测和随访，也可考虑应用听力保护的药物。当同时应用氨基糖苷类抗生素和袢利尿剂时，两者会产生协同且较强的耳毒性。出现的耳毒性症状包括单耳或双耳出现耳鸣或耳鸣加重，出现与之前耳鸣不同的声音，有耳堵的感觉（与感染引起的不同），已有听力障碍加重，出现眩晕感且运动时加重并伴有恶心。有耳毒性的药物包括但不仅限于以下药物：氨基糖苷类抗生素，化疗药包括环磷酰胺、卡铂、顺铂，袢利尿剂，阿司匹林或水杨酸类药物。

认知功能会增加听力减退风险，反之听力减退也会增加认知功能风险[1]。影响 11 年间听力水平变化率的预测因素包括基线年龄、性别和可疑认知功能。可疑认知功能损害[简易精神状态检查（mini-mental state examination，MMSE）评分≤23 分]与听力水平变化快及初始基线听力水平差相关[1]。听力水平在临床诊断为高血压的患者中变化较快。认知功能损害发病率与听力水平差相关[1]。听力减退与全因痴呆独立相关，而全因痴呆风险与听力减退严重度呈线性正相关[15]。这些相关性的机制还不清楚，但研究者推测可能存在共同的神经病理过程，或通过减少社交网络规模的途径、有效人际关系和社会孤立从而导致听力减退。

听觉的衰老机制

听力系统是由许多成分相互作用的一个整体系统，包括外耳、中耳、内耳（外周听力系统）和大脑（中枢听力系统）[16]。由于年龄相关的退行性病变影响了中枢听力系统输入的完整性，外周听力系统输出降低，最终引起 ARHL 相关的交流障碍。每个人的病理和生理改变缺乏统一性，这也解释了较差的声学环境下语音识别存在个体差异，也正是 ARHL 的标志。

外耳和中耳年龄相关的改变对交流能力的影响不大。软骨部分的耵聍腺活动增加，助听器导致生理阻塞，频繁使用棉签或耵聍变干不黏，这些均会促进过多的耵聍积累，在老年人中比较常见。老年人去看医生的最常见原因之一就是自我清理机制障碍导致耵聍累积。大约 1/3 的老年人有过多的耵聍累积（即耵聍栓塞），估计患病比例为 19%～65%，在老年人、居住在养老院和有认知功能障碍的人群中更普遍。耵聍栓塞的主要后遗症是听力减退，这些患者经过治疗后听力和理解力会有显著提高。在初级保健中常用的去除耵聍的方法是刮除法和冲洗法，每种方法各有利弊。例如，对于糖尿病或免疫妥协的患者，耵聍的处理就给初级保健医生带来了难题。

中耳出现的年龄相关的改变较小，对听力影响不大。然而，作为语言由机械能转化为电生理信号的地方——内耳，却是由几个易受衰老影响的功能部位组成的。柯蒂氏器是最易发生年龄相关变化的结构，并最终会干扰传导过程和声音接收的完整性。以往，ARHL 可分成 3 类——感音性、神经性或代谢性[11]。

柯蒂氏器的主要病理改变包括起源于基底端的毛细胞（通常称为外毛细胞）缺失，在 70 岁以上人群中最常见。现在普遍认为外毛细胞的这些变化主要是源于噪声，而不是衰老。由此导致的听力减退主要表现为听不到高频声音（如 s、sh、tb），这些声音是在耳蜗的基底端进行处理。神经性耳聋的病理表现多为螺旋神经节神经元缺失，累及广泛，累及耳蜗的全部 3 个卷曲，导致不能理解语言。衰老的有害影响首先见于机体的代谢组织，衰老相关 HL 的代谢变化最突出的特点是血管纹的萎缩，血管纹区域的代谢活性通常较高[17]。ARHL 在周围系统的最主要特点是血管纹的退化。血管纹细胞和/或螺旋韧带功能障碍会破坏内耳的离子平衡稳态，因此引起耳蜗内电位（endocochlear potential，EP）下降[11]。当血管纹退化超过 50% 时，耳蜗内电位会大幅下降[18]。

ARHL 的标志是外周听觉系统的神经元缺失，这种改变可以发生于任何年龄。神经元改变会影响语言声音的处理，包括如下几个方面：①干扰神经同步过程，与降低动作电位的振幅相关；②减少神经抑制；③延长神经恢复时间；④减少听力核神经元数量；⑤内毛细胞和听觉神经间突触改变；⑥年龄相关的抑制性神经递质水平改变[19,20]。神经元总体缺失和听神经活性缺失干扰了颞叶处理能力，在很大程度上导致了许多老年人所患有的听觉处理和语音理解问题[21]。来自于受损耳蜗的弱听力信号和减弱的刺激扰乱了中枢神经系统的音频定位结构，包括耳蜗核、下丘和中脑，导致了皮层重组和大脑形态学计量的迅速变化[22]。确切地说，外周听觉系统中年龄相关的变化可导致听力输入减少，这种变化与正常成人下丘（inferior colliculus，IC）的抑制性 γ-氨基丁酸（γ-aminobutyric acid，GABA）功能选择性下调有关。外周听觉系统的听力输入减少与正常成人下丘 GABA 神经传导的改变有关。听觉中枢系统有可塑性，当进行听觉重组后，频率分布图中受损区域周围的完好区域会发生响应，确认听觉重组。

衰老大脑的颞叶也会发生年龄相关的改变。近期神经影像学研究发现听力减退与听觉皮层的皮层容量减少、两侧颞叶和整个脑部萎缩加快独立相关[22,23]。根据后者，MRI 显示听力减退患者的语言信息处理结构显著缩小（如绝对体积减小），这些结构为颞上回、颞中回、颞下回[22]。听觉皮层的颞叶区参与口语的处理，与语言、认知和复杂情况下的语言处理（如语义记忆和感音整合）组成一个完整系统[23]。

解剖和生理变化的行为影响

患有 ARHL 的老年人常有的抱怨——"我能听到人们在说话，但我听不懂他们在说什么，尤其是在吵闹的环境中"，恰当描述了这种由感觉神经性听力减退导致语言信号在传导、接收和感知过程中减弱而引起的问题。ARHL（老年性耳聋）是感觉神经性耳聋，以缺乏敏感度和清晰度为特点（失真）。对低频和高频声音的听觉减弱或缺失对干扰警告信号识别和对语言理解的能力。感觉神经性耳聋的失真部分与光谱分辨率和频率分辨率减弱有关，两者变化进一步影响语音理解。老年人对于如下情况会出现理解困难：①在吵闹的环境中低声说话；②说话频率快；③说话带口音；④远处的说话声；⑤几个人同时说话。说话人的声音特点、信息的复杂度、听者对语言的掌握程度、肢体语言的使用和上下文信息的有效性均影响语音理解。当没有上下文信息帮助，或同时有多个人交谈，或说话的人不在附近，都会影响语音理解。在有挑战性的情况下，交流需要耗费精力，成为一种需要付出努力并使人劳累的过程[24]。认知处理能力（如工作记忆、信息处理的速度、分散注意力）也随着年龄增长而退化，而它对于听力和理解功能非常关键，会进一步削弱交流能力[24]。另外，双耳听力的优势，包括定向听力都会在老年人中减弱，对他们的安全有潜在影响。当老年人应用知识和上下文在听力中获益时，大脑的可塑性也能得到代偿。尽管认知处理中许多对于语音理解都很重要的部分功能都随年龄增长而下降，但知识和上下文的应用能力被完好保存下来，能强化回忆、理解和交流。

年龄相关的听力减退的后果

听力和语言理解障碍造成的行为影响在老年人中比较显著。听力减退是无害的神话已经被揭穿，不进行治疗的话结果显而易见，听力减退对于个人和家庭的代价都是高昂的。ARHL 的特点可以总结为 4 个词（图 96-1）：无形性、隐匿性、影响性、干扰性。作为一项无形的阻碍，ARHL 是①隐匿的，逐渐出现以至于人们没注意到，直到听力减退的典型症状出现 7～10 年后人们才发现或承认；随着听力减退迅速进展，人的性格、行为和对生活的期望都会发生变化；②干扰性，尤其会影响交流能力和许多日常生活中有用和常规的活动；③影响性，如果不治疗，会影响自尊、社交能力和生活质量；④无形性，因此人们通常通过逃避行为来使他们在很多情况下渡过难关。

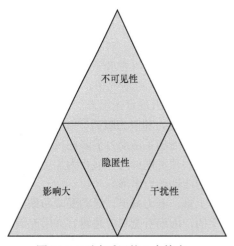

图 96-1　听力减退的 4 个特点。

考虑到 ARHL 的本质是隐匿性和无形性，那它的后果会牵涉日常生活的方方面面就不足为奇了，威胁着健康和积极老龄化。自诉有听力减退的人群比没有的人抑郁症的发病率高，并且自诉有听力减退是抑郁症的独立预测因素[25,26]。此外，中到重度抑郁[患者健康问卷（patient health questionnaire，PHQ-9）得分=10 分]的发病率是程度依赖的，4.9%的人认为听力非常好，7.1%为听力好，11.4%为有点小问题或严重的听力减退[27]。听力减退和自诉听力障碍与中重度听力减退患者的社交孤立感有关，当有听力障碍时，患者无论是从主观感受方面，还是在客观环境中，都有极大的可能性被社交孤立起来。

听力减退可能通过社交孤立与认知下降相关[28]。对于居住在社区的老年人，听力减退与认知迅速下降和伴随的认知障碍独立相关。有听力减退的人认知下降速度会增加 30%～40%，与正常听力人群比较，听力减退者6 年认知障碍风险增加 24%[28]。与听力正常的人相比较，在 10 年以上随访中有轻、中、重度听力减退的人，全因痴呆发病率分别增加 2 倍、3 倍和 5 倍[29]。

另外，听力减退严重程度增加与日常生活活动（activities of daily living，ADL）和工具性日常生活活动能力（instrumental ADL，IADL）下降有关；中重度听力减退比没有听力减退的人出现日常生活活动能力下降的概率更高[26]。有听力减退的老年人对社区支持和非正式支持网络的使用率增加，使用类型与听力减退严重程度有关，中重度听力减退的人更易于对社区支持系统产生依赖[30]。在 5 年随访中，有基线听力减退的人比听力正常的人更可能依赖支持系统，这一事实也再次突显了听力减退和独立生活之间的联系[30]。跌倒的患病率随年龄而增加，并且在那些不健康、有 2 种或 2 种以上功能受限、有听力减退、抑郁的人群中发病率最高[31]。髋关节骨折的患者听力减退患病率增加，接着会出现视力损害和 DSI[32]。后者的发生并不意外，因为年龄相关的前庭功能异常通常都是双侧的，并且随年龄增长其患病率增加[33]。内耳囊管功能随年龄增长而下降，它与高频听力减退有关[7]。高频听力减退越严重，囊管功能下降越多。听力阈值水平低的老年女性比听觉敏感度正常的老年女性的跌倒风险更高[34]。对于有 2 次及以上跌倒风险的参与者所占的比例，听力水平最差的为 30%，听力水平最好的为 17%。在后续研究中，样本中的大多数老年女性称因害怕跌倒出现行走困难，自诉害怕跌倒的人通常还有平衡、视力和听力障碍[35]。多发、共存的感觉障碍的出现显著增加了活动力下降的风险，导致研究者怀疑害怕跌倒心理可能成为一项行为加重因素，加速感觉损害患者的活动能力下降。

解剖学上讲，听力减退、活动受限和跌倒之间的联系是有意义的，因为听觉和前庭器官共用充满液体的骨室和血液循环，并且有相似的机械感觉受体——毛细胞，毛细胞可以探测声音、活动和空间定向[34]。另一种解释与认知负荷有关。有听力减退的老年人必须分配一大部分注意力来维持日常活动平衡，包括行走和说话。受损的听觉可能需要额外的注意力，进而增加跌倒的风险[34]。对于 60 岁及以上人群，移动性和听力水平是死亡率的预测指标[35]。听力减退对死亡率的影响是逐渐产生和强大的，同时行走障碍与死亡率逐渐增加是相关的。听力减退和死亡率之间存在联系，这个联系是通过跌倒、自觉不健康、认知功能差（MMSE 评分≤24）介导的[36]。与听力正常的人相比，那些有基线水平听力减退的更可能是男性、年龄大的和有认知功能障碍、糖尿病、低体重的人，并且更容易自诉有心绞痛、心肌梗死、脑卒中、自觉健康状况差、走路不稳或行走需要辅助工具。用结构方程建模（structural equation modeling，SEM）路径建模，分析 5 年中听力减退、死亡率和协变量之间的关系，在校正了共同变量年龄和性别后，听力减退和死亡率显示有相关性。但听力减退的严重程度和死亡风险间没有梯度效应。

另一个对于跌倒、活动受限和听力减退间有联系的可能解释是害怕跌倒或有跌倒史可能减少参与活动，这样反过来会加速功能障碍进程，因此会增加跌倒风险[34]。自我报告及客观检测的身体活动水平与听力减退之间存在联系[37]。中度或重度听力减退的参与者与听力正常的人相比，出现自我报告的和加速器检测的身体活动能力下降的概率更高。身体活动水平下降是衰弱的标准之一，其特点常表现为对应激表现弱或低生理储备、脆弱性[38]。非故意的体重下降、行走速度缓慢、衰弱和乏力也是衰弱的典型特点。1999～2002 年 NHANES 中 70 岁及以上人的数据显示自我报告的听力减退与女性衰弱独立相关[39]。因为衰弱与住院相关，听力减退与疾病负担和住院率、医疗保健使用及医疗支出相关。研究死亡风险、活动受限、身体活动水平下降和听力减退间联系的文献强调，需要对有跌倒风险或有跌倒史的患者进行听力筛查；或许通过一系列连续的干预治疗听力减退会有效降低死亡风险[32,36]。

听力减退与疾病负担增加、自觉健康状态恶化、心血管疾病史、住院率增加和医疗保健应用福利相关[40,41]。纵向研究显示，10 年随访中自诉有基线听力减退的参与者中 8 个 SF-36 结构域中 7 个的生理总分和平均分明显降低。同时，听力减退程度越重，发生功能障碍的可能性越大，中重度听力减退的风险最大。这个发现不足为奇，因为交流对于执行工具性日常生活活动来说是不可缺少的部分，如打电话或购物。干扰项的存在对 IADL 有一定的影响。类似的，开车也会受听力减退影响，尤其是存在视觉和听觉干扰时[42]。患有中重度听力减退的年老司机在遇到干扰时比听力正常或患轻度损害的人表现差。因此，使用 GPS 系统、打电话、与其他乘客交谈或听广播都会造成车内干扰，引起驾车行为不当。这个发现与所谓的"不遗余力"假说一致，就是指 ARHL 导致声音信号减弱时，需要更多额外的精力来听清和理解该声音信号，从而使其他认知过程精力不足。因为典型的听力减退在高龄老人中通常是中重度，这些人出现听力减退的有害后果的风险极大（框 96-1）。基于超过 60 万澳大利亚人的数据库信息，在进行性听力减退的各个阶段和所致的失能中，均会发现健康状态的变化[43]。值得注意的是，处在重度听力减退和完全丧失听力之间的节点时健康状态的下降是最显著的。当被问到如何评价引起严重功能障碍的疾病时，答题者把听力减退列为第三大问题状况，紧随慢性疼痛和身体活动受限之后。

框 96-1　听力减退的不良后果：不能理解单词和日常语言的意思

认知下降加速
抑郁
伴随的认知障碍
患共病的概率高
死亡风险增加，疾病负担加重，功能障碍加重，医疗支出增加和社交孤立
对社区和家庭支持的依赖增加
住寄居机构和跌倒风险高，住院率和机动车事故率高
生活质量降低，自我评定的健康状态差
功能独立和身体活动水平降低（自我报告和客观测定）
自我报告听力障碍
行走速度变慢

最终，视力和听力的下降均与生活质量降低、身体功能障碍、跌倒、髋关节骨折和死亡风险升高有关。有

听力和视力损害的人一般非常健康的比例低而不健康的比例高[9]。有趣的是，有 DSI 的比只有视力损害或听力减退的人患共病的比例更高。与没有视力损害和听力减退的老年人对比，有听力和视力损害的人更容易出现其他慢性疾病，包括高血压和心脏病。由于活动受限和参与受限，有 DSI 的老年人更可能出现行走困难、跌倒和髋关节骨折。鉴于威胁到参与社交活动，关注提高社区活动参与性的方法对于有感觉损害的人很关键。大多数老年人都选择在合适的地方养老，有明显听力减退的老年人会增多，这些人有居家的，也有需要和照护者及家庭成员交流接受姑息治疗的。另外，需注意社交活动受限和缺乏身体活动被认为是威胁大脑健康的风险，由于两者均与听力减退有关，因此听力对于大脑健康显得非常重要。

管 理 策 略

及时且适当地进行听力康复管理可以使交流功能得到获益，康复项目包括声音放大系统的使用。声音放大系统被认为是一种社交技术，而听力康复是一种用来促进患者和康复提供载体间建立健康关系的干预手段。听力康复是以人为中心的管理过程，可减少活动受限，提高生活质量，促进人际关系改善。听力学家使用以人为中心的方法，与患者和照护者合作，努力找到一种可以解决由听力减退引起的问题的办法。听力康复的变化性很大，由多个部分构成，包括①使用一系列设备进行感觉管理来优化听觉功能，包括人声放大器、助听器、听力辅助设备或可植入装置；②通过使用技术和控制听力环境来进行指导；③进行感觉训练来改善语言感觉和交流能力；④给予一些咨询，提高活动参与度，鼓励使用交流策略和提升实际期望，改善情感表达和应用受限的情况。效价分析显示在患者参与综合康复的前提下，使用助听器才可以达到最好效果。另外，在听力康复的多种方法中，那些关注咨询、交流策略训练、强化知觉学习的电脑辅助技术的集体项目，经成本效用分析被证实有效[44]。有可靠的证据显示当人们参加以咨询为基础的小组听力康复项目时，听力相关的生活质量可以得到改善。

听力康复的其中一项——感觉管理，或者以各种方式强化声音的方法，如从听觉增强设备、助听器和听力辅助技术（hearing assistance technology，HAT）到医学技术，如耳蜗植入或种植义耳，都是治疗的选择。尽管有先进的助听器，但大多数听力减退老年人都不用助听器。中重度听力减退对健康会产生不良后果，目前也有多种干预措施，在听力减退成为一项不可承受的负担且对治疗反应差之前，应鼓励老年人购买助听器和听力康复设备。利益相关人必须理解使用助听器来减少对健康的不良影响（如减少抑郁、提高生活质量），治疗起效时

间是相对较短的（6 周～3 个月），如果植入人工耳蜗大约是 6 个月。

因为听力问题是千差万别的，没有"一码通吃"的解决方法，并且交流的有效性是需要借助有利于交流的环境设计来实现的，利用技术来提高听力信号与环境噪声的对比度。根据听力减退严重程度和交流困难程度，技术干预可分别对应提供 4 级交流需要，包括在安静和嘈杂环境中面对面互动、媒体、远程通信、家庭办公室和公共场所设预警装置。

优化听觉功能的感音管理：助听器和植入设备

助听器

助听器可提高各种环境下声音的可听性，同时保证听力减退患者的舒适性和声音质量。助听器不能使听力回复至正常水平，但是能降低语音理解的难度，尤其是在嘈杂环境下或空旷有回音的房间；还能使听力减退患者和他/她的同伴交流起来不那么费力。助听器有各种各样的尺寸和形状，由于有尺寸小和佩戴舒适、音质好、回音少、可定向感知、噪声少、耳堵感觉不明显、不需要定制耳模等特点，耳后微型助听器引领了新的选择风潮。定向感知、遥控麦克风技术和用智能软件控制助听器都是创新性的技术，对功能和用户体验有较大影响。电磁感应圈系统还加载了方便患者在公共环境下使用的电感拾音线圈或人工耳蜗的扩展功能项。拾音线圈和听力线圈同时使用可以达到无缝连接、有效和无阻碍，使听力减退患者不需再去寻找特殊设备来便于语音理解。

尽管技术在不断发展，但助听器的使用率在听力减退患者中一直很低，然而随着听力减退的加重和年龄增长其使用率也相应增加。促使人们使用助听器的动力包括不能理解朋友和亲人说话、当别人低声细语时、看电视、听力减退引起的自我感知障碍、有使用意愿和自我生活需要。而羞耻感和经济因素是阻碍助听器使用的原因。只有退伍老兵通过退伍军人管理局可以应用助听器，因为退伍老兵必须能听见且理解医生的话才能参与到医疗保健服务中，第三方对于助听器的赔付是受限的。

尽管大多数有中重度感觉神经性耳聋的老年人符合助听器的适应证，但美国食品药品监督管理局（Food and Drug Administration，FDA）对助听器的销售列出了许多要求，并要求患者购买前必须进行医学评估。下列条件被认为是警戒信号和症状，妨碍了助听器的选配，需要立即就医，包括：①耳部有可见的先天性或外伤所致的畸形；②近 90 天耳部有液体引流；③近 90 天有突发耳聋或听力减退迅速进展（根据临床实践指南，突聋通常是特发的，迅速起病，发病超过 72h，自觉单耳或双耳听力减退，症状表现为耳堵感）；④急性或慢性头晕；⑤突发单侧听力减退或近 90 天新发病；⑥听力测试中气骨导间距在 500Hz、1000Hz 和 2000Hz 时均大于等于

15dB；⑦可见的明显耵聍累积或耳道内有异物。

大量证据都显示通过使用助听器使交流能力获益与很多方面都相关，包括提高社交和情感功能、减轻抑郁症状和社交孤立、改善生活质量和认知功能。这也是帮助听力减退老年人康复的相对性价比高的方法[45]。根据一项研究报道，使用助听器 3 个月后可达到平均功能提升的最大值，包括：①当与家人谈话时不像之前那么沮丧；②看电视和听广播不那么费力；③参加聚会时交流理解难度降低；④拜访家人和朋友时的困难程度降低；⑤在集体中不再感觉被忽视[46]。疗效好的使用者报告在使用助听器后与家人或配偶交流时困难减少了。值得注意的是，疗效好的使用者由电视音量降低所致的沮丧感减少了，在嘈杂环境中进行交流的困难也减少了，并且因为交流舒适度得到改善而感觉更放松。听力减退明显的人使用助听器后症状改善显著，每天使用时间长的人也如此。使用助听器的人比那些没有使用的人健康相关的生活质量更好[43]。然而，使用助听器的人跟普通人群相比，健康相关的生活质量仍然较差，也强调了听力减退带来的负担。

由于孤独感、主观社交孤立和听力减退间存在联系，我们对使用助听器是否会减少孤独感进行了探讨[47]。该研究的参与者均患有中到重度感觉神经性耳聋，但认知功能正常，并且社交范围广。其中还有一组高龄老人（平均年龄 87 岁），重度听力减退是该年龄队列的典型特征。用 De Jong Gierveld 的 Rasch 孤独量表来检测社交孤立和情感孤独。结果很具戏剧性，在使用助听器之前 60% 的人都不孤独，40% 的人感到孤独；而在使用助听器后，80% 的人不感到孤独，仍有 20% 的人感觉孤独。使用助听器前后孤独感的差别具有统计学意义。使用助听器在统计学评分和临床症状上均能改善孤独感评分。在高龄老人组也得到了相同的结果，使用助听器的人孤独感减少。因此，证据很清楚地显示中到重度听力减退老年人，可以通过使用助听器来减少听力减退对交流功能的影响。交流功能的获益与抑郁症状和主观社交孤立减少相关[48]。

人工耳蜗

超过 30 万老年人遭受着重度听力减退和完全听力丧失的痛苦，对于这部分人，人工耳蜗与助听器相比是更可行和持久的选择。人工耳蜗是一种外科植入设备，由内部植入的接收器-刺激器与内耳耳蜗内卷曲的电极阵列相连接，每个语音信号以特异性电活动传送到听神经。对于 65 岁及以上患者，年龄和耳聋持续的时间对手术后结果的影响可以忽略不计。人工耳蜗可改善语言交流、环境声音，增强电话交流及对音乐的享受，可增加自信并使患者参与社交活动，提升自我交流的表现和健康相关的生活质量，而且健康相关的生活质量获益明显（例如，老年人使用人工耳蜗的成本效益估计为 9530 美元/质量调整寿命年）[49]。人工耳蜗缩小了听力丧失的老

年人和非重度听力减退使用助听器的老年人在听觉功能上的差距，两者在生理、心理和社交评价方面的分数接近[50]。这个积极的结果与使用人工耳蜗有关，对于由重度和完全耳聋引起的很多不良健康后果及语言理解差，该结果强调了在助听器不再有效时早期应用人工耳蜗干预的重要性。早期植入人工耳蜗进行干预可以帮助阻止听力减退的下游效应[49]。需注意，近期人工耳蜗的适应证多了一项——单侧耳聋伴有严重耳鸣。长期研究结果显示耳蜗植入可以缓解这些患者的持续性耳鸣。

骨锚助听器

有单侧耳聋（单侧重度听力减退或听力完全丧失）的老年人能从对侧经外科手术植入的骨锚助听器（bone-anchored hearing aid，BAHA）中受益，使用 BAHA 的人声音是通过声音振动传入颅骨。声音振动通过颅骨将声音从耳聋侧传入健耳侧。BAHA 可用于传导性听力减退患者，尤其是耳部慢性流脓的患者，完全或近完全单侧耳聋患者。单侧耳聋患者可能出现明显的听力障碍，主要是因为声音定位不准和嘈杂环境中语音理解困难，尤其是当说话者站在耳聋侧。无线信号对传系统助听器（CROS）是一种不需要外科手术植入的助听器，能使单侧耳聋患者明显受益。在外科手术前，患者可以试用 BAHA 来体验骨传导的感觉，也可以考虑无线 CROS，有案例报道效果非常好。

人工中耳

人工中耳植入物（middle ear implant，MEI）是比较新的技术，适用于中到重度感觉神经性听力减退患者进行部分听力恢复。不像人工耳蜗，人工中耳的应用需要有健康的耳蜗；放大的振动信号会通过正常工作的中耳结构传入内耳。类似于人工耳蜗，人工中耳内部处理器需要经外科手术植入到耳后颅骨，外部处理器将声音传入内部处理器。

听力辅助技术

助听器在小群体和安静的情况下使用比较理想，许多使用者在嘈杂的环境和有回声的环境中仍存在理解困难。这些缺点是存在的，事实上许多情况下，使用者佩戴在耳部的助听器的麦克风离声源有一定距离，使语音理解出现问题。听力辅助技术（hearing assistance technologies，HAT）被设计作为助听器或人工耳蜗的补充，可以通过增加信号与噪声的对比度来增强或维持患者交流的能力。HAT 就像是给耳朵加了个望远镜，可以放大声音信号。本质上，将麦克风靠近说话者的嘴可以在声音穿过房间、能量减少、被噪声和回声弱化之前捕捉到理想的语音，从而维持声音强度和清晰度。HAT 改善了面对面交流和大、小群体交流的接受度，增强了媒体接受度，促进了电子通信设备的使用。HAT 在许多环

境下都有效，包括家、工作场所、私人诊所、剧院和医院。除了在特殊环境下使用，HAT 还根据便携性进行分类：个人或私人、便携或固定，或者有线或无线[51]。警报装置会给予患者预警信号，包括门铃声、电话声、烟雾警报或闹钟。总体来说，这些设备依靠听觉、视觉或触觉信息来帮助用户监测环境声音。HAT 的其他优点包括使用简单、价格低廉和具有商业效用性。

助听器、听力辅助技术和改善功能的听力康复

进行设备选择、目标设定、交流训练、相关设备和人工调试、负面信息的积极咨询、感知和听力的再训练及熟悉有效的交流策略，这些将帮助揭露许多围绕助听器使用的神话，并提供对于成功很关键的实际期望。为了确保最大的获益，老年人必须要有实际期望、耐心，并且了解助听器不是智能的，它们不能自动帮助使用者区分他想听的声音（如说话声）和他不想听到的声音（如背景噪声）。助听器使用新手不应期望听力能突然恢复正常。使用者必须了解助听器潜在益处的实现是需要花费时间的，因此早期不应气馁。耳朵和大脑必须被再教育去听被助听器放大的选择性声音模式。某种意义上说，助听器使用新手会突然暴露在已忘记存在的声音中或被大量声音轰炸，如城市街头的噪声，他们必须重新定位或熟悉这些"新"声音的位置和来源。

如果患者抱怨一些较强的声音产生不舒适的声大的感觉，他们应在后续随访中告知听力学家，可以做一些小的调整。许多助听器使用者称尽管起初他们喜欢听起来较自然略大些的声音，随着耳朵和大脑适应后，他们更倾向于增加助听器对高频声音的响应，这样使话语的辅音更干净利落和易理解。最重要的是，刚开始接受助听器的人需制定计划并准时参加所有的随访（收到助听器后最少 2～4 周），使听力学家能做一些必要的调整来保证声音的舒适性、可听性、可忍受性并且可理解。在这些随访中，听力学家和助听器使用新手应一起努力来调整助听器的应答来达到最佳语音理解和使用舒适度。同时，助听器使用新手应坦然接受听力减退，不再继续把其当作一种羞耻或污点。他们不应该将掩饰自己的助听器作为一种隐藏听力减退的方法，因为助听器可以告知别人你存在听力减退，使他们说话更清晰。如果助听器使用者接受自己患听力减退和助听器，那么和他交谈的人也会同样如此。简言之，接受听力减退，努力克服它引起的后果，是助听器使用满意和成功的前提条件。最后，助听器不能解决所有交流的障碍，因此应鼓励有听力减退的人使用一些技术来作为助听器的补充，促进嘈杂环境中、打电话和宽广空间中的语音理解。

医生在管理年龄相关的听力减退中的作用

听力减退会扰乱社交行为，并产生功能上、行为上和生理上的不良后果，这一观念已被广泛接受。尽管医生识别听力减退的机会非常多，并能提供一些适当的转诊，但被识别出听力减退的病例不多，而且多为偶然发现[52]。大量证据显示在 65～75 岁的人中，至少 25% 可通过常规的价钱便宜的听力筛查发现听力减退，但未被诊断。尽管听力和平衡问题在医保覆盖人群中发病率高，但大多数医生并不对老年人进行筛查。当社会认识到健康和预防保健的重要性，随即医保覆盖了年度健康随访项目（annual wellness visit，AWV），旨在为受益人提供不花钱（不属于共同付费个体；医保直接为随访买单）的个体化预防保健服务（personalized prevention plan service，PPPS）。AWV 首次随访的关键部分为 PPPS 提供如下信息：认知损害的识别、抑郁的潜在危险因素评价、基于直接观察或适当的筛查问卷的功能能力评价和一份筛查量表。这些信息至少包括如下评估：①听力减退；②成功完成 ADL 的能力；③跌倒风险；④居家安全。

听力筛查是一项重要的筛查项目，因为人们寿命延长并且想维持社交行为；好的听力为社交的关键。另外，老年人从基线水平到受益需要的时间并不长，使用助听器 3～6 周，使用人工耳蜗 3～6 个月即可获益。另一个进行筛查的原因是，老年人的听力缺损会少报或不报，而听力减退是在传统医学检查中常被漏掉的老年综合征之一[16]。当出现如下情况时，医生应注意对老年人进行筛查：①如果家人报告出现听力或理解问题；②如果患者有慢性疾病或患多种疾病，可能因听力减退导致出现风险，包括轻度认知功能损害；③如果患者服用耳毒性药物；④如果患有耳鸣。此外，如果患者有近期抑郁的病史，医生理应进行听力筛查，因为未治疗的听力减退是抑郁的影响因素。普遍认为如果医生推荐行听力测试和可能的治疗措施，患者执行的可能性较大，因为在与健康相关的事情上，医生有着较大的影响力，这也就是进行筛查很重要的原因。

总之，在医学交流和过渡过程中，患者对医生的理解能力提高对于达到"以人为中心的诊疗"的目的是必不可少的，也是共病老年患者的诊疗指导原则[53]。一个来自美国老年医学会共病老年患者诊疗专家的共识结论指出："不充分的交流技巧和教育材料也是共病老年患者诊疗工作的障碍。正是由于和患者进行关于预后及其个人意愿的谈话对于临床工作者通常很难，所以所有健康保健团队的成员都必须学习交流技巧[53]。"

结 束 语

2/3 的 70 岁及以上老年人和 80% 的 85 岁以上老年人患有听力减退。尽管 55 岁以上成人占助听器使用者的 81%，但仍有大多数人未使用助听器、HAT、人工耳蜗。助听器使用相关的羞耻感，合并来自老用户关于在公共场所尤其是嘈杂环境下语音理解困难的长期抱怨，都使

助听器的使用率一直维持在较低水平并保持稳定。技术成熟的助听器，配合一些听力康复训练及人工耳蜗，都比以前更有效，对于寿命长且社交活跃、期待健康老龄化的老年人来说是一个福音。关于未治疗听力减退相关的不良后果，使用助听器和人工耳蜗可以改善生活质量方面，均有许多证据。环境特异性的辅助技术在减少孤独感方面是有效的，可作为助听器和人工耳蜗的补充，也是一项治疗听力减退的重要手段。医生有可靠的、有效的和廉价的工具可以帮助识别有听力问题、需要转诊给听力学家进行治疗的患者。通过共同努力，医生和听力学家能减少听力减退带来的负担，提高逐渐增多的遭受听力减退的老年人的生活质量。

关键点

- 年龄相关的听力减退（ARHL）是一个公共健康问题。
- 未治疗的 ARHL 与健康负担和医疗支出增加有关。
- 未治疗的听力减退患者认知功能下降风险增加；自我报告听力减退的人通常医患交流比未报告有听力减退的人差。
- 使用助听器可以减少社交、情感孤独和抑郁。

（余陆娇　译，齐国先　校）

完整的参考文献列表，请扫二维码。

主要参考文献

1. Kiely K, Gopinath B, Mitchell P, et al: Cognitive, health, and sociodemographic predictors of longitudinal decline in hearing acuity among older adults. J Gerontol A Biol Sci Med Sci 67:997–1003, 2012.
3. Lin F, Niparko J, Ferrucci L: Hearing loss prevalence in the United States. JAMA Intern Med 171:1851–1853, 2011.

5. Gopinath B, McMahon C, Rochtchina E, et al: Incidence, persistence, and progression of tinnitus symptoms in older adults: the Blue Mountains Hearing Study. Ear Hear 31:407–412, 2010.
12. Helzner E, Patel A, Pratt S, et al: Hearing sensitivity in older adults: Associations with cardiovascular risk factors in the health, aging and body composition study. J Am Geriatr Soc 59:972–979, 2011.
16. Weinstein BE: Geriatric audiology, ed 2, New York, 2012, Thieme.
22. Lin F, Ferrucci L, An Y, et al: Association of hearing impairment with brain volume changes in older adults. Neuroimage 90:84–92, 2014.
26. Gopinath B, Hickson L, Schneider J, et al: Hearing-impaired adults are at increased risk of experiencing emotional distress and social engagement restrictions five years later. Age Ageing 41:618–623, 2012.
27. Li CM, Zhang X, Hoffman HJ, et al: Hearing impairment associated with depression in US adults, National Health and Nutrition Examination Survey 2005-2010. JAMA Otolaryngol Head Neck Surg 140:293–302, 2014.
28. Lin F, Yaffe K, Xia J, et al: Hearing loss and cognitive decline in older adults. JAMA Intern Med 173: 293-299, 2013.
29. Lin F: Hearing loss and cognition among older adults in the United States. J Gerontol A Biol Sci Med Sci 66:1131–1136, 2011.
30. Schneider J, Gopinath B, Karpa M, et al: Hearing loss impacts on the use of community and informal supports. Age Ageing 39:458–464, 2010.
35. Feeny D, Huguet N, McFarland B, et al: Hearing, mobility, and pain predict mortality: a longitudinal population-based study. J Clin Epidemiol 65:764–777, 2012.
36. Karpa M, Gopinath B, Beath K, et al: Associations between hearing impairment and mortality risk in older persons: the Blue Mountains Hearing Study. Ann Epidemiol 20:452–459, 2010.
37. Gispen F, Chen D, Genther D, et al: Association between hearing impairment and lower levels of physical activity in older adults. J Am Geriatr Soc 62:1427–1433, 2014.
38. Lin F: Associations between hearing impairment and mortality risk in older persons: the Blue Mountains Hearing Study. Ann Epidemiol 62:1186–1187, 2014.
39. Kamil R, Li L, Lin FR: Association between hearing impairment and frailty in older adults. J Am Geriatr Soc 62:1186–1188, 2014.
40. Genther D, Frick K, Chen D, et al: Association of hearing loss with hospitalization and burden of disease in older adults. JAMA 309:2322–2324, 2013.
41. Gopinath B, Schneider J, McMahon C, et al: Severity of age-related hearing loss is associated with impaired activities of daily living. Age Ageing 41:95–200, 2012.
49. Clark J, Yeagle J, Arbaje A, et al: Cochlear implant rehabilitation in older adults: literature review and proposal of a conceptual framework. J Am Geriatr Soc 60:1936–1945, 2012.
52. Schneider J, Gopinath B, McMahon C, et al: Role of general practitioners in managing age-related hearing loss. Med J Aust 192:20–22, 2010.

第3部分 问题导向的老年医学

A篇 预防与健康促进

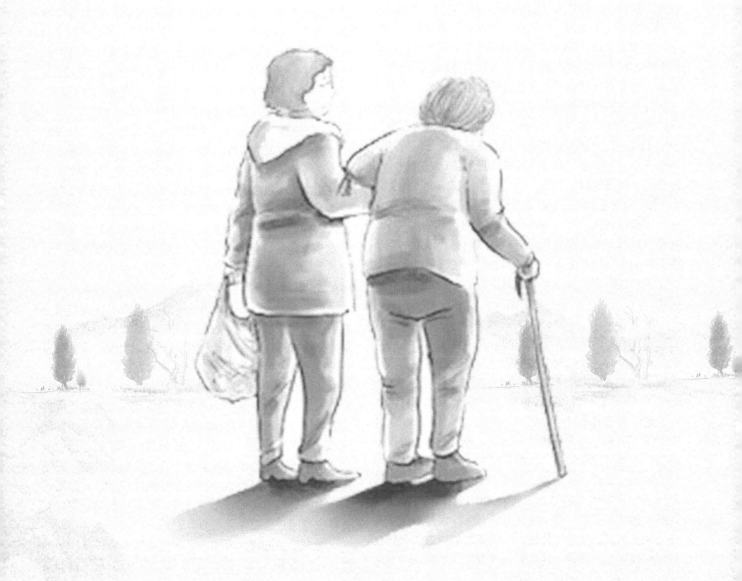

第 97 章

社区居住老年人的健康促进

Maureen F. Markle-Reid，*Heather H. Keller*，*Gina Browne*

介 绍

随着经济的繁荣，护理条件、环境卫生及教育水平的改善，全世界老年人（≥65 岁）的数量和比例均在增加[1]。在加拿大，随着婴儿潮一代达到 65 岁时，老年人将成为人口组成中的很大一部分：按照目前的标准大约会有 23%的加拿大人在 2030 年成为老年人。这个现实将让我们面临如何提供相应的医疗保障这个问题[2]。

和很多国家一样，加拿大的老年居民也在日益老龄化，这一变化可归因于技术进步、对经济适用房和社会住房的投资、对老年人友好的社区、对护理人员的支持、打击无家可归现象的计划，以及护理选择的变化。2011年，加拿大 92%的老年人生活在家中[2]。生活在医疗机构中的老年人的比例在减少，以社区为基础的保健形式扩大，也就是目前接受社区保健的老年人的比例显著高于接受正规机构保健的老年人的比例[3]。在过去的 20 年中，医院的床位数减少了 30%，私人疗养院的床位数减少了 11%，门诊服务量增加。结果造成了以社区为基础的服务压力，高水平和综合性健康保健的压力增加，同时受到了经济的限制[3-5]。

"原居安老"相关的好处已被证明。定居家中使老年人的健康得到优化[6,7]。独立、控制和对健康的观点[8]及社会关系对健康有决定性影响[7,9]。管理者和政策制定者将面临关于如何使更多以社区为基础的健康促进与相对应比例的以医疗机构为基础的健康促进达到完美结合的问题。

随着老年人口（≥65 岁）的增加、医学的进步，我们已将那些曾经威胁人们生命的急性病转变为慢性病，衰弱和慢性病盛行的相关性增加[10-12]。超过 90%的老年人患有一种慢性病，需要每日的自我护理和管理[13]，65%～85%患有两种以上慢性病[14]。将近 33%在社区居住的老年人患有多种慢性病（3 种以上）[15]。患有 3 种以上慢性病的老年人身体状况很差，需要服用 5 种以上药物，用到健康看护资源的概率增加，而且会有情况恶化的风险（如死亡、失能、跌倒）[15,16]。在加拿大随着老年慢性患者数量的增加，将有 40%的医疗资源被消耗[15]。若任其发展，这些疾病有超过医疗保健服务系统能力和威胁其稳定的可能性[17]。长期的解决方法必然包括延缓或更好的管理，这样可以改善生活质量并减少

些疾病的花费和服务需求[18]。

几乎 15%社区居住的老年人步入"衰弱"的行列。衰弱被定义为对显著的功能降低易感，其中功能减低是多种相互作用的疾病、损伤和失能积累的结果[13,19,20]。在这些衰弱的情形中，17%是导致社区中老年人失去独立在家生活能力的高危因素[21]。这些人多是 75 岁或以上的患者，包括由急性和慢性病导致发生功能障碍的老年人[22]。还可能有认知功能受损或因社会网络异常扩大而存在受损风险的老年人[22,23]。这些特点使衰弱的老年人患病、失能、应用保健服务和死亡的风险增高[24]。

然而，慢性病和衰弱并不被认为是衰老必然的、不可逆的结果[25]。尽管随着年龄的增长，发生慢性健康问题的风险会增加，但这些疾病并不是衰老过程中固有的[26]。大多数花费最多的健康问题是可预防、可治疗、可控制的[18]。世界卫生组织估计发达国家在疾病上的花销占总经济额的 1/3，且由大量可避免的危险因素：烟草、酒、高血压、高血脂和肥胖所消耗[27-29]。

对于多数可引起慢性病的危险因素来说，其负面影响可被迅速逆转，多数在 10 年内可获益，危险因素水平的改变甚至可以使人们的健康得到显著改善[30]。例如，通过健康饮食、规律运动、不吸烟、有效的压力控制，90%的 2 型糖尿病和 80%的冠心病的发生可能会避免[27,28]。一项研究曾报道，疾病流行降低 5%会显著地节省医疗开支[18]。因此，优先考虑的问题是确定可改变的因素，使其能够减少或延缓卫生服务的使用并提高老年人生活质量。

家庭看护者，通常是女性，为 80%在社区居住的患有慢性病或失能的老年人提供看护。这些看护者提供的主要是日常活动的护理，如个人卫生、如厕、进食和室内的活动。家庭看护者还会做饭、做家务、帮助服药、帮助购物和搭乘交通工具，提供精神支持[31]。2012 年，估计有 810 万加拿大人为有长期健康状况或衰老相关需求的家庭成员或朋友提供护理[32]。虽然很多看护者发现这是一个挣钱的好职业，但是这需要付出他们自己的健康。照护者的负担压力随着老年慢性疾病患者数量的增加而增加，从而导致负面的健康结果致使看护者需要使用更多的健康服务[33]。尽管如此，人们对如何能更好地支持家庭照护者仍知之甚少。

越来越多的研究表明，社区的老年人可以从积极的健康行为干预措施中获益[34-41]。这个项目的最终目的是

定义和找到影响健康的因素，推进积极的健康行为，使社区居住的老年人进行自我管理，避免或延缓到医疗机构就医，降低保健开销，改善健康相关的生活质量和功能[42]。

本章对这项研究进行总结，并对社区居住的老年人的健康促进、保持和改善健康状况进行定义。本章讨论的内容包括：①对 3 组不同的老年人及他们对健康促进和预防保健的不同需要进行描述；②对老年衰弱者的健康促进和预防保健的基本概念进行描述；③对医疗费用的基本评估进行描述；④对如何筛选可通过健康促进和预防保健获益的老年人进行讨论；⑤对社区老年人进行健康促进和预防保健的成功例子进行描述；⑥探讨实现有效的健康促进计划的障碍；⑦展示未来将要进行的社区居住老年人的健康促进工作的研究和政策设想。

老年人的异质性和对健康促进的需求

老年人是一个非常多样化的群体，不同的人衰老的速度不同。年龄并不能完全代表生活能力或质量。多数的老年人发生失能不是不可避免的[25]。65 岁以后的人生轨迹可被描述成"成功老龄化""普通"或"快速衰老"[43-45]。

成功老龄化的人是那些能够持续保持健康生活的人。这包括"65 岁的人计划骑自行车环游法国，75 岁的人每周打两次网球或者 80 岁的人每日步行 2km"[43]。成功老龄化的老年人遇到健康方面的小问题时会去他们的初级健康护理提供者那里进行预防性检查，如血压等。他们可能有一些危险因素（如心脏病的家族史），但是可能表现得非常健康，不伴有可改善的危险因素。这些老年人可能不需用药治疗或只进行预防性干预。他们注意饮食并进行运动。他们多数较晚出现慢性病的信号，如在 70 多才需要用药物进行高血压的治疗。因为慢性病出现得晚，成功老龄化的老年人需要花费较少的时间处理慢性病对他们的影响[43]。

通常老年人有一些慢性疾病的迹象。他们服用一些药物来控制高血压或胆固醇水平，他们偶尔会被关节炎发作导致的疼痛所困扰，他们的医生会常规性地为他们诊视病情。这些征兆或病情不会显著影响这些老年人的生活质量，当他们想要旅行时，他们仍可旅行，进行大多数喜爱的运动，如骑车、照顾他们的孙儿或者乘船旅行等[43]。将近 80%的年长者能够成功或正常的老龄化[46]。

加速衰老的老年人表现为衰弱及年龄依赖的功能改变。这部分人代表了 15%～20%的老年人，通常是 75 岁以上的老年人，他们已经发生了急性和慢性的健康问题[20,47]。他们极其衰弱，依赖有支持和看护的社会，失去这种支持他们可能会出现健康问题[21-23]。许多独居

者是由于缺少信息、交通工具而断绝了社会服务，也有自己希望独立生活的[48]。许多单身老年人生活在贫困或近乎贫困的环境中，没有已婚老人领取的两份养老金的帮助[49]。在加速衰老的人群中，抑郁的患病率为 26%～44%，至少是一般老年人的 2 倍[50]。这些特点导致入院和死亡的风险增大[12]。长期的护理设施为约 25%加速衰老的老年人提供保健，这些老人生活在社区的家中[20]。这部分衰弱的老年人对常规的保健系统提出了挑战，他们经常性地通过急性入院或家庭服务的形式与保健系统保持联系[23,38]。远期需要考虑的是在家生活的衰弱老年人有很高的独立功能丧失的风险，并需要系统化治疗[12]。这些事实表明对这部分人群需要努力进行健康促进工作。

在对衰弱老年人进一步进行健康促进和预防保健之前，明确什么是衰弱很重要（见第 14 章）。除了"衰弱"在学术界应用增加之前，除了衰弱的老年人与他们的同龄人相比有更高的健康恶化风险的共识外，对它的明确定义很少，并且没有明确的定义[24]。衰弱是什么样子的？它是怎样定义、发生和理解的？衰弱到什么程度才算是衰弱[51,52]？弄清这个问题的第一步是对那些衰弱者进行定义，然而，衰弱的组成部分还没有被充分利用来确定处于衰弱危险的人群或需预先干预的人群[53]。

一篇文章对老年相关衰弱的定义和实例进行了总结，指出衰弱是由多因素决定的脆弱改变，这些因素使部分个体在一段时间内或多或少发展成衰弱的风险增高[24]。这暗示着在这个过程中，衰弱可能被改善或逆转[24]。这个发现强调了针对这部分人群进行健康促进和疾病预防干预的理论必要性。本章对老年人衰弱定义方面的新理论进行总结。如下：①多维度地考虑包括行为、生理、社会、环境在内的等多种复杂因素对健康的影响[12,54,55]；②非年龄相关的；③主观的定义；④考虑个体和环境因素对健康的影响（表 97-1）[24]。

表 97-1 衰弱的形式

形式	支持的证据
概念必须是多种形式的，同时考虑行为、生理、社会和环境因素对健康复杂的相互作用，而不是单一因素。	此观点符合许多社会、社会经济和生活方式因素与健康相关，同时健康的决定因素间高度相关的研究结果[13,51,52]；理论模型需要关注复杂的问题，而不是聚焦于某一问题，因为老年人有典型的身体、情绪和社会问题共存，这些因素之间及与外部因素之间存在相互作用[24,192]。
概念不应该是年龄相关的，对衰老的建议不应该是负面和陈旧的。	理论模型应该反映衰老的正面观点，强调自主和独立的能力，最大化个人的力量[193]和不足[24]。
概念需要考虑个体因素和主观认识。	衰弱的形式对每个人来说是唯一的[194]；强调个人对健康的认识胜过环境因素；研究支持如下假设：个体对慢性疾病的适应性差，或者情感形式与躯体疾病或失能水平不相关[195]理论模型需要纳入主观测量，并考虑个体变异性[24]。
概念需要考虑个体和环境因素对健康的影响。	衰弱可起源于个体及环境；理论模型包括影响健康的个体和环境因素[24]。

尽管这三类老年群体存在差异，但每个人都从以各自需要为目标的健康促进和预防保健中获益[28,38]。在北美，老年人健康促进的项目和服务，以保持健康为目的，而不是症状上的完全改善[45,56]。相关内容发展缓慢可能与老年人无法改变如吸烟、饮食和运动等习惯的狭隘社会观点相关[57]。然而，老年人乐意改变，而且在给予建议后他们会改变习惯。提倡更多地对老年人的公共健康进行干预[58]，社区居住老年人的健康促进计划的目标应该是优化他们的常规健康，尽量少改变他们目前的生活[1]。由于老年人的个体差异，在做出促进活动计划、形式和数量等方面的决定时，需考虑老年人健康状态和生活质量。随着目前老龄人口和衰老人群的增加，对社区居住老年人健康促进采取有效的措施迫在眉睫。

衰弱老年人的健康促进和预防保健的概念框架

理论对于项目开发、实施和评估至关重要，因为它可以对结果进行解释和预示。理论通过为干预策略的系统制定和实施，以及评价指标提供依据，提高了结果的可概括性[59]。另外，有证据表明，基于理论的干预措施比不基于理论的干预措施具有更高的有效性[60]。

经过修改的脆弱性模型纳入了（前面讨论过的）衰弱的关键概念，以指导健康促进和疾病预防干预措施的制定、实施和评估。脆弱性是人们自身因素（认知、情绪、智力、行为）和环境支持（社会、物质、文化）之间相互作用的结果，两者与生物学特点（年龄、性别、基因遗传）一同决定健康。对个体来说，自身因素和环境支持相互作用，如图97-1所示，并且可以协同和累积[39]。三角形的底边代表脆弱性的程度[61]，因此也代表健康状况和生活质量。卫生服务的使用随脆弱程度的增加而增加[34]。

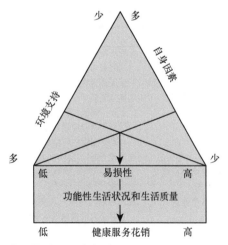

图97-1 脆弱模型。（改编自 Roger AC: Vulnerability, health and health care. J Adv Nurs 26: 65-72, 1997）

因为自身因素恒定，改变个体的环境支持可以在很大程度上改变个体的脆弱性，所以人们经常诉求于健康

和社会服务[39]。我们需要找到的是人们的需要和资源及环境的要求和资源之间的"平衡点"（见第11章）[61]。这个脆弱模型提供了一个在处理功能减退时可采用的多种形式的健康促进和保健干预，促进健康和促进合理应用保健服务的例子。此项干预，不管是以个体或环境为目标，健康促进和保健干预可鉴别和增强可应用的资源，同时可以降低脆弱性，按需使用昂贵的健康服务可以提高生活质量。因此，优化脆弱性模型的健康策略是全方位的[61]。

自身因素被定义为天生的或后天获得的特点，与环境支持相互作用影响健康[61]。影响健康的先天特点包括无法改变的因素，如年龄、性别、种族、性格、对疾病的遗传易感性、对疾病的易感性、药物的敏感性、化学不平衡。获得的特点是可以改变的导致老年人功能降低的发生风险增高的因素。环境支持被定义为与自身因素相互作用而影响健康的因素[61]（表97-2）。

表 97-2 易损模型

维度	增加形式	支持证据
个体原因		
先天性	年龄，性别，种族，性格，对疾病的遗传易感性，疾病的敏感性，对药物的敏感性和药物不平衡	61, 191
获得性	近期改变	22
	近期出院	197
	自我感知疾病能力差	109
	抑郁和焦虑	108, 109
	跌倒	39, 198
	大量服药	54
	认知能力受损	109
	日常活动需要助手	40, 140
	视力和听力受损	109
	孤独	109
	共病情况	109, 199
	营养风险	156
	身体活动能力水平低	163
	过量饮酒和吸烟	109
环境支持		
	对衰老模式的社会观点	61
	独居，社会孤独	109
	收入低	200
	教育水平低	196, 201

改编自 Rogers AC: Vulnerability, health and health care. J Adv Nurs 26: 65-72, 1997

经济评价的框架

尽管文献中包含了许多旨在改善脆弱群体（如年老衰弱的社区居民）生活状况的项目评估，但很少有人对这些项目的效率进行评估。从经济学的角度来说，效率指的是在给定的成本下实现结果的最大化或在给定的结果水平上实现成本的最小化[62]。如图97-2所示，卫生保健计划的经济评估[63]产生9种可能的结果（较有利的结果在三角形内）。结局1，增加的效果或健康益处是通过增加额外资源消耗的花费而获得的。这称为经济有效，也就是价格越高效果越好。结局4也是有利的，因为它的收益增加是以收支相当的形式获得的。结局7是通过较低的成本获得最大的收益。结局8代表着改变保健计划产生一样的结果，但是有些途径从社会方面来看是花费很少的一种形式。结局7和8，比通常实施的结局9更优，它们可以减少花费，为其他项目节省资源[63]。

这种方法用于可比较的社区健康干预的主要作用和花费的分类。另外，这种方法可以用来分类谁获益更多和在多种干预可用时的花销。这尤其涉及国民保险系统，在这个系统中人们可以应用的服务甚至是不恰当的[64]。

筛选和评估：识别那些可从健康促进和预防保健中获益的老年人

越来越多的全球观察表明在早期发现老年人有功能降低或丧失自主能力的风险可以从中获益。一些关于筛查的研究和项目表明在老年人群中已经有了试图早期识别和定位问题以减少资源消耗的研究，将在这里进行讨论。

许多生活在社区中的老年人有无法被发现的危险因素。所有被观察的人群中，83%的人有至少一种未被发现或未被提出的危险因素[65-67]。这些危险因素多数是社会问题[67]，这些问题会影响老年人的支持系统和健康，若视而不见、置之不理会增加健康保健的潜在花费。通过健康访视者主动提供的家访可以发现老年人上述一些

应满足的需求。Harrison等[68]通过这项服务发现35% 70岁以上之前没有发现危险因素的老年人可以从干预项目中获益。相似的结果也由Brown报道，这是一项由英国40位全科医生对75岁以上老年人进行的统计[69]。相似的，Ramsdell等在以家庭为基础的老年评估与以办公室为基础的评估的对比中发现4个新问题[70]。Stuck等在家访和以办公室为基础的访视的比较中发现了家访的一些主要优点[71]。以家庭为基础的评估人允许通过身体因素来发现危险因素和对仪器治疗的需求，评价药物治疗，观察与家庭成员的关系，为患者提供更好的服务。另外，以办公室为基础的访视以某一问题为中心，由于时间有限而影响对危险因素的发现。

Brown等[34]的回顾性分析在加拿大进行的评价以社区为基础护理方法的12个随机对照试验时，发现对于那些问题较多的客户（如衰弱的老年人），若不提供主动和全面的疾病预防和健康促进方法则花费更为昂贵。同样，在回顾老年筛查项目的文献中，Caulfeld等[65]（见第14章）得出结论："由护士或其他受过培训的人员进行以家庭为基础的全面筛查，以发现老年人的生理、心理和社会经济问题，这样可能会延长老年人寿命，改善生活质量，甚至可能推迟依赖或住院的发生"。筛选消除了需要帮助和获得帮助之间的障碍。

建议社区老年人在跌倒、营养和抑郁三个方面进行筛查和评估，因为这些情况可以容易地通过健康促进而避免。这部分筛查是指对特殊人群危险因素和健康情况进行观察和识别的过程。这部分筛查是在积极的评估后进行的，包含了老年人在更为特殊的形式下为解决问题或评估治疗的定义和发展治疗计划[72]。

跌倒的风险

正如在活动能力及其评估的章节所说（见第102章），

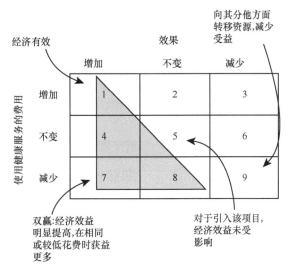

图97-2 健康保健项目的经济评价框架。（引自 Birch S, Gafni A: Cost-effectiveness and cost utility analyses:methods for the non-economic evaluation of health care programs and how we can do better. In Geisler E, Heller O, editors: Managing technology in healthcare, Norwell, MA, 1996, Kluwer Academic）

跌倒和跌倒相关损伤会对老年人的生活质量和健康保健资源产生负面影响。30%的65岁以上的在社区居住的老年人每年至少跌倒一次，80岁时这个比例增加到50%[73]。跌倒相关损伤会引起健康状况的螺旋式下降，这包括活动受限[74]、高额的健康照护花销[75]、长期需求照顾[76]甚至死亡[77]。跌倒相关损伤的健康保健花费是惊人的。2004年加拿大老年人跌倒损伤的花费接近45亿。随着人口的老龄化和与之相关的跌倒人数的增加，跌倒相关损伤的花销到2040年可能会增加到2400亿[75]。

除了花销以外，跌倒对健康和生活质量还有不可估计的负面影响。跌倒损伤通常是害怕跌倒的结果[78,79]，导致自我限制活动并且失去自信[80]、自尊心降低、抑郁[79]、慢性疼痛和功能恶化[81]。跌倒、跌倒相关损伤和并发症是导致老年人死亡的主要原因之一[82]。衰弱的老年人有更高的跌倒风险[83]，他们更易出现严重的损伤并且跌倒后需要较长时间恢复[75]。跌倒是由多种相关的因素导致的，其中一些是可以避免的，一些因素如体位性低血压。合用多种药物，认知、视力、平衡、步态和力量等方面的影响可能导致发生跌倒和跌倒损伤的风险增加[84]。尽管没有单独的因素可造成所有的跌倒，可跌倒风险随着危险因素数量的增加而增加[85]。

研究表明多数跌倒是有预兆的，可以避免。事先干预研究表明将近30%～40%的跌倒可以避免[86-88]。减少10%的非致死性跌倒代表着减少7931次跌倒和节省健康保健费用13.86亿美元[18]。根据风险水平不同将人群分类，对临床管控和支出预计很重要；跌倒风险高的老年人将从事先干预和避免跌倒中获益[87]。最好的避免各水平组老年人跌倒的方法是了解这一组在跌倒危险表中的位置，决定服务的类型和数量[81]。最后，跌倒风险筛查的意义是降低家庭和社区资源的消耗。

家庭和社区健康护理提供者在避免老年人跌倒的筛查和干预中起着重要作用。由于对跌倒相关损伤关注的增加，一批跌倒筛查仪器应用在社区居住老年中[89]。可信性较高的研究表明，有效地降低跌倒风险的方法可用于对有跌倒风险的人进行干预[83,90]。这项研究已被大量的随机对照试验总结的荟萃分析所证实[90,91]，并且专家达成共识，这些专家对跌倒风险进行了以循证医学为基础的实践研究[83,92,93,87]。这项指导的重要性不可替代。减少危险因素对降低跌倒的发生率有显著的作用[88]。

营养问题的风险

老年人的营养问题非常常见，因为这一年龄组的食物摄入决定因素有很多[44]（见第79章和第109章）。老年人摄入的各种食物组分、能量、蛋白质和微量营养成分减少[38,94]。品质差的食物能量密度是高的，加上缺少运动，导致这个年龄段的肥胖发生[94]。当肥胖与功能减退同时出现会出现需要老年人注意的情况。那些衰弱和出现为衰老加速的人很有可能出现营养不良[38,94,95]。

一些关于老年人营养健康情况的筛查[96]已经完成[38,57]。营养筛查是针对有限的营养资源，特别是营养师服务[97]。不幸的是，目前所有的研究都是以描述"有风险"的人群或发现营养风险和疾病结局的相关性为中心，并不涉及营养筛查可改变实际情况或可避免不良结局。根据索引和筛查的老年人亚组总结出其流行病学情况，有34%～69%"正常衰老"的老年人存在衰弱问题[98-101]。危险因素与摄入的食物质量低相关，也与自身相关的健康状态差[100,102]、功能受限[44,102,103]、教育水平低、收入低、缺少社会支持、牙齿状况差、吸烟、观念问题[98,102,103]、压力[99]、缺少运动、社会关系网弱、独自生活[38,98]等因素相关。食物的摄入情况与上述复杂因素相关，促进食物摄取的干预应该是全方位的。

在美国，老年法案下的老年营养计划为老年人，特别是衰弱的老年人提供了营养餐盒及其他营养服务[94]。尽管非强制性，但筛查、评估并且干预，如咨询和营养教育，可在社区中提供。筛查项目的目的是干预[94]，但是关于筛查过程有效性的研究尚未发表。仅有20%的老年人可以从这个项目中获益[104]，应以最需要此项服务的人为目标要求[105]。

2008年的一篇文章对营养风险筛查（nutrition risk screening，NRS）在2002年欧洲的12个国家的26家医院进行的营养筛查项目进行了描述[106]。被筛出的5051名患者年龄平均60岁，33%存在"风险"。这些患者易出现并发症、死亡，住院时间长于没有风险的患者。然而，没有对随后的干预进行描述。除了环境，随后的筛查还应进行评估和治疗效果的评估。

仅有一项一致的营养筛查项目评估是以社会生活的老年人为中心的，因此对筛查过程的评估和描述是有限的[43]。加拿大针对老年人的营养筛查计划在5个不同的社区进行，包括发展、实施和评价筛查项目[43]。约1200位老年人被筛查，发现存在营养风险的人，去接受社区服务。符合伦理的筛查过程包含随访，有助于观察项目的效果。被筛查老年人表示筛查帮助他们发现了自己的问题所在，知道了在社区可以应用多种项目和服务进行干预。一些人表示筛查的结果改变了他们的饮食习惯，尽管这部分客观数据没有收集[43]。目前的营养筛查工具是可用的，研究需要转向筛查的有效性和人群的早期营养干预。

抑郁的风险

抑郁是最常见的导致社区居住老年人需要潜在治疗，导致死亡、患病、功能减低和健康保健应用增加的原因之一[107-109]。尽管在这部分人群抑郁发生率高，但抑郁的定义经常被忽视或未有效管理[110]。抑郁影响了初级保健人群的5%～10%。但这其中仅有一半被识别和重视[111]。近期一项对接受家庭保健服务的老年人进行的研究发现，仅有12%的老年人得到适当的治疗[110]。

已经被认定为抑郁的老年人的诊断和管理存在着很多的挑战，包括无法抛开共病，精神性和社会性疾病的诱发因素[112]；交通和评估困难；社交孤立[113]；健康护理提供者对精神异常者的态度；老年人不情愿接受抑郁诊断[114,115]。所以，老年人不情愿接受适度的抑郁护理。随着老年人数量的增加及抑郁相关表现的增多，问题潜在重要性更加明显[77]。

临床和健康保健系统因素同时阻碍抑郁的识别和治疗。有抑郁风险的老年人或正经历抑郁或摆脱了抑郁的老年人应有限地接受促进精神健康的专业服务，特别是护理服务[116]。其他障碍还有家庭和社区健康护理提供者及初级健康护理提供者与其他为社区居住老年人提供精神健康保健服务的提供者之间的合作及交流是有限的。并且缺少持续的健康护理提供者。缺少关于家庭和社区健康护理提供者对抑郁的定义和干预方面的专家意见[113,116-118]。最后一项障碍是，缺少以循证为基础的实践标准，特别是针对需要居家生活护理的老年抑郁者的评估和管理[116]。

未发现的、未治疗的情感紊乱导致个人和社会经济负担[110,119]。老年人抑郁通常与其他慢性病共存，未治疗的抑郁是功能降低的显著危险因素，生活质量下降，伴发疾病死亡或自杀、痴呆、社会孤独、对治疗的依从性差使他们对家庭照护者的需求增加和对昂贵的健康服务的使用增加[120,121]。在1998年，抑郁每年花费掉加拿大将近1.44亿美元[122,123]。这些成本与间接成本混合在一起，比如家庭照顾者，他们比不照顾者更容易出现抑郁症状[124]。抑郁也与非健康生活方式相关，如吸烟、饮酒、不运动和药物治疗依从性差[125,126]。

衰弱老年人发生抑郁的风险增加[19,127]。接受家庭保健服务的老年抑郁患者所占比例在26%~44%，是普通老年人的两倍[110,128,129]。他们发展成为重度抑郁的风险是普通人群的4倍[130]。简单来说，识别这部分人群抑郁是后续治疗的关键[115]。

多种相关的躯体、精神和社会因素可增加老年人抑郁的发生风险。这些因素包括疾病、功能受限、药物应用（抗高血压药、止痛药、类固醇和抗震颤麻痹药）、社会因素（如社会的不利条件、社会支持低）和抑郁史[131]。

常规的抑郁筛查和评估已被证明可以提高社区老年人对抑郁的认识和管理[115,117,132-137]。一些评估工具用于反映老年抑郁患者的不同表现，并处理诸如同时存在的医疗问题（如痴呆）[138]。

社区服务者在社区居住老年人抑郁筛查中起着重要的作用。了解抑郁的危险因素将提高临床医生有效地使用筛查的能力，因为筛查在针对高危人群时最有效[72]。目前，加拿大建议的初级保健设置的抑郁筛查只在能提供后续有效随访和治疗时才能完成[139]。尽管有权使用特殊的精神类药物，但在一些保健机构中保健服务仍然有限，初级保健服务者能提供的随访和治疗有限[72]。

筛查的重要性和实施情况

知晓筛查的重要性和对风险进行评估的要求表现在以下几个水平上：老年人，他们的家庭成员，他们的家庭保姆和生活的社区[38]。尽管老年人表现出了对健康促进的兴趣，但他们常不认为自己存在跌倒、营养不良和抑郁的风险。筛查可能会增强他们的注意力和自我认识。对风险的评估可用于指导有效的家庭和社区资源合理地分配给那些可以从预防工作中获益最大的人。

家庭和社区健康护理提供者在早期诊断和控制功能减退中有重要的作用，主要是通过有效的评价工具提供多因素评估，并以对个体的风险情况进行干预为目标[90]。有必要提高评估的标准化和多学科性，这被确定为影响机构和社区护理之间的"差距"的4个因素之一[140]。

在社区进行筛查是一项具有一定负担的工作，并且服务者需要支持和配合的力量[38]。另外，用于评估风险的工具可能不是标准的，缺少严格的可靠性和有效的测试[48,141]。为了被不同的老年人群所接受，筛查的工具需要可靠有效、简洁、应用简便。它需要同时被评估者和提供此项评估的受评估者接受[89]。不同类型的老年人需要不同的评估工具[142]。

除了适当的筛查工具外，社区的筛查能力还取决于伦理筛查程序的发展[143,144]。伦理学的筛查过程分3步：①需要教育和提供支持的目标人群通过正当可靠的筛查工具进行筛查；②对那些诊断为有"危险因素存在"者通过资源提供、服务、教育来进行优化的评估和治疗；③确保这些人的需求能够被解决。伦理学上的筛查过程的发展是复杂的，需要时间、资源和努力[144]。研究和最好的实践指南应该用于临床以保证风险评估的实施和以个体需要为量度的适合的干预措施的应用。

社区老年人的健康促进：5项干预研究的经验

健康促进的过程是使人们能够控制决定健康的因素，同时改善他们的健康[145]。健康促进策略是以参与性健康模型为基础的[146]，这个过程争取扩大个体对维护健康的积极性。这与预防保健形成鲜明对比，预防保健是以传统的生物医学健康模式为基础[146]，避免或减少不利于健康和快乐的风险[147]。

健康促进的参与方式包括激活、争取增加个人能力，通过增加积极的态度认识和能力来保持和增进健康[148,149]。健康促进策略目标包括自主、授权和独立决策等[39]。健康促进干预是与个体、家庭和不同组织中的利益相关者一同发展、实施和评估的[150]。健康促进要强于一般疾病和特殊疾病的治疗。它的成功体现在增强健康状况、幸福感、生活质量、自尊心和自我价值[151]。

依照世界卫生组织的定义，健康促进策略包括发展个体的保健技能，建立支持的环境，增强社区的积极性，重新调整健康服务和建立公共健康政策[151]。然而，健康促进策略是多水平的，不仅要以个体健康为中心的，还要以家庭、社区和社会健康为中心。健康促进不仅关心生活能力的发展、自我观念和社会能力，还关心通过大量政府的、立法的、财政的和管理的手段而进行的环境干预[146]。

促进健康的动机是接近，而预防疾病的动机是回避[147]。疾病预防的目的是降低早期的患病率和死亡率[146,147,152]。健康促进和预防保健为初级、二级、三级3个水平。初级预防的目的是消除疾病危险因素或由个人或环境导致的功能下降。这级预防主要用于没有症状或没有临床证据表明有确定的疾病或健康问题的成功或正常老龄化的老年人。二级预防集中在导致功能降低之前，是早期针对危险因素的治疗[144]。重要的是，二级预防是"延长寿命"的方法[1]。二级预防可防止成功和正常老龄化的老年人发展到功能减低。三级预防主要是提供给加速衰老的老年人，包括对已经有一些功能减低征象的老年人的干预治疗措施。这些干预的目的是限制疾病和功能减低的发展和阻止失去独立能力[26]，并且将功能维持在最大化。

我们关于老年人健康促进和二级预防的潜在作用的基础认识仍相对较少[26,38]。目前建立的健康保健系统是由私人医生提供的急性、偶尔需要住院的护理服务[153]。多数以社区为基础的老年人干预开始于三级预防水平，以疾病和疾病治疗为中心，大部分忽略了健康促进、二级预防和职业健康护理提供者与患有慢性病的老年人之间的合作[39,154]。在美国，每美元仅有少于4美分的部分花在预防和公共健康[18]。健康保护系统已经因其仅关注"下游"而被批判，应向一级和二级预防系统中转移稀缺资源。老年人功能失调和发生疾病通常按照急性医学问题来处理，不被重视和当作长期的任务而引起持续的健康促进和预防保健关注[41]。老年人同时需要健康促进和预防保健，所以健康专家在各领域的重要性突显出来[155]。

在这部分将对社区居住老年人的健康促进和预防保健干预的5个例子进行描述，包括跌倒、营养问题、抑郁等方面：

Ⅰ. 永葆青春的营养行动：二级预防计划的例子[144,156,157]

Ⅱ. 应用居家养老服务为衰弱老年人进行家庭支持的锻炼干预[158]

Ⅲ. 应用家庭看护服务的衰弱老年人的护理健康促进[40]

Ⅳ. 有跌倒风险的接受家庭看护的老年人的跌倒预防[159]

Ⅴ. 多学科护理为接受家庭看护的有抑郁症状的老年人引导精神健康促进[160,161]。

研究Ⅰ和Ⅱ是针对社区居住老年人的前瞻性队列研究，这些老年人在疾病和失能的严重程度上具有可比性，可依据需要自由选择一项或几项以社区为基础的治疗方案。研究Ⅲ和Ⅳ是以对自由选择中与研究Ⅰ和Ⅱ发生混淆的方法学为题进行的前瞻性、随机对照（RCT）研究。健康的估量和为老年人提供的保健服务的花费是随机分配到以健康为导向的预防保健中的，相反的，那些相似者接受的是复杂的、无计划性的和以疾病为导向的治疗。研究Ⅴ是一组关于测试前和测试后相比较的研究。所有研究中所应用的干预措施都是目前已应用于家庭和社区服务中的措施，这样做的目的是将来研究结束后，这些措施可继续应用于实践。每种研究所获得的主要发现详述如下，提到的与应用结果相关的实践、政策和远期研究经验详述如下。

研究Ⅰ　永葆青春的营养行动：二级预防计划的例子

永葆青春的营养行动是自1999年开始的由南安大略湖的一个老年中心提供的一项教育计划。这项计划以社区为基础，对包括该中心高层人员在内的顾问委员会进行评估[162]。在计划的全过程中应用营养筛查来确定需求，产生注意事项和对行动进行评估。计划是自愿的，高级顾问通过阅读教育方法完全参与其中或者参与如烹饪计划的动手活动中。项目包括为中心图书馆提供优质的营养图书；每月在新闻简报中设立营养栏目；每月的营养和营养展示；男性烹饪组；控制体重和糖尿病患者支持组；包括实践活动和食品消费在内的食品展示活动；名厨展示；每月运送一个新鲜蔬菜水果盒。评估过程显示计划是有效的[144]。该计划是一项大型研究，3年期间将近2/3的成员（将近2000名老年人）以某种方式参与其中。随机邮件调查的调查对象与基线研究相比较少存在营养风险（39% vs. 57%）。在随访中参与者与非参与者相比有更好的水果和蔬菜摄入。食品展示和烹饪团体能有效地克服障碍尝试新食物和菜谱[156,157]。通过上述营养教育形式，参与者表示打算改变烹饪和饮食行为。这项计划是由科研经费提供前3年的资金，少部分由该组织和参与者募集。从计划中得到的经验是为得到广泛的观众需要各种形式的教育活动，没有适用于所有老年人的单一干预措施。老年人对改善他们营养认识及其行为非常感兴趣，并且很积极。康乐中心是这项活动的理想机构，因为它环境友好并能够提供持续性教育的工作人员，对建立信任和计划连续性很重要。最后，涉及目标群体的参与途径对发展和实施相应的教育活动很重要。

研究Ⅱ　应用居家养老服务为衰弱的老年人进行家庭支持的锻炼干预

设计此项前瞻性对照研究的目的是评价使衰弱老年人得到家庭保健服务的家庭支持锻炼计划（home support exercise program，HSEP）的有效性[158]。家庭锻炼是预防衰弱、保持功能独立、促进损伤和疾病发生后康复的有效方法[163]。研究样本包括 98 例老年衰弱者（年龄大于等于 65 岁），这些老年人在加拿大南安大略湖的一个家庭保健组织中接受家庭支持服务。随机选择 60 名被研究者接受 HSEP，另外 38 人作为对照组接受没有 HSEP 的标准家庭看护。所有被研究者中有 77 人（79%）完成了 34 个月的随访。HSEP 组由受过训练的家庭支持工作者提供 4 个月的家庭体力活动干预（personal support worker，PSW）。其中包括每天进行 10 项简单、有效、积极的锻炼。一旦锻炼已经确定，家庭支持工作者（PSW）会连续指导研究者进行锻炼，并且提供有效的支持。结果表明，在 4 个月中那些接受了 HSEP 的被研究者自述总体上得到了改善，表现为感觉更好，变得有力，不那么僵硬，走路更容易。对照组则表示较 4 个月前感觉差。两组间，活动能力和步行得分有显著性差异，在 HSEP 组平均改善了 14% 和 34%，在对照组中只有很微弱的改善或出现功能降低。还可观察到显著的平衡能力的改善，而对照组仅有轻微或无改善。这些发现支持 HSEP 的有效性，以及在这部分人群中进行早期及常规的锻炼干预和支持具有重要性[158]。

研究Ⅲ 应用家庭看护服务的衰弱老年人的护理健康促进

这项在加拿大南安大略湖的一个家庭看护组织中进行的随访了 6 个月的单盲、随机对照试验，目的是观察在全国性保健系统和社会保险的常规家庭看护服务下，增加护理健康促进和预防保健服务的效果和花费[40]。研究包括应用家庭支持服务的 288 名老年被研究者（75 岁及以上），随机分为干预组（护理组）和对照组（常规家庭看护组）。共有 242 人（84%）完成 6 个月的随访。在常规家庭看护的基础上，护理组每个月均接受注册护士的家庭随访，超过 6 个月。一级终点是功能健康状态和相应的生活质量得到改善。二级终点是随访 6 个月后与基线相比，抑郁、感受到社会支持、应变能力和健康服务的花费发生变化。结果表明，为老年人提供早期的护理健康促进和预防保健与功能发生改变后提供护理服务相比，可得到更好的精神健康功能和没有额外花费的抑郁发生率降低的结果。这项研究最终的结论是对有慢性保健需求的衰弱老年人在早期提供以家庭为基础的护理健康促进在远期观察中可提高生活质量，并且没有额外花费。结果暗示，接受家庭护理服务的老年人为健康促进再次到访护理服务机构是必要的[40]。

研究Ⅳ 有跌倒风险的接受家庭看护的老年人的跌倒预防

这项在加拿大南安大略湖的一个家庭看护组织中进行的随访了 6 个月的单盲、随机对照试验，目的是观察多因素、多学科的跌倒预防方法与常规的家庭看护相比对存在跌倒风险的接受家庭看护的老年人健康促进的效果和作用[159]。研究样本包含 109 位应用家庭支持服务的有跌倒风险的老年人（大于等于 75 岁）。随机分为干预组和对照组。共有 92 人（84%）完成 6 个月随访。干预措施是涉及多学科合作的 6 个月的多因素基础观察及循证预防策略。在常规家庭看护的基础上，干预组每月接受多学科合作组（RN，家庭看护管理者，心理治疗师和专业治疗师）的访视超过 6 个月。每月每位参与者的治疗方案均由多学科合作组商讨后制定。一级终点是随访中跌倒的次数改变。二级终点是 6 个月中与基线相比跌倒危险因素改变和所需健康服务的花费改变。结果表明 6 个月中，两组的平均跌倒次数无显著差别。然而，亚组分析表明，干预对降低 75~84 岁年龄段存在跌倒恐惧及没有跌倒史的男性的跌倒风险是有效的。干预组，滑倒和绊倒的次数显著降低，并且与情感健康相关干预组相比有显著改变。这些改善的获得从全社会角度来看没有增加额外的花费。这项研究的最终结果是，在改善生活质量、降低滑倒和绊倒的发生率和减少伴有跌倒恐惧或没有跌倒史的老年男性（75~84 岁）的跌倒次数方面多因素、多学科协同干预与常规家庭护理相比更为有效，并且没有多余的花费[159]。由于接受家庭支持服务的老年人跌倒的发生率高，因此这项研究非常重要。家庭看护政策制定者、管理者和经费提供者应合作，以确保多学科合作进行，以及在降低从中获益亚组老年人群未来跌倒的发生率，提高其生活质量和减少其健康服务需求方面有效。

研究Ⅴ 多学科护理为接受家庭看护的有抑郁症状的老年人引导精神健康促进

随访 1 年的单组测试前和测试后研究在南安大略湖的一个家庭看护组织中进行，其目的是观察一项新的 6 个月的多学科护理引导的精神健康促进干预的可行性和可接受性，以及探索通过私人服务的干预方式降低接受家庭看护的有抑郁症状的老年人抑郁状态的效果[161]。142 位参与者中有 98 人（69%）完成了 6 个月的随访，87 人（61%）完成了 1 年的随访。在常规家庭看护的基础上，干预组每月接受 RN 和 PSW 的访视超过 6 个月。每月每位参与者的治疗方案均由多学科合作组商讨后制定。一级终点是干预后抑郁症状的严重程度改变。二级终点是从社会角度上看临床上明显的抑郁症状、严重的焦虑、健康相关的生活质量、健康服务所需要的花费改变。结果表明，对有抑郁症状的接受家庭看护的老年人来说干预是可行和可接受的。6 个月中在减轻抑郁症状和改善生活质量方面是有效的，1 年后有较小的额外的改变。干预 1 年后还会减轻焦虑症状。干预还非常显著地降低了住院率，需要急救服务和进入急诊室的概率。

这些发现表明多学科护理为接受家庭看护的有抑郁症状的老年人引导精神健康促进在改善临床结局、降低医疗服务费用及减少家庭看护者的入院概率方面是可行、有效的[161]。

学到的经验

总之，这些关于健康促进和预防保健干预的研究表明，像在加拿大这样的政府健康保险体系中，针对具有不同特征的老年人的主动、全面和综合干预措施，与在有限、被动和零碎的基础上提供服务相比，能够以相同或有时更低的成本获得更好的健康结果。在这些研究中，研究人员根据受试者的具体情况采用了不同的结果评估方法，但采用了相同的经济评估方法[164]。对衰弱的接受家庭看护的老年人的研究Ⅲ和Ⅳ表明，健康促进和预防保健干预与个别的必需的看护相比在改善结局方面无须更多的社会花费（见结局 4，图 97-2）。研究Ⅴ表明多学科护理为接受家庭看护的有抑郁症状的老年人引导精神健康促进在改善临床结局、降低医疗服务费用及减少家庭看护者的入院概率方面是可行、可接受和有效的（见结局 7，图 97-2）。研究的花费包括健康促进和预防保健的花费。研究表明各种不同种类的经济效益或多或少地可通过服务进行评估。

总之，这些研究的结果在许多方面提供了权威支持，包括积极协作支持，提供和加强人力资源蓄积支持，健康状况的环境支持和合理经济支撑的生活质量支持[61]。健康保健服务者需要能够对老年人的脆弱性和体力领域进行评估。源于对脆弱性和健康保健障碍的警惕性，有助于健康护理提供者为他们的主顾提供更全面的护理[61]。

这 5 项研究阐明了对社区居住老年人进行成功的以社区为基础的健康促进计划的主要特点。第一，结果表明对所有健康的决定因素起辅助作用的全面和相关的服务优于个体的、部分的以医治疾病为目的的保健[34]。由于健康取决于身体以外的许多因素，健康促进方法的范围大于以医学为题的保健和其他决定健康的非医学问题的范围[4]。这种方法代表了从仅仅关注身体需求的"替代功能"到增强老年人的独立性、自主性和解决问题的技能的"授权功能"的转变[165]。这些研究结果建议在全国性健康保险系统中，对单一问题或单一风险的干预和保护方面的效率更弱，在增加具有多种危险因素患者能力方面的效果弱于早期以健康为目的的全面干预[35,39]。特殊的是老年人需要多种健康干预。优化对老年人的健康服务要求单一疾病的护理模式发生转变[166]。有效的干预包括在正确的时间、地点由正确的健康护理提供者提供一系列正确、全面、有效的服务[140]。还需要更多的关于包括一系列积极介入在内的复杂的干预措施的研究[167,168]。

第二，成功的健康促进干预措施需要依据个人的需要制定。最昂贵的服务是那些伴有疾病的人的需求（脆弱者）[35]。没有单一的干预或复合的社区服务满足所有老年人的健康促进需求。因此，有必要对哪些人（具有哪些特征）从各种干预措施中受益最多，以及以何种代价受益最多进行分类。酌情选择一些适合应用的服务。筛选应用于那些最有可能受益的人群。老年人有兴趣和动力去改变他们的行为来提高健康。成功的行为改变与通过提供适当的沟通、信息和支持来增强个人的能力有关，并根据个人的需求调整各种策略。保健应该具有灵活性和连贯性，考虑个人需求和并发症，特别重视脆弱及高危人群。这个信息可用于将稀缺资源用于最有可能从预防工作中受益的人群。

第三，健康促进需要关注不断增加的长期自我管理者的数量。自我管理的定义是"个人对自身健康和福祉的关心，这包括：他们采取健康的生活方式；面对他们的社会、经济和心理需求；对他们的长期状况进行看护；预防可能发生的疾病和意外，"还会包括对症状的反应，处理突发事件，应用放松技术，运动，戒烟，控制身体状况对情绪的影响，通过健康专家和其他社区资源的帮助使工作更为有效[169]。自我管理包括患者的教育，做决定的支持，自己运动，以及心理和社会支持。自我管理在有效的健康护理中起着非常重要的作用，增加了委托人的参与性，改善和提高了预防的能动性，降低了对由更好的管理机构提供正规的健康看护的需求。自我管理的干预形式可以改善健康状况，降低对健康服务的需求[169,170]。Nutri-eSCREEN，一项全球性的以营养筛查为基础的自我管理和以个体化筛查为基础的健康信息筛查的结果支持上述情况（www.nutrition.screen.ca/esreen）。

第四，要想成功，健康促进需求要跨多个行业。在这些研究中，干预措施涉及 3 个层次的广泛的操作水平：个人临床医师（如促进实践行为的改变）、多学科合作（如培养相互协作的专家）及卫生保健系统（如包括经济、管理和服务的提供）。当健康问题是慢性的，健康护理提供者和保健机构必须随时组织和提供协同的服务[165]。还需要从孤立的、单独的专科专家的干预转变为以传统和非传统的健康护理提供者为基础的团队工作干预形式。这种多部门的合作工作需要良好的沟通和密切联系，以便于个人家居和社区的服务不是孤立运作，而是一个更广泛、更平衡，针对综合和协调服务系统的方法的一部分。

第五，护理模式需要以功能为基础（从接受服务者的角度看）而不是以疾病为基础，强调的是个体的健康认知，而不是个体的客观情况，以及确定他或她采取行动的决定。患者相关的研究结果表明，对特殊疾病的管理强调更为关注的是功能的优化、减少症状、预防依赖的发生。然而，在不同的老年人群结果并不一致。由于个人喜好不同，单一的干预及护理方式行不通。在这组人群中急需开发新的结果报告方式[171]。

第六，需要新的方法来对个体服务者的服务范围。

近期的研究表明,这种方法需要①支持护理的创新模型;②灵活,以便适应不同老年人的需求;③对公众和投资者负责。还需要认同健康护理提供者之间合作的重要性,这是提供基于社区的护理的一个中心特征[153]。这方面对有多种慢性病的老年人来说非常重要,因为在早期慢性健康问题的发现、预防和管理中没有单独的学科可以发现定义所有的因素。具体来说,需要在基于协作的社区实践中嵌入问责模型,以确保所有团队成员都在最佳状态下工作,以满足老年人及其家庭照护者的需求。的确,因为合作的目的是满足客户的需求,所以客户及其照护者应被视为团队中的真正成员[172]。其他优化合作的关键包括①共同的观点、价值观和人生观;②互相尊重和信任;③有效的组织;④教育和专业的发展来配合有效的合作;⑤对团队成员的作用和责任有清楚的认识;⑥为每位服务者提供发挥他们最大能动性的弹性条件;⑦足够的资源;⑧有能力提供护理所需必需品[153]。

最后,要检查以家庭和社区为基础的不同护理方法相应的全面综合型支撑[34]。除了健康保健机构外,一项计划还应考虑实施后在其他方面的预防获益[18]。经济学家认为,在做出使用政府资助的家庭和社区服务的决定时,应该把这个服务作为一个整体考虑[174]。在健康保护系统的经济学分析中,经常忽视这种复杂的社会观点[34]。

成功实现健康促进计划的障碍

目前有一些关于有效实施健康促进计划的循证医学推荐,但在以社区为基础的机构中实施还存在一些挑战。这些挑战是由对社区居住老年人慢性共病的健康护理的高度重视造成的。这样的例子包括体力受限,较少的运输服务,偶尔应用以社区为基础的初级看护服务,健康促进和预防保健的服务方式有限,工作压力大,时间有限,护理随访有限,缺乏现有服务的协调,健康护理提供者训练不足,缺少以循证为基础的对老年人慢性共病治疗的指南,健康护理提供者之间的合作协调不够[175]。需要进一步完善的是,多数临床指南是疾病特异性的,并不能适应需求者的慢性病(单一或多种)的健康护理[176]。

需要立法和政策

尽管有潜在的重要作用,以家庭和社区为基础的服务在需要健康促进和预防保健的老年人中存在,但一些实际情况持续阻碍服务的开展。在较长期的医学和体制集中的医疗保健领域,以家庭和社区为基础的护理仍然受到服务资金不足及具体政策和实践受到研究资金不足的制约,而且将更多影响健康的因素综合考虑受限[154]。在过去的几十年里,加拿大的卫生保健系统受到挑战,在限制卫生保健支出增长的同时,要向年龄较大、较脆弱和衰弱的个人提供更多的家庭和社区保健服务[177-179]。1995～2000年,对家庭和社区保健的需求增加了140%,这种增加取决于一些因素,包括家庭护理技术的进步,人口结构的变化,患者的爱好及追求家庭保健的有效性[179]。伴随着加拿大人平均寿命的增加,家庭保健支出到2026年会增加80%[180]。

然而,用于家庭护理的资金的分配与服务需求的增加并不同步[179]。家庭护理计划以每年 9.0% 的比例增加,而与之相对应的健康护理的花费则仅以每年 2.2% 的比例增加[177]。其结果是,稀缺的家庭护理服务的分配从预防和健康促进转向满足急性期后替代护理的更紧迫需求[181]。这就强调了,加上对生物医学服务的持续投入,意味着对有慢性疾病的老年人的预防和健康促进的关注非常少[154]。家庭和社区服务的分配绝大部分以身体需要或医疗服务为基础,除非有相反的证据表明医疗服务与健康结局无关[18]。

越来越多主要在政府医疗保险体系内进行的研究表明,对于有慢性健康需求的老年人来说,倾向于形成一个分散的医疗服务体系,其特点是可提供以可反应性、不定期性和零散性为基础的医疗服务,而不是一个全面、主动的医疗保健体系[23,35],对老年人慢性病患者健康需求变化的发现和反应出现延误或错误可以导致更多的并发症、功能减退和生活质量的负性改变[182],减少诸如入住昂贵的医疗机构进行保健的需求[35]。此外,这些进入急性保健机构的经历,破坏了慢性病状态老年人参与自我保健的自信、兴趣和能力。结果是导致一个依赖机构进行保健的恶性循环[149]。

此项综述的亮点是强调了日益增加的对健康促进和预防保健需求。Raphael 和他的同事[183]报道了加拿大是少数几个在政府水平上没有针对老年人发展复杂的健康促进需求正式计划的国家之一。此项工作在国家和省水平上的立法和政策需要推进。一项 2008 年的网上搜索显示加拿大缺少针对营养的政策[56]。加拿大健康协会 2007年 12 月的一个报道称目前急需对老年人进行健康促进,并提出需要尽快、有效地采取行动来促进健康生活,预防长期的健康问题,改善慢性病的护理。如何改进健康保护系统的工作来改变健康的结局[29]。特别是需要针对老年人可变的危险因素进行一级预防目标。为了有效地解决社区中老年人日益增长的慢性病和衰弱的负担,需要制定健康家庭和社区护理政策来提供视野、确定优先次序和建立标准。这些政策和标准需要提高健康护理提供者健康促进和预防保健的基本能力,以及系统地改变家庭和社区护理组织以允许足够的资源应用于评估风险和传递健康促进和预防保健策略。转变原有的"发现它,修复它"模式迫在眉睫,有慢性疾病的老年人所需的持续性护理需要的是"发现它,管理它,预防它"的方法[29]。

尽管家庭健康护理提供者在老年人健康管理中的作

用非常重要，但外界对他们的支持很少，他们能利用的支持很少，不能满足他们的需要。缺少支持会对健康护理提供者的个人和职业生活产生身体与心理上的负面作用，同时会影响他们所提供的护理质量[184]。正如加拿大主要的肿瘤、精神健康和看护者组织论坛报道，"失败的识别、认同和支持家庭护理者，高度增加了他们成为疾病的'共同牺牲品'的风险，威胁他们的健康，降低了他们所提供的服务的有效性，增加了健康和社会服务系统的消耗"[184]。包括老年人和他们护理者在内的健康护理计划的发展是有益的（如改善患者的自尊，修正和改善患者信息资源，以及组织态度对患者都是有支持作用的）[185]。以社区为基础的健康促进计划需要从以患者为中心转变为同时以患者和护理者为中心的形式，同时要注意关注家庭护理者的需求。不断满足社区居住的患有慢性病的老年人的家庭护理者的需求，是公众健康护理体系的重要工作内容。

以家庭和社区为基础的方案，需要提供一系列的服务，包括健康促进、预防保健和急性后期护理服务[177]。强化资金和精力集中于健康促进和预防保健活动，减少导致功能下降和损失独立性的危险因素，使老年人即使面临重大挑战，也能真正在家生活。没有这项立法和资源的提供，老年人健康状况的改善将仍然是一个效果有限的问题[38]。

需要进一步研究

随着老年人对以家庭和社区为基础的服务需求的增加，有证据表明发达国家在以社区为基础的老年人健康促进和预防中有效应用健康保健资源的压力越来越大[186]。世界卫生组织的一份报告中指出决策者需要制定未来健康促进的方向，并需要正确和高效的促进健康和预防保健的策略[25]。确保最合适的服务提供给那些最需要的人，以确保得到最佳的健康结果[179]。然而，当前有关老年人健康促进和二级预防保健的知识还相对有限[26,38]。远期的研究需要考虑为未成功老龄化的、正常的和加速衰老的不同老年人群提供最有效的健康促进和预防保健。这些人群有不同的需求、风险因素，并伴随疾病，对健康促进有不同的障碍和适应性[187]。

正在经历加速衰老的有慢性病的老年人有较高的机体功能衰退、入院和死亡风险[12]，但这些人往往不包括在以社区为基础的实验中[188]。有必要针对这个弱势群体的需求建立一个知识库。发现在个体和环境中什么因素最能预示患病率，同时在这些人群中应用健康服务为他们的健康促进而努力。

大型的随机实验需要用于测定社区居住老年人的健康促进和二级预防策略的革新。这些研究需要提供参与者的结果信息，如功能健康状况和相关的生活质量、精

神健康情况和社会支持。这些研究还需要提供更多由健康促进过程造成的相关结果，如自主性、执行力和做决定能力的制定[146]。这些研究还需要比较不同提供者和不同联合提供者所获得的结果，来表明如何以最佳的方式应对这些人群。未来的研究需要包含一个完整的经济评价和识别能最大受益的特殊亚患者群。

以家庭为基础的健康促进研究的一个主要空白是缺少理论结构[39]。结果是，干预后结果适应性的评估和形成关于为什么和如何使通常的干预应得到通常结果的假说的评估存在困难[37,150]。远期需要进行的研究是应用理论结构，提供关于健康促进策略的描述和前后细节，对康复过程的评估，提供一项干预措施有效无效原因的信息[189]。对脆弱模型的远期衡量要求提供定义和评价健康促进策略的知识基础。

最后，还需要老年患者对健康促进警惕性和认知的研究。除了有风险和发现与某种健康表现相关的益处外，并不是所有老年人都需要积极的行为改变[187]。另外，与其他人群相比，一些人群无须改变健康行为，如一些老年人和女性[190]，以这些人群为目标的策略是必要的。定性研究应有助于定义决定行为改变的过程，包括影响建议顺应性的因素。这类信息可用于支持性健康促进行为改变的最有效措施的鉴定，最终改善老年人生活质量的方式。

总之，未来的研究应针对有限的家庭和社区资源，并使这些资源的利用更有效。2006年题为《加拿大的健康老龄化》的讨论文件确定了家庭和社区护理研究和知识发展议程的必要性，以及以决策者、从业者、老年人及其家人能够理解和使用的方式传授所学知识的必要性[191]。

关键点

- 预防慢性病和衰弱应该成为卫生和社区服务的重点，以应对日益增长的老年人口的挑战；目前缺乏政策和立法来支持这种预防投资。

- 许多导致衰弱的慢性疾病和累积的缺陷都有着共同的可以预防的基础；吸烟、肥胖、劣质饮食、久坐不动及压力是预防工作的关键目标。

- 社区健康服务提供者可以通过筛查老年人的风险（如营养风险/营养不良、抑郁、跌倒），以识别需要和应该接受预防计划和服务的人群。

- 已经开发并评估了成功解决各种风险因素的健康促进计划，可以将其用作未来计划制订和评估的模型。

- 将老年人群分为成功老龄化、正常和加速衰老3组，有助于发展和定位健康促进服务；进一步根据个人的需要和风险进行个体化调整，这对于健康促进的成功至关重要。

（郑雁译，孔俭审）

完整的参考文献列表，请扫二维码。

主要参考文献

24. Markle-Reid M, Browne G: Conceptualizations of frailty in relation to older adults. J Adv Nurs 44:58–68, 2003.
35. Browne G, Roberts J, Byrne C, et al: The costs and effects of addressing the needs of vulnerable populations: results of 10 years of research. Can J Nurs Res 33:65–76, 2001.
38. Keller HH: Promoting food intake in older adults living in the community: a review. Appl Physiol Nutr Metab 32:991–1000, 2007.
39. Markle-Reid M, Weir R, Browne G, et al: The effectiveness and efficiency of home-based nursing health promotion for older people: a review of the literature. Med Care Res Rev 63:531–569, 2006a.
40. Markle-Reid M, Weir R, Browne G, et al: Health promotion for frail older home care clients. J Adv Nurs 54:381–395, 2006b.
44. Payette H, Shatenstein B: Determinants of healthy eating in community-dwelling elderly people. Can J Public Health 96(Suppl): S27–S31, 2005.
87. Gillespie LD, Robertson MC, Gillespie WJ, et al: Interventions for preventing falls in older people living in the community. Cochrane Database Syst Rev (9):CD007146, 2012.
92. Federal/Provincial/Territorial Committee of Officials (Seniors) for the Minister Responsible for Seniors: A best practices guide for the prevention of falls among seniors living in the community, Ottawa, Ontario, 2001, Minister of Public Works and Government Services Canada.
94. American Dietetic Association: Position paper of the American Dietetic Association: Nutrition across the spectrum of aging. J Am Diet Assoc 105:616–633, 2005.
96. Green SM, Watson R: Nutritional screening and assessment tools for older adults: literature review. J Adv Nurs 54:477–490, 2006.
98. Ramage-Morin PL, Garriguet D: Nutritional risk among older Canadians. Health Rep 24:3–13, 2013.
100. Roberts KC, Wolfson C, Payette H: Predictors of nutritional risk in community-dwelling seniors. Can J Public Health 98:331–336, 2007.
106. Sorensen J, Kondrup J, Prokopowica J, et al: EuroOOPS: an international, multicentre study to implement nutritional risk screening and evaluate clinical outcome. Clin Nutr 27:340–349, 2008.
113. Ayalon L, Fialova D, Arean PA, et al: Challenges associated with the recognition and treatment of depression in older recipients of home care services. Int Psychogeriatr 22:514–522, 2010.
114. Ell K: Depression care for the elderly: reducing barriers to evidence-based practice. Home Health Care Serv Q 25:115–148, 2006.
133. Brown EL, Bruce ML, McAvay GJ, et al: Recognition of late-life depression in home care: accuracy of the outcome and assessment information set. J Am Geriatr Soc 52:995–999, 2004.
139. MacMillan HL, Patterson CL, Wathen CN: Screening for depression in primary care: recommendation statement from the Canadian Task Force on Preventive Health Care. CMAJ 172:33–35, 2005.
143. Keller HH, Goy R, Kane SL: Validity and reliability of SCREEN II (seniors in the community: risk evaluation for eating and nutrition—version II). Eur J Clin Nutr 59:1149–1157, 2005a.
153. Nelson S, Turnbull J, Bainbridge L, et al: Optimizing scopes of practice: new models for a new health care system, Ottawa, Ontario, 2014, Canadian Academy of Health Sciences.
157. Keller HH, Hedley M, Hadley T, et al: Food workshops, nutrition education and older adults: a process evaluation. J Nutr Elder 24:5–23, 2005b.
159. Markle-Reid M, Browne G, Gafni A, et al: The effects and costs of a multifactorial and interdisciplinary team approach to falls prevention for older home care clients "at risk" for falling: a randomized controlled trial. Can J Aging 29:139–161, 2010.
160. Markle-Reid M, Browne G, Gafni A: Nurse-led health promotion interventions improve quality of life in frail older home care clients: lessons learned from three randomized trials in Ontario, Canada. J Eval Clin Pract 19:118–131, 2011.
161. Markle-Reid M, McAiney C, Forbes D, et al: An interprofessional nurse-led mental health promotion intervention for older home care clients with depressive symptoms. BMC Geriatr 14:62, 2014.
169. Panagioti M, Richardson G, Small N, et al: Self-management support interventions to reduce health care utilization without compromising outcomes: a systematic review and meta-analysis. BMC Health Serv Res 14:356, 2014.
191. Federal/ Provincial/Territorial Committee of Officials (Seniors) for the Minister Responsible for Seniors. Healthy aging in Canada: a new vision, a vital investment from evidence to action. 2006. http://www.swsd.gov.nl.ca/publications/pdf/seniors/vision_rpt_e.pdf. Accessed November 30, 2015.

第 98 章

老年人的性行为

Carien G. Hartmans

介　绍

性（sexuality）、性行为（sexual behavior）和亲密关系（intimacy）是生活质量的不同侧面，在生活的各个阶段都至关重要。性行为与人的生理健康息息相关，这使得对晚年性功能的理解和处理更加重要[1]。但是我们对老年人性行为的认识和态度仍然有局限性[2,3]。大多数研究都侧重于老年人性行为的频率，并且显示老年人性行为频率呈下降趋势[4]。此外，目前对晚年的性并没有统一的定义，因此很难对现有数据进行解释和比较。有研究使用了广义的性和性行为的定义，并显示了部分老年人是如何报告他们一生中持续的性活动、欲望和亲密关系[5-8]。

在医学检查过程中，医生通常很少讨论老年人的性行为并且老年患者自身也不愿提及这一话题[9]。个人信仰、思维观念及匮乏的专业医学知识是导致老年人性行为在医学检查中容易被忽视的主要原因。结果，医生可能无法诊断性功能障碍，并推荐可能的治疗方案。对晚年性生活的讨论，可以使老年患者对可能造成困扰的性行为的正常变化感到放心。此外，还应告知患者药物可能产生的副作用，这些副作用会对性行为产生负面影响[10]。

性问题的心理影响通常影响患者和伴侣。例如，在心脏病患者中，在性交过程中对另一次心脏病发作甚至死亡的恐惧，可能会干扰患者和伴侣性交及享受性爱的能力[11]。伴侣的反应情况是衡量治疗是否成功或有效的一个重要指标。性心理的治疗方法多种多样，从基础性教育，到改善与性伴侣的交流，再到认知行为疗法[12]。

老年女性和老年男性的性生活

世界卫生组织（World Health Organization，WHO）对性的定义如下[13]：

性是人类生活的一个核心方面，包括性活动、性别身份与角色、性取向、情欲、性愉悦、亲密度和生殖。性是在思想、幻想、欲望、信仰、态度、价值观、行为、实践、角色和关系中体验与表达的。虽然性可以包括所有的这些维度，但不是所有的这些都会体验和表达出来。性受到生物、心理、社会、经济、政治、文化、伦理、法律、历史、宗教和精神等因素之间交互作用的影响。

这个宽泛的定义强调了如何表达性的各个方面，以及可能出现的各种困难。然而，这个定义同时也阐明了仅仅询问性生活的频率是不够的。一项关于老年人（平均年龄71岁；54%女性）对性的认知的研究显示，42%的受访者认为性仍然很重要，近70%的受访者表示仍然需要抚摸和亲密关系[8]。性反应周期的各个阶段（欲望、兴奋、高潮），在一生中都是一样的，只是在晚年阶段可能需要更长的时间和更强的刺激来实现性唤起[14]。亲密在晚年的生活中仍然很重要。研究显示，不经常的性接触可能与男性和女性的性唤起与性高潮困难有关[15]。

与急慢性疾病相关的身体问题在老年人中更为普遍。除了医疗条件对身体的影响，患者常常认为性丧失或无法进行性活动是其身体状况中最具破坏性的一个方面[16]。因此，在治疗一种疾病的过程中，也有必要了解其对心理的影响，需要一种整体的管理方法。

男性的性生活

随着年龄的增加，男性性高潮持续时间缩短，射精力和射精量都会下降。成对海绵体动脉的血流量增加是勃起的主要机制[17]。勃起功能障碍（erectile dysfunction，ED）的特征是性交过程中不能保持勃起。流行病学数据研究显示，60多岁的男性约有10%，70多岁的男性中有15%，80多岁的男性有30%～40%患有 ED[18]。

ED 可能是疾病的早期预警信号，如糖尿病、心脏病和高血压[19]。大多数 ED 都有身体的原因，包括血管、神经和内分泌疾病[10,20]（表98-1）。佩罗尼（Peyronie）病（患病率0.39%～3.2%）等结构异常也会影响性活动[21]。

表 98-1　身体状况对性行为的影响

医学疾病	对性行为的影响	治疗措施
关节炎	性欲通常不受影响，但骨关节炎和类风湿性关节炎导致的失能可能会影响性生活的进行	尝试避免加重关节疼痛的性交姿势；把性生活安排在一天中疼痛与僵硬度较轻的时候进行
慢性肺气肿和支气管炎	气短妨碍身体活动，包括性生活	休息，吸氧
慢性前列腺炎	疼痛可能降低性欲望	抗生素，温水坐浴，前列腺按摩，Kegel 运动
慢性肾病	阳痿，可能伴有焦虑和抑郁	透析；潜在情绪问题的心理治疗；肾移植可能恢复性能力
糖尿病	阳痿常见	非常严格的控制血糖可能会恢复性能力

续表

医学疾病	对性行为的影响	治疗措施
心血管疾病		
心肌梗死	建议在恢复性交前进行8~14周休养；抑郁和抗抑郁药物可能降低性欲和性能力；恢复性生活后，患者担心再次出现心脏病发作	医生对性生活的安全性进行确认，建议改善心功能的锻炼计划
心力衰竭	由身体症状或药物导致的性功能障碍；如果发生肺水肿，建议在恢复性生活之前有2~3周的恢复期	对于有效控制心衰的患者，医生对性生活的安全性进行确认，建议改善心功能的锻炼计划
冠脉搭桥术	建议在恢复性生活之前至少禁欲4周	在恢复早期，可以开始使用一些替代方式，如自我刺激或自慰，建议改善心功能的锻炼计划，通过锻炼程序来改善心脏功能
盆腔窃血综合征	血管性阳痿的例子——男性一旦进入伴侣体内并开始推压骨盆的时候就会失去勃起，这是由于重力把骨盆的血液供应引到了别处	改变性交姿势可能有帮助（男性应仰卧或侧卧）
高血压	未经治疗的男性高血压患者中，阳痿的发生率约为15%，对女性的影响尚未确定	选择对性反应无损害的降压药物
帕金森病	男性和女性均缺乏性欲望，男性可出现阳痿	左旋多巴能在一定时间内改善某些男性的性冲动和性能力
佩罗尼病（Peyronie disease）	许多男性患者会出现性交痛，当阴茎勃起角度过大时，患者难以甚至无法插入	心理治疗可帮助患者适应阴茎变化；症状偶尔会自发消失；在一些病例中手术会有所帮助
压力性尿失禁	据报道，患有压力性尿失禁的女性中高达50%有性功能障碍	解决潜在的问题可能会有所帮助。Kegel运动可以增强支撑膀胱的肌肉。口服或局部应用雌激素可以巩固阴道内膜。生物反馈训练
脑卒中	可能不损害性欲望，但可能影响性行为（例如，由于身体或心理原因、感觉丧失或瘫痪导致的身体活动能力受限，都会导致男性勃起功能障碍）	借助器械进行调整，以协助达到性活动所需的体位。治疗阳痿

外科手术及药物和物质的应用也可能导致性问题（表98-2和表98-3）[10,20,22]。

表98-2　手术对性生活的影响

手术名称	对性生活的影响
子宫切除术	治疗期间（手术后6~8周）应避免性生活，抑郁，性高潮时快感可能下降
乳房切除术	导致如抑郁等情绪反应，由于患者和伴侣的情绪反应而导致丧失性欲
前列腺切除术	治疗期间（6周）应避免性生活，手术可能会导致阳痿（某些情况下，神经保护技术可能会避免这种影响），可能出现心理性阳痿

续表

手术名称	对性生活的影响
睾丸切除术	阳痿
结肠造瘘术和回肠造瘘术	导致的情绪反应，可影响性欲望和性能力（建议参加造瘘俱乐部）
直肠癌手术	阳痿

改编自 Butler RN, Lewis MI: Sexuality. In Beers M, editor: Merck manual of geriatrics, ed 3, Whitehouse Station, NJ, 2000, Merck, 1156-1164; and Butler RN, Lewis MI: The new love and sex after 60, New York, 2000, Ballantine Books

表98-3　可能对性功能产生负面影响的药物和药物性物质

精神类药物
- 三环类抗抑郁药
- 氯丙咪嗪
- 阿米替林
- 多塞平
- 丙咪嗪
- 去甲替林 *
- 地西帕明 *

单胺氧化酶抑制剂
- 异卡波肼
- 苯乙肼
- 强内心百乐明 *

血清素再摄取抑制剂
- 氟西汀
- 帕罗西汀
- 舍曲林
- 氟伏沙明
- 文拉法辛

情绪稳定剂和抗惊厥药
- 锂 †
- 2-丙戊酸钠 *
- 卡马西平
- 苯妥英钠
- 苯巴比妥

抗精神病药和神经松弛剂
- 吩噻嗪
- 氯丙嗪
- 氟非那嗪 *
- 奋乃静
- 甲硫哒嗪

其他
- 氟哌啶醇
- 替沃噻吨
- 利培酮

抗焦虑药与镇静剂
- 苯二氮卓类

利尿剂
- 噻嗪类
- 氯噻酮类

- 双氢克尿噻
- 吲达帕胺 *
- 祥利尿剂

保钾利尿剂
- 螺内酯

降血压药
- 利血平
- 甲基多巴
- 胍乙啶

β-受体阻滞剂
- 普萘洛尔
- 阿替洛尔
- 美托洛尔
- 比索洛尔
- 噻吗洛尔
- 倍他洛尔

α₁-受体阻滞剂
- 哌唑嗪 *
- 多沙唑嗪 *

α₂-受体激动剂
- 可乐定
- 胍法辛

血管紧张素转换酶抑制剂（ACEI）‡
- 卡托普利 *
- 依那普利

钙通道阻滞剂
- 硝苯地平
- 维拉帕米
- 地尔硫卓

抗癌药
- 长春新碱
- 5-氟尿嘧啶
- 他莫昔芬

抗感冒药与抗过敏药
- 盐酸苯海拉明

抗酸药
- 西咪替丁
- 法莫替丁 *
- 尼扎替丁 *

续表

● 雷尼替丁*	● 大麻
兴奋剂与食欲抑制剂	● 可卡因
● 苯丁胺	● 阿片类药物
● 芬氟拉明	● 利他林
● 苯丙醇胺	● 苯丙胺
● 二乙胺苯丙酮	● 尼古丁
● 吗吲哚	激素
常见的物质滥用	● 孕酮
● 酒精	● 皮质醇
● 巴比妥酸盐	

改编自 Crenshaw TL, Goldberg JP: Sexual pharmacology: drugs that affect sexual functioning, New York, 1996, WW Norton

* 研究显示与其他药物相比较，这些药物可能具有更少的性功能方面的副作用；† 研究证实，只有当锂与苯二氮卓类药物合用时，才可以确认锂具有直接的性功能方面的副作用；‡ 与其他类型的降压药物相比，血管紧张素转换酶抑制剂性功能方面的副作用更少

最后，心理学原因，如焦虑表现，也可以对性能力产生负面影响，导致 ED。正如前面所述，心血管疾病患者可能会有焦虑表现的体验，这妨碍一个人的性表现能力及享受性生活的能力[11]。

西地那非、他达拉非和盐酸伐地那非是强效的选择性磷酸二酯酶 5 型（phosphodiesterase type 5，PDE5）抑制剂，已获得美国食品药品监督管理局（Food and Drug Administration，FDA）和欧洲药品管理局（European Medicines Agency，EMA）批准，并已经被证实在 ED 治疗方面的安全性和有效性。FDA 和 EMA 最近批准了阿伐那非，其作用与西地那非、他达拉非和盐酸伐地那非相似。ED 的替代治疗方法包括真空装置、海绵体内药物和阴茎假体植入物[12]。阴茎血运重建术也是一种治疗手段，但其主要对 50 岁以下的男性有效[17]。

虽然有几种天然制剂号称能治疗性功能障碍，包括勃起问题，但是关于有效性及可能产生的副作用的研究仍然有限。由于非处方药物可能与处方药产生相互作用，因此应由医生决定非处方药物的使用，如育亨宾。对育亨宾的研究已经报道了几种副作用，如血压升高和心动过速[23]。

女性的性生活

研究显示，女性对性缺乏兴趣和无法达到性高潮的情况很普遍，但其并不完全依赖于衰老[24]。一般来说，健康老年女性反映有性欲望，并且可以持续其早期的性行为模式，包括保持性高潮的能力。然而，随着年龄的增长，血管充血减少。女性体内性激素水平的下降，会影响绝经后的性生活。虽然一些女性反映有性兴趣增加的现象，但对于大多数女性来说，更年期与衰老的副作用，可以导致身体和情绪方面的困扰（如情绪波动、睡眠不足、性欲改变、性唤起和润滑不良、性交困难、满足感缺乏）[25]。因此，在管理女性性功能障碍方面，多

学科方法是必要的。健康管理者可以通过加强对面临性功能改变的中年女性的应对策略，为健康老龄化和伴侣关系做出重要贡献。

激素替代治疗（hormone replacement therapy，HRT）能帮助缓解一些更年期症状。美国国家卫生研究院的女性健康倡议（Woman's Health Initiative，WHI）已经研究了激素治疗的长期效果，该研究提前结束，因为研究结果表明，与安慰剂组对比，同时接受雌激素和孕激素治疗的女性，其脑卒中、乳腺癌、血栓栓塞并发症和冠心病的发病风险增加。但是，进一步的 WHI 亚组分析和最近的其他研究表明，可以考虑使用 HRT，但这需要对每位女性的治疗风险和获益进行仔细评估[26,27]。

可供选择的其他干预方式包括运动、饮食和非激素药物，如双膦酸盐。非处方的水性阴道润滑剂可缓解性交过程中的阴道干涩、刺激及疼痛。降血脂和降压处方药的使用可以降低心脏病发作的风险[4,28,29]。

和男性一样，女性手术也会损害性功能和性能力。诸如乳房切除术等手术后的尴尬，可能对性兴趣与性功能产生负面影响[10,20]（表 98-2）。物质滥用（酒精、烟草）和药物也会导致性问题（表 98-3）[22]。

可能影响女性晚年性行为的另一个因素是寿命。与男性相比，女性的寿命更长。通常比她们的伴侣活得更久，在失去伴侣的剩余生命中可能不会再体会到浪漫了。

医 学 检 查

老年患者反映的性问题不应仅仅被视为衰老的结果，而应视为对多个生活领域压力源的反应。这反过来又会影响患者及其伴侣[12,30]。

对老年患者的医学评估应该包括性生活史、最近的性功能及性欲望的问题。医生应该发起关于性行为和性问题的谈话，因为老年患者可能不会自愿提供自己性生活的信息。医生需要熟悉神经、循环和内分泌紊乱对性行为的影响。关于晚年性功能的讨论，医生应该告知患者，不应该不假思索地认为性功能是衰老的结果，其可能预示着存在潜在的生理问题[31]。

医生还应该意识到，年龄本身并不能保护患者免受性传播疾病（sexually transmitted disease，STD）的侵害。在美国，大约 25% 的艾滋病患者年龄超过 50 岁，而且并非所有人都是通过输血途径感染的艾滋病病毒（HIV）[32]。

男性和女性的性功能障碍也可能由情绪或关系问题引起。一经确诊，应将这些患者转诊至心理或性心理专科治疗。另外，仅仅询问患者的婚姻状况是不够的，因为一个人可能会陷入恋爱关系或进行单独的性行为（自我满足）。

最后，医生需要意识到其他的性表达方式[4]。最近的一项调查发现，有 1.9% 的老年人（≥65 岁）认为自己是

女同性恋、男同性恋、双性恋或变性者（lesbian, gay, bisexual, or transgender, LGBT）[33]。许多 LGBT 患者都有长期的恋爱关系。同异性恋夫妻一样，LGBT 夫妻反映的性问题也涉及相同的人际、身体、社会和心理问题[31]。

医疗问题、手术和药物的影响

性和疾病

一些身体和精神疾病对性欲望、性能力和性功能均有巨大影响。例如，被诊断为抑郁症的患者经常反映性欲丧失，可能是因为疾病本身，或者是服用抗抑郁药的副作用。一些最常见的对性功能有负面影响的疾病是心力衰竭、脑卒中和糖尿病。心血管疾病患者和他们的伴侣经常反映其害怕再次发生性行为。随着性交时心率升高，他们可能会担心引起心脏病的再次发作。所以，他们会避免采用患心脏病之前的性行为表达方式，这反过来可能导致患者及伴侣感到沮丧。医生应该告知患者及其伴侣，性生活为什么不是禁忌，因为与爬三层楼梯或进行一般家务活动相比，性行为期间的最高能量消耗和耗氧量相对更低或类似[19]。

已知会严重影响性行为的其他医学疾病包括骨关节炎和类风湿性关节炎、背痛、帕金森病、痴呆、慢性肺气肿和支气管炎，男性慢性前列腺炎和女性压力性尿失禁（表 98-1）[10,20]。

性和药物治疗

药物可以影响性功能和性欲，并导致性功能障碍。只要有可能，医生应考虑处方较低剂量的药物，以避免或限制对性功能的负面影响[22]。例如，安非他酮是副作用最少的抗抑郁药物之一。在高血压的情况下，与甲基多巴相比，血管紧张素转换酶抑制剂更不易引起性功能障碍。普遍应用的有性功能方面副作用的处方药已在列表 98-3 列出[22]。

性和认知功能

早期的人类试验通过刺激大脑深部杏仁核来测试愉悦感，后来的研究也报道了神经系统疾病如何改变性反应。杏仁核在情绪处理、学习和记忆中起着核心作用。在进行性活动时，其他大脑区域和结构也被激活。例如，顶叶和其他高级皮质区域的激活，与性行为过程中中枢控制的认知、情感和感知运动等方面有关，而下丘脑则协调性冲动的自主神经功能方面的激活[16]。

认知功能与机体衰老过程紧密相关，随着年龄的增长，认知功能一定程度的下降不可避免。了解老年患者认知功能下降的程度非常必要，因为同其他任何类型的行为一样，性行为也是由大脑引发的。有两项研究表明，性行为是如何与更好的整体认知功能产生联系的[5,34]。

认知功能在整个性反应周期（包括欲望、兴奋和高潮）中扮演着非常重要的角色。生殖器感觉和感官刺激对于性唤醒是必要的（图 98-1）[35]。

在性反应周期的各个阶段，复杂的执行功能（如决策和记忆）都是必不可少的。仅有性唤醒还不足以达到性高潮阶段。决策过程包括判断、同意性行为的能力、自我意识和他人意识。这些过程可能会导致进一步接触所需的运动反应，最终达到高潮阶段。记忆也很重要，因为人必须记得以前的行为、经历和当前关系的性质[35]。

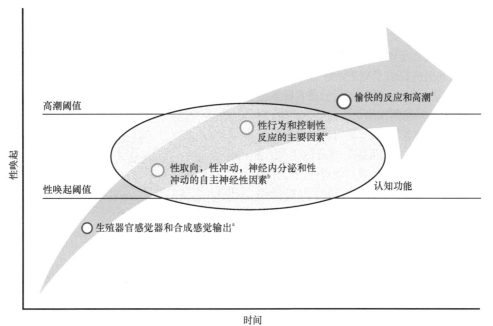

图 98-1 性交过程中的认知功能。a. 顶叶；b. 杏仁核、豆状袢、苍白球和下丘脑；c. 额叶；d. 脑隔区。

在痴呆等神经系统退行性疾病中，由于社会、行为与认知功能的逐渐衰退，生活的所有领域都会受到影响，而反过来，这些功能又都与性功能有关。尽管与老年患者讨论性行为常常被忽略，但在痴呆的情况下讨论此话题似乎更有争议。关于痴呆患者性生活频率的数据是有限的，但研究结果显示，部分痴呆患者与其配偶仍持续进行性生活[36-38]。

痴呆破坏了关系中的平等与互惠，因为伴侣也必须成为照护者。与患者和伴侣的性能力或对性表现和性行为的需求互相作用的某些方面，包括痴呆的阶段、既往性关系的质量，以及对诊断为痴呆感知到的影响。一项针对轻度至中度痴呆的门诊患者和其配偶的性满意度的调查研究显示，有64%的患者和56%的配偶有性行为。1/3的女性和男性患者对其性生活表示不满意[38]。

痴呆患者的性欲可能增加或减低。在给痴呆患者的性问题开具医疗处方之前，医生应该评估患者与其伴侣当前的性关系，因为患者的需求可能与其伴侣不同。不适当的性行为也有报道，这可能是认知功能受损的直接结果，表现为不能考虑周围环境或他人的感受或禁忌[39]。

让我们来谈谈"性"

性是生活质量的指标之一。因此，性在整个生命中保持有重要作用。研究显示，部分老年人反映其在晚年也会有性生活。一般来说，那些注重早期性生活满意度的老年患者，晚年生活会继续这样做，只是他们可能需要更长的时间才能被唤起，需要更多的刺激才能达到性高潮。健康保健人员和医生需要意识到老年患者对亲密关系、性表达及性活动的持续需求。当老年患者了解到性生活，以及由于衰老和医疗条件改变所导致的正常变化时，他们将有机会重新定义性生活对他们的意义。这些信息可以进一步使老年患者保持一种有意义的身体亲密关系[40]。关于性感觉和性欲望的知识也为医生提供了制定治疗方案所依据的信息。从一定程度上讲，具有活跃性生活的患者应该能够促使医生决定开具对性功能副作用最少的处方药物。对于那些反映不再有性生活的老年患者，则可考虑应用更高剂量或其他的药物治疗。此外，在可能的情况下，伴侣也应该参与治疗过程，并了解医疗条件或药物对性功能的影响。除了讨论身体的局限性和副作用之外，医生还应该询问其心理功能，因为医疗状况可能会导致患者及其伴侣产生抑郁或焦虑情绪。如有必要，可转介心理治疗。

最后，性功能也与认知功能有关。正如在神经系统损害或痴呆中所见，认知功能的受损程度可能对性反应周期各个阶段的性能力产生负面影响。

结　　论

医生应该认识到他们对老年阶段的性和性生活的个

人价值观和态度，以及老年患者的价值观和态度。他们应该在医学检查或治疗期间把患者的性功能（历史和现在）整合进来，因为医疗措施可能会对性能力产生负面影响。诸如ED之类的性问题也可能是身体状况的早期预警信号。大多数老年患者愿意谈论他们的性问题，但不愿意开始讨论。因此，应由医生邀请他们，同时医生也需要能够以一种比较舒服的方式自由地谈论性话题。老年患者通常不了解性功能障碍与医疗状况的关系，也不清楚治疗的可能性或药物的副作用。

关键点

- 研究显示，老年人的性功能仍在继续。医生应该在体格检查期间询问其性史、现在的性欲望及性功能等情况。

- 性功能可能受到医疗状况、药物治疗及手术的不利影响。医生应该提供基本的管理措施，包括解释、建议，如有必要，还应提供药物治疗。

- 性反应周期的各个阶段（欲望、兴奋、高潮）终生不变，尽管可能需要更长时间和更多的刺激才能实现性唤起。

- 性问题可能由生理原因导致，也可能由心理原因诱发。患者和他们的伴侣之后应该被转介给心理医生进行治疗。

- 经常影响性行为的医疗状况包括心血管疾病、糖尿病、骨关节炎和类风湿性关节炎、帕金森病、慢性肺气肿和支气管炎、男性慢性前列腺炎和女性的压力性尿失禁等疾病。

- 晚年阶段的性功能和性表现可能受到认知功能受损或痴呆的影响。

（刘春婷　译，邬真力　校，高学文　审）

完整的参考文献列表，请扫二维码。

主要参考文献

3. Snyder RJ, Zweig RA: Medical and psychology students' knowledge and attitudes regarding aging and sexuality. Gerontol Geriatr Educ 31:235–255, 2010.

4. Lindau ST, Schumm P, Laumann EO, et al: A study of sexuality and health among older adults in the United States. N Engl J Med 357:762–774, 2007.

5. Padoani W, Dello Buono M, Marietta P, et al: Influence of cognitive status on the sexual life of 352 elderly Italians aged 65-105 years. Gerontology 46:258–265, 2000.

8. Hartmans C, Comijs H, Jonker C: The perception of sexuality in older adults and its relationship with cognitive functioning. Am J Geriatr Psychiatry 23:243–252, 2015.

10. Butler RN, Lewis MI: Sexuality. In Beers M, editor: Merck manual of geriatrics, ed 3, Whitehouse Station, NJ, 2000, Merck, pp 1156–1164.

11. Mandras SA, Uber PA, Mehra MR: Sexual activity and chronic heart failure. Mayo Clin Proc 82:1203–1210, 2007.
12. McMahon CG: Erectile dysfunction. Intern Med J 44:18–26, 2014.
16. Rees PM, Fowler CJ, Maas CP: Sexual dysfunction in men and women with neurological disorders. Lancet 369:512–525, 2007.
17. Dabaja AA, Teloken P, Mulhall JP: A critical analysis of candidacy for penile revascularization. J Sex Med 11:2327–2332, 2014.
19. Jaarsma T, Fridlund B, Mårtensson J: Sexual dysfunction in heart failure patients. Curr Heart Fail Rep 11:330–336, 2014.
20. Butler RN, Lewis MI: The new love after 60, New York, 2000, Ballantine Books.
22. Crenshaw TL, Goldberg JP: Sexual pharmacology: drugs that affect sexual functioning, New York, 1996, WW Norton.

31. Butler RN, Lewis MI: Sexuality in old age. In Fillit HM, Rockwood K, Woodhouse K, editors: Brocklehurst's textbook of geriatric medicine and gerontology, ed 7, Philadelphia, 2010, Saunders, pp 854–858.
35. Hartmans C, Comijs H, Jonker C: Cognitive functioning and its influence on sexual behavior in normal aging and dementia. Int J Geriatr Psychiatry 29:441–446, 2014.
38. Dourado M, Finamore C, Barrosa MF, et al: Sexual satisfaction in dementia: perspectives of patients and spouses. Sex Disabil 28:195–203, 2010.
39. Eloniemi-Sulkava U, Notkola IL, Hämäläinen K, et al: Spouse caregiver's perceptions of influence of dementia on marriage. Int Psychogeriatr 14:47–58, 2002.

第99章 | 成功老龄化在于体育活动

Ola Theou，Debra J. Rose

介 绍

定期参与体育活动与老年人积极、有意义的转归有关[1-4]。不参加体育活动与全因死亡率、功能下降、疗养院住院、医疗支出相关，并且增加常见的慢性疾病的发病风险，如冠心病、高血压、脑卒中、代谢综合征、2型糖尿病、乳腺和结肠癌、认知障碍、抑郁、肥胖、骨质疏松。增加体育活动与疼痛减轻、受伤风险降低、情绪健康改善、自信程度及生活质量有关。实际上，人体的每一个系统在某种程度上都受身体活动的影响。世界卫生组织已经确认，排在高血压、吸烟和高血糖之后，不能进行体育活动作为全球第四大死亡率危险因素[5]。在世界范围内，每年 530 万人的死亡是由于不运动，不运动的减少有望再增加世界人口的 0.68 年寿命。如果不运动减少了 25%，每年超过 130 万人可免于死亡[6]。

在非传染性疾病的关系中，不运动与已知的危险因素（如吸烟和肥胖）的影响是一样的[6]。与胆固醇水平升高或吸烟的人相比，更多的美国人处于不运动状态。事实上，自 1990 年以来，美国心脏协会（AHA）指出，体育活动不足是心血管疾病的主要危险因素[7-9]。在 2013年的报告中，美国心脏协会建议的体育活动评估被认为是一个重要的健康措施，类似于控制其他主要心血管风险因素（如糖尿病、高血压、高胆固醇血症、肥胖、吸烟），每隔一段时间就应追踪调查[10]。在这一章，我们将描述在老年人中进行体育活动的现状和建议，讨论如何使体育活动与临床相结合，描述体育锻炼后的生理改变。

体育活动的类型

体育活动被定义为"任何需要能量支出的骨骼肌运动"[5]。体育锻炼是以保持身体健康为目的的一种有计划、有组织的体育活动[11]。其他类型的体育活动包括休闲、交通、职业、家务劳动和家庭活动。体育锻炼包括广泛的运动，可以分为耐力性（有氧）、抗阻力（力量）、平衡和柔韧性训练。耐力性训练是指练习中，身体的大块肌肉长时间节律性地活动的方式。老年人喜欢的有氧运动包括散步、固定自行车、跑步机行走、跳舞和游泳。抗阻力训练被定义为运动，使肌肉收缩或对施加的力或重力进行拮抗。抗阻力训练与有氧耐力运动有明显区别，后者肌肉收缩阻力小或无阻力。平衡训练是指结合旨在提高静态和动态环境下的姿态控制和稳定性的运动，提高神经活动的协调性，减少跌倒发生。柔韧性训练是指为保持或扩大关节活动范围而设计的运动。

运动可以根据其强度进行划分，以代谢当量（metabolic equivalent，MET）反应能量消耗，强度等级 1.5～3MET 属于低强度运动，3～6MET 属于中等强度运动，6MET 以上的属于高强度运动。一个 MET 被定义为当一个人处于静止状态时所消耗的能量。在清醒状态下，即当个体没有进行肢体活动，保持久坐不动。清醒状态下坐位或斜倚情况下产生的能量消耗小于 1.5 MET 的任何活动都属于久坐范畴[12]。常见的久坐行为包括屏幕时间（如看电视、玩电子游戏、使用电脑）、驾驶和阅读——本质上包括任何清醒时坐着或躺下时进行的活动。尽管进行中等或剧烈运动减少了久坐的时间，大量的运动仍然可以被大量的久坐所抵消。"活跃的沙发土豆"现象描述了那些遵从体育活动建议进行体育锻炼的人，却花费大量的时间久坐。

老年人体育活动指南

定期进行体育活动会让身体产生适应性反应，尤其是体育锻炼，已多次证明对整体健康有着显著有益的影响，可以延缓与年龄相关的衰退 10～15 年。这些适应性反应很广泛。老年人生活方式干预和独立性（lifestyle interventions and independence for elders，LIFE）研究是目前为止最大、持续时间最长的关于老年人体育活动的随机试验。这项研究纳入了 1635 名年龄超过 70 岁的久坐不动的成年人，这些人具有活动障碍的风险，需要参与健康教育计划或多组分层的中等强度体育活动计划。LIFE 体育项目对于减轻残疾人的负担行之有效，尤其是对那些基础技能较差的残疾人尤为适用[13]。

在一些国家，如美国、加拿大、英国和澳大利亚，已经制定了国家级老年人（>65 岁）体育活动指南，指出了何种程度的体育活动通常被推荐，以及其对于实现健康的益处[14-16]。这些国家的指南基于最新的科学证据，显而易见的是在推荐类型上有很多重叠。该指南建议，老年人每周至少应累积 2.5h、每次至少 10min 的中等强度的体育活动，此外，推荐抗阻力训练至少 2 天/周。美国运动医学学院（American college of Sports Medicine, ACSM）建议平衡训练（神经运动训练）也应纳入老年人锻炼计划；然而，对所推荐的活动频率、持续时间和平衡训练强度做出明确建议之前，需要进行更多的研究[17]。该指南还指出，有一些体育活动比没有运动要好，老年人参加任何体育活动都将获得一些健康益处。

体育活动指南可以适用于任何衰弱程度的老年人。对大部分人来说，努力进行适当的体育活动是安全的[18,19]。然而，需要根据个人的健康水平和健康风险或限制进行调整。ACSM[16]建议，对于衰弱的老年人进行有氧运动之前，应进行抗阻力和/或平衡训练。此外，他们指出对于衰弱的老年人，体育活动所带来的益处远超其他方式，这部分人群的运动禁忌证与那些年轻人或更健康的人是一样的。多样化的锻炼对于衰弱的老年人益处最大，但是对于这部分人群的最佳运动设计方案目前还不确定[20]。体育活动指南建议为了保持健康，人们需要进行的运动所消耗的能量至少是静坐时的 3 倍以上。ACSM 建议老年人应该做至少 150min 的中等强度运动，或至少 75min 的高强度运动，或与此相当的混合性中等强度运动[16]。这是基于研究证据的，结果表明，如果在更激烈的强度水平下进行体育活动，可以获得更大的健康效益[21,22]。例如，快走比慢走要好。

进行低强度的体育活动仍然可以获得健康的益处，如慢走[23]，但是，目前没有足够证据证明低强度运动对老年人有何益处和/或久坐对老年人有何影响。尽管任何已发布的指南都没有久坐行为相关的缺点，但有足够的证据表明，无论参不参与体育活动（包括锻炼），久坐行为仍然可以增加不良结局的风险，如死亡率和心血管疾病、癌症、2 型糖尿病发病率[24]。减少坐着的时间不超过 3h/天，可能会增加 2 年寿命，同时减少看电视 2h/天，可能延长 1.5 年预期寿命[25]。简而言之，一天中的所有时间都会对健康产生影响——不仅仅是那些参与中度或剧烈的体育活动的人。因此，老年人不仅要经常锻炼，而且还应尽量限制他们每天进行久坐的时间。

在设计老年人体育活动方案时必须考虑一些重要的原则，如不同体质、挑战性、适应性、调整性和功能相关性[26]。老年人的体质差异很大，当试图增加他们的体育活动水平时，我们需要考虑医疗条件、他们服用的药物和体能。不是所有的患者都以同样的方式衰老，或以相同的速率衰老。虽然健康老年人的运动处方可能看起来与成年人的设计相似，但对于更脆弱的老年人则需要量身定制运动方法。例如，对于一个衰弱的老年人来说，频率、持续时间、类型和运动强度将明显不同于比他们更健康的同龄人。衰弱老年人可能会需要一项较长时间的项目，包括更短和更少的培训课程，以便足够的休息和体力恢复。锻炼也需要在较低的强度上进行，并强调在早期阶段平衡训练方案[20]。选择的练习在保持运动愉快的同时也需要挑战参与者的最佳状态。然而，参与者

不应超过固有的能力，不能过度用力。老年人（尤其是最脆弱的人）的健康和身体机能的波动，需要通过针对他们的个性化需求和这些变化来设计锻炼方案，并不时地进行调整。例如，在长期住院或患急性疾病后，老年人可能感到衰弱和疲劳，因此，重要的是要修改运动处方，降低运动强度，直到他们恢复到他们通常的活动水平。最后，锻炼计划需要与老年人身体功能相关，并模拟日常活动的运动。例如，抗阻力训练中，蹲坐提高转换能力，胸部按压和坐姿划船练习模拟推拉动作，曲臂运动改善提拉能力。

体育活动的模式

总的来说，在过去的几十年里，由于城市化导致了机动化出行的增加、坐办公桌的工作增加，以及在家里使用节省劳力的技术，大多数国家的体育活动水平似乎有所下降[27,28]。然而，参与锻炼和休闲体育活动的人数保持稳定或略有增加，健身人员数目从 2009 年的 1.2 亿增加至 2014 年的 1.447 亿[29]。尽管年轻人锻炼的人数可能增加了，但大多数人仍然不够活跃。

在美国，6～11 岁的儿童是最少久坐的人群组（6.1h/天），而年龄在 20～29 岁的年轻人平均久坐不动的时间是 7.5h/天。此后，久坐时间到 60 岁时约增加 1h/天（8.4h/天），到 70 岁时约增加 2h/天（9.3h/天）[30]。同样，在加拿大，只有 17.5% 的年轻人（20～29 岁）和 13% 超过 60 岁的成年人达到体育活动指南所要求的 150min/周中等到剧烈的运动[31]。加拿大老年人每天平均看电视时间最多：65～74 岁的人中有 47%，而 75 岁及以上的人中有 52% 的人，每周看电视 15h 或更多。尽管目前在 65 岁及以上年龄段的人群中计算机屏幕使用率较低（65～74 岁年龄段的人中有 11.2% 和 75 岁及以上年龄段的人中有 6% 的人每周工作超过 11h），但预计这一比例还会上升。

Egerton 和 Brauer[33]发现，居住在社区的老年人每天花 7.2h 直立（站立或移动），而那些居住在长期护理机构的人每天直立时间只有 2.3h，其中步行不到 1h。在住院期间，急性病老年患者的活动水平甚至更差。即使这些患者可以独立行走，他们也将大部分时间都花在床上，直立时间不到 1，每天步行仅 7min[34,35]。虽然这可能与他们的健康状况不佳有关，但也可能是由于其长期的主要环境是护理设施和医院，通常不会促进体育活动。

在临床环境下促进体育活动

运动疗法慢性消耗性疾病的有效性远未可知。举例来说，疲劳是癌症患者最常见的主诉，肿瘤学专家通常建议患者增加休息。然而，正如心脏康复训练已经被证实能改善心肌梗死患者预后及降低继发事件风险，运动

同样可以明显改善健康状况，大幅度减少癌症及其治疗带来的疲劳感[36]。此外，已证实，抗阻力训练在增强氮潴留和增加肌肉体积及强度方面为疾病中的患者提供积极的益处（如 HIV 感染）。抗阻力训练对慢性肾功能衰竭的患者同样有效，后者必须采用低蛋白饮食以减缓其疾病的进展[37]。对于透析期间长时间不活动的患者，运动疗法也可以改善其功能状态，以及减少因失用性而引起的疲劳。一个精心设计的锻炼计划的潜在价值是巨大的，值得进一步研究。对于任何一位老年患者，一个深思熟虑和适当的运动处方应被推荐为标准的护理方案[38]。

大多数老年人每年多次拜访初级保健医生，这些卫生保健专业人员对其提出的建议是改变生活方式，包括体育活动。因此，临床环境，特别是初级保健，是发现不活动的人和敦促其进行体育活动的理想场所。以前的研究表明，初级保健时，建议中老年人增加体育活动，这可以有效地提高患者的生活质量[39]。同样，由初级保健医生或护士与随访期间运动专家进行体育锻炼咨询，已被证明可以增加体育活动水平和生活质量，同时减少老年患者的住院次数[40]。在临床上，我们需要利用患者和卫生保健专业人员之间的相互作用，敦促所有成年人进行体育活动，尤其是老年人，他们活动最少，慢性病比例最高，占用大量卫生保健资源[41]。

美国卫生与公共服务部的"健康人 2020"议程的一个目的是"提高医生的办公室访问率，包括咨询或体育活动相关教育的比例"[42]。同样，美国预防医学学院建议，基层医疗卫生专业人员为常规就诊患者提供体育活动指导[43]。"运动即医学"是由美国医学会和美国运动医学会于 2007 年发起的一项全球健康倡议。这一举措着眼于鼓励初级保健医生和其他卫生保健专业人员在患者规律就诊时评估和记录其体育活动的情况，包括治疗方案中的体育活动，这是一项重要内容，每次访问结束时给予运动指导，和/或推荐其去找有资质的健康专家寻求进一步的咨询和支持。

除此之外，根据《美国可供医疗法案》（U.S. Affordable Care Act），所有符合条件的医疗保险受助人都有权在美国接受年度健康访问。体育活动是访问中的一个组成部分，访问的重点是对疾病的预防。尽管有这些努力，卫生保健专业人员并没有广泛采纳这些建议。在 2010 年，只有 30%～40%的美国老年人从他们的医生或其他专业人士那里得到指导，以提高他们的体育活动水平[44]。在不久的将来，我们希望看到有更多的医疗团体能参与推荐体育活动。如果卫生保健专业人员本人是积极运动的，他们更可能鼓励患者增加体育活动[45]，敦促卫生保健专业人员参与体育活动将是重要的策略。

一个回顾性分析[45]显示，卫生保健专业人员，特别是那些在初级保健单位工作的人认为体育活动是重要的，他们能起到推广的作用。即便如此，他们也认识到将体育活动与临床相结合存在困难。两个主要障碍是缺乏补偿和时间限制[45]。体育活动辅导作为年度健康体检的一部分，美国医保对卫生保健专业人员报销这部分费用，但这不是一个全球普遍的做法。虽然在某些情况下，有效的干预可以精简到 3～5min，但可能需要更长时间的咨询，以确保运动处方适合某些患者[46]。为了解决这个问题，在等待时患者可以填写体育活动问卷，这样通过补充书面材料来减少咨询时间，和/或转诊到运动专家那里去。此外，新的策略，如互联网基础咨询、电话和短信提醒，都可以纳入治疗计划。

许多初级保健专业人员不愿意提供有关体育锻炼的详细建议，也不确定他们的建议是否会导致患者变得更加活跃[45]。行为咨询技术被列入医学院的课程，对专业组织成员进行培训如何推广体育活动。此外，通过互联网课程和会诊提供有关体育活动的教育资料[45]。利用有组织的咨询协议，有助于克服一些健康管理专家碰到的困难。其中的一些例子是绿色处方干预[39]，以患者为中心的评估和辅导运动体育锻炼咨询+营养（patient-centered assessment and counseling on exercise plus nutrition, PACE+）干预[47]，和 5A（询问、建议、同意、协助、安排）方法[48]进行体育活动咨询[49]。

许多运动评估工具可用于跟踪个人的体育活动水平。没有一种工具能适用于所有情况。主要分为两大类，主观的方法（如问卷、日记）和客观的方法（如计步器、加速度）。选项太多，可能会使健康保健专家出现混淆。出于这个原因，美国心脏协会根据感兴趣的主要结果（如全部体育活动、锻炼）和其他因素（如可行性、资源、管理方面的考虑）制定了决策矩阵，可以帮助卫生保健专业人员选择最合适的评估方法[10]。

锻炼带来的生理性适应

有氧运动

最大有氧运动能力被称为 $V_{O_2}max$。根据 FICK 公式计算 V_{O_2}（最大有氧运动氧耗量）（V_{O_2}=心排血量×动静脉氧差）。FICK 公式提示 $V_{O_2}max$ 受两个重要因素的影响，核心因素是控制运动中的氧释放到骨骼肌，以及提取、利用氧合成三磷酸腺苷（adenosine triphosphate, ATP）。规律有氧运动通过如下机制增加 $V_{O_2}max$：心排血量增加导致血容量增加（约 15%），心肌肥厚的结果导致每搏输出量增加、改善骨骼肌提取及利用氧的能力。肌肉氧化能力的提高归因于毛细血管化、线粒体密度和肌红蛋白含量的增加。

$V_{O_2}max$ 随着年龄增加而衰退。$V_{O_2}max$ 衰减可能与年龄相关，25～30 岁以后 $V_{O_2}max$ 每 10 年下降 10%左右[50]。这种衰减可能归因于很多因素，包括心功能的改变（如最大心排血量下降），肌肉质量减少。70 岁以后最大有氧运动能力随着衰老加速下降[51]。因为最大心率下降与年龄增长呈直线相关，晚年时衰退加速与骨骼肌相关的因素有关，如毛细血管密度及肌肉氧化能力。Short 等[52]证明大部分与年龄相关的最大有氧运动能力衰退可以通过肌肉质量及肌肉线粒体功能（氧化能力）下降来解释。早期研究已经证明年龄相关的 Vo_2max 下降可以通过体育活动得到改善[53-55]。Bortz 及 Bortz[55]回顾分析了那些 85 岁以上、曾经创造世界纪录的运动员的耐力，注意到他们的表现以 0.5%/年的速率下降。他们得出结论，认为这种每年下降 0.5% 可能反映年龄（或"生物学"年龄）对 Vo_2max 的影响，衰退的后果就是越来越不爱运动的生活方式。但是更近一些的研究[50,51,56]认为，运动员及不爱运动的人的 Vo_2max 下降速率是一样的，这种下降 35% 归因于肌少症[55]。

Meredith 等研究了原来不爱运动的年轻组（20～30岁）及老年组（60～70岁），经过 3 个月有氧训练（70%最大心率，每天 45min，每周 3 天）后的变化[57]。他们发现，两个年龄组有氧运动能力绝对值增加相同。但是，老年人及年轻人在规律次极量运动时产生适应性反应的机制是不同的。训练前后的肌肉活检提示老年组肌肉氧化能力提高超过 2 成，但是年轻组改善不明显。此外，训练开始时老年个体骨骼肌糖原储备明显低于年轻男性及女性，但增加很快。Spina 等[58]观察到在耐力锻炼训练中老年男性组最大心排血量增加，而健康的老年女性组没有变化。

有氧运动和碳水化合物代谢

有氧运动通常被描述成减轻体重的必经之路。有氧运动伴随体重减轻，可以增加胰岛素作用，其程度比仅仅通过控制饮食来减轻体重更加明显。有规律地进行有氧体育锻炼是提高老年人糖耐量的重要方法。有氧运动对骨骼肌有显著影响这一事实可能有助于解释它在葡萄糖耐受不良和 2 型糖尿病治疗中的重要性。Kirwan 等[59]发现经过 9 个月的耐力训练，要求达到最大心率的 80%（4 天/周），由血糖刺激分泌的胰岛素水平下降。Coker等[60]最近在超重的老年男性及女性中检查了运动强度对胰岛素刺激血糖摄取的影响。他们检查了中等强度（50% Vo_2max）与高强度（75% Vo_2max）的有氧体育锻炼，经过 4 个月，只有高强度组的胰岛素敏感性得到明显改善。这些数据提示，为了显著地减少胰岛素抵抗及 2 型糖尿病的风险，有必要进行高强度运动（不减轻体重）。

耐力训练及控制饮食通常作为非胰岛素依赖型糖尿病患者的首选治疗方案。Hughes 等[61]比较老年、糖耐量异常的男性及女性个体在摄入高碳水化合物（60%碳水化合物和20%脂肪）/高纤维（25g 膳食纤维/1000kcal）饮食,进行及未进行 3 个月高强度耐力运动(不低于 75%最大心率，50min/天，4 天/周)的效果。任何食谱组或饮食加上运动组的糖耐量或胰岛素刺激的葡萄糖摄取均没有得到改善。但是，运动加上高碳水化合物饮食组个体骨骼肌糖原浓度明显大幅度增加，在训练结束时肌糖

原储存达到饱和。葡萄糖分解利用最先发生在骨骼肌糖原，与运动和高碳水化合物饮食相关的高浓度骨骼肌糖原有可能限制葡萄糖的分解利用速度。这样当与运动及维持体重的膳食结合时，高碳水化合物饮食会有超乎常规的效果。

抗阻力训练

尽管传统观念认为，耐力训练是提高心血管健康的手段，但是力量或抗阻力训练也是全身健康的重要组成部分。任何人实际上都可以进行抗阻力训练，尤其对于那些老年人来说尤为重要，这些人会出现与年龄相关的肌容积减少及衰弱的增强。在过去，一些医疗专业人员错误地认为抗阻力训练会导致血压升高，从而使患者远离抗阻力训练。可以通过采用准确的方法进行指导以避免这种情况发生。因为许多老年人的主要缺陷是肌肉减弱，增加力量可能鼓励老年人进行更多的有氧运动，如散步和骑自行车。Campbell 等[62]指出，老年男性及女性通过增加静息代谢率和体育活动，导致抗阻力训练中能量需求约增加 15%。由于临床医生认识到患者在日常生活中需要更高水平的力量和耐力，肌肉强化运动正迅速成为心脏康复计划的重要组成部分。Churchward-Vene[63]和他的同事发现，所有老年人对抗阻力训练都会有反应，并且得出结论认为,这种类型的训练"在老年人中应该被推广"。

力量训练或循序渐进的抗阻力训练通常被定义为经过一段时间的训练后某一块肌肉产生的抵抗力量逐渐地增加。循序渐进的抗阻力训练是指较少的收缩以对抗重荷。抗阻力训练和耐力性训练所产生的代谢及形态上的改变是非常不同的。以单次可重复最大值（one-repetition maximum，1RM）[64]的 60%～100%进行训练时，肌肉力量可以随训练反应性地增加。1RM 是一次收缩能抬起的最大重量。力量训练会导致肌肉体积增加，这种体积增加在很大程度上是收缩蛋白质增加的结果。举重需要肌肉缩短以产生力量，这被称为向心性肌肉收缩。另外，减少重量迫使肌肉在拉长时产生力量，这是离心性肌肉收缩。已有显示证明，这些拉长的肌肉收缩时会产生超微结构损伤（肌细胞可收缩蛋白质微小的撕裂），导致急性期反应和肌肉蛋白转型的增加[65-69]。

对于老年人来说，肌肉的能力比力量更能决定身体机能。Bassey 和他的同事[70]发现，对于养老院里衰弱的老年人来说，与力量相比，能力（肌力×时间）与身体机能的关系更为密切。因此有可能设计一种抗阻力训练既能提高力量又能改善能力[71]。增加肌肉的能力，有可能成为针对老年人设计抗阻力训练内容时的终极目标[72]。

抗阻力训练对胰岛素和蛋白质代谢的影响

抗阻力训练（不是耐力运动）后，有关胰岛素分泌的研究揭示了胰岛素在维持肌肉质量方面的作用。进行

耐力训练时由精氨酸刺激的胰岛素分泌是减少的[73,74]。相反，大鼠进行短期抗阻力训练时胰岛素分泌却是增加的[75]。一段时间向心性训练被认为是胰岛素作用的促进剂，但是在离心性训练后，整体胰岛素作用会出现短暂受损，持续至少 2 天[76]。这种降低的胰岛素作用和延迟了的糖原合成速度被认为是葡萄糖转运速率的降低超过了糖原合成活动的降低[77]。这种短暂的胰岛素抵抗和糖原再合成受损会导致全身性的高胰岛素血症，后者会引起肌肉蛋白合成速度增加。另一项试验[78]显示，在进行一组离心运动训练后胰岛素对高血糖反应存在的差异与年龄相关。在为期 2 天的加强或减弱的离心运动后，年轻个体胰腺的胰岛素分泌在高血糖苷时呈现复杂的变化，而在健康老年男性中这种反应是被阻断的。

抗阻力训练对现有胰岛素的影响看上去与耐力性运动正好相反，它刺激净蛋白堆积。胰岛素对骨骼肌合成代谢有复杂的影响。在休息状态下，胰岛素可以降低肌肉蛋白的分解速率。稳定同位素氨基酸研究明确地指出，胰岛素抑制活体全身蛋白质的分解速度，刺激肌肉蛋白的合成速度。Fluckey 等[75,79]曾经探讨在不活动的肌肉中，胰岛素不太可能刺激肌肉蛋白合成。但是，利用抗阻力训练模型，研究人员揭示单独进行对抗训练并未刺激蛋白质合成速度的增加。只有在胰岛素的参与下，运动诱导的比目鱼肌和腓肠肌的蛋白质合成速度才会增加。这种胰岛素刺激的蛋白质合成速度增加的情况在高龄个体中同样存在。

老年及年轻个体进行高强度抗阻力训练均促进合成代谢。训练初期氮排泄下降 10%～15%，并且可以持续 12 周，就是说循序渐进的抗阻力训练会改善氮平衡，这样与不活动的个体相比，进行抗阻力训练的老年个体的蛋白质需求平均较低[80]。Strawford 等[81]观察到 HIV 相关体重下降的患者进行抗阻力训练时氮平衡也会出现相似的变化。从整体上看，这些研究揭示了抗阻力训练对蛋白质营养状况的强大作用。合成代谢方面的作用在治疗许多消耗性疾病、消耗状态（如癌症、HIV 感染、老龄化、慢性肾功能衰竭）及很多老年男性、女性营养不良等均有重要意义。通过有效降低饮食中蛋白质的需求，抗阻力训练可以防止骨骼肌数量减少，同时增加肌肉力量和运动能力。

抗阻力训练与衰老

我们研究老年人（60～72 岁）进行膝伸肌及膝屈肌（80% 1RM，3 次/周）的高强度抗阻力训练后的变化，膝伸肌及膝屈肌的力量分别平均增加了 227%和 107%。通过 CT 分析肌肉面积增加了 11.4%，肌肉组织学显示 I 型纤维面积增加了 33.5%，II 型纤维面积增加了 27.5%。除此之外，V_{O_2}max 低的人增加，而 V_{O_2}max 高的人却没有明显增加，提示肌容积增加能提高最大有氧运动能力。改善肌肉力量可以提高很多老年男性及女性进行

多种活动的能力，如登楼梯、拎包裹，甚至散步。

同样的训练项目被应用于一组衰弱的福利院老年男性及女性中[平均年龄（90±3）岁，范围为 87～96 岁][82]。经过 8 周的训练，这项研究中 10 个人肌肉力量几乎增加了 180%，肌肉体积增加了 11%。在衰弱的养老院人员进行的相似调查中也显示，不但肌肉力量及体积增加，而且步速、登楼梯的能力和平衡感均得到提高。除此之外，自主运动能力也明显提高，但未经锻炼的对照组的运动能力没有改变[83]。在这项研究中，同时观察到蛋白质热量补充与运动联合起来的效果。补充热量的男性及女性锻炼后，同其他 3 个研究组（锻炼/对照组，未锻炼的补充组，未锻炼的对照组）对比，体重得到增加。此外，研究人员[84]发现体重增加及补充营养的这一组力量增加了 257%，II 型纤维面积增加了 10.1%，I 型纤维面积变化趋势相似（+12.8%）。锻炼与新生儿肌球蛋白（在生长的肌肉中发现的一种肌球蛋白）染色增加 2.5 倍相关，胰岛素样生长因子-1（insulin-like growth factor-1，IGF-1）染色增加了 491%。运动训练后超微结构损伤增加了 141%。力量增加变化最大出现在肌球蛋白、IGF-1、损伤及热量摄入增加最多的个体中。衰弱、高龄在抗阻力训练中反应强烈，伴随抗阻力训练会出现肌肉骨骼的重构，明显增加肌肉面积与充足的能量摄入相关。应该指出这是一个非常老、非常脆弱且伴有多种慢性疾病的群体。

锻炼的其他作用

平衡与跌倒

对于社区居住的老年人来说，有 3 种不同的锻炼方法可以明显地减少跌倒的风险和/或跌倒的发生率：多元化训练项目（如至少 2 种或以上的训练内容），以组为单位的太极拳项目，在家进行的个体化训练项目[85]。联合进行平衡及抗阻力训练对减少跌倒发生率特别有效。根据 54 个随机对照试验，回顾了不同类型运动干预对跌倒发生率的影响，Sherrington 及其团队摸索出一套最佳的实践经验来指导那些参与者为减少跌倒而设计的锻炼项目[86,87]。有效的项目特点是包含平衡锻炼，随时间推移逐渐更有挑战性，要求足够的运动量（至少 50h 有监督的锻炼），以及制定明显的跌倒风险分级。无论该锻炼是以团体形式还是以家庭形式进行都不会影响其效果。

骨骼健康

Nelson 等[88]研究膳食钙与锻炼的相互作用，研究中包括 41 名绝经后妇女，分为高钙饮食组（1462mg/天）或中等量钙饮食组（761mg/天）。半数妇女参与了为期 1 年的行走项目（45min/天，4 天/周，75%心率储备）。分别观察体育锻炼与膳食钙各自的作用。同中等量钙饮食组相比，

无论是否参与体育锻炼，高钙饮食组的妇女股骨颈的骨量流失减少。1 年后非锻炼组妇女中出现的骨小梁密度减少，而行走可以预防这种现象发生。因此这项研究提示钙摄入及有氧运动对不同部位骨密度均有独立的有益作用。

在 39 名绝经后妇女中进行 52 周的高强度抗阻力训练[89]。20 名妇女被随机分配到力量训练组（2 天/周，上下肢肌肉群 80%的 1RM），1 年结束时，力量训练组及非锻炼组的妇女腰椎、股骨的骨密度出现明显差异。但是，与为了预防骨量减少及骨质疏松而采取的药理学、营养学对策不同，抗阻力训练影响更多的是骨密度。女性进行力量训练可以增加肌肉量，提高力量，改善平衡，提高身体健康的整体水平。因此抗阻力训练是减少绝经后妇女骨质疏松性骨折发生的重要方法。

Giangregorio 及其助手严谨地回顾与运动和骨质疏松症相关的研究资料，并对其性质进行分级，目的是为骨质疏松症患者或脊椎骨骨折患者制定推荐的运动[90]。利用随访 Delphi 共识过程，他们向骨质疏松患者推荐多种内容的锻炼项目，强调抗阻力训练、平衡力和队形排列[91]。专家推荐休闲活动，并为患者提供日常活动时保护脊柱的技巧。对于有过脊柱骨折病史的老年人，在进行推荐的活动前需要与物理治疗师沟通。

认知功能

休闲活动（如阅读、下棋、演奏乐器、跳舞）可减少 75 岁以上男性及女性出现痴呆的风险[92]。最近一个全面的综述[93]显示，在 88%的队列研究及 100%的横向研究中都提示体育活动和各种认知健康结局之间存在显著的联系。这篇综述也显示，在体育锻炼组，同其他可变危险因素相比，预判人群的归因风险度特别高[31.9%，95%置信区间（confidence interval，CI），22.7～41.2]。Middleton 和他的同事[94]使用双标记（double labeled water）的水、总体育活动检测金标准显示，活动消耗的能量大不会产生认知损害，这和活动量具有相关性。最近一项为期 24 周体育活动干预的随机对照试验在 170 名伴有记忆障碍但未被诊断为痴呆的老年个体中进行，结果显示在运动干预停止 18 个月后，运动对记忆的影响仍可持续存在[95]。

越来越多的文献提示[96,97]，为了改善老年人认知功能并且减少痴呆及 AD 病的风险，有氧运动好于其他类型的运动。抗阻力训练也显示，对于老年人，选择执行的内容（如记忆、选择性的注意、感官冲突的解决）具有明显的积极影响[98,99]。因此，联合运动形式对老年人的认知功能更加有益。即便没有明确的关于理想训练时间和强度的指南，更久一点的活动可能会对认知改善更明显。

增加体育活动对认知功能具有潜在的保护性效果的机制可能是多因素的。已经显示出体育活动能提高脑血流和脑营养供应，同时通过改变脑源性神经因子来改善脑血管疾病。在动物研究中[100-102]，主动的运动通过增加海马脑源性神经营养因子表达、减少炎症，对脑功能有直接的影响。体育活动同样与前额叶及海马的更大灰质体积相关[103]。最后，研究表明体育活动改善氧容量降低引起的许多心血管疾病，如高血压、肥胖、2 型糖尿病，这些与增加认知功能下降的风险有关。

结 论

体育活动实际上对人体各个系统有显著的短期及长期的影响。在评估这些影响及推荐运动时，需要注意的是不同类型的运动，其综合作用在疾病预防及健康保健中具有完全不同的效果。尤其是老年人，在定期参加体育活动中获益，因为他们是最不爱活动的人群。增加这个群体的体育活动，是非常有实际意义的策略，有助于维持功能状态及独立性。医师应定期评估及记录体育活动，在老年患者就诊时提供体育活动咨询可作为一项关键指标，也可作为一项常规工作。

关键点

- 体育活动几乎对人体的各个系统都具有显著的急性和慢性影响，并延缓了与年龄有关的功能下降。
- 尤其是老年人，可以从定期进行的体育锻炼中获益。
- 老年人每周至少应该累积 2.5h 中等强度的体育锻炼，并且每周至少进行 2 次对抗性训练。
- 平衡训练对老年人有益，可以增强神经运动的协调性，并减少跌倒的可能性。
- 个体化及针对性的运动处方应成为所有老年人在临床环境中的照护标准。

（张多多 译，王衍富 校）

完整的参考文献列表，请扫二维码。

主要参考文献

1. Garatachea N, Pareja-Galeano H, Sanchis-Gomar F, et al: Exercise attenuates the major hallmarks of aging. Rejuvenation Res 18:57–89, 2015.
4. Jones CJ, Rose DJ: Physical activity instruction of older adults, Champaign, IL, 2005, Human Kinetics.
6. Lee IM, Shiroma EJ, Lobelo F, et al: Lancet Physical Activity Series Working Group. Effect of physical inactivity on major non-communicable diseases worldwide: an analysis of burden of disease and life expectancy. Lancet 380:219–229, 2012.
10. Strath SJ, Kaminsky LA, Ainsworth BE, et al: American Heart Association Physical Activity Committee of the Council on Lifestyle and Cardiometabolic Health and Cardiovascular, Exercise, Cardiac Rehabilitation and Prevention Committee of the Council on Clinical Cardiology, and Council. Guide to the assessment of physical activity: clinical and research applications: a scientific statement from the American Heart Association. Circulation 128:2259–2279, 2013.
13. Pahor M, Guralnik JM, Ambrosius WT, et al: LIFE study investigators. Effect of structured physical activity on prevention of major mobility disability in older adults: the LIFE study randomized clinical trial. JAMA 311:2387–2396, 2014.
14. Tremblay MS, Warburton DE, Janssen I, et al: New Canadian

physical activity guidelines. Appl Physiol Nutr Metab 36:36–46, 47–58, 2011.

15. Department of Health, Physical Activity, Health Improvement and Protection: Start active, stay active: a report on physical activity for health from the four home countries' Chief Medical Officers. https://www.gov.uk/government/uploads/system/uploads/attachment _data/file/216370/dh_128210.pdf. Accessed November 10, 2015.

16. American College of Sports Medicine; Chodzko-Zajko WJ, Proctor DN, et al: American College of Sports Medicine position stand. Exercise and physical activity for older adults. Med Sci Sports Exerc 41:1510–1530, 2009.

17. Garber CE, Blissmer B, Deschenes MR, et al: American College of Sports Medicine: American College of Sports Medicine position stand. Quantity and quality of exercise for developing and maintaining cardiorespiratory, musculoskeletal, and neuromotor fitness in apparently healthy adults: guidance for prescribing exercise. Med Sci Sports Exerc 43:1334–1359, 2011.

20. Theou O, Stathokostas L, Roland K, et al: The effectiveness of exercise interventions for the management of frailty: a systematic review. J Aging Res 2011:569194, 2011.

33. Egerton T, Brauer SG: Temporal characteristics of habitual physical activity periods among older adults. J Phys Act Health 6:644–650, 2009.

39. Elley CR, Kerse N, Arroll B, et al: Effectiveness of counselling patients on physical activity in general practice: cluster randomised controlled trial. BMJ 326:793, 2003.

43. Jacobson DM, Strohecker L, Compton MT, et al: Physical activity counseling in the adult primary care setting: position statement of the American College of Preventive Medicine. Am J Prev Med 29:158–162, 2005.

45. Hébert ET, Caughy MO, Shuval K: Primary care providers' perceptions of physical activity counselling in a clinical setting: a systematic review. Br J Sports Med 46:625–631, 2012.

47. Calfas KJ, Sallis JF, Zabinski MF, et al: Preliminary evaluation of a multicomponent program for nutrition and physical activity change in primary care: PACE+ for adults. Prev Med 34:153–161, 2002.

48. Whitlock EP, Orleans CT, Pender N, et al: Evaluating primary care behavioral counseling interventions: an evidence-based approach. Am J Prev Med 22:267–284, 2002.

49. Carroll JK, Fiscella K, Epstein RM, et al: A 5A's communication intervention to promote physical activity in underserved populations. BMC Health Serv Res 12:374, 2012.

52. Short KR, Bigelow ML, Kahl J, et al: Decline in skeletal muscle mitochondrial function with aging in humans. Proc Natl Acad Sci U S A 102:5618–5623, 2005.

60. Coker RH, Hays NP, Williams RH, et al: Exercise-induced changes in insulin action and glycogen metabolism in elderly adults. Med Sci Sports Exerc 38:433–438, 2006.

63. Churchward-Venne TA, Tieland M, Verdijk LB, et al: There are no nonresponders to resistance-type exercise training in older men and women. J Am Med Dir Assoc 16:400–411, 2015.

87. Sherrington C, Tiedemann A, Fairhall N, et al: Exercise to prevent falls in older adults: an updated meta-analysis and best practice recommendations. N S W Public Health Bull 22:78–83, 2011.

90. Giangregorio LM, Papaioannou A, Macintyre NJ, et al: Too Fit To Fracture: exercise recommendations for individuals with osteoporosis or osteoporotic vertebral fracture. Osteoporos Int 25:821–835, 2014.

93. Beydoun MA, Beydoun HA, Gamaldo AA, et al: Epidemiologic studies of modifiable factors associated with cognition and dementia: systematic review and meta-analysis. BMC Public Health 14:643, 2014.

94. Middleton LE, Manini TM, Simonsick EM, et al: Activity energy expenditure and incident cognitive impairment in older adults. Arch Intern Med 171:1251–1257, 2011.

103. Erickson KI, Leckie RL, Weinstein AM: Physical activity, fitness, and gray matter volume. Neurobiol Aging 35(Suppl 2):S20–S28, 2014.

第100章

康复医学：脑卒中和帕金森病的循证物理治疗和作业治疗

Geert Verheyden，Annick Van Gils，Alice Nieuwboer

介　　绍

康复治疗服务是由一群卫生保健的专业人士提供，其中的每一位成员都有着不同的卫生教育背景。跨学科的康复治疗——关于患者治疗方面不同的专业人士进行学科间的协作与交叉——被相信是有助于患者康复的。本章将介绍疾病康复过程中物理治疗师和作业治疗师的工作，并讨论对于一般高龄老年人的治疗技术，以及针对脑卒中和帕金森病患者准确的循证治疗技术。

物　理　治　疗

世界物理治疗联合会（World Confederation for Physical Therapy，WCPT）对物理治疗的定义如下[1]：

物理治疗为个人和群体提供终生发展、维持及恢复整个生命周期内最大限度的身体机能和活动能力的服务，包括在运动和功能受到年龄增长、受伤、疾病和环境因素威胁的情况下提供服务。机体的功能和活动能力对于健康来说无疑是中心要素。物理治疗涉及在促进、预防、治疗/干预、致能和康复等方面最大限度地提高生活质量和运动潜能，包括生理、心理、情绪和社会适应。物理治疗涉及物理治疗师与患者/顾客、其他卫生专业人员、家属、照顾者及社区之间的配合，在这个过程中，运用物理治疗师特有的知识和技能评估患者的运动潜能，统一治疗目标。

物理治疗的过程主要包含以下几步[1]：①评估患者的一般情况，并评价通过在临床推论过程中所做的分析和综合；②诊断和预测并不以表面的健康状况或者疾病症状为依据，而应该主要以患者健康状况的物理结果为依据；③干预和治疗；④依据之前的预计结果进行重新评估。

物理治疗和作业治疗都是以《国际功能、失能和健康分类》为理论框架。这个框架又是以生物、心理、社会医学模式为基础，它从三个不同的层面来考虑患者的健康状况[2]：①躯体功能层面；②个体活动层面；③参与功能层面。另外，情境因素（包括环境因素和个人因素）影响着这三个不同层面之间的关系。例如，一个脑卒中的患者（健康状况）可以有不同的功能损害（躯体功能和结构问题），如肌肉无力、感觉缺失、认知障碍和情感混乱。这些功能障碍将会导致活动受限——患者在进行精细活动时将会遇到困难，如不能在不平坦的地面走动，或是不能离开家乘坐公共交通工具。最终，活动受限会导致社会参与方面的限制，这将成为患者日常生活情境中可能会遇到的问题，如不能跟朋友一起出门参观博物馆、看电影或戏剧。相关的因素可能会对日常交往产生积极或消极的影响，例如，对于一个脑卒中后偏瘫的患者而言，住在三层却没有电梯，这就是一个限制性的环境因素，而患者拥有广泛的社会网络支持就是一个积极的个人因素。

一般物理治疗技术

运动康复是物理治疗的一个领域，而运动学习原则支撑着作业治疗，因为运动康复基于运动学习。

主要原则

运动学习的主要原则如下[3]。

持之以恒。不断重复是运动学习过程中的一个关键方面。鼓励患者在充分休息的前提下，进行足够的训练。这种训练方式，不仅应在面对面治疗设施中提供，还要用于群体课程及自我训练计划中。

循序渐进。以大量的重复试验为基础，可以（再）学习到运动技能，而在继续进行运动学习的过程中，运动锻炼可以越来越困难，对患者而言越来越富有挑战性，但是还是应在患者的承受能力范围内。过于困难的锻炼反而会导致负面的作用结果。

变化多样。不断重复相同的锻炼动作可能会降低患者的动力。因此，在治疗设施中训练一个精确的运动技能时，使相似的锻炼动作富有多样性是非常重要的。这是一个不同于"循序渐进"的方面，因为锻炼动作的多样性并不意味着会增加训练难度。

任务专化。在治疗机构中的锻炼主要是为了提高患者进行某一特定动作的能力。例如，如果要保持平衡，治疗从一开始就要着重于平衡训练。目前在康复文献中，没有证据表明锻炼具有延滞效应。例如，这就意味着肌肉强化训练可以提高行走能力。这说明治疗应该集中于行为功能性训练，以提高功能性活动。

目标明确。对于患者而言，进行一个没有明确目标或目的的锻炼是毫无意义的，并且也会降低患者的动力。因此，治疗师在设计一个治疗阶段时，其中包括的全部锻炼都应有明确的目标。

反馈信息。患者应得到针对锻炼表现情况的反馈信息——运动情况如何发生改变，而实际的结果是评价是否达到预期目标。这分别称为对表现的知悉和对结果的知悉。

运动学习原则的应用

例如，就以一位从椅子上站立困难的老年人进行运动学习为例。以视觉运动分析与评价为基础，观察到患者躯干没有移动到足够远的距离，使身体的重量（质量中心）转移到双脚（支座）上。治疗师可以应用一个标准的测量方法，其中包括一个从坐到站的动作，来评价目前的状况，并对治疗期间和治疗后的进步情况进行评价。如果被测试者能够行走，还可以使用起立-行走计时（timed get-up-and-go，TGUG）测试，可用到的测量方法有五次坐立测试（限时测试）。针对这位患者的锻炼，可以通过患者面前的一个齐膝高的小盒子来完成从坐到站的动作。在站起来的过程中，患者应将双手置于身前，并用手去触摸盒子。伸手去触摸盒子就是一个目标导向的动作；这个训练也是任务专化的，因为从坐到站的训练是专为该患者设计的。而在不同的椅子（有或没有扶手、有或没有靠背）上或沙发上进行相同的训练可以使锻炼多样化，这在日常生活中是非常必要的。循序渐进可以体现在将盒子逐渐放远；这将要求患者在有能力站起之前，通过触摸盒子逐渐锻炼前倾的姿势。或者，可以将座椅的高度有规律地降低，因为这将使整个从坐到站的动作变得更加困难。患者必须将这些从坐到站的动作重复 8~10 次为一组，如果可以，每完成一组休息 30~60s，在改变训练方式或有进步之前，总共完成 3~5 组。最终，由治疗师提供（口述）患者的表现及结果的反馈信息。当触摸到盒子，患者会得到反馈信息，了解到足够的前倾距离及其表现情况，而当他站起时，了解到他完成了一次从坐到站并知道此结果。

循证物理治疗技术

脑卒中

Veerbeek 及其同事最近发表了一篇系统综述和荟萃分析，其主要内容是对患者脑卒中后物理治疗的证据[4]。这是对 2004 年 Van Peppen 及其同事研究的更新[5]，Van Peppen 及其同事的研究包括 123 项脑卒中后物理治疗领域的随机对照试验。而更新的综述中，包括了 25 373 位患者的 467 项随机对照试验。更重要的是，物理治疗试验的质量（偏倚风险）在近 10 年中得到了提高；PEDro 评分（http://www.pedro.org.au）的中位数已经从 2004 年的 5/10 升高到 2014 年的 6/10。

循证治疗技术是在这篇综述[4]的基础上，针对以下几个范围展开了讨论：步态和运动相关的功能与活动、手臂活动和体育健身。将仅呈现荟萃分析或Ⅲ期随机对照试验的（阳性或阴性）结果。要获取更多的信息，读者可以直接阅读 Verbeek 及其合作者的报告[4]。

步态和运动相关的功能与活动。伸展活动超过手臂长度，对保持坐姿平衡具有明显的积极影响。练习站立时平衡的生物反馈对姿势摇摆有明显的积极影响。平衡训练在日常生活活动（activitiy of daily living，ADL）的平衡和活动方面有明显的积极影响。经证实，通过跑步机控制体重被证明对保持舒适的步速和走路距离有重要的积极影响。机电步态训练对最大步态速度、步行距离、峰值心率和 ADL 均有着明显的积极影响。结合功能性电刺激与机电步态训练对平衡和步行能力有显著的积极影响，但仅限于早期康复阶段（脑卒中后<3 个月）。走步机训练对最大步态速度和步宽有显著的积极影响。在地面上行走（如在常规面对面的物理治疗中经常进行的）仅对恐惧表现出积极影响。它对无法行走的患者的有氧活动具有显著的负面影响。循环训练对步行距离、平衡、行走能力和身体活动均存在显著的积极影响。物理治疗师对护理者的训练被证实对 ADL 和护理者的应变能力具有显著的积极影响。水疗对肌肉力量有显著的积极影响。神经肌肉电刺激对运动功能、肌肉力量和肌肉紧张均存在显著的积极影响。最后，经皮神经电刺激（transcutaneous electrical nerve stimulation，TENS）对肌肉力量和行走能力有显著的积极影响。

手臂活动。手臂位置对于肩膀外旋的被动活动度有积极的影响。在早期康复阶段（脑卒中后<3 个月），使用充气夹板对肌肉张力有显著的负面影响。最初的有限运动疗法（constraint-induced movement therapy，CIMT）理念认为其对手臂活动、手臂及手的使用与质量的自我报告存在显著的积极影响。在最初的 CIMT 理念中，治疗持续 2 周时间，要求患者在其 90% 的清醒时间中，在未受影响的手上穿戴填充手套，以刺激受影响的手的使用。另外，在这 2 周内，每天给予 6h 的治疗。

高强度的 CIMT（每日提供 3~6h 的治疗）对手臂活动、手臂及手的使用与质量的自我报告等有显著的积极影响。低强度的 CIMT（清醒状态下 0 和 90%时间内佩戴填充手套，并且每天接受 0~3h 的治疗）也对运动功能、ADL、手臂活动、手臂及手的使用与质量的自我报告等具有显著的积极影响。集中于肩部和肘部的机器人辅助训练对近端运动功能、肌肉力量和疼痛有显著的积极影响。集中于肘部和手腕的机器人辅助训练对近端运动功能和肌肉力量有显著的积极影响。有趣的是，利用荟萃分析调查集中于肩部、肘部、手腕和手的机器人辅助训练并未显示任何明显的效果。

心理实践对手臂活动有显著的积极影响。虚拟现实训练表明，对 ADL 有显著的积极影响，但对肌肉紧张有显著的负面影响——荟萃分析显示肌肉紧张度增加。手腕、手指的屈肌和伸肌的神经肌肉刺激对运动功能、肌肉力量均具有明显的积极影响。肩峰的神经肌肉刺激对半脱位有明显的积极影响。肌电图（electromyography，EMG）检查-触发的手腕和手指伸肌的神经肌肉刺激对运动功能、手臂活动及活动的范围均显示出显著的积极影响。使用躯干限制促进上肢运动，对手臂及手使用的自我报告具有显著的负面影响。最后，体感刺激对体感功能和肌肉紧张度表现出显著的积极影响。

体育健身。下肢的健康训练对肌肉力量、肌肉张力和时空步态参数具有显著的积极影响。有趣的是，对于集中于上肢健康训练的荟萃分析并未显示出明显的效果。氧容量的训练表明，对有氧能力和呼吸功能有显著的积极影响。混合健身方法（肌肉力量和有氧训练）对下肢运动功能、下肢肌肉力量、舒适程度、最大步行速度、步行距离、氧容量、训练时的心率、平衡、身体活动和生活质量等方面均存在显著的积极影响。

该综述还报道[4]，如果在持续数周的时间内，治疗时间不断延长，但平均水平维持在 17h，则可以观察到结果具有统计学的显著影响。效应大小范围为 5%～15%，约存在 10%临床结果的典型测量误差，几个统计学上的显著结果都在测量误差区间内。因此，这不是真正反映患者表现的变化。未来的研究应集中在有效的治疗方法和评估相结合方面，由于方法的组合从而提高效应大小。

帕金森病

帕金森病（Parkinson disease，PD）在 60 岁以上的人群中是一种高发疾病[6,7]。这种年龄特异性患病率表明，60 岁及以上的老年人中有 1%存在 PD，在高龄老年组中这一比例上升到 4%[6]。尽管 PD 患者死亡率较年龄匹配的对照组显著增加（约 1.5 倍），且疾病进展差异很大，但疾病平均持续时间估计为 6.9～14.3 年[8]。PD 损伤了中枢神经系统的基底神经节，导致患者失去自主运动的能力。这种总体上的自主运动障碍可以被定义为在执行运动任务的同时专注于执行额外任务[9]。自主运动的丧失意味着患者发现难以维持运动的幅度、节律、平衡和姿势张力，从而有意识地不愿活动。因此，双重任务干扰 PD 的恶化，除此之外，则可作为衰老的结果[10]。双重任务干扰的另一相关是冻结步态（freezing of gait，FOG），它是 PD 中一个特别麻烦的问题。FOG 定义为在短暂的偶然情景下，尽管有走路的意愿，但是脚无法向前迈出[11]。FOG 通常发生在刚开始行走期间、几乎到达目的地时和转弯期间。FOG 是一种非常致残的症状，严重削弱功能独立性[12]。PD 的其他衰弱症状包括僵硬、运动迟缓和姿势不稳。这些症状在不同患者中的不同方式决定了总运动功能障碍、步态损伤和 PD 固有的精细运动障碍的异质性[13]。PD 的症状只能通过医学治疗部分缓解，并且随着疾病发展会导致重要的功能性活动能力的丧失[14]。

PD 患者的体力活动水平低于健康的老年人，这不仅是由运动引起的[15,16]，而且还是由认知衰退引起的[17]，包括执行功能障碍[18]、情绪波动、抑郁和疲劳[19]。久坐的生活方式不仅威胁着全身心的健康，也是身体衰弱的标志，还增加出现共病的风险[15]。与 PD 相关的继发性变化，包括心血管系统和呼吸系统疾病，早期至中期疾病的骨质疏松症[20]，以及挛缩、压疮和疾病晚期的肺炎[21]。PD 患者跌倒的发生频繁且呈周期性[22]，其发生在很大程度上与疾病的持续时间、年龄和认知损害相关[23,24]。基底神经节也主要涉及运动学习，特别是在巩固阶段[25]。因此，物理治疗师面临的最重要的挑战是使用最佳策略来处理 PD 患者缺乏运动主动性和运动学习记忆的固有困难。

物理治疗的作用。物理治疗有可能改变 PD 患者不动和跌倒的危险因素[15,26]。Tomlinson 及其同事发表了一项包括 39 个试验及 1827 例患者的基于随机对照试验的系统综述和荟萃分析[27]。这种高质量的证据表明了短期内物理治疗的总体功效（平均随访 3 个月）。更具体地来说，步态速度、6 分钟步行测试、FOG 分数和 TGUG 测试发现，锻炼干预具有显著作用。此外，还在功能性伸展试验、Berg 平衡量表和统一帕金森病评分量表（unified Parkinson disease rating scale，UPDRS）运动评分中证实了物理治疗的积极效果。观察到大多数的组间变化很小，但三个结果（步态速度、Berg 平衡量表和 UPDRS）显示出有临床意义的改善，接近或超过最小可检测变化阈值。物理治疗并没有改善患者的生活质量或跌倒的频率。该综合评价也没有显示各种类型的物理治疗干预的差别治疗效果。尽管已获知识受限，当前需要考虑的是物理治疗程序中的哪部分对于 PD 运动练习是最佳的，哪部分对于目标导向的运动学习是最佳的[28,29]。由于 PD 患者失去了自主运动，从而对外部运动驱动特别敏感，因此推荐使用各种方法包括定步（信号）、视觉目标及视觉反馈来增强实践和学习[28]。

PD 的运动练习通常包括多样重复性练习以优化身体活动性，增加力量并防止继发症（如丧失柔韧性和适应性）。运动练习通常嵌入功能相关的运动中，以充分转化到 ADL。例如，所有疾病阶段的 PD 患者都表现出从椅子上站起来的困难[30]。不能从坐姿站起来，以至于无法进行诸如步行的直立活动，从而加速了身体机能失调和功能退化的恶性循环。坐到站的过程涉及了来自躯干和下肢的大量肌肉工作，因此这是增加适应性、控制姿势和增加腿部肌肉力量的有价值的锻炼。通过使用重复性肌肉工作和生物反馈，对于那些具有 PD 年龄匹配的对照患者，从坐到站已经证明是可训练的[31]。

最近的出版物表明，进行性阻力训练对 PD 有重要作用[32,33]。这些研究表明，持续 2 年，监督每周进行两次力量训练，可以诱导肌肉力量增加和功能改善，逆转疾病进展预测的恶化过程。

一般来说，尚缺乏运动干预的最佳剂量和强度的相关证据，尤其是在老年医学的设置中。目前，关于运动的临床建议遵循年龄、健康状况、疾病阶段和世界卫生组织的运动指南原则[34]。正如进行性阻力训练研究所证明的[32,33]，运动强度应适当地设置，并逐渐实现生理适应，这对于 PD 患者与其他人群一样重要。另外，通过促使患者以大振幅和最佳速度移动，可以实现 PD 特异性方式的运动强度的最大化[35]。

PD 患者的需要根据疾病的不同阶段而变化。在早期阶段，干预的目的依然是运动学习，刺激强化和自主性。一篇关于 11 项运动学习的回顾性研究[36]表明，PD 患者能够相对保留执行新任务的运动学习能力。这适用于上肢和下肢明确的离散运动及在基于实验室的环境中执行的平衡练习、姿势序列和障碍物步进。有趣的是，大多数 PD 患者的学习速率与其年龄匹配的健康对照组的学习速率相似，但最终未达到健康对照者的水平。然而，虽然有时 PD 患者学习能力的保留可维持长达 2 个月，但最终其学习能力还是会受到损坏，并且似乎更依赖于学习条件。如果目标是在日常生活中实现学习的任务，练习背景和保留效应之间的密切关系强调了训练功能相关任务的重要性。在后期，以及在运动和认知恶化进一步发展的一些特定患者亚组中，学习的泛化将受到更多的影响，并且补偿策略的使用将变得更加重要。

大多数患者会出现症状的波动。运动学习和锻炼最好在药物治疗周期的"开始"阶段应用——药物作用效果最好时。在停药阶段，即当药物未到最佳状态时，可以实施治疗 FOG 或转到床上的策略。

信号与反馈。鉴于该疾病的慢性特征，物理治疗需要随时间调整，并且锻炼需要富有吸引力和挑战性，以确保患者持续依从性。康复方法的辅助技术，如计算机化的平衡板或游戏，都是 PD 康复的重要工具，因为它们能够提供在线性能信息，并结合运动和认知训练。PD 患者比正常人更加容易依赖注意力、外部信号和运动反馈，这意味着从习惯到目标导向的运动控制模式的改变[28]。信号通常被定义为，通过节律性听觉或视觉刺激提供离散的外部感觉信息，作为运动产生的参考、目标或触发[37]。反馈是指连续在线提供外部信息，通过补充感觉（本体感觉）途径来指导运动性能。相比之下，认知策略，通常被称为内部信号，是一种自我生成的认知信号和监测以改善特定运动组件的方法[38]。所有这些代偿方法对于指导 PD 患者更好的运动性能至关重要。例如，有研究表明，将注意力放在采取大的步伐上可以强烈地改善 PD 患者的步态[34,38]。然而，注意力焦点随着时间的推移及长时间的双重任务会迅速下降。在比认知策略更小的程度上，信号与反馈还要求具有灵活分配注意力和执行功能的能力，这种能力主要取决于患者的认知储备[18]。

许多研究已经表明，视觉和听觉信号模式可以增强时空步态特征，在信号去除后可保持短期保留（<24h）的效果[38,39]。通常，视觉信号用于改善空间步态特性（如步幅），而听觉信号影响诸如节奏或步长时间可变性之类的时间因素。除即时的信号效果外，与没有信号的训练相比，持续的信号训练与节拍器的连续节奏被证实可以更能促进运动学习和保持[40,41]。

采用联合训练方法可以最好地解决 FOG 问题，外部信号训练用以维持节奏、振幅和认知策略使 FOG[42,43]的灵活性改善。FOG 常常伴有腿部的高频震颤活动，这导致从一条腿到另一条腿的不完全的重量位移[11]。经证实，应用听觉和视觉定步以连续改善节律，以及降低加速的步态训练，能有效减少 FOG[43]。FOG 患者也从认知策略中受益，在 FOG 期间鼓励自主停止这些认知策略，这减轻了不自主的颤抖，并且允许运动意图与不能产生步距发生解耦。这种允许调整僵硬的行为，之后可以重新启动步态。在 FOG 之前或期间有意识地进行交替重量位移是另一种有用的认知策略，用以恢复体重移位，以便可以恢复适当的摆动周期。同样，在有限空间内抬高脚部，或者通过肩部或头部运动开始重量转换，都是需要在日常情况中教授的策略，以促进学习的泛化。对于认知缺陷的患者，建议保持的策略非常简单，只专注于重复实践的简单策略，在各种设置中鼓励学习转移。令人惊讶的是，一项初步研究表明，提供听觉节奏信号可以有效地改善步态，就像在认知功能完整的患者身上一样有效[44]。

平衡与跌倒的危险。最近一项关于 PD 的跌倒预测因素和康复治疗这些潜在的因素的综述，确定了以下最重要的预测因素：①FOG；②受损平衡；③认知障碍[26]。对于跌倒的风险因素很少有一致的报道，包括行动不便、腿部肌肉力量减弱、日常活动困难、抑郁、畏惧跌倒，以及冲动。力量训练、平衡训练和减少 FOG 等策略均被发现可以改善上述因素，但并不代表跌倒的风险降低[45]。PD 患者的平衡训练效果是有益的，迄今只在小型研究中发现相当大的方法缺陷[46]。最近的一项荟萃分析结果显示，平衡挑战的水平与所达到的效应大小关系密切[47]。此外，使用增强反馈的平衡训练比传统下肢力量平衡训练拥有更好的持久性[48]。到目前为止，有研究表明，平衡训练可以降低 PD 的实际跌倒频率[49]。是否及如何训练双重任务的方法关键取决于个人的跌倒风险和认知储备。在决定优先考虑确保什么安全的同时，最佳地将注意力分散在多项任务上，这种能力可以在物理治疗过程中通过训练获得，并且这种能力已经在一项初步试验中被证实对于 PD 是有效的[50]。根据双重任务问题的严重程度，建议进行综合的双重任务训练（同时训练两个或更多任务）或分别对每项任务进行连续训练[51]。在 PD 中认知训练的效果已被证实，并且可以与步态和平衡工作结合，尤其是在疾病的早期到中期[52]。

在疾病的后期阶段，许多患者需要注意独立而安全地使用助步器。对于认知功能相对完好的患者，主要推荐使用手杖，这是因为对于一些患者而言，使用手杖是一项双重任务，这使行走的过程变得更复杂。对于 PD 患者而言，一个没有轮子的步行架需要连续的起始和停止，因此它对于 PD 患者是无用的，尤其是那些存在步态起始问题的患者。大多数 PD 患者受益于一个可折叠的轮式步行架[53]。

总之，物理治疗是解决患有 PD 的老年人运动问题的重要工具。当支持反馈和信号模式时，PD 患者会在运动和运动学习中尤为获益。锻炼的 5 个主要目标是增加力量、改善行走、保持平衡、从坐站起，以及 FOG。到目前为止，还没有研究显示物理治疗的长期影响。在漫长的疾病过程中，需要康复方法来促进长期坚持锻炼，而不一定是亲身实践的专业投入。

作 业 治 疗

世界作业治疗师联合会（World Federation of Occupational Therapist, WFOT）将作业治疗定义如下[54]：

……是一种以客户为中心的健康职业，通过作业治疗提高患者的健康和幸福。作业治疗的主要目标是使患者能够参与日常生活中的活动。作业治疗师通过与患者和社会一起工作，提高患者从事那些他们想要、需要或期望去做的职业的能力，或通过改变职业或环境来更好地支持他们的职业投入。

这个对作业治疗的定义反映了目前作业治疗的范式和最初作业治疗的范式，而后者被认为是 20 世纪早期由 Meyer 创立的作业治疗师职业的基础[55]。作业治疗开始于 19 世纪的艺术与手工艺运动中，而作业范式于 20 世纪初期出现[56,57]。与此同时，有人认为参与和进行有目的的活动时，个人的健康和幸福是十分重要的[55]。20 世纪中叶，作业治疗推理发生了一种范式的转变，这种转变在更多的生物医学方法的推动下发生，即活动和作业的重点必须让位于限制作业治疗目标受限的方法（如改善功能的幅度和强度，而不是仅仅着眼于活动、参与和作业）[56-58]。20 世纪后的最近几十年，作业治疗的推理和实践重新转向之前的角度，即参与和进行有目的性的作业[56-58]。这些角度持续存在，并且因此被编入 WFOT 对作业治疗的定义中[54]。

过程

老年患者康复过程中的作业治疗通常采用多学科康复方法。作业治疗的主要目标是使患者能够通过提高自身的能力或改变环境或职业的方式来执行有意义的职业[54,59]。在老年康复学中，作业治疗干预将集中于诸如脑卒中或 PD 病症的后果，主要是通过一系列康复措施，来提高老年人进行自我护理活动的能力。这需要双重方法，借此恢复患者的功能性能力，而这种能力经常被理解为是根据个人能力而进行改变的活动。此外，除了给予患者及其活动的关注之外，改变环境的目的在于促进患者参与被躯体和社会文化障碍所限制的活动[59]。这种全面的方法，其中涉及老年人、职业和环境，将导致更大的 ADL 独立性和更少的脑卒中患者病情的恶化，他们接受作业治疗，并将其作为多学科康复的一部分[60]。此外，以客户为中心的实践是作业治疗中更为关键的组成部分，这意味着患者和治疗师之间存在动态过程，而患者积极参与康复过程。作业治疗中的临床推理需要循环的评估、治疗计划、实施和评估过程。

评估

作业治疗主要从两个方面进行评估。

1. 明确患者的需要，特别是确定对于患者有意义且重要的作业治疗。

2. 探讨这些职业为什么对于患者而言存在治疗限制，并定义限制目的性活动的潜在缺陷[61,62]。

加拿大职业绩效评估（Canadian occupational performance measure, COPM）是一种常用的评估方法，旨在解决作业治疗中评估的第一个目标，特别是确定日常生活绩效中的个人问题，从而为设置作业治疗中的干预目标和干预优先事项奠定基础[62]。在老年康复中，可用于针对运动和认知技能测量，以及具体的作业治疗措施，如评估运动和过程技能（assessment of motor and process skill, AMPS）[63]或感知、回忆、计划和执行任务分析系统（perceive, recall, plan, and perform system of task analysis, PRPP）[64]。这些涉及作业治疗的第二个目标。这两种评估（AMPS 和 PRPP）都是基于对任务绩效的观察，随后进行任务分析，以确定影响任务绩效的基本流程[63,64]。AMPS 和 PRPP 都具有标准化评估的好处，同时允许在自然环境中观察任务的执行情况[62]，并且最终结果将用于设定更具体的目标，以及指导作业治疗师的个体化治疗干预[63,65]。

计划

无论康复背景或康复阶段如何，也无论目的是补救还是补偿患者所面临的缺陷，在作业治疗干预中使用有目的和有意义的作业都被认为是有益的[66]。老年脑卒中患者康复中最常见的作业治疗目标包括增加日常生活中的独立性和参与能力、改善体位和定位，以及为护理人员提供培训和教育[59]。这与 WFOT 的作业治疗的定义一致，这也强调参与日常生活活动是作业治疗的关键目标；这是通过两种主要的治疗干预措施实现的，即通过功能的恢复和根据患者能力调整环境的适应或活动，来提高患者的能力[54]。

评价

评价作用于患者个体水平的作业治疗干预，包括不间断的重新估计患者的需要和有意义的作业治疗，主要通过作业治疗过程中的限制而获得。

循证措施

针对脑卒中的作业治疗技术

多学科治疗团队是脑卒中患者康复治疗的基础。接受多学科照护的脑卒中幸存者在死亡率、公共机构的照料和 ADL 独立性方面的改善结果已经在多篇系统综述中得到证实[67,68]。尽管已经证实了多学科脑卒中后照顾拥有多种益处，但是由于治疗计划非常复杂，经常是因人而异，因此很难确定起作用的组分[69]。在相关文献中，住院患者接受包括以脑卒中相关照顾和治疗为基础的家庭康复治疗在内的多学科康复照顾系统的治疗，可以改善其脑卒中后的结果[67,68]。

另外，一个好的康复治疗结果与患者的高自主性和高依从性密切相关[69]。因此推荐患者与照顾者[62]根据标准的评估表（如前文提到的 COPM）或面对面地共同设定康复目标[62]。根据患者的需要设定目标可能会提高康复的效果[69]。在作业治疗过程中，脑卒中康复的最终目标与一系列有意义的作业有关，这个目标需要作业治疗师和患者的共同努力才会实现[62]。在脑卒中的急性期，作业治疗干预的重点在于防止二次损害的发展，实现最大限度的恢复[62]。随后，康复将致力于在恢复的模式内改善活动，以及恢复独立的作业表现[62,70]。最终，在长期阶段，当恢复趋于平稳，以作业和环境为目标，且根据患者个人进行适应和调整，都是为了帮助患者克服困难以达到最佳的独立效果[62]。

然而，总的来说，作业治疗的干预措施提高了患者独立执行个人 ADL 表现和工具性 ADL 的能力，同时增加了患者脑卒中后的治疗参与[60,66,69]。作业治疗师应将日常生活作业牢牢地深入到脑卒中的康复治疗中。经过深思熟虑后使用有目的性的作业治疗，包括纠正障碍或根据个人能力调整作业表现，在脑卒中康复治疗中都是有重要价值的[66]。这种作业方式丰富了康复治疗措施，并且与脑卒中康复中被广为接受的原则（如任务专化和情景专化的训练）相一致[69]。家庭作业治疗服务主要适用于发生脑卒中后 1 年内，经证实可以提高 ADL 表现[71]，提示了作业治疗应该优先在患者的家庭环境中进行。

针对帕金森病的作业治疗技术

尽管 PD 是一种进展性的神经系统疾病，它会影响患者的 ADL 和社会活动的参与，作业治疗在 PD 的干预措施中并不算非常普遍，可能是因为目前能够证明作业治疗对 PD 治疗有效的证据非常有限[72]。然而，在 PD 治疗中跨学科的治疗指南必须包括对作业治疗的建议[73]。由于 PD 病因的复杂性，因此要求治疗应以患者为中心，而作业治疗的干预主要是鼓励患者通过参与有目的的作业来提升日常生活能力。通过 PD 的跨学科的作业治疗指南[73,74]，作业治疗措施应着重注意以下几个方面：①维持家庭角色、家居照顾及闲暇活动；②改善及维持移动性及活动性；③改善自理活动——饮食、洗浴、穿衣；④考虑环境因素；⑤提升安全性和肌肉功能；⑥认知功能的评价和适当的干预措施[73,74]。近期的研究提示，对于 PD 患者而言，以家庭为基础的作业治疗具有有效性，个体化的作业治疗可以改善日常活动中自我感知的表现[72]。

作业治疗的实践与研究

作业治疗中的循证为基础的锻炼被看成一个动态的过程，它是以最佳作业治疗师的科学研究、知识和经验，以及患者的知识和经验为基础的[75]。尽管最近几十年以来，对于作业治疗的研究逐渐受到广泛关注，但并未与循证医学相结合[59]。然而，随着有研究意识的作业治疗师越来越多，越来越多具有研究意识的作业治疗师为临床实践提供了更重要的方法和更好的证据基础。

总　　结

截至 20 世纪下半叶，作业治疗研究的结果一直非常罕见[76]。尽管最初的研究出版物受现代显性生物医学方法的影响，主要为定量研究，从 20 世纪 80 年代开始，作业治疗的文献开始出现不同范围的定性研究，包括现象学、叙述式和参与式的方法[76]。在 2007 年，尽管其他话题的研究更频繁，一项探索作业治疗的质量和数量的研究证实，二者均发生巨大变化。例如，随机对照试验或正常系统性综述等高质量证据的研究设计非常有限[77]。然而，随着研究积极性很高的治疗师和经过同行期刊评议的高质量出版物的数量越来越多，这种状况可能会有所改变。

关键点

- 康复运动应该坚持任务精确性和目标明确性的锻炼，包括大量的重复，以及进展、变异和足够的反馈。
- 对于帕金森病最优的康复治疗包括在移动过程中分配注意力、伴有或不伴有另外的反馈和信号。
- 认知功能障碍是保持运动学习的最主要障碍。
- 在神经运动康复治疗中，有效的作业治疗干预包括日常生活作业的使用。

（李乃静　译，单海燕　校）

完整的参考文献列表，请扫二维码。

主要参考文献

2. World Health Organization: Towards a common language for functioning, disability and health. http://www.who.int/classifications/icf/en. Accessed October 11, 2014.
3. Carr J, Shepherd R: Neurological rehabilitation. Optimizing motor

performance, 2010, Elsevier Churchill Livingstone.

4. Veerbeek JM, van Wegen E, van Peppen R, et al: What is the evidence for physical therapy poststroke? A systematic review and meta-analysis. PLoS One 9:e87987, 2014.

25. Nackaerts E, Vervoort G, Heremans E, et al: Relearning of writing skills in Parkinson's disease: a literature review on influential factors and optimal strategies. Neurosci Biobehav Rev 37:349–357, 2013.

26. Canning C, Paul S, Nieuwboer A: Prevention of falls in Parkinson's disease: a review of fall risk factors and the role of physical interventions. Neurodegen Dis Manage 4:203–221, 2014.

27. Tomlinson CL, Patel S, Meek C, et al: Physical therapy versus placebo or no intervention in Parkinson's disease. Cochrane Database System Rev (8):CD002817, 2012.

28. Rochester L, Nieuwboer A, Lord S: Physical therapy for Parkinson's disease: defining evidence within a framework of intervention. Neurodegen Dis Manage 1:57–65, 2011.

29. Petzinger G, Fisher B, Van Leeuwen J-E, et al: Enhancing neuroplasticity in the basal ganglia: the role of exercise in Parkinson's disease. Mov Disord 25(Suppl 1):S141–S145, 2010.

32. Corcos DM, Robichaud JA, David FJ, et al: A two-year randomized controlled trial of progressive resistance exercise for Parkinson's disease. Mov Disord 28:1230–1240, 2013.

37. Nieuwboer A, Kwakkel G, Rochester L, et al: Cueing training in the home improves gait-related mobility in Parkinson's disease: the RESCUE trial. J Neurol Neurosurg Psychiatry 78:134–140, 2007.

60. Legg L, Drummond A, Langhorne P: Occupational therapy for patients with problems in activities of daily living after stroke. Cochrane Database System Rev (4):CD003585, 2006.

62. Sabari J, Lieberman D: American Occupational Therapy Association: Occupational therapy practice guidelines for adults with stroke, Bethesda, MD, 2008, American Occupational Therapy Association.

70. Steultjens E, Dekker J, Bouter L, et al: Evidence of the efficacy of occupational therapy in different conditions: an overview of systematic reviews. Clin Rehabil 19:247–254, 2005.

72. Sturkenboom I, Graff M, Hendriks J, et al: Efficacy of occupational therapy for patients with Parkinson's disease: a randomised controlled trial. Lancet Neurol 13:557–566, 2014.

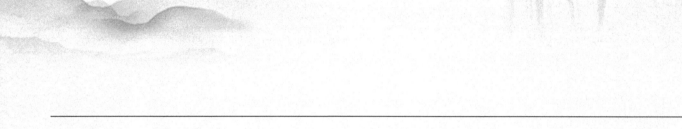

B 篇　老年综合征和其他老年患者特有的问题

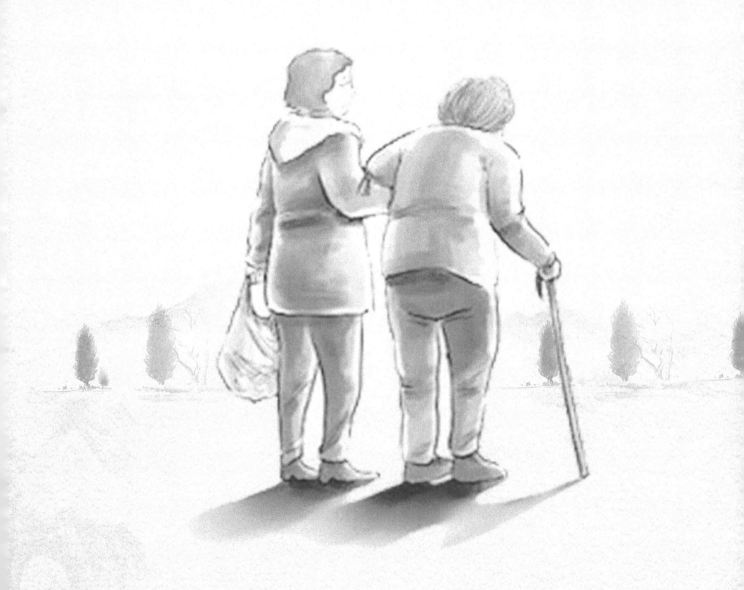

第101章

老年药物治疗及多重用药

Jennifer Greene Naples，Steven M. Handler，Robert L. Maher，Jr., Kenneth E. Schmader，Joseph T. Hanlon

介 绍

关于老年疾病的治疗，药物是最常见的治疗方法，同样也经常被错误应用甚至滥用。老年疾病医疗机构及患者均高度依赖药物治疗及控制疾病，减轻症状、改善器官功能及提高生活质量，并且有可能延长生命。在过去的几十年中，老年人的流行病学及临床药理学方面的研究取得了大量成果。本章的目的就是在老年人群中识别药物治疗的有效性及安全性的相关知识（包括药物相关问题），以可以减少药物使用中出现的问题，并进一步探讨老年人药物治疗的最佳原则。

老年患者药物治疗的有效性及安全性

以前，临床药物试验并不纳入老年人，从而限制了有关老年药物治疗的功效和安全性的知识[1]。但是，令人鼓舞的迹象表明这种模式正在改变。例如，近几年来，针对老年病（例如痴呆的行为并发症）和疾病（例如高血压）的许多开创性的随机对照试验（randomized controlled trial，RCT），为老年患者的药物疗效提供了证据[2,3]。用于药房、实验室、医院和门诊就诊的链接管理数据库的出现，应允许进行足够大型的研究，以发现目前市售药物在老年人中有效性和安全性的差异[4]。此外，新药开发的前景较好，老年人或许可以从中受益。目前美国有近435种新药正在进行从Ⅰ期到Ⅲ期的临床试验[5]。药物安全机构也对这种临床研究上的转变表示认可。2011年，欧洲药品管理局（European Medicines Agency，EMA）发布了一份文件，指出"将确保评估过程充分考虑可用信息，以确保老年人安全有效地使用产品"[6]。美国食品药品监督管理局（U.S. Food and Drug Administration，FDA）也发表了一项类似的支持性呼吁，以改善老年人参与临床药物试验的情况[7]。

但是，就目前来说，关于可用药物的疗效和有效性的信息非常缺乏，特别是在衰弱的高龄老年人（即85岁及以上的人群）。因此，开处方的医生很难使用循证医学为衰弱的老年患者选择最适宜的治疗药物，同时避免与药物相关的问题。

老年患者药物相关问题

药物相关问题的信息来源于上市后对特定类别的治疗药物或特定疾病的观察性研究。常见的药物应用相关问题包括用药错误和药物不良事件（adverse drug event，ADE）（图101-1）[8]。用药错误可被定义为"卫生保健专业机构、患者或消费者在应用药物过程中出现的可能会引起或导致药物使用不当或患者受伤害的事件"[8-10]。这些错误可能发生在药物使用过程中的开具处方、医嘱传输、配药、给药/服药或监测阶段，并且认为（这些错误）是可以预防的。

用药错误可能导致ADE，被称为"药物性损害"[9]。在ADE的三种类型中，最常见的是药物不良反应（adverse drug reaction，ADR），定义是"正常剂量的药物用于疾病的预防、诊断、治疗，或用于调节生理机能时，出现的有害和与用药目的无关的反应"[11]。ADE的第二种类型是撤药相关不良事件（adverse drug withdrawal event，ADWE），是指"与停用药物相关的一组临床症状或体征"[11,12]。最后一种类型是治疗失败（therapeutic failure，TF），是指"用药不足导致未能达到治疗目标，并且与疾病自然过程无关，例如遗漏了必要的药物治疗、药物剂量或持续时间不足、药物依从性差"[11]。近期关于老年人群用药错误及ADE的研究在年度总结时已做出了相关阐述[13-18]。以下章节将叙述三种ADE流行病学关系最密切的一些研究。

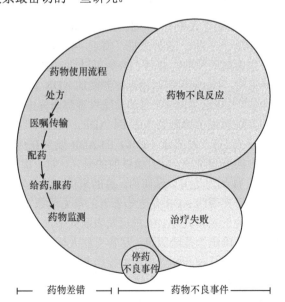

图101-1 老年人用药相关事件模型。（改编自 Handler SM, Wright RM, Ruby CM, et al: Epidemiology of medication-related adverse events in nursing homes. Am J Geriatr Pharmacother 4: 264-272, 2006）

药物不良反应的流行病学

急诊科评估和住院治疗是药物治疗最严重的不良后果。对较早研究的荟萃分析发现，在老年人中，所有住院病例中有 16% 是由于 ADR 引起的[19]。近期一项系统综述分析了 2000～2013 年另外 7 项研究，在这些研究中，住院率的范围为 5.0%～30.4%[20]。但是，这篇综述没有纳入来自美国的两项重要研究。第一，Budnitz 及其研究团队在两年间收集了 5077 份 ADR 病例，并推断 98 628 名 65 岁以上患者住院的原因是 ADR，其中近一半患者年龄在 80 岁及以上[21]。第二项研究是 678 名 65 岁及以上的退役军人，在 2 年内，根据 Naranjo 提出的 ADR 发生规律，10% 的意外住院可以确定与 ADR 有关[22,23]。这其中，仅有 36.8% 被认为是可以预防的，次优处方被认为是主要诱因。根据结论推断，美国接受初级照护的老年退伍军人群中，大约有 8000 人会因为 ADR 住院治疗。

很少有研究者对老年门诊患者或养老院居民进行 ADR 研究。在一项纳入了 27 617 名非卧床老年人的大型队列研究中，在 12 个月的时间内，有 5.5% 出现了 ADR，其中有 27.6%（421 名）被认为是可以预防的[24]。另外一项前瞻性队列研究纳入了 626 名 65 岁及以上的行动受限的 Medicare 受益人，发现有 38 人（22%）自我报告了一次 ADR[25]。最后，一项回顾性队列研究应用了因果算法来观察 A 型 ADR（即 ADR 是由于门诊成人对药物的预期药理作用的夸大而引起的）[26]。在 359 名衰弱的老年退伍军人从医院过渡到社区并开出了高危药物后，根据 Naranjo ADR 算法量表，发现 31.8% 的人有一种或多种 A 型 ADR 至少被评为"可能"[22,26]。

Gurwitz 等研究了马萨诸塞州 18 所养老院里 ADR 的发生率[27]。在 1 年的时间里，他们发现在养老院居住的 2916 名老年人中有 546 例出现 ADR，ADR 发生率为 1.89/(100 人·月)。总的来说，将近 44%ADR 是致死、威胁生命或严重的，并且 51% 是可以预防的。在一项近期研究中，Gurwitz 等对两家疗养院的 ADR 发生率进行了评估[28]。在这为时 9 个月的前瞻性观察研究中，在 1247 名疗养院居民中检测到 815 例 ADR，发生率为 9.8 人/(100 人·月)。大部分（80%）的 ADR 发生在药物使用过程中的监测阶段，并且像以前的研究一样，部分 ADR（42%）被认为是可以预防的。总的来说，这些来自各种背景的研究表明 ADR 是老年患者的常见现象。

在关于老年人 ADR 的已发表研究中，只有多重用药一直被确定为危险因素，尽管有些人认为 ADR 可能归因于少数几种药物（如抗血栓药物、抗糖尿病药物及阿片类药物）[21,29,30]。然而，减少患有多种合并症的老年患者的用药数量可能具有挑战性，因为这些共病通常需要药物治疗。避免药物种类过多导致的 ADR 也很难，因为这对老年患者的疾病管理至关重要。有证据表明，特定类型的用药错误（如处方不当、实验室监测欠佳和药物依从性差等）会增加 ADR 的发生风险。

不恰当处方是指选择与使用相关风险大于收益的药物，或使用与公认的医学标准不一致的药物[31,32]。无论用显性标准还是隐性标准，也无论是什么样的照护机构，潜在不恰当处方都很常见，这影响了 25%～96% 的老年患者[33-35]。自本书上一版以来，已经发表了 4 项研究，发现不适当的处方增加了 ADR 的风险，这些风险是通过明确的标准来衡量的，如老年人筛查工具（screening tool of older persons，STOPP）和美国老年医学会的比尔斯标准（American Geriatric Society Beers Criteria）[25,36-38]。在 5 项研究中，使用可靠且有效的隐性测量方法，即药物合理性指数（medication appropriateness index，MAI），也得出了相似的结果[26,37,39-41]。药物-药物及药物-疾病之间的反应可能是潜在不恰当处方增加 ADR 风险的最重要类型[25,26]。临床上要充分考虑到衰老会导致器官功能和稳态储备的减退、药代动力学及药效学的变化，以及需要药物治疗的共病数量的增加。

欠佳的监测也增加了老年人 ADR 发生的风险[42,43]。对于院外照护机构，大部分老年患者在服用慢性病处方药物时无法接受适当的实验室监测[44,45]。实际上，在疗养院多达 70% 的 ADR 与未进行适当的药物监测有关[27,28]。

最常见的药物依从性问题是药物使用不充分[46,47]。但是，药物治疗依从性较差对于 ADR 发生的影响可能是较轻微的，因为老年人可能对多达 75% 的用药保持依从性[48]。

撤药相关不良事件的流行病学

撤药相关不良事件（ADWE）不是在药物上市销售以前的临床试验阶段所发生的，它必须依赖于上市后临床经验和发表的研究数据来收集这些问题的信息[12,49]。ADWE 的临床表现可能出现生理戒断反应（如 β-受体阻滞剂停药综合征）或潜在疾病本身的恶化[12,49]。一项来自 2008 年的临床试验回顾性数据总结了中断某些特定药物的益处及风险[50]。

几项研究已经明确，同时应用多种类别药物的老年人中断药物后会出现 ADWE。这些研究都应用了因果关系评估，如 Naranjo 评估表。总的来说，ADEW 不如 ADR 或 TF 那样常见，且很少出现较严重的情况，几乎是可以预防的。Gerety 等调查了得克萨斯州一所疗养院在 18 个月内 ADWE 的情况，结果发现 62 名在院患者共经历了 94 起 ADWE（平均每个患者 1.54 次），相当于每月有 0.32 名患者发生 ADWE[51]。心血管（37%）、中枢神经系统（22%）、胃肠道（21%）药物是最常出现 ADWE 的几大类药物。Grave 等在美国进行了一项调查，他们观察了门诊 124 名老年患者 ADWE 的发生情况，停用 238 种药物，62 种药物（26%）导致了 38 名患者发生 72 起 ADWE[52]。心血管类药物（42%）、中枢神经系统药物（18%）最常发生 ADWE。在发生 ADWE（36%）中，26 起事件的患者需要住院治疗，或进入急诊观察病房及急诊看护随访。大部分 ADWE 是潜在疾病的恶化，以及停用药物 4 个月后发生的一些不良事件。最后，Kennedy 等进行了一项研究，他们研究了一所医院术后患者 ADWE 的发生情况[53]。1025 名患者入选，50%为 60 岁以上的老年人。34 名患者存在术后并发症，源于药物治疗中断。ADWE 涉及的特殊类药物有降压药（特别是血管紧张素转换酶抑制药）、抗帕金森药（特别是左旋多巴/卡比多巴）、苯二氮卓类和抗抑郁药。一项日本的回顾性研究纳入 627 名老年患者，评估了他们进入长期护理机构最初 3 个月 ADWE 的发生率。其中，230 名患者减少了服用的药物，只有 5 名（2.2%）出现 ADWE。3 份病例出现了抗精神病药物中断后的精神错乱。另外 2 份病例是停用抗抑郁药物和磺脲类药物出现抑郁症复发及高血糖症[54]。

近来，病例报道指出突然停用多奈哌齐类药物可能会出现 ADWE，包括眩晕和精神错乱，在停药后 3～5 天出现。还有两份病例，患者又重新开始服用多奈哌齐，症状完全缓解[55,56]。如果多奈哌齐继续停用，会出现症状波动，在停药后 10 天左右症状消失[55]。这些研究没有用到因果关系评估标准。最后，一项美国研究观察了患者在双向疗养院、医院治疗及出院后的用药变化情况，数据表明因药物发生变化而出现的 ADWE 是用药中断造成的[57]。

ADWE 的危险因素目前还不是很清楚。Gerety 等在一项研究中发现 ADWE 可能与被诊断为多种疾病、应用多种药物、住疗养院或住院治疗时间过长等因素有关[51]。Graves 等还发现停药的数量是 ADWE 发生的重要前兆[52]。Kennedy 等的研究揭示了 ADWE 危险因素随着服用药物时间的增加而风险加大[53]。

治疗失败的流行病学

关于老年人治疗失败（TF）的相关实验非常少。美国的一项关于 TF 的研究是通过住院医生、研究者应用可信赖的治疗失败问卷（therapeutic failure questionnaire，TFQ），来评估来自 11 家退伍军人医院的 106 名衰弱老年患者的 TF 情况[58]。11%的患者可能由治疗失败导致住院，充血性心力衰竭和慢性阻塞性肺疾病是最常见的相关共病。在急诊病房，意大利研究人员发现 6.8%的患者有 TF 的相关证据，近 2/3 发生在 65 岁以上的老年人中[59]。美国的一项关于老年人因药物被送入急诊的研究发现，28%的患者是因为 TF[60]。一位老年人病房的研究者对比利时的患者应用了 Likert 量表，结果表明 110 名患者中有 9 名（8.2%）TF，主要原因是依从性差及药物服用剂量不足[61]。Marcum 及其同事也报道了类似的实验结果，基于 TFQ 量表，678 名退伍军人中有 34 名（5%）因 TF 意外住院。其中 32 例被认为是可以预防的，依从性差及次优处方是 TF 发生最常见的原因[62]。

TF 的危险因素还不是很清楚。最新的一项研究发现，非裔美国退伍军人比白人退伍军人更易出现 TF[62]，

这可能与他们药物依从性差有关[63]。TF 出现的其他原因可能包括服药剂量不足、肝代谢酶诱导、药物之间的相互反应或无反应、治疗监测缺乏或必要药物缺乏等。

在美国 TFQ 住院治疗研究（46%和 58%）和美国急诊观察研究（66%）中，服药依从性差是 TF 最常见的原因[50,58,62]。老年患者可能不会按处方服药，无法获得完整的处方、遗漏剂量，不规律服药，或减少剂量。这些行为有可能是故意为之（如药物副作用、健康信念、对于服用过多药物的担心），也有可能不是故意的（认知功能受损、视力敏感性下降、缺少运动）[42]。因费用关系所产生的依从性差在老年人中是比较重要和有意不依从的一种普遍行为[63,64]。

TF 的另一个主要因素是处方药物遗漏问题，也就是说遗漏了可能治疗或预防某种疾病的药物[65]。一项应用衰弱老年人护理评估标准的研究发现，372 名老年患者中有 50%的处方中缺少必要的药物[66]。最常见的问题是高风险非甾体抗炎药（nonsteroid antiinflammatory drug，NSAID）服用者没有胃炎保护剂，糖尿病合并蛋白尿患者没有血管紧张素转换酶抑制剂（angiotensin-converting enzyme inhibitor，ACEI），以及骨质疏松症患者没有钙剂和维生素 D[31,67-69]。美国的研究者使用 START（Screening Tool to Alert doctor to the Right Treatment）评估表进行研究，结果发现出院的 384 名衰弱老年患者中有 62%存在药物使用不足的问题[70]。必要药物最有可能被忽略的是心血管类药物（如抗心绞痛类）、调整血液类（如抗血小板药物）、维生素（如复合维生素）及中枢神经系统药物（如抗抑郁药物）。日常生活行动受限且多种疾病并发的患者治疗效果较差。

减少老年患者药物相关问题的措施

鉴于药物相关问题非常普遍，花费高且具有重要的临床意义，那么，怎样才能减少这些情况的发生呢？关于这一问题，具体回答十分困难，因为很少有老年患者健康服务干预临床试验，我们可以通过这些试验制定相应措施来减少 ADR、ADWE 或 TF。因此，医疗政策制定者及临床专家必须力求寻找以现存流行病学和临床信息为基础的合理、经验性的方法。这里我们所讨论的方法，包括更加完善的医疗体系设计、改善医疗服务质量和患者/照护人员的教育。（专业性教育将在"老年用药原则"一节中进行讨论。）

健康体系的设计

通过设计医疗健康体系，使得每个人都容易做"对"的事情，而很难做"错"的事情，从而能减少药物相关问题[71]。在最新医疗研究报告中，"减少用药错误"，提供了大量具体的建议来提高药物的安全性[9]。其中一项建议是所有的医疗健康保健机构应该立即制定出完整的针对临床医生及患者有效的有关患者信息的决策支持方

案。另一项建议是医疗保健体系应注意收集药物安全性方面的信息，并利用这些信息提高药物的安全性。健康保健机构还应该建立恰当的系统，使提供者可以做到以下几点：①可以获得药物全面的参考信息和相关的健康数据；②通过积极监测和使用这些监控数据评估药物的安全使用并告知预防措施；③书写电子处方；④开具的处方应以证据为基础且有目前的临床决策的支持。最近的一项系统回顾对电脑化的医嘱输入及临床决策支持系统对老年人医疗质量、效率和健康保健支出的影响进行了评估[72-75]。这些研究表明，虽然大量可用的研究相当有限，但这些研究已经可以使药物应用过程中的有效性及安全性等方面的问题得到改善。在各级医疗机构继续发展及细化临床决策支持系统中，很有可能减少用药错误及药物相关不良反应事件等问题[76]。例如，一项大型随机对照试验发现，当电子健康记录提示患者因服用了中枢神经系统药物后某些危险因素评估降低时，院外患者受伤的风险也随之下降[77]。另一项在疗养院进行的随机对照试验使用了药剂师药物方案评审软件，以确定服用药物的患者罹患老年综合征和使用医疗服务的风险[78]。这项研究表明了谵妄的危险性明显增加，而药物相关不良事件的住院率并没有明显增加[78]。

健康服务方案

一些综述及其他书籍的章节已经就健康服务方案进行讨论，希望可以改善欠佳的处方，包括详细的说明书、临床药剂师咨询及老年医疗服务[79-85]。但是，目前只有 4 项随机对照试验可以证明这些策略可以减少老年人 ADE 的发生。一项成功的健康服务策略是为老年人提供药物咨询服务，也就是我们熟知的老年综合评估及管理（geriatric evaluation and management，GEM）。在这种模式下，多学科团队的专家，包括老年病内科医生、护士、社会工作人员和药师一起合作，提供全面的患者照护。GEM 的一项重要组成部分是药物的评估及优化[86]。Schmader 等进行的一项研究显示，GEM 照护可以减少药物使用不足，并减少衰弱门诊患者严重 ADR 发生的风险。另一项 RCT 研究发现，临床药师的活动改善了老年住院患者的不恰当处方，并且减少了后续因 ADE 的再入院[37,87]。最后，在 RCT 研究中，多学科教育的干预措施改善了用药准确性，并减少了药物相关的再入院[40]。需要更多的大样本多中心对照研究以确定这些及其他优化药物方法的有效性。

患者及照护人员的教育

向患者和照护者提供关于潜在不恰当药物和可能的 ADE 的系统教育可能具有多方面的益处。可能减少高风险药物的使用，如果出现 ADR，患者或照护者能够更早的识别并报告问题，从而使临床医师可以更快地调整药物。最近由 30 家社区药房发起的一项新的 RCT 研究，在 3303 名老年门诊患者中测试了患者教育手册的影响，

该手册描述了使用苯二氮卓类药物的风险和逐步停药的程序重要性[88]。在医师和药师的监督下，与未接受教育的患者相比，接受教育的患者中有更多的人停用（25%）或减量（16%）应用苯二氮卓类药物。可以相信的是，如果采用更大样本的研究，也可能发现与苯二氮卓类药物应用减少相关的跌倒或骨折发生率的下降。关于苯二氮卓类药物缓慢减量（而不是突然停药）必要性的教育也可能帮助预防 ADWE，但是在这项研究中没有评估。另一项研究评估了医院药师对出院前患者和照护者进行药物咨询的影响，显示 ADR 的发生率下降[89]。最后，最新的一篇综述总结了在老年患者中强化药物依从性的一些 RCT 研究，发现患者教育和依从性帮助可以改善药物的依从性，从而减少了由于患者或照护者决定停止有益药物治疗而可能导致的与 TF 相关的住院事件[90]。

老年人最佳药物治疗原则

老年病科的临床医生应该熟知并遵守老年人最佳药物治疗原则，以获得药物治疗的最大收益，同时把治疗相关问题降到最少（框 101-1）。处方的第一步是确定药物治疗是否必要，因为老年患者的一些医疗问题并不需要药物治疗来解决。对患者的评估应考虑到预期寿命和药物治疗获益所需要的时间[91]。如果临床医生确定需要某种药物，且用药的收益大于风险，接下来就是根据药物的药代动力学、可能的副作用、潜在药物相互作用，以及包括肝肾功能在内的患者疾病状态等因素选择药物制剂[92]。老年患者用药需要小剂量起始，并调整剂量的间隔时间必须延长。评估治疗费用、建立明确的治疗终点，以及在药物决策中考虑患者偏好也都很重要，特别是当考虑到患者同时伴有多种并发症时，这种情况下药物的实际风险及收益均不是很明确。

框 101-1　老年人药物治疗原则

1. 认真考虑药物治疗是否必要。
2. 掌握与年龄相关药物的药理知识。
3. 知道患者疾病及用药，以及这些药物的副作用。
4. 选择初始剂量，谨慎调整剂量（老年人一般应减小剂量）。
5. 选择成本最低的药物。
6. 建立清晰、可行的治疗终点。
7. 监测药物的不良反应，它是老年人疾病发生的一个主要原因。
8. 药物应逐渐减量，以防止或减少不良停药事件（如果可能的话）。
9. 定期审查需要长期口服的药物和停止不必要的药物。
10. 对于确诊的疾病，评估是否有遗漏的需要的药物。
11. 审查依从性，简化治疗方案，如果可能，考虑使用援助。

作为持续照护管理的一部分，临床医生应该通过患者病史、体格检查、实验室数据（有条件且数据准确的情况下）监测潜在的 ADR[85]。ADR 鉴别对老年患者是一项挑战性的任务，因为 ADR 可能以一种模糊或非典型的方式表现出来，并且因果联系很难确定。绝大多数

老年综合征的不同诊断中应包括 ADR。如果不良事件已知是患者一种或多种药物的副作用，则可以通过确定开始用药和事件发生之间的时间关系、评估竞争性原因，以及在危险因素中评估激发试验或去激发试验的影响，从而增强确定 ADR 因果关系的信心[22]。尽管如此，在某些情况下，临床医生确定老年患者药物应用和随后不良事件之间的因果关系是非常困难的，甚至是不可能的。

在最近停药的患者中，重要的是要考虑到 ADWE 的可能性。老年人的 ADWE 往往容易被忽略，撤药反应被错误地认为是某种疾病状态。能够导致 ADWE 的日常活动包括停用不想吃的药、故意不遵从医嘱、外科手术前停药、同种类药物相互替换的管理式医疗实践。表 101-1 列出了老年患者常用且可能与撤药综合征或原发疾病加重有关的药物[51,52,93,94]。为了预防 ADWE，临床医生应该考虑药物的剂量、治疗周期，以及药代动力学等问题[49]。通过在较长的期限内缓慢、谨慎地减药，可以减少或避免这种风险。这种方法类似于开始一种新的药物治疗时的药物滴定法。不幸的是，大多数药物都没有建立精确的减量时间表。

表 101-1　老年人与撤药不良事件有关的药物

药物	撤药类型	撤药综合征
α-受体拮抗剂（降血压）	P, D	高血压、心悸、头痛、焦虑
血管紧张素转换酶抑制药	P, D	高血压、心衰
抗心绞痛药物	D	心肌缺血
抗胆碱酯酶抑制剂	D	谵妄、激动、焦虑、失眠、注意力不集中、情绪易变
抗惊厥药物	P, D	癫痫发作、焦虑、抑郁
抗抑郁药物	P, D	静坐不能、焦虑、易怒、肠胃不适、情绪低落、肌痛、头痛、鼻炎、发冷、失眠、抑郁症的复发
抗帕金森药物	P, D	僵化、震颤、肺栓塞、精神病、低血压
抗精神病药物	P	恶心、烦躁不安、失眠、运动障碍
巴氯芬	P	幻觉、妄想、失眠、噩梦、躁狂、抑郁、焦虑、不安、困惑、癫痫、肌张力增高
苯二氮卓类	P	烦躁、困惑、精神错乱、癫痫发作、失眠
β-受体阻滞剂	P	心绞痛、心肌梗死、焦虑、心动过速、高血压
糖皮质激素	P	衰弱、厌食、恶心、低血压
地高辛	D	心衰、心悸
利尿剂	D	高血压、心衰
组胺受体（H2）阻滞剂	D	食管炎的复发和消化不良症状
阿片类药物	P	不安、焦虑、愤怒、失眠、发冷、腹部绞痛、腹泻、发汗
非甾体抗炎药	P	关节炎和痛风炎症复发的症状
镇静/催眠药（如巴比妥类）	P	焦虑、肌肉抽搐、震颤、头晕
他汀类药物	D	早期神经系统退化、心衰、心肌梗死、室性心律失常、心源性休克

注：D. 基础疾病的恶化；P. 生理撤药反应

对患者的每一次随访，都需要审核服药情况，如果条件允许，则简化药物治疗方案。可以通过改变药物剂量和/或停止效果不再确切的药物，以达到简化药物的目的。在老年多重用药患者中，可以借助药物合理指数（MAI）等方法进行药物审核（框 101-2）[32,95]。标准化的工具还可以用来评估是否遗漏了必要的治疗。例如，药物治疗不足评估要求保健医生审阅患者医疗记录后，需要将患者所有的慢性病与处方药物相匹配[70]。通过这种方式，可以发现是否遗漏了基于科学文献的具有循证医学证据的某种疾病的治疗药物。每个疾病都可归为三种情况中的一种：遗漏、接近遗漏（如使用适当的非药物方法）、没有遗漏。发现未达最佳标准的处方后，重要的是评估患者的服药方式和发现依从性差的危险因素（如听力、视力及认知功能的损害），从而能够制定个性化的治疗方案[46]。医疗保健专业人士可以考虑为他们的老年患者提供依从性帮助，并且应该通过规律地监测随访患者的依从性情况。提高老年患者依从性的常规方法包括简化治疗方案、提供书面指示、考虑常规剂型和降低成本。对老年患者来说，增加依从性也需要一些特定策略，如药丸盒、增加处方标签上的字体大小、日历、便于吞服的剂型、药片切割器、口服给药注射器、胰岛素注射器放大、吸入器的管道隔片、易开盖的药盒等。电子提醒辅助手段也被证明有益于提高依从性，如信息提醒手表、自动化药物输送系统、带提醒装置的药瓶。最后，应该鼓励患者的积极性，并得到家庭的帮助。

框 101-2　药物合理指数

对服用的每一种药物按如下几点进行询问：
1. 是否具有服用这种药物的指征？
2. 这种药物对疾病是否有效？
3. 剂量正确吗？
4. 用法正确吗？
5. 用法具有实用性吗？
6. 药物与药物之间的反应具有临床意义吗？
7. 药物与疾病之间的关系具有临床意义吗？
8. 与其他药物有不必要的重复吗？
9. 治疗的持续时间可以接受吗？
10. 与同等效用药物的替代品相比，这是最便宜的吗？

总　结

药物治疗可以有效地减轻、预防或治疗老年人的许多疾病，从而显著提高老年患者的生活质量。在过去的几十年中，针对老年患者的药物疗效的临床试验证据已显著增加，并且正在开发更多潜在有益的药物。但是，临床试验的数据受到诸多限制，包括老年患者代表性不足，衰弱的老年人或高龄患者被多数研究排除在外，以及缺乏旨在评估竞争性药物有效性的上市后研究。此外，药物治疗的获益可以被 ADR、ADWE 和治疗失败抵消。尽管频率估计各不相同，但是许多流行病学研究一致认为，在老年患者中这些药物相关问题是常见、昂贵的，并且具有重要的临床意义。潜在的解决方案包括设计更好的健康系统、改善健康服务方案，以及对患者和照护者进行教育。还需要更多的研究来确定这些方法的可行性和有效性。为老年人提供医疗服务的临床医生必须了解并应用老年人最佳药物治疗原则，从而能够达到最大的药物获益，并尽量减少药物相关问题。

关键点

- 对老年人药物治疗的有效性和安全性的了解有限。
- 药物相关不良事件，如药物不良反应、撤药相关不良事件及治疗失败，在老年人群中是常见的，并导致了相当高的患病率。
- 改变或减少包括多重用药等药物相关问题的策略，将要求健康系统设计和制定新方法，以向老年人提供卫生健康服务。
- 临床医生应该努力定期对老年患者的治疗方案进行系统性审查，并遵守其他原则，以优化老年患者的药物治疗。

（杜　健　译，孔　俭　审）

完整的参考文献列表，请扫二维码。

主要参考文献

4. Hilmer SN, Gnjidic D, Abernethy DR: Pharmacoepidemiology in the postmarketing assessment of the safety and efficacy of drugs in older adults. J Gerontol Med Sci 67:181–188, 2012.
11. Edwards IR, Aronson JK: Adverse drug reactions: definitions, diagnosis, and management. Lancet 356:1255–1259, 2000.
19. Beijer HJ, de Blaey CJ: Hospitalisations caused by adverse drug reactions: a meta-analysis of observational studies. Pharm World Sci 24:46–54, 2002.
23. Marcum ZA, Amuan ME, Hanlon JT, et al: Prevalence of unplanned hospitalizations caused by adverse drug reactions in older veterans. J Am Geriatr Soc 60:34–41, 2012.
29. Maher R, Hanlon JT, Hajjar ER: Clinical consequences of polypharmacy in elderly. Expert Opin Drug Saf 13:57–65, 2014.
31. American Geriatrics Society: 2015 Beers Criteria Update Expert Panel: AGS updated Beers criteria for potentially inappropriate medication use in older adults. J Am Geriatr Soc 63:2227–2246, 2015.
32. Hanlon JT, Schmader KE: The Medication Appropriateness Index at 20: where it started, where it has been and where it may be going. Drugs Aging 30:893–900, 2013.
34. O'Mahony D, O'Sullivan D, Byrne S, et al: STOPP/START criteria for potentially inappropriate prescribing in older people: version 2. Age Ageing 44:213–218, 2015.
42. Steinman MA, Handler SM, Gurwitz JH, et al: Beyond the prescription: medication monitoring and adverse drug events in older adults. J Am Geriatr Soc 59:1513–1520, 2011.
46. Hughes CM: Medication non-adherence in the elderly. Drugs Aging 21:793–811, 2004.
49. Bains K, Holmes H, Beers M, et al: Discontinuing medications: a novel approach for revising the prescribing stage of the medication use process. J Am Geriatr Soc 56:1946–1952, 2008.
62. Marcum ZA, Pugh MV, Amuan ME, et al: Prevalence of potentially preventable unplanned hospitalizations caused by therapeutic failures and adverse drug withdrawal events among older veterans. J Gerontol Med Sci 67:867–874, 2012.
65. Cherubini A, Corsonello A, Lattanzio F: Underprescription of beneficial medicines in older people: causes, consequences and prevention. Drugs Aging 29:463–475, 2012.
80. Spinewine A, Schmader KE, Barber N, et al: Appropriate prescribing in elderly people: how can it be measured and optimized? Lancet 370:173–184, 2007.
81. Tjia J, Velten SJ, Parsons C, et al: Studies to reduce unnecessary medication use in frail older adults: a systematic review. Drugs Aging 30:285–307, 2013.
82. Patterson SM, Cadogan CA, Kerse N, et al: Interventions to improve the appropriate use of polypharmacy for older people. Cochrane Database Syst Rev (10):CD008165, 2014.
83. Alldred DP, Raynor DK, Hughes C, et al: Interventions to optimise prescribing for older people in care homes. Cochrane Database Syst Rev (2):CD009095, 2013.
85. Hajjar ER, Hanlon JT, Maher RM: Drug-related problems in older adults. In Hutchison L, Sleeper R, editors: Fundamentals of geriatric pharmacotherapy: an evidence-based approach, ed 2, Bethesda, MD, 2015, American Society of Health-System Pharmacists.
91. Holmes HM, Min LC, Yee M, et al: Rationalizing prescribing for older patients with multimorbidity: considering time to benefit. Drugs Aging 30:655–666, 2013.

第 **102** 章 | 运动障碍

Nancy L. Low Choy，*Eamonn Eeles*，*Ruth E. Hubbard*

介　　绍

老年人运动障碍（impaired mobility）和平衡功能障碍随着衰老越来越常见。急性期改变（"瘸腿"、跌倒）曾一度被称为"老年顽症"，目前越来越多的人将这些症状统称为急性老年综合征。运动和平衡能力的缓慢改变是生理性（不可避免的）或病理性（潜在异变的）的仍不清楚。损伤的累积，包括影响运动功能表现的各种损伤，可能是高龄者不可避免的。其他因素如久坐、慢性疾病的出现和生理性运动能力下降等，这些都会对完整的运动系统功能产生负面影响，但产生负面影响后可以缓解。

本章主要阐述运动功能受损与平衡功能的关系，并未对跌倒进行详细论述，跌倒主要见第 103 章。我们主要对运动系统随年龄变化的重要特点进行简单回顾。这将主要通过分层观点来实现，包括高阶命令（神经系统）和执行功能，从行走速度到行走始动，以及从坐位到站立，最后从躺到坐的转变。接下来，我们会描述一些常见的步态异常，以及怎样进行结构化评估及分类。我们还回顾了对老年人平衡及运动能力的临床评估，以强调应用社区及医院设施中的特殊工具起到的作用。最后，我们研究了运动障碍与衰弱之间的关系，并鼓励在衰弱发生的时间范围内对受损的运动能力进行即时干预。

与年龄相关的运动改变

运动代表了一系列基础的日常活动，从行走到坐和站立再到卧床。在此章节我们将探讨这些运动随年龄发生的变化，为平衡功能和运动功能的评估与治疗打下基础。

执行功能

传统上，行走被看成一项自动、无意识的行为，不需要高级神经功能的输入。然而，人们现在逐渐意识到步态及执行控制操作功能之间有着复杂的联系[1]。健康老年人执行功能显著下降与认知、运动功能受损[2]相关，而且更易发生跌倒[3]。当执行功能下降时，将会出现步态模式的支持阶段和迈步时间增加两倍[4]。

基于完整执行功能的双重任务实验研究表明，老年人在执行一项附加任务特别是说话时，很难维持正常的行走[5]。即使在健康的老年人中，行走的同时执行多项任务也会影响平衡，直接影响到身体摆动和步伐变化，从而间接影响到步态速度[6]。随着衰老，执行多项任务时进行任务转换的功能也会受损，并出现老年人反应抑制、心理定向转移和功能运动的意向灵活性前兆[7]。

这些改变的病理生理基础主要源于额叶皮质。额叶皮质在执行功能方面发挥着重要作用，且当微血管发生损伤时极易受损[8]。额中回是运动规划区，它的活动减弱与老年人跌倒相关[7]，但有趣的是，额叶执行联络受损却不能预测跌倒的发生[9]。试点研究表明，靶向执行功能训练是可行的，而且很可能改善步态参数，包括平衡功能[10]。

行走速度

与年轻人相比，老年人行走速度更慢。在爱尔兰一个具有国家代表性的社区居民采样观察中，发现年龄超过 50 岁者行走速度开始减慢，年龄超过 65 岁者更为明显[11]。尽管这次采样排除了有严重认知功能障碍、痴呆、帕金森病（Parkinson disease，PD）患者和康复中心居住者，但包括患有慢性病的患者。这就出现了一个问题：行走速度的减慢是继发于疾病病理过程还是与年龄引起的改变相关。对健康老年人的研究结果更支持后一种观点。对杰出运动员横断面的研究发现，50～74 岁运动员的行走速度和耐力每年约下降 3.4%，年龄超过 75 岁后下降速度更为显著[12]。尽管行走速度的减慢被认为与年龄的增长相关，但越来越多的证据表明这也许并不是良性改变。

一般来说，行走速度是健康状态的一种反应。社区老年人的平均行走速度明显快于年龄相当的住院患者[13]及康复中心居住者[14]。行走速度减慢与不良事件的发生相关。一项对 27 个不同研究的系统回顾总结发现，运动缓慢（通过用通常的步态行走超过 4m 来评估）的老年人存在未来失能、认知功能受损和住院的发生风险[15]。同样，根据对 34 485 名 65 岁以上老年人随访 6～21 年的数据分析显示，行走速度的改变，即平均增加 0.1m/s 能提高生存率[16]。因此，行走速度被推荐单独[17]或与力量和生命力联合作为评估衰弱的指标[18]。在一项关于衰弱的潜在七项标准（包括衰弱、体重减轻和疲惫等）的研究中发现，行走速度减慢是慢性失能的最强预测指标，也是跌倒的唯一显著的预测指标[19]。老年人衰弱的动力特点也是通过评估运动功能改变来探索的[20]。

行走速度减慢的原因尚未完全明了，但脑血管疾病很可能是其病理生理过程中的关键因素。行走缓慢与白质高密度和颞叶内侧区灰质的改变相关[9,21]。额叶区体积较小可能会引起信息转导和运动规划减慢，进而导致行走速度减慢[22]。同样，较快的行走速度和大脑半球较大的灰质体积与信息转导能力显著相关[23]。高血压可能也是一项关键因素。在脑血管健康研究中发现，高血压加速了行走速度的减慢[24]，而且参与并介导了白质高密度与运动受损之间的联系[25]。

行走始动

行走始动需要整体控制肢体运动及姿势，而且是通过有针对性地变换姿势来达成的，包括小腿三头肌的舒张、腹侧肌肉的协调收缩、臀部的摆动，以及大腿和膝盖之间一定程度上的弯曲。起步时速度最快，在至少两步后可达到相对稳定的速度[26]。健康老年人的行走始动功能常常是保持完好的[27]。行走始动功能异常在评价老年人疾病进展方面是一个敏感但不特异的指标，如评价帕金森病、多发性脑梗死、正常压力脑积水、进行性核上性麻痹和脊髓型颈椎病。

从坐位到站立的转换

从床上或椅子上站起来的能力是正常运动能力中的一个重要方面，能独立地评估运动功能受损和日常行为能力不全的社区居住老年人[28]。站起包括许多阶段：①准备阶段，即将双足放在能承受重力的位置，身体向前倾斜使重心转移到双足；②最大力量阶段，即双足所承受的重力能直接站起；③控制的扩展阶段，即实现直立状态；④站立的平稳阶段，即能使个体维持平稳[29]。当个体为肥胖[30]，或存在慢性阻塞性肺疾病[31]、PD 或其他神经系统步态失调疾病时将会出现无效准备[27]。臀部、骨盆、膝盖及脊柱的活动度减小常常随着年龄增长出现，而且可以导致重心在双足之间交替障碍。臀部环肌力量减退也是老年人的常见现象，是整体状态退化的表现，出现该状况的老年人可能需要用手来帮助他们站起。从椅子上站起试验是评价姿势控制、力量、协调性的敏感指标，且可纳入躯体功能检查[32]，用来评价衰弱和活动能力强的老年人。

从平卧到床边坐位的转换

一项基于老年人的研究发现，当躯体肌肉组织衰弱

使老年人很难从床边坐起时，他在床上的始动位置和上肢力量很重要[33]。当躯干肌肉衰弱时为其准备合适的位置（将其翻转到边上或摇高床头），同时配合上肢可为其坐到床边提供有效的帮助[34]。此外，如果能恰当地应用上肢和躯干组成部分，下肢也可以用来增加动力。当躯干肌肉衰弱时，在坐起的过程中需要持续依赖上肢[34]。因此，老年人要想独立地离开床面，躯干肌肉、上肢和下肢需要接受靶向干预项目进行锻炼。

常见的步态障碍

步态异常与衰老相关，通常是多种因素共同作用的结果，包括感觉异常、神经退行性和精神-认知反馈异常[35]。按实用性划分，步态异常可分为临床能观察到的和其他很少有表现的。以下步态模式在有经验的临床医生看来一目了然，而且是按照功能受损的程度和与神经系统相互作用形式来分类的[36]。

中等程度的步态异常包括以下内容。

- 见于帕金森病缓慢、拖拽的步态。
- 由轻瘫导致的肢体僵直、环转功能下降、鞋底磨损，通常见于脑卒中患者。
- 感觉小脑性共济失调和前庭病变皆有动作不稳定这一共同特征，但可以通过分离或揭示其病变器官而从临床上辨别它们。

轻度程度的步态异常包括以下内容。

- 规避疼痛的步态形式：是一种受损侧出现步子减小的形式，从而减轻患侧承受体重时的疼痛，常继发于踝部、臀部、膝部疾病。
- 一种综合问题（常继发于踝关节炎或踝关节融合术）可能致使负重改变，邻近关节继发压力增加（避痛性步态），随之使胫骨前肌力量减弱（垂足或拖拽步态），以及代偿性步态姿势（跨阈步态）致使拇长伸肌参与其中及锤状趾畸形。

由于上述异常会在其他章节中介绍，在这里我们更着重于介绍难于诊断的步态异常。"步态失用"这一名称逐渐被重度步态异常所取代，也可能与基础感觉运动转导通路的完整性受损有关[36]。与帕金森病所遇到的问题类似，重度异常中的步态模式可归结于运动设计的失败。这些异常可以按照其功能或神经解剖联系来分类。即使这样，这些异常的确切本质仍然存在争议，目前已经提出多种分类系统（表 102-1），其不确定性也可以通过这点反映出来[36-38]。

表 102-1　步态抬高障碍的分类*

参数	部位分类[36]			
	额叶步态异常	额叶平衡失调	皮质下平衡失调	推测可能出现的异常
现象分类[36]				孤立步态始动障碍

续表

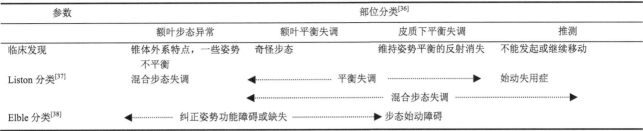

参数	部位分类[36]			
	额叶步态异常	额叶平衡失调	皮质下平衡失调	推测
临床发现	锥体外系特点，一些姿势不平衡	奇怪步态	维持姿势平衡的反射消失	不能发起或继续移动
Liston 分类[37]	混合步态失调	◄········· 平衡失调 ·········►		始动失用症
	◄········· 混合步态失调 ·········►			
Elble 分类[38]	◄····· 纠正姿势功能障碍或缺失 ····►		步态始动障碍	

* 慌张步态、心因性步态和锥体外系过度激活也许可以保持它们各自的特点，在此表中将其忽略

对于运动来说，高位结构（皮质基底节区－丘脑皮质环路）之间的联系是在特定环境限制下，实现人的运动需要、维持姿势及平衡的保证[38]。任何影响高位结构功能部位或其间联系的病理改变，都将导致各类的步态异常，具体如下：

● 个人意愿向任务执行的转换能力抑制，表现为运动迟疑或凝固，以及行走起始和转弯困难（尤其是损害了大脑补充运动区域及其联络神经）[38]。

● 不能有效地实现行走可能是受到情绪和环境两方面的影响。

● 不能有效地实现姿势反射或姿势反射缺失可能会导致摔伤。

● 与基底神经节功能丧失导致的运动功能减退相比，基底神经节功能紊乱也会导致大量、不自主、不受控制的肢体运动[39]。

步态的分类常因其缺乏一致性而受到批评[37]，如Nutt分类标准包括额叶步态异常、慌张步态、额叶平衡失调，以及皮质平衡失调这些类别，且各自独立[36]。老年人的病理改变是逐渐积累且相互重叠的，可能表现出的步态不能归入这样的离散范畴。Liston 等根据自己确定的临床分类来定义步态评价的参数[37]。Elble[38]提出的将平衡障碍与无效步态融合在一起的理论看起来很有道理，只是这套理论未将病理位点和步态紊乱的生理特点联系起来。

慌张步态引起的精神错乱现象也是值得思考的[40]。由于受多因素影响，慌张步态常常被认为是感觉系统疾病，它通过运动传入轴——前庭、视觉和周围神经系统[41,42]。行走速度的减慢与失去对平衡功能的信心和害怕跌倒相关，是维持运动、调节感觉的代偿机制。慌张步态也许完全归功于近期的跌倒，从而对自己失去了信心或仅仅害怕跌倒[40]。横断面研究显示，慌张步态很常见，而且与站立平衡不良、抑郁、焦虑、恐惧跌倒和体力下降有关[41,43]。这些特点提示慌张步态是患者出现各方面异常高风险的标志，但慌张步态本身也较易于经过目标干预进行修正。因此，区分功能障碍步态、过度代偿机制所致步态和原发性功能障碍步态是非常重要的[44]。在发现和修正导致慌张步态综合征的潜在因素之前，应首先排除原发性步态异常[43]。

直接与慌张步态相反的是粗心步态[15-17]，患者表现为无法抑制自身运动，缺乏将判断力与自身生理局限性或外界环境相匹配的能力。尽管有很多研究报道痴呆者走路速度很慢[45]，如果将全部的物理损伤都考虑进去（如应用助步器者和功能损伤者），也许他们的步行速度就显得太快[46]。这种快步的鲁莽的步态提示额叶障碍，将有很高的概率引起伤害性跌倒，就像在痴呆患者中观察到的那样。类似的是，住院的老年谵妄患者，由于他们的过度行走和医生对其运动问题的忽视，也存在较高的跌倒风险[47]。可以想象的是，如果可以对患者执行功能障碍的运动表现进行评估，并将评估结果进行量化，那么这种评估患者活动冲动的工具将会发挥其临床效能，并且成为预测风险的潜在指标。

药物以指数增长的方式对步态障碍沿垂直和多种传导旁路进行影响。药物负荷也许对运动系统无直接作用，除了应用抗精神病药后的锥体外系症状外，更多的是对执行认知层次方面的影响。任何冲击情感的单药或组合用药都能对运动系统产生不良影响，还会使先前存在的运动功能障碍更加不稳定[48]。相反，治疗认知功能障碍也许能改善步态异常，这就表明对认知功能进行评估和药物治疗是全面治疗运动功能障碍的先决条件[49,50]。

平衡和运动的临床评估

社区活动会给老年人带来平衡和运动的挑战，速度、距离、道路表面（如水泥、砾石、沙子）都需要克服；而在不同地形（如斜坡、路边、公路）和移动台阶，将进一步挑战老年人在行走时完成双重任务（如交谈、携带物品），并对环境中的物品（如人物、动物、物理结构）、不同光线（如黑暗、昏暗、阴影、阳光）和天气情况做出反应[51]。平衡是运动的整体，可能与以下情况相关：平稳的活动（如站立时保持的直立状态）、对内部干扰做出更具动态更适合的反应或对外部干扰反应做出活跃反应[52]。

平衡和步态异常可以用不同测试进行定性分析。这些方法包括测量平衡参数、行走速度，以及患者进行不同等级挑战时受到的影响，包括需要注意力和更高执行功能的二次任务。平衡和运动的评估工具[32,53-76]已在表 102-2 中进行了总结，它与可靠性、有效性、老年人表现形式、灵敏度的短期变化（如急性期住院期间）

或长期变化（如亚急性期康复中心、社区）、预测不良健康或跌倒相关。行走的功能评估[72-77]、BEST检测和mini-BEST检测[69-72]和TUG检测，以及伴或不伴双重任务组成成分[60-64]被认为是评估康复中心和社区老年人发生跌倒风险最有力的工具。证据还表明，监测向后走[78]、爬楼梯和性别、害怕跌倒[79]都是评估家庭和社区居住者发生跌倒风险的重要因素。

当衰弱的老年人住院时，评估平衡和运动功能（包括床上运动、坐下和站立平衡、转换及行走）更广泛的方法更适用。一些工具（表102-3）主要用于居住在康复中心及家庭护理单位（PMS）[82-84]的亚急性期患者[如临床预后变化评分（clinical outcome variables scale，COVS）[80]、改良老年运动评分（modified elderly mobility scal，MEMS）[81]，然而莫尔顿运动指数（Morton mobility index，DEMMI）[85-89]和平衡运动分层分析（hierarchical assessment of balance and mobility，HABAM）[90-93]在急性期是更为常用的方法。这种通过完成运动任务来评估平衡和运动的方法也为临床提供了许多益处，具体如下。

● 一种危险分层标志：将运动和平衡的衡量方法作为一种非侵入性检测工具，来确定患者生理功能的下降情况，在传统评估方式发现之前引起医生注意。

● 运动和平衡的衡量方法为探索特殊诊断和/或老年综合征之间的联系提供了机会。

● 确定能使病情改善的相应方法的客观阈值，启用更密集的强化康复训练项目的适合性及时机。

● 向患者和照护者进行功能改善的视觉展示，提供教育和学习机会，以达到多方面的共识。

● 运动和平衡的评估提供了一种有益于临床的接触患者的气氛，而不需要应用昂贵的技术。

表102-2　医院、康复中心或社区对平衡和行走的评估

平衡和行走的临床评估方法	项目评分或通过评分或测验进行评估	老年人的可靠性和有效性	老年人的标准数据	健康不良或跌倒和跌倒风险的预测	下限和上限效应
平衡感觉完整性的临床检测（CTSIB）[53,54]	双足分开——firm EO/EC，foam EO/EC 双足并拢——firm EO/EC，foam EO/EC	得到了广泛承认[53]	通过-失败；30s实验[53]	Foam EO/EC 实验失败与健康不良和跌倒者相关[54]	上限效应对应着有较高执行功能的老年人
5次从坐位到站位（5×STS）[32,55,56]	完成从坐位到站位5次需要的时间	在急性病房和康复中心中得到了广泛承认[32,55]	60~69岁=11.4s；70~79岁=12.6s；80~89岁=14.8s[55]	>13.6s（运动功能不全的老年患者）>15s与再发跌倒相关	无上限效应；真实改变时间=2.5s[56]
Berg平衡评分（BBS）：0~56分[57-59]	14项评分0~4——坐下、站起、转换、行走、360°旋转、抬物	得到了广泛承认	>56 MDC=4~7分[58]	41~56分：低跌倒风险 21~40分：中度跌倒风险 0~20分：高跌倒风险[59]	上限效应对应着有较高执行功能的老年人
TUG检测 TUG-体力 TUG-认知[60-64]	站立、行走、3m后转弯、返回到椅子、坐下所用时间[60,61]	在急性病房、康复中心和社区中得到了广泛承认	60~69岁<8.5s 70~79岁<9.5s[63]	>13.5s中度跌倒风险跌倒者-非跌倒者有3.69s差异 >13.5s在6个月内预测跌倒者占预计跌倒者的83%[60,64]	无上限效应 MDC=2.5s[60]
10m行走实验（10MWT）[65]	14m行走10m返回	得到了广泛承认	年龄相匹配的健康人=13.6m/s	未发表	无上限效应
6m行走实验（6MWT）[66]	30m的距离来回走	得到了广泛承认	老年男性>550m 老年女性>450m	跌倒者<250m MDC与临床小组相差≈90m	未定义上限效应
动态步态指数（DGI）——0~24分；8项行走项目0~3[67,68]	标准——改变行走速度；行走+头部运动、转身、跨过或绕过障碍物、上下台阶	得到了广泛承认	健康老年人=21±3分[67,68]	中度跌倒风险<19[68] 跌倒者=11±4分 6个月内预测跌倒者占预计跌倒者的67%	上限效应对应着有较高执行功能的老年人
BEST检测——0~108分；36个项目0~3（平衡和步态的6类检测）[69-73]	生物力学、稳定性、预期转换对照、反应对照、感官取向、行走和步态检测	得到了广泛承认	健康老年人评分>69%[71]	跌倒者的预测因素[73]	未定义老年人上限效应
步态功能性评估——0~30分；10个项目0~3[73-77]	标准——改变行走速度；行走+头部运动、转身、跨过障碍物、脚后跟-脚趾走路、闭眼行走、向后走、上下台阶	得到了广泛承认[86,88]	健康老年人得分>22 MDC=5[77]	80岁以下<22/30高跌倒风险 80岁以上<20高跌倒风险 6个月内预测跌倒者占预计跌倒者的100%[73,76,77]	未定义老年人上限效应

注：EC. 闭眼；EO. 睁眼；MDC. 可检测的最小变化

表 102-3　医院、康复中心或社区对运动功能的评估*

运动功能评估方法	项目评分或通过评分或工具进行评估	老年人的可靠性和有效性	跌倒和跌倒风险的预测	可检测的最小变化	下限和上限效应
临床预后变化评分（COVS）——0～91分；13 项评分 1～7[80]	床上运动、水平和垂直转换、轮椅上运动、上肢功能、行走能力-速度、距离、额外挑战	康复中心处于亚急性期者广泛承认	未发表	7 分[7]	上限效应对应着有较高执行功能的老年人
改良老年人运动评分——0～23分；项目评分 0～3[81]	躺下和坐起、坐位到站起、站立平衡、行走速度、独立行走、台阶、功能的实现	康复中心处于亚急性期者广泛承认	未发表[81]	未定义	上限效应对应着有较高执行功能的老年人
身体运动评分（PMS）——0～46 分[82-84]	床上运动、坐下、转换、行走[82,83]	家庭护理单位广泛承认	与运动功能水平和发生跌倒的风险呈负相关[94]	5 分[82,83]	无老年人相关报道
莫尔顿运动指数（DEMMI）——转换得分 0%～100%[85-89]	15 项分级挑战——床上运动、坐下、站起、步态、进一步的步态活动	在急性病房、康复中心和社区中得到了广泛承认[86-88]	未发表	9 分[89]	无老年人相关报道
平衡和运动的分层评估（HABAM）——0～65 分[90-93]	3 类级别的运动功能挑战（卧床、坐下、站立）——行走，0～26 分；转换，0～18 分；平衡，0～21 分（无帮助情况下）	医院广泛承认[90-93]	未发表	对医院内健康状态变化敏感[93]	无老年人相关报道

* 运动功能包括从床上运动到行走的一系列运动任务

在所有与个人健康状态相联系方面给予运动和平衡足够的重视，并选择一项可以用来追踪患者每天健康变化情况的运动评估工具如 HABAM（图 102-1）[93]，当治疗状态欠佳的急性期患者时，它是一项重要的衡量标准。这应用于衰弱的老年患者是很有意义的，因为在这些人群中通常很少表现出传统的疾病特征。

运动障碍与衰弱

跌倒是身体衰弱老年人生活中常常发生的关键事件。创伤、失去信心、运动功能减退、去适应作用、社交减少和害怕跌倒将令衰弱老年人无法招架。目前一致认为未来老年人跌倒的独立预测因素是行走或平衡障碍[94]。这是一系列关系复杂的功能衰竭，与老年人衰弱的模式是一致的[95]。

人类的正常行走需要多肌群之间的协调作用，支配多个关节，并且需要完整的脊髓神经元通路、感觉通路的反馈信号，以及运动皮质区的下行指令[96]。中枢神经系统协调这一活动，与环境条件相适应，并且在需要时进行修正，使动作全程保持高度精确。举例来说，人正常行走时需要保持足部的位置正常，有赖于多个关节及多条肌肉运作，以保证足部抬离地面 1～2cm，而且步距位置的偏差小于 4mm[97,98]。为完成这一无比精确的壮举，人脑需要进行大量的计算工作，使无数关节、肌肉之间的相互作用变得协调，从而完成所需的任务。两足行走的确是更高级别的功能运动，需要人体这个复杂系统中几个相互依赖的组成结构（肌肉、骨骼、神经）之间相互联系及相互协调。因此，出现了步态异常及平衡

减退的衰弱个体，以及在压力或应激作用下丧失了对传入信息的整合能力的个体，他们经常出现运动障碍及跌倒，我们并不意外[99]。

衰弱与运动功能有直接的联系，平衡和运动功能受损通常存在很高的衰弱负担[100]，导致了功能下降，而日常活动是预防其继续恶化的重要因素。尽管运动功能障碍和平衡受损是敏感的，但是当衰弱老年人出现非特异性剧烈因素时，以这些因素作为衡量衰弱老年人的定义标准是不充分的。因为人体是多系统的，而不单单是运动系统。因此，综合的老年评估仍需进行整体治疗[101]。

经过综合分析，靶向干预即可进行。几个实验强调在衰弱的病理过程中认识骨质疏松和肌少症（肌肉量和功能的减少）[102-104]及慢性病（如退行性关节炎、肥胖）的消极影响是必要的[105]。因为体位固定和缺乏锻炼是导致慢性病和肌少症出现的主要因素，因此推荐衰弱老年人进行体力表现的评估[85,93]。那些评估中表现较差的老年人可能从靶向及多因素干预中获益[106-108]。

一些构成衰弱的因素可能预示着较差的预后。患轻度下肢骨关节炎或风湿性关节炎的女性与同龄老年女性相比，有轻度到中度跌倒和平衡功能障碍的风险[105]。在非常衰弱的老年人中，具有运动障碍者地无运动障碍者的死亡率、在家中护理率都更高[109]。研究发现，在社区居住的衰弱老年女性中骨质疏松和肌少症表现更为严重[103,104]。在 MacArthur 研究"成功老年人"的受试者中，划分出 6 个衰弱分层，包括 4 个甚至多于 10 个标准之间的不同组合：体重减轻、握力减弱、疲乏、行走缓慢、

平衡和运动的评估分层

登记人：　　　　　日期：

评估日期 / 仪器　　　　天	-14	01	02	03	05	06	07	08	09	10	11	12	13	14	15	16	17	18	19
平衡																			
21. 行走平稳	21								21	21	21	21							
14. 动态平稳站立								14											
10. 静态平稳站立							10												
7. 动态平稳坐姿						7													
5. 静态平稳坐姿		5	5	5	5														
0. 静态坐姿受损																			
移动																			
18. 独立而富有朝气	18									18	18	18							
16. 独立									16										
14. 独立，但缓慢								14											
12. 一人在身旁							12												
11. 一人提供最小的帮助						11													
7. 一人帮助			7	7	7														
3. 两人帮助		3																	
0. 完全自理																			
运动																			
28. 无限制，高强度																			
26. 无限制																			
25. 超过50m受限，无辅助工具																			
21. 不受限，有辅助工具																			
19. 有辅助工具不受限，缓慢																			
18. 有辅助工具，可超过50m	18											18							
16. 无辅助工具，限制在8~50m										16	16								
15. 有辅助工具，8~50m									15										
14. 有辅助工具，少于8m+								14											
12. 一人在身旁/+/–帮助						12	12												
9. 一人用手/+/–帮助				9	9														
7. 独立趟-坐		7	7																
4. 自己躺在床上																			
0. 需要卧床																			

HABAM 评分备注：

- 基线（-14）作为当前评估前2周情况。
- 每一个领域（平衡、移动、运动）均以取得的最高分计入总分。
- 在平衡中，"动态"更倾向于获得高分，由内部（胸骨微调）或外部（前进到达）计入。
- 在移动中，在身旁代表没有手把手地帮助，只是保障其绝对安全；最小的帮助是用手部较小的力量，主要是引导方向
- 在运动中，少于8m意味着不能走出室内；8~50m代表可以往返于护士站；超过50m代表能围绕院子至少一圈
- 平衡和运动的评估评分是患者采用日常辅助工具时进行的。

A

图102-1　平衡运动分层评估表。A. 患者的运动和平衡从基线水平开始恶化。患者只能在床上从一边移动到另一边，在移动或行走时需要两个人帮助。但在住院第二天开始恢复，在第5天时恢复速度加快。

平衡和运动的评估分层

登记人：　　　　　日期：

评估日期

仪器　　　　天	-14	01	02	03	05	06	07	08	09	10	11	12	13	14	15	16	17	18	19
平衡																			
21. 平稳行走	21																		
14. 动态平稳站立																			
10. 静态平稳站立																			
7. 动态平稳坐姿																			
5. 静态平稳坐姿		5																	
0. 静态坐姿受损			0	0	0	0													
移动																			
18. 独立而富有朝气	18																		
16. 独立																			
14. 独立，但缓慢																			
12. 一人在身旁																			
11. 一人提供最小的帮助																			
7. 一人帮助																			
3. 两人帮助		3	3																
0. 完全自理				0	0	0													
运动																			
28. 无限制，高强度																			
26. 无限制																			
25. 超过 50m 受限，无辅助工具																			
21. 不受限，有辅助工具																			
19. 有辅助工具，不受限，缓慢																			
18. 有辅助工具，可超过 50m	18																		
16. 无辅助工具，限制在 8~50m																			
15. 有辅助工具，8~50m																			
14. 有辅助工具，少于 8m+																			
12. 一人在身旁/+/–帮助																			
9. 一人用手/+/–帮助																			
7. 独立趟-坐		7																	
4. 自己躺在床上			4																
0. 需要卧床				0	0	0													

HABAM 评分备注：

● 基线（–14）作为当前评估前 2 周情况。

● 每一个领域（平衡、移动、运动）均以取得的最高分计入总分。

● 在平衡中，"动态"更倾向于获得高分，由内部（胸骨微调）或外部（前进到达）计入。

● 在移动中，在身旁代表没有手把手地帮助，只是保障其绝对安全；最小的帮助是用手部较小的力量，主要是引导方向。

● 在运动中，少于 8m 意味着不能走出室内；8~50m 代表可以往返于护士站；超过 50m 代表能围绕院子至少一圈。

● 平衡和运动的评估评分是患者采用日常辅助工具时进行的。

B

图 102-1（续） B. 与其功能有相似水平下降的另一个患者，其功能在入院后的第二天和第三天持续恶化，其进程有致死性的信号，最终在第 6 天死亡。（改编自 MacKnight C, Rockwood K: Rasch analysis of the hierarchical assessment of balance and mobility [HABAM]. J Clin Epidemiol 53: 1242-1247, 2000; and Rockwood K, Rockwood MR, Andrew MK, et al: Reliability of the hierarchical assessment of balance and mobility in frail older adults. J Am Geriatr Soc 56: 1213-1217, 2008）

躯体活动减少、认知障碍、白细胞介素-6 水平增高、C 反应蛋白增高、主观感觉衰弱、厌食。每一层次都对失能和死亡率有不同的预测功能，提示进展至衰弱的病理过程是多样、不同的，以及根据衰弱的层次提供照顾及护理，可以提高对衰弱老年人的照料水平[110]。

运动障碍的重要性已被广泛认知，但有些老年组的研究者强调衰弱是一种有风险的状况，而其他研究者致力于划分衰弱的风险组成成分。上述两个关于衰弱的研究方向都希望我们对衰弱这一导致老龄人群健康程度变差的途径增加了解，并且二者并不是绝对矛盾的。举例来说，Inouye 等[111]发现了导致 5 种常见老年综合征（精神错乱、应激性溃疡、失禁、跌倒及功能衰退）的主要危险因素，其中运动受损是 4 个共有危险因素之一，其他还包括高龄、基线期认知功能受损、基线期躯体功能受损运动障碍。可以将这两种对衰弱的不同理解方式结合起来，认识并研究导致衰弱的每一种组成部分的重要性，并将其作为一个复杂的状态进行治疗。

运动障碍的干预措施

对老年人运动障碍和衰弱的预防，需要在社区、养老院和医院都进行干预和防护。

社区居住的老年人群

不同锻炼计划的设计对于社区居住老年人有着不同程度的积极影响，包括改善肌肉力量和步态速度[112]，减少跌倒[113]和改善平衡[114]。在纵向队列研究中，体育活动可以保护受损的身体功能[115]。频繁地参与强度训练可以改善反射性平衡表现：进行长期高强度训练的老年运动员，与健康的老年人相比，在姿态被干扰后，可以更好、更快速地恢复姿势稳定性[116]。一项关于预防措施的系统回顾和荟萃分析显示，老年人[117]在以下预防措施中显著获益，包括挑战平衡能力的训练，即采用一项高强度的训练，不包括行走项目。这些因素被应用于平衡功能的训练中[118]，包括奥塔戈训练项目（Otago Exercise Program）[119]和太极[120,121]，用来使老年人在静止和运动过程中更为健康。衰弱老年人的预防项目需要进行改良以使其能适应以下问题，包括退行性关节炎[105]、骨质疏松症和肌少症[103,104]和与年龄相关的感觉运动系统功能下降[122]。

由于锻炼停止后，锻炼所带来的收益快速消失，因此坚持预防和锻炼这一话题仍需要继续关注[123]。坚持锻炼是一个多因素问题，对以回家参加锻炼为预防基础的老年人进行随访，发现自我控制能力[124]较低、具有跌倒倾向的老年女性，以及在锻炼过程中感到痛苦都是需要考虑的关键因素[125]。其他研究强调在参加预防项目之前需要对认知功能受损进行筛选[126]。在一项定性实验方法的研究中发现，以家庭为基础的锻炼并与跌倒相关的多因素项目[106-108]，以及以社区为基础的太极项目转变为一种以组为单位的锻炼形式[120,121]，能有效地减少社区居住老年人对跌倒的恐惧。值得注意的是，在干预期间通过电话随访，发现衰弱老年女性对参加以家庭为基础的干预项目更为积极[125]，支持了未来对衰弱老年人开展以家庭为基础的锻炼这一干预策略。当参与以家庭或社区为基础的干预项目时，对个体进行身体素质、平衡能力、认知功能和自我控制能力的检测也是非常重要的。身体素质和自我控制能力将帮助参加者制定锻炼目标和指导方式，同时也使患者尽可能多地参与社区活动。

康复中心居住的老年人群

长期居住在康复中心的衰弱老年人参加锻炼项目仍是具有争议的。一项关于社会福利院老年人体能训练的系统回顾分析显示，参加体能训练对增加肌肉力量有益，但对行走、自理能力、平衡功能和耐力的影响尚无结论[109]。一些研究显示，非常衰弱的老年人参加锻炼项目最终不仅不能改善健康和功能状况[127]，还增加了跌倒及老年人肌肉骨骼损伤的概率[128]。相反，其他研究发现，锻炼能改善身体表现评分[129]、减缓进一步发生的功能下降和降低跌倒的发生[100,130]。鉴于这些报道的不良事件存在差异，我们应该对不同个体的一般状态进行深入了解，选择合适的锻炼项目，这样才能达到预期的效果，进而减少不良事件如跌倒的发生。康复中心对跌倒的预测工具如体能运动评分[84]，能对其起到指导作用，也可以让临床医生评估后，建议居住者参加对其来说相对安全的锻炼项目，进而提高其健康状况。

医院居住的老年人群

住院患者出现运动障碍应考虑到是不良预后的征象。住院期间运动功能下降是功能恢复较差的主要决定因素[131]，也是死亡率的预测指标[132]。应用加速度测量术进行测量，平均每日步数较少者与重新再入院相关[133]，不能完成行为能力相关的任务意味着患者未恢复到发病前运动能力[132]。还应注意的是，急性起病的患者不能行走、床上的活动能力减低，可通过 HABAM 来进一步追踪随访，同时它也预示着死亡[93]。因此，如果临床医生在评估患者运动功能之前，只考虑到是否能行走，那么他很可能会忽略患者的一些临床征象信息。

怎样做才能减缓这些不良事件呢？即使是走动的住院患者，花在站立或行走的时间也仅占 1h/天[132]。有趣的是，医疗行业内规避风险的风气将会导致力求限制患者活动来达到"照顾和保证患者安全"的目的[134]。

避免在医院发生运动功能障碍，需要对衰弱的住院患者进行干预，并告知其发生运动可能受损的多种因素。而且住院的老年患者改善其预后的干预措施主要是锻炼。一项 Cochrane 系统评价[135]确定了住院老年患者应用锻炼干预在患者功能状态、不良事件和预后方面的作用。在浏览的 3138 篇及其有潜在相关性的文章中，包含了 7 个随机对照试验和 2 个临床对照试验。尽管衡量锻炼对预后功能的影响仍不清楚，但 2 级证据表明多学科干预，包括锻炼能增加住院老年患者的出院比例、减少急性住院老年患者住院期间的住院日和花费。

营养支持也能改善住院老年人的预后[136]。尽管预后活动能力并没有被明确地报道，营养支持能使髋部骨折患者死亡风险显著降低[137]。促进合成代谢药剂在理论上对住院老年患者很有效，减少负氮平衡、改善躯体构成，但小规模的随机对照试验显示其并不存在改善预后活动和功能的作用，仍需进行进一步长期随访的研究[138]。

将营养支持、早期动员和认知刺激植入一个进食、行走、交往模型，能表现出良好的预后，如对住院时间的影响[139]。这一方法整体上与已知综合性老年评估（comprehensive geriatric assessment，CGA）的干预相一致[101,140]，进而使老年人有良好的预后。

结　　论

无论如何定义，运动障碍与衰弱都是一个整体。在急性住院期间量化患者的运动表现是有成效的，但需选择适于改善身体状态的工具。平衡和步法的测量是更高一级的挑战，对身体机能和修复将是有益的。对住院患者而言，评估工具可以有很多功能，它们能提供有价值的临床信息，并在此基础上可以做决定考虑是否允许患者出院，脱离急性住院环境；对于社区居民而言，可以提供跌倒的预测指标，以至于预防治疗措施可以及时应用。

对于终末期衰老的老年人而言，多因素及多学科的介入干预管理运动障碍是非常有益的。运动模式包括平衡训练、加强功能、耐力训练，可以最有效地满足社区居民，并促进更健康的老龄化过程。了解守则的限制因素，并且遵循运动模式将是另一项挑战，需要引起医疗人士的注意，使其关注体力、认知及自我效能等问题，并在为老年人计划干预项目时考虑上述问题。

关键点

- 通常，步速反映整体健康状态
- 应该把运动和平衡障碍看成老年人生病、身体处于病理生理状态的一个信号，而不仅仅看成随着衰老都会出现的正常现象。
- 评估工具能够确定运动障碍的水平，而且能够易感于健康状态的变化，在老年人急性发病需要进行治疗、护理时能够提供有效的临床信息。
- 由于运动和平衡障碍是常见的，老年综合评估应随附老年衰弱的管理。
- 提供一个运动能力分级评估工具，对结束康复或参与社区活动的老年人进行优化管理是必要的。

- 关注训练平衡能力、力量及步行能力的练习项目，在对衰弱老年人平衡和运动障碍的治疗中发挥特殊作用。
- 为了增加老年患者在练习项目中的参与度，在制订练习计划时应考虑到患者的体能、认知状态及自信心。

（董　杰　译，韩　辉　校）

完整的参考文献列表，请扫二维码。

主要参考文献

9. Hsu CL, Voss MW, Handy TC, et al: Disruptions in brain networks of older fallers are associated with subsequent cognitive decline: a 12-month prospective exploratory study. PLoS ONE 9:e93673, 2014.
13. Peel NM, Kuys SS, Klein K: Gait speed as a measure in geriatric assessment in clinical settings: a systematic review. J Gerontol A Biol Sci Med Sci 68:39–46, 2013.
14. Kuys SS, Peel NM, Klein K, et al: Gait speed in ambulant older people in long term care: a systematic review and meta-analysis. J Am Med Dir Assoc 15:194–200, 2014.
18. Fried LP, Tangen CM, Walston J, et al: Frailty in older adults: evidence for a phenotype. J Gerontol A Biol Sci Med Sci 56:M146–M156, 2001.
36. Nutt JG, Marsden CD, Thompson PD: Human walking and higher-level gait disorders, particularly in the elderly. Neurology 43:268–279, 1993.
37. Liston R, Mickelborough J, Bene J, et al: A new classification of higher level gait disorders in patients with cerebral multi-infarct states. Age Ageing 32:252–258, 2003.
38. Elble RJ: Gait and dementia: moving beyond the notion of gait apraxia. J Neural Transm (Vienna) 114:1253–1258, 2007.
54. Low Choy NL, Brauer S, Nitz J: Timed stance performances reflect differences in age, prevalence of co-morbidities, medication use, fall's history and activity level: early screening for balance loss is indicated. Australas J Ageing 26:29–34, 2007.
57. Berg KO, Wood-Dauphinee SL, Williams JI, et al: Measuring balance in the elderly: validation of an instrument. Can J Public Health 83:S7–S11, 1992.
60. Podsiadlo D, Richardson S: Timed "Up & Go": a test of basic functional mobility for frail elderly persons. J Am Geriatr Soc 39:142–148, 1991.
61. Muir-Hunter SW, Clark J, McLean S, et al: Identifying balance and fall risk in community-dwelling older women: the effect of executive function on postural control. Physiother Can 66:179–186, 2014.
81. Kuys S, Brauer S: Validation and reliability of the modified elderly mobility scale. Australas J Ageing 25:140–144, 2006.
82. Nitz JC, Hourigan SR: Measuring mobility in frail older people: reliability and validity of the physical mobility scale. Australas J Ageing 25:31–35, 2006.
84. Barker AL, Nitz JC, Low Choy NL, et al: Mobility has a non-linear association with falls risk among people in residential aged care: an observational study. J Physiol 58:117–125, 2012.
85. de Morton NA, Davidson M, Keating JL: The de Morton mobility index (DEMMI): an essential health index for an ageing world. Health Qual Life Outcomes 6:63, 2008.
90. MacKnight C, Rockwood K: A hierarchical assessment of balance and mobility. Age Ageing 24:126–130, 1995.
93. Hubbard RE, Eeles EM, Rockwood MR, et al: Assessing balance and mobility to track illness and recovery in older inpatients. J Gen Intern Med 26:1471–1478, 2011.
95. Clegg A, Young J, Iliffe S, et al: Frailty in elderly people. Lancet 381:752–762, 2013.
99. Nowak A, Hubbard RE: Falls and frailty: lessons from complex systems. J R Soc Med 102:98–102, 2009.
100. Davis DH, Rockwood MR, Mitnitski AB, et al: Impairments in mobility and balance in relation to frailty. Arch Gerontol Geriatr 53:79–83, 2011.
107. Fairhall N, Sherrington C, Lord SR, et al: Effect of a multifactorial, interdisciplinary intervention on risk factors for falls and fall rate in

frail older people: a randomised controlled trial. Age Ageing 43:616–622, 2014.

115. Lang IA, Guralnik JM, Melzer D: Physical activity in middle-aged adults reduces risks of functional impairment independent of its effect on weight. J Am Geriatr Soc 55:1836–1841, 2007.

119. Yang XJ, Hill K, Moore K, et al: Effectiveness of a targeted exercise intervention in reversing older peoples mild balance dysfunction: a randomised controlled trail. Phys Ther 92:24–37, 2012.

122. Low Choy NL, Brauer S, Nitz J: Age-related changes in strength and somato-sensation during mid-life support rationale for targeted preventive intervention programs. Ann N Y Acad Sci 1114:180–193, 2007.

135. de Morton NA, Keating JL, Jeffs K: Exercise for acutely hospitalised older medical patients. Cochrane Database Syst Rev (1):CD005955, 2007.

第103章

跌　倒

Stephanie Studenski，Jessie Van Swearingen

介　　绍

跌倒（fall）是老年医学的一个重要焦点，因为其在老年人中很常见，有复杂的相互作用的原因和严重的后果，需要多学科的有效管理。本章的目的是阐述该问题涉及的范围和影响，从不同角度探索病因，提供临床评估和治疗指导，并研究在医疗机构和社区实施管理方案的机会。

流 行 病 学

跌倒在老年人中很常见。65 岁及以上的社区居民中，每年有高达 1/3 的人发生跌倒，其中约 20%～25% 的人会反复跌倒[1]。女性比男性更容易跌倒，且跌倒的患病率随着年龄的增加而升高。在急诊医疗机构，跌倒是最常报告的不良事件,发病率是 3～13 次/1000 卧床天数[2]。在慢性病诊疗机构，跌倒非常普遍，通常超过 50% 的居民跌倒；平均发生率可以从 1.5～2 次/(居民·年)到 6 次/(居民·年) [3]。跌倒最明显的不良后果是伤害，大约 10%的社区跌倒者和30%的急性跌倒者会受到伤害[1,2,4]。反复跌倒者更容易发生损伤。

跌倒可以致命，是导致老年人死亡的第五大原因[1]。跌倒是造成严重伤害的主要原因，不仅包括髋部骨折，还包括其他部位的骨折、颈椎损伤和严重头部创伤等[5,6]。跌倒是患者住院的一个常见诱因，并且是需要长期照料机构的主要原因[1,7]。在急慢性医疗机构中，跌倒也是家人投诉的一个来源，甚至可能导致法律诉讼[8]。虽然伤害和医疗保健的使用受到极大关注，但跌倒也会给老年人带来其他严重问题，包括功能受限、对跌倒的恐惧、活动能力受限和社会隔离[1,8]。跌倒可能是引起健康和功能衰竭并导致死亡的恶性循环的诱因。

过去，关于跌倒的定义尚未达成广泛共识。ProFaNE（欧洲跌倒预防协作网，www.profane.ev.org）是致力于通过研究和实施循证干预措施来减少跌倒及伤害的跨国工作组。最近，该组织提出了以下最可靠和最有效的定义："跌倒是指参与者倒在地面、地板或更低平面上的意外事件"[9]。

虽然这个定义为研究报告提供了一定的一致性，但是仍然存在一些混乱的地方。目前尚不清楚在跌倒的定义中是否包含与意识丧失或压倒性外力有关的事件，例如被行驶中的车辆撞击。同样，对包括诸如近似跌倒（near-fall）等其他事件的重要性也是不置可否，在这些事件中，个人可能通过突然抓住家具或墙壁，或被其他人抓住，而勉强避免摔倒。频繁地近似跌倒，如绊脚或蹒跚，是未来跌倒的危险因素。跌倒的报告也存在问题。跌倒事件可能不会被回忆起来，尤其在没有受伤的情况下。前瞻性监测可以提高准确率，但可能会很麻烦。尽管跌倒通常很重要，但是最具临床意义的问题可能是反复跌倒或跌倒损伤。那些因为限制自身活动而没有真正发生跌倒的人群也存在严重的健康问题。这群人未来跌倒、受伤和社会隔离的风险也很高。最近讨论的另一个领域包括暴露强度在跌倒风险评估中的作用。正如对汽车事故率的估计是根据行驶里程进行调整一样，调整后的身体活动强度也被认为是更适合的跌倒风险指标[10]。

原　　因

跌倒被认为是一种典型的老年综合征，因为它通常是由于多种相互作用的因素所造成的，在这些因素的作用下，机体对任何类型外部压力的耐受力均降低。用于确定跌倒原因的证据基础高度依赖于研究者的观点与优先级、跌倒和跌倒者的定义、监测跌倒的时间窗和方法、所研究人群的特点、监测的因素，以及如何在分析时评估各因素之间的相互作用。无论研究的重点是什么，非常清楚的一点是，许多跌倒者会表现出多种异常，这些异常情况间的相互作用会影响跌倒风险。

流行病学观点

对社区及急慢性诊疗机构中的老年人进行的多项流行病学观察研究已经确定了跌倒的危险因素，所有研究均提示跌倒风险随着危险因素的增加而增加。表 103-1 根据老年人群研究的环境总结了跌倒的危险因素特征。在不同的环境中，活动能力和认知功能改变是跌倒的主要危险因素。有趣的是，静止不动的患者不会跌倒[11]。例如，在一家慢性病照护机构中，站立平衡能力一般的居民，其跌倒率最高，那些站立平衡能力良好的居民的跌倒率处于中等水平，而站立平衡能力差的居民跌倒率最低[12]。由于整体活动能力不同，危险因素形式和合理预防措施也可能存在很大差异：活跃的老年人跌倒和受伤的原因可能明显不同于那些有行走和站立困难的老年人，而站立和行走困难的老年人，其跌倒的原因又可能与不能站立的老年人截然不同。

　　伤害性跌倒（injurious fall）的危险因素可能不同于所有跌倒的危险因素。一项针对居家照护机构中的老年人进行的研究发现：那些平衡性较好且没有跌倒史的人，其跌倒时发生骨折的风险更高，这可能表明在某些人中，活动增加了产生足够导致骨折的力学风险[13]。危险因素的分析也受到限制，因为它们通常仅识别慢性或稳定的危险因素，有时也称为易感危险因素。很多跌倒的发生可能是因为存在易感风险因素的个体具备了额外的急性诱发因素[14]。例如，活动能力和认知功能受限的老年人可能不会成为跌倒者，除非他们出现腹泻、脱水与头晕，并试图跑进洗手间。因为危险因素研究很少解释这些更短暂的和动态的诱发因素，所以对其了解甚少。

　　跌倒的危险因素与其他老年综合征的危险因素基本重叠[15]。高龄和认知功能、活动能力及功能的损害都是跌倒、尿失禁、谵妄和衰弱的危险因素[15]。因此，伴有多种器官功能损害的老年人群，也存在发生各种老年综合征的风险，包括跌倒和受伤。可能还有其他老年人面临不同类型跌倒的风险：活跃的老年人可能在要求的活动中跌倒和受伤，而活动性非常差的老人可能会从床上或椅子上摔下来，甚至被看护者摔倒。在未来，可能会根据整体活动状态定义更为明显的危险因素。

　　流行病学研究也发现了跌倒的环境危险因素。事实上，所有的跌倒都可以被认为是一个人与他或她的环境互相作用的结果。个人具有一定的移动能力，环境也具有一定的挑战性。问题在于人与环境相互作用的场景要素。表 103-1 所确认的危险因素有时被称为内在因素，因为其与个体相关，与环境相关的危险因素有时被称为外部因素。典型的是老年人在某种环境中发生跌倒，或者在执行某种任务时发生跌倒，而健康年轻人在执行同样任务时则不会跌倒。我们通常认为这种在低危环境中发生跌倒的现象在很大程度上归因于老年人的内在因素。如果老年人具有许多内在危险因素，那么一定的环境问题和中等挑战度的任务就很有可能诱发跌倒。

表 103-1　3 种机构中老年人的跌倒易感危险因素*

社区居民	急性病护理单元	慢性病护理单元
跌倒史	步态不稳	认知功能损伤
衰弱	焦躁恍惚	视觉损害
平衡问题	尿失禁和尿频	衰弱
步态问题	跌倒史	神经系统问题
视觉问题	高风险药物治疗	步态与平衡问题
活动受限	心血管问题	

续表

社区居民	急性病护理单元	慢性病护理单元
认知损害		
身体机能状态减低		
体位性低血压		

*根据观察性研究

　　表 103-2 列出了跌倒的环境危险因素。常见的室内环境因素是不平坦的过道、松散的地毯、洗手间没有扶手和光线弱[16,17]。室外的危险因素很少被评估，但可能很重要，尤其是对活动较多的老年人来说。其他外部因素（如可获得的帮助），可能是导致社区居民跌倒的重要因素，甚至有可能在机构环境中造成跌倒[10]。跌倒的其他危险因素包括心理和态度特征，如风险偏好[11,18]。其他导致伤害的危险因素包括骨质疏松症、低体重和跌倒的方向[19]。

表 103-2　跌倒的环境危险因素

室内跌倒	室外跌倒
光线弱	凹凸不平或破损的人行道
栏杆松动或缺失	潮湿的地面
散放的小块地毯	光线弱
拖线和电线	不规则的台阶
场地衔接不平坦（如不同房间地面高度不同）	不可预测的地面高度变化
浴室缺少扶手	
湿滑的地板	
杂乱的走道	

生理学观点

　　跌倒的原因可以从影响平衡的生理系统的角度进行分析。使用影响平衡的基于器官的生理系统框架，其基本原理是基于失能模型。这些模型将病理过程与器官系统功能改变（称为损伤）联系起来，二者联合会影响躯体运动（称为功能或能力受限），进而影响功能能力和失能状态，并最终干扰家庭主妇或志愿者等社会角色（称为残障）。目前有几种失能的模型。当评估衰老问题的因果关系时，这些多系统生理学方法很有帮助，主要是因为以下几方面。首先，这些方法可以解决系统间的相互作用。其次，这些方法可能包括了轻度或亚临床损害，这些损害可能会影响功能，但对个体而言，临床表现并不明显。第三，功能良好的系统实际上可能会弥补其他系统的问题。因此，个体的器官系统乃至平衡等整体功能是连续的；它们可能是明显异常、一般情况下的亚临床异常、应激条件下的异常、正常，甚至有备用或储备过剩的能力。

　　从生理学的角度看，平衡功能障碍是由以下一种或多种系统的损害引起的：传入信息的外周感觉感受器、处理感觉输入和规划运动输出的中枢神经系统（central nervous system，CNS）结构，以及执行运动计划的效应器官（框 103-1）。在许多情况下，正是这些系统间的联合作用存在缺陷，导致了不稳定和跌倒。

框 103-1　姿势控制的要素

感觉系统
　　视觉
　　前庭功能
　　躯体感觉
中枢神经系统
　　血液再灌注
　　速度，注意力
　　姿势反射
效应器系统
　　力量
　　灵活性

有 3 种主要的感觉系统用于平衡——视觉、躯体感觉和前庭功能。视觉功能（敏锐度、深度感知、暗适应、对比敏感度、周边视觉）有助于确定身体在空间中的位置和轨迹，并监测环境[20]。因为双焦眼镜优先处理两种焦距长度：一个约 20 英寸（50.8cm）距离的较低视野用于阅读，另一个约 20 英尺（6.096m）距离的较高视野用于远距离视物，因此行走过程中双焦眼镜会限制视足前方重要区域的视觉敏锐度[21]。影响多种视觉功能的衰老相关眼病很常见，包括青光眼、黄斑变性和白内障。导致瞳孔缩小或瞳孔收缩的药物可能降低暗适应能力。

外周感觉对于保持平衡很重要。这些感受器提供有关身体相对于支撑表面的位置和重力的信息，并在休息和运动过程中反映出一个身体部位与另一个身体部位之间的关系。外周感觉是最重要的系统，用于监测承重表面的特征和体重在脚上的分布。由于糖尿病和周围血管疾病，老年人外周感觉缺失很常见。在外周感觉缺失的情况下，视觉系统可以通过提供有关身体位置的信息来弥补。因此，如果视力丧失和外周感觉丧失联合发生，会在监测身体位置的能力方面造成严重问题。

前庭系统感知头部相对于重力的位置，监测头部的线性加速度和角加速度，并协调头部和眼睛的运动，以便在移动中保持视线和视野的稳定性。前庭系统损伤可随着正常衰老而发生，并受局部缺血或头部创伤的影响[22]。几种公认的前庭疾病，如良性阵发性眩晕和梅尼埃病，在老年人中常见。其他一些疾病在老年人也很常见，但不太为人所认识，如慢性双侧前庭功能减退[23]。

中枢神经系统的很多结构都有助于平衡。脑干和脊髓中的结构被认为是产生踩踏行为的中枢模式发生器。更高水平的大脑结构（包括额叶皮层、基底神经节、小脑和运动皮层）进一步控制了平衡。大脑区域的退行性病

变会会影响机体的平衡，例如帕金森病中的基底节退化和小脑退行性病变。所有的大脑工作过程都依赖于充足的脑灌注水平，所以任何影响血液灌注的因素都会影响步态和平衡的中枢性过程。因此，许多导致晕厥或晕厥前期的疾病都可能引起暂时性的脑灌注不足和跌倒，如体位性低血压、快速性心律失常、缓慢性心律失常和严重主动脉瓣狭窄[24]。

越来越多的人意识到，弥漫性微血管性脑病在平衡失调和跌倒方面起着重要作用[25]。该机制被认为与大脑易损区的缺血有关，特别是额叶，以及连接额叶与关键皮层下区域的重要白质束。放射学上，这种缺血的磁共振成像显示为脑白质疏松症（脑白质病）。脑白质病与特定模式的认知功能损害有关，包括精神运动迟缓、注意力和执行功能的改变，如排序和视觉空间组织[25-27]。这些认知功能异常与步态改变有关，尤其是步时和步长的过度变化，并且与跌倒有关[28,29]。因此，由于区域性微血管性脑疾病引起的非遗忘性认知功能障碍和运动规划异常，导致平衡和步态改变，这是一个新兴概念。这种情况可能表现为不规则的步行模式，并且当针对认知和运动施加压力时出现恶化。同时强调认知和运动的任务，是一种均衡评估的新兴概念方法的一部分，被称为双重任务（dual tasking）[30,31]。老年人被要求在行走的同时解决认知问题时，其表现会明显恶化，这可能会增加跌倒的风险[32]。

中枢神经系统还可执行多突触翻正反射，在失去平衡时产生自动校正动作。这种翻正反射在许多中枢神经系统疾病（包括锥体外系疾病和其他形式的多系统萎缩）中消失，通常表现为一种发生得比自发活动快得多的踏步反应。临床或亚临床的镇静可能进一步降低警觉性和注意力。因此，已经发现困倦和镇静药物能增加跌倒的风险[33,34]。心理因素不太具体，但可能很重要，如对跌倒的恐惧和风险偏好[11,35]。

肌肉和关节是平衡和运动的关键效应器官。肌无力广泛存在于老年人群中，并且可能是由于原发性肌肉质量下降（肌少症）、外周神经或神经肌肉接头病变或缺乏活动。特发性肌肉病变，如炎性肌炎（inflammatory myositis）或类固醇肌病（steroid myopathy），可导致近端肌肉和躯干的无力，并伴有跌倒。低位运动神经元疾病（lower motor neuron disease）、椎管狭窄导致的神经根缺损或外周神经损伤，能导致局部肌肉力量不足，影响特定肌肉群和更多特定功能的运动。例如，由于腓神经损伤引起的足下垂，会阻止前脚抬起以清除障碍物，并可能导致绊倒和跌倒。有证据显示，维生素 D 水平降低可能是肌无力和跌倒的原因[36]。已经发现，低睾酮水平与 80 岁以下男性的跌倒相关[37]。其他常见疾病如关节炎，会减少活动范围并产生疼痛，进而改变行走方式和承重能力[38]。畸形会扭曲足部的承重平面，并引起疼痛。广泛的或局部肌肉的疲劳也可能会导致失去平衡。因此，急性状况（如肌肉过度劳累）或与疲劳相关的慢性状况（如

贫血或充血性心力衰竭）可能增加跌倒的风险[39]。尽管传统的肌力评估侧重于四肢，但是最近的想法更多强调躯干或核心力量（包括腹部和骨盆）对姿势控制至关重要，这也是寻求干预的新途径[40]。

当跌倒突然发生或平衡发生重大变化时，极有可能是发生了影响中枢神经功能的疾病。任何由于缺氧、携氧能力下降或低血压而减少脑灌注的疾病或发作，都可能表现为头昏、头晕、不稳定和跌倒。药物、感染或电解质紊乱导致的中毒或代谢异常，可能表现为不稳定，并通过影响注意力引起跌倒。脑卒中引起的新发局灶性神经功能损伤也可能表现为不稳定。有亚临床平衡障碍倾向的老年人更容易受到这类诱发因素的影响。这些生理学急性改变，有时只是暂时出现的情况，很难纳入研究，因为研究的焦点通常是稳定的慢性影响因素。

生物力学观点

跌倒风险的生物力学方法是以整个身体及身体各部分的质量、力、动量和加速度的概念为基础。直立的人体是一个长的高圆柱体，立在很小的支撑面上。移动的主要任务是当支撑基础发生变化时，移动和恢复这个圆柱体的状态。因此，平衡的评估包括两个主要条件：①静态平衡，定义为固定不动的圆柱体在固定支座上的稳定性；②动态平衡，定义为在运动中对圆柱体和支撑结构的控制。最基本和经典的动态平衡任务是步行。步行包括交替使用一条腿支撑身体，而另一条腿从身体的后面摆动到前面。基于一组生物力学的特征，关于正常和异常行走，有一个广泛的知识库，它使用一种专门的术语。可以通过使用空间因素的脚步模式来表示步行的特征，如跨步长（step length，指步行时左右足跟之间的距离）、步长（stride length，指同一只脚的两个脚跟接触点之间的距离，约等于跨步长的 2 倍）和步宽（step width，步行时两侧足内侧弓之间的距离）（图 103-1）。还可以通过时间因素来表示步行的特征，如双脚支撑时间（走路时双脚同时落在地面上的持续时间）和节奏（迈步频率）。行走已被描述为可控制的跌倒，因为身体向前移动超过了支撑的底部，脚也必须计算时间，以便根据预测的躯干的移动位置，在正确的位置和时间与支撑面接触[41]。当这个时间被疾病改变时，步态就会变得不规律，躯干的移动也会随之改变。步行还可能以身体其他部位和关节的变化为特征。在正常的行走过程中，迈步是以足尖蹬离地面起始，抬起脚向前摆动，足跟着地为结束，之后足底接触面向前滚动，开始下一步的蹬离地面。在足尖蹬离地面时，膝关节处于完全伸展状态，之后膝关节轻度弯曲向前摆动，以帮助脚完全离开地面，在脚跟接触地面时回到完全伸展状态。髋部在蹬离地面时处于伸展状态，在足跟触地时摆动成屈曲状态。手臂交替摆动，其摆动顺序与行走中下肢的摆动方向相反。在跌倒者中发现的异常生物力学因素包括静态和动态平衡。与跌倒

相关的静态平衡能力异常表现为安静站立时摇摆增加。一些研究表明，向侧面或中间外侧平面的摇摆增加与跌倒的关系尤为密切[42]。不同的跌倒者，其动态平衡的变化多种多样，具体取决于根本的病因。经常观察到的异常改变包括行走时双脚支撑时间延长、步宽增加、运动时躯干摆动增加、脚趾间隙增大或缩小、髋部伸展减低、侧向步态异常，以及躯干移动时髋部或脚踝的校正行为延迟[43,44]。

筛　　查

跌倒风险筛查有两个主要目的：识别高风险人群和确定可纠正的干预因素。单独筛查风险因素比评估可纠正因素更有效率，所以首先确定危险因素，然后评估可纠正因素，这种筛查顺序可以最大限度地利用稀缺资源。由于跌倒风险随着人群和跌倒类型的不同而变化，因此一个单一的筛查方法不太可能适用于所有情景。当然，在不同的社区人群中，有必要确定低风险人群组，从而避免进行更详细和更耗时的评估。美国老年医学会（American Geriatrics Society）和英国老年医学会（British Geriatrics Society）已推荐具有以下情况的患者进行跌倒风险筛查：①去年的跌倒次数＞1 次；②跌倒损伤≥1 次；③自我报告处于不稳定状态；或④身体能力测试不稳定[45]。一些老年人不会向医疗服务人员抱怨跌倒，所以明确地询问跌倒情况很重要。一些老年人未能报告跌倒，是因为他们已经忘记了跌倒，还有一些老年人可能刻意隐瞒其发生跌倒的事实，因为他们担心家人或医疗服务人员会坚持重新安置他们或限制活动。

慢性病照护机构的筛查不同于初级保健机构。在慢性病照护环境中，跌倒的发生率通常很高，而筛查工具更可能具有较高的假阴性率。如果患病率非常高，将几乎所有慢性照护机构内的患者都视为高风险者并采取相应的行动可能是明智的。急症治疗中的跌倒风险筛查是重中之重，但有些人认为，没有一种筛查工具可以足够准确地证明目前在详细的入院跌倒筛查方面的精力投入是合理的，这种筛查可能浪费了很多护理人员时间，却没有什么实际的获益[46]。此外，针对急性疾病，用于评估住院老年人功能性问题的常规筛查，在预测跌倒方面也有很好的作用，其效果等同于更详细的跌倒筛查，并且可用于解决许多护理问题[47]。一些证据显示，在某些慢性照护环境中，照护者的总体评价与正规筛查测试在精确度上具有可比性[48]。

筛查工具主要有两类——一种是基于对不同病史和健康因素的专业评估；另一种是基于观察到的行动和平衡任务中的表现。表 103-3 列出了一些较常用的工具。目前尚没有在多种环境及背景下都具有很高准确度的明显优越性的工具，所以必须针对人群类型、筛选目的及时间和其他可用资源量身定制最佳筛查工具。

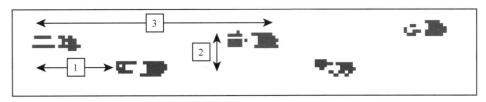

图 103-1 描述正常步行的术语。1. 步幅；2. 步宽；3. 步长。

表 103-3 跌倒风险筛查和平衡能力评估的测量工具

工具	项目	社区	机构 急性	机构 慢性
综合报告			×	×
STRATIFY 量表[71]	5 项——跌倒史，躁动不安，视力障碍，频繁上厕所，可以站立但活动时需要辅助装置		×	×
Morse跌倒评估量表[72]	6 项——跌倒史，2 项及以上的诊断，胃肠外治疗，使用辅助行走装置，步态，精神状态	×		
FROP-Com[73]	13 种风险因素共计 26 项——跌倒和跌倒损伤史，药物治疗，医疗状况，感觉缺失，脚的情况，认知状态，上厕所情况，营养状况，环境，功能状态，行为能力，平衡能力，步态；总得分 0~60分；>24 分为跌倒风险高危			×
家庭照护的跌倒风险[74]	不用辅助装置能站立的人——平衡能力差，或具有以下 3 项因素中的 2 项：跌倒史，养老院居住，尿失禁 必须依靠辅助装置才能站立的人——具有以下 3 个因素中的 1 个：跌倒史，慈善机构居住，应用 9 种或更多的药物			×
功能性活动				
Berg 平衡测试[50, 75]	14 项任务分别记 0~4 分；总分从 0分到 56分；随着分数减少，跌倒风险增加	×	×	×
功能前伸试验[76]	站立不移动双脚的情况下，尽量向前伸展手臂可达到的最远距离，以英寸为单位，<7 英寸（17.78cm）有跌倒风险	×	×	×
执行力-定向移动和平衡[77]	平衡能力的子量表分值为 0~16分，步态的子量表分值为 0~12 分，量表总分为 0~28 分；总分<19 分提示跌倒高风险	×		
起立-行走计时测试[78]	从椅子上起身开始计时，行走3m，转身往回走，坐下；以秒为计时单位。<10s 为正常；当时间>13.5s 时，跌倒风险增高	×		×
活动步态指数[51]	8 项行走任务记 0~3分，总分为0~24分；<18 分或 19 分提示跌倒风险	×		
功能性活动测试[79]	完成 8 步前进的时间（交替迈步测试）>10s，从坐位到起立 5 次计时>12s，6m 步行时间>6s，跌倒风险增加	×		
生理情况评估[80]	5 方面表现：摇摆，反应时间，体力，本体感受，对比敏感度；总分 0分到>3分；当分数≥2分时，跌倒风险增加	×		

评价与管理

评价

当一个人被确定为跌倒的高危个体时，则需要更为细化的评估。评估目的如下：①找出导致问题的缺陷；②全面了解活动性和平衡能力；③考虑伤害的特殊危险因素。由于跌倒是多方面的原因，因此多学科团队可提供一系列的专业知识。包括医师、护士、物理治疗师、作业治疗师、社会工作者、药师等，均可做出宝贵贡献。尽管应该经常向老年人本人了解情况，但其他知情人也可能会有帮助。表 103-4 列举了可用于评估潜在损伤的病史和体格检查要素。重要的是要记住，老年人通常不只有一种障碍，因此发现一种问题并不意味着就不存在其他问题。病史应包括最近那一次或多次跌倒的情况、跌倒受伤的历史、问题随时间推移的变化过程、相关症状，以及对整体移动能力和活动的影响。一次跌倒的描述应包括时间、地点、活动、症状、辅助装置的使用和再次站起来的能力。

表 103-4 姿势控制要素的临床评估

器官系统	损伤	临床评估	潜在原因
眼	视力下降	视力表	老视，黄斑变性，白内障
	视野缩小	对抗，视野测量	青光眼，大脑后循环性脑卒中
	深度感知能力下降	立体觉和深度测试	单眼视力
	暗适应能力下降	自我报告——无法在弱光线下扩瞳	衰老，青光眼患者使用了瞳孔缩小剂
前庭器官	耳石	察觉真正垂直感的能力，Hallpike 试验	良性位置性眩晕
	半规管	闭目旋转时探测位置的能力，眼球震颤，头部运动中的视力	梅尼埃病，前庭功能减退
周围神经	周围神经病变	轻触觉，束带感，两点辨别觉，振动觉	糖尿病，周围血管疾病，维生素 B_{12} 缺乏
血液循环	脑血流灌注减少	头晕目眩，低血压，意识状态改变	药物，心律失常，餐后低血压
	体位性低血压	血压随着位置的变化而改变	药物，自主神经功能紊乱，脱水
脑	注意力下降	测试完成双重任务的能力，例如端着一杯水完成起立行走试验，执行功能的任务	轻度认知损害，痴呆，药物

续表

器官系统	损伤	临床评估	潜在原因
	精神运动迟缓	定时敲击，定时指鼻测试，连线测试（连接不同的点）	药物治疗，退行性疾病和脑血管疾病
	姿势反射的改变	无扶正反射或扶正反射减慢	帕金森病，其他锥体外系疾病和退化性脑病
肌肉	肌力下降	徒手肌力检查，基于力量的功能表现（升椅试验，蹲下）	广义——缺乏运动，肌少症，维生素D缺乏，肌病，局灶性神经功能缺损，脊髓和周围运动神经疾病
肌肉骨骼疼痛	缺乏柔韧性	挛缩，活动范围减少	关节炎，不活动
	骨与关节缺陷	负重疼痛	关节炎，骨折，关节周围疾病，足部问题
	脊髓、神经根及神经的问题	下肢和背部活动性疼痛	椎管狭窄，神经根病变，周围神经病变

有时，探查跌倒与药物给药时间表的潜在关系是有帮助的。不同的跌倒模式可能提示了不同类别的原因。反复的向后跌倒可能与退行性脑部疾病有关。跌倒急性发作更可能是由于毒性或代谢的作用，或可能是急性脑血管疾病或心脏病。无论是否有跌倒史，患者对跌倒的恐惧都会发展，并可能导致活动能力严重受限。与头晕相关的跌倒可能提示一些特定的诊断（表103-5）。头晕非常常见，而且具有非特异性，所以询问者必须更深入地调查，以区分潜在的病因。真性眩晕被定义为旋转运动的幻觉，通常是由前庭问题引起。头昏眼花有时暗示着即将发生的意识丧失或昏厥前期。在这种情况下，需要考虑导致脑血流灌注减少的因素。第三种类型的头晕不是表现在头部，而仅仅在直立时发生。当一种以上的感觉器官损伤导致体位监测能力下降时，这可能预示着多感觉器官失调。

药物有时与跌倒有关，这可能是最容易干预的因素之一，所以询问完整的药物治疗史是非常必要的。虽然很多药物都对平衡有不良影响，但是它们导致跌倒的主要机制只有少数几个。常见机制包括镇静作用、直立性低血压、锥体外系作用、肌病和视觉暗适应改变。按潜在机制列出的药物示例见表103-6。那些同时服用多种影响平衡的药物的老年人尤其容易受到伤害。

因为运动和平衡是老年人照顾自己与独立生活能力的核心，因此应该评估老年人的功能状态。许多老年人使用辅助装置来行走，所以重要的是了解获得辅助装置的时间和方式、适用与不适用辅助装置的地点，以及是否存在问题或关注的领域。由于平衡力和运动问题能限制功能，所以确定是否有具备能力和意愿的人提供帮助是很重要的。无法获得帮助的老年人试图完成有一定困难的任务时，可能会面临特殊的风险。

因为环境影响着老年人的运动和安全，因此家庭评估是跌倒风险评估的重要组成元素。虽然通过见面交流能发现一些环境方面的因素，但是家庭拜访机构的专业人员进行的直接家庭评估是非常宝贵的。家庭评估的关键点见表103-7。

体格检查有助于发现导致平衡不佳的损害，并评估整体功能表现。表103-4说明了可以在物理检查过程中执行的操作，以检测缺陷。这些评估大多数是医疗保健人员所熟悉的，但有一些是平衡评估所特有的。外周感觉测试很重要，因为神经系统病变在老年人中很常见。虽然本体感觉（关节位置感）对平衡很重要，但对检查测试不敏感。因为本体感觉和振动觉使用类似的神经纤维，所以测试振动觉可能更敏感。常用的一个方法是使用128Hz的音叉来评估振动感，音叉应放置在骨骼突出部位，如内踝。龙贝格试验（Romberg test）是比较睁眼和闭眼状态下的站立平衡能力，是检测视觉依赖性的有

表103-5　眩晕的鉴别诊断和处理方式

疾病	症状	评估方式	处理方式
体位性低血压	位置改变导致头晕	多体位测量血压，体位变化后立即测量血压，几分钟后再次测量血压。有临床意义的收缩压下降尚无明确定义，但如果下降值>20mmHg或下降后的收缩压<100mmHg，则可能更有意义	逐渐减少或停止药物治疗，氟化皮质类固醇类，盐负荷，站起前下肢肌肉收缩，压力袜
心律失常，尤其是快速性心律失常或缓慢性心律失常	与体位无关的头晕与晕厥，偶伴心悸	心律监测——对于捕捉症状发作很重要，所以监测时间可能适当延长	抗心律失常药物，控制心率的药物，起搏器
良性阵发性位置性眩晕	头部运动引起的短暂真性眩晕，甚至在没有直立性身体活动的情况下发生，如床上翻身或抬头看	在头处于低位时，Dix-Hallpike手法可以使症状再次发作，并在受累耳方向诱发旋转性眼球震颤	Epley手法复位耳石碎片；Brandt Daroff练习
梅尼埃病	严重的眩晕发作，可感觉到耳压，听力下降，恶心和呕吐	通常是根据典型的表现来诊断的，当不知道真正的原因时，通常被错误诊断	利尿剂，调整饮食结构以减少盐摄入
失代偿的前庭功能不全	视力下降时，不稳定性加重，头部运动时出现视力模糊	旋转椅试验，热能测试，动态视力测试	前庭康复治疗，视动刺激
多感官的平衡失调	对身体的位置缺乏自信的感觉，仅仅在直立时发生	多个感觉系统（如视觉、前庭觉和外周感觉）的感觉功能下降	治疗感觉障碍，使用感觉辅助工具进行康复

表 103-6　影响姿势控制的药物

受影响的生理系统	举例
中枢神经系统——注意力和精神运动速度	苯二氮卓类，镇静抗组胺药物，麻醉镇痛剂，三环类抗抑郁药，选择性 5-羟色胺再摄取抑制药（SSRI），抗精神病药物，抗惊厥药，乙醇
一般是基底核和锥体外系	抗精神病药，胃复安，吩噻嗪类，选择性 5-羟色胺再摄取抑制药
血压调节	抗血压药物，抗心绞痛药，治疗帕金森病药物，三环类抗抑郁药，抗精神病药
肌肉——肌病	皮质类固醇激素，秋水仙碱，他汀类药物，乙醇，干扰素
瞳孔——缩瞳	某些治疗青光眼的药物，尤其是毛果芸香碱

表 103-7　物理环境的改进措施

区域	改进措施
光线	• 卧室、洗手间和去往洗手间的走道上的夜灯 • 手电筒放在床边 • 定时功能或动作感应的照明系统 • 灯开关设在所有门的旁边或楼梯两端
地板	• 不反光的防滑地板 • 避免地毯松动，或使用防滑底垫 • 台阶上防滑条纹 • 斜面或斜坡——房间之间的过渡不平坦时 • 在高度平面变化时增加对比度
楼梯井	• 牢固的扶手，有时在台阶的两侧安装 • 升降椅（滑行楼梯） • 重新布置房间成为单层居住模式
洗手间	• 高架马桶座 • 抓杆 • 淋浴或浴缸地板上的防滑条或防滑垫 • 淋浴椅 • 浴缸长椅
厨房	• 常用物品放在容易拿到的高度 • 清理台面杂物，使操作空间最大化
走道	• 尽可能干净、笔直 • 移除障碍物或家具，增加走道宽度，以适应步行者 • 去除如绳子或管子类的容易绊倒的危险物品

用策略。异常结果提示外周神经或前庭病变。肌张力异常可提示多种疾病。肌张力增高提示上运动神经元疾病，而肌张力降低提示下运动神经元功能紊乱。肌张力增高可以贯穿整个运动过程（铅管样强直）或者间断出现（齿轮样强直）。应用快速轮替运动试验评估上下肢的协调性。据报道，神经系统软体征提示类帕金森样症状，即僵硬和失去平衡，这在老年跌倒者中很常见[49]。每个平衡评估都应包括对扶正反射的测试。为了进行评估，检查者站在患者的后面，并且要求患者准备响应推或拉的动作，以自己喜欢的任何方式做出回应。检查者将患者的骨盆向后拉动，以使身体完全移出支撑底座之外。正常反应是向后退一步；异常反应是没有迈步动作，称为木讷反应（timer reaction）。患者也可能侧移。

这种评估方法也可用于判断功能性运动能力和平衡能力。身体性能评估可以作为指导，但重要的是应有目的地的对个人表现出的移动能力进行评估。因此，坐轮椅的老年人需要更详细地评估床上的活动性、体位转换和站立平衡，而活跃的老年人可能需要更多的关注高级技能，如躲避障碍物、双重任务和爬楼梯。表 103-3 包括移动性和平衡性的常用的功能性评估工具。Berg 平衡量表被用来预测跌倒风险[50]，但未评估行走过程中的平衡。动态步态指数（dynamic gait index）特别适用于检测细微的、更高级别的问题，因为它包括具有挑战性的情况[51]。平衡与步态量表（performance-oriented mobility assessment, POMA）被广泛用于评估静态平衡性和步态，但不能用于更高级功能的评估[52]。平衡评估增加了双重任务测试，将移动性评估与分散注意力或认知任务相结合。这些分散注意力的任务有时会发现通常在简单条件下看不到的异常步态或平衡。不能同时完成走路和说话是跌倒的一个危险因素[53]。走路时耐力降低会导致疲乏感和下肢无力，所以以长距离步行可能是有效的检查要素。

评估的第三个要素是确定伤害的特殊危险因素。因为骨折是跌倒者发病的主要病因，所以每个不稳定的人都应该进行骨质疏松评估。另一个特别的关注点是服用抗凝剂的患者有出血的风险。保护性反射的缺失也增加了受伤的风险。正常的保护性反应包括运用上肢来减轻冲击力并保护头部，所以头部、面部和眼眶部位的损伤特别令人担忧。体格检查中扶正反射的缺失是受伤风险增加的重要指标。

管理

管理的目标如下：①尽可能治疗损伤；②建立运行良好的体系来弥补功能缺陷；③必要时提供物质及人力资源以提供帮助。表 103-8 提供了基于评估期间检测到的损害的管理策略及建议。与往常一样，让老年人和家庭参与管理方案的讨论，并将患者的期望放在计划中，这一点很重要。

表 103-8　导致不稳定和跌倒的缺陷的管理

器官系统	损害	药物管理	康复治疗	环境改善
眼	视力下降	矫正视力镜片	低视力康复	照明
	视野缩小	棱镜眼镜	低视力康复 学会运用头部旋转来扫视	
	深度觉丧失	白内障摘除术（必要时）	学会运用阴影来察觉深度	照明以强调阴影，对比度
	暗适应能力减弱	改用不会导致瞳孔缩小的青光眼药物		照明
前庭系统	良性阵发性位置性眩晕 BPPV	Epley 手法	前庭功能康复	
	梅尼埃病	慎重选用氯苯甲嗪、利尿剂；手术罕见	前庭功能康复	
周围神经系统	神经病变	鞋袜可保护足部并最大限度地提高知觉	增强触觉的辅助装置	手把，栏杆

续表

器官系统	损害	药物管理	康复治疗	环境改善
中枢循环系统	脑血流灌注减少	心律失常的原因不同，治疗方法也不同——控制心率和心律的药物，起搏器		
中枢循环系统	体位性低血压	餐后低血压——少吃多餐 治疗方法因病因而异 调整违规药物自主神经病变——盐负荷，氟化皮质类固醇类 脱水——补水，减少利尿剂用量	压力裤袜，小腿肌肉收缩	
脑	注意力下降	调整治疗药物	练习双重任务	
	精神运动缓慢	调整治疗药物	练习移动速度	
	抗正反射异常	抗帕金森病药物对运动迟缓的作用大于平衡	辅助装置，练习跌倒后自行起立	保护性衣物
作为效应器的肌肉	衰弱	活动减少——促进治疗的病因（如CHF、贫血、COPD、关节炎）	力量训练	增加椅子高度
		椎管狭窄导致的局灶性运动缺陷——有时可以手术治疗	矫正术，锻炼，辅助装置	
		肌病——调整有害的药物，可能是用于治疗肌炎的类固醇类药物		
肌肉骨骼系统	活动范围减少		主动与被动的运动练习，矫正术	
疼痛	骨和关节	镇痛药，注射剂	物理治疗方式（如热疗、按摩、辅助装置、矫正器械、适应性设备）	将物品放在容易拿到的地方
	脊髓，神经根	注射剂，手术	矫正器械，辅助装置	将物品放在容易拿到的地方
	神经	镇痛药		

　　辅助装置可以通过几种机制促进存在平衡问题的患者的活动。通常，它们都增加了支撑的基础，从而增加了稳定性。辅助装置还可以直接为上肢提供行走平面的感觉信息，因此对足部感觉丧失的老年人特别有帮助。利用身体任何部分的感觉信息加强对身体位置的认知，这种能力被称为触觉（haptic sensation）。辅助装置应该经过专业评估，并且患者需要进行正确使用装置的训练。众所周知，老年人很难从家庭成员或朋友那里得到合适的辅助装置。拐杖增加了支持面，与助步器相比，节省了更多的空间。助步器比手杖稳定性好，但是体积庞大，在较小空间内难以操作。新型的四轮助步器重量较轻，并且有手动的轮锁、座位和篮子，对老年人来说是更具吸引力的选择。与传统助步器上的小轮相比，较大的轮子使得其在不平整的过道、草地或碎石路面上的机动性更高。与传统的手动式助步器相比，轮式助步器的使用更容易掌握。

　　不合适的鞋可以纠正，但没有明确的证据来指导鞋的最佳特性的选择以减少跌倒。宽底低跟的鞋子能增加稳定性。鞋子应该舒适且合脚，以便行走时鞋和脚同时移动。关于鞋底的最优特征仍存在争议。橡胶鞋底减少了足部感觉不灵敏个体的受压范围，但同时也减少来自行走平面的感觉信息。硬质皮革鞋底因为抓地力不强，可以更好地提供行走平面的信息并减少绊倒，但是滑倒的风险也相应增加。

　　关注照护者的需求也很重要。照护者应接受身体力学和转运协助方面的培训。他们还可以学习怎样帮助老年人在跌倒后爬起来。

　　预防伤害是跌倒护理的重要组成部分。如果跌倒者患有骨折或发现患有骨质疏松症，应认真考虑恰当的药物治疗。一些研究已发现，髋关节保护器可以减少伤害，但其他一些研究显示益处不大[54,55]。

　　现在有大量的临床试验证据支持预防跌倒的干预措施的有效性[56,57]。已发现减少跌倒的干预措施包括减少多种风险因素、专业指导的小组和个性化康复、专业的居家环境危险评估和补救措施、抗精神病药物的停药，以及采用植入型心律转复除颤器治疗心脏抑制性颈动脉窦超敏反应患者。全面的干预措施可降低约 20% 的相对风险和约 10% 的绝对风险，所以肯定还有进一步改善的空间。

　　运动干预研究的新证据表明，多种类型的锻炼、运动量及针对功能能力的训练是重要因素。有效减少跌倒的训练计划包括一些类型的平衡能力练习，并结合一系列肌力、耐力、行走、迈步、移动控制和双重任务的训练，已经证实，这种训练方法比任何单一运动类型的训练更为有效[57-60]。每周约 2h。持续时间 12 周或更久的锻炼，是减少跌倒的最小有效运动量[59]。在衰弱或患有多种合并症的老年人中，基于小组和家庭的运动方案效果较差[57,60]，可能不适合用于减少跌倒的治疗。另一方面，个体化物理治疗的锻炼计划往往剂量不足。在未来，将个体化康复运动干预与以社区团体和家庭为基础的运动及促进健康的体育活动相结合，似乎是减少和预防跌倒的关键[58,60,61]。

全系统的实践

　　已经有足够的正规临床试验数据表明，减少跌倒的干预措施在某些情况下可能是有效的[8,62-64]。尽管有证据表明，这些方案尚未转化为全系统的实践变化。已经提出，将这些方案转化为实践是可行的和有效的。一项大型非随机研究以两个具有可比性的地理区域为研究对象，对每个区域实施全系统干预前后的跌倒损伤率和医疗服务使用情况进行了比较[65]。干预措施包括关于减少药物治疗、体位性低血压及视力及足部问题的管理、减少危险，以及进行平衡、步态和力量训练的建议。通过运用多媒体、研讨会、意见领袖和现场访问等手段，针对初级保健医师、家庭保健机构和急诊部门实施干预措施。干预地区的伤害率较低，医疗资源用量增加幅度较常规护理区低。其他系统干预措施在急诊部门有效[66]，但在照护机构[67,68]和公共健康服务机构中无效[69]。广泛实施的关键在于解决系统障碍，例如措施提供者的时间有限、知识缺乏、护理碎片化和缺乏补偿[1]。以患者为中心的成果研究所（Patient-Centered Outcomes Research Institute，PCORI）通过与美国国家卫生研究院（National Institutes of Health，NIH）的研究合作，资助了一项新的嵌入美国多个医疗保健系统的大型预防跌倒的试验。

总　　结

跌倒很常见，会对老年人造成严重后果。跌倒者通常有多种促进损伤的因素，它们相互作用并影响平衡。多学科干预措施在某些情况下是有效的，但研究证据还没有转化为通常的临床实践。

关键点

- 本章介绍了老年人跌倒的可能性及影响。
- 讨论了跌倒的原因。
- 提供了临床评估和治疗指南。
- 描述了在医疗保健机构和社区实施计划的时机。

（邹艳慧　译，高学文　校）

完整的参考文献列表，请扫二维码。

主要参考文献

1. Tinetti ME, Gordon C, Sogolow E, et al: Fall-risk evaluation and management: challenges in adopting geriatric care practices. Gerontologist 46:717–725, 2006.
9. Lamb SE, Jorstad-Stein EC, Hauer K, et al: Development of a common outcome data set for fall injury prevention trials: the Prevention of Falls Network Europe consensus. J Am Geriatr Soc 53:1618–1622, 2005.
10. Etman A, Wijlhuizen GJ, van Heuvelen MJ, et al: Falls incidence underestimates the risk of fall-related injuries in older age groups: a comparison with the FARE (Falls risk by Exposure). Age Ageing 41:190–195, 2012.
15. Inouye SK, Studenski S, Tinetti ME, et al: Geriatric syndromes: clinical, research, and policy implications of a core geriatric concept. J Am Geriatr Soc 55:780–791, 2007.
18. Feldman F, Chaudhury H: Falls and the physical environment: a review and a new multifactorial falls-risk conceptual framework. Can J Occup Ther 75:82–95, 2008.
19. Lord SR: Aging and falls: causes and prevention. J Musculoskelet Neuronal Interact 7:347, 2007.
20. Reed-Jones RJ, Solis GR, Lawson KA, et al: Vision and falls: a multidisciplinary review of the contributions of visual impairment to falls among older adults. Maturitas 75:22–28, 2013.
23. Ward BK, Agrawal Y, Hoffman HJ, et al: Prevalence and impact of bilateral vestibular hypofunction: results from the 2008 US National Health Interview Survey. JAMA Otolaryngol Head Neck Surg 139:803–810, 2013.
25. Kuo HK, Lipsitz LA: Cerebral white matter changes and geriatric syndromes: is there a link? J Gerontol A Biol Sci Med Sci 59:818–826, 2004.
27. Liu Y, Chan JS, Yan JH: Neuropsychological mechanisms of falls in older adults. Front Aging Neurosci 6:64, 2014.
30. Montero-Odasso M, Verghese J, Beauchet O, et al: Gait and cognition: a complementary approach to understanding brain function and the risk of falling. J Am Geriatr Soc 60:2127–2136, 2012.
31. Amboni M, Barone P, Hausdorff JM: Cognitive contributions to gait and falls: evidence and implications. Mov Disord 28:1520–1533, 2013.
33. Stone KL, Ewing SK, Lui LY, et al: Self-reported sleep and nap habits and risk of falls and fractures in older women: the study of osteoporotic fractures. J Am Geriatr Soc 54:1177–1183, 2006.
45. American Geriatrics Society, British Geriatrics Society, and American Academy of Orthopaedic Surgeons Panel on Falls Prevention: Guideline for the prevention of falls in older persons. J Am Geriatr Soc 49:664–672, 2001.
46. Oliver D: Falls risk-prediction tools for hospital inpatients. Time to put them to bed? Age Ageing 37:248–250, 2008.
49. Fasano A, Plotnik M, Bove F, et al: The neurobiology of falls. Neurol Sci 33:1215–1223, 2012.
57. Gillespie L, Robertson M, Gillespie W, et al: Interventions for preventing falls in older people living in the community. Cochrane Database Syst Rev (9):CD007146, 2012.
58. Maetzler W, Nieuwhof F, Hasmann S, et al: Emerging therapies for gait disability and balance impairment: promises and pitfalls. Mov Disord 28:1576–1586, 2013.
59. Sherrington C, Whitney J, Lord S, et al: Effective exercise for the prevention of falls: a systematic review and meta-analysis. J Am Geriatr Soc 54:2234–2243, 2008.
60. Shubert T: Evidence-based exercise prescription for balance and falls prevention: a current review of the literature. J Geriatr Phys Ther 34:100–108, 2011.
61. Cameron I, Gillespie L, Robertson M, et al: Interventions for preventing falls in older people living in care facilities and hospitals. Cochrane Database Syst Rev (12):CD005465, 2012.
63. Coussement J, De Paepe L, Schwendimann R, et al: Interventions for preventing falls in acute- and chronic-care hospitals: a systematic review and meta-analysis. J Am Geriatr Soc 56:29–36, 2008.
64. Gates S, Fisher JD, Cooke MW, et al: Multifactorial assessment and targeted intervention for preventing falls and injuries among older people in community and emergency care settings: systematic review and meta-analysis. BMJ 336:130–133, 2008.
71. Oliver D, Papaioannou A, Giangregorio L, et al: A systematic review and meta-analysis of studies using the STRATIFY tool for prediction of falls in hospital patients: how well does it work? Age Ageing 37:621–627, 2008.
80. Lord SR, Menz HB, Tiedemann A: A physiologic profile approach to falls risk assessment and prevention. Phys Ther 83:237–252, 2003.

第104章 | 足病学

Hylton B. Menz

介　绍

在承重方面，足起着很重要的作用。走路时，足有减震功能，适应不规则地面并提供了一个刚性杆以便前进。衰老与足的皮肤、血管、神经和肌肉骨骼的变化相关，这些变化损害足的承重功能[1]。由于这些与年龄相关的改变，足部疼痛和畸形成为老年人的主要伴随症状。本章简要概述了老年人足部疾病的流行病学和预后，并概述了老年人常见足部疾病的治疗方法。

老年人足痛的流行病学

足痛一直被认为是老年人的一个常见问题。最近一项针对 31 个研究的系统回顾和荟萃分析估计，约有 24% 的 65 岁及以上老年人患有足痛，约 2/3 的患者患有中度失能[2]。与男性相比，女性由于穿时尚的鞋子，发病率更高[3]。其他导致足痛的危险因素有肥胖，慢性病如骨关节炎，心理因素如焦虑、抑郁及社会经济的劣势[4-6]。

强有力的证据表明，足部疼痛和畸形能对一个人的健康状况和活动性产生重大影响。一些关于老年人的研究显示，足痛与日常活动[7]的能力下降、平衡和步态问题[8]、跌倒风险增加[9]及健康有关的生活质量下降相关[10]。约 20% 的老年人因为足痛无法离开他们的家[11]。

老年人足部疾病的临床评估

体格检查是诊断足部疾病的基本方法。视诊触诊，结合详尽的病史采集足以诊断常见的疾病[12]。老年人足部的体格检查包括评估皮肤，附属物，血管状态（包括脉搏触诊和踝肱指数测量），神经功能状态（包括单丝和反射测试），骨科检查（包括足的姿态和足踝与跗骨之间的关节，跗骨与距骨之间的关节，距趾关节的活动度测量），肌肉测试，鞋类评估和步态分析[13]。

许多足部疾病需要在家庭环境下自我管理。因此，对有足部问题的老年人进行临床评估的一个基本组成部分，是评估他们承担基本足部护理任务的能力，如修剪趾甲、使用面霜、洗脚晾脚、穿鞋袜、更换敷料、检查病变的足。为了适当地完成这些任务，老年人需要足够、充分的认知、握力、灵活性、视力和手工灵巧度[14]。

老年人常见的足部疾病及其管理

趾甲疾病

甲肥厚

由损伤、鞋子不合脚引起的反复轻微创伤、感染、周围血管疾病、糖尿病或者营养不良（图 104-1，A）等使趾甲增厚被称为甲肥厚。甲肥厚往往伴随着甲弯曲，甲槽角化过度。如果不治疗，可能形成趾甲下血肿，这是一个潜在发生感染的位置。定期维护足的卫生和选择合适的鞋类可以预防趾甲变厚。然而，疾病晚期需要专业医生来治疗使厚趾甲变薄。对于趾甲严重变厚变弯变长的患者，建议使用专科工具。

嵌甲

嵌甲指趾甲向内生长，穿透皮肤，导致疼痛、感染、二重感染增加。趾甲不正常弯曲的人群或足趾受压更有可能患嵌甲，然而，在许多情况下，嵌甲常常由修剪趾甲过短或鞋子太挤脚造成。趾甲应该沿着趾缘修剪，鞋子应有足够空间来容纳脚趾，以防止其压缩变形。局部应用抗生素、穿合适的鞋类给予趾甲正常生长的空间等，这些简单方法就可以治愈大部分患者，但是，复发患者则需要在局部麻醉状态下切除部分趾甲。部分趾甲拔除联合酚来毁损趾甲下基质细胞，虽然恢复时间较长，但可更有效地预防复发[15]。

甲癣

甲癣（甲真菌病）是由皮肤癣菌、酵母菌和非皮肤癣菌性丝状真菌（霉菌）感染趾甲，导致甲板变为黄褐色，增厚，弯曲。在足部卫生管理中，每天洗足换袜可以有效地预防真菌感染。一旦病情进展，需要花费更长时间、更全面的治疗方法来治疗甲癣。口服特比萘芬 3～6 月是金标准治疗方案[16]。口服药物存在禁忌证时，可行局部治疗。局部治疗方案治愈率低且耗时长[17]。为提高治愈率，严格按照规定是困难的，可行口服药物联合局部治疗方案[18]。为了防止复发，需对感染的趾甲进行切除和消毒，感染穿过的袜子应该丢弃。

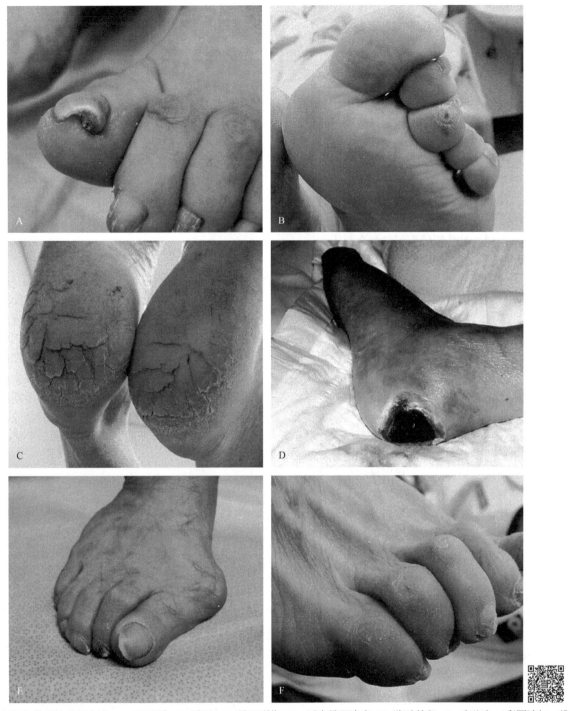

图 104-1　老年人常见的足部疾病。A. 甲肥厚；B. 胼胝；C. 足跟裂伤；D. 压疮足跟溃疡；E. 踇趾外翻；F. 爪形趾。（彩图请扫二维码）

皮肤疾病

过度角化损伤

过度角化损伤是皮肤摩擦后的一种正常生理反应，是预防深部组织损伤的保护机制。然而，当皮肤摩擦很严重时，由此产生局部增厚，可导致严重的疼痛和增加深层真皮的压力。由于负载功能[19]和鞋类挤压，足部是过度角化的常见部位[3]。过度角化损伤一般可分为两类：胼胝（足底面广泛性增厚）和鸡眼（更常见于足趾有硬

的核）（图 104-1，B）。鸡眼也可以发生在甲床下（甲床下鸡眼）[20]或趾间（趾间鸡眼）。由于潮湿，趾间鸡眼是软的[21]。

发生胼胝和鸡眼的原因很多，如鞋不合脚、骨性突起距骨或短或长和足部非正常的负载模式。治疗胼胝和鸡眼，除穿合适的鞋子外，还需要足部医生的专科处理。在药店柜台购买的简单的泡沫垫和硅胶垫可暂时缓解症状[22]。药用鸡眼药膏中的水杨酸可以有效地缓解疼痛，定期清创可以降低鸡眼的复发[23]。然而，鸡眼药膏中含有的水杨酸可以使老年人脆弱的皮肤发生溃疡和/或损

坏外周血管，患者特别是糖尿病患者应谨慎使用[24]。长期治疗包括足部矫形器（重新分配足底负荷）和外科手术（纠正潜在的畸形骨）。

干燥病

干燥病或皮肤脱水，在患有糖尿病或周围血管病的老年人中很常见。足跟皮肤干燥经常导致裂缝延伸到真皮层，引起疼痛，增加感染的风险（图 104-1，C）。使用湿润剂（包括尿素、玻尿酸、乳酸、羊毛脂或乳酸铵）与水化皮肤[25,26]同样有效，其中使用的次数与使用湿润剂同样重要。深的足跟裂可能需要对结茧的边缘进行清创，然后进行弹力绷带包扎，防止负重时足跟裂隙扩大，或者应用氰基丙烯酸粘住裂缝直到它愈合为止。

足部溃疡

随着衰老，皮肤的结构和功能发生了一些变化，包括胶原蛋白和弹性蛋白的消失（导致皮肤敏感脆弱），以及郎格罕细胞和肥大细胞减少（减少对感染的炎症反应）。这些改变即减少周围血流均可以增加组织损伤的可能性及降低皮肤愈合的能力[27]。因此，慢性和复发性足部溃疡是老年人常见的问题，尤其是需要家庭护理的老年人。

足部溃疡往往与原发病的特征性表现一致。动脉缺血性溃疡源于周围动脉疾病，通常影响到足趾背部和足跟，病变边界清晰。抬高下肢，周围循环血流减少，会加重病情。静脉性溃疡源于静脉血流减少，通常会影响到足踝部和小腿，溃疡浅，边界不清，常有分泌物。溃疡周围组织常发生水肿和色素沉着。糖尿病性溃疡常发生于足部负重部位，如跖骨和足跟。溃疡通常深，边缘破坏和过度角化损伤。压力性溃疡（又称为压疮溃疡）源于皮肤长期受压，常见于足后跟。长期卧床的老年人更容易发生压力性溃疡（图 104-1，D）[28]。

足部溃疡的有效治疗方法除包括清创、抗感染和包扎外，还需病因治疗（如动脉缺血性溃疡采用外科血运重建，静脉性溃疡采用压缩疗法）。减缓压力对于足部溃疡患者尤其重要，可以采用棉袜、矫形器、鞋子的修改及矫形手术。

足部肌肉骨骼疾病

蹬趾外翻

约有 36% 的 65 岁以上的老年人患有蹬趾外翻，由于蹬趾的横向偏差和第 1 跖骨的内侧偏差，第 1 跖趾关节半脱位（图 104-1，E）[29]。蹬趾外翻的原因有鞋子挤压、第 1 跖趾过长、第 1 跖趾头太圆[30]。该疾病有很高的遗传性。第 1 跖趾头变大，应该选合适的鞋子，脚趾的摩擦容易造成黏液囊的形成[31]。蹬趾外翻的治疗方法包括换宽鞋头的鞋子，在关节表面应用泡沫垫或者硅胶

垫、足部矫形器及外科手术。研究表明，与使用足部矫形器相比，外科手术有长期的疗效[32]。

小蹬趾畸形

长期穿不合适的鞋子，使足部受力不正常和固有肌挛缩，形成爪形趾、锤状趾及小蹬趾发生萎缩（图 104-1，F）[33]。锤状趾及爪形趾经常导致趾间关节背面鸡眼的形成和跖骨头下结茧。有证据表明，足趾畸形可以损害平衡，增加老年人跌倒的风险[34]。治疗包括鞋子修改、安装固定装置、继发性损伤的治疗。严重病例通常需要手术固定受损的跖趾关节和趾间关节，和/或拉长屈肌肌腱或伸肌肌腱。

胫骨后肌功能障碍

随着衰老，正常足弓会逐渐变成低足弓，使胫骨后肌变弱变长[1]。这一过程称为胫骨后肌功能障碍，胫骨后肌肌腱减弱，并可能部分破裂，会发展成为进行性和致残性的后天扁平足畸形[35]。虽然确切原因尚未确定，但血液供应减少导致肌腱变性，这种疾病在肥胖、高血压、糖尿病和创伤史患者中更加常见。根据胫骨后肌功能障碍严重程度选择相应的治疗方案。早期阶段，非甾体抗炎药、足部矫形器、支具和鞋子的修改是有效的，后期阶段则需要行肌腱重建或足后关节固定等手术治疗。

足底足跟疼痛综合征

约有 15% 的老年人患有足跟痛[36]。足跟痛有多种原因包括足底筋膜炎、神经卡压、跟骨应力性骨折和足底跟骨滑囊炎。系统性的疾病也会导致足跟痛，包括佩吉特病、类风湿性关节炎、银屑病关节炎、痛风、赖特（Reiter）综合征、强直性脊柱炎。老年人更易发生足跟痛，是因为衰老使足跟垫发生萎缩，与年轻人相比，老年人有厚且可压缩的足跟垫，它能对足跟肌肉骨骼和神经结构产生很大的影响。对足底足跟痛的干预治疗证明是有效的，包括使用绷带、足部矫形器、夜间夹板、局部注射皮质醇暂时缓解疼痛[37]。对于老年人来说，全长足部矫形器可能比简单的脚后跟缓冲垫更有效，因为它们可以防止脚后跟扩散，并将脚后跟的负荷重新分配到中脚掌[38]。

鞋和足部矫形器的作用

在老年人足部疾病治疗中，合适的鞋子是非常必要的。如果穿的鞋子比脚窄，容易得胼胝、蹬趾外翻、足部疼痛，如果穿的鞋子，太短，容易患槌状趾、爪形趾[3]。一个随机对照试验显示，穿有额外深度且有柔软的顶部来容纳畸形足趾的鞋子，可以减轻老年人的足部疼痛，减少过度角化损伤的复发[39]。这表明，不合适的鞋类是可调

控的危险因素，在许多情况下，更换鞋子可能是缓解这个年龄段人群足部疼痛的唯一方法。

修改鞋子是解决老年人足部疾病有效的保守治疗方案。修改鞋子的目的是减轻敏感且疼痛脚趾的过重压力，来容纳、矫正、支撑畸形的脚趾，限制或抑制损伤关节的活动。通过修改鞋子，让前脚掌有更大的活动空间，来容纳骨性突起，在足跟区植入楔形软材料起到减震作用，和/或加入额外的"遥杆"，来增强鞋底的推力[40]。

足部矫形器是放置在鞋内的一种装置，目的是通过改变下肢的生物力学功能来减少疼痛和改善功能。足部矫形器按照功能可分为两类：一类是通过重新分配足底压力来改善功能（压力重新分配矫形器），另一类是通过限制跗关节的过渡活动来改善功能（制动矫形器）。压力重新分配矫形器通常由可压缩材料制成，被用来分散高压力。而制动矫形器通常由坚固的材料制成，用于扁平足。已有一些研究显示，不同的矫形器能分散足底的高压力，减少足特定部位的病态负重[38,41]。初步证据表明，这些方法能减轻老年人的足部疼痛[42]。

关键点

- 正常衰老可导致足部皮肤、血管、神经及肌肉骨骼的特征发生显著改变。
- 足部疼痛影响了 1/4 的老年人，并且与行动不便和跌倒风险增加有关。
- 老年人中最常见的足部问题是趾甲疾病、过度角化疾病（鸡眼和胼胝）和脚趾畸形。

- 许多足部问题可以通过保守的干预措施治疗解决，如定期的足病治疗、选择合适的鞋及使用足部矫形器。

（钱盼盼　译，刘新宇　校）

完整的参考文献列表，请扫二维码。

主要参考文献

1. Menz HB: Biomechanics of the ageing foot and ankle: a mini review. Gerontology 61:381–388, 2015.
2. Thomas M, Roddy E, Zhang W, et al: The population prevalence of foot and ankle pain in middle and old age: a systematic review. Pain 152:2870–2880, 2011.
3. Menz HB, Morris ME: Footwear characteristics and foot problems in older people. Gerontology 51:346–351, 2005.
9. Menz HB, Morris ME, Lord SR: Foot and ankle risk factors for falls in older people: a prospective study. J Gerontol A Biol Sci Med Sci 61:M866–M870, 2006.
23. Farndon LJ, Vernon W, Walters SJ, et al: The effectiveness of salicylic acid plasters compared with "usual" scalpel debridement of corns: a randomised controlled trial. J Foot Ankle Res 6:40, 2013.
29. Nix SE, Smith M, Vicenzino BT: Prevalence of hallux valgus in the general population: a systematic review and meta-analysis. J Foot Ankle Res 3:21, 2010.
31. Hannan MT, Menz HB, Jordan JM, et al: Hallux valgus and lesser toe deformities are highly heritable in adult men and women: the Framingham Foot Study. Arthritis Care Res 65:1515–1521, 2013.
32. Torkki M, Malmivaara A, Seitsalo S, et al: Surgery vs orthosis vs watchful waiting for hallux valgus: a randomized controlled trial. JAMA 285:2474–2480, 2001.
36. Hill CL, Gill T, Menz HB, et al: Prevalence and correlates of foot pain in a population-based study: the North West Adelaide Health Study. J Foot Ankle Res 1:2, 2008.
39. Menz HB, Auhl M, Ristevski S, et al: Effectiveness of off-the-shelf, extra-depth footwear in reducing foot pain in older people: a randomized controlled trial. J Gerontol A Biol Sci Med Sci 70:511–517, 2015.

第105章

老年人的便秘和便失禁

Danielle Harari

介　绍

老年人的便失禁（fecal incontinence，FI）是一个令人烦恼且容易忽视的症状，并且还增加了老年人患病率[1,2]、死亡率[3,4]、依赖他人[2,4]的风险。为什么便失禁会成为老年人标准完整护理评估中的一个常规问题？一方面，便失禁的老人不愿意主动向他们的护理人员或者护士说明这一问题。另一方面，护理人员也不会常规地向老人询问这一症状。这种隐匿的问题使老年人在心理上、对他人的依赖性等方面的情况越来越糟糕。老年人的便失禁成为他们进入养老院的首要因素[6,7]，这种状况使得那些照顾卧床在家患者[5]的非正式护理人员的数量增加。即使老年人被医护专业人员注意到有便失禁这种情况，往往也不能进行积极管理（如无法进行评估给予床垫）。目前研究表明，在初级护理医师中，对于便失禁的合适的评价和治疗方案的选择，他们还不够重视[8]。虽然在国内和国际指南中都非常重视找出导致衰弱老年人便失禁的可以治疗的原因[7,9-12]，但是有统计表明，在非整体服务中坚持指南方针的专业人员还是很少的，甚至专业人员为老年人提供的基本的评价和照料都达不到[13-15]。

对于成年人来说，当他们年龄超过 60 岁时，便秘会成为他们普遍担忧的一个问题，这主要表现在早期护理咨询和新型泻药使用的显著增加上。报告显示，有便秘的老年人更容易焦虑、沮丧和健康认知不良。定性研究表明，老年人认为医生忽视了这些问题，并且很难找到有用、专业性的建议[16]，这已经在基层医疗研究中得到证实。在基层医疗研究中，研究人员认为便秘的重要性是比其他情况（如糖尿病）稍微差点[17]。衰弱的人如果有临床便秘的症状，可以导致严重的并发症，如粪便嵌塞、便失禁、尿潴留入院。便秘和便失禁都需要高额的花费，主要包括泻药和照料时间的花费[5]。例如，据估计，在英国那些照顾老年人的社区护士 80%的工作都是在处理便秘（尤其是粪便嵌塞）。2014 年瑞典一项关于慢性便秘（平均年龄 64 岁）的健康护理研究表明，平均每年有 2.4 例与便秘相关的健康护理，每位患者的年费用为 951 欧元[18]。

定　义

世界卫生组织（World Health Organization，WHO）

国际失禁问题研讨会将便失禁定义液体或固体粪便的非自主性排出，这是一个社会或卫生方面的问题[10]。然而，在已经发布的流行研究中缺少便失禁的标准定义，这就妨碍了在交叉学科中进行比较。大多数以社区为基础的研究发现便失禁的发病率至少在一年内发生一次，这可能高估了发病率，但也为便失禁的发病率提供了上限。家庭护理研究大多数一周或一个月评估一次便失禁的发生。在研究便失禁流行的系统回顾中，强调要对其定义进行统一[19,20]。一项以 60 岁及以上的女性为研究对象的便失禁研究对便失禁症状进行描述，除了常规的表述，如排泄的频率、量及其他问题外，还有其他预警症状，如便意及肛门烧灼感[21]。

老年人便秘的定义在医疗和护理文献中也不一致。研究中对老年人便秘的定义是通过患者主观描述、具体的胃肠症状或每天泻药的使用来界定的。自我描述的便秘（如询问患者"你又便秘了吗？"）通常对不同的人有不同的含义[14]。现在医疗实践和研究中普遍要求根据具体症状（罗马Ⅲ标准）[22-25]（表 105-1）来规范对便秘的定义。通过标准定义很容易识别出那些影响老年人便秘的重要的亚类型，如粪便在直肠出口的延迟和便秘型肠易激综合征（constipation-predominant irritable bowel syndrome，IBS-C）[22,24,25]。罗马标准是依靠症状：根据在直肠或（和）结肠发现粪便作为客观的评价。因为医生会低估衰弱老年人便秘的发生。（表 105-2），所以如此客观的评价对他们来说是至关重要的。

表 105-1　便秘的定义

便秘（罗马Ⅲ标准）
症状持续 6 个月，同时在过去的三个月里至少 25%的排便满足 2 个或 2个以上的下列症状：
　过度用力
　硬的粪块
　一周 2 次或 2 次以下的排便
　排便不畅感
　无稀便或不满足不典型的肠易激综合征标准（通过排便或排出黏液缓解腹胀和疼痛）
直肠出口排泄延迟或困难
肛门直肠堵塞感
需要手法帮助来促进排便（如伸入肛门或按压肛周）
临床便秘
在直肠指检中有大量的硬便或稀便，或者腹部平片显示有粪便

表 105-2 导致对衰弱老年人便秘和便失禁的估计不足的潜在因素

衰弱的老年人可能：

- 因为交流或者认知困难无法描述与肠道相关的症状
- 尽管有慢性便秘，但是有正常的肠道运动
- 有便意但是抑制住了这种冲动，因此没有意识到大便会堵塞肛门
- 有与结肠粪便嵌塞相关的非特异性症状，如谵妄、厌食症、功能减退
- 便失禁很少有急性症状，更多的是慢性的

便秘和便秘相关症状的患病率

在老年人中便秘是很常见的问题。在北美洲大约有 6300 万人符合罗马Ⅲ对便秘的标准，其中大多数为 65 岁及以上的老年人[26]。年龄与便秘的非特异性自我报告密切相关[27-29]。因此，在以社区为基础的研究中，罕见的排便（每周两次或更少）在老年人中并不比年轻人更普遍，这是令人震惊的。

- 在老年人和年轻人中只有 1%～7%的人排便≤2 次/周[27,29,30]。
- 即使对老年人更多地使用泻药进行统计学调整，但是各年龄组这种一致的肠道模式仍然存在[27]。
- 在自述有便秘的老年人中，据报道少于 10%的人排便≤2 次/周，50%以上的人每天都会排便[29,31]。
- 与此相反，2/3 的人有持续性的肠张力增高，39%的受访者有大便干燥[31]。

因此对于那些自述有便秘的老年人来说，便秘症状形成最主要的原因不是肠道运动减少，而是肠道张力增高和大便干燥。老年人便秘的主要原因是排便困难。21%的社区居住者中 65 岁及以上的人们都有排便延迟（表 105-1）[32]，并且许多人说需要自己手助排便[16,32]。养老院的老人中 2/3 的人虽然服用泻药，但是报道称他们的胃肠道张力还是经常增高的[33]。在比较衰弱的个人中，排泄困难会导致复发性直肠堵塞和溢出。在英国，27%的急性住院的老年患者在 1 年内被诊断为粪便嵌塞[34]。一项关于便失禁患者的调查发现，57%的老年急性住院患者和 70%的家庭护理居民存在粪便嵌塞[35]。

衰弱老年人排便≤2 次/周的发生率也确实比较高，这占家庭护理患者便秘报告的 1/3[36]。根据罗马Ⅲ标准[37]，家庭护理的患者中多于 80%的人都是便秘，有 50%～74%的人需要每天服用排便药，这是一个多么令人惊讶的数字[36,37]。最近在西班牙进行的一项全国性家庭看护研究表明：慢性便秘的患病率为 71%，其中 43%可以控制症状，其中 8%通过结肠镜直肠给药[38]。急性入院是便秘的一个独立危险因素——43%的成年患者承认，住院期间的第一次便秘是在住院的前三天（发病率为 143/1000），老年人受影响更严重[39]。

老年人便失禁的患病率

表 105-3 总结了便失禁的患病率和危险因素。对社区居住者进行患病率研究的荟萃分析表明，年龄对便失禁（便秘或者腹泻）的患病率有重要影响[20]。便秘在老年人中的发生没有性别差异，除非是养老院中，男性的患病率更高[40-43]。美国一项以社区人群为基础的前瞻性研究表明 65 岁及以上的男性和女性在 4 年内的新发病率为 17%，这引起人们对老年患者初级保健的重视[44]。在英国的初级医疗保健中，60 岁以上痴呆患者新诊断为便失禁的为 11%，无痴呆的为 3%[45]。在法国对家庭护理进行的前瞻性研究[3]发现，便失禁流行的基线是 54%，在大陆 10 个月中便失禁发生率的基线是 20%。短期内（<5 天）新发的便失禁是 62%，长期的是 38%。在长期便秘的那些人群中一年内的死亡率是 26%，而欧洲大陆的 1 年死亡率为 7%。

表 105-3 老年人便失禁的流行病学特征及诊断建议

流行病学资料汇总

- 便失禁影响了 1/5 社区居住 65 岁及以上的老年人，并且他们中有一半都需要家庭护理[93]
- 便失禁的发病率随着年龄增加而增加，尤其是 80 岁或者 80 岁以上[93]
- 便失禁的发病率在急性入院和养老院要比社区的高[93]，因此它主要影响衰弱的老年人
- 便失禁的发病率在衰弱老年人中，男性和女性一样，或者比女性稍低点[1]。在家庭护理人群中这种男性比女性更有优势的现象尤为明显[1]
- 便失禁的发病率在疗养院这样的机构研究中变化很大[1]
- 在大多数衰弱老年人中同时有便失禁和尿失禁[93]
- 除年龄外，下列也是老年人便失禁的危险因素[1]：
  大便稀溏
  行动不便
  痴呆（在家庭护理中约 27%患有痴呆的人有便失禁）
  脑卒中（和其他神经系统疾病）
  尿失禁
  多次分娩（女性）
  糖尿病
  抑郁
  体重指数大
  吸烟
  有慢性疾病和/或身体状况差
- 粪便淤积、便秘与便失禁是有临床联系的，但是几乎没有流行病学的调查来评估这种联系
- 医生和护士在初级保健、急性入院、长期健康护理中对老年人便失禁的认识不足[1]
- 在疗养院中，很少有患者的护理人员向初级保健医师或失禁护理专家对便失禁进一步的评估寻求建议[1]，并且其中还有被动管理的趋势（还有可能给予强制护理）[1]。在需要家庭护理、便秘的老年人中，大便排泄是很常见的现象[1]
- 因为社会和文化的原因，老年人不愿意主动向他们的护理人员[1]说有便秘的症状，或者由于普遍的认知错误——他们认为这种情况是老龄化的一部分，因此对此无计可施
- 便失禁和生活质量的下降与健康认知差也有关系[1]

续表

建议：识别老年人的便失禁

- 应该通过直接询问或者观察下面人群来识别便失禁：

　　所有需要护理或者居住在家的居民

　　在医院住院部 65 岁及 65 岁以上的老年人

　　在家庭中 80 岁及以上的老年人

　　行动不便的老年人

　　认知障碍的老年人

　　有神经系统疾病的老年人

　　有慢性疾病的老年人

- 初级保健人员、医院病房的护士、长期护理人员应当常规地询问老年人是否有便失禁的症状
- 应当系统地询问便失禁，包括大便规律性、便失禁的严重性和对每天生活活动和生活质量的影响
- 健康护理人员应当了解社会和文化因素的差异，鼓励患者要说明这种情况
- 对于那些没有能力接受初级护理的衰弱老年人，如在家护理的居民和那些行动不便、有慢性疾病或有认知障碍的老年人，应当通过系统的案例发现解决办法来监测便失禁
- 应该实施系统化的宣传计划，使脆弱的老年人和那些照顾他们的人自愿向初级保健提供者报告问题
- 国际上在提供胃肠道保健专业知识（在医疗和护理上）方面有着明显的地域差距，这可能也影响了老年人中病例的发现
- 在疗养院中（有标准的护理、患者的病例、记录数据），很有必要进一步对便失禁的发病率变化的潜在因素进行探寻
- 大小便失禁通常是一同发生的，因此护理人员（如护士或专家）应当经过训练来识别和处理老年人的大小便失禁
- 应当满足提高试验的环境这一关键诉求：

　　培训健康保健人员不仅有识别便失禁的价值感，而且还要有我能处理这种状况的自信

　　协议应当明确所有调查的细节（谁去询问、怎样询问、什么时候询问、谁去询问的）

　　患者和护理人员在被询问时应当有教材

便失禁的患病率是根据研究人群的一般健康状况变化的，因此也与研究环境有关。

- 社区：65 岁及以上的成年人为 6%～12%，80 岁及以上的为 18%～29%[4,5,40,46-54]
- 急性入院：65 岁及以上的为 14%～33%[55,56]
- 长期护理：37%～54%[3,36,42,43,55,57]

值得注意的是，英国的养老院研究已经表明：在每个养老院中，便失禁发生率的变化是多样的[42,50]，这可能更多地反映了不同的护理标准而不是不同患者的特点。在挪威进行的一项养老院的全国性研究发现，便失禁的总体发病率（47%）和腹泻、痴呆、宅居的危险因素相似，但与老人独自在床和椅子间的转移相比，协助他们转移会使这种危险性减少；重要的是，增加的便失禁风险（实际上是跌倒）不应导致护理环境中厕所移动性的减少[57]。

这些数据仅仅代表的是在流行病学研究中发现病例的统计数据，但是在真正的临床工作中便失禁总是被忽略。这是因为当发现问题时，不仅老年人不寻求帮助（这非常尴尬并且我们什么都做不了），护理人员也发现不了。在英国的初级保健调查中，不到50%家中居住的有便失禁的老年人（或者他们的看护）和医疗保健专业人员讨论了这一问题[58]。最近美国的一项对有便失禁的老年妇女进行问卷及访谈调查表明，超过 2/3 的人不寻求

帮助[59]，他们对于治疗的可实施性及有效性知之甚少，大多数的人希望医生直接问他们的症状[60]。当便失禁症状不是很严重时，年轻女性比老年女性更有可能寻求帮助[60,61]，然而即使是有便秘的年轻人在大多数情况下也仍然被研究人员忽视[62]。初级医疗保健表明对于在家庭看护的痴呆患者，建立早期的干预机制和支持途径是避免便失禁的一个因素[63]。

尽管看护可以有机会对患者进行仔细的观察，但是在家庭护理及医疗机构中，看护对于便失禁重视不足的现象都是很普遍的。在急性入院的那组人群中，报告有便失禁的人中只有 1/6 的人有病房护理人员记录的便失禁症状[64]，家庭护理人员中有便失禁这种意识的人占所有家庭报告有便失禁的人的一半[36]。对于便失禁缺乏专业的应对措施，在一定程度上可能是因为护理人员没有这方面的意识。英国最近的养老院研究发现，那些训练有素的护理人员认为年龄是大小便失禁的最主要原因[65]。最近，英国对大小便失禁老年人的照料情况进行全国范围内的统计，发现为了提高护理质量，在家进行胃肠护理的做法看起来是一个解决方案，但是这种做法受到了质疑[14,15]。许多护理中心不愿参与胃肠护理工作，那些已经参与的护理中心因为数据收集困难（由于临床记录获取途径和信息技术的限制），以及员工短缺的原因，工作开展受到限制。尽管他们有机会接受专业的护理，但是在养老院中便失禁更倾向处于一个宽松的管理状态，而不是寻找便失禁的原因和治疗方案。就这一相同的主题，美国健康-科学国家机构声称通过对护理人员进行训练来提高识别成年人便失禁是远远不够的，并建议在训练中将提高发现能力作为最主要的要求（表 105-3）[7]。

老年人便失禁和便秘的危险因素

尿失禁和大便失禁关系密切，在社区研究中 50%～70%的人这两者共存[1,41,48,66]。腹泻或稀便在所有情况下都是便失禁一个强有力的预测因素，但令人吃惊的，是在衰弱的老年人中慢性腹泻的患病率很高[1,5,43,50]。医学上的合并症和身体上的失能在联合强度上与年龄相当或大于年龄[1,2,5,41,66]。对 65 岁及以上的社区患者进行队列研究发现，严重的便失禁（至少每周一次）和 42 周之后的死亡率增加有关，而与年龄、性别和一般健康状况不佳无关[4]。抑郁在横断面研究中反复出现，可能既是原因又是结果[1,48,41]。一项 15 年的研究表明：在社区居住的老年女性中，自述抑郁症和持续便秘有很紧密的相关性[67]。在急性入院患者中，便失禁的独立危险因素（根据相关强度）依次是稀便/稀便程度、病情的严重程度、年龄大[56]。在老年住院患者中，危险因素是大便的滞留（57%）、功能障碍（83%）、稀便（67%）、认知障碍（43%）[35]。3 个月后，那些排稀便和并发症较少的人易

有短暂的便失禁。

大多数对便失禁危险因素的研究都是横断面研究,但是一项在美国疗养院患者中进行的前瞻性研究,通过便秘的基本特征来预测新发生的便秘(每周排便≤2 次或者持续的排便用力)[68]。有 7%(总体数=1291)的人在 3 个月的时间内患有便秘。独立预测因素有体液流失较多、肺炎、帕金森病、翻身减少、5 种以上的药物治疗、痴呆、甲状腺功能减退、白种人、过敏、风湿病和高血压(后三种情况被认为主要与治疗便秘的药物有关),很明显,这些因素中有许多都是可以改变的。表 105-4 依据下面提到的流行病学数据总结了便秘的实践指南。

表 105-4 根据流行病学证据制定的便秘的实践指南

筛查
- 基于 65 岁及 65 岁以上的患者是高发人群,所以应当常规地询问病人有关便秘的症状
- 随着年龄的增加发病率也会增加,所以应当对 80 岁及以上的男性和女性进行关于便秘的筛查
- 对疗养院老人的定期客观评估应当包括常规护理和医疗护理。尤其是那些认知或交流障碍而无法描述便秘症状的患者应当给予重视。这样的一次评估至少每 3 个月一次,最好是每个月一次(在疗养院的人群中 3 个月的便秘新发人群占 7%)

识别危险因素
- 在老年人中找到便秘的危险因素,对有效地控制症状是很重要的。
- 以下都是老年人便秘的危险因素:
  多重用药(5 种药物)[1]
  抗胆碱药物(三环类、抗精神病药、抗组胺药、止吐药、缓解逼尿肌的高张力药物)[93]
  阿片类药物[1]
  铁补充剂[2]
  钙通道阻滞剂(硝苯地平和维拉帕米)[1]
  钙剂[1]
  非甾体抗炎药[1]
  行动不便[1]
  居住在养老院[1]
  痴呆[1]
  帕金森病[93]
  糖尿病[93]
  自主神经病变[1]
  脑卒中[2]
  脊髓病变或疾病[93]
  抑郁症[2]
  脱水[1]
  少膳食纤维[2]
  甲状腺功能减退
  高钙血症
  低钾血症
  尿毒症
  肾透析[2]
  机械性肠梗阻(如肿瘤或肠疝)
  缺乏隐私性和舒适感
  上厕所困难[2]
- 所有卫生保健机构在系统地识别老年人便秘的多种危险因素时应当遵循好的使用指南
- 有增加便秘风险的合并症(如帕金森病、糖尿病)的患者应当定期评估情况

评估
- 能够识别出自称有便秘的老年患者的典型肠道症状,对于针对这种常见主诉进行适当处理是十分重要的
- 尽管排便次数的减少很典型,但是在社区老人中这并不是 敏感的信号

续表

- 老年人便秘的主要症状是排便困难和排便时间的延长
- 由于痴呆患者不能交流,因此恍惚和焦虑的增多应该提示便秘的评估
- 每天基本都服用处方泻药的老年人应当每天都回顾便秘的症状和排便时间的延长,并且治疗应当适当地调整

行动不便

对居住在家的老人而言,适当的身体锻炼(包括平时的漫步)有助于减轻便秘症状[28,69]。行动不便(在调整年龄和并发症后)是疗养院老年人使用强效泻药的最强的独立危险因素[70],而卧床的老年人肠道运输时间可达 3 周[71]。运动可以加快结肠推动活动("慢跑腹泻"),尤其是在餐后检测[72]。对年轻女性(36~61 岁)进行研究发现,每天的体育活动有助于减少便秘(排便≤2 次/周),并且和体育锻炼的频率有很强的相关性[73]。这就导致了这样的推测——在成年时增加体育活动可能减少老年后便秘问题的可能性。在老年人中的流行病学研究已经反复表明:在调整其他变化因素后,活动较少也是便失禁的高危因素[2,3,5,41,43]。

多重用药和药物副作用

多重用药本身会增加老年人便秘的风险,尤其是在疗养院居住平均每天服用 6 种处方药的老人[71]。特殊的是某些药物也牵涉其中。抗胆碱药物通过作用于乙酰胆碱受体来减少肠道平滑肌的收缩,在一些病例(如精神分裂症患者使用镇静剂)长期使用可能导致慢性巨结肠。抗胆碱能药物已与养老院研究中的日常泻药使用[74]、居住在社区的老年美国退伍军人的症状性便秘[55]和老年脑卒中幸存者的便失禁[75]独立相关。虽然老年人服用阿片类镇痛药更容易导致便秘,但是通过对疗养院有持续非恶性疼痛的老年人的研究表明,在 6 个月的时间内,使用慢性阿片类药物的患者和未使用者在便秘的发生率上是相同的,那些服用阿片类药物的人表现出更完备的娱乐和社交能力[76]。慢性疼痛在衰弱的老年人中总是被忽视,可能因为担心镇痛药物的副作用,所以在这种背景下告诉患者通过使用泻药和栓剂处方能够有效地控制住便秘是很重要的。透皮贴剂(如芬太尼)比口服的缓释吗啡引起便秘的风险更小[77]。由于铁元素的吸收会引起便秘,因此所有的补铁药物(硫酸铁、富马酸亚铁、葡萄糖铁)都会造成成年人便秘[78]。缓释剂对肠道的影响比较小,因为其越过十二指肠的起始部然后进入肠道(吸收很少的一个区域)来运输铁。静脉补铁不会造成便秘,这可以作为慢性贫血且口服铁剂便秘患者(如慢性肾病)的一个选择。对服用补钙剂的老年人进行一项 5 年的研究发现,便秘是主要的一个副作用(实验组便秘是 13.4%,对照组是 9.1%)[79]。服用钙剂会减少妇女骨头钙质的流失和骨折的概率,但是长期效果不好,很有

可能引起便秘。钙通道阻滞剂对肠道蠕动的损害较小，尤其是直肠和乙状结肠[80]。已经有关于老年人服用钙通道阻滞剂导致严重便秘的报道，在钙通道阻滞剂中，硝苯地平和维拉帕米是肠道蠕动最强效的抑制剂。非甾体抗炎药很有可能是通过抑制前列腺素的形成而增加了老年人便秘的风险。在一个大样本初级医疗研究中，相比消化不良，便秘和大便用力是停用非甾体抗炎药的更普遍的原因[81]。非甾体抗炎药还可能增加慢性便秘患者粪便嵌塞及肠穿孔的风险[82]。已经证明在养老院[70]和社区[83]中，含铝的抗酸药与便秘有关。

饮食因素

在英国，以麦麸、蔬菜和水果形式存在的膳食纤维摄入较少容易引发便秘，随着年龄的增大对这类食物的摄入就会减少。对欧洲老年人的社区研究表明那些坚持地中海饮食——富含水果、蔬菜、橄榄油的人便秘的发生率较低（50 岁及以上的人中便秘发生率为 4.4%）[84]。在赫尔辛基养老院进行营养因素的研究发现，营养不良和便秘之间有联系[85]。这说明营养不良和便秘是双向的，便秘可以引起厌食，而摄入能量较低也能促成便秘。便秘是肠内营养患者公认的问题。对住院接受鼻胃管疗养的老年患者进行的前瞻性研究，确定了 30%接受此种治疗的患者发生了便秘[86]。肠内营养剂是包含纤维的产品，但是没有任何数据来说明它们的使用是否造成了便秘这一问题。

老年人液体摄入量减少和便秘的症状以及慢性传输有关[68,87]。年轻男性志愿者在一周时间内拒绝液体的摄入后排便明显减少[88]。老年人通常都有脱水的危险，因为：

- 渴觉中枢受损
- 激素对高张力反应的效果较差
- 由于身体或认知障碍饮水受限
- 为了控制尿失禁而进行的自主液体限制

人口研究表明，饮酒是男性和女性便秘症状的预防因素[69,73]。

糖尿病

据报道，超过一半的糖尿病门诊患者有便秘的症状，并且神经病变症状评分与泻药的使用和排便用力有关联[89]。糖尿病自主神经病变可以导致结肠运输减慢和胃结肠反应性障碍[90]。然而 1/3 有便秘的糖尿病患者没有神经症状[89]，因此应当考虑那些不相关的可逆因素（如药物、流动性、液体），尤其是在老年人。有糖尿病和便秘的衰弱老年人的结肠运输时间非常长——平均200h[91]。阿卡波糖是一种 α-葡萄糖苷酶抑制剂，有引起腹泻的潜在副作用，可显著减少肠道转运时间[91]。糖尿病史是便失禁的一个危险因素，尤其是男性[92]。便失禁的发生[93]可能是因为肠道运输时间的延长导致细

菌的过度繁殖，肠道运输时间延长还造成了特发性的夜间便秘和[1]多因素的肛肠功能障碍（基础压力的减少，肛门内括约肌的自发松弛，直肠顺应性的降低，直肠感觉异常）[90,94]。急性血糖升高可进一步抑制肛门直肠的功能和结肠的蠕动。应注意的是，许多口服降血糖药如阿卡波糖、二甲双胍、噻唑烷二酮类（如吡格列酮）和格列类会导致腹泻（和其他胃肠道的副作用），这就增加了便失禁的风险。

神经系统疾病

帕金森病患者有多种可导致便秘的病理机制[93]：多巴胺能神经元变形和肌间神经丛中路易体的增加延长了结肠的运输（与年龄、体力活动、药物无关）[1,95]，骨盆协同失调引起直肠出口延迟和排便困难[95]，以及用力时腹内压小范围的增加。便秘可以在疾病早期变得明显，甚至在运动症状形成之前出现。在 24 年的纵向研究中发现，每天排便少于一次的男性在将来患帕金森病的风险增加 3 倍[96]。便秘、胃排空延迟和吞咽困难被认为是帕金森病的早期症状，并且这些症状比神经症状出现早[97]。根据罗马标准，帕金森病患者中 59%有便秘，其中 33%的人非常关注自身的肠道问题[98]。抗帕金森药物可能会进一步加剧便秘。骨盆协同失调影响了 60%的帕金森患者，并且可能很难治愈。肉毒毒素注射到耻骨直肠肌，已经被用来改善帕金森病患者的直肠排空，并且效果良好，但是每三个月重复注射才能保持好的临床效果[99]。帕金森病患者的便秘常与其他非运动症状相关，所有这些症状都可能对生活质量产生不利影响，应通过症状来控制[100]。

痴呆患者易患直肠运动障碍[34]，部分原因是忽视了排便的冲动。对疗养院的人进行流行病学研究表明，认知障碍和护理人员记录的便秘之间存在显著的相关性。非阿尔茨海默病痴呆（PD、路易体痴呆、血管性痴呆）患者较阿尔茨海默性痴呆患者更容易出现便秘（作为自主神经症状的一部分）[101]。在长期护理中，因痴呆而无法沟通的患者的便秘与身体攻击行为[102]和流浪行为的发展[103]独立关联。

抑郁、心理困扰和焦虑都与老年人便秘和便失禁的自我报告增加有关。便秘症状也可以是精神疾病的躯体表现。需要进行仔细评估，以确认抑郁或焦虑患者的主观性主诉与临床便秘的区别。

在康复病房中，有 60%的脑卒中患者受到便秘的困扰[104]，其中很多人有排便不畅或排便延迟[105]。脑卒中幸存者便失禁是非脑卒中者的 4.5 倍[106]。急性脑卒中后患者可能会有几个月的便失禁，这可能是造成暂时或持久便秘和失禁的一个原因[75]。流行病学数据表明：与脑卒中相关因素（如严重程度和病变部位）相比，便失禁和失能相关因素（尤其是使用厕所和抗胆碱药物的功能障碍）之间的关系更加紧密[75,106,107]。脑卒中后引起的

腹部和盆腔肌无力也会导致粪便排出困难。

代谢紊乱

低钾血症和低镁血症会导致神经系统功能障碍，使得乙酰胆碱对肠道平滑肌的刺激减弱，从而使肠道传输时间延长。尤其是在急性假性结肠梗阻中应当注意发现并纠正。高钙血症会引起肠道内神经和肠道外神经所支配的肠道平滑肌的功能障碍（可以通过甲状旁腺切除术来扭转），从而导致传导的延迟。便秘是临床上甲状腺功能减退常见的症状，尤其是老年女性患者常见的临床表现。调整年龄相关因素后，长期血液透析的患者肠道传输时间延长[108]；63%的人有便秘，其中最主要的原因为预防高钾血症使用树脂（49%），透析时抑制排便和纤维摄入量减少[109,110]。树脂的使用还增加了衰弱老年人粪便嵌塞的危险。

结直肠癌

只有便秘这一症状是否该行结肠镜检查还存在争议。美国的一项研究发现，在对年龄和潜在混杂因素进行调整后，每周排便两次或更少的人患结肠癌的风险是正常人的两倍以上，而且这种关联在女性身上更明显，且与泻药无关[111]。另一项研究表明，在对700名有便秘的患者行结肠镜检查后发现，息肉的发现率为6%（更多的是老年患者），而非癌症，因此得出的结论是老年便秘患者进行结肠镜检查更有益处[112]。通过比较年轻患者和老年患者便失禁的潜在因素表明：在老年人中结肠癌和前列腺癌更普遍[113]，因此在有肠道症状的中老年中应高度怀疑结直肠癌的存在[114]。

便秘型肠易激综合征

便秘型肠易激综合征（IBS-C）是一种常见的肠易激综合征亚型，通常影响大多数老年人，尤其是女性[115]。虽然在临床中，IBS-C 与罗马Ⅲ的便秘诊断标准相同，但它更具有多因素，始终与较低的社会经济地位、焦虑、抑郁和躯体化相关[116]。由于该病导致慢性便秘的原因有不同的病理生理学机制，因此患者对传统泻药反应不好，而对新型促动力药及新型制剂反应良好。尽管可以使用，但是这些新型制剂还没有在老年人身上进行充分试验。

憩室疾病

一项关于急性非复杂性憩室患者（平均年龄是68岁）病例对照试验表明：74%的人食糜通过肠道的时间延长[117]。在发达国家，30%～60%的60岁及以上人群感染了左侧憩室杆菌。因为一些人低纤维饮食导致排便费力，从而使得肠道内高压力就会导致这种情况。简单的大肠憩室可能不会引起结肠症状[118]，但是肠憩室症状需要正确诊断，因为这种状况与肠易激综合征的反复腹痛、便秘和腹泻交替发作的排便习惯相似[116]。区分特点就是憩室疾病多影响老年人且没有性别之分，并且患者多有发热伴长期腹痛。

老年人便秘和便失禁的病理生理学

生理研究表明，诱发老年人便秘的肠道运动的改变并不仅仅和年龄相关。流行病学显示，肠道运动频率的变化确实和年龄有关，便秘症状也更多发生在那些有并发症的老年人身上。外在因素，如行动不便、液体摄入量、膳食纤维、并发症和药物都会影响结肠运动和传输，影响便秘的病理生理。然而，对直肠功能的研究确实表明，年龄相关的改变会诱发便失禁。

结肠功能

结肠运动依靠中央和自主神经的完整性，肠壁神经控制及其受体，环状平滑肌和胃肠激素。大量粪便的蓄积使得肠腔内压力不断增加，这刺激了结肠内食糜的传送。对整个肠道运输所需时间（通道标记是从口腔到肛门，通常80%的人是在5天之内）的研究发现，健康老年人和年轻人的结肠运动活动和餐后胃-肠道反射并无差异[118-120]。相反，有慢性便秘的老年人肠道运输时间会延长至9天[118,121]。运输时间可以通过新的无线运动性胶囊技术来测定[122]。尤其是标志物缓慢通过左半结肠，在直肠乙状结肠处的延迟更为明显，这表明整个运输时间的延长是因为后半直肠阶段性的运动障碍[123]。在照料机构或者长期卧床的便秘患者中，这种传输时间的延迟是很普遍的，肠道运输时间从6天到大于14天[71]。运输减慢使粪便内的水分减少（通常为75%）、粪便干燥，从而减少了肠道内的压力，然后使肠道复合物和推进活动减慢，这样就形成了便秘的一个恶性循环。老龄化是和某种内在机制相关联的，这种机制可能改变了结肠功能，使老年人更易形成这种便秘循环[124]。

● 肌间神经丛神经元数量的减少和直接刺激反应[123,125]的受损导致内在肌间的功能障碍。

● 结肠间质C细胞的逐渐消失[124]。

● 左半结肠胶原蛋白沉淀的不断增加导致顺应性和活动力的改变[125]。

● 交界处电位振幅的减弱和环形结肠肌抑制性的神经传入造成节段性的运动失衡[126]。

● 60岁以后，血浆内啡肽和肠道受体的结合增强[127]。

肛肠功能

正常排便时，结肠活动推动粪便进入直肠壶腹，引起腹胀和肛门内括约肌（或者肛管）扩张和反射性松弛。随后肛门外括约肌和盆底肌反射性收缩，盆底肌是由阴部神经支配的骨骼肌。大脑产生一个排便的信号，外括约肌主动松弛，在腹壁肌肉收缩的帮助下排便。内括约肌的张力和厚度随着年龄的增加而下降，尤其是年龄超过 80 岁时[120,128-130]。这种肛门内括约肌力的下降会使粪便排出的阈值降低，并且在便失禁的衰弱老年人中表现更为明显[131,132]。肛门内括约肌和骨盆肌力的下降与年龄有明显的相关性[128,129]，这可能造成了尿失禁和排便困难。直肠运动看起来不受正常老龄化的影响[120]，人们已经观察到与年龄增长相关的肛门直肠灵敏度的增加和直肠顺应性的下降，通常发生这种情况时女性的年龄比男性小[133]。有痴呆和便失禁的患者对于直肠膨胀更容易表现出多段肠道的收缩[131]。有便失禁的年轻女性更可能有肛门括约肌的分离缺陷（通常与生育有关）[134]，而中老年妇女更多的是肛管直肠出现病变，包括阴部神经病变、痔疮、糖尿病、直肠和阴道脱垂[135]。肛管直肠角未能打开和老年妇女会阴部过度下降也可能导致便秘[125]，并且随后产生的长期紧张可压迫阴部神经，进一步加重现有的任何神经病。表 105-5 描述了肛肠功能紊乱——导致老年人直肠出口延迟的三种主要类型。

表 105-5　造成老年人直肠出口延迟的肛门直肠功能障碍的类型

	病理生理学	临床表现
直肠动力障碍	直肠运动和收缩减少　直肠顺应性增加　不同程度的直肠扩张　有排便冲动时，直肠感觉减弱　随着时间的推移，越来越多的直肠需要扩张到本能触发阈值来触发排便机制	直肠指检时直肠僵硬或稀便蓄积，患者可能从未注意到这些　慢性直肠扩张导致内括约肌松弛和粪便污染　假设一个原因，骶神经功能受损（如缺血）会减少副交感神经的传出，也可能由于痴呆，抑郁症，活动减少或肛门直肠疼痛而抑制或忽视排便的冲动而产生。
骨盆底协同困难	排便时，盆底肌肉和肛门外括约肌相互矛盾的收缩或未能舒张　测压研究表明，反常增加的压力使肛管压力增加	严重并长期的排便延迟　帕金森病　多见于年轻女性
肠易激综合征	直肠张力增加和顺应性下降　在肛门直肠检查中，直肠外的疼痛阈值下降	老年人以便秘为主要症状　罗马标准的症状：腹胀或者排便疼痛缓解，黏液便，感觉排便不完全

临 床 评 估

老年人便失禁和便秘的原因通常是多方面的。老年人综合评估（评估医疗、功能和除了肠道以外的社会心理因素）是识别所有诱因和形成关注目标的管理的计划的关键。在当前常规实践中，评估老年人肠道的标准还有很大的提升空间。调查表明：由于医生和护士在治疗过程中缺乏彻底性，因此未能获得准确的病史和指检表现[12,15,136]。最近英国根据国家健康和护理研究所的标准对基础保健、急性入院和家庭护理有便失禁的老年人（65岁及以上）和年轻人进行对比发现：入院患者中，老年人 41% 有肠道病史，年轻人 24% 有肠道病史，在基础保健中，他们分别为 27% 和 19%。在老年人中，有 1/3 的

入院患者不重视检查，在疗养院中有一半，在家庭护理中达 3/4。总的来说，只有不到一半人接受了与肠道相关的便失禁病因的治疗。便失禁通常会产生并发症。很少有人可以得到系统的治疗计划，并且也很少记录其对生活质量的影响，尤其是在医院。实际上，老年医学专家只对 19% 的老年患者进行了便失禁的评估，同时全科医师的参与度也很低，因此得出的结论是：临床医师需要提高在此领域的重视[12,15]。对于提供健康医疗的服务和组织来说，进行持续性的关注是很重要的。表 105-6 列出了工具的示例（根据英国国家健康和护理研究所得标准）[12,13]，如此可以促进对其的持续关注及便失禁质量改进的实施。

表 105-6　成年便失禁患者持续质量改进和评估工具的示例

目标名称	根据 NICE 54 条质量标准及标准的临床指南提高便失禁患者的护理
先兆	**2** 条标准　为自述或者认为有肠道控制症状的成年人提供一个全面基础的评估，这个评估是由专业的健康管理专家实施的，专家不会假设这些症状是由持续状态或者失能造成的 **3** 条标准　在评估期间，只要他们有便秘症状，就为便失禁的人及其照料者提供专业的支持、建议，以及选择适当的产品去处理症状 **4** 条标准　有便失禁的成年人有最初的管理计划，这个计划会覆盖造成便失禁的任何特殊状况，如饮食、排便习惯、去厕所和药物需求
诊断	1. 便失禁的人的基础评估包括病史、体格检查（包括直肠指检），还有既往史[来自 NICE 临床指南 49，第 1.2.2 条]还有关于饮食及肠道症状是如何影响他们每天的生活的。在 NICE 临床指南 49 第 1 个表中有关于基础评估的特殊询问的例子 2. 可以为那些便失禁的人提供建议、帮助，以及提供对于产品的选择（如马桶垫、皮肤护理品、一次性手套）来帮助他们控制肠道症状[NICE 临床指南 49，第 1.1.5、1.3.11、1.3.12 和 1.3.13] 3. 有些便失禁的人有基本的管理计划，这些计划包含了造成便秘的特殊状况，如饮食、排便习惯、去上厕所、药物需求。干涉可能包括询问造成失禁的特殊状况、饮食、排便习惯、去厕所和药物需求[来自 NICE 指南 49，第 1.3.1 和 1.3.15]。特殊状况造成便失禁且需要特殊状态下的干涉，如下： ● 粪便堵塞 ● 可治疗的腹泻（如感染、炎症性肠病、肠易激综合征） ● 低度胃肠道癌症的征兆，如直肠出血及排便习惯的改变，这些在 NICE 临床指南 27 第 1.5.3 到 1.5.10 提示为可疑癌 ● 直肠脱垂及三度痔疮 ● 急性肛门括约肌损伤，包括产科和其他创伤 ● 急性瓣脱垂/马尾综合征 [NIC 临床指南 49，第 1.2.3]
共性	一些医院的非患者或疗养院中的患者，他们自述或者被认定有便失禁 至少 25 名有便失禁的人进行季度调查
包含理由	便失禁含有不同的隐藏因素和促进因素。如此一来，健康管理者没有实施全面的评估来假定便失禁与一些先前存在因素及失能（如精神因素或认知障碍）相关，这就有了危险。便失禁在那些有长期胃肠症状的患者身上有易感因素。基本评估是考虑个人因素，而不是假设便失禁与某种先前存在的状况相关，这是最基本的。正确地识别易感因素会促进更好地照料患者且确保合理计划的实施

续表

目标名称	根据 NICE 54 条质量标准及标准的临床指南提高便失禁患者的护理
	便失禁可以令人沮丧、有挫败感，这不利于每天的生活。并且对于人们来说，解决这些情绪是很重要的。因为一些干涉措施需要时间才能起效，人们在进行基础评估的同时需要处理这些症状，或者进行特殊的评估和管理。那些有特殊管理的人并不能有效地解决问题，同时那些没有追求积极治疗的人们仍需要控制症状。寻求建议、指导和适当的处理策略会使有便失禁的人能过尽可能独立、积极的生活，这其中包括一些合适的产品
	通过最初的管理可以控制大多数便失禁的症状，甚至解决许多症状。简单的管理意见对便失禁人的生活质量应当有很大的提高，这些意见可能解决或者改善症状，另外还提供处理意见。有效的基础管理可以减少皮肤破损的危险且减少特殊的咨询。它还帮助照料者处理、预防他们的情绪低落，并且减少住宅塑料的需求。对于那些有特殊需求的人们，在其等待特殊建议的同时应当对其进行基础管理
数据来源	非患者的患者记录（包括电子记录）及疗养院中的患者。可以按季度收集至少 25 例便失禁的患者
最后的指示阈（支付阈）	80% 大便失禁的患者有以下三个部分： 基础评估 支持及帮助 管理计划 建议： 提供者报道出有便失禁的患者， 一些人便失禁的症状得到管理及控制 信息来源及参考： ● Fecal incontinence. NICE quality standard 54（2014） ● Patient experience in adult NHS services. NICE quality standard 15（2012） ● Lower urinary tract symptoms in men. NICE quality standard 45（2013） ● Fecal incontinence. NICE clinical guideline 49（2007） ● Irritable bowel syndrome. NICE clinical guideline 61（2008） ● Lower urinary tract symptoms in men. NICE clinical guideline 97（2010） ● Urinary incontinence in neurologic disease. NICE clinical guideline 148（2012） ● Urinary incontinence in women. NICE clinical guideline 171（2013）

临床病史

要求患者或看护去绘制一个粪便图表来记录一周以内粪便性状和便失禁的流行病学，这是很有用的。肠道症状的自我报告通常是可靠的，并且在老年人队伍中是重复出现的，包括那些需要长期照顾的[137-139]。非正式护理人员关于便失禁问题的反馈结果与老年人给出的指标性反馈结果具有很好的一致性[140]。

粪便持续性的记录是便失禁和便秘的诊断标准[7]，并且 Bristol Stool 表（图 105-1）常常被用来帮助患者描述他们的大便。溢出性便失禁的典型表现是频繁的不受控制的稀水样便，有时会使患者和看护（有时是卫生保健服务者）误认为是"腹泻"而不是便秘。肛门括约

肌功能障碍的患者在紧急状态时，排便前会有少量的粪便排出，此时外括约肌无力是主要原因，并且更多被动的（无意识的）排泄的主要原因是内括约肌功能障碍[141]。排便紧急和/或粪便松软时应及时进行检查以排除腹泻（见便失禁的处理）。和痴呆相关的便失禁患者倾向于有完整的胃肠运动，通常是在餐后。对最近有改变排便习惯病史的人应当积极寻找原因（如药物、脑卒中）和一些原因不明的地方，如大肠癌（完善结肠镜，或者对于年老衰弱患者进行 CT 检查，见表 105-6 肠道准备）的评估。

当出现腹痛、直肠出血和可以肯定的任何系统特点，如消瘦和贫血时，应及时进一步检查来查明潜在的肿瘤。老年人肠易激综合征的诊断应当是排除性诊断，并且只适用于那些长期有肠易激综合征（表 105-7）病史的人。腹痛是一个警示便秘合并其他疾病的症状，如嵌顿梗阻、肠穿孔、乙状结肠扭转或尿潴留，还需要进一步完善影像学检查，最理想的是 CT 检查。腹痛合并发热是憩室炎的特征表现，尤其是在长期腹痛患者中，及时诊断和抗生素治疗可预防憩室炎所形成的腹部败血症和瘘管等并发症。老年人排便疼痛可能是由于直肠局部缺血和其他比较常见的肠道状况。尿失禁和下尿路症状（尿频、尿急、尿不畅、尿滴沥、排尿困难、夜尿增多）经常与便失禁和便秘共存[135,142]。如果同时存在应当进行尿定性分析和膀胱残余量的测量（最好是通过手持扫描）。

Bristol 大便分类法

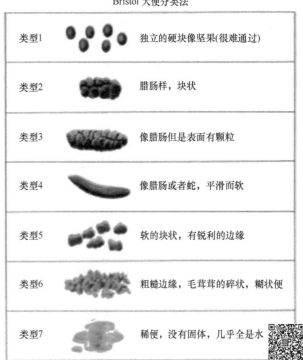

图 105-1　Bristol 大便分类法。（改编自 Lewis SJ,Heaton KW:Stool form scale as a useful guide to intestinal transit time. Scand J Gastroenterol 32:920-924,1997）（彩图请扫二维码）

表 105-7 老年人便秘和便失禁的诊断

肠道病史
一周内排便次数
排便持续时间
排便费力/直肠出口延迟的症状
经常便失禁/污渍
便失禁和便秘症状持续的时间
肠易激综合征（腹痛、腹胀、黏液便）
憩室炎症状（间歇性持续腹痛，伴有发热，肠道出血）
直肠疼痛或便血
通便药的使用，以前和现在
有影响心理和生活质量的肠道问题
尿失禁/下尿路症状
床垫的使用和洗衣的变化
普通病史
情绪/认知
全身性疾病的症状（体重减轻、贫血）
相关并发症（如糖尿病、神经系统疾病）
流动性
饮食
药物
厕所的使用（浴室的位置、手的灵活性、视力）
具体的体检
直肠指检，包括内外括约肌的张力
肛周感觉/肛门皮肤的反射
直肠脱垂/痔疮
盆底肌肉松弛/脱肛
腹部触诊和听诊
排尿后残余尿量
神经、认知和功能检查
检查
腹部平片的表现：
　临床上怀疑有便失禁，排空直肠
　尽管排除了直肠嵌顿，还有持续的便失禁
　对腹部膨隆、疼痛或者急性疼痛进行评估
　坚持使用润肠剂，还有便秘症状
结肠镜检查/CT 灌肠的征象：
　全身系统疾病（体重减轻、贫血等）
　每次排便带血
　没有明显的危险因素，但是最近有排便习惯的改变
　长期腹痛
肛肠功能检查的征象：
　严重且持续的直肠出口延迟症状，表明骨盆协同障碍
　有直肠肛管感觉和肛门括约肌张力临床减弱的人有持续的便失禁

粪便嵌塞

在衰弱患者中，粪便嵌塞可能是一种非特异性的临床恶化的表现，更典型的症状是厌食、呕吐和腹痛。体格检查可以发现发热、谵妄、腹胀、肠鸣音减弱、心律不齐、呼吸急促和胸膜的摩擦音。发热和白细胞增多反应的机制被认为是结肠的显微镜下溃疡。普通腹部平片会显示结肠或直肠粪便潴留伴肠扩张（图 105-2）。在肠道内有或大或小的液体征象表明前面有梗阻，越接近回盲瓣-粪便淤积的地方，小肠内液体也就越多。

直肠和盆腔检查

直肠指检时嵌塞的粪便不一定是硬的，有直肠出口

延迟的老年人使用润肠剂后，直肠指检通常是软便。指检时无大便不排除便秘的诊断[28]。直肠感觉减弱和粪便淤积使直肠扩张，这提示直肠运动障碍。挤压和基底音的数字化评估已被证明在鉴别 50 岁及以上非便失禁和失禁患者的括约肌功能方面与测压法同样敏感和特异[143]。指检时手指容易插入且可以分开手指，表明内括约肌张力减弱，如果当减少手指的挤压力时，询问患者是否感受到挤压或松开时，（如果不能明确）说明外括约肌无力。良好的感觉（紧急排便、意识到有风）是提高肛门对冲动反应的可能。皮肤肛门反射（慢慢划肛缘皮肤，通常会导致外括约肌的可见收缩）和肛周麻醉点的缺失会引起与肠道相关病变的骶脊髓功能障碍。直肠镜检是检测内痔（肛管内纤维组织过度增生，对 50 岁及以上的人有明显影响）[144]、肛裂（一个痛苦的症状和便秘相关）[145]及直肠壁异常的一种简单、便捷的方式。

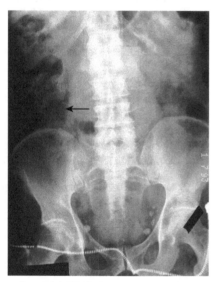

图 105-2 一个 73 岁慢性精神分裂症患者的腹部平片，他已经服用抗胆碱药物多年。这是他第三次因为结肠扭转而住院，箭头指向的是盲肠，这里充满粪便，表明运输缓慢。骨盆区域可见粪石。

会阴部检查是为了鉴别老年妇女便失禁是否由泌尿生殖脱垂（特别是直肠前突）而引起的[135]。后阴道脱垂的检查（于妇科检查体位下，触诊患者可有盆腔内下坠感）适用于所有便秘的女性，尤其是那些有排便不尽感的。通过询问患者在平躺时的感觉来检查是否有阴部的过度下垂。普通会阴下垂较少超过 4cm（肉眼可见越过坐骨结节这一假象线）。直肠脱垂与便秘及便失禁相关，较小程度的脱垂可能只在患者坐或蹲时才能发现[146]。直肠脱垂也可以用这种方式观察，尽管程度较小的直肠脱垂只有让患者坐在马桶上观察才能识别。便失禁是老年人压疮一个主要的独立危险因素[5,147]。因此皮肤完整性的评估（压疮风险评估）也是重要的。

直肠乙状结肠的粪便淤积会撞击膀胱，造成一定程度的尿潴留[148,149]。便秘使医院里 65 岁及以上的女性尿

潴留（其他预测是尿路感染和先前的尿潴留）的风险增加了 4 倍[149]。在老年人中依靠排尿困难的症状来诊断尿潴留是不可靠的，因此对有便秘和便失禁的患者进行残余尿量筛选是一个很好的选择。

腹部 X 线

没有直肠大便嵌顿证据的失禁患者最好拍个腹部平片以建立或排除溢出性的诊断。当出现腹痛或腹胀时，需要进行腹部 X 线检查，以确定是否有梗阻和更严重的并发症，如乙状结肠扭转、假性结肠梗阻和肠穿孔[121]。急性假性结肠梗阻（奥格尔维综合征）最有可能发生在那些在生病或急性医疗术后有慢性便秘、住院的衰弱老年人身上。在 X 线上表现为腹胀和结肠扩张，其中盲肠的直径可达 10cm 或更大[150]。标记好的粪便在降结肠和乙状结肠中的运输是与运输时间的延长有密切联系的，因为在盲肠中的是粪便而不是空气（图 105-3）。没有急性梗阻的结肠扩张（最大直径＞6.5cm）提示神经源性组分的肠道功能障碍，从而确定患者有复发结肠梗阻的风险。直肠扩张（直径＞4cm）意味着有运动障碍和排泄问题。

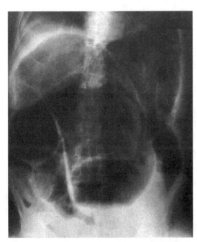

图105-3　这是一个 83 岁有帕金森病和长期便秘症状的老人的腹部平片。因为他是在家被照顾的，他的妻子每天给他换洗 6 次衣服。直肠乙状结肠完全受影响，扩张的肠襻意味着堵塞，他住院仅仅是简单地通过灌肠和泻药来解除梗阻，这使尿便失禁得到完全解决。他和他的妻子都接受过关于常规使用泻药和栓剂，以及生活方式的专门指导。

结肠镜检查和肠道准备

一般来说，只有慢性便秘不适合进行结肠镜检查，这类人群发现的肿瘤范围与无症状的患者接受初级结肠直肠癌筛查相似[151]。一项对 400 例 80 岁及以上人群的结肠镜检查的综述表明：其安全性很好，但是相比出血，其他症状（如便秘、腹痛）的癌症检出率还是低（12% vs. 2%）[152]。在直肠出血（即使有痔疮）、全身性疾病或实验室异常的情况下，有必要进行进一步的检查。由于肠道准备不允分而结肠镜检查不到位的情况在老年

人中很常见，特别是那些有慢性便秘（和其他危险因素）的人，因此，应该尽可能地采用个性化的肠道准备方法（表 105-8）[153]。

表 105-8　老年人的肠道准备

- 年龄大，便秘，使用通便药、三环类抗抑郁药，脑卒中和痴呆都与准备不足相关，因此需要较长的时间来检查盲肠
- 尽管有 75%～100% 的人是按照规定进行肠道准备的，但是其中令人满意的只有 50%

指导

- 在一个疗程开始前给普通泻药（如一天 2 包），灌肠或栓剂至少每周一次，告诉患者便秘会持续一段时间，并且会有并发症，如糖尿病。
- 个体化的服药方案（如对于那些无法喝 4L 乙二醇的人在 2～3 天内服用 1～2L 乙二醇或者服用替代制剂，如匹可硫酸钠）
- 识别出依从性差的患者（患者在 24h 内可以喝完 4L 乙二醇吗？）
- 明确那些不令人满意的副作用（患者可以及时去卫生间而避免粪便排泄吗？）
- 谨慎使用口服的磷苏打，因为会增加老年人血浆中磷的含量，尽管患者肌酐清除能力正常
- 完善腹部 X 线平片来提前评估粪便在肠道内持续的运输
- 在肠道准备之前尽可能给予明确的液体饮食管理

肛肠功能测试

通常不要求有便秘或者便失禁的老人进行肛肠功能测试，因为这并不会改变临床检查的结论和诊疗计划[154]。肛肠功能测试在确定有持续直肠出口延迟的骨盆的协同失调中有重要作用，是一个适合生物反馈的条件。腔内超声和磁共振成像可以测定肛门括约肌的完整性，从而指导生物反馈性失禁的诊疗，或者手术介入（括约肌重建）。这项检查适合那些持续便失禁而经进行行为措施（骨盆肌肉锻炼和使用洛哌丁胺）后，临床上括约肌薄弱和感觉不敏感的患者。

身体功能和如厕

功能性的便失禁可以出现在那些无法及时如厕的人身上，他们通常行动不便，灵活性差，或者视力障碍，肠道功能可能比正常低一点。由进入厕所的问题所形成的排便不畅可以导致便秘。理想的如厕评估应该是多方面的，包括身体机能的评估（如 Barthel 指数）、流动性（如定时上调和开始）、视力、上肢的灵活性（如按动按钮）和认知。一个实际的评估是看一个人在马桶上能否自我行动和处理衣服。马桶或厕所的设计应当适用于每个人（如主体的支撑性、舒适度、机动性和底座的支撑）[155]。对于有功能障碍的患者来说，应当评估他们家与浴室相关的布局（位置、到主要生活区的距离、容纳辅助行走区的宽道、把手和凸起的厕所座位、照明水平）。

心理影响和生活质量

尽管调整其他慢性疾病后[49,156]，便秘和便失禁影响老年人的生活质量、每天的生活和情绪。对社区老年女性进行 15 年的研究发现，那些有持续便秘的人生

活质量很低且有很高的自我抑郁倾向[157]。在日常实践中，当询问病史时应该包括一个人对自己肠道问题的态度（积极、接受、拒绝、痛苦、冷漠），以及对他们生活质量的影响（家庭、社会、身体和工作相关活动的改变）。

老年人便秘的治疗

非药物治疗

全科医师和患有便秘的老年人进行协商的结果，往往认为应使用泻药。养老院研究表明，尽管有大量处方泻药的使用，但是自诉有便秘的比例还是很高。建议非药物治疗便秘的意见还没有完全被采纳。这些应当是结合泻药治疗非严重便秘的一种治疗方法。1997 年关于老年人非药物治疗慢性便秘的系统回顾发现，没有研究来评估运动疗法对便秘的影响，并且只有少数的非随机试验来检验纤维和补液对便秘的影响[158]，而且自 1997 年后很少对这一方面进行进一步的研究。可以获得的数据、专家意见及实用性的建议归纳如下。

患者和照护人员的教育

教育患者怎样形成正常的排便习惯是很有帮助的，并且应鼓励那些没有或者有轻微便秘症状的人停止使用泻药。建议那些确实需要泻药治疗便秘的人规律、舒适地排便，而不是每天排便——这往往是他们先入为主的常态。

促进生活方式转变的教育干预应当包括书面教育材料（最好是从用户的角度进行编写）。一次单独的护理评估和教育会议（包括为有便秘和便失禁的脑卒中老年人提供宣传册子）表明，一年后，为了控制肠道问题，患者还是有可能改变饮食和液体摄入的[105]。表 105-9 从这个学习宣传册上摘录并列举了几项患者关心的意见，这些建议与所有患有便秘和便失禁的老年人息息相关。

其他的随机对照试验都试图影响一个群体水平的纤维的摄入量。营养通信宣传送到美国老年人家中，显著提高了他们每天的纤维摄入量。在"面包：这是前进过程中的一大步"这一主题下，另一个利用媒体进行社区干预和在小范围退休社区内进行的社会化营销报告表明，泻药的销售下降了 49%，而全麦面包的销售增加了 58%。

饮食

纤维饮食在治疗老年人便秘疗效中的证据尚不充足。在一个社区调查中，老年妇女高纤维摄入量和低泻药的使用有关[162]，但是在另一项研究中高麸摄入量与便秘症状的减轻，以及腹部平片中在结肠内显示有较大的粪块这两种情况并没有关联[28]。前后已经有几个疗养院研究报道：每天饮食中除膳食纤维（从麸皮到加工的豌豆壳）和各种水果（水果粥）可以改善排便频率和持续性外，还可以减少泻药的使用和护理人员的干预，尽管存在偏差，但是这些观察性研究表明，对于那些从腹部平片上看有结肠便秘高风险的人来说，每天饮食中增加纤维和水果对他们是有帮助的。在实际应用中，推荐患者应当摄入 10g 的纤维和额外的液体。尽管相比细麸皮，粗麸皮对增加大便中液体的重量的效果更好，但是粗麸皮的口感不好，并且更易造成腹胀、胀气和不规则肠道运动的早期症状。因此应当推荐纤维类的食物，如全麦面包、粥、新鲜的水果（最好不削皮）、各种浆果、猕猴桃[163]、生的或熟的蔬菜、豆类和扁豆。

表 105-9　患者教育

如厕习惯和定位

- 当有排便冲动时不要拖延去排便
- 每天留出一个特定的时间（建议早餐后），你可以坐在马桶上，而不用着急
- 如果你有排便费力或是感觉排便受阻的问题，排便要有一个放松的心态对这会很有帮助
- 如果排便用力是一个问题，那就在排便时脚下垫一个凳子，这很有用，因为这会使你腹部肌肉收缩力增加来帮助排便

腹部按摩

- 躺在床上，把枕头放在你的头和肩膀下面
- 膝盖弯曲，枕头在下面支撑
- 用一个薄床单罩住腹部
- 从右边开始轻轻划圆形来按摩腹部
- 按摩持续 10min
- 这样的按摩应当是愉悦的体验，一旦有任何不适就停止

饮食

- 为了预防便秘，你应该多吃 A 类中的食物，至少也是 B 类中的食物。A 类中的食物因为纤维含量高，所以可以使粪便松软，更容易排除。B 类中的食物因为和肠道内容物联系在一起，所以使粪便变硬。
- A 类：新鲜的水果，梅干和其他干果，全麦面包麦麸片和粥，沙拉，烹饪的水果（最好有皮），豆类，扁豆
- B 类：牛奶，硬奶酪，酸奶，白面包和饼干，精致谷物，蛋糕，饼子，面条，白面，巧克力，奶油汤
- 你应当逐渐地增加纤维的摄入，因为纤维含量的突然改变可能造成短暂的腹胀和不规则运动。每天使用含纤维的食物，而不是只在某一餐中，如早餐，这是很重要的
- 逐步增加液体摄入量到每天 8～10 杯水，多喝一些水、果汁和碳酸饮料

加强括约肌的力量

学习做一些锻炼

- 坐在一个舒适的地方，膝盖稍微分开。现在想象你试图阻止风从肠道穿过，做到这一点，你必须挤压背部的肌肉，尽可能地尝试慢慢挤压和释放肌肉。你应当感受到肌肉的运动，你的臀部、腹部和腿不应该移动。你应该感觉到背部皮肤紧缩和舒展，并远离你的座椅。真真切切地试着感受，现在你就锻炼自己的肛门括约肌（当收缩肌肉时，你不需要屏住呼吸）

练习自己的锻炼

- 尽可能紧紧地收缩和舒张你的肛门括约肌，至少收紧 5s，然后放松至少 10min
- 重复这样的锻炼至少 5 次，这会对增加肌肉的力量
- 然后收缩肌肉到最大压力的一半，看看自己可以坚持多长时间，再放松至少 10min
- 重复 5 次，这对提高肌肉的耐力和力量有作用
- 尽可能快地紧紧地收缩你的肌肉，然后再放松，再收缩，看看在你精疲力竭前你可以做多少次。至少有 5 次快速收放。每天要进行至少 10 次这样收放练习

续表

- 尽自己最大的努力做这些练习，一天至少 5 次，随着肌肉变得更加有力，你会发现，在肌肉劳累之前你每次做的伸拉越来越多
- 需要时间来使肌肉变得更有力量。在肌肉释放全部力量之前，你可能需要在几个月内进行有规律地锻炼

使用栓剂的建议

- 你的护理人员或者看护或者你自己（如果你的身体允许）会将栓剂放入你的直肠（后通道）
- 如果你自己可以，有必要去厕所排空你的肠道
- 洗手
- 取下栓剂上的任何锡箔和包装
- 躺着时，小腿伸直，大腿朝向腰部弯曲或者蹲着
- 用手指温柔而坚定地插入栓剂，窄端先放入。向里面多推入些（大约 1 英尺）这样它就不会再次掉下来
- 你会发现你的身体想要推出那个栓剂。夹紧双腿持续几分钟
- 试着至少在 10～20min 内不排便

液体

成人慢性便秘的随机对照试验表明，增加每天膳食纤维可以使每天的液体摄入量提高 1～1.5L，这种良好的效果是很明显的[164]。对依赖养老院的居民来说，每天增加 16oz[1 盎司（oz）＝28.349 523g]饮料的摄入，连续 5 周，这会明显地增加排便次数并减少泻药的使用[165]。这种"水化计划"可用彩色饮料和 4 种可以选择的饮料来引起人们的饮用兴趣。一个随机对照试验发现，喝碳酸饮料能明显地改善便秘，并有益于功能性消化不良和胆囊排空[166]。益生菌增加物（尤其是双歧杆菌）会减少肠道运输时间，对临床便秘及老年人有很好的影响[167]，并且可以增加老年人的排便次数[168]。

体育活动

对中年非活动慢性便秘患者的随机对照试验表明，每天的体育活动（30min 快走和在家里锻炼 11min）会减少肠道运输时间和改善便秘（根据罗马 II 标准）[169]。如果体育活动干预可以自然地融入老年人的一天中，那么它们通常都是有效的。令人失望的是，对老年护理院的患者进行运动干预，表现出对便秘的作用比较有限[170,171]，但是现有的证据支持运动锻炼（如尽可能走着去厕所，在排除其他危险因素后绑定椅子[172]在床上练习）。

腹部按摩

有一些证据支持，腹部按摩可以缓解脊髓病变患者和老年人的慢性便秘[172]。疗养院的便秘老年人每天应使用震动装置依靠揉搓力按摩腹部 20min，这会引起粪便变软，增加排便的次数和减少 3 个月后 47% 的肠道运输时间[173]。患者可通过培训进行自我管理（表 105-9）。

如厕习惯

小型的非随机试验表明，定期如厕习惯使脑卒中患者[174]和术后住院患者恢复舒适排便。与年龄有关的胃结肠反射的存在是支持餐后去厕所次数的依据。排便时腹腔内压力容积的增加可弥补直肠动力障碍，以产生足够的直肠压力促进排便，但是老年人总是受腹部肌肉力量减弱的限制。有腿的支撑（在脚凳上或者马桶堵塞）可以优化深呼吸时腹部肌肉力量。直背的坐姿、提高膝盖高于底部标高（脚踩在脚凳或马桶上）是有用的肠道管理技术[175]，还可以帮助完善 valsalva 动作[10]。

如厕的隐私和尊严

美国一项研究询问有便失禁的衰弱老年人在排便时关于隐私的问题[176]。报告指出，在疗养院中有足够隐私的占 23%，转院患者中占 50%。隐私缺乏是一个重要的护理问题，尤其是在一些机构需要照顾的老年人中。不愿意使用机构设置的厕所也与病例报告中形成严重的粪便嵌塞有关。

药物治疗

由于在试验过程中对便秘的定义不明确，结果测量不一致，存在潜在的混杂因素（如纤维的摄入），因此许多关于老年人使用通便药物的报道的质量很低。没有很高水平的证据，可能是由于医生根据经验给老年人开通便药[158,177]。然而，在成人慢性便秘中下列药物的功效（试验组和对照组）和安全已经被证实，如渗透盐、糖醇、聚乙二醇（polyethylene glycol，PEG）、蒽醌类、双酚类泻药、二苯基甲烷（比沙可啶和吡啶硫酸钠）[158,178-180]。在老年人中进行的试验发现：刺激性泻药（药鼠李）[2]和乳果糖[1]可以显著改善排便频率[1]，而车前子[1]和乳果糖[1]在安慰剂对照试验中被报道出单独使用可以改善排便持续及相关症状。一级证据支持成年人使用 PEG。二级证据支持成年人使用车前子和乳果糖。

针对安慰剂测试了新型药物，如普卢卡必利、鲁比前列酮和利那洛肽，但是由于病例对照的缺乏，这些新型药物是否比老试剂更具优势还不是很清楚[179]。此外，这些药物在老年人身上进行的试验还比较少。考虑到胃肠促动力剂对心脏的副作用，目前在老年人中是不推荐这些的。促泌剂未来可能会应用于老年人，尤其是肠易激综合征的那些人，但是目前在此人群中还没有数据（表 105-10）。

对老年人（大于 55 岁）进行试验发现，没有证据证明不同种类的泻药之间疗效有差别，并且建议在老年人中使用泻药从比较缓和、便宜的开始逐步增加（表 105-11）。然而，英国全科医师处方的模式改变了，并且可能在其他地方已经改变，使用最常见的聚乙二醇处方而不是乳果糖和番泻叶[181]；在有便秘的老年人身上及首选聚乙二醇的人身上产生的问题就是泻药的多度使用和稀便。个人危险评估是至关重要的；在低危人群中，按照阶梯疗法，首选是使用中等强度的泻药。在高危人群（如需短期用药的股骨颈骨骨折后使用阿片类药物的患者[182]，或需长期用药的神经源性肠病患者）中首选聚乙二醇。

表 105-10 列举出泻药的适应证、有效性和安全性，表 105-11 根据现有的证据和最佳的实践指导老年人药物治疗便秘。处方无效的模式，如给家庭居民开多库酯[183,184]可能在一定程度上可以解释尽管有强效泻药的使用，便秘比例还是很高的原因。英国对养老院的老年人进行泻药使用研究发现：不同机构使用的泻药不同，并且使用也不合理[185]。

表 105-10　泻药的总结

类型和代表	适应证、操作、管理、副作用
刺激性栓剂（比沙可啶是可以的）	治疗慢性便秘便宜、安全、有效（REF） 促进粪便的传输（肌间神经丛的直接刺激）和软化粪便（类似于前列腺素 E 的作用） 持续 8~12h，睡前吃药 长期使用不会造成和泻药相关的结肠黑变病（没有临床症状的黏膜色素沉着）及腹泻
渗透性泻药 车前子 软叶车前子 稻壳 甲基纤维素 聚卡波非钙	中度便秘的可以行动的老年人一线泻药用药，长期安全，对老人是非处方药 憩室病的一线用药，可以减轻痔疮患者的排便疼痛，减轻肠易激综合征的腹痛 减少和大便稀溏相关的便失禁的发生 欧车前可以降低胆固醇（结合肠道内的胆汁酸） 亲水性纤维会抵制细菌的降解，这会刺激形成大量疏松的粪便和刺激蠕动 药效 12~72h 腹胀和不可预测的排便习惯改变，液体摄入量减少增加肠梗阻的风险
氢氧化镁（乳氧化镁）	不宜用于慢性便秘的治疗 起效快，所以常用于住院的老年人 刺激胆囊收缩素的释放，增加电解质和水分泌入肠腔 可能会导致水样便、脱水、便失禁，如果肾功能不全会导致高镁血症
高渗乳果糖	慢性便秘的二线用药相对昂贵 不可吸收的二糖降解为低分子量羧酸，这样水渗透入结肠引起反射性的肠道收缩延迟并缩短运输时间、软化大便 药效 24~48h 可能会引起腹部绞痛和胀气，尤其是水果饮食
高渗聚乙二醇（PEG）聚乙二醇钠钾散	对急性堵塞有效（对护理院和住院的患者有效），并且在肠道准备中快速清除肠内容物 减少在结肠扩张治疗后管理中急性假性肠梗阻的复发 只有神经性肠病和便秘耐药的患者可以长期使用 强效高渗作用，缩短运输时间 起效 30~60min，起始低剂量点滴 可能会造成恶心、腹部绞痛、便失禁和大便稀溏
大便软化剂 多库酯	处方药常规治疗便秘无效 降低表面张力和促进水渗透入粪便 对结肠运动和排便次数没有影响 增加护理院老人便失禁的风险 可引起失禁患者肛周皮炎
促进肠道蠕动药	在老年患者中没有具体的研究，所以不推荐常规使用 改变 5-羟色胺（5-HT）的信号可能诱发慢性便秘
5-羟色胺激动剂（如替加色罗）	5-HT4 受体激动剂（如替加色罗）刺激胃肠蠕动，增加粪便的含水量 对 13 项安慰剂随机对照试验的荟萃分析显示，5-HT4 受体激动剂的每周平均自发性完整排便次数优于 5-HT4 受体激动剂。其中两项研究是在老年人群中进行的，普卢卡必利优于安慰剂。5-HT4 受体激动剂对心脏具有高危险性，目前尚未在美国获得批准。 目前，与老年人相关的安全数据不足

（续表）

类型和代表	适应证、操作、管理、副作用
胰泌素（鲁比前列酮、利那洛肽）	鲁比前列酮：对老年人有效，但是没有显示出优于其他泻药的优势，所以不建议在没有进一步比较试验的情况下进行常规使用。可能对 IBS-C 症状有帮助，但在老年人中需要进一步治疗 利那洛肽：在有 IBS-C 或难治性便秘的老年人中有潜在用途，因为尚未在老年人群中进行研究，故不推荐使用 鲁比前列酮是一种来源于前列腺素 E 的代谢物的脂肪酸化合物，其在小肠黏膜局部起作用，通过活化肠顶端细胞膜中的 2 型氯化物通道而诱导流体和电解质的分泌 从较大的随机对照试验中推断出，两项关于老年人群的研究正在发表中。一项对 65 岁及以上成年人进行的亚组研究显示，与安慰剂相比，24μg，日 2 次的鲁比前列酮显著改善自发性肠蠕动，在一项为期 4 周的试验中舒张功能和紧张度耐受性良好。与安慰剂相比，163 名老年人的研究显示便秘严重程度、腹胀和不适 在 IBS-C 或慢性便秘患者中，对利那洛肽 7 个 RCT 的荟萃分析显示，利那洛肽增加每周自发排便次数，改善大便形式，并减少两组患者的腹痛、腹胀和总体症状严重程度

注：IBS-C. 便秘型肠易激综合征；RCT. 随机对照试验

表 105-11　老年人便秘的药物治疗指导

慢性便秘

可以行动的老年人：

大部分的泻药（车前子）是每天 1~3 次用水冲服

如果症状持续，睡前加用 1~3 粒番泻叶

对于不允许液体摄入的患者或者那些不能耐受大量泻药的人：

开始时在睡前服用 1~2 粒番泻叶

如果症状持续，按需每天添加山梨糖或乳果糖 15ml，有效剂量可以实现规律（＞每周 3 次）、舒服的排便

高危患者（长期卧床、有精神系统疾病、有便失禁病史、有粪便嵌塞病史的患者）：

每天睡前服用番泻叶 2~3 粒，按需点滴山梨糖醇或乳果糖 30ml

如果症状持续，给予聚乙二醇（每日 2 包聚乙二醇钠钾散）

结肠粪便嵌塞

临床和影像学梗阻：

在使用口服泻药之前，每天使用保留灌肠剂（如花生油）直到梗阻解除

结肠堵塞解除：

每天使用灌肠剂（首选自来水），直到没有粪便排出

聚乙二醇（每天 0.5~1L 或者 2~3 袋聚乙二醇钠钾散）加水

确保患者可以很容易地去厕所所以避免便失禁

当堵塞解决了，为了预防再次发生，会让高危慢性便秘患者长期使用泻药

直肠出口延迟

直肠堵塞解除：

如果有需要手助解除阻塞，之后进行磷酸盐灌肠

常规治疗-清除直肠堵塞早期治疗方式：

甘油栓剂至少每周一次且按需求缓解症状

对于持续的症状，使用比沙可啶代替甘油栓剂

直肠堵塞高危患者（有直肠运动功能障碍、神经系统疾病）给常规的灌肠剂（通常一周一次）和每天栓剂

如果粪便坚硬或者不连续，对有慢性便秘的人每天加服泻药

另一个原因可能是通过灌肠和栓剂治疗直肠出口延迟时治疗不足。灌肠剂对急性非堵塞和预防易感患者再次发生堵塞都有作用[186,187]。结肠扩张和任何普通灌肠会

引起排便、灌肠结果不好，常见原因就是灌肠给药不足。尽管经常使用泻药和栓剂，但年老衰弱的患者仍可从每周灌肠中获益。一项对养老院中有溢出性便失禁（通过直肠指检发现）的研究发现，每天磷酸盐灌肠直到没有粪便排出，这种可以完全解决 94% 的患者便失禁[187]。常规使用磷酸盐灌肠应当避免那些有肾功能损害的，因为可能发生高磷血症危险[188]。尽管自来水灌肠需要更多照顾的时间，但是这是常规使用中最安全的类型，且在某些国家是不可以使用的。花生油保留灌肠（首先确认是否花生过敏）对减轻结肠堵塞特别有用。如果患者有大量结实的粪便堵塞直肠，在使用灌肠剂或者栓剂之前应当手助排便，若想减少患者的不适感，使用局麻凝胶。

老年患者有明显的直肠出口延迟（包括手助排便）是因为栓剂使用量不足，尽管他们中有许多常规使用泻药。虽然研究数据缺乏，但是在临床实践中栓剂对持续排便费力和直肠的不完全排空是有用的。需要常规栓剂给药（通常每周三次，最好是早餐后）。通过适当指导，许多老年人自己可以使用栓剂（见表 105-9 对患者的指导）。栓剂插入器的设计是为了帮助脊髓受损活动不灵活的人。甘油、高渗通便药仅仅以栓剂形式存在，这些药应当是一线用药。如果无效，以聚乙二醇为基础的比沙可啶栓（在脊髓损伤患者中有效）[189]应当被取代。因为不同个体栓剂起效作用时间从 4～45min 不等（大多数是受直肠神经的影响），因此建议患者设定一个合适的时间排便。

老年人便失禁的治疗

表 105-12 总结了老年人便失禁的临床评价和管理，强调了综合全面的临床方法，这些可以通过医生和护士开展[10]。

表 105-12　老年人便失禁的治疗：基于证据的总结和建议

溢出性便失禁
- 兴奋性泻药、高渗泻药（聚乙二醇和乳果糖）、栓剂和灌肠剂可以有效地治疗有粪便溢出风险的老年人的大便堵塞[1]
- 完整的直肠清除需要减少便失禁的溢出[1]，但是很这难在衰弱患者身上实现[1]。每周直肠指检和治疗的延长有助于增加肠道清除的效用[1]

衰弱的老年人和与痴呆相关的便失禁
- 系统化的肠道保健方法可以减少养老院中便失禁的发生频率[1]
- 在系统化的肠道保健计划中，提示去厕所可以有效地减少痴呆患者的便失禁[1]
- 护士主导的多元结构的评价和干预可以改善老年脑卒中患者肠道症状和改变肠道相关的习惯[1]

便失禁和大便稀溏有关
- 首先要查明大便稀溏可治疗的原因（如感染）
- 膳食纤维补充剂饮食可以减少与软便相关的便失禁的流行[93]
- 减少咖啡因可以减少便失禁和应急[2]
- 乳制品、纤维（如未削皮的水果、蔬菜、全麦等）、山梨糖醇和乙醇的限制使用可以使一些便失禁的患者受益
- 洛哌丁胺可以减少便失禁发生的频率，尤其是与大便稀溏相关时[1]

续表

与肛门括约肌减弱相关的便失禁
- 有便失禁的老年人如果是因为括约肌力量薄弱同时感觉良好，那么他们可以通过增强括约肌力量的锻炼[2]和生物反馈获益处[1]

生活方式和教育
- 在有便失禁的老年人中流行自我保健实践[2]。女性比男性更有可能改变他们的饮食
- 患者和护理者的教育（口头教授或书面教材）应当保证提高自我效能和其他处理机制，并且里面有适当的自我管理（如通过平衡饮食和生活方式来减少便秘和堵塞的危险，如何使用洛哌丁胺的建议）。皮肤护理、气味控制、节制帮助也是重要的

隐私和尊严
- 家庭护理和住院的有便失禁、需要照料的老年人在排便时缺乏隐私[2]
- 在机构设置上，应当为所有老年人提供隐私和尊严的护理。因为在他们的护理中相对地被忽视了隐私，所以应当对这些有便失禁的老年人给予特殊的关注

衰弱老年人便失禁的多元治疗

尽管在老年人的多因素因果关系中，可以清楚地指出对便失禁治疗的多维方法，但关于多元干预的研究很少。对有便秘或者便失禁的脑卒中老年人进行的随机对照试验表明，进行一次性的评估可以提高 6 个月内的"正常"排便比例，该评估是根据图 105-4 的算法，引起了对患者/护理人员的教育并提供了日常保健护理的治疗建议[105]。美国的一项研究表明，造口术和持续护理作为额外的家庭护理对与便失禁相关的压疮和尿道感染有益[190]。这种特殊、持续的家庭护理来源于教育、训练和临床护理，但是这样的服务受到卫生保健政策的影响，目前在英国护士专家的数量在下降。

家庭护理的随机对照试验发现，每天系统的锻炼加上液体摄入的增加和规律上厕所的机会，明显地改善了便失禁的症状和增加了适当使用厕所的次数[191]。不确定这些通便的方法对每一个具体的行动都特别有用，但是由非专业医生和护士提供的多因素测试方法可以切合实际地应用到不同情况中。在现实中，看护者实施这样的干预（如促使痴呆患者排尿）可能会担心他们患者的自主权，因此基于个人的需求是很重要的，这可以融入现有的工作方式[192]。其中一个例子就是美国的一项研究，即测试对照组护士和护理家庭人员的肠道护理。这项研究表明：在家庭护理中，肠道护理能减少可避免的便失禁的发生，以及整体上提高以人为本的保健意识[6,193]。

生活方式和饮食

美国对在家居住、有便失禁、自我护理的老年人的一项研究发现，管理便失禁最常用的策略是改变饮食、穿戴护垫、限制活动[194]。与男性相比，女性更多的是通过改变饮食和不定时吃饭来预防便失禁。减少膳食纤维（全麦面

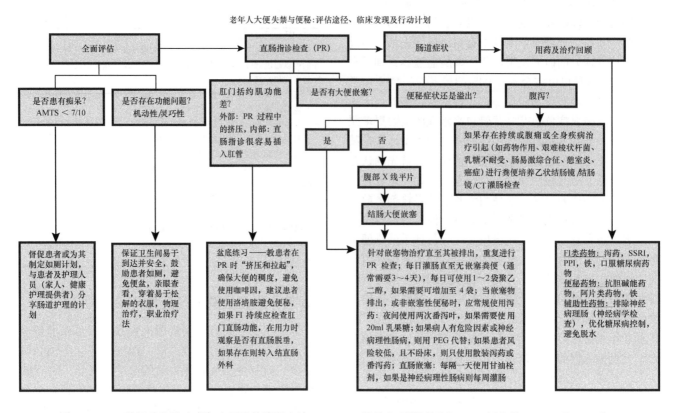

老年人大便失禁与便秘：评估途径、临床发现及行动计划

图 105-4　一种评估和治疗老年人便秘的流程方法。AMTS. 简易心理测试评分；FI. 便失禁；PEG. 聚乙二醇。

包、水果）的摄入能够减少某些人的便失禁。同样的一些人可能因为限制乳制品和山梨糖醇甜剂而从中获益。在与大便稀溏明确相关的便失禁的背景下，一个随机对照试验表明，补充膳食纤维（车前子或琼脂胶）明显地减少了失禁的发生[195]。减少咖啡因的摄入，尤其是黑咖啡也可以增加乙状结肠的活力（年轻的健康志愿者吸收需要 4min——这不是通过观察热水的吸收所得到的结果），这表明咖啡因可以触发胃结肠反射[196]。已经证明咖啡因能够刺激某些便失禁患者产生排便的感觉[10]。

老年人溢出性便失禁的治疗

溢出性便失禁的治疗方案取决于：

● 定期去厕所（理想的是每 2h 一次，这也会促进流动性）

● 通过直肠指检和肠道图来监测治疗效果

● 根据患者的反应，逐步改变药物和剂量

● 长期治疗（至少 2 周）

● 随后的维持治疗，以防复发

只有两个试验（这两个都涉及需要家庭护理的衰弱老年人）评估了溢出性便失禁的治疗。一项英国的试验是评估一项干预措施——根据对普通参与者的治疗建议[187]。有直肠嵌顿和持续粪便污染的患者被归类为有

溢出性失禁，并且建议一直给予灌肠治疗直到没有粪便排出，其次是乳果糖。失禁得到完全缓解的人群中有 94% 是那些治疗充分的，但是只有 67% 的患者遵从全科医师和护理人员的推荐治疗。法国的一项研究发现，每天使用乳果糖和栓剂，再加上每周的清水灌肠才能实现直肠持久完全地排空，治疗便秘的方法才对改善溢出性便失禁有效[186]。便失禁的发生率减少 35%，并且使护理人员照顾那些直肠排空完全的患者的工作量减少（根据脏衣服的清洗数量）42%，然而完全的清除只占研究对象的 40%。这些试验证明，治疗家庭护理的患者（这里有很高的发病率）溢出性的便失禁是有挑战的，无论是在传送正确的护理理念还是为了取得良好的肠道清除和恢复自制力而坚持治疗。他们还强调，为了实现有效的肠道清除，需要联合泻药和灌肠剂或栓剂，并且还得持续治疗（持续数周而不是数天）。

大便稀溏的治疗

影响老年人治疗情况的原因有：

● 泻药的过量使用。大便松软剂，特别是与老年人便失禁相关的泻药[42]。

● 药物的副作用。质子泵抑制剂（增加难辨梭状芽孢杆菌的感染风险[197]）、选择性血清素、选择性 5-羟色

胺再摄取抑制药、含镁的抗酸药、胆碱酯酶抑制剂或口服降糖药物可以使粪便变得疏松。

● 乳糖不耐受。乳糖吸收不良对 50% 的 60 岁及以上的健康女性及 15% 的 40～59 岁的女性产生影响[198]。只有某些人会形成临床上的乳制品不耐受。

● 抗生素相关性腹泻。住院患者的年龄、性别和在疗养院居住都明显地增加了抗生素相关性艰难梭状痢疾腹泻的风险[199]。治疗衰弱老年人的难辨梭状芽孢杆菌后产生的腹泻也需要长时间来解决[199]。应当在制订治疗便失禁的计划（如使用洛哌丁胺或者膳食纤维）之前解决掉大便稀溏的感染性原因。

● 糖尿病。对于诊断为细菌过度生长而导致的肠道传输减慢的情况，使用红霉素和胃复安治疗是有用的，阿卡波糖可能也是有用的[91]。

● 克罗恩病。这种情况在以后 60 年或 60 年以后会达到第二个发病高峰。

痴呆相关的便失禁的治疗

对认知障碍患者寻找便失禁的其他所有原因（便秘、药物、功能的减退）是很重要的，因为那些有严重皮层受损的人将会有与痴呆相关的便失禁。对于这些患者，督促排便是主要的治疗方法，这已经在两个养老院随机对照试验中进行了验证。其中一个显著增加了排便次数但对便失禁频率没有影响[200]，而另一个显著降低了便失禁的频率并适当增加了如厕的频率，但没有影响压疮的主要结果[191]。在医院、家庭中提示老年人去厕所也是一个适当干预，尽管在这些情况中还没有评价它。一个小型的家庭护理研究论证了痴呆患者用药物控制去抑制肠道，每天使用磷酸可待因和每周使用两次栓剂，症状控制的只占治疗的 75%[187]。这种方法在实践中是有效的，但是需要细致的肠道计划和监测以防堵塞。

通过对家庭护理人员进行痴呆患者便失禁的指导（关注便秘及其促进因素），可以提高他们的护理水平[159]，但是这对于便失禁的影响还是未知的。对那些在家照料尿失禁痴呆患者的护理人员进行指导，建议制订个性化的个人卫生计划，但是遵循这些建议增加了照料者的许多困难[160]。对照料在家、有痴呆及失禁的老年人的看护者进行调查发现，尽管他们使用了这些策略，但是对有痴呆的人来说还是很难接受和理解的[161]。报告的大多数护理人员为保护老人的尊严，直到有了危机才寻求健康专家帮助。一旦寻得帮助，就不仅仅是帮助，其中包括与建议相关的一系列指导。因此，尽管家庭护理人员实行肠道护理计划对治疗便失禁的患者是很重要的，还应该包括对照顾者的需求进行持续地实际支持，包括床垫的类型、床单、气味控制、清洁用品和其他物品。

老年人肛肠性便失禁的治疗

应当教给有肛肠便失禁（少量排便、肛门括约肌减弱）老年人增强括约肌的锻炼方式（表 105-9）。这些类似于骨盆底肌肉练习——一种对老年女性尿失禁有效的治疗[201]。当手置于阴道后壁检查时会发现这些锻炼对尿失禁是有帮助的，只要患者收缩盆底就会有言语上的反馈，一个关于有急性尿失禁老年妇女的随机对照试验表明，只要有正常的生物反馈，教给的方法就会有效[201]。男性在直肠指检肛门括约肌时也会有相同的口头反馈。还没有证据表明，没有严重认知障碍的衰弱老年人能够坚持这样的做法。应当建议将锻炼和减少咖啡因摄入、增加膳食纤维（可以规定是车前子）结合在一起[202]。如果使用这个方法几个月后便失禁一直持续，应当考虑生物反馈治疗。关于老年人的数据是有限的，但是在一个小型研究——关于没有认知障碍、行动良好、肛肠感觉完整的老年患者中，生物反馈治疗使短期内失禁的发生减少了 75%[203]。已经有研究证实刺激皮神经可以使疗养院居民的便秘及紧迫性尿失禁得到改善[204]。括约肌重建手术改善生活质量，尽管年长者比年轻人更有可能在便失禁的长期随访中失访[205]。

洛哌丁胺

经测试治疗，与大便稀溏相关的便失禁最长效的药物是洛哌丁胺。在一个成人研究中发现，洛哌丁胺可明显地降低便失禁，但是和纤维补充品一起没有额外的作用[206]。一个小型的老年人安慰剂药物交叉试验表明，洛哌丁胺明显地减少老年患者便失禁，延长结肠的运输时间并增加基础值[158]。在老年人身上从小剂量开始（1mg 液体或 2mg 片剂），同时检测压力并指示滴定。自己滴定洛哌丁胺能够极大地恢复老年人的信心，由于便失禁，他们的社会活动已经受到了限制。

关键点

● 随着年龄的增长，便秘是一种常见的问题；便秘的定义包括排便困难、排便少或两者兼而有之。

● 便失禁在衰弱的老年人中很常见，但是如果不定期询问，便失禁就会被忽略。这种调查构成了老年医学综合评估的一部分内容。

● 在老年人中，一系列问题会导致便失禁，包括认知、活动能力、胃肠蠕动和肛门直肠功能障碍。因此，系统性的方法至关重要。

● 肠道功能管理模式的机构间差异更多地与医疗标准的差异相关，而不是与不同的患者特征相关。

- 便秘常见的诱因包括液体量摄入少、神经系统疾病、抗胆碱能药物、补铁和自主神经功能减退。

- 粪便嵌塞可以导致溢出性腹泻，从而主诉可能和诊断完全不符。同时值得注意的是，直肠指检时嵌塞的粪便不一定是硬的。

- 许多非药物方法治疗便秘有证据的支持，包括增加液体的摄入量、膳食纤维、体育锻炼和腹部按摩，但还需要更多的研究，尤其是对衰弱的老年人。

- 对老年人采取阶梯式的泻药治疗是合理的，首先使用比较便宜的泻药，之后再使用较贵的替代药物。

- 治疗便失禁之前要明确其类型（溢出性、腹泻、肛门直肠原因、功能性、神经源性）。

- 许多衰弱的老年人，其便失禁的原因不是一个，尽管可以采用多维方法治疗，但很少有已发表的关于多元干预的研究报告。

（孟艳迪　译，王桂君　校）

完整的参考文献列表，请扫二维码。

主要参考文献

3. Chassagne P, Landrin I, Neveu C, et al: Fecal incontinence in the institutionalized elderly: incidence, risk factors, and prognosis. Am J Med 106:185–190, 1999.

7. Landefeld CS, Bowers BJ, Feld AD: National Institutes of Health state-of-the-science statement: prevention of fecal and urinary incontinence in adults. Ann Intern Med 148:449–458, 2008.

12. National Institute of Health and Care Excellence: Faecal incontinence in adults (NICE quality standard [QS54]), February 2014. http://www.nice.org.uk/guidance/qs549. Accessed December 10, 2015.

15. Harari D, Husk J, Lowe D, et al: National audit of continence care: adherence to National Institute for Health and Clinical Excellence (NICE) guidance in older versus younger adults with faecal incontinence. Age Ageing 43:785–793, 2014.

20. Pretlove SJ, Radley S, Toozs-Hobson P, et al: Prevalence of anal incontinence according to age and gender: a systematic review and meta-regression analysis. Int Urogynecol J Pelvic Floor Dysfunct 17:407–417, 2006.

35. Akpan A, Gosney MA, Barrett JA: Factors contributing to fecal incontinence in older people and outcome of routine management in home, hospital and nursing home settings. Clin Interv Aging 2:139–145, 2007.

44. Markland AD, Goode PS, Burgio KL, et al: Incidence and risk factors for fecal incontinence in black and white older adults: a population-based study. J Am Geriatr Soc 58:1341–1346, 2010.

60. Kunduru L, Kim SM, Heyman S, et al: Factors that affect consultation and screening for fecal incontinence. Clin Gastroenterol Hepatol 13:709–716, 2015.

68. Robson KM, Kiely DK, Lembo T: Development of constipation in nursing home residents. Dis Colon Rectum 43:940–943, 2000.

96. Abbott RD, Petrovitch H, White LR, et al: Frequency of bowel movements and the future risk of Parkinson's disease. Neurology 57:456–462, 2001.

97. Rayner CK, Horowitz M: Physiology of the ageing gut. Curr Opin Clin Nutr Metab Care 16:33–38, 2013.

105. Harari D, Norton C, Lockwood L, et al: Treatment of constipation and faecal incontinence in stroke patients: randomised controlled trial. Stroke 35:2549–2555, 2004.

125. Camilleri M, Lee JS, Viramontes B, et al: Insights into the pathophysiology and mechanisms of constipation, irritable bowel syndrome and diverticulosis in older people. J Am Geriatr Soc 48:1142–1150, 2000.

170. Simmons SF, Schnelle JF: Effects of an exercise and scheduled toileting intervention on appetite and constipation in nursing home residents. J Nutr Health Aging 8:116–121, 2004.

179. Muller-Lissner S: Pharmacokinetic and pharmacodynamic considerations for the current constipation treatments. Expert Opin Drug Metab Toxicol 4:391–401, 2013.

186. Chassagne P, Jego A, Gloc P, et al: Does treatment of constipation improve fecal incontinence in institutionalized elderly patients? Age Ageing 29:159–164, 2000.

191. Bates-Jensen BM, Alessi C, Al-Samarrai NR, et al: The effects of an exercise and incontinence intervention on skin health outcomes in nursing home residents. J Am Geriatr Soc 51:348–355, 2003.

193. Goodman C, Davies S, Norton C, et al: Can district nurses and care home staff improve bowel care for older people using a clinical benchmarking tool? Br J Community Nurs 18:580–587, 2013.

196. Bliss DZ, Jung H, Savik K, et al: Supplementation with dietary fiber improves fecal incontinence. Nurs Res 50:203–213, 2001.

200. Schnelle JF, Alessi C, Simmons SF, et al: Translating clinical research into practice: a randomized controlled trial of exercise and incontinence care with nursing home residents. J Am Geriatr Soc 50:1476–1483, 2002.

第**106**章 | 尿 失 禁

Adrian S. Wagg

介　绍

有句古语经常被提及，意思是不能单靠膀胱的症状诊断疾病，因为膀胱的症状特异性不强，其症状可能预示着另一组织器官的病变[1]。人们有这种观点，源于人们认为某一系统疾病应当明确具有对应这一系统的症状。但现在发现很多疾病具有交叉症状，或某一症状可以出现在多种疾病中。流行病学研究已经证实，很多下尿路症状往往同时存在。膀胱逼尿肌对损伤的承受力有限（如缺血、阻塞、糖尿病、衰老等），往往会变得过度活动或功能减退。大量的人群研究证据显示，病症的发展存在一个过渡期，这也可以解释一个人可以同时出现膀胱过度活动症和排空受损的症状[2]。多数症状可以用调控下泌尿道的生理和机械原理解释，下泌尿道与中枢神经系统之间的相互作用，即患者所表述的通常是有意义的。一些实验数据也证明了这个观点[3]，人们继续关注对疾病的分类、区别和评分等研究工作，有助于对疾病的理解和推动治疗的进展。

这一章节对老年人尿失禁（urinary incontinence，UI）和下尿路症状的流行病学研究、评估和管理做一总结。对于衰弱的老年人，应考虑提高他们的生活质量，并提高护理人员对 UI 的治疗和改善措施。

尿失禁的影响

虽然尿失禁是人衰老的一种常见症状，但不是不可避免的。UI 会明显降低生活质量，影响社交，导致孤立和回避[4-7]。尿失禁与很多不良后果有关，包括跌倒、骨折、皮肤感染、功能受损和抑郁[8-11]。UI 也是公共机构照料的独立预测因素[12,13]。随着年龄的增长，用于尿失禁的护理及相关用品的费用逐渐增加[14,15]。

尿急和急迫性尿失禁

尿急是膀胱过度活动症（overactive bladder，OAB）的一个典型症状，1/3 的 UI 患者都会出现[5]。尿急和急迫性尿失禁的发生随着年龄的增长而增加。在欧洲癌症和营养前瞻性调查（European Prospective Investigation into Cancer and Nutrition，EPIC）中，对 40 岁以上的人群进行了研究（基于对来自欧洲四个国家和加拿大超过 19 000 人的电话采访），19.1%来自社区的男性[95%可信

区间（CI），17.5～20.7]和18.3%超过 60 岁的女性（95% CI，16.9～19.6）有尿急，并且 2.5%的男性（95% CI，1.9～3.1）和 2.5%的女性（95% CI，1.9～3.0）存在急迫性尿失禁[4]。

同样，在 NOBLE 研究中，共纳入 5204 名美国人口，有 16%的男性发生 OAB，16.9%的女性发生膀胱过度活动症，均随着年龄的增长而增加[6]。最新的纵向研究也证实，下尿路症状包括尿急和急迫性尿失禁与衰老有关。在一项女性调查研究中，2911 人在 1991 年做了关于自我管理的调查问卷；在这些女性中有 1408 人在 2007 年做了同样的问卷。在这段时间内，UI、OAB 和夜尿症的发生率分别是 13%、9%和20%。存在 OAB 和急迫性尿失禁的比例从 6%增加到 16%[16]。在男性类似研究中[17]，7763 人在 1992 年做了关于自我管理的调查问卷，并有3257 人在 2009 年做了同样的问卷。与女性类似，1992～2003 年，男性 UI 的发生比例从 4.5%增加到 10.5%，OAB 从 15.6%增加到 44.4%。夜尿、尿急、尿流缓慢、排尿等待、残留尿量增多、尿后滴沥和白天尿频症状的发生率也有增加。仅有少部分男性和相对大部分女性出现了症状的转归，尽管考虑到了在流行病学调查时间范围内转归的局限性。

尿失禁的潜在原因

压力性尿失禁

压力性尿失禁（stress urinary incontinence，SUI）指用力时尿液出现不自主的自尿道外口渗漏，在女性中年期发生率达到高峰。在 EPIC 研究中[4]，有 3.7%的 39 岁以下的女性（95% CI，3.1～4.3）和 8.0%的超过 60 岁的女性（95% CI，8.1～9.0）存在该症。在男性中，SUI 常发生于前列腺手术后，其发生率与术式有关。经尿道前列腺切除术，发生 SUI 的概率约为 1%[18]，而耻骨根治性前列腺切除术，的发生率较高，为 2%～57%[19,20]。发生概率的差异可能与使用的定义、报告的日期、术后确诊 SUI 的时间及研究的人群不同有关；而男性发生SUI 的概率在老年人群中最高。EPIC 研究显示，39 岁以下的发生概率为 0.1%（95% CI，0.0～0.2），而 60 岁以上的发生概率为 5.2%（95% CI，4.2～6.1）。

一项最新的研究证明，如果一名女性患有压力性尿失禁，那么她有 78%的可能性存在尿道括约肌功能减退。

尽管随着年龄增长，尿道产生的最大闭合压力下降，但这个闭合压力必须超过膀胱颈处的尿液压力以保持排尿自制力。当膀胱充盈时，膀胱内压等于尿液静水压加上其他内脏对其施加的压力。如果尿道压力低于膀胱内压力，那么患者会出现尿失禁的感受，因此患者会降低膀胱内充盈尿量的阈值。尿频、尿急及急迫性尿失禁症状也就这样由尿道括约肌功能减退引起。另外，当夜间熟睡后，充盈的膀胱内如果尿液静水压继续或突然增加，再伴有括约肌功能障碍，那么就会加剧尿急等症状。

混合性尿失禁

混合性尿失禁指同时存在急迫性尿失禁和用力性尿失禁的症状（在初级护理中十分常见）[21]。在女性混合性尿失禁的研究中，仅主要确定尿动力学压力性尿失禁，而其测定的精确程度还不清楚。一些流行病学数据显示，混合性尿失禁约占女性所有尿失禁病例的 1/3，而 EPIC 研究中发现混合性 UI 仅占 60 岁以上老年女性的 4.1%，这也突显了可行性定义的困难[4,22]。

排尿效率降低

排尿后残留尿量增多在老年人中并不罕见。在一项 75 岁以上社区老年人的研究中，92 个男性中有 91 个出现残余尿量超过 10ml（中位数，90ml；范围从 10～1502ml），以及 48 个女性中有 44 个出现残余尿量超过 10ml（中位数，45ml；范围从 0～180ml）[23]。对进行泌尿系统检查的男性研究中发现，前列腺体积超过 30ml 的男性出现残余尿量超过 50ml 的概率是前列腺相对较小的男性的 2.5 倍。排尿后残余尿量与美国泌尿外科协会症状指数（目前称国际前列腺症状评分）、年龄或最大尿流速均无关。残余尿量超过 50ml 的男性在随后 3～4 年内发生急性尿潴留的概率增加 3 倍，在一项男性研究中，残余尿量超过 300ml 预示着在类似年限中需要有创治疗[24,25]。另一项关于老年女性的研究显示，超过 10% 的老年女性有残余尿量超过 100ml 或更多，而其中很多女性并没有症状。残余尿量可隐匿 2 年以上[26]。临床中少量的尿潴留并不要紧，但老年人排尿效率降低的自然病程并不清楚，以及尿潴留在老年人中可接受的程度或正常范围还存在广泛争议。

夜间遗尿症

夜尿在老年人中很常见，而夜间遗尿症（nocturnal enuresis，NE）在社区老年人中并非如此常见。在一项 3884 名 65～79 岁的社区人群研究中，2.1% 的人有 NE，有 2.9% 的女性发生，明显多于男性[27]。在英格兰和威尔士的国家护理管理抽样调查中发现，疗养院 65 岁以上人群中有 35% 发生 NE（1429 人中有 495 人发生）。2010 年，在相同的调查中 NE 的发生概率为 43%（1097 人中有 477 人发生）[28-30]。NE 经常合并下尿路症状（lower urinary tract symptoms，LUTS），并因共病或服用影响睡眠的药物而较为复杂。充血性心衰、功能性障碍、抑郁、每周至少一次安眠药的服用及夜间多尿均与 NE 有关。儿童期遗尿症持续到成年期也有明确报道。没有日间症状的 NE，如果不伴有共病可能暗示了较严重的泌尿道病理改变，需要全面检查[31,32]。很可惜，目前在指导老年人从急性照护到疗养院定居的安置上还没有有效证据。早期研究已报告可用介入干预，但至今标准还未被伦理批准[33]。

功能性尿失禁

老年尿失禁可能与下尿路症状完全无关，如厕的完成依赖于足够的精神和生理功能，包括肢体的灵活性、到达卫生间、脱下衣服、在适当的时间和地点排泄。对于许多衰弱的老人来说，认知或精神障碍影响了该过程的完成，这种情况的尿失禁称为功能性尿失禁。还没有系统的发病率评估，以及临床确定的处理，多数实践是经验性的结果，涉及对衰弱老年人管理所使用的行为和对话的技巧。

衰老相关下尿路功能的生理学改变

以往关于年龄相关的尿动力学研究是在老年人中进行的，而没有年轻人的对照。目前更多关于 LUTS 的研究覆盖了各个年龄段的人群[34-37]。在存在下尿路症状的门诊患者中，75%～85% 的 75 岁以上女性和 85% 的相同年龄段的男性有逼尿肌过度活动症[38]。衰老相关的 LUTS 的膀胱测压结果详见框 106-1。

框 106-1　与年龄相关的下尿路生理改变

下降
- 尿流速
- 逼尿肌收缩速度
- 胶原：逼尿肌中的比例（仅女性）
- 最大膀胱容量
- 膀胱功能性容量
- 充盈感

提高
- 残余尿量
- 尿频
- 流出道梗阻（仅男性）

男性前列腺引起尿道阻力增加，决定膀胱生理学的改变。在老年男性和女性，逼尿肌过度活动症与膀胱功能降低有关。

老年人都会出现排尿障碍，尿排空不全与残余尿增多有关。其中的原因比较复杂。有证据显示，逼尿肌缩短的速度降低及维持足够排尿的收缩存在问题[36,39]。逼尿肌的功能减退是由胶原和结缔组织的堆积引起的，而不是表面上理解的"收缩力受损"。

逼尿肌过度活动症和膀胱排空不全在老年人中经常

同时出现。逼尿肌亢进和收缩力受损（detrusor hyperactivity and impaired contractile function，DHIC）被描述为逼尿肌非自主性收缩，排尿延迟，以及逼尿肌收缩的速度和幅度降低[40]。Elbadawi 及其团队[41]通过电子显微镜研究了老年男性（$n=11$）和老年女性（$n=24$）的膀胱活检标本；他们报道了 4 种与尿动力学分组完全吻合的结构模式。然而，这些发现还没有被证实，尽管 Carey[42]研究发现 Elbadawi 所描述的组织学特点区别于正常女性（$n=15$）和存在逼尿肌功能不良的女性（$n=22$）。

在体外研究中发现，逼尿肌的收缩与年龄相关的乙酰胆碱释放减少有关[43]，并且发现逼尿肌中神经含乙酰胆碱酯酶的数量降低[44]。尿道功能也存在改变。高龄与尿液流出的开始和停止期的低压数据有关，即使在逼尿肌过度活动症中也仍然存在。关于检测尿道最大闭合压力的研究数据显示了与年龄增长相关的类似下降。组织学中有证据显示尿道括约肌中的横纹肌细胞发生衰老相关的凋亡[45,46]。合并膀胱功能减退可增加尿频，损害膀胱感觉功能，老年人很少如年轻人那样对充盈膀胱有反应。正如老年人经常抱怨说"它们说来就来"。

尿急的主要机制

LUTS 和血管危险因素具有相关性[47]。脑室周围皮质和皮质下高密度影与认知和功能损伤有关，增加了尿急和逼尿肌过度活动的发生，对排尿节制的保持更加困难[48,49]。并且越来越多的证据显示，老年人额叶抑制尿急的功能比年轻人明显减退。这也表明排尿中枢可能是正常"开放"的，只是处于持续被抑制的状态，而不是传统观念认为的"开关"机制。

相关因素

共病

许多有 UI 的患者至少存在一种共病状态；许多共病会引起 UI 的发展和恶化，或者增加如厕的困难。在一项大型的人群观察性研究中发现，UI（归类于需要用垫子）与衰老相关的改变有关（如认知障碍、跌伤、眩晕、视力减退、听力障碍）——存在一种状态的占 60%，两种或以上的占 29%，三种或更多的占 13%[50]。其他慢性疾病的影响还没有被系统评估，但是一些状态如周围血管疾病、帕金森病（Parkinson disease，PD）、糖尿病、充血性心力衰竭、静脉功能不全及慢性肺疾病、跌倒和痉挛、近期感染和便秘都是使其加重的因素。类似的，高血压、充血性心力衰竭、关节炎、抑郁和焦虑也都与 UI 发生增加有关。在一项研究中发现，UI 的发生与存在共病的数量呈线性相关（相关系数为 0.81）[51]。

共病状态影响尿失禁是通过一些机制实现的。例如，糖尿病存在于 15%～20% 的老年人中，引起 UI 是通过糖

尿病相关的 LUT 功能障碍（如 DO、OAB、膀胱病变和膀胱排空不全等），或者是由血糖控制不良引起的（如高血糖引起的渗透性和多尿）。护理健康研究显示，伴有 2 型糖尿病的女性每周发生尿失禁的风险性比不伴有糖尿病的女性增加了 1.4 倍。国际健康和营养调查研究（National Health and Nutrition Examination Survey，NHANES）2001～2002 年调查结果显示，空腹血糖受损的女性发生 UI 的概率明显高于空腹血糖正常女性。糖尿病引起的两种微血管病并发症：周围神经性疼痛和微量白蛋白尿，与每周发生的 UI 有关[52]。表 106-1 列出与老年 UI 相关的常见因素。目前仅有针对 PD、阻塞性睡眠呼吸暂停和肥胖的干预研究。对居住护理院老年人的研究显示，共病状态明显增加了尿失禁的发生[53]。

表 106-1　引起或参与衰弱老年人尿失禁的共病状态

状态	因素	管理措施
共病		
糖尿病	控制不良会引起渗透性利尿；也与急迫性尿失禁和糖尿病神经病变性膀胱的可能性增加有关	较好地控制血糖可以减少渗透性利尿和多尿，改善 UI
关节变性病	减少活动能力，并促进急迫性 UI 的发生	最佳药物或非药物缓解疼痛的措施，可以提高活动能力，包括完成如厕的能力
慢性呼吸道疾病	相关的咳嗽症状会加重压力性 UI	抑制咳嗽可以减少压力性 UI 和咳嗽诱导的急迫性 UI
充血性心力衰竭肢体外周静脉供血不足	夜间尿液增多参与夜尿和 UI 的发生	有效的心衰药物治疗，限制钠盐摄入，腿部抬高，晚间速效利尿剂可以减少夜间多尿，以及相关的夜尿症和夜间 UI
睡眠呼吸暂停	增加的心房钠尿肽引起夜尿量增加	对睡眠呼吸暂停的诊断和治疗，通常应用持续气道正压通气装置，可以缓解 UI，减少夜间多尿及相关的夜尿症
严重的便秘和粪便嵌塞	与"双重"失禁相关（尿失禁和便失禁）	适当应用大便松软剂；适当的液体摄入量和运动；必要时应用嵌塞解除法
神经和精神状态		
脑卒中	可促进急迫性 UI，或引起尿潴留，影响活动能力	急性脑卒中后的 UI 需要康复治疗；持续 UI 需要进一步评估。规律的如厕辅助措施对活动能力永久损伤的人很有必要
帕金森病	与急迫性 UI 有关；也会在晚期阶段引起活动力和精神的损害	合理的措施可以提高活动能力，改善 UI。规律的如厕辅助措施对后期有活动和认知损害的人很必要
正常压力脑积水	存在 UI，且伴随认知和步态的损伤	同时存在这三种症状的患者应考虑进行脑成像检查，脑室-腹腔分流术可减轻症状

续表

状态	因素	管理措施
痴呆（阿尔茨海默病，多发性脑梗死，其他）	与急迫性 UI 有关	规律的如厕辅助措施对后期有活动和认知损害的人很有必要
抑郁	可能损害活动能力；也可引起 UI	抑郁药物和非药物治疗可促进 UI
	参看表 106-3	药物终止或修改方案
药物功能性损害		
损害活动能力，损害认知功能	损害认知和/或活动能力，由于不同状态（如上列出）、其他干扰独立完成如厕的能力和促进 UI 的发生	规律的如厕辅助措施对活动能力严重损伤的人很有必要
环境因素		
条件不允许如厕不安全的厕所设施在坐便器和座椅间没有色调差异护理人员不能提供如厕帮助	衰弱、功能障碍的人需要可接受和安全的洗手间设施，在很多情况下，需要人员的帮助	环境的改变可能有所帮助；当护理人员不能规律地提供帮助时，垫子等辅助方法是有必要的

注：UI. 尿失禁

痴呆

失禁的发生与痴呆的严重程度相关，但纵向研究未证明其发生率与痴呆的关系[54,55]。另一项最新的纳入 6349 名社区女性的纵向研究显示，在 6 年间，心智功能降低（通过校正的 MMSE 评分评估），并不与尿失禁发生的频率增加有关，但预示了对其状态的影响[56]。虽然加拿大健康与衰老研究并没有证明出 10 年间认知功能与尿失禁发生的相关性[57]。但是在一项纳入 12 432 名 70～75 岁女性的纵向研究中，经过 3 年随访，证明尿失禁与痴呆有显著相关性（OR，2.34）[58]。类似的，在一项经过 9 年随访纳入 1453 名 65 岁女性的研究中，痴呆与 UI 的发生率显著相关[相对风险系数（RR），3.0][13]。

同样，在一项苏格兰的研究中发现，尿失禁的发生与 MMSE 评分降低有关，并在有注意力、定向、语言功能障碍的人群中常见[59]。伴有痴呆的尿失禁增加了护理的难度[60]并决定是否要迁进疗养院[13]。由于目前证据不足，还不确定对尿失禁的有效管理是否可以减少护理的难度和改变进入养老院的决定。尿失禁降低了伴有痴呆的老年人的生活质量，影响了营养状态和活动能力[61,62]。尽管明确了尿失禁降低生活质量并增加护理相关的经济负担，但仍没有受到足够的重视[63]。在英格兰和威尔士，英国国家卫生与临床优化研究所（National Institute for Health and Care Excellence，NICE）制定的 UI 管理指南指出对尿失禁采取积极治疗更为有效[64]。不应因为痴呆的诊断而排除对尿失禁采用行为疗法的管理措施，但对于那些具有行为改变、学习能力受损的人群来说，这种方法显然是不适合的。逐步实施干预措施并评估疗效似乎是管理方法更为有效的第一步。

药物

一些药物会促使老年人发生尿失禁。在可能的情况下，这些药物的应用要慎重，必要时停用或减量。已有证据证实的有利尿剂、钙通道阻滞剂、前列腺素抑制剂、α-受体阻滞剂、选择性 5-羟色胺再摄取抑制药、胆碱酯酶抑制剂和全身性激素替代治疗[65-72]，还有其他一些药物种类具有影响尿失禁的潜在副作用（表 106-2）。用于痴呆治疗的胆碱酯酶抑制剂与尿失禁具有显著相关性，其应用似乎是增加了尿急和急迫性尿失禁的风险[73]。伴有痴呆的养老院居住的老年患者新近使用胆碱酯酶抑制剂更倾向的处方为膀胱抗毒蕈碱[74]。膀胱抗毒蕈碱治疗，除胆碱酯酶抑制剂外，与谵妄没有明确的关系，但是在一项研究中，与能够生活自理的人群日常活动能力（activities of daily living，ADL）降低有关[75]。

在曲司氯铵和加兰他敏的联合治疗研究中，认知、ADL 或对失禁相关事件的益处都没有被发现[76,77]。尽管目前的研究证据不是很充分，但现有的研究显示对膀胱的良好控制可以不伴有对认知或 ADL 的损害。目前，还没有针对老年人的生活质量应用该联合用药的证据。显然，在药物应用之前，要对治疗的风险和收益进行慎重考虑。

表 106-2　在衰弱老年人引起尿失禁的药物

药物	作用
α-肾上腺素受体激动剂	增加尿道平滑肌和前列腺包膜的张力，可能引起梗阻、尿潴留及相关症状
α-肾上腺素受体阻滞剂	减弱尿道平滑肌的张力，可能引起女性压迫性 UI
血管紧张素转换酶（ACE）抑制剂	引起咳嗽加剧 UI
抗胆碱药	可引起尿潴留和便秘，进而引起 UI；可引起认知功能降低，进而降低有效如厕能力
钙通道阻滞剂	可引起尿潴留和便秘，进而引起 UI；可引起水肿，进而引起夜尿增多
胆碱酯酶抑制剂（认知增强剂）	增加膀胱的收缩性，可能引起急迫性 UI
利尿剂	引起利尿和失禁
锂	引起尿崩症
阿片类镇痛药	可引起尿潴留、便秘、精神失常和减少活动——所有这些都会引发 UI
精神药品	可引起烦躁、活动障碍和诱发 UI；抗胆碱作用，烦躁
镇静剂	
安眠药	
抗精神病药物	
组胺受体（H1）拮抗剂	
选择性 5-羟色胺再摄取抑制药	增强胆碱能传递并引起急迫性 UI
其他药物——加巴喷丁、格列酮类、非甾体抗炎药	可引起浮肿，夜尿增多及夜间 UI

注：UI. 尿失禁

老年尿失禁患者的评估

值得推荐的是，关于膀胱和肠道护理方面的筛查问题应该作为老年患者与临床医生交流的一部分[78]。许多被全国老年服务框架认可的评估过程仅包括一些简单的问题，如："你有膀胱或肠道方面的问题吗？"在适合的环境下，使用筛查或事件调查问卷进行评估是有必要的。如果问题的答案是肯定的，那么进行评估就是有必要的。

目前尚缺乏对老年人的系统临床评估。通常仍应用传统的生物医学模式，包括病史采集和检查。在英国和威尔士，针对 LUTS 的国家指南提出以下建议：①基本的病史以判定可能的原因和共病；②回顾可能导致出现问题的药物；③根据症状进行体格检查；④做腹部和外生殖器检查；⑤直肠指检和尿液检测试纸用于检测血液、葡萄糖、蛋白质、白细胞和亚硝酸盐。对于女性的指南与这些有所不同[79,80]。

在美国，调查数据显示，初级保健医师没有遵循美国医疗保健研究和质量 UI 指南（已废弃），护理院医生很少遵循 UI 护理的联邦指南，包括推荐的体格检查和残余尿量检测、尿液分析和识别潜在的可逆原因[81]。Okamura 及其同事调查研究了全科医师对 LUTS 的诊断和治疗，发现遵循指南并通过加强教育和积极的行为促进，可以获得更好的治疗效果[82,83]。尽管有关共病的指南很少见，但国际失禁咨询会制定了有关衰弱老年人尿便失禁的评估和管理指南[78]。

认知功能评估

伴有认知功能障碍的老年人对于尿失禁的生活方式干预治疗常很难配合，并且高剂量的抗毒蕈碱治疗或先期的高抗毒蕈碱负荷可能也会带来进一步损伤认知功能的风险[84]。然而，在社区老年人中实际发生数很少，而且只有暴露于最高水平时才会受到影响。校正的 MMSE 问卷与其他方法相比，没有显示出足够的检测膀胱抗毒蕈碱相关改变量级的灵敏性，如蒙特利尔认知评估（Montreal cognitive assessment, MoCA），就不是很清楚。最好的方法应该是全球通用的综合评估，由老年人、家庭成员或护理员完成并做出每天相应的决策。

膀胱日记

完成一份可靠的记录需要大量的努力和观测，尤其是对于尿失禁排出的量需要考虑。对于衰弱或者认知功能障碍的人，进行记录很难完成。因此这个过程应包括护理员定期湿物检测以观察排尿方式。是否要获得一份膀胱日记应该权衡利弊，一份不完整的膀胱日记只会增加负担而对临床决策没有帮助。

体格检查

所有有症状的 UI 患者均应该接受体格检查。最基本的应该包括直肠指检以排除粪块刺激引起的尿失禁，并评估男性前列腺的状况；目前还没有证据支持对女性的临床直肠指检。腹部触诊可以用于检测大量的膀胱内尿液。一种更精准的检测膀胱内残余尿量的方法是经腹部超声检查。如前文所提及，目前还没有关于残余尿量检测对临床诊断和治疗的作用。泌尿生殖器的检查对排除相应的病理改变十分重要，如泌尿生殖器萎缩或脱垂，这些会引起尿路症状。对皮肤的视诊也有助于疾病的早期发现。临床评估合并咳嗽检查在老年女性中有一些应用。在一项老年女性的研究中，漏尿症状的检测对于压力性 UI 78%是准确的，仅有 6%是假阴性，对于急迫性 UI 只有 44%准确，而 45%是假阴性[85]。尿液分析用于排除急性炎症，存在血尿的应该根据检查结果采集标本进一步分析。

尿动力学检查

尿动力学检查是可行和安全的，即使是衰弱的疗养院的老年人也是如此[86]。目前还没有证据表明膀胱诊断会改变临床治疗效果。专家指南推荐在衰弱的老年 UI 患者进行手术或微创治疗前应做尿动力学检查，但还没有研究评估其应用是否会改变治疗效果。然而，对仅有压力性 UI 的女性一般不要求做多通道膀胱内压测量[87]，在老年女性中很少进行此操作，在潜在的梗阻性手术操作之前做尿动力学检查，仍可能对排尿功能的评估起到一定保障作用。对衰弱的老年人做尿动力学检查应该综合考虑利弊和可行性。

治 疗 策 略

干预

生活方式的干预

一些生活方式的干预已在相对健康的老年女性中被评估，包括饮食和药物以控制体重，摄入液体的选择（咖啡因、酒精度和容量）和便秘的管理。但是鲜有对健康老人和衰弱人群的研究[88]。国际研讨会提出，对尿失禁的干预应针对所有老年人群，而排除衰弱老人是不合理的，提出干预措施应对所有人群是可行一致的[78]。关于限制咖啡因的一项试验显示，可能引起很少危害，但会明显影响老年人的水合状态。

行为干预

行为干预特别适用于伴有认知和生理障碍的衰弱老年人。因为行为干预没有副作用，是衰弱老年人 UI 的主要治疗措施[89]。最有益的措施是促进排尿。患者被鼓励应用卫生间，如果成功如厕后会受到奖励。这项措施促进患者去卫生间并自己完成如厕，减少 UI 事件的发生[90]。一项 3 天的试验中失禁事件减少 20%应考虑是成功的。

第二种比较常见的措施，习惯再训练，要求失禁患者了解个人的排尿习惯，经常是应用记录膀胱日记的方法。如厕时刻表被设计用于它们[91,92]。定时如厕包括在固定的时间间隔内排尿，如每 3 小时。其中没有对患者教育、理想行为的重建或试图重建正常的排尿模式[93]。

功能性干预训练

这项通过加强骨骼肌肉训练促进规律如厕的工作由养老院的护理完成[94]。越来越多的证据显示，对 UI 患者进行物理训练是有效的。在美国一个退伍军人养老院中，联合个人排尿促进、功能性导向和物理训练，平均每天 5 次，每周 5 天，经过 8 周训练，调查显示该人群的 UI 显著降低[95]。一项从早 8 时至下午 4 时 30 分，每 2 小时进行一次，每周 5 天的物理训练，持续 32 周后也使尿失禁的发生明显减少[96]。同样，一项每天坚持 30min 的步行训练经过 4 周后，存在认知障碍的患者日间尿失禁的次数显著减少，并增加了步行的速度和耐力[97]。在一项社区老年人群研究中，每晚坚持 30min 的步行可明显减少夜尿，缓解日间尿频，改善血压、体重、体脂肪率、血甘油三酯、总胆固醇水平和睡眠质量[98]。认知和功能障碍，在衰弱老人中很常见，应排除一些干预措施的应用。此外，护理的条件和背景也应予以考虑[99-101]。许多干预措施需要花费时间，并雇佣专人指导才能有效完成[102]。

虽然盆底肌肉康复在衰弱老年人中没有广泛研究，但是对于有足够认知功能的人来说，年龄和衰弱本身不应该作为参与训练的排除因素。

药物治疗

膀胱过度活动症/尿急-尿频综合征

与储尿症状有关的 UI 药物治疗的主要靶点是针对 OAB 和尿急-尿频综合征。抗毒蕈碱药是目前的主要治疗用药。很多研究证据显示，老年人更依赖于抗毒蕈碱药物控制 OAB 症状[103]，并且倾向于需要更高的剂量以达到最好的效果，尤其是高龄老人（>75 岁）[104,105]。这也许是因为 UI 在老年人中更加严重，并且行为和生活方式的管理很难达到效果。有研究证明，抗毒蕈碱药在社区居住老年人的注册研究中是有效的，尤其对新药制剂的试验中效果是增加的。目前对老年和衰弱老年人群的研究很有限；一项关于奥昔布宁缓释剂的研究检测了其对伴有痴呆和急迫性 UI 的养老院患者认知的影响[106]。已发表的关于经皮吸收的奥昔布宁药物试验涵盖了超过 100 岁和机构照料的受试者，但其结果没有按照年龄和共病分层分析[107]。已有关于老年人群的调查研究了弗斯特罗定对评定为衰弱老年人的作用[108,109]。

综合荟萃分析结果显示，各种抗毒蕈碱药对缓解 OAB 和改善生活质量的效果相当。然而，高剂量奥昔布宁的应用可增加不良反应发生[109a]。由于快速起效、口服奥昔布宁的副作用及其潜在的认知受损作用，尤其是大剂量时，减少了奥昔布宁在老年人中的应用。

应用抗毒蕈碱药在老年人不同研究中的常见反应分析见表 106-3。抗毒蕈碱药的常见不良反应是口干和便秘，限制了其在老年人中的应用。一项最新的荟萃分析中比较研究了其不良反应的发生[110]。新型抗毒蕈碱药的应用有一定管理空间，临床医师可以较为放心地使用（必要时加大剂量）。如果发现无效，也可以替换它们。目前有相关研究包括膀胱抗毒蕈碱药物（如达菲那新、弗斯特罗定、索利那新、托特罗定、奥昔布宁凝胶、曲司氯铵）对认知正常的老年人群的影响，以及索利那新对有轻度认知受损老年人的影响[84,111-116]。季胺化合物、曲司氯铵在不存在严重疾病的老年人中不会透过血脑屏障，并且很少有药物之间的相互作用。达菲那新、曲司氯铵和 5-羟甲基托特罗定穿透血脑屏障，但它们是渗透性糖蛋白的底物，可从中枢神经系统中主动转运。奥昔布宁的经皮给药制剂可减少抗毒蕈碱药的副作用。

表 106-3　症状和尿失禁的解决方法

试验	降低（vs.比较，P）				解决尿失禁所占比例（vs. 比较，P）
	尿急的发生事件	排尿频率	夜尿症事件	尿失禁事件	
Chapple[146]（12 周，达菲那新 vs. 安慰剂）	−88.6% vs. −77.9%，P=NS	−25.3% vs. −18.5%，P<0.01			70% vs. 58%，P=0.021*
Malone-Lee[147]（12 周，托特罗定 vs. 奥昔布宁，年龄>50 岁）		−1.7 vs. −1.7，P=NS		−1.3（−54%）vs. −1.7（−62%），P 未报道	
Wagg[148]（12 周，索利那新，荟萃分析 vs. 安慰剂）	−3.2（5mg）−3.2（10mg）vs. −1.1，P<0.05	−2.0（5mg）−2.5（10mg）vs. −1.1，P<0.05		−1.5（5mg）−1.9（10mg）vs. −1.0，P<0.005	49.1%（5mg），47.3%（10mg）vs. 28.9%，P<0.001
Kraus[104]（荟萃分析，弗斯特罗定 vs. 安慰剂 65～75 岁和>75 岁 vs. 安慰剂）	65～75 岁，−2.04（4mg），−2.19（8mg）vs. −0.77，P<0.05；>75 岁，−1.13（4mg），−2.01（8mg）vs. −0.31，P<0.05（8mg）	65～75 岁，−1.83（4mg），−1.68（8mg）vs. −1.08，P<0.05；>75 岁，−0.69（4mg），−1.90（8mg）vs. −0.36，P<0.05，4mg（>65 岁）和 8mg（>75 岁）		65～75 岁，−2.38（4mg），−2.41（8mg）vs. −0.98，P<0.05；>75 岁，−87（4mg），−2.44（8mg）vs. −0.91，P<0.05（8mg）	

续表

试验	降低（vs.比较，P）				解决尿失禁所占比例（vs. 比较，P）
	尿急的发生事件	排尿频率	夜尿症事件	尿失禁事件	
Szonyi[149]（6 周，奥昔布宁联合膀胱再训练 vs. 安慰剂，结果显示改变的差异）		$W=577$，95% CI，$-27.0 \sim (-6.0)$，$P=0.0025$	-6（95% CI，$-5\sim7$）[†]，$P=NS$	-9.5（95% CI，$-11.0 \sim 3.0$）[†]，$P=NS$	
Wagg[150]（12 周，弗斯特罗定 vs. 安慰剂）	-3.47 vs. -1.92，$P<0.001$[‡]	-1.91 vs. -0.93，$P<0.001$[‡]	-1.0 vs. -0.7，$P=0.003$[‡]	-1.0 vs. -0.7，$P=0.729$[‡]	53% vs. 45%，$P=0.11$[§]
Sand[151]（荟萃分析，12 周，曲司氯铵 vs. 安慰剂）	-2.53 vs. -0.61，$P=0.004$	-2.15 vs. -0.37，$P<0.008$	-0.76 vs. -0.08，$P=0.01$	-1.77 vs. -0.54，$P=0.003$	
DuBeau[152]（12 周，弗斯特罗定 vs. 安慰剂）	-4.14 vs. -2.75，$P=0.001$	-1.5 vs. -2.34，$P<0.01$	-2.2 vs. -2.84，$P=0.002$		36% vs. 50%，$P=0.002$
Wagg[117]（12 周，荟萃分析，弗斯特罗定，有效性，乘 1 年安全性）		>65 岁，-0.02（95% CI，$-0.69\sim0.30$）；>75 岁，0.83（95% CI，$-0.26\sim1.93$）；未与安慰剂组比较		>65 岁[§]，-0.66（95% CI，$-0.95\sim-0.37$）；>75 岁[§]，-0.65（95% CI，$-1.17\sim-0.13$）；未与安慰剂组比较	

注：数据来源于老年人膀胱过度活动症相关药物的临床试验。

NS. 无显著性

* 下降＞50%

† 总计超过最后的 14 天，并与导入期开始的 14 天比较

‡ 基线期到 12 周的变化

$ 在基线期尿失禁，8～12 周改善

目前有关于米拉贝隆在老年人中的比较药物动力学研究，但没有特定的针对衰弱老年人群。在现有的研究中，没有发现 55 岁及以上的老年受试者和年轻组（18～45 岁）之间有显著差异。药物三期试验证明米拉贝隆对 65 岁和 75 岁以上的老年人有效，具有 1 年的稳定安全期[117]。然而，很多老年科医生拒绝首选应用抗毒蕈碱药治疗 OAB，尽管它们具有有效性和耐受性，而且新型抗毒蕈碱药与跌倒、谵妄及认知功能的损伤无关。这对于许多因失禁影响生活质量的老年人来说是不幸和阻碍治疗的。对于多数老年人来说，应用药物治疗应从小剂量开始服用。大剂量、速效剂型的奥昔布宁在老年人中应避免使用。对于有认知损害的衰弱老人（如帕金森病），如果患者没有严重的高血压，米拉贝隆可作为首选。对于有储尿和排尿障碍的老年人，α-肾上腺素受体阻滞剂（如坦洛新）应先于抗毒蕈碱药应用 4～6 周。

夜尿症

夜尿症在老年人中十分常见。典型的夜尿症伴有两次或更多的夜尿次数，明显地影响生活质量。并且一些研究证明了夜尿症与跌倒、死亡率和冠状动脉疾病早期进展的关系。虽然夜尿症与膀胱流出道梗阻和 OAB 有关，但多数夜尿症患者没有膀胱过度活动症，而多数 OAB 患者有夜尿症。抗毒蕈碱药对夜尿症并不有效，但可缓解急迫性夜尿排空[118]。其他相关状态包括阻塞性睡眠呼吸暂停、亚临床心衰、抗利尿激素（antidiuretic hormone，ADH，血管加压素）昼夜节律变化失衡和其他液体潴留状态。非下尿路因素引起的夜尿症可分为夜间多尿（夜间排尿量占 24h 总尿量的比例大于 33%）或者

夜间尿频。下午给予髓袢利尿剂（如速尿[119]、布美他尼[120]）对这种状态起到一定作用。应用合成的 ADH[去甘氨酰胺精氨酸血管加压素（deamino-8-D-arginine vasopressin，DDAVP）]对减少夜尿排出和增加平均睡眠量有效[121-123]。这种药不批准用于 65 岁以上的老年人，是因为低钠血症的风险明显增高，有 20% 的患者治疗 3 天内出现低钠血症[124]。如果已知基线期血清钠水平，经过 3 天治疗，应该再次复查血清钠水平——被通知停药的患者不可再用药除非有告知——DDAVP 在部分老年人身上可以安全使用。证据显示，血清钠水平可维持 1 年以上的稳定水平，但当患者应用影响钠水平的药物（如抗抑郁药）或近期发生疾病时应检测钠水平[125]。DDAVP 具有性别依赖性的不同剂量敏感性，但还没有评估衰弱老年人的敏感剂量。对社区较健壮老年人的研究证明较少的不良事件发生[126,127]。

夜间遗尿症

老年人夜间睡眠经常中断。在疗养院，这种中断经常由噪音、灯光和夜间护理引起。当老年人需要他人帮助上下床，或者他们在自己家或日托所床上的时间较长，就增加了遗尿症的发生。改善 UI 患者睡眠质量和时间的干预措施包括安排日间运动，减少夜间噪音、灯光，避免打扰睡眠的夜间护理[128]。充血性心力衰竭、功能性障碍、抑郁、安眠药的服用和夜间多尿，都是可以减少遗尿症发生的可控性因素。

手术

目前有证据支持，可以选择性地对老年人进行尿失

禁手术治疗，但对于衰弱老年人目前的研究较少。肉毒杆菌毒素对急迫性尿失禁及中段尿道吊带对压力性尿失禁均有效，并且目前已有关于衰弱老年人的研究[129-133]。Hellberg 和他的同事研究显示，在 3 个月的治疗期中，相对于 75 岁以下女性 92.8%的治愈率，75 岁女性具有81.6%的治愈率[113a]。在之后的随访中，无论应用无张力阴道吊带（tension-free vaginal tape，TVT）多长时间，女性尿失禁的治愈比例仍随着年龄的增长而下降。在一项 6 个月 TVT 治疗的随机对照试验中，干预组患者具有明显的生活质量、满意度和排尿问题指数的改善[114]。

在肉毒杆菌毒素治疗中，治疗是有效的，尽管不如年轻女性效果好，但与残余尿量风险增加有关[133]。老年女性发生的不良事件比年轻组多，而改善率或治愈率并不比年轻组高。除一些缓解阻塞的手术干预外，对老年男性尿失禁干预的研究较少。一些回肠膀胱术的病例纳入了 90 岁以上的老年男性，但无疑这些患者都是经过特殊选择的。然而，经过恰当的选择和预防措施，发病前的条件优化，应用降低谵妄的措施，适当的水合、营养，缓解疼痛，早期积极地康复训练，对手术后谵妄的治疗、功能性障碍的治疗，以及针对老年人的特殊联合照料，老年患者可获得较好的手术效果。对于所有手术，都应认真评估其潜在的利弊，要给具有潜在问题的患者一些告知和建议，必要时也包括护理人员。在澳大利亚，但不包括在英国，老年女性从无创治疗压力性尿失禁中可以获得更多的收益[135,136]。

垫子、导管和器具

不同种类的尿壶、便盆和收集器具对有 UI 或生理损伤较复杂的人群都是有利的。国际尿失禁研讨会联合国际尿控协会，为患者、家属和护理人员制订了用于选择合适产品的综合性目录（http://www.continence product-tadvisor.org）。从而能得到一个适合产品的建议[137]。综合评估也可以获得。老年人应由专业人员依据他们的类型和尿失禁的程度提供合适的用品。理论上，系列产品应该提供给不同的情况。然而，由于经济条件的限制，一些产品只能由健康护理组织限量提供（如英国）。部分地方制定了给予免费垫子的资格标准[138]。最贵的产品不一定是最好的，而最便宜的产品也不一定是不好的[139-141]。

需要关注的是垫子的种类、更换的频率、使用和撤垫方便，以及个人的喜好。评估第一步不应是免费垫子的提供。对排尿障碍的老年人间断导尿应给予重视。对有困难的导尿有辅助措施，当患者愿意而护工无法完成时，家庭护理服务可以提供每日 2 或 3 次的导尿服务。患者上床前的单次导尿，如使睡前膀胱排空，改善患者排尿困难和夜尿频繁的生活。如果间断导尿无法实施，可应用永久留置导尿。指南推荐耻骨弓上的留置导尿可长期使用，以减少尿道合并症，并方便更换[142]。应注意收集袋的类型和要求的功能，以减少传统收集袋的不良

影响。如果高压力的产生不是主要问题，那么可以应用翻转流阀，保证老年人可以灵活地开关阀门。患者通常希望留置导尿可以缓解尿失禁，不伴有尿潴留，不影响逼尿肌过度活动症引起的尿液排出[143]。应注意皮肤健康，因为这些措施也伴有并发症[144]。

环境适应

老年人的居住环境对其如厕的完成具有重要作用，尤其是机构内的老年人。为行动有困难的老年人准备床边便桶或尿壶是一种有效的解决方法。然而，便桶具有一定局限性，如其设计的固定性，以及应用者对隐私和尊严的顾虑，尤其在与他人共用一个空间的情况下。对这些设施的清理也较为困难。提供扶手，低照度照明，充足的座位，以及合身的衣服同样可以帮助老年人完成如厕，并且作业治疗师评估和提供适当的帮助是十分有用的。

结　　论

对老年人和衰弱老年人中不断增加的尿失禁的有效干预措施仍在继续研究。老年人不应该只因为年龄因素而拒绝治疗，恰当的治疗是应该被积极倡导的[145]。对于大部分人来说，对尿失禁的治疗会给预期带来积极的效果。

> **关键点**
> - 尿失禁在老年人中很常见并严重影响生活质量。
> - 越来越多的证据支持对健康和衰弱的老年人尿失禁进行有效管理。
> - 没有理由否认用于社区老年人的干预措施不适用于衰弱老人，但实践之前应充分考虑可行性和利弊。
> - 老年尿失禁往往伴有其他老年综合征，需要多团队多学科协同治疗才能达到较好的效果。

（王　楠译，白　雪校）

完整的参考文献列表，请扫二维码。

主要参考文献

2. Chancellor MB: The overactive bladder progression to underactive bladder hypothesis. Int Urol Nephrol 46(Suppl 1):S23–S27, 2014.
4. Irwin DE, Milsom I, Hunskaar S, et al: Population-based survey of urinary incontinence, overactive bladder, and other lower urinary tract symptoms in five countries: results of the EPIC study. Eur Urol 50:1306–1314, 2006.
36. Malone-Lee J, Wahedna I: Characterisation of detrusor contractile function in relation to old-age. Br J Urol 72:873–880, 1993.
37. Collas D, Malone-Lee JG: Age associated changes in detrusor sensory function in patients with lower urinary tract symptoms. Int Urogynecol J Pelvic Floor Dysfunct 7:24–29, 1996.
48. Kuchel GA, Moscufo N, Guttmann CR, et al: Localization of brain white matter hyperintensities and urinary incontinence in community-dwelling older adults. J Gerontol A Biol Sci Med Sci 64:902–909, 2009.

49. Kuo HK, Lipsitz LA: Cerebral white matter changes and geriatric syndromes: is there a link? J Gerontol A Biol Sci Med Sci 59:818–826, 2004.

74. Gill SS, Mamdani M, Naglie G, et al: A prescribing cascade involving cholinesterase inhibitors and anticholinergic drugs. Arch Intern Med 165:808–813, 2005.

78. Wagg A, Gibson W, Ostaszkiewicz J, et al: Urinary incontinence in frail elderly persons: report from the 5th International Consultation on Incontinence. Neurourol Urodyn 34:398–406, 2015.

84. Wagg A: The cognitive burden of anticholinergics in the elderly—implications for the treatment of overactive bladder. Eur Urol Rev 7:42–49, 2012.

88. Landefeld CS, Bowers BJ, Feld AD, et al: l. National Institutes of Health state-of-the-science conference statement: prevention of fecal and urinary incontinence in adults. Ann Intern Med 148:449–458, 2008.

89. Roe B, Ostaszkiewicz J, Milne J, et al: Systematic reviews of bladder training and voiding programmes in adults: a synopsis of findings from data analysis and outcomes using metastudy techniques. J Adv Nurs 57:15–31, 2007.

97. Jirovec MM: The impact of daily exercise on the mobility, balance and urine control of cognitively impaired nursing home residents. Int J Nurs Stud 28:145–151, 1991.

108. DuBeau CE, Kraus SR, Griebling TL, et al: Effect of fesoterodine in vulnerable elderly subjects with urgency incontinence: a double-blind, placebo-controlled trial. J Urol 191:395–404, 2014.

117. Wagg A, Cardozo L, Nitti VW, et al: The efficacy and tolerability of the β3 adrenoreceptor agonist mirabegron for the treatment of symptoms of overactive bladder in older patients. Age Ageing 43:666–675, 2014.

125. Cornu JN, Abrams P, Chapple CR, et al: A contemporary assessment of nocturia: definition, epidemiology, pathophysiology, and management—a systematic review and meta-analysis. Eur Urol 62:877–890, 2012.

152. Dubeau CE, Kraus SR, Griebling TL, et al: Effect of fesoterodine in vulnerable elderly subjects with urgency incontinence: a double-blind, placebo controlled trial. J Urol 1:395–404, 2014.

Bryan D. Struck

第107章 ┃ 压　疮

5 个世纪之前，法国内科医生 Ambroise Paré 在医学文献中描述了早期压疮的一种类型，解释为"臀部的压疮源于对臀部持久不动的压力"[1]。现在，压疮仍然是一个每年消耗数十亿美元的重要难题[2,3]。美国和欧洲医学界花费了大量的时间和精力创建各阶段指南、验证危险因素，并概述防治策略[4-6]。即使有了这些指南，压疮也仍然困扰着 21 世纪的医学界。老年人群尤其是高危人群。美国的压疮发病率在急症护理中接近 38%，重症监护病房（intensive care unit，ICU）为 40%，长期护理机构为 24%[4]。在美国，治疗压疮的平均费用为 40 381 美元，每年约 110 亿美元[7]。在英国，住院患者压疮的发病率为 8%～20%[8,9]，治疗费用在 1214～14108 英镑，每年 14 亿～21 亿英镑[10,11]。2008 年医疗保险和医疗保健中心实施政策以限制某些医院获得性疾病的医疗报销。压疮是这些医院获得性疾病最常见的疾病之一，在出院患者中诊断率为 30.38/1000。这项限制将从 2015 年开始执行[10]。这章将阐述正常衰老如何影响压疮发生中的危险因素，回顾压疮的病理生理机制，阐述新的阶段分类，探讨预防和治疗手段。

正　常　衰　老

随着年龄增长，皮肤开始出现一些变化，从而引起压疮发生的危险性增高。70 岁开始表皮再生速率会降低 30%～50%，导致皮肤变粗糙，屏障功能减退[12]。理论上，这种变化使表皮伤口愈合减慢。真皮-表皮连接处松弛减少了两层之间的接触，从而使其更容易分离，导致衰老的皮肤更易撕裂和起水泡。

真皮层为皮肤的表皮和深层结构（肌肉和骨骼）之间提供基础结构。真皮层是一个复杂的结缔组织单元，由胶原蛋白、弹性蛋白和网状纤维组成，具有强度和弹性。血管、淋巴管、神经和毛囊的深部都在真皮层中。正常衰老改变了真皮层的结构和功能。皮肤血流的基础水平和峰值水平平均减少 60%，导致外伤或炎症时血管反应减弱[12]。这种变化可能是由内皮功能障碍介导的[13]。随着年龄增长，胶原合成下降，而降解增加，引起结缔组织单元流失，伤口愈合减弱[12]。弹性蛋白数量和大小的减少，导致皮肤弹性降低。光老化使这些正常改变更严重。

皮下脂肪也随着年龄增加减少，其保护深层结构免于外伤的能力也相应降低。皮下脂肪的分布会发生变化（颜面及双手减少，大腿和腹部增加），减少骨骼突出部分的压力分散。

压疮的病理生理过程

压力阻碍了皮肤及其深层机构的正常血液循环，这是压疮发生过程中的主要因素。一个复杂的血管系统由大血管和毛细血管网组成，流经真皮层，给皮肤供氧、养分，并清除废物。运动神经控制小动脉和分泌物产生[14]。通过微循环系统的血流由微循环系统控制。两个系统之间通过小传导血管保证了血液的通畅并抑制了回流[15,16]。真皮层毛细血流压力从小静脉端 11mmHg（1mmHg=0.133kPa）到动脉端 32mmHg。如果毛细血管压力上升到 32mmHg 以上，血流就会被阻断，几小时内引起缺血[17,18]。老年患者仰卧于床时，在脚后跟和大转子处会产生 50～90mmHg 压力，显著高于毛细血管充盈压。动物皮肤的研究显示在 100mmHg 压力下，损伤可在 2h 后开始[19]。

然而，压力不是唯一影响压疮产生的外在因素。摩擦和剪切力也属于外因。摩擦引起表皮破损，在已经有压力存在时进而加重损伤。当被单和枕套或衣服摩擦皮肤，破坏了表皮时这种情况经常发生。年龄相关的表皮再生速率降低会延缓表皮的自我修复。润肤露的使用能减少摩擦的影响。

剪切力是当机体在某个方向上平行移动或升降时，在某一平面产生的一种内力[20]。当老年人从床上滑落时，皮肤仍接触床的表面，但是机体内在结构和身体一起下滑，这就导致毛细血管的撕裂和血流的中断。这时阻断血流的压力需要更小。这种现象在正常衰老引起的皮下脂肪减少时更严重。使用气垫或在抬高床面时保持头低位可以减少剪切力。

最后一个外因是过度潮湿。尿道潮湿、便失禁或大量出汗能导致皮肤浸渍，当皮肤发黏潮湿时可能增加摩擦和剪切力，吸收垫可以改善潮湿情况。

除上述外因外，一些内在因素也影响压疮的发生。这些因素包括不活动、营养状态差、感觉功能减低和体重小[18]。老年人因为脑血管疾病、股骨骨折发病率增加，长期不活动的风险增加，而且从急性病或手术中恢复的时间延长。如果这些共病存在，物理治疗和专业治疗咨询可能降低长期不活动的影响。感觉功能的减低可归因于糖尿病神经病变或血管病变，这些病变减弱老年人对外力损伤相关疼痛的感知。营养不良增加了压疮发生的风险和减慢了创口愈合[21]。大的伤口愈合可能需要消耗两倍于正常的蛋白质[22]。对于进展性痴呆患者，鼻饲并不能预防或治愈压疮[23]。

尽管上述内因和外因可引发压疮形成，但细胞死亡是因为缺血再灌注损伤。早期缺血损伤发生于血流停止时[20]。深层结构如骨骼肌能承受短暂的缺血，相比较下，表皮层能承受缺血的时间更长。第 1 阶段，微循环扩张并释放组胺（指压时红斑消失）。第 2 阶段，毛细血管和小静脉充满红细胞，引起充血（指压时红斑不消失）。第 3 阶段，可见所有皮肤结构坏死[24]。当压力解除时再灌注即开始。指压时红斑消失和不消失时，这种损伤通常可逆。缺血时 NO 的产生增加，引起血管收缩。再灌注期间，当 NO 产生减少时血管扩张。如果损伤过度，再灌注使毒性代谢产物和氧自由基大幅扩散，损伤周围组织[20]。

风 险 评 估

预防一直是压疮治疗的主要方向。医疗保健提供者应认真检查压疮产生的高危部位，如枕骨、脊柱、骶骨、坐骨、足跟、大转子、膝关节和踝部。现有许多评分标准用来评估患者压疮的危险性：Norton、Braden 和 Waterlow 评分。Norton 标准是基于 4 点标准来评估 5 个部分：身体状态、精神状态、活动量、活动能力和尿便失禁。校正值等于有以下任一条减一分：并存疾病（糖尿病、高血压）、低血红蛋白、低红细胞压积、低白蛋白（<3.3mg/dl）、发热大于 99.6℉、多重用药和近 24h 内精神状态改变（或嗜睡），评分大于等于 10 分即高危[25]。Braden 评分既用于研究，又用于临床。这个评分评估 6 个方面 3 个等级的危险：感官知觉、活动量、活动能力、营养状态、潮湿度、摩擦/剪切力，最高分为 23 分。老年人 18 分及以上为高危[26,27]。Waterlow 评分是对 Norton 评分的修订，评估了 8 个方面：身体、性别、年龄、无尿便失禁、活动度、食欲、用药和特殊危险因素[28]。在这项评估中，得分越高危险性越大。一份 2007 年的综述和研究，在住院老年患者中使用这 3 种评分，结果显示所有评分的灵敏度和特异性都依赖于所选取的分界点[29]。Braden 和 Norton 评分的阳性预测值接近 37%[30]，因此推荐配合用于护士和医生的详细体格检查[7,29]。2014 年的一项更新中，系统综述的 Cochrane 数据库发现了两项研究（其中一个为随机对照试验）证明评估与压力性压疮之间没有统计学意义，因此作者推测风险评估不能减少压疮的发生[31]。

压疮的分类

美国国家压疮专家组（National Pressure Ulcer Advisory Panel，NPUAP）对压疮的定义为：当组织受到骨性隆起和外界压力作用，或压力合并有剪切力和/或摩擦力，造成皮肤和/或皮下组织的局部损伤。苍白性红斑或反应性充血通常先于压疮发生，如果 24h 内治疗开始，症状可缓解。然而，一旦皮肤改变超过了初期，压疮就开始形成了。NPUAP 将压疮分成了 4 期[32]。2007 年又新增加了 2 期：可疑深组织损伤、未分期型[33]。

可疑深组织损伤，是指因为皮下软组织损伤而在褪色的完整皮肤局部出现紫色或紫褐色区域，或充血水泡。皮肤可能出现疼痛，且与周围皮肤温度不同。深组织损伤即使经过治疗也可迅速进展为压疮。Ⅰ期：正常皮肤上局部骨性隆起区域有非苍白性红斑，皮肤可能有痛感，和周围皮肤温度不同。这表明皮肤微循环灌注不足。Ⅱ期：真皮层部分变薄，浅的开放性溃疡粉，有红色或红色基底，无脱皮或淤血，可有开放或破裂的水泡。在这一期，组织缺氧进展到更严重的程度，出现表皮坏死。Ⅲ期：累及全层组织损伤，皮下脂肪可见，但骨骼、肌腱或肌肉未暴露。没有皮下组织部位（鼻、耳、脚踝）与皮下组织明显的部位如骶骨相比，溃疡面较浅。Ⅳ期：全层组织损伤，并暴露骨骼、肌腱或肌肉，通常有坏死和结痂、侵蚀性损伤和窦道、骨髓炎。未分期型压疮：全层组织损伤，溃疡的基底面覆盖以坏死物（黄色、褐色、灰色、绿色或棕色），和/或创口结痂（褐色、棕色或黑色）。坏死物和/或焦痂必须在可以具体分期前移除。然而，足跟的结痂如果干燥、黏结紧密、正常无红斑，可认为是稳定状态，不必移除。

一旦压疮分期被确定后，需记录压疮的进展。按如下方法记录压疮情况[34]：①给压疮分期、出现的时间、发生的地点；②描述具体解剖学位置；③测量压疮大小（长×宽×深）；④描述压疮组成，描述由肉芽组织与黄色坏死物/结痂形成的溃疡百分比；⑤注意有无异味；⑥描述周围组织情况；⑦记录侵蚀性损伤或窦道（用钟作为参考点）。

管理和治疗

如前描述，压疮产生于外在和内在因素的共同作用。压疮是慢性伤口，治愈的时间不等[35]。压疮的管理和治疗应关注：①解除压力；②伤口护理；③并发症。在 2006 年，《创伤与修复再生》（Wound and Repair and Regeneration）发表了基于《证据和共识的压疮治疗指南》（Guidelines for the Treatment of Pressure Ulcers，GTPU）[31]。证据水平（evidence level，EL）被分为Ⅰ（多个临床试验支持）、Ⅱ（至少一个试验）、Ⅲ（建议但缺乏足够数据支持）。

解除压力是一线治疗。根据 NPUAP，卧床患者应每两小时、坐位患者应每一小时翻身一次。患者应注意姿势或应用垫子来减少高危部位的压力，或减少已有压疮部位的压力（GTPU EL Ⅱ）。支撑平面可减少压力，但不能消除压力，因此变换体位仍然很重要。静止的支撑平面通常是泡沫、空气或水覆盖，能减少压力，尤其对于Ⅰ期和Ⅱ期压疮患者，以及可移动的患者（GTPU EL Ⅰ）[36,37]。这些平面覆盖了已有的床垫上或替换已有的床垫，可以用于家用。

动态支撑平面指气枕床、压力可调型床和气垫床。这些设备主要用于Ⅲ期和Ⅳ期压疮患者（GTPU EL Ⅰ）。气枕床和通过使人浮在空气床或流体化床上来减少压力。相比较，压力可调型床通过改变身体承重部位压力的大小来减少压力，正常人可通过改变体位来对抗压力性疼痛。它有一个泵控制两个交互式空气仓储系统，交替充气和放气，每 5~10min 为一个循环，从而持续改变身体承重部位的压力。这些床价格昂贵和庞大，因此很难用于家用，而且增加了老年人卧床的风险。这些床在压疮的治疗中并未显示出优势[38]。

压疮要求连续性的护理，包括清创、去污和填充敷料。坏死组织或物质需要清创来促进愈合（GTPU EL Ⅰ）。严格的清创术应使用外科手术刀和剪子，将坏死组织清除。基础清创应使用湿性到干性敷料、涡流冲洗，这是一种非选择性方法，可能清除正常组织。酶促清创是指使用酶来缓慢分解坏死组织中的纤维蛋白和胶原，但酶软膏非常昂贵。自溶清创是通过封闭敷裹，利用伤口自身的酶来缓慢清除坏死组织。

伤口清洗应使用流水或生理盐水。抗生素因为可破坏正常健康组织而应避免使用（GTPU EL Ⅲ）。

敷料的目的是通过增加湿度或吸收过多的水分来控制压疮中的体液平衡（GTPU EL Ⅰ）。薄膜是半封闭或闭塞性的，通常是半透明的，促进自溶清创，主要用于Ⅱ期压疮。水凝胶可为压疮提供湿度，最适用于有大量肉芽组织而坏死组织极少的压疮。水溶状胶体敷料是封闭的，黏附于伤口上，促进自溶清创。海藻酸敷料来源于海藻，能吸收 20 倍于自身体重的液体，因此适合用于压疮伤口的干燥。浸银的敷料被用于降低微生物数量，促进愈合。尽管它们被用于易感染伤口，如烧伤和下肢静脉曲张，但在慢性伤口如压疮中的作用仍不明确，有研究数据显示，敷料更换的频率减少可以节省临床医生的时间，从而减少费用。如果Ⅲ期或Ⅳ期压疮经过这些治疗后仍未见好转，可以考虑使用负压伤口疗法，如真空辅助伤口愈合（GTPU EL Ⅰ）。然而，高压氧治疗并未显示出促进伤口愈合的作用（GTPU EL Ⅰ）。

压疮的主要并发症是感染，其可导致愈合延迟、脓毒症或骨髓炎，所有溃疡都是局限性的，不需要抗生素治疗。然而，如果压疮在 14 天未见好转，感染应予以注意（GTPU EL Ⅱ）。为了防止污染周围局部器官，应细针穿刺或活检做细菌培养，如果细菌数大于 10^5 应开始治疗[39]。

质量指标和诉讼

谷歌搜索压疮，可以获得许多律师事务所的网址。由于压疮被认为是可预防的，它们的发生被用作长期护理机构、医院和内科医师护理的质量指标。有些压疮被认为是无法预防的，即使这些机构评估了风险并进行了干预，或如果患者的医疗状态（恶病质、肿瘤转移、严重外周血管疾病或肢端病变）阻碍了伤口愈合或促进了压疮的发生[40]。2014 年，NPUAP 达成共识，承认了不可避免性压疮的存在[41]。但关于压疮的诉讼在美国仍持续增长。压疮占长期护理相关诉讼的 13%～15%，这个比例仅次于索赔诉讼（25%～26%）[42,43]。一份对长期护理机构关于压疮的诉讼的综述显示，从 1984～2002 年诉讼的数量增加了 2.6 倍，87%的原告从医疗机构获得了各种类型的补偿[44]。平均赔偿额从 1984～1999 年为 3 359 259 美元，而 1999～2002 年为 13 554 168 美元[44]。在英国，因为诉讼几乎没有经济上的赔偿，诉讼数量少。然而，英国国家卫生署有一套法律程序，与患者宣传和联络服务组织（Patient Advocacy and Liaison Service，PALS）协调处理关于压疮的诉讼[45]。

现在，当家人用数码相机拍下压疮的照片时，可以认为该照片会被用于即将提起的压疮诉讼中。当一个家庭准备付诸法律程序时，整个医疗保健小组应与这个患者和家庭一起努力。表 107-1 总结了对于压疮的危险管理措施[46]。压疮预防程序也出台来限制诉讼[44]。其他减少诉讼的方法包括完善一些文件记录，如在患者入院和出院时检查皮肤情况，制定与患者护理目标相关的护理计划（治疗还是姑息治疗），仔细检查干预及反应，讨论不可避免的压疮发生的因素[47]。如果患者正在接受姑息治疗或临终关怀，那么潜在的疾病可能会延缓压疮的愈合。在这种情况下，可能需要与姑息治疗相关的专家讨论以解决疼痛的问题，需要减少辅料更换，并控制气味及感染。

表 107-1　减少压疮诉讼的措施

原则	措施
避免防御性、愤怒和对抗	如果家属要求压疮的文件证明，立即上报管理层求助
整个团队一起商量，甚至涉及管理层	保持专业性，避免责备和指责
尝试与家属和患者重建信任	经常与家属见面，尝试新的调解方法
教育家属，提供较实际的目标	压疮出现时立即通知家属，告知他们终末期疾病影响压疮愈合
回顾病史，对患者进行评估	准备导致压疮事件的时间线，研究选择性的压力减轻装置
重新评估护理计划	最好的护理计划是个性化的，清楚阐述治疗中每条纪律的作用
获取合适的研究和咨询	应用多普勒评估外周血管下肢压疮的风险，对营养不良的患者进行吞咽检查
记录问题行为，提供合适的干预	注意记录的日期和时间，当描述行为时，要客观、符合规范、非主观判断（家属护理，护理期间患者不在时）

续表

原则	措施
建立一个反馈系统进行质量改进	当压疮产生时，回顾政策和程序

注：引自 Levine JM, Savino F, Peterson M, et al: Risk management for pressure ulcers: when a family shows up with a camera. J Am Med Dir Assoc 9: 360–363, 2008

结 论

对于压疮预防和治疗最好的措施，是保健人员对老年人的皮肤进行检查和危险因素评估时时刻保持警惕。老年人表皮更新再生能力降低，皮肤血供减少，胶原合成受损，皮下脂肪流失，这些变化使皮肤更易受外在因素的影响，如压力、摩擦和潮湿，从而产生压疮。活动能力差使衰弱的老年人常伴随一些疾病，怀疑压疮的临床指标一定很高，并需要立即解除压力的方案。

关键点

● 当皮肤衰老时，表皮细胞再生减低，皮肤血流减少，胶原合成受损，皮下脂肪缺失。这些变化使皮肤更易受影响导致压疮。

● 引起压疮的外在因素有压力、摩擦、剪切力和潮湿。

● 老年患者，长期卧床，可在脚后跟和大转子处产生 50～90mmHg 压力，高于毛细血管充盈压（32mmHg）。

● 引起压疮的内在因素有营养不良、感知降低、低体重、活动障碍和内皮功能障碍。

● 活动障碍在衰弱的老年人中通常患有共病，怀疑压疮的临床指标一定很高。

● 压疮可用美国国家压疮专家组（NPUAP）分类进行分期（从非苍白性红斑到全层组织缺失，骨骼肌腱或肌肉显露）。

● 管理主要靠减轻压力和各种治疗措施，目前认为没有什么治疗方法是最好的。

● 压疮的发生被认为是护理疏忽所致，因此可能引起诉讼官司。

（余陆娇 译，齐国先 校）

完整的参考文献列表，请扫二维码。

主要参考文献

4. National Pressure Ulcer Advisory Panel: Pressure ulcers in America: prevalence, incidence, and implications for the future. An executive summary of the National Pressure Ulcer Advisory Panel monograph. Adv Skin Wound Care 14:208–215, 2001.

6. European Pressure Ulcer Advisory Panel: Pressure ulcer prevention and treatment guidelines. http://www.epuap.org/glprevention.html. Accessed September 4, 2015.

17. Bansal C, Scott R, Stewart D, et al: Decubitus ulcers: a review of the literature. Int J Dermatol 44:805–810, 2005.

23. Finucane TE, Christmas C, Travis K: Tube feeding in patients with advanced dementia. JAMA 282:1365–1370, 1999.

24. Witkowski JA, Parish LC: Histopathology of the decubitus ulcer. Am Acad Dermatol 6:1014–1021, 1982.

34. Garcia AD, Thomas DR: Assessment and management of chronic pressure ulcers in the elderly. Med Clin North Am 90:925–944, 2006.

40. American Medical Directors Association: Pressure ulcers in long-term care setting: clinical practice guideline, Columbia, MD, 2008, AMDA.

44. Voss CA, Bender SA, Ferguson ML, et al: Long-term care liability for pressure ulcers. J Am Geriatr Soc 53:1587–1592, 2005.

46. Levine JM, Savino F, Peterson M, et al: Risk management for pressure ulcers: when a family shows up with a camera. J Am Med Dir Assoc 9:360–363, 2008.

43. Studdert D, Spittal M, Mellow M, et al: Relationship between quality of care and negligence litigation in nursing homes. New Engl J Med 364(13):1243–1250, 2011.

41. Eisberg LE, Langemo D, Baharestani MM, et al: Unavoidable pressure injury: state of the science and consensus outcomes. J Wound Ostomy Continence Nurs 41:313–334, 2014.

第 **108** 章 | 睡眠与衰老、衰弱和认知功能的关系

Roxanne Sterniczuk，*Benjamin Rusak*

睡眠与健康

获得充足的睡眠与维持正常的日常睡眠-觉醒节律对保持终身良好的身心健康和降低疾病发生风险至关重要。例如，急性的睡眠丢失会导致内分泌功能紊乱和葡萄糖代谢紊乱[1-3]。长期的睡眠缺失和日常睡眠节律的破坏会对长期的健康造成负面的影响[4]，包括增加肥胖[5]、心血管疾病[6]和 2 型糖尿病[7]的风险。此外，睡眠-觉醒节律和昼夜节律的紊乱（如长期轮班或夜间工作）已被证实与罹患癌症和癌症治疗耐药性的风险增加有关。

睡眠不足的负面影响可能与它对免疫系统功能的影响有关。睡眠中断或睡眠不足会削弱免疫系统的功能[12,13]，导致愈合、康复功能的受损[14-16]及疫苗免疫反应的降低[17]。代谢疾病风险的增加、免疫系统的削弱和组织修复的不足，反过来又与健康消耗和老年人衰弱的增加有关[18,19]。

最新的信息表明，睡眠也与大脑可塑性和整合有关，所以睡眠中断可引起学习和记忆的功能异常[20,21]。睡眠也被认为在促进神经元代谢产物的清除中发挥着重要的作用，包括与阿尔茨海默病发展中密切相关的物质——β-淀粉样蛋白[22,23]。睡眠不足的生理影响可能是认知功能衰退、风险增加的基础，并且最终是存在睡眠问题的阿尔茨海默病患者疾病发展的基础[24,25]。

老年人睡眠和昼夜节律的紊乱

一些睡眠模式的改变与衰老有关，包括入睡时间提前、过早觉醒、睡眠中断、慢波睡眠的减少、浅睡眠的增加和白天午睡时间的增加[26-28]。因此，超过 80% 的 65 岁以上老年人被报道均存在一定程度的睡眠中断[29]。老年人更难调整因旅行或轮班工作所导致的日常节奏变化[30]。虽然睡眠类型、睡眠连续程度（维持睡眠或唤醒中断缺乏）和 24h 周期睡眠的分布随年龄变化，健康老年人每日睡眠时间仍然保持相对稳定，如 60 岁及以上老年人平均每日睡眠时间在 6.5～7h[31,32]。

衰老过程中的睡眠变化可能与大脑睡眠调节机制的破坏有关[33,34]。然而，重要、需要记住的是，许多扰乱夜间睡眠的医疗因素可以导致白天嗜睡，此种频率也随着年龄而增加。这些因素包括睡眠呼吸障碍（如睡眠呼吸暂停）、疼痛综合征（如关节炎）、男性前列腺疾病和女性更年期潮热。此外，在神经系统疾病的前驱期，睡眠已被扰乱（如帕金森病和阿尔茨海默病）[25,35]。在考虑睡眠调节机制或昼夜节律机制的内在变化是否与这些特征有关之前，应排除老年人睡眠中断的上述这些和其他潜在因素[36]。

睡眠昼夜节律系统的一个作用是保持白天的觉醒和夜间的睡眠，昼夜睡眠节律强度的减弱会导致睡眠中断的增加和一天睡眠时间的重新分配。动物模型和人类研究的证据表明，在下丘脑视交叉上核的昼夜节律起搏器振荡振幅随年龄增大而减低[37-39]。此外，负责产生日常节律的分子机制可能随衰老被破坏[40]。衰老也会影响各种生理节律从而影响睡眠，如体温、褪黑素分泌和其他神经内分泌系统的变化（如黄体生成素、生长激素和促甲状腺激素的分泌减少；低血清素水平）。

衰老过程中的睡眠结构变化

非快速眼动睡眠

虽然老年人花在床上的时间比年轻人多，但他们的睡眠质量明显恶化，如睡眠结构的变化[41]（图 108-1）。随年龄的增加睡眠会变浅，脑电图测定显示在非快速眼动睡眠的第 2 阶段（N2），睡眠纺锤波更少，振幅 K 复合物更小。在老年人中观察最显著的一个变化是脑电图 δ 波数量的减少和振幅的减低，对应慢波睡眠或非快速眼动睡眠第 3 阶段（N3，原有第 3 和第 4 阶段[42]）时间百分比明显下降，在高龄老年人中此睡眠阶段甚至缺如[43,28]。65 项研究的荟萃分析表明，从年轻人到 60 岁老年人，总体睡眠时间、睡眠效率（睡眠时间和花在床上时间的比例）、慢波睡眠百分比、快速眼动睡眠潜伏期显著减少，之后只有睡眠效率持续下降。这些变化都伴随以低电压、混合频率波为特征的最浅睡眠阶段——非快速眼动睡眠第 1 阶段（N1）和第 2 阶段（N2）比例的增加，睡眠潜伏期和入睡后清醒时间的增加也同时发生[28]。

快速眼动睡眠

许多报告表明，与年轻人相比，老年人快速眼动（rapid eye movement，REM）睡眠减少了 50%[28,44]。然而，考虑到心理和生理疾病的影响[36]，快速眼动睡眠的比例从 60

岁开始保存相对完好[28]。

衰老过程中的睡眠障碍

老年失眠

失眠通常指不充足和不能恢复体力的睡眠，以自体感觉难以入睡或难以保持睡眠为特点，通常伴随白天嗜睡和功能障碍的增加。这是多数年龄组最常见的睡眠疾病，包括老年人[45]（表 108-1）。失眠的主诉经常存在[29,46,47]，但并不总是随年龄增大而增多[48,49]。女性更容易失眠，尤其是绝经期和绝经后，这种性别差异似乎在 65 岁以后增多。失眠症状会持续一段时间[31,32,50]，与老年组别高度相关表现为清晨早醒和夜间睡眠连续性中断；年轻人则表现为更大的入睡困难。

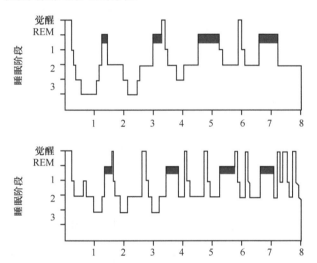

图 108-1 8h 睡眠周期中典型的睡眠结构障碍。年轻人（上），老年人（下）。REM. 快速眼动。

表 108-1 老年人常见睡眠障碍

睡眠障碍	发病率	典型特点
老年失眠	>65 岁高达 50%	入睡及保持睡眠困难 早醒 夜间睡眠连续性中断
阻塞性睡眠呼吸暂停	>65 岁高达 62%	5 个或 5 个以上周期/h 呼吸气流减低或完全停止
周期性肢体运动	>65 岁高达 45%	间隔 20～40s 的无意识重复腿部抽搐 发生于非 REM 睡眠时期
不宁腿综合征	>65 岁高达 35%	不间断的爬行或疼痛感导致不可抗拒的腿部抽搐 与睡眠开始有关
REM 睡眠行为障碍	普通人群 0.5%	睡眠期间出现的复杂运动（如拳打、脚踢、喊叫） 发生于 REM 睡眠时期

注：REM. 快速眼动

睡眠呼吸紊乱

睡眠相关的呼吸系统疾病包括引起睡眠异常呼吸事件的多种情况，从轻度打鼾到气流的减少（低通气）或完全停止通气（呼吸暂停）[51]。阻塞性睡眠呼吸暂停是最常见的睡眠障碍之一。它是由喉咙后部的肌肉放松直至随后的衰竭引起，导致上呼吸道阻塞。老年人睡眠呼吸暂停患病率增加，据报道，60 岁以上老年人比例高达 62%[52]，这可能与肥胖发生的增加、年龄相关的肌张力下降或咽部感觉障碍的检测阈值有关。老年人睡眠呼吸暂停常被忽视，因为这些被报道的显著症状——疲劳、白天嗜睡、晨起头痛、情绪变化、注意力不集中或记忆力减退，往往被归因于其他并发症或衰老过程。

打鼾是 50～60 岁老年人常见的主诉，有趣的是，打鼾的患病率已被证实在 75 岁之后降低，这可能反映了一个生存影响。打鼾可能与各种并发症有关，特别是肥胖和睡眠呼吸紊乱，这最终导致了这个年龄组的过早死亡。打鼾引起的上气道狭窄，也与许多睡眠呼吸紊乱所引起的疾病有关，包括高血压、心脏病和脑卒中[53-55]。

睡眠周期性肢体运动和不宁腿综合征

周期性肢体运动是指睡眠期间发生的重复性腿部踢动。他们可以是脚踝或脚趾肌肉的细微收缩，也可以是戏剧性地手舞足蹈。这些动作常常发生在 N2 期，可导致睡眠中断或白天嗜睡增加。它的患病率随年龄增长而增加，在社区老年人中的患病率达 45%[56]。

不宁腿综合征也很常见，而且经常与周期性肢体运动障碍相混淆。它的特点是腿部不适感、不停运动及虫爬感，引起一种不可抗拒的活动或步行的冲动，特别是当一个人上床睡觉时。这些感觉可导致入睡失眠和睡眠中断。这种情况在老年人中更为普遍，65 岁以上老年人发生率高至 35%，女性是男性的两倍。不宁腿综合征与铁缺乏、异常多巴胺信号有关，可以针对这些特点进行治疗[57]。

快速眼动睡眠行为障碍

REM 睡眠行为障碍包括肌肉弛缓缺乏所致的梦中运动，这在 REM 睡眠中经常发生[58]。个体可能在 REM 睡眠中出现拳打、脚踢、喊叫甚至更复杂的行为；这些行为通常具有攻击性，可以伤害自身或床伴。这些情况在一般人群中较罕见（0.5%），几乎完全发生在 60 岁以上老年男性身上[59,60]。REM 睡眠行为障碍原因尚不明确，但已强烈地与随后出现的神经退行性疾病，即突触核蛋白病相关，包括帕金森病、路易体痴呆和多系统萎缩[61]。

睡眠障碍与共病

尽管老年人会经历典型的睡眠变化，但这些典型的与年龄相关的睡眠障碍可能不是健康老龄化过程中不可避免的一部分，而是伴随着衰老而发生的其他变化的结果。特别是失眠，似乎是年龄相关的睡眠主诉增加的一个重要原因[62-64]。然而，发生的入睡和保持睡眠状态能力的减低，通常与共病的健康状况有关。在衰老过程中，各种医学及精神疾病（如抑郁症、糖尿病、关节炎、慢性疼痛、膀胱弹性丧失）的风险增加，这可能会间接干扰睡眠[41]。另外，针对这些疾病的药物治疗（如抗抑郁药、β-受体阻滞剂、利尿剂、糖皮质激素）往往不被认为是导致睡眠障碍的因素。虽然有一项研究报告指出，广泛的健康评估可以识别大多数老年睡眠障碍的医疗原因[36]，但据估计，在 65 岁及以上的社区居住成年人中，仍有 10%～16%的人报告慢性（原发性）失眠，找不到明显原因[65,66]。

睡眠和衰弱

衰弱可以被定义为与年龄相关的由生理系统机能减弱所导致的不良健康结果（失能、入住养老院、死亡率）的脆弱性增加；因为健康随年龄增长不断亏损，所以导致衰弱[67,68]。衰弱与睡眠的关系或衰弱人群中睡眠障碍所致的后果研究极少[69,70]。此外，关于这一主题的少量文献也主要集中在社区居住的老年人[25,71-74]。

白天嗜睡与重度衰弱关系密切[74]，另外主观睡眠质量较差、夜间觉醒增加和夜间低氧血症频发的老年人，被发现在未来 3 年发生衰弱的风险更大[73]。那些白天嗜睡、夜间觉醒和睡眠呼吸暂停较多的老年人，未来 3 年死亡率更高，而睡眠时间短和睡眠潜伏期延迟的患者，是否会增加衰弱或早期死亡的风险，相关性尚不明确[73]。由于睡眠障碍与健康状况差相关，更容易受到压力的衰弱人群也可能会比健康老年人更大程度地受到睡眠障碍的影响（如对睡眠药物的反应、失眠或其他睡眠障碍的冲击）。改变睡眠-觉醒周期可能对未来健康下降和衰弱有预测效果。如果是这样，在衰弱老年人中特殊治疗睡眠障碍就能降低健康赤字的增加和依赖的产生。

危重老年患者的睡眠

那些更容易受到健康赤字不利影响的是重症监护病房中的患者。睡眠障碍和失眠在 ICU 患者中十分常见[75,76]，特别在老年人中[77]。ICU 中的睡眠障碍与康复相关，甚至能增加患者的死亡率[78,79]。此外，高达 41%普通病房的老年患者和 96%外科病房的老年患者，都被处方镇静催眠类药物。正如后面将要讨论到的，这些药物与其他给他们处方的药物一起产生相互作用，往往会给他们带来更大的负面影响。一些分析得出的结论是，镇静药物的小益处不能平衡它的不良健康影响[80,81]。年龄与病前的衰弱程度对 ICU 老年患者的睡眠质量的影响尚不清楚[82]。确定在这种环境中睡眠质量如何影响健康预后，如认知功能下降和死亡率，将有助于为高风险情况下衰弱老年患者的适当治疗提供指导。

睡眠与认知

长期以来，众所周知睡眠剥夺对随后产生的认知功能障碍有负面影响，包括注意力、工作记忆、决策和逻辑推理的受损[83]。越来越多的证据表明，睡眠障碍特别是睡眠时间减少、睡眠中断和睡眠呼吸紊乱（如阻塞性睡眠呼吸暂停），均可能在未来认知功能障碍的发展中起到重要作用。少量证据也表明，认知功能的受损与失眠或昼夜节律功能障碍有关[84]。

除记性或慢性睡眠缺失导致认知功能受损外，还有大量证据表明，学习新知识后的睡眠丧失可能会损害保留学习知识或技能的能力，或所谓的离线改进。这是指在学习后的睡眠过程中，在没有任何额外练习的情况下性能的改进[85-87]。针对哪些睡眠阶段对于提高认知功能重要和哪些类别的学习（如语文、运动、感觉、情感）可能受睡眠阶段的影响，存在相当大的争议。

睡眠后期认知功能的增强，一般被考虑与清醒学习经验的加强有关。有证据表明，在动物模型的细胞水平上，这种加强神经连接发生在睡眠中[88]。其中一种观点认为，清醒状态下大脑的神经化学物质特别适用于获取新的信息[87]，而沉睡状态的大脑则偏向于将已获得的信息稳定化。各种学习类型中，这种强化过程发生在慢波睡眠、快速眼动睡眠或 N2 期，具体要根据所涉及的学习类型而定。

另一种观点认为，清醒会导致整个大脑皮层活跃区突触连接增强，而睡眠则会下调整个大脑皮层的突触强度。这一过程被假设是通过制造最强突触来加强记忆的，并通过防止突触增强饱和的发生来使后续学习成为可能[89]。

神经退行性疾病和睡眠

随着年龄的增长，神经退行性疾病的风险增加，这往往存在一个漫长的前驱期，包括睡眠障碍。睡眠-觉醒周期和昼夜节律的改变已被观察到在帕金森病（Parkinson disease，PD）相关的运动状态之前发生，使轻微的认知功能障碍和痴呆，包括阿尔茨海默病（Alzheimer's disease，AD）[24,25,90]、路易体痴呆[91]和额颞痴呆[92]的风险增加。例如，早期的 AD 特点是夜间觉醒、睡眠破碎和白天嗜睡增多，而过度的日间睡眠和 REM 睡眠行为障碍往往在路易体痴呆和 PD 中更为多见[35,91,93]。

睡眠缺失可通过几种机制导致 AD 的发生（图108-2）。该病的主要病理特征，β-淀粉样蛋白水平和皮质斑块随睡眠缺失而增加[22]，而睡眠时脑内 β-淀粉样蛋白的清除率增强[23]。此外，β-淀粉样蛋白的聚集已被证实能扰乱睡眠-觉醒周期，表明睡眠缺失和 β-淀粉样蛋白水平之间存在恶性循环关系[94]。另有报道，更好的睡眠质量能降低携带载脂蛋白（apolipoprotein，Apo）e4 等位基因的患者发生 AD 的风险，此基因能通过降低神经元纤维的密度[95]增加 AD 的发生风险。这些研究结果表明，提高老年人和有 AD 高发风险人群的睡眠质量，可能是延缓AD 发生的有效治疗策略。

解释衰老过程中睡眠质量和模式的变化需要谨慎。

一些变化可能是减抗衰老的特点，而不是疾病发生的前兆。其他睡眠变化可能是疾病过程中的次要结果，如 PD

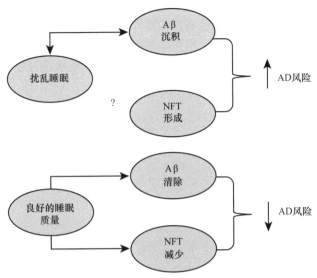

图 108-2 睡眠丧失介导的影响阿尔茨海默病（AD）神经病理学发展的潜在机制。Aβ. β-淀粉样蛋白；NFT. 神经纤维缠结；？. 建立关系还需要进一步的工作。

发展过程中睡眠调节系统的神经退行性损害。其他睡眠改变实际上可能有助于疾病的发展，因为睡眠会对大脑健康和功能有益，如清除 β-淀粉样蛋白。目前还不清楚在老年人中观察到的睡眠模式变化属于哪一类——与健康状况无关的正常变化、继发于脑病的变化，还是脑病的发展过程。检测睡眠模式改变或睡眠障碍与疾病关系之间的长期联系更为困难，因为神经退行性疾病的症状可能会出现干扰检测。因此，REM 睡眠行为障碍症状的出现和后期 PD 的发生之间可能间隔几年甚至几十年[96]。

老年睡眠障碍的治疗

行为疗法

虽然老年人经常针对睡眠问题应用药物治疗，如失眠，但越来越多的证据表明，行为疗法可能比药物治疗更为有效，也应被视为治疗的一线疗法（表 108-2）。治疗睡眠障碍的最有效行为疗法是失眠的认知行为疗法（cognitive behavioral therapy for insomnia，CBT-I）。这种

表 108-2 失眠治疗方案的循证学基础

非药物治疗	
认知行为疗法	药物治疗
认知干预	苯二氮卓类非苯二氮卓类（Z 类药物）
● 改变与睡眠有关的不适应或不现实的想法和态度	褪黑素或其受体激动剂（如雷美替胺）
行为干预	
● 改善睡眠卫生	下丘脑分泌素的拮抗剂（如 suvorexant）
● 刺激控制疗法	
● 睡眠限制疗法	
● 放松技巧	

疗法涉及解决与睡眠有关的不切实际的期望或误解，促进符合良好睡眠质量的行为，同时避免扰乱睡眠的外部环境和内部状态（睡眠卫生）。改善睡眠卫生的建议包括但不仅限于以下几点：睡前限制难以消化的食物和饮料，特别是咖啡因和酒精；睡前 4~8h 前不运动；保持睡眠和觉醒时间规律；避免或限制白天打盹；创造舒适睡眠环境（如良好的通风和温度、无噪音、减少光照、身边不放闹钟）[97]。其他教育包括审查并发症、药物和环境条件对良好睡眠的影响。

行为疗法如刺激控制疗法、睡眠限制疗法和放松疗法，是除促进良好睡眠卫生外最常用的方法[98,99]。刺激控制疗法是基于这一理论——睡眠不佳是由适应不良经典条件反射产生所导致的，也就是床上的非睡眠相关行为。这种疗法包括严格定义床是用来睡觉的，而不是用于阅读、看电视、玩电子设备、吃东西或者工作的。此外，如果他们躺在床上超过 20min 还没有入睡，就必须起床，直到他们足够困倦才能重新回到床上，这一过程每次持续 20min，直到他们能够入睡为止。

睡眠限制疗法是建立在提高睡眠效率的基础上的（如减少花在床上的觉醒时间，经常思考睡眠不足的影响或其他问题），通过限制在床上花费的时间，如果没有睡着，在床上的时间不能超过 15min。一旦睡眠时间延长，在床上的允许时间可在此增加 15min，直到足够的睡眠时间完成。限制在床上的时间对于失眠者可能听起来有些不正确，但是这个方法之所以有效，是因为转换了不愿意上床的人的视角，存在入睡焦虑的人经常期待被允许在床上多花一点时间。这种态度的变化，加上已经明显的睡眠缺失，会对睡眠治疗的提高产生良好的影响[100,101]。

CBT 的组件通常一起使用；但是，根据个人的睡眠习惯和关注点，每个组件都可以单独使用。治疗通常需要 6~8 个疗程，临床改善可能要持续数周才能见到[102]。这些方法不但使用简单，而且有大量证据表明 CBT-I 的有效性和长期益处[100]，包括对老年患者[101]。

药物治疗

由于老年人医疗、精神问题及药物治疗的数量较多，这个年龄组用药十分常见。通常我们很少考虑个别药物或药物组合对老年人睡眠的影响。因此，一些老年人的睡眠症状可能是继发于其他疾病的药物治疗；通过仔细评估药物对睡眠的影响，并确定对睡眠影响较小的替代治疗方法，可以缓解这些症状。如果可能，老年人应在睡前服用镇静类药物，而其他可能会导致夜间睡眠中断的刺激类药物（如利尿剂）应在白天服用。

几类药物可用于治疗失眠、减少睡眠障碍，包括镇静催眠药、抗抑郁药、抗精神病药、抗组胺药和抗惊厥药。对于镇静催眠药，苯二氮卓类（benzodiazepine，BZD）

是治疗睡眠问题最常用的处方。而对于巴比妥类，现在很少被用作睡眠辅助药物，它们的毒性和抗药性较低，但与其他镇静药物或酒精一起可能会产生有害作用。

不同的 BZD 药物作用时间不同。半衰期中等或较长的 BZD 药物能更有效地维持夜间睡眠，但是也可能会导致第二天的后遗效应，包括白天嗜睡、倒错、记忆问题和运动问题，这可能会增加跌倒的风险，尤其在老年人。长时间使用后停药，可能会触发反弹性失眠。因此，这些睡眠辅助药物一般只用于急性期（最多 4 周）。

一种新的短效非 BZD 药物，即 Z 类药物（如佐匹克隆、唑吡坦、扎来普隆），被认为比 BZD 具有更少的副作用，但它们实际上作用于 γ-氨基丁酸 A（γ-aminobutyric acid A，$GABA_A$）受体上，这与 BZD 作用的受体相同。也有与这些药物的使用有关的健忘症效应和分离障碍的报道，通常发生在与其他神经系统抑制剂（如酒精）合用时，它们在老年人的疗效或耐受性方面似乎没有什么临床优势[103]。与 BZD 药物一样，据报道它们增加了跌倒的风险和认知功能副作用，所以在这一人群中长期使用此类药物仍缺乏支持[104]。

神经激素

许多研究已经评估了神经激素褪黑素作为睡眠治疗的作用。褪黑素由松果体分泌，具有明显的日间分泌节律，它能在平时入睡前 1h 启动睡眠，并且在大部分夜间阶段保持高水平。已有良好的实验证据表明，褪黑素水平升高是昼夜系统向夜间转变的一个组成部分，并在适当条件下促进睡眠。虽然临床研究结果已被混合在不同人群中并进行了研究，大多数研究表明，夜间单独补充褪黑素或与镁剂（同样改善失眠[105]）联合，能缩短睡眠潜伏期，促进老年人睡眠[106-108]，减轻 REM 睡眠行为障碍的症状[109]。

已有报道，褪黑素水平在老年人（在一些研究认为可能更早）中分泌减少[110,111]，一些药物也能抑制褪黑素的分泌（如 β-受体阻滞剂、抗炎药）。虽然褪黑素本身不是专利药物，制药公司已经开发了褪黑素受体激动剂，用于治疗失眠，如雷美替胺，并且在老年人中有显著的临床效果[112]。另一种美国食品药品监督管理局（Food and Drug Administration，FDA）近期批准的治疗失眠的药物 suvorexant，是一种神经递质食欲素，也被称为下丘脑分泌素的拮抗剂。

总　　结

充足的睡眠是良好身心健康的一个重要组成部分。睡眠中断在老年人中更为常见，他们通常会在全天 24h 内显示出睡眠结构、效率和分布方面的深刻变化。虽然老年人的睡眠结构和模式有所变化，但许多睡眠障碍实际上可归因于医疗、精神疾病或用于治疗这些疾病的药物。虽然睡眠与衰弱之间的关系尚不清楚，但白天过度嗜睡、频繁的夜间觉醒和睡眠呼吸暂停似乎会导致衰弱的增加，并已经证明会导致几年内死亡风险的增加。此外，睡眠障碍可能会导致多种与年龄相关的神经退行性疾病的易感性增加。根据睡眠障碍的不同，治疗可能包括药物和/或认知行为治疗策略，但是后者被推荐为老年人的一线治疗方法。

关键点

- 睡眠障碍通常在老年人中被报道，但不是健康衰老的必然部分。
- 老年人睡眠结构的显著变化包括睡眠效率减低、N1 和 N2 的增加，以及 N3 的减少。
- 合并的内科或精神疾病，以及药物和原发性睡眠障碍，可以解释老年人大多数睡眠问题。
- 衰弱的老年人可能更容易受到睡眠障碍的影响。
- 睡眠障碍不仅是多种精神神经疾病的标志，还可能会导致大脑的退行性改变。
- 睡眠是增强认知能力（如学习和记忆）的重要因素，但潜在的机制尚未被很好地认识。
- 行为干预疗法是管理老年人睡眠障碍的一线治疗方法。

（杨斯童　译，孔俭　审）

完整的参考文献列表，请扫二维码。

主要参考文献

4. Knutsson A: Health disorders of shift workers. Occup Med (Lond) 53:103–108, 2003.
9. Megdal SP, Kroenke CH, Laden F, et al: Night work and breast cancer risk: a systematic review and meta-analysis. Eur J Cancer 41:2023–2032, 2005.
12. Gamaldo CE, Shaikh AK, McArthur JC: The sleep-immunity relationship. Neurol Clin 30:1313–1343, 2012.
18. Clegg A, Young J, Iliffe S, et al: Frailty in elderly people. Lancet 381:752–762, 2013.
19. Mitnitski A, Song X, Rockwood K: Assessing biological aging: the origin of deficit accumulation. Biogerontology 14:709–717, 2013.
21. Walker MP: Cognitive consequences of sleep and sleep loss. Sleep Med 9(Suppl 1):S29–S34, 2008.
22. Kang JE, Lim MM, Bateman RJ, et al: Amyloid-beta dynamics are regulated by orexin and the sleep-wake cycle. Science 5:146–148, 2009.
28. Ohayon MM, Carskadon MA, Guilleminault C, et al: Meta-analysis of quantitative sleep parameters from childhood to old age in healthy individuals: developing normative sleep values across the human lifespan. Sleep 27:1255–1273, 2004.
30. Monk TH: Aging human circadian rhythms: conventional wisdom may not always be right. J Biol Rhythms 20:366–374, 2005.
33. Simic G, Stanic G, Miadinov M, et al: Does Alzheimer's disease begin in the brainstem? Neuropathol Appl Neurobiol 35:532–554, 2009.
34. Sterniczuk R, Dyck RH, Laferla FM, et al: Characterization of the 3xTg-AD mouse model of Alzheimer's disease: part 1. Circadian changes. Brain Res 12(1348):139–148, 2010.
37. Hofman MA, Swaab DF: Living by the clock: the circadian pacemaker in older people. Ageing Res Rev 3:33–51, 2006.

39. Wu YH, Swaab DF: Disturbance and strategies for reactivation of the circadian rhythm system in aging and Alzheimer's disease. Sleep Med 8:623–636, 2007.

41. Ancoli-Israel S, Ayalon L, Salzman C: Sleep in the elderly: normal variations and common sleep disorders. Harv Rev Psychiatry 16:279–286, 2008.

63. Wolkove N, Elkholy O, Baltzan M, et al: Sleep and aging: 1. Sleep disorders commonly found in older people. CMAJ 176:1299–1304, 2007.

64. Wolkove N, Elkholy O, Baltzan M, et al: Sleep and aging: 2. Management of sleep disorders in older people. CMAJ 176:1449–1454, 2007.

68. Rockwood K, Mitnitski A: Frailty in relation to the accumulation of deficits. J Gerontol A Biol Sci Med Sci 62:722–727, 2007.

69. Cochen V, Arbus C, Soto ME, et al: Sleep disorders and their impacts on healthy, dependent, and frail older adults. J Nutr Health Aging 13:322–329, 2009.

84. Yaffe K, Falvey CM, Hoang T: Connections between sleep and cognition in older adults. Lancet Neurol 13:1017–1028, 2014.

87. Rasch B, Born J: About sleep's role in memory. Physiol Rev 93:681–766, 2013.

94. Roh JH, Huang Y, Bero AW, et al: Disruption of the sleep-wake cycle and diurnal fluctuation of β-amyloid in mice with Alzheimer's disease pathology. Sci Transl Med 4:150ra122, 2012.

100. Morin CM, Bootzin RR, Buysse DJ, et al: Psychological and behavioral treatment of insomnia: update of the recent evidence (1998–2004). Sleep 29:1398–1414, 2006.

103. Bain KT: Management of chronic insomnia in elderly persons. Am J Geriatr Pharmacother 4:168–192, 2006.

111. Karasek M: Melatonin, human aging, and age-related diseases. Exp Gerontol 39:1723–1729, 2004.

Larry E. Johnson，*Dennis H. Sullivan*

第109章 | 老年人的营养不良

营养不良（malnutrition）是一个全球性术语，表示营养素的消耗、吸收或利用不足、过度或不平衡而导致的任何状况。随着严重程度和持续时间的增加，营养不良可导致健康下降，包括身体和认知功能的恶化，活力的丧失，以及整体生活质量的下降和寿命的缩短。本章将重点介绍老年人营养不良的最常见形式之一——蛋白质-能量营养不良（protein-energy malnutrition，PEM），包括其评估和治疗。最佳营养，包括维生素的使用，见第79章；肌肉减少，蛋白质缺乏状态，在第72章中讨论；肥胖，包括营养过剩，见第80章。

PEM是老年人中常见的，经常未被识别的，并且通常未充分治疗的状况[1,2]。据报道，在社区-疗养院老年人中，其患病率为5%～10%；在住院的老年人中患病率为30%～61%；在长期和亚急性照护机构中患病率为12%～85%[3-8]。因为没有统一接受的标准来定义老年人的PEM，这些估计的准确性是未知的。在流行病学研究中使用的许多假定的诊断标准，如血清分泌蛋白水平、人体测量和肌肉力量，作为营养指数都缺乏足够的灵敏度和特异性。然而，它们是总体健康状况和营养风险的相当好的指标，这些测量中每一个指标的异常量越大，个体随后产生不良临床结果和不能保持足够营养摄入的风险越大。例如，根据这些标准分类为PEM的老年住院患者具有较长的住院时间、较高的费用和增加的死亡率[9]。而且，他们的营养摄入量通常非常低。在700名老年住院男性的一项研究中，21%的患者平均日营养摄入量不足其维护需求的50%。那些被归入这个低营养摄入组的患者即使在调整基线健康状态和其他疾病严重程度指标后，死亡风险也增加了8倍[10]。虽然急性疾病可能产生机制复杂的厌食，但研究表明，通常住院诊治也在导致营养不良的过程中发挥了作用，住院患者有时为准备各种操作不能长时间进食。和在医院内一样，在其他临床设施中的医疗保健提供者也经常不能识别PEM，并且没有在其他共存的健康问题中正确地优先考虑其重要性[11-12]。

体重下降是PEM的迹象，可因许多疾病而发生，包括癌症、心力衰竭、肺疾病、糖尿病及甲状腺疾病。检测体重丢失在老年护理中是非常重要的，因为体重丢失通常代表PEM的发生且提示预后不良。但是，在评估体重变化时，有很重要的一点需要注意，即很多老年人身体总含水量因为疾病进展或治疗（包括透析及利尿

剂的应用）而波动明显，特别是曾患腹水、水肿或者全身水肿的患者。这种液体波动可能掩盖或者模拟严重的蛋白质-能量营养不足，一旦发现即应启动详细的营养评估。严重的体重丢失产生不良后果的风险很高。在一项对居住在社区的老年男性的研究中发现，那些每年体重丢失3kg以上并超过5年的患者比那些没有体重改变的人的死亡风险高3.5倍[13]。在一项较大的多位点研究中，接受长期护理的居民与体重增加的居民比较，在任何一个月丢失体重5%的患者，其死亡风险会高10倍[14]。甚至缓慢的体重减轻，如在一年时间内体重减少5%或几十年内体重减少10%都会使死亡风险增加[15,16]。在阿尔茨海默病确诊前几十年体重可以减轻，可能是前-阿尔茨海默大脑病理状态造成的结果[17]。另外还有一个重点之处需要提防，要尝试区分体重下降是自发还是非自发的，特别是在老年患者[18]。这个年龄段的任何体重减轻，即使是在肥胖患者身上发生，也要考虑是否存在潜在严重疾病。相反，无法自由移动的肥胖老年患者体重保持稳定或增加，可能会掩盖其肌肉的消失，导致肌肉减少性肥胖[19,20]。

PEM的原因在其评估、治疗和预后的影响方面具有重要影响。长久以来我们一直认为PEM可以以不同的方式存在，而有些形式的PEM与其他形式比较，即使进行营养干预也很顽固。根据几十年前对处于饥荒中第三世界国家的儿童进行的研究发现，有些儿童有原发性体重减轻和全身一致的消瘦，而其他儿童则出现水肿和腹胀，以及肌肉和脂肪的丢失。这些症状标志着消瘦和恶性营养不良。尽管上述这些术语有时候用于描述成年人的PEM，但如果根据营养性和病理性机制区分儿童上述两种营养不良时又有些争议，而且似乎老年人营养不良是否与这些因素相关也并未确定。由于这些原因，这些术语在临床护理中的应用受到质疑。有学者已经提出，引起PEM的一系列原因从营养摄入不足而不存在任何其他病理，到以异常营养代谢、胰岛素抵抗、一般蛋白质分解代谢和复杂厌食为特征的严重系统性疾病。前者被称为简单饥饿，意味着细心补养将足以防止进一步的营养恶化和扭转已形成的身体亏损。这种状况可能是由于自我剥夺（如绝食）、缺乏获得食物的途径或其他情况存在对充分食物消耗的生理或心理障碍。

PEM一系列症状的极端，其代谢紊乱特征通常被称为恶病质。尽管恶病质的代谢基础还需要进行更多研究，

但越来越多的证据表明是疾病诱发的炎症触发了抵抗营养的代谢反应，而这种反应就是恶病质的特性。即使当蛋白质和能量摄取足以满足估计的需求时，也持续分解脂肪和瘦体重，特别是骨骼肌。厌食和衰弱也是恶病质综合征的主要成分；随着衰弱变得更加显著，个体的活动水平下降，这可导致进一步的肌肉萎缩[21]。如果触发恶病质的潜在条件不能被控制，低营养素摄入，失用性肌萎缩和炎症诱导的分解代谢合并在一起，常常导致体重快速、严重地损失和死亡。某些形式的癌症、不受控制的感染和其他慢性炎症疾病可以产生恶病质。然而，这通常是一种排除性诊断。具有低营养摄入或 PEM 的其他迹象的老年人，可能发生从纯饥饿到营养抗性恶病质之间的任何一种情况。如下所述，重要的是，在评估这样的个体时，临床医师应该仔细搜索可能导致厌食和体重减轻的任何可治疗的病症，制订和实施一个适当的干预计划，以治疗身体基础条件和改善营养摄入量，然后根据需要，基于治疗效果密切监测和修改计划。

老年性厌食症

随着年龄的增长，即使不存在严重的急性或慢性疾病，老年人的食欲和食物摄入量也会稳定下降。与食欲的变化同样密切相关，通常会有一个总能量消耗下降[22,23]，结果导致瘦体重丢失（产生基础代谢率下降）和身体活动水平降低（如能量消耗活动）。到底能量摄入和消耗是偶尔联系在一起，还是共同作用于 60~70 岁之后的老年人使其体重进行性丢失，这一问题还没有明确解决。一项基于人口的研究指出了这个问题的重要性，在 60 岁以后每 10 年超重和肥胖的患病率都是逐渐下降的，而体重不足（体重指数 BMI<18.5kg/m²）的发生率在逐渐升高[24]。随着年龄的增加，调节体重及将营养摄入和能量消耗联系在一起的生理过程，失去了根据能量需求变化进行代偿性反应的能力[25]。这种变化将在年轻人和老年人限制饮食导致体重下降的一项研究中得到证明。两组的体重均减轻，然而在禁食的最后，老年人恢复失去体重的过程比年轻人群更慢且恢复得并不完全[26]。这些研究结果表明，老年人调节食欲和食物摄入的能力下降，可能解释了老年人为什么在衰老过程中体重逐渐下降。上述结果也和一些临床观察的结果一致。

调查者曾经对体重丢失的老年人进行过彻底的评估，以确定是否有潜在、可逆的原因并评估厌食的严重性[27]。在一些病例中，经过大量的研究也未能找到任何能导致体重减轻和厌食症的原因。术语"老年性厌食症"已经用来形容老年人这样的单独出现的厌食。据推测，这种年龄相关的厌食，可能来源于任何的生理变化，包括见于老年人受损的胃动力，来源于瘦素和胰岛素的夸大的肥胖信号，和/或来源于胆囊收缩素（cholecystokinin，CCK）和 YY 肽（peptide YY，PYY）的餐后食欲减退的信号[28]。

这可能还涉及一个细胞因子依赖的过程，还有很多老年人血液内炎症相关细胞因子如白介素-6（IL-6）水平升高[29,30]。考虑到老年人非自发性体重丢失的高发性和潜在严重性，我们对老年人厌食症的成因和预防还需进行更多研究。

蛋白质-能量性营养不良的诊断与评估

目前 PEM 没有实验室测试的"金标准"。所谓营养生化指标（如血清白蛋白、转甲状腺素/前清蛋白、α1 酸性糖蛋白、运铁蛋白等）提示蛋白质-能量营养状态的特异性不强。细胞因子相关的炎症反应（作为"阴性急性期反应物"）可能比营养摄入更影响所有这些血清蛋白的合成和分布。这些指标的敏感性同样也会低一些。尤其是血清白蛋白，白蛋白的血清浓度在简单的缓慢饥饿状态下仍接近正常，通常只在继发性并发症出现时下降。然而，因为它们对生理学应激的反应性，血清白蛋白和其他血清分泌蛋白是健康状况的重要指标，低水平与发病率和死亡率增加相关，是独立于营养状况的[31]。没有生物标志物能够便利地用来区分单纯禁食和恶病质，非特异性炎症指标如红细胞沉降率或 C 反应蛋白，其诊断有效性尚未确立。

营养筛查

发现营养问题不是许多医疗保健提供者和机构的优先事项[32]。因此，营养问题通常不被考虑、不被承认或被最小化其重要性。尽管通过营养筛查能使提供者识别患者的营养风险，但对患者预后的影响不太确定[33]。这可能与缺乏临床医生适当的跟进有关。然而，筛选是解决这个问题的重要的第一步。有许多营养筛查仪器可以应用（见后文）。这些仪器可以在各种临床环境中用于识别具有 PEM 风险的个体。它们不一定确认个体营养不良；这些有风险的患者需要被更彻底地评估以确认 PEM 的诊断，并且识别潜在的可逆转患者营养恶化状态的因素。然而，这种评估需要提供者具有一定的技能和知识。因为没有金标准可用于营养状况的定义或测量，临床医生必须依靠广泛的替代措施，并知道如何最好地使用每一项。这些措施作为蛋白质-能量缺乏的指标，其敏感性和特异性根据临床背景变化显著。而临床背景需要通过细致的病史了解，以及彻底的身体检查来获得。例如，在具有显著的水肿、控制不佳的心力衰竭或其他能产生体内总含水量明显波动病症的患者中，重量或体重变化的营养暗示是不能用于确定患者状态的。另外，对于经过适当选择的患者，一系列体重变化可以是用于评估蛋白质-能量营养状态的有力工具。然而，随着时间的推移，即使重量稳定，也不能排除临床上身体组成的显著变化。肌肉质量通常随着年龄的增长而下降，但是体重保持稳定或增长是由于总体脂肪的增加。

重量测量精度在很大程度上取决于检查者的技能；由训练有素的人严格遵守方案获得的数值更可靠，并且与由护理人员常规测量的数值实质上不同[34]。在确立这些方案时，明确规定适宜的称重技术且持续培训临床工作人员应用这些方案，可以显著地提高在临床环境中体重测量的可靠性和准确性[34-35]。

BMI 的计算需要测量身高。由于脊柱弯曲的存在，高度的直接测量可能不准确。老年患者对目前或最大成人身高的记忆通常不准确。可以使用公式通过偏差（半身总臂宽）、尺骨长度或膝盖高度（使用特殊卡尺）来估计高度，但它们可能不比患者自己的估计更准确[36]。

几个最近的综述评估了营养筛查工具[37-40]。在对 10 个研究良好、经常使用的筛选仪器的一次综述中，营养不良筛查工具（malnutrition screening tool，MST）在有效性和可靠性方面排名最高[41]。该仪器以无意的体重减轻和食欲降低作为衡量营养风险的基础。微型营养评估（mini nutritional assessment，MNA）是另一种研究充分的仪器，由包含 6 个问题的筛选测试组成[42]。如果老年人评分提示营养风险，则还需再回答 12 个问题（包括消费、自我评估、测量上臂和小腿的周径等），以帮助评估营养不良的可能性。营养不良通用筛查工具（malnutrition universal screening tool，MUST）也对老年人有用，当患者身高不能测量或不能称重时可选用（详细信息请访问 www.BAPEN.org.uk[43,44]。在美国，疗养院患者必须在入院后 14 天内完成最低数据集（minimum data set，MDS），且每年更新一次[45]。这项文件包括以下内容：营养风险评估，包括咀嚼或吞咽问题或疼痛，静脉或肠胃外喂养，注食管应用或饮食物理性质改变或应用治疗性饮食；计划改变体重的项目；在过去 7 天通过人工喂养所接收的热量或流量百分比的估计；过去 30 天的身高和体重；在过去 30 天及过去 180 天中体重的减轻或增加。MDS 对养老院患者的规定要求对于在 1 个月内失去（或获得）5%的体重或 6 个月内失去（或获得）10%的体重的患者进行彻底评估[45]。

除体重外，还推广了其他替代指标，用于评估个人营养状况的充分性。临床医生需要认识到所有这些措施的局限性。如许多生化指标，现在被认为作为营养标记没有什么用处。如上所述，对于血清分泌蛋白[如白蛋白、前白蛋白（转甲状腺素蛋白）]尤其如此，现在被认为受炎症和水合作用的影响比营养更大。其他措施可能太有侵入性、太昂贵或未充分验证用于所有患者或临床环境。这些包括成像模式[如双能 X 线吸收法（dual-energy X-ray absorptiometry，DXA）、磁共振成像（magnetic resonance imaging，MRI）、计算机断层扫描（computed tomography，CT）]，强度或性能测试（如手握强度），抗体测量和免疫测试功能[46]。内分泌因素、神经系统完整性、免疫功能和炎症及身体活动水平作为营养的身体组成和生理功能的决定因素，同样也是重要的。由于这些原因，不应

孤立地评估营养状态，评估需要涉及多组分评价，使其足够全面以便于评估医师根据患者状态解释每一项指标的水平。营养评估是为了确定营养摄入是否已经且继续足以维持或达到个体健康和长期存活的最佳身体组成和生理功能。因此，营养需求和营养摄入量的评估是营养评估中非常重要的组成部分。

不幸的是，获得实际营养摄入量的准确估计几乎总是一个挑战。它可能是营养评估中最易出错的部分。经过适当培训的工作人员对急性、中度和长期护理环境中的患者进行准确的营养摄入评估，对患者是至关重要的。从门诊患者获得良好的饮食史也是有价值的。

确定充足营养摄入的障碍

除评估营养缺乏和需求的严重性外，识别所有影响患者营养摄入的潜在障碍也是很重要的。改善营养的策略应该个性化，以尽可能多地减少或消除这些障碍（框 109-1）。最成功的策略都是应用多学科团队方法进行的。

框 109-1　患者没有摄入足够营养的原因和进食选择*

所有的患者
自由饮食；在各餐之间提供各种小吃；在餐时提供食物替代
提供高热量补充剂（两餐之间，以避免食物替代）
减少或消除所谓的治疗饮食（如低胆固醇、低脂肪、低盐）
治疗疼痛、便秘和抑郁症
进行牙科评估
服药时应用高热量液体蛋白质饮料
减少或消除镇静剂和其他常降低食欲的药物（如果可能）[如抗胆碱药、非甾体抗炎药（NSAID），以及一些抗抑郁药和其他精神类药物、治疗痴呆的药物]
训练志愿者喂食者，鼓励家庭和照顾者参加
身体有能力的患者
教育和提供首选和多样的饮料、自助餐、社会刺激和鼓励
评估抑郁症
鼓励锻炼
痴呆患者
在两餐之间提供食物和各种高能量、高蛋白质的零食，在活动或娱乐时提供饮料，手边备活动性装载饮料和零食的小车
提供深入营养师的参与和工作人员的教育和宣传
如果可能，让患者从床上离开而在椅子上和桌子上吃饭
使用非语言和语言提示鼓励自我喂食、物理指导；手把手教育和指导患者进食技巧，向患者展示进食活动以便患者模仿，展示如何使用器具
减少使患者分心的事物，关掉电视
患者应该有义齿和眼镜
简化：一次给一块或一盘食物
观察口袋食物的疗效
减少对健康饮食的强调，更倾向于患者的偏好
患者不能吃或喝
吞咽困难
　语言治疗师评估（见文本）
　评估口腔和咽喉感染
物理依赖
　提供充分的援助
　允许有足够的时间吃饭
不愿吃或喝的患者

注意：对饮食无动于衷的患者可能有额叶功能障碍

通过吸管进食的患者和有进食障碍的患者应该进行老年精神病学评估

恐惧尿失禁：调整利尿剂应用时间或换用其他药物

生命终结

回顾之前的治疗，与患者及其家庭和护理者讨论自然死亡与人工营养、水化的风险

治疗疼痛、便秘和抑郁症

避免药物副反应

提供足够的手动喂食和协助

*大多数建议根据共识提出（更多建议获取可登录 www.Consult GeriRN.org）[47,51,109,178]。患有炎症或恶病质的患者对其增加营养物质摄入收效欠佳

当抑郁症、疼痛和便秘被治疗时食欲可以改善，所以当食欲不好时应寻找这些常见的症状。许多药物（如精神药物、抗胆碱药、心脏药物）引起精神错乱和厌食。对于住在护理机构的老年人，适当的社会刺激、一对一的喂食支持、增加在餐时和两餐之间的食物选择的多样性，以及自由食物替代政策与热量摄入增加相关[47]。身体上不能自己进食的养老院居民，如果没有提供足够的护理，将会有体重减轻的高风险。如果由受过适当培训的人员包括志愿者提供进食协助，这种风险可以降低。我们很少意识到的是，许多被护理人员评为功能独立的疗养院患者也有体重减轻的高风险。最近的研究提示这样的患者可以从密切观察、语言提示和其他形式的餐时协助中获益[48,49]。使用非护理人员将患者运送到饭厅、送餐和提供替代食物、记录摄入量和增加社交刺激，可以允许护理人员花更多的时间在进餐时进行喂食协助[48]。

痴呆患者饮食问题的发生与生存率低下有关[50]。痴呆患者的体重减轻通常是有许多相互作用的因素：自我喂食，咀嚼和/或吞咽困难，失去饥饿驱动，以及有时用于维持体重的内在调节系统作用失败导致能量消耗较大[51]。除非存在其他疾病，否则没有一致的证据证明痴呆患者具有较高的静息能量消耗或其他代谢异常。肥胖和喂养厌恶——在提供食物时将头转开，保持嘴巴关闭，推开勺子或手，并吐出食物在痴呆患者中很常见，并且通常需要独立、创造性和持之以恒的方法来获得足够的营养摄入[51-54]。家庭和照顾者在这一阶段的教育和参与将帮助他们了解体重丢失和临床恶化不是由于工作人员的忽视。

人工（管）喂养对患有晚期痴呆的患者来说具有许多负面后果，并且早期痴呆患者及其家庭护理人员应当提前计划，避免人工喂养，如果需要，使用舒适喂养（辅助口服喂养）[55-58]。

咀嚼和吞咽

健康老龄患者咀嚼和吞咽一般很少出现临床相关变化。但许多药物（尤其是抗胆碱药和抗毒蕈碱药物）、干燥综合征、放射治疗头部和颈部癌等，可以减少唾液分泌，引起口腔干燥、龋齿增加并阻碍咀嚼和吞咽[59]。口

腔卫生差、缺牙、义齿不适合或丢失是常见的，并能造成食物摄入减少，需要牙科医生的评估[60]。衰弱老年人留存义齿过夜增加肺炎风险，导致营养状态迅速恶化[61]。对不合作的患者进行适当的常规牙科护理，需要对患者家庭、护理人员、工作人员和牙医进行培训。《不打仗的口腔护理》（Mouth Care Without a Battle）是一套 DVD 碟片（www.mouthcarewithoutabattle.unc.edu），可以提供对认知及身体损伤患者进行口腔护理的方法，这些方法都具有询证医学证据。如果找不到老年牙医，请一个特殊培训的牙医对一位抵抗的患者进行检查和治疗是具有挑战性的。

失用症和吞咽困难

咀嚼肌失用症和吞咽困难可能在进食的各个阶段，包括预期阶段、准备阶段、咀嚼（口腔相）、吞咽（咽相）和/或食物或液体沿着食道向下（食道相）[62]，出现一系列问题。吞咽的神经生理学细节可以在别处找到[63]。咀嚼困难和吞咽困难的症状与体征，包括感觉食物卡在喉咙或胸部，和/或吞咽时出现咳嗽或窒息。出现这些症状的患者需要一个完整的病史和体格检查，特别是头部和颈部区域，以确定可能的原因。在社区居住的老人吞咽困难的患病率为 7%～28%，独立居住的患者患病率为 33%[64,65]。在所有环境中，患病率随着衰弱程度和共存疾病的数量与严重程度而增加，特别是神经退行性疾病、脑卒中和头颈部肿瘤都会增加患病率[64,66]。

吞咽困难的种类随着疾病不同而改变。口咽部吞咽困难通常发生在脑卒中后和许多神经退行性疾病过程中，如痴呆和帕金森病。脑卒中后吞咽困难与生存期缩短相关，缩短到脑卒中后三个月，并且增加脑卒中后居住在疗养院的概率[67]。吞咽困难是头、颈、咽部肿瘤的可能并发症，而且有很多针对这些肿瘤的治疗也会导致吞咽困难；提前对一些患者进行吞咽训练可能使其获益[68]。食管阶段的障碍（如食管癌、念珠菌病、反流性食管炎、咽下部憩室、食管裂孔疝、静脉曲张、巴雷特食管和食管环）需要胃肠病学家应用食道-胃-十二指肠内镜（esophagogastroduodenoscopy，EGD）进行评估。退行性神经系统疾病如阿尔茨海默病和其他类型的痴呆患者可能作僵直的咬的动作或其他令人厌恶的喂食习惯（当喂食物时拒绝打开他们的嘴），或在嘴里长时间保持食物（吞咽失用，口腔相吞咽困难）。然而，吞咽困难可能不存在明显症状，当有体重丢失、食欲降低、进食时间延长、食物从口中落下、食物碎屑进食后留在口腔、鼻腔或口腔反流、进食后发出咕噜声或声音嘶哑等表现时，应考虑吞咽困难是否存在[69]。任何症状提示口腔或咽部吞咽困难且难以快速解决时，需要语言病理学家（speech-language pathologist，SLP）或耳鼻喉（ears, nose, and throat，ENT）专科评估。

评估和治疗

SLP 评估对于那些咀嚼或吞咽功能不正常、进食伴随咳嗽，或是不明原因体重减轻的患者来说是非常有用的。这些专家可以使用许多方式评估咀嚼和吞咽功能，并经常提供有价值的处理意见，虽然在许多时候这些策略的有效性是有限的。对于吞咽困难，最准确的诊断测试是电视透视检查（或称改良吞钡实验），但这需要辐射暴露。吞咽纤维内镜检查（fiberoptic endoscopic evaluation of swallowing，FEES）也是相当精确的，并且可以在床边进行。一枚可提供影像、可吞咽的纤维内镜，通过内窥镜在鼻孔内吹气作用于软腭或对咽肌轻度施压使之触发，进而观察到吞咽功能[70,71]。在不存在这些资源的情况下，几个床头测试可能是有用的，尽管这些实验对吞咽困难只有轻到中度的敏感性和特异性（还有误吸风险）[72]。GUSS 筛查（Gugging swallow screen）就是其中之一。观察患者将口水咽下，然后是半固体液体，接着是液体，最后是干面包[73]。其他循证工具包括 3 盎司（84ml）水试验（观察喝水后 1min 期间的咳嗽情况）[74]、容量-黏性吞咽实验（volume-viscosity swallow test，V-VST）和 Toronto 床边吞咽筛查实验（Toronto bedside swallow screening test，TOR-BSST）[72]。现在已经有衰弱老年人吞咽问题评估与治理的广泛护理实验报告可供参考[75]。

SLP 专家应用各种治疗方法试着去重建正常的吞咽，包括电刺激、热刺激、肌肉锻炼、针灸等[76]。然而，现在还没有吞咽困难重建的循证算法，更具侵入性的治疗措施疗效尚不确定（如环咽肌肌肉切开术、肉毒毒素注射等）[77-78]。通过改变饮食可以提高吞咽的安全，SLP 专家及营养科的专家可以为患者及家庭、护理者及工作人员提供指导该如何应用这类饮食。如果患者吞咽稀薄液体出现困难，可以增加黏稠物质，如果汁、布丁、蜂蜜等都可选择[79-80]，然而厚的液体减少适口性，并可能增加脱水的风险[81]。患者进食后直立（或者后仰一段时间），当咀嚼时下巴压紧，吃的慢一些，用各种吞咽技巧策略，这些都是额外的技术（框 109-2），在一些患者身上，针对某种原因的吞咽困难，这些方法可能是有效的，但当针对其他原因的吞咽困难时可能又不太奏效（参见"误吸及吸入性肺炎"部分）[82-83]。

框 109-2　减少老年人误吸和吸入性肺炎的风险*

经手喂食
喂食之前提供一个休息时间（>30min）
坐直 90°，或医疗条件允许的最高位置
避免匆忙或强迫喂食；用注射器喂食是有风险的
固体替代液体
认识镇静剂、安眠药和其他精神类药的高风险，并试图戒掉或减少剂量
言语-语言治疗复诊：评估患者的可能获益，当吞咽时"下巴向下"位置的好处；或是调整液体黏度的好处，不同的增稠液体类型可改善部分患者的吞咽能力（冰淇淋、果冻被认为是稀薄液体）

管饲
注意：鼻胃管和胃管管饲饮食可能增加误吸风险
考虑连续喂食而非间歇（推注）喂食
如果可能，喂食期间保持靠背升高至少 30°
考虑泵辅助喂食，而不是重力控制喂食
在连续进食或者间歇喂食胃内残留量>200ml 可能会增加风险（但仍存争议）[179]
促胃动力剂，如甲氧氯普胺或红霉素可提高喂食耐受性，但是与其各自严重的潜在副作用有关
放置鼻饲管嘴伸入幽门（空肠造口术、胃空肠吻合术），可能会减少一些患者误吸的风险
在管饲时用有色染料是禁忌的（最初认为，加入着色液管饲，如果喉和肺吸痰后发现着色将有助于确定可能存在喂养的误吸）[180]

*注意：上述建议大多数为专家共识而并没有证据支持[181-184]

营养和胃肠道衰老

胃肠道很少随着衰老显示出显著变化，尽管多个小变化的累积可能有助于衰老厌食症（见上文）和吞咽问题的发展[84]。食管运动可能受损（老年食管），具有较低效率的蠕动。药物的转运和吸收可能受这种变化的影响，并且药丸在仰卧老年人的食管中留存时间延长。因此，建议老年人服用药物时服下更多的液体，然后保持直立至少 30min，而不是立即躺下。这是服用药物的老年人引起食管刺激的特别重要的原因。胃食管反流和食管裂孔疝随着衰老而增加，伴随消化不良。在大多数情况下，通过避免食用增加症状的食物来控制症状；普遍避免热和辛辣的食物是不必要的。许多老年人服用抗酸剂、组胺 2（histamine 2，H2）阻滞剂或质子泵抑制剂治疗消化不良；这些药物减少胃症状但可增加肺炎发生的风险：胃酸在杀死被吞咽下的细菌方面是有价值的，并且可能减少衰弱的老年人吸收一些维生素和矿物质（如维生素 B_{12} 和铁）[85-87]。当出现诸如体重减轻、血红蛋白水平下降或胃肠道出血的警报症状或体征时，对于不复杂的消化不良进行进一步的检查（如内窥镜幽门螺旋杆菌检测）是必要的，便秘是衰弱或卧床不起的老年人食物摄取不良的常见原因，对大便的适当监测在评估这些患者饮食摄入减少的原因中是非常有用的，老年人因为很多原因容易出现便秘[如抗胆碱药物和阿片类药物，液体摄入不良，纤维摄入不足，体力消耗不大，轻泻剂依赖，神经系统疾病（如帕金森病）]。

误吸及吸入性肺炎

吸入性肺炎在衰弱的老年人中很常见，特别是那些住院的患者或者那些出现急性或慢性神经学疾病的患者。它也可能出现在社区获得性肺炎中，吸入性肺炎占 5%～15%[88]。吸入性肺炎的最高预测指标，在不同患者人群中各不相同，包括对于吸痰的需要、慢性阻塞性肺疾病（chronic obstructive pulmonary disease，COPD）和充血性心力衰竭（congestive heart failure，CHF）的诊断、

鼻饲管的存在、依赖喂食或经口腔护理及卧床不起的患者[89,90]。脑卒中后肺炎的风险因素包括 COPD，误吸入时无法咳出（沉默误吸者）及意识下降者[91]。应用呼吸机的患者也具有非常高的风险。患有吸入性肺炎的衰弱老年患者（也包括这个年龄段所有肺炎患者）通常没有典型症状：谵妄（神志不清、躁动、嗜睡），不明原因的白细胞计数升高或呼吸急促可能是唯一的早期指标。误吸这个动作本身可能没有任何明显的临床症状（沉默误吸者），或仅偶尔发烧及血氧饱和度降低[92-94]。减少误吸和吸入性肺炎风险的概述见框 109-2。

正式吞咽困难康复训练项目可以减少吸入性肺炎风险[95]，但目前尚未达成一致意见。因为这个原因，对吞咽困难的患者都应评估其吸入性肺炎的风险，并且判定患者进食的食物是否会影响这种风险。有一些患者食用稀薄液体可能会产生特定的问题。对于这样的患者，改变饮食习惯及应用专门的吞咽技术可能会降低风险（参见"咀嚼和吞咽"部分）。最近的一项研究表明，患者患有痴呆或帕金森病（Parkinson disease，PD），以下巴向下的姿势进食稀薄液体或者以正常姿势进食较浓稠的液体时，在吸入性肺炎的风险方面并没有产生任何明确的不同[96]。但是该研究随访只进行了 3 个月，且护理人员对研究是知情的。而且研究并未解决关于上述技术是否比不进行干预更有效，因为研究没有包含不进行治疗的观察对照组。荧光 X 线照相的视频咀嚼研究（video fluorographic swallow study，VFSS）是目前出现的最好的测试，可评估吸入性风险，建议在严格限制稀薄液体的摄入之前进行评估[70]。对于痴呆和 PD 患者，进食蜂蜜浓度的液体在减少误吸方面比进食果汁浓度的液体或采取下巴向下的姿势都有效[82]。然而，研究中一半的患者，特别是那些痴呆最严重的患者，应用这些干预并没有获益。我们需要认识到的重要问题是，尽管应用了 SLP 的推荐和干预，衰弱患者仍会继续因为口腔分泌物和胃反流内容物而发生误吸，而这和餐后误吸同样重要[97]。许多患者及家属、看护者拒绝食用浓稠的液体，宁愿接受稀薄液体误吸的风险。需要认真记录患者及家属已了解饮食调整与误吸风险之间的关系，以及他们参与了所有的评估及治疗决策[98,99]。

已经有人推荐了几种药物减少吸入性肺炎的风险，最引人注目的是血管紧张素转换酶（angiotensin-converting enzyme，ACE）抑制剂，但支持这种干预的证据仍然不够充分[88,100]。改善口腔卫生和定期刷牙也可减少患者误吸性肺炎的风险[101-103]。吸入性肺炎的治疗应该覆盖革兰氏阳性和革兰氏阴性生物体，包括口腔内厌氧生物。

口渴及水化

液体摄入不充分和脱水与跌倒风险增加、便秘和应用泻药、出量过少和餐后体位性低血压相关[104,105]。脱水的风险随着年龄增高而增加，使用某些药物（如利尿剂、泻药、精神药物和一般多重用药），躯体依赖、痴呆、谵妄和慢性疾病也会增加脱水的风险[104,105]。老年人对口渴的敏感性（渴感减退）随年龄增高而下降，相同程度的脱水老年人比年轻人消耗的水要少[106-108]。渴感减退在合并慢性疾病的患者身上更加明显，也许养老院 30% 的老年人在任何时候都有脱水的表现[109]。尿液颜色（深琥珀色）、血液中的尿素氮-肌酐比值[>25：1（mg/dl）]、血浆渗透压（>300mmol/kg）、血清钠（>150mEq/L）、尿比重（>1.029）、尿量（<800ml/天）以上这些可以帮助发现脱水情况[110-112]。皮肤弹性不是反映老年人脱水的可靠指标，老年人脱水风险最高的包括那些因神经退行性疾病导致口渴驱动减弱，那些因身体功能或认知障碍或吞咽困难而不能安全食用液体，对尿失禁的担忧或从未食用许多液体等情况的患者，以及那些终末期患者[109]。以这种方式可以帮助区分患者，选择最佳的预防和治疗策略。

成年人的水需求量并没有明确规定，更不用说老年人。在健康的成年人中，尽管摄入的个体差异很大，但水化状态都能基本维持正常。液体的摄入量应针对个人进行设定，如完成定量目标就意味着水超载（充血性心力衰竭），患有抗利尿激素分泌失调综合征（syndrome of inappropriate antidiuretic hormone，SIADH）的患者会出现低钠血症，以及活动水平或环境温度出现变化时应适度调整。每日水的摄入量（包括饮料及食物中的水）男性约 3.7L 和妇女 2.7L，即可以满足大多数健康人包括老年人的需求[113]。这不应该被认为是最低摄入量。对于久坐不动的老年人，合理的初始目标为液体量 30ml/(kg·天)（1500～2000ml/天）；这个目标随后可以基于血液尿素氮水平、血钠水平、尿量和临床状态进行调节。可能需要的干预策略见框 109-3。浓厚液体的适口性较差，可能影响摄入，更无法用于满足患者的液体需要量[81]。对于长期居住在护理机构的患者，如果短暂性的经口饮水量下降——如因为急性感染——皮下输注液体一两天，直到恢复足够的口服液体入量，这种方法容易进行，并且可以避免静脉通路或住院治疗[114]。

框 109-3　老年人脱水策略

在高风险情况下为老年人脱水做准备（如夏天没有空调、急性疾病、谵妄）

评估患者使用吸管喝水可能获益

在娱乐和社交活动期间提供各种流体——"欢乐时光""下午茶时间"

考虑提供选择水[果汁，汤，富含水的水果（西瓜、葡萄、桃子）和蔬菜（西红柿、生菜、南瓜）]

讨论利尿剂的副作用和时机，进行有意脱水

增加液体选择的数量，而不只是一两个

营 养 支 持

再喂养综合征

对于营养需求的讨论在第 82 章中阐述，在制作膳食推荐方案或安排肠内营养顺序时，有几个公式可用来计算热量的需求，哈里斯-本尼迪克特（Harris-Benedict）方程（框 109-4）是应用最广泛、普通患者最开始应用的公式[115]。然而，在用于严重营养不良的患者时需谨慎，如长期饥饿所造成的严重营养不良患者。因为这些患者已经耗尽了全身的营养，快速地再度喂食可能导致再喂养综合征，具有以下特点：血磷、钾和镁的迅速下降，钠水潴留（使体液过多，导致心衰和肺水肿），血糖过低及其他代谢并发症[116-120]。精神状态改变、心力衰竭、心律失常及死亡可能在几小时内发生。高碳水化合物的摄入量会增加硫胺素的需求，并使缺乏这种维生素（硫胺素）的患者（如嗜酒者）发生急性韦尼克脑病。

框 109-4　哈里斯-本尼迪克特方程估算热量要求

男性
66.4+（13.75×体重[kg]）+（5.0×身高[cm]）−（6.8×年龄）
女性
655.1+（9.6×体重[kg]）+（1.85×身高[cm]）−（4.7×年龄）

存在发生再喂养综合征高风险的患者需要在开始营养支持之前提供硫胺素等微量营养素。对于有发生再喂养综合征风险的患者，谨慎一点的做法是在最初 24h 补充热量目标的 25%左右（被动营养不良）。在重新喂养之前需评估血糖和血电解质的水平，并在最初几天每 4～6h 评估一次。初始液体的摄入量应限制在每天小于 1000ml，并注意准确地测量重量（每日）。每周体重增加超过 1kg，应认真评估是否存在液体超负荷。如果耐受，可缓慢增加摄入量，在 3～5 天后达到每日摄入的目标值[116,117]。

食欲刺激

尽管有很多药物具有刺激食欲的特性，但目前没有一种能有效增加老年人瘦体重、改善预后。对刺激食欲的药物进行的研究很少定位于衰弱的老年人，而对癌症或艾滋病患者的研究结果也不能用在老年人身上。许多公认的食欲刺激药物都具有相当大的副反应或价格昂贵。糖皮质激素，赛庚啶，沙利度胺和人生长激素作为食欲刺激药物尚缺乏有效性的证明，不建议用于老年人。

目前有少量证据提示，大麻素屈大麻酚能使阿尔茨海默病患者体重增加[121,122]。然而，这种药物非常昂贵，且许多衰弱患者不耐受这种药物常见的副作用——烦躁不安。可以在仔细监测下给药，确诊厌食症患者可以考虑。醋酸甲地孕酮（megestrol acetate，MA，一种皮质类固醇结合孕激素）是另一种食欲兴奋剂，能应用于体重减轻的衰弱老年人。研究表明，该药偶尔可提高营养摄入，诱导体重增加，降低血清炎症相关细胞因子水平[123]。然而，这种药物最后一种作用的生理意义是未知的，增加的体重主要来源于脂肪和/或水，而且 MA 往

往产生几个潜在的严重副作用。它的许多副作用是其作为糖皮质激素激动剂和拮抗剂的结果，现已明确证明 MA 可以产生复杂的垂体-肾上腺轴抑制，导致急性的艾迪生危象（肾上腺皮质功能衰竭）和库欣综合征（Cushing syndrome），特别是在老年人中。应用该药可能带来的副作用还有肌肉减少、胰岛素抵抗、钠水潴留、睾酮水平受抑达去势水平、静脉血栓栓塞，甚至死亡[124-126]。在一项老年男性康复项目的随机试验中，MA 对肌肉强化训练的有效作用产生负性影响[127]。

刺激食欲和体重增加是某些抗精神病药和抗抑郁药的潜在副作用。在选择治疗方案上可能具有相关性。抑郁症在患有厌食症的老年人中很常见，临床医师应该积极和反复筛查患者是否患有抑郁症（见第 56 章）。如果能确诊抑郁症，抗抑郁的实验性治疗就该应用了。因为某种抗抑郁药如米氮平（用到其最高剂量）与体重增加相关，就可以作为初始治疗的合理选择。当患者具有无法解释的厌食症和体重减少，担忧无法确定抑郁症的诊断，以米氮平这类药物作为抗抑郁治疗的初始药物也是合理的。一旦开始治疗就需要密切监测，因为任何抗抑郁药对于患者的作用都是不确定的，可能增加或减少食欲。在老年医学评估中还需要考虑患者可能对初始治疗无反应。

正如我们所讨论的，全身炎症可以诱导分解代谢，严重时可以导致营养抵抗性恶病质的状态[28,128,129]。炎症相关细胞因子如 IL-6 在炎症过程中起中心作用。有一些证据表明，阻断这些细胞因子或其他炎症介质的产生或作用可改善食欲并防止或逆转分解代谢[130]。然而，在这一领域需要进行更多的研究。迄今为止，没有生物抗炎剂可以获得 FDA 批准用于上述目的。目前正在研究许多营养物质如 ω-3 多不饱和脂肪酸及各种维生素和矿物质的抗炎特性。然而，它们在逆转炎症诱导的分解代谢、减少心脏病或癌症的发生、改善患有这些病症患者的临床预后方面的获益尚未得到证实。生长激素释放肽的作用是未知的。合成代谢类固醇，包括睾酮及其衍生物（如诺龙酮）的益处也已被广泛深入地研究。所有这些药物都可能产生潜在的严重副作用，并且它们在患有厌食症和体重减轻患者中的作用现在尚未被推荐。对老年男性进行睾酮替代治疗和补充治疗，产生的风险和收益是存在高度争议的，即使在患者曾存在性腺功能减退的情况下（见第 13 章）。选择性雄激素受体调节剂（selective androgen receptor modulator，SARMS）尚未被彻底研究，但可能在未来发挥作用[131]。

肠内营养及管饲

当口服摄入不足，并可能持续一段时间后，应予以考虑人工营养支持。营养评估应考虑几个因素，包括需要的紧迫性、潜在状态的预后、个体胃肠道功能如何及个人喜好。如果胃肠道不正常，应考虑外周静脉营养或

全胃肠外营养支持。如果胃肠道还有功能且鼻管饲是合适的，就有必要选择管的类型和要使用的计算公式，以及管饲速率、时间安排和方法等。管饲有许多风险包括误吸，所以应与患者及其家属、护理者彻底讨论以便其正式同意[132,133]。尽管很多具有高误吸风险的患者正在接受管饲，但研究提示这些管饲会进一步增加（不减少）这些患者吸入性肺炎的风险[134-136]。

在开展肠内（如管饲）营养前应认真考虑患者的总体预后。如果潜在状况导致患者失去进食的愿望或能力，就应该治疗患者这种状态，使患者拥有恢复独立功能的期待，通常在康复期给予营养支持[137]。营养摄入量的下降主要发生在大手术、急性内科或精神疾病，或慢性疾病状态出现急性变化或可能逆转的恶化时。如果患者的体重指数（body mass index，BMI）大于 $18kg/m^2$，个体不存在额外代谢需求，在 5 天内营养摄入有望回到充足的水平，营养支持可能并不是必要的[137-139]，在这些情况下，应着重识别和消除任何可能导致患者低摄入量的因素（如前所述）。老年患者没有任何明显的营养摄入超过 5 天，或不可能在规定时间内恢复经口喂养的老年患者，营养支持是必要的[137-139]。如果患者没有营养储备（如 BMI＜$18kg/m^2$），或有高代谢需求（如大面积烧伤），如果 2～3 天内摄入的量不能恢复，就应该开始营养支持[137-139]。

如果预期胃管喂食不超过 6 周，可以使用柔软的（如有机硅或聚氨酯）小孔、经鼻肠管。这些管可以在床边插入，且它们的使用避免了侵入性操作。但经鼻肠管喂食的缺点包括增加了误吸、鼻窦炎及局部鼻腔刺激的风险，需要在使用前用 X 线确认放置的正确位置；撤管时可能导致咳嗽或呕吐及患者的耐受力差等。尽管老年急性患者胃轻瘫很普遍，但在胃上经过鼻肠管的收益尚未确立。

对于需要长期肠内营养支持（＞6 周）的患者，应该选择管肠造瘘，可以通过内窥镜放置，或者在影像学辅助下放置，以及通过外科手术放置。当患者对其他侵入性略小的置入方式有禁忌证或因为别的原因也需要做手术时，才选用外科手术放置肠内营养管。通过影像或内窥镜方式置管几小时后即可使用，通常用于门诊患者。管线很长，足以通过十二指肠和空肠，当存在明显胃轻瘫或其他疾病不能经胃进食，或无法耐受经胃注食的患者可考虑管肠造瘘。将营养管放置在 Treitz 韧带末端，同样能够降低大量误吸的风险。但是这种管路很容易梗阻或移动，而且收益尚未得到证实[140]。使用经皮空肠造瘘，通常限于住院且具有复杂胃肠道问题的患者。大约 3%的患者出现经皮内镜胃造瘘或放射胃造口术的主要并发症，包括出血、肠穿孔、形成肠瘘及管从内部侵蚀入腹壁等严重的并发症[137-139]。

管饲液体配方种类应该根据患者的需要进行决定。在大多数情况下，选择一种营养全面、聚合的无乳糖配方是最好的。聚合物的配方根据脂肪、蛋白质、碳水化合物、卡路里密度和纤维含量的不同比例而不同。虽然

有些患者，如那些不能耐受高液体摄入量的患者，可能会受益于高热量或高氮配方管饲液体，其他患者也可能无法耐受这类配方较高的渗透压，这可能导致腹泻的产生。在应用非常细的管路时，应避免使用高黏度的配方，也不能把压碎的药物注入管中。

部分消化并含有基本成分（如氨基酸）的配方可用于无法消化整体食物的患者。然而，这些配方需要很少且很贵。如果配方营养液输注速率缓慢上升或者在需要时监测胰酶，标准聚合物配方通常可以应用。

如果患者患有严重营养不良，经管喂食应缓慢开始，预防代谢并发症（参见之前的"再喂养综合征"）[116,117,141]。一旦经管喂食速度增加过快，会发生腹泻、腹痛和呕吐。为了达到管饲总量而增加管饲速度时，应密切监测实验室指标。检测管饲患者胃内残余容量并因此调整管饲速度，这样不能减少误吸，即使是应用呼吸器的患者也不能因此减少误吸[142,143]。肠内管饲的患者热量摄入的预测常常不准确，因为经管喂食经常被各项处置、呕吐及其他原因打断。

有些患者最终能够容忍每天大剂量的灌胃喂食，这种方法可能更接近进食的生理过程，患者也可以间歇地获得更多的行动自由。此方法还可以允许患者经口来慢慢喂食，可能会提供类似的循环或夜间喂食。对于不耐受大剂量喂食或者需要喂食到胃的远侧患者，慢式输液用泵是优选方法。这可以尽量地减少误吸的风险，在期间喂食患者应坐直，大于 30°，给予推注或缓慢滴注。除非有绝对的禁忌证，接受肠内营养支持的患者应总被允许甚至鼓励，小剂量下提供给患者可以减少误吸的风险，让一些患者享乐"休闲"的食用感觉。如何输送肠内营养需认真考虑，无论是使用鼻胃管还是胃造瘘管。一些患者最终能够耐受每天多次经胃内推注给药。这种方式可以更加符合生理特点，并且允许患者自由安排时间间断进食以便进行更多运动。这种方式还可以允许患者缓慢地经口进食水。循环注入或夜间注入配方营养具有相似的优点，对于不耐受大剂量喂食或需要从远端进入胃部的患者，通过泵缓慢注入营养更加适合。为了减少吸入的风险，无论是通过较大剂量推注还是缓慢输注，患者在喂食期间应该直坐超过 30° [144]。除非有绝对的禁忌证，接受肠内营养支持的患者应持续进行，如果患者耐受，鼓励患者恢复口服摄入。"以娱乐的方式"经口喂养，即使是少量，也可以在低吸入风险下，给患者一些进食的快乐感觉。

终末期患者的营养和补水

对于终末期患者，提供营养和水分有着情感、文化和宗教的深远意义，在一些情况下具有法律约束（见第 114 章）[145-147]。很难判定何时该进行积极的营养支持，又在何时允许患者"自然死亡"。在理想情况下，在患者、家庭成员、护理者和健康护理团队之间，关于应用非自愿方法对患者进行营养和水化的讨论，在患者健康或者

在危险期之前就应预先进行。这样的强化护理计划不仅应该包括这些方法给患者带来的收益和风险,还应探讨个体对生命质量的理解,如某些方面医疗的无可奈何、自然死亡,不切实际的期望,以及通过医疗延长的死亡时间[136,148]。随着年龄的增长和健康状况的改变,这些都应当重新考虑,并根据新出现的情况和患者后来改变的偏好进行调整。鼓励医院和护理机构的护士和护工参与,并提供给他们最新的临床证据,这将使健康护理团队提出统一、一致、能得到支持的计划,尽最大的努力使患者获得一个平静的死亡[149]。缓和治疗的早期介入能使患者、家庭、护理者和健康护理团队获益,特别是能帮助做出关于重要事项的决定,如向临终护理所的转诊,这通常是在即将面临死亡之前无须延误且不能避免的[150]。

终末期患者的营养护理是复杂和有争议的。对于患有不治之症的患者所进行的预期寿命评估是不完善的[150,151]。当疾病被诊断后,各种疾病之间预期的平均寿命有明显不同,相当大的争议在于,如何能最好地界定各种状态的终末阶段,是否存在转移性癌症、心力衰竭,或终末期痴呆。而使该问题进一步复杂的是,所提供的护理对于寿命的长度具有明显影响,但不一定对生活质量产生影响。这对营养支持来说尤其正确。如上所述,因为特定癌症和炎症产生恶病质的患者即使增加养分摄入、提供营养支持,通常也不会有效地延长寿命。与此相反的是,一些患有阿尔茨海默病和其他痴呆的患者,如果提供适当的口服或肠内营养支持(和优秀的护理),可存活多年。

然而,没有证据表明,营养支持能够减缓认知障碍的进展或降低误吸、压疮或感染的风险,以及不能改变生理功能[56,136,152-156]。几项观察性研究也无法证实晚期痴呆患者应用管饲后增加存活率的优势,另外还发现晚期痴呆患者喂养管置入与死亡率增加相关[157-161]。进食与乐趣相关,肠内喂养不会提高生活质量。人工营养和水化适用于一些可逆的疾病,但是如果患有不可逆转疾病且当患者不能下决定时,是否应用肠内营养就变得复杂(参见第115章)。

使问题进一步复杂的是,临床医师因专业、所在世界区域及个人信仰不尽相同,而对终末期患者应用营养支持的态度明显不同[162]。许多健康护理提供者,包括肿瘤学专家和语言病理学家鼓励人工营养及水化,可能因使用诸如"维持生命""饥饿"等术语会导致患者和家属(连同其他工作人员)出现混淆[97,63,164]。营养师和语言病理学家比其他健康护理专业人式更倾向于推荐人工营养和水化[165,166]。不同的种族和宗教背景(包括患者和医生)可能会导致不同的目标、价值观,以及对终末期患者护理的不同态度,常常不被赞赏或难以预料[167]。"舒适喂养"(尽可能长时间的经口喂养)能帮助缓解被家庭忽略和放弃的恐惧,当家庭成员观察疾病进展时,管饲是一种直达目标的选择[55,168,169]。如果家庭仍然坚持人工喂食和水化作用,应进行有限的管饲实验性治疗,

如果患者的状态没有改善或者患者仍不能经口进食物和液体,这时候就应该停止管饲。这个过程经常使患者的家庭成员目睹管饲的无效性,使他们逐渐沮丧和悲伤。这里提供一个优秀的教育资源:《做出决定:痴呆患者的喂养选择》(*Making Choices:Feeding Options for Patients with Dementia*,www.med.unc.edu/pcare)。

患者濒死的过程往往对家庭和护理者来说是非常有压力的,经常有很多恐惧和未被问及的问题。与患者和家属积极讨论自然死亡过程是非常有益的,包括关于临终患者缓慢地停止食物和液体摄入,以及摄入量下降不会带来明显的痛苦[170,171],患者家庭需要了解静脉输液不能使患者感觉舒适,实际上可能增加了临终患者的分泌物和呼吸困难。接受静脉输液的患者,在生命的尽头往往需要利尿剂减轻水肿和/或呼吸窘迫[172]。家庭成员、患者和护理者需要认识到疼痛管理和治疗的副作用(如便秘、嗜睡、意识模糊等)能被预先考虑到并得到有效治疗。

来自法国和加拿大的两个临床实践指南[173,174]提到,在晚期癌症患者中应用人工营养,肠外营养建议只用于因癌症造成胃肠道梗阻,如果预期寿命超过 6~12 周,并拥有良好的功能状态(卡氏评分,Karnofsky score＞50%)。这些准则可以改善做出的决定及减少对上述治疗不恰当的应用[175]。应提醒患者、家属和工作人员对身患绝症的患者进行人工喂养和提供营养,这可能会增加痛苦,并不改善预后情况[176,177]。

关键点

- 蛋白质能量营养不良(PEU)在老年人中是常见的,并且是他们整体健康状况的标志。
- 它也常见于住院的老年患者。在那里,即使能治疗严重疾病,PEU 仍然是死亡的独立风险因素。
- PEU 的原因从营养摄取不足到以异常营养代谢、胰岛素抵抗、蛋白质分解代谢、复杂性厌食症为特征的严重系统性疾病。
- 在严重营养不良的情况下,快速再次喂养可导致再喂养综合征,需要通过被动地减少喂养进行预防,并仔细监测葡萄糖和电解质水平,包括磷和镁。
- 开始肠内喂养需要考虑与总体护理目标相关的代谢需求、营养储备、自主营养摄入和开始时机。

(王德润 译,韩 辉 校)

完整的参考文献列表,请扫二维码。

主要参考文献

2. Jensen GL, Compher C, Sullivan DH, et al: Recognizing malnutrition in adults: definitions and characteristics, screening, assessment, and team approach. JPEN J Parenter Enteral Nutr 37:802–807, 2013.

7. Bell CL, Tamura BK, Masaki KH, et al: Prevalence and measures of nutritional compromise among nursing home patients: weight loss, low body mass index, malnutrition, and feeding dependency, a systematic review of the literature. J Am Med Dir Assoc 14:94–100, 2013.

8. White JV, Stotts N, Jones SW, et al: Managing postacute malnutrition (undernutrition) risk. JPEN J Parenter Enteral Nutr 37:816–823, 2013.

21. Kortebein P, Ferrando A, Lombeida J, et al: Effect of 10 days of bed rest on skeletal muscle in healthy older adults. JAMA 297:1772–1774, 2007.

48. Simmons SF, Schnelle JF: Feeding assistance needs of long-stay nursing home residents and staff time to provide care. J Am Geriatr Soc 54:919–924, 2006.

55. Palecek EJ, Teno JM, Casarett DJ, et al: Comfort feeding only: a proposal to bring clarity to decision-making regarding difficulty with eating for persons with advanced dementia. J Am Geriatr Soc 58:580–584, 2010.

58. Teno JM, Gozalo PL, Mitchell SL, et al: Does feeding tube insertion and its timing improve survival? J Am Geriatr Soc 60:1918–1921, 2012.

114. Remington R, Hultman T: Hypodermoclysis to treat dehydration: a review of the evidence. J Am Geriatr Soc 55:2051–2055, 2007.

119. Palesty JA, Dudrick SJ: Cachexia, malnutrition, the refeeding syndrome, and lessons from Goldilocks. Surg Clin North Am 91:653–673, 2011.

136. American Geriatrics Society Ethics Committee and Clinical Practice and Models of Care Committee: American Geriatrics Society feeding tubes in advanced dementia position statement. J Am Geriatr Soc 62:1590–1593, 2014.

147. Brody H, Hermer LD, Scott LD, et al: Artificial nutrition and hydration: the evolution of ethics, evidence, and policy. J Gen Intern Med 26:1053–1058, 2011.

158. Schwartz DB, Barrocas A, Wesley JR, et al: Gastrostomy tube placement in patients with advanced dementia or near end of life. Nutr Clin Pract 29:829–840, 2014.

168. Hanson LC, Ersek M, Gilliam R, et al: Oral feeding options for people with dementia: a systematic review. J Am Geriatr Soc 59:463–472, 2011.

169. Hanson LC: Tube feeding versus assisted oral feeding for persons with dementia: using evidence to support decision-making. Ann Longterm Care 21:36–39, 2013.

第 110 章 老年人牙病：老年人口腔健康保健

Andrea Schreiber，Lena Alsabban，Terry Fulmer，Robert Glickman

介　绍

牙科教材里面对老年人口腔保健的阐述往往局限于疾病的基本病理生理、临床症状、常用治疗方法及其他系统疾病的治疗手段对口腔疾病的影响这些方面，而对口腔健康（oral health）对于整体健康的影响探讨较少。因此，内科医生有责任在老年人群中筛查常见口腔疾病。

老年人不常看牙医，原因常常是牙科检查不包含在其保险中，或者是因为身体衰弱无法前去。尽管有90%的75岁以上老年人有规律地体检，但仅有1/3的老年人会去做口腔科检查[1]。

在一个旨在调查内科医生在诊断及治疗老年人口腔疾病中的作用的试点性研究中[2]，4名初级保健医生与4名老年科医生每人被要求诊断30例口腔切片，其中正确诊断率仅有55%，正确治疗决策率占70%。

另一项研究调查了医院中内科医生对老年人口腔健康的认识程度及看法[3]，70名完成调查的医生每人被要求诊断12例不同的口腔病理切片。84%的受访者认为检查口腔卫生是重要的，但仅19%医师这样做过。56%医生认为自己对检查口腔的技能没有信心，77%受访者感觉自己在检查口腔这方面的训练不够。70人中仅有2名医生能正确诊断全部12例切片。

本章将重点阐述内科医生与口腔科医生如何维持老年人的口腔健康。内容包括口腔健康的定义、口腔健康的检测、医学和牙科医术发展以致老年患者的牙齿需求、口腔健康对机体健康的影响、老年人常见口腔疾病的识别和管理，以及对需要社区护理及长期住院的老年人的口腔保健。有效的口腔疾病预防及治疗对改善系统性疾病以及口腔疾病有重要作用[4]。

口腔健康的定义

任何对口腔健康的讨论都要以定义作为开头[5]。Mouradian定义口腔健康为[6]："包括口腔及颅面部所有的免疫、感觉、神经肌肉解剖及功能。影响人的营养状况、肺脏健康、言语产生、沟通能力、自我认知及社会功能。"此定义对所有人群适用，作者在此着重提到口腔健康对老年人的重要性。影响口腔及颌面部健康的病症很常见，而且其会影响身体整体健康及生活质量。

口腔健康及功能的检测

评价口腔健康的常用方法有：牙齿数量、龋齿（caries）（图110-1）及其修补情况、是否有牙周病（periodontal disease）（牙龈和牙齿支持结构的感染；图110-2）以及口腔黏膜的疾病（图110-3～图110-6）。许多研究试图将这些因素对口腔功能的影响及健全口腔功能与个人生活质量的关系量化。一篇综述文献报道了齿列与口腔功能的关系[7]，并在以下4个方面进行调查：咀嚼功能、美学/心理社会能动性、后牙的咬合稳定性及其他功能（包括味觉及发声）。在该研究中，共有83篇文章符合综述的采用范围。经过分析发现，良好的咀嚼能力与牙齿总数有关，尤其是牙齿数为20个，其中有9～10个牙接

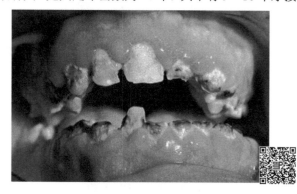

图110-1　猖獗的龋齿。（来自纽约大学口腔学院 Miriam Robbins 医生，纽约）（彩图请扫二维码）

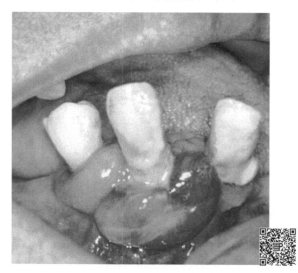

图110-2　牙周脓肿与牙根周围的骨质流失有关。（来自纽约大学口腔学院 Miriam Robbins 医生，纽约）（彩图请扫二维码）

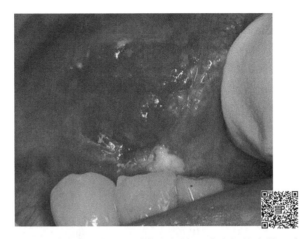

图 110-3 口腔发育不良——舌的右侧缘。（来自纽约大学口腔学院 Miriam Robbins 医生，纽约）（彩图请扫二维码）

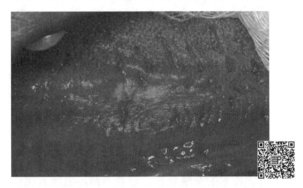

图 110-4 舌左缘的白斑或白色病变。（来自纽约大学口腔学院 Miriam Robbins 医生，纽约）（彩图请扫二维码）

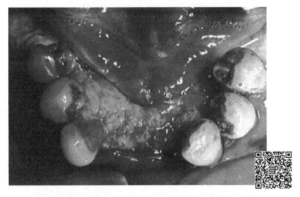

图 110-5 口腔底部的鳞癌。（来自纽约大学口腔学院 Miriam Robbins 医生，纽约）（彩图请扫二维码）

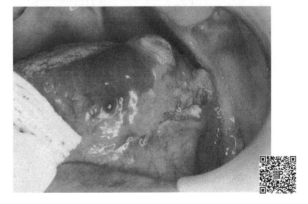

图 110-6 舌左侧缘鳞癌。（来自纽约大学口腔学院 Miriam Robbins 医生，纽约）（彩图请扫二维码）

触（上牙与下牙咬合时）。较少牙齿数和/或较少牙接触的患者咀嚼能力有限。牙齿的美观及心理社会满意度与前牙存在与否有关，同时这种满意度也随不同年龄、文化、社会经济状况而发生变化。对称性的牙齿脱落、仅存有 3～4 对后牙的老年人仍然可以保持咬合稳定性；非对称性骨缺损，存有 5～6 对后牙时可以保持咬合稳定性，患者认为发声及味觉不是很重要。为了确保一个可接受的口腔功能水平，应保持 20 颗天然牙，这是作者的结论，同时也是 WHO 的目标。

现有的口腔健康相关生活质量的检测是基于假定功能及社会心理因素会影响到生活质量，然而，这些为达成目的而设计出来的方法究竟要测量哪些指标仍然需要具体阐明[8]。人们做了许多努力来证实用以检测口腔健康对生活质量影响的工具是可靠的[9,10]。一项研究调查牙丧失数（tooth loss）、咀嚼能力（chewing ability）、口腔及总体健康相关生活质量之间的联系，使用了两种调查方法（口腔健康影响调查及欧洲生存质量可视化模型标尺）。除患者问卷调查以外，牙科医生还统一测量了 700 名 50 岁以上澳大利亚人的有功能的牙单位数。结果显示有功能的牙单位数与咀嚼能力及身体健康呈正相关，这反映了口腔健康在健康人群中的重要性[11]。

安大略老年人口腔健康研究的目的是记录老年人口腔疾病的自然病史，以及记录其对生理、功能、心理健康的影响[12]。这项观察性队列研究随机选择了 50 岁以上的中老年人进行随访，其中包含了需要 3 年随访和 7 年随访的人群。咀嚼能力的测试采用了 6 种不同食物，采用描述性的数据用来测量咀嚼功能随时间的变化。在 7 年随访人群中出现咀嚼问题的受访者比例从 24% 增加到 33.8%。缺齿人群中咀嚼功能障碍的患病率及严重程度明显增加。

其他研究显示，1/3 的老年人存在咬食物问题，并且比例随年龄增加及牙齿数减少而增加[13]。咀嚼能力影响食物选择，咀嚼能力下降会导致社区依赖老年人及长期住院患者出现营养不良（图 110-7）。在长期关怀机构中老年人出现体重下降及营养不良等现象也与咀嚼问题有关[14,15]。

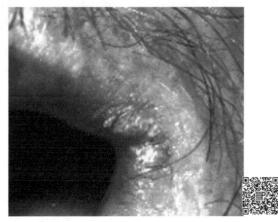

图 110-7 牙齿缺如、不良的饮食或念珠菌造成的口角炎。（来自纽约大学口腔学院 Miriam Robbins 医生，纽约）（彩图请扫二维码）

老年人对牙齿保健的不同需求

随着牙科技术的发展，氟化物使用、患者教育、牙齿卫生项目的广泛应用使得牙齿缺失及龋齿的发生率下降[16]。近年来，全口无牙症的发生率逐渐减少，但是无牙症的患者是口腔疾病的高发人群，包括无牙症相关、无牙症不相关软组织疾病，口腔念珠菌病、不合适无牙症导致营养不良（图110-8），以及现有牙齿的吸收（图110-9）、胃肠疾病、咀嚼肌功能不全、吞咽异常以及吸入性肺炎。尽管这些老年人没有牙齿，他们依然已罹患口腔黏膜疾病（见图110-3和图110-4）及口腔癌（见图110-5和图110-6）。2000年美国口腔健康报告显示，每年外科医生报告的新发口腔癌有30 000例，且多数患者年龄在60岁左右[17]。

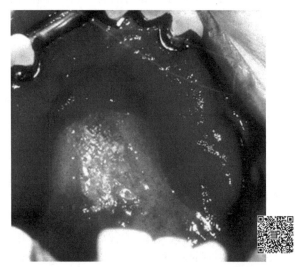

图110-8　义齿性口炎、义齿不适及念珠菌病。（来自纽约大学口腔学院 Miriam Robbins 医生，纽约）（彩图请扫二维码）

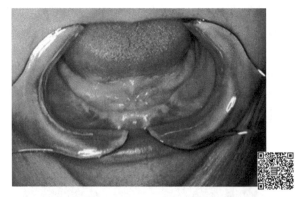

图110-9　下颌骨萎缩——牙齿缺如过早或义齿佩戴时间过长。（来自纽约大学口腔学院 Kenneth Fleisher 医生，纽约）（彩图请扫二维码）

半口无牙症的老年患者常见的牙科问题有龋齿、慢性面部疼痛和/或颞下颌功能紊乱，以及良性或恶性口腔黏膜或颌部病变。牙周病（periodontal disease）是一种炎症性疾病，可以导致牙槽骨损失及慢性组织炎症（图110-10），是老年人牙齿缺如的主要原因。牙周病与许多系统性疾病如心血管疾病、脑血管疾病、糖尿病的

病理生理有密切关系[18]。实际上，患牙周病的患者罹患心血管疾病的概率是其他患者的两倍[19]。用以治疗共患病的药物会导致唾液减少，进而影响咀嚼、吞咽、口腔清洁能力。同时，口腔干燥症（xerostomia）会导致疼痛或烧灼感。步态异常、神经肌肉疾病、虐待老年人会导致上颌面部外伤，进而影响到口腔健康[5]。

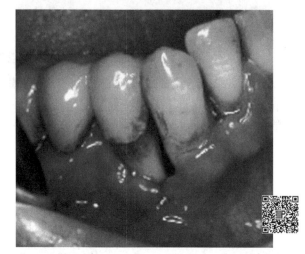

图110-10　严重牙周骨质流失。（来自纽约大学口腔学院 Miriam Robbins 医生，纽约）（彩图请扫二维码）

医学技术的发展延长了患者寿命，老年人比例成为人口中增长最快的比例。人口研究项目显示，2030年美国65周岁及以上的老年人将占总人口数的20%[20]。尽管牙科技术的发展使老年人牙齿缺失数减少，尤其随着牙植入物的应用，患者对普通义齿的需求降低，老年人对牙科保健的需求逐日增加。尽管总体的变化趋势如上所述，老年人对牙科保健的需求仍然受地域影响，经济欠发达地区患无牙症的老年人更多。牙齿剩余越多，就会导致龋齿的发生率越高，尤其是牙颈溃疡。相比普通人群而言，老年人更易患牙根龋齿而不是牙冠龋齿。牙根或牙颈龋齿（图110-11）的特征是进展迅速，难以补救，经常会导致牙摘除等严重后果（见图110-1）[20,21]。

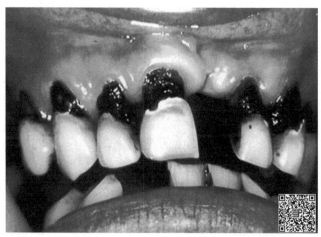

图110-11　颈部的严重腐烂。（来自纽约大学口腔学院 Miriam Robbins 医生，纽约）（彩图请扫二维码）

依赖社区照料且患有慢性系统性疾病的老年人的数量的增长给牙医带来了更大的挑战，同时牙医还要关注有着身体认知障碍的老年人的口腔健康。2000 年外科医生报告称，每年有超过 20%行动不便的老年人需要牙科紧急处理。而且随人口增长，需求亦会相应增加[17]。

口腔健康对机体健康的影响

大量研究表明，在关怀机构中可以自理的老年人接受口腔保健得尤其少[22,23]。口腔卫生状况差会导致牙菌斑滋生，牙菌斑是导致牙病及牙周病的罪魁祸首。随着牙菌斑滋生，细菌会从牙菌斑上脱落。药物、衰老及其他疾病会导致唾液量下降，进而促进口腔微生物滋生；同时，长期应用广谱抗菌药也会导致口腔特定细菌滋长[24]。

社区获得性肺炎的主要致病菌是肺炎链球菌和流感嗜血杆菌。医院获得性肺炎通常的致病菌是金黄色葡萄球菌和绿脓杆菌。医院获得性肺炎通常发生在免疫系统受损的衰弱老年人中。

误吸经常发生在依赖口腔护理和人工喂养的患者中[25,26]。相关研究已经证明，在养老院和居家老年人口腔分泌物中的细菌水平增加[27]。误吸常发生在喂食期间或睡眠时。误吸后发生感染的风险主要取决于个体宿主的防御-咳嗽反射、黏膜纤毛充足程度和细胞免疫，以及误吸的类别和数量。分泌物中细菌分泌水平越高，宿主的防御机能越低，感染的风险越大[28]。

一些研究已经证实，在长期照护场所失能老年患者严重缺乏口腔护理[29,30]。口腔卫生状况较差导致牙菌斑的出现，这是引起牙齿及牙周疾病的主要原因（见图 110-2）。使用某些药物、年龄增长会导致老年人唾液分泌的减少，同时也有利于口腔中的微生物滋长。长期使用广谱抗生素同样会导致口腔中的细菌过度滋长。

Adachi 等研究了两所养老院中两年内发热达 37.8℃以上及吸入性肺炎的发生率[31]。接受过专业口腔保健的老年人与未接受专业口腔保健的老年人相比，发热与吸入性肺炎的患病率明显降低。已证明在长期照护场所，口腔卫生状况的改善可以降低发热或吸入性肺炎的死亡率。口腔健康的改善对其他系统的疾病如心血管病、糖尿病及心肌梗死的影响，尚无全面研究。

Desvarieux 等研究了牙周病及牙齿缺失与亚临床性动脉粥样硬化的联系[32]。受访者接受了全面的牙周检查、颈动脉扫描、心血管疾病风险因素评估。颈动脉斑块形成与牙齿缺失数量有明显关系，大约 60%牙齿缺失数大于 10 个以上的人群会有颈动脉斑块形成，这种相关性在 65 岁及以上最明显。颈动脉斑块形成与牙周病的关系形成机制尚不清楚，但可能与慢性菌血症及炎性因子的增加有关。在一项随访调查中发现，上述关系存在性别差异，男性多于女性[33]。

过去几十年关于牙周病与心血管疾病/脑卒中的研究多数聚焦于炎症因子，如 C 反应蛋白（C-reactive protein，CRP）、白介素、肿瘤坏死因子。牙周病会导致 CRP 及白介素的升高，但具体机制不明。研究提示了牙周健康与心血管疾病之间可能的关系。Bartova 及其同事的结论是循环微生物或其产物可能是诱发机制，在血管壁增加炎症反应、导致血凝及斑块形成，其为动脉粥样硬化发展的潜在危险因素[34]。

Kalburgi 等指出，牙周炎可能影响血液中白细胞、中性粒细胞及 CRP 的变化。CRP、白细胞和中性粒细胞的变化水平与牙周炎的严重程度呈正相关。因此，牙周炎这种常见的慢性疾病，可能通过增加全身炎症因子的水平，导致动脉粥样硬化的发展，从而使患者易患心血管疾病[35]。

牙周病的治疗对心血管疾病的预防意义重大，因为牙周病患病率在一般人群中较高且易于治疗。而其他心血管疾病发病的风险因素，如性别、高血压、肥胖、高脂血症、吸烟等，不容易控制及治疗。一些相关的动物研究表明，慢性感染会导致全身炎症反应增加，加速动脉粥样硬化斑块的形成[36]。

包含超过 85 000 名患者的 5 项前瞻队列研究的荟萃分析显示，患有牙周病的患者比无牙周病的患者患心血管疾病的风险高出 1.14 倍。牙齿缺失数多于 10 个的患者风险最高，达 1.24 倍。另一项包含 1400 人的样本的 5 项病例对照研究荟萃分析结果证明牙周病发展为 CVD 有更高的风险[37]。

已经进行了几项研究，以确定牙周疾病、治疗和糖尿病控制之间是否存在联系。尽管有些研究结果是乐观的，但 Engebretson 及其同事发现非外科的牙周治疗对 2 型糖尿病伴有中晚期慢性牙周炎患者的血糖控制没有改善。因此，糖尿病患者牙周疾病的治疗不能降低糖化血红蛋白 A_{1c}（HbA_{1c}）的水平[38]。

居住社区及长期照护机构的老人所面临问题

Ohrui 研究了 400 多例日本养老院中的老年人[39]，评估了牙齿健康状况与死亡率的关系。参与者被分为三组：牙列充足的个体、戴全口义齿的无牙个体和没有足够牙列且没有牙体修复的个体。所有分组都进行了完整的 5 年随访。两年和五年内死亡率在功能性无牙症组中明显高于其他组。Ohrui 的结论是机构中的老年人口腔健康状况需要系统性评估和改善。

痴呆患者在日常生活中有着许多困难，其中就包含了口腔健康，这给社会福利机构及照看者带来了挑战。Connell 和 McConnell 提出养老院环境的改善亦可以改善老年人的口腔健康[40]。养老院环境的改善包括物理环境改善以弥补老年人的认知障碍及身体失能，以及机构人员素质的改进。视力改善、生活简化、关门和集中精力都会改善口腔卫生水平。使轮椅更易接近水槽、镜子，改变牙刷设计以适应老年人使用习惯同样可以改善口腔卫生。

Nordenram 等[41]发起一项由牙科专业人员和护理人员评估的对 192 名养老院中老年人口腔健康状况、认知状况及对牙齿保健需求的调查。结果显示，认知功能障碍的老年人更需要牙齿保健，认知状态好的老年人咀嚼能力较好。30%的患者因缺乏义齿、病态义齿，以及不良牙齿状态等，出现功能性咀嚼障碍。牙科专业人员和护理人员两组分别对临床牙齿功能及口腔卫生的评估进行了比较，其中存在较大差异：牙科医生认为 93%的老年人需要口腔卫生辅助治疗，而养老院工作人员认为仅 11%的老年人需要治疗。以上差异提示对养老院工作人员进行口腔卫生及口腔健康状况的认知培训是十分必要的。

躯体障碍、认知障碍或者二者结合都会使养老院中那些无法自理的老年人更易患口腔疾病，大量研究都证实了这一点。许多文献都指出老年人存在严重的牙周病、未经治疗的牙根龋齿、剩余牙或义齿的卫生状况差等问题。Frenkel 等报道显示[75]，有超过 70%的养老院老年人超过 5 年没有看过牙科医生，超过 20%的老年人有没治愈的口腔问题。

Murray 等发现在其调查的养老院中有 6%的老年人患有口干及口腔软组织损伤疾病[42]。他们根据牙冠及义齿上的牙石数量来评价口腔卫生水平，发现年龄越大及佩戴义齿时间越长的老年人口腔卫生越差。只有不到 1/4 的老年人没有或者很少出现牙菌斑。

在一篇回顾长期照护机构老年人的不良口腔卫生及缺乏口腔保健的患病率及后果研究中，Pino 等发现对老年人的口腔健康保健远远不够[43]。口腔卫生差及对口腔健康的忽略可以导致社交上的尴尬甚至是生命危险。文献报道了系统性并发症，如深筋膜腔感染、心内膜炎、海绵窦血栓、脑脓肿等常有发生，而老年人的营养状况、谈话、微笑、饮食等都依赖于口腔健康。

福利机构中的老年人并不是唯一的危险人群。研究证实美国及欧洲的老年人都需要牙齿健康保健。牙齿缺失导致咀嚼力下降，进而导致吞咽及消化功能紊乱，从而导致食谱的改变。牙周病的症状包括红斑、牙龈组织肿胀、出血、牙齿松动、口臭（见图 110-2）、吸入性肺炎及感染局部或系统性扩散[43]。

一项关于 500 多例 40 岁及以上人群功能牙数目（大于等于 10 颗）及总体生存率的研究进行了 15 年随访，Fukai 等发现 80 岁及以上老年人相比其他年龄段的成人，功能牙数目更少、死亡率更高[44]。研究人员评估了 130 例日本社区居住的老年人的营养不良风险，简易营养评估（mini nutritional assessment，MNA）作为评估标准。导致营养不良风险增加的原因有：认知障碍、行动不便、口腔健康状况差、膳食准备困难等，从而引起饮食不均衡。其中 12%的受访者有营养不良的危险[45]。

老年人常见口腔问题的识别及管理

龋齿及牙周病

虽然龋齿在儿童及青少年中发病率最高，但老年人有时也会出现龋齿。与青少年龋齿不同，老年人牙颈龋齿、牙根龋齿及修复后再发性龋齿更常见。牙颈龋齿比咬合面龋齿发展更快，更加难以补救，最终会导致牙齿拔除。部分无牙症的老年人会改变他们的食谱，吃一些很软的食物如高碳水化合物等，因此导致龋齿的发生，在缺少照顾的居家老年人中更常见。美国疾病控制与预防中心数据显示，30% 65 岁及以上老年人患龋齿且未得到治疗，94%老年人有一至多颗自然牙患有龋齿[46]。

牙周病是一种发生在牙龈与牙槽骨的慢性炎症，会导致牙龈红肿、出血、萎缩甚至牙槽骨损失，最终导致牙齿移动甚至丢失。在一项包含 300 名 65～95 岁老年人的研究中，Stabholz 等发现 30%牙拔除的原因是龋齿，65%牙拔除的原因是牙周病[47]。另一项研究中，三个长期照护机构 179 名老年患者 30 个月的随访观察，未采用预防手段的老年患者牙周恶化状态或牙齿缺失的相对危险是采用早期干预患者的两倍[48]。然而在极度衰弱及临终老年人中口腔健康项目并没有太大作用[49]。

无牙症、部分无牙症、义齿及植入物

牙丢失的原因有未经治愈的龋齿、牙周病。尽管剩余牙的个数通常被用来评估口腔健康及咀嚼功能，但功能性牙单位的评价（其中包括对剩余牙的数目及排列的描述），可能是评估老年人咀嚼功能更可靠的方法。Hildebrandt 等[50]发现功能性牙单位减少会导致老年人选择性避开一些食物及吞咽一些没有完全咀嚼的食物团。

长期以来牙医依靠构建全口或半口义齿来确保有牙齿缺失的成年人的咀嚼能力。长期使用这些假体会导致牙槽骨的吸收及软组织改变，包括溃疡及增生。这些情况都会导致义齿需要经常调整以适应患者。在一些病例中，会有一些老年人的牙槽骨吸收非常严重以至于无法安装稳定的假体。在过去的 20 年中，能够支撑义齿的牙齿植入物的使用提高了无数成年人咀嚼能力、进食、摄取营养的能力（图 110-12）[51]。最大的益处是牙槽骨吸收的患者，包括维持面部轮廓、嘴唇支撑，这些都是对咀嚼功能的完善[52]。在一项包括 125 名患者的调查中，佩戴全口义齿的患者最多抱怨的是咀嚼力丧失，然而这种情况在安装了固定性假体的患者中则较[53]。

在使用植入物来治疗全口或半口无牙症之前，补救口腔功能的常用方法是可移除性假体。全口及半口义齿确实会改善咀嚼、吞咽、语言及面部轮廓。用植入物支撑的假体比传统义齿更加舒适、适用、稳定。一项针对 15 名 60 岁以上患者的研究[54]显示，在植入物支撑下义齿能在进食、语言、社交方面提高患者的生活质量。

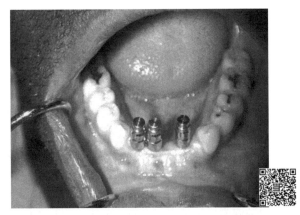

图 110-12 义齿和桥梁制造前的牙种植体。(来自纽约大学口腔学院 Miriam Robbins 医生，纽约)(彩图请扫二维码)

现在植入物经常用于治疗全口和半口无牙症，近 10 年以来此种方法成功率在 90%以上。高龄、系统性疾病都不是安放植入物的绝对禁忌证[55]。一些研究表明，糖尿病、吸烟、肿瘤治疗(化疗及头颈部放疗)、绝经后激素替代治疗都可以使植入物安放失败[56]。在安放植入物之前，需要评估患者系统性疾病的控制情况、承担手术应激的能力、患者预期寿命、生活质量[57]。系统性疾病导致植入物安放失败的情况并不常见[58]。

Grant 和 Kraut 在 47 名患者上颌、下颌中安放了 160 个植入物[59]，这些患者年龄都在 79 岁以上，其中中位数年龄是 89 岁。除一个植入物外，其他植入物全部愈合成功。作者的结论是身体情况稳定的老年人都适合安装植入物。对于种植牙是否成功不必过分担忧，尽管有许多问题，包括骨质重构、骨质吸收、软组织萎缩等。高龄并不一定会导致安装植入物失败。对老年人安装植入物的相关综述文献表明，对于这些老年人来说，高龄并不是应该担忧的问题[60]。Al Jabbari 甚至提出老年人口腔卫生差都不应作为植入物的禁忌[61]。所以牙医要做的是术前充分考虑患者能否耐受手术过程，少去考虑种植牙是否适合老年患者。

唾液及唾液腺

使用某些药物、化疗、头颈部癌症放疗等均会造成口腔干燥症的发生，或是干燥综合征的症状。常见的后遗症有：无法耐受假体、吞咽困难、营养状况改变、牙菌斑生物膜改变导致龋齿发病率增加。咀嚼舒适度下降会导致营养不良、无法享受食物及社交困难[62]。口腔干燥在老年人中常见，多继发于共病状态的多重用药，尤其是抗精神病的药物[63]。

口干及口腔干燥症原因有很多，其中包括吸烟、饮酒及含咖啡因的饮料、张口呼吸、某些药物等。一些药物可以导致口腔干燥感，某些则导致唾液减少[64]。可以导致口干的常见药物有抗精神病药、三环类抗抑郁药、β-受体阻断剂、抗组胺药物及阿托品[65]。客观上的唾液减少与高龄及药物使用都有关，而主观上的唾液减少则与

性别(女性)及精神因素紧密相关[66]。

没有一种特定的药物导致口腔干燥的作用更强一些，但是多重用药确实会提高口腔干燥的可能。女性、抗心绞痛药物、抗哮喘药物及抗抑郁药物会使口干更严重[67]。

药物可以通过拮抗或激动控制唾液分泌的任何机制来影响唾液的流速及成分，可干的机制有抗胆碱能作用(通过副交感神经传导至唾液腺 M3 受体)[62]。三环类抗抑郁药能减少唾液分泌，而选择性五羟色胺释放抑制剂则无此功能，这种较低的发生率的原因是后者抗胆碱能作用较弱。约有 1/4 正在使用三环类药物的患者有口干症状。毒蕈碱受体阻断剂，如奥西布宁，通常被用作治疗膀胱过度活跃综合征引起的尿频尿急，有时伴有尿失禁，该药对膀胱是非特异性的，也引起口干。托特罗定在体内能选择性地对膀胱作用而不影响唾液腺，因此对于正在使用其他引起口干药物的老年人来说是一个好的选择。

胆碱酯酶抑制剂如多奈哌齐，被用于治疗阿尔茨海默病，也可导致口干。许多抗高血压药物，包括 β-受体阻滞剂、血管紧张素转换酶(angiotensin converting enzyme，ACE)抑制剂、α-甲基多巴也可导致口干。

一项研究对比了 175 名因急症入院的居家老年人及 252 名门诊患者[63]，研究人员评估了各种参数，包括诊断、药物处方、口腔检查及唾液样本分析。在住院患者及门诊患者中，有口干症状的比例分别是 63%及 57%，有口腔烧灼感的比例分别是 13%及 18%，两组患者中唾液生化分析结果没有差异。多重用药与口干症状有关，但与烧灼感无关，同时有口干和烧灼感鲜有报道。

对于口干的治疗具有挑战性，多年来一直使用的是唾液替代物或无酒精漱口水，或增加水摄入量、润滑膏以及改变食物的形状(匀浆食物)。因为口干症的患者更易产生龋齿，所以应该建立一个更综合更有效的龋齿监测规范，应包括氟化物治疗、封闭剂及无糖口香糖。育亨宾是一种 α₂-受体拮抗剂，可以刺激唾液腺分泌，对一些使用抗精神病药物的口干患者有效。对于用多种药的患者，另一个对策是评估各种药物导致口干的可能性，而后尽量改变药物用法。对于持续性口干应改变药物剂量或更改处方[63]。

口腔病变

口腔黏膜有必要的防护功能，但防护能力随年龄增长而下降。这个理论受一些证据的支持，有报道称口腔病变发病率随年龄增长而增加[68]。然而，Wolff 和 Ship 发现口腔病变的发病率在健康老年人中并未比一般人群有显著增加[69]。其他影响病变发生的因素有一般健康状况、营养状态、药物使用及是否有不合适的义齿。

佩戴义齿的老年人常见的口腔黏膜病变有念珠菌病

（图 110-13）、缝龈瘤（软组织增生）、外伤性溃疡、口角炎（见图 110-7）及舌苔。尽管大多数病变属于良性，潜在恶性及恶性也可见，多表现为黏膜白斑（见图 110-4）、黏膜红斑、鳞状细胞癌（见图 110-6）。

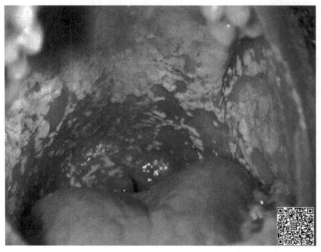

图 110-13　口腔念珠菌病。注意整体条纹，提示真菌感染。（来自纽约大学口腔学院 Miriam Robbins 医生，纽约）（彩图请扫二维码）

　　义齿性口炎通常是无症状性的炎症，在佩戴可移动性半口或全口义齿黏膜表面发生（图 110-8），其患病率在佩戴义齿的患者中为 10%～75%[70]。义齿性口炎发生的原因有外伤、不合适的义齿、口腔卫生差、萎缩、长期使用假体、堵塞物不稳定、唾液过少及营养缺乏。义齿佩戴时间越长，发病率越高。有趣的是，高龄及高酒精用量与发病率并没有关联[71]。

　　一个回顾性研究调查了 4098 名成年人中口腔病变的患病率，以及病变与年龄、义齿、烟草或酒精使用的关系，发现总体的患病率与危险行为及年龄似乎有关。男性中口腔病变发生率在 27% 以上，女性中则在 22% 以上。烟草及酒精的使用更易导致黏膜白斑、尼古丁口炎、摩擦损伤。义齿相关的病变最普遍，表现为念珠菌病、外伤及摩擦损伤[72]。

　　有学者研究了 500 名 60 岁以上的泰国人中[73]，口腔黏膜病变的发病率与病变类型、年龄、性别及是否佩戴义齿的关系。他们发现患病率为 83.6%，没有明显性别差异，但会随年龄及佩戴义齿而增加。三种最常见的病变有外伤性溃疡、裂缝舌、舌下静脉曲张。癌前病变比例占 5%，鳞状细胞癌比例不到 1%。

　　一项研究发现，老年人[74]，尤其是女性，更易发生恶性病变，而且奇怪的是从不吸烟的人风险更大。鳞状细胞癌常见于舌腹侧及外侧、口底及磨牙后区域。角唇炎的特征是嘴唇的连合处裂开，可能是继发于不合适的义齿所致唾液积累、念珠菌感染或维生素（维生素 B）缺乏症引起（图 110-7）。吃饭和说话时会感觉到不适。治疗是针对病因的，包括局部抗真菌、补充维生素、改

变饮食或调整更换义齿及植入假体。

　　不良口腔卫生和免疫受损都可导致义齿念珠菌生长，产生义齿口角炎和口咽念珠菌病。通常没有明显症状而在例行检查中被发现。有时会有疼痛或者烧灼感。常见的临床症状有红斑、义齿佩戴区域点状充血。经常能发现一些非特异的真菌菌落。如果病变区域仅局限于佩戴义齿的区域，那么应该经常刷洗义齿且用洗必泰和稀释的次氯酸盐浸泡。病变区域仅大于佩戴义齿的区域，则需要用抗真菌含片。在佩戴全口义齿的无牙症患者中，口角炎的发生率大于 50%[75]。

　　口腔癌常发生于老年人中，尤其是大于 60 岁的老人。有 95% 的口腔癌发生于 45 岁以上人群，占全美癌症的 3%[20,76]。美国国家牙科与颅面研究中心估计今年将有超过 28 000 名美国人被诊断为口腔癌，且有 7000 人因此死亡。口腔癌发病率男女比例为 2:1。烟草和酒精是口腔癌发生的主要原因，用量越大或者二者合用风险越高。五年生存率是 59%[77]。

　　改善预后的关键依然是早期发现。常见的临床症状及体征有不愈合的溃疡，以及口腔黏膜白斑、黏膜红斑或二者都有。移除可疑的刺激之后仍然不消退的病灶、发现几周都没有愈合的病灶都应该进行活检，组织学上的评估对异生及恶变的诊断很必要。如果发现恶变，治疗方案就要根据分期来制定，包括手术消融、化疗、放射治疗、利用血管移植物进行面部重建及口腔功能重建。

药物相关性下颚骨坏死

　　近来，与药物相关的老年患者骨坏死（包括上颌骨和下颌骨坏死）的病例越来越多（如抗吸收药物、双膦酸盐、抗血管生成剂），即药物相关性下颚骨坏死（medication-related osteonecrosis of the jaw，MRONJ）。美国口腔颌面外科协会 MRONJ 专业委员会支持那些对抗吸收或抗血管生成药物获益的患者采取多学科治疗方法。这种方法包括在确定患者需要应用抗吸收或抗血管生成药物治疗时应与牙科专家咨询。早期检查和适当的口腔护理不仅会降低 MRONJ 患病率，同时也能为所有的患者带来口腔健康。

结　　论

　　口腔健康问题会导致许多疾病，这些疾病会给个人的生活质量及寿命带来负面影响。享受交流、饮食、亲吻爱人、微笑及大笑这些生命中的"小快乐"，需要一副有功能且在美学上可接受的牙齿。能够参与上述行为可以提高人的社会化、自信及生活质量。良好的口腔健康的其他好处是提高饮食、系统健康质量、降低衰弱老年人吸入性肺炎的发生概率。牙周病与心血管疾病、脑卒中、糖尿病及心肌梗死都有关。

　　保持老年人口腔卫生的关键是保证他们能够及时去

看牙医。社区居住的失能老年人、居家衰弱老年人，以及长期照护机构的老年人比健康、能自理的老年人更难去看牙医。因此，医生在维持这些人口腔健康中的作用非常重要且不可或缺。了解佩戴义齿和无牙的老年人中常见的口腔问题是保证老年人口腔健康的最基本步骤。

关键点

- 对生活质量的影响：影响老年人口腔及颌面健康的状况是常见且持续的，且会影响到个人健康及生活质量。

- 口腔健康对系统健康的影响：不良口腔卫生及牙齿缺失会改变咀嚼能力，限制食物选择以致严重影响营养状况及胃肠健康。

- 对老年人常见口腔疾病的认识和管理：近年来口腔疾病与系统性疾病的联系受到重视，尤其是与心血管疾病的联系。养老院居民随着口腔卫生护理的改善，吸入性肺炎的风险已降低。

- 美国口腔颌面外科协会颌骨药物相关性下颌骨坏死（MRONJ）专业委员会支持对抗吸收或抗血管生成药物获益的患者采取多学科治疗方法，包括咨询适当的牙科专业人员。

- 早期筛查和开始适当的牙科护理：这不仅可以降低ONJ 的发病率，而且还能为所有患者带来最佳口腔健康的好处。

（张 毅 李 岩 译，白小涓 审）

完整的参考文献列表，请扫二维码。

主要参考文献

1. Pyle MA, Terezhalmy GT: Oral disease in the geriatric patient: the physician's role. Cleve Clin J Med 62:218–226, 1995.

2. Jones T, Siegel MJ, Schneider JR: Recognition and management of oral health problems in older adults by physicians: a pilot study. J Am Board Fam Pract 11:474–477, 1998.

3. Morgan R, Tsang J, Harrington N, et al: Survey of hospital doctors' attitudes and knowledge of oral conditions in older patients. Postgrad Med J 77:392–394, 2001.

11. Brennan D, Spencer A, Roberts-Thomson KF: Tooth loss, chewing ability and quality of life. Qual Life Res 17:227–235, 2008.

22. Shay K: Infectious complications of dental and periodontal diseases in the elderly population. Clin Infect Dis 34:1215–1223, 2002.

23. Loesche WJ, Lopatin DE: Interactions between periodontal disease, medical diseases and immunity in the older individual. Periodontol 1998:80–105, 2000.

26. Terpenning MS, Taylor GW, Lopatin DE, et al: Aspiration pneumonia: dental and oral risk factors in an older veteran population. J Am Geriatr Soc 49:557–563, 2001.

27. Terpenning MS, Bretz W, Lopatin D, et al: Bacterial colonization of saliva and plaque in the elderly. Clin Infect Dis 16(Suppl 4):5314–5316, 1993.

31. Adachi M, Ishihara K, Abe S, et al: Effect of professional oral health care on the elderly living in nursing homes. Oral Surg Oral Med Oral Pathol Oral Radiol Endod 94:191–195, 2002.

32. Desvarieux M, Demmer R, Rundek T, et al: Relationship between periodontal disease, tooth loss, and carotid artery plaque. The oral infections and vascular disease epidemiology study. Stroke 34:2120–2125, 2003.

33. Desvarieux M, Schwahn C, Volzke H, et al: Gender differences in the relationship between periodontal disease, tooth loss and atherosclerosis. Stroke 35:2029–2035, 2004.

34. Bartova J, Sommerova P, Lyuya-Mi Y, et al: Periodontitis as a risk factor of atherosclerosis. J Immunol Res 2014:636893, 2014.

35. Kalburgi V, Sravya L, Warad S, et al: Role of systemic markers in periodontal diseases: a possible inflammatory burden and risk factor for cardiovascular diseases. Ann Med Health Sci Res. 388–392, 2014.

36. Dave S, Van Dyke TE: The link between periodontal disease and cardiovascular disease is probably inflammation. Oral Dis 14:95–101, 2008.

37. Bahekar A, Singh S, Saha S, et al: The prevalence and incidence of coronary heart disease is significantly increased in periodontitis: a meta-analysis. Am Heart J 154:830–837, 2007.

38. Engebretson SP, Hyman LG, Michalowicz BS, et al: The effect of nonsurgical periodontal therapy on hemoglobin A1c levels in persons with type 2 diabetes and chronic periodontitis a randomized clinical trial. JAMA 310(23):2013.

40. Connell B, McConnell E, Francis T, et al: Tailoring the environment of oral health care to the needs and abilities of nursing home residents with dementia. Alzheimers Care Q 3:19–23, 2002.

41. Nordenram G, Ljunggren G: Oral status, cognitive and functional capacity versus oral treatment need in nursing home residents: a comparison between assessments by dental and ward staff. Oral Dis 8:296–302, 2002.

44. Fukai K, Takiguchi T, Ando Y, et al: Functional tooth number and 15-year mortality in a cohort of community-residing older people. Geriatr Gerontol Int 7:341–347, 2007.

45. Itzaka S, Tadaka E, Sanada H: Comprehensive assessment of nutritional status and associated factors in the healthy, community-dwelling elderly. Geriatr Gerontol Int 8:24–31, 2008.

63. Pajukoski H, Meurman JH, Halonen P, et al: Prevalence of subjective dry mouth and burning mouth in hospitalized elderly patients and outpatients in relation to saliva, medication and systemic diseases. Oral Surg Oral Med Oral Pathol Oral Radiol Endod 92:641–649, 2001.

66. Bergdahl M, Bergdahl J: Low unstimulated salivary flow and subjective oral dryness: association with medication, anxiety, depression and stress. J Dent Res 79:1652–1658, 2000.

67. Thomson WM, Chalmers JM, Spencer AJ, et al: Medication and dry mouth: findings from a cohort study of older people. J Public Health Dent 60:12–20, 2000.

71. Figueiral MH, Azul A, Pinto E, et al: Denture related stomatitis: identification of aetiological and predisposing factors-a large cohort. J Oral Rehabil 34:448–455, 2007.

73. Jainkittivong A, Aneksulk V, Langlais RP: Oral mucosal conditions in elderly dental patients. Oral Dis 8:218–223, 2002.

78. Ruggiero S, Dodson T, Fantasia J, et al: American Association of Oral and Maxillofacial Surgeons position paper on medication-related osteonecrosis of the jaw–2014 Update. J Oral Maxillofac Surg 72:1938–1956, 2014.

第111章 老年人疼痛

Patricia Bruckenthal

尽管在老年人中疼痛的患病率逐年增加，但疼痛不应被认为是衰老的正常结果。疼痛通常属于病理性的，不容易被识别或未得到临床医生的充分重视。在躯体、心理、环境因素的影响下，对导致疼痛经历的复杂的细胞、分子、基因的认识逐渐开始。持续性疼痛让生活失去乐趣，对情绪、社交、功能、活动、独立性带来有害影响。由于多种原因，在老年人群中疼痛仍未被充分予以治疗。本章探讨疼痛的患病率及痛感与年龄变化的相关性，以及疼痛的评估和治疗方法。重点是探讨疼痛和痛苦本身，而不是疼痛的潜在原因。对特定的疼痛病例管理不进行讨论。

疼痛的构成

通过考虑四个决定因素（伤害感受、疼痛感知、痛苦和疼痛行为）的影响，可以最好地理解疼痛体验[1]。伤害感受是通过初级传入 Aδ 和 C 神经纤维的特殊传感器，对伤害性刺激作出反应，从而探测到组织损伤。周围和中枢神经系统随即对来自损伤部位或其边缘的伤害感受进行处理，并导致个体随后的疼痛感知。无论是否存在躯体伤害性输入，神经损伤引起的疼痛都可发生。在伴有躯体伤害性输入的情况下，神经损伤引起的疼痛感受与通常在伤害后报告的感觉有所不同。在这种情况下，疼痛的强度与观察到的病变范围和严重程度几乎没有关系，而且对传统止痛药的反应也比较差。辅助药物或那些以前未用于治疗疼痛的药物，已显示出可有效治疗中枢神经系统和周围神经系统变化而引起的疼痛。

痛苦是一种由疼痛、害怕、焦虑、失败和其他心理状态诱发的负面的情绪反应。

患者经常使用带有疼痛的语言去描述痛苦，如"头痛"，尽管不是所有的痛苦都是疼痛造成的。疼痛行为如（因痛苦）做鬼脸、躺下、跛行、停止体育活动等都可能是由疼痛感知和痛苦引起的[1]。临床医生根据患者的病史来推断伤害感受、疼痛感受、痛苦的存在。对于疼痛体验的多元结构的认知将会引导临床医生评估和根据年龄规划出合理的治疗。

疼 痛 类 型

若简单分类，可以分为急性疼痛和慢性疼痛。急性疼痛可源于内脏或躯体。急性疼痛通常与伤害或疾病具有可识别的时间关系。可能出现自主神经过度活动，如发汗和心动过速。这种情形可以为视为疼痛起到一个有效的作用，使受伤组织受到关注，并改变行为以阻止组织受到进一步的损害。急性疼痛常导致患者寻求医疗救助。疼痛通常在治愈完成之前得到解决。随着年龄的增加，这种保护性质的警告信号会逐渐减弱。与年龄相关的功能障碍和疼痛路径可以为疼痛感知的年龄差异做出解释[2-4]。由内脏原因引起的疼痛在老年人群中非常普遍，但表现不是很典型。与心脏病、肺疾病和腹部疾病相关的内脏疼痛与发病率和死亡率相关，在老年人中很难明确诊断。临床医生尤其要重视对老年人疼痛诊断的技巧。

慢性疼痛会一直持续，超过受伤和组织损伤的正常疼痛时间，或者与进展性疾病有关联。从急性疼痛过渡到慢性疼痛的时间较随意，通常由潜在的病理决定，不一定以症状特点和严重性改变为特征。慢性疼痛常被定义为持续疼痛超过 3~6 个月，或者超过预期的治愈时间。没有明确的病理学来解释这种病痛。心理学特征和功能特征经常与慢性疼痛联系起来，自主神经过度活动通常是不存在的。慢性疼痛可能是持续的（始终存在），或者是间歇的，如偏头痛。疼痛强度可能在一天中有所变化，或者与活动水平有关。肌肉骨骼疾病、关节炎、口腔和神经性疼痛症状在老年人中很常见。一旦可逆的因素被排除，那么疼痛（而不是病变）会被认为是主要问题。在这一阶段，治疗的目标应该从关注疾病转移到如何减轻疼痛、痛苦和失能。

流行病学调查

老年人中疼痛非常普遍，并且对老年群体的生活质量有着重大影响。疼痛对健康是一种重要损害，它的存在增加了与健康相关的风险积累，尤其这种相关风险在男性中远大于在女性中[5]。报告的患病率可能会由于疼痛记录的时间、疼痛记录的强度及老年人口研究组织的不同而出现极大的变化。Crook 等[6]报告称，当 71~80 岁的老年人被问及"在过去的两周，你受到疼痛困扰过几次……"时，特定年龄组疼痛发生率是 29%。Brattburg 等[7]报告称 75 岁以上老年人有 75%有长达 12 个月之久的或轻微或严重的疼痛。持续性疼痛在人群中为 26%~30%，年龄为 60~69 岁的人报告最多[8]。社区居住的老年人大约一半有持续性疼痛[9,10]，终末期老年人疼痛发生率更高[11]。在过去的 30 年中，患病率数据没有显著变化的事实说明了老年人疼痛管理的复杂性。

关节痛、脚痛、腿疼、背痛随着年龄增加而加剧，而头痛、腹痛、胸痛则减弱。退行性关节病发病率远高于其他病因所致关节病变。成年人中有 12%患有骨关节炎（osteoarthritis，OA），发病率随年龄增长而增加。年龄大于 71 岁的人中有 26%的女性和 13%的男性患有疼痛性 OA，而年龄大于 45 岁的人中有 17%的患有膝部骨关节炎。这些比例较年轻人明显升高[12]。在 65 岁及以上的人中有 13%～49%有持续间歇性背痛[13,14]。

其他肌肉骨骼非癌性疾病可导致老年人疼痛。骨矿物质流失所致骨质疏松和椎体压缩性骨折在绝经后妇女中普遍存在[15]，并可导致创伤性长骨骨折[16]。维生素 D 缺乏可预测骨质疏松和 OA，并且伴随着女性慢性背痛发病率显著升高[17]。带状疱疹后神经痛（postherpetic neuralgia，PHN）和疼痛性糖尿病神经病变（painful diabetic neuropathy，PDN）在老年人很常见。年龄大于 60 岁的急性带状疱疹患者，大约 12.5%会发展为 PHN[18,19]，PDN 可出现在 15%老年糖尿病患者中[20]。持续及治疗不充分的疼痛可导致生活质量下降，包括失眠、乏力、功能受限、社交减少、孤独以及其他一些后果。临床医生非常必要去努力理解、评估和治疗这一人群的疼痛。

与年龄相关的疼痛感知变化

疼痛也许不是老年人患病的主要症状。无症状心肌梗死随着年龄的增长非常普遍[21,22]。同样，以往研究中，患有腹膜炎的老年患者几乎一半的人感觉不到腹痛[4]。这些现象的生理基础是不确定因素。临床医生不能因为老年患者没有剧烈疼痛就低估其潜在的病理的严重性。

在疼痛反应的途径中有病理形态的、电生理学的、神经系统的和功能方面的改变，而且心理学因素可能会改变老年人的疼痛体验[23]。大部分是病痛的实验研究支持了这个观点：短期有害刺激的痛阈在老年人中被增大[24,25]。关于年龄对疼痛阈值的影响存在争议；发热、缺血、机械刺激产生疼痛的阈值显示出随着年龄增长而增加，但衰老不能预测疼痛敏感度下降[26]。然而，下行抑制性疼痛控制通路的功能随着人的年龄增长而减弱[23]，预示对有害的试验性疼痛更加敏感。其他研究显示，沉默寡言、缺乏自信，不愿把刺激认为是疼痛，构成了年龄增长之后对疼痛越来越不敏感的基础。但是，当感到疼痛时，体验是相同的，或者在某种条件下会加重或延长[27,28]。在老年人当中对剧烈疼痛的忍耐力甚至降低。

与年龄相关的影响神经系统的化学物质，如血清素[29]、谷氨基酸、γ-氨基丁酸（γ-aminobutyric acid，γ-GAMA）[30]、调节疼痛的阿片受体[31]，可能会对缓解老年人疼痛体验有作用。脑衰老的改变[32,33]也与老年人处理和反映疼痛有关。总而言之，以上研究显示出疼痛依赖于一个复杂的被年龄及老年人的疼痛体验所影响的神经处理系统。

病理生理学观点

对疼痛情况潜在的病理生理学的推断，有助于临床医师对疼痛治疗的选择并决定预后。疼痛可以细分成三种病理生理亚型：损伤性疼痛、神经性疼痛、心因性疼痛。损伤性疼痛是指由于特定的周围或内脏疼痛感受器受到有害刺激导致的疼痛，如骨关节炎、软组织损伤、内脏病变所导致的疼痛。神经性疼痛是指周围神经或中枢神经系统内的病变产生异常的躯体感觉处理所导致的疼痛，该定义包含多种情形如痛性周围神经炎、四肢幻觉、疱疹后神经痛、三叉神经痛及中枢性脑卒中后疼痛。神经起源疼痛常伴有不正常和不愉快感觉（感觉迟钝），可以是烧灼感或针刺感。在受累区域轻微、规律的有害刺激可导致疼痛（异常性疼痛），反复刺激导致疼痛累积和持续（痛觉过敏）。在损害与疼痛发作之间可能存在迟滞，如中枢性脑卒中后疼痛症状通常发生于脑卒中后 1～3 个月内，但也可能长达 1 年后发生[34]。在无进行性组织破坏情况下疼痛可经常呈持续状态。

慢性病的多维度早已公认包括知觉维度、感觉维度及认知维度。这些维度被生物、心理、社会因素所影响。个人适应心理社会改变所产生压力的能力也许会随着年龄的增长而降低。疼痛的狭窄内稳态这个词汇被引用来描述一个有机体对于有效回应病理性疼痛所产生压力的日渐减少的能力[5,33]。临床医生应该意识到产生这些现象的因素，如认知功能降低、阿片样物质受体的密度减小、共病、多种药物疗法、衰老对药代动力学和药效学的影响，以及与社会隔绝、抑郁症和日常生活活动的改变。有特定的评估技术和工具可以帮助评估这些因素。

抑郁在慢性病患者中特别普遍。抑郁患者表现为精力下降，不积极参与治疗，并且避免参加娱乐活动。疼痛常伴随着焦虑[35,36]，这部分人群常常同时合并有抑郁。焦虑可能在恐惧相关行为中起作用，这些行为抑制了身体的恢复。社交网络和经济资源是很重要的评估参数。家人和朋友的参与可以提供令人愉悦的经验，并且不用总是把精力集中在疼痛上。除有效的社会支持外，还应评估关系的类型。负面的社会强化也会存在，过度热心的家人会鼓励患者久坐。其他负面影响如长期陪同的护理人员不喜欢家人一起照顾患者。经济资源也在很大程度上影响潜在治疗方法的选择并被认同[37]。最后，对于疼痛的想法和态度决定了整个疼痛物理治疗方案的选择。疼痛意味着自理能力的下降、疾病的衰弱，或者被认为是衰老之后的结果，因此被低估。如果年龄大的患者能够很好地理解疼痛的潜在原因，无论从功能上还是从可能的治疗方案上理解疼痛代表的含义，他们就会将护理计划考虑进去，并且获得更加令人满意的结果。

评　估

疼痛本质上是主观的，个人的自我报告是评价的金标准。病史应着重在于症状的发作和时间模式、疼痛的部位和性质、严重程度、加重和缓解因素，以及疼痛对患者生活方式的影响。对疼痛问题比较复杂的患者进行评估，可能需要多方面咨询。慢性疼痛、过去的干预措施，以及影响认知的年龄相关性疾病都可能影响病史的可靠性。来自家庭成员的合作经常是有用的。应特别强调的是对肌肉骨骼及神经系统的检查，因为它们对老年人疼痛的产生有非常重要的意义。评估应包括功能和心理方面，以及是否需要对个体及所处环境进行评估。开放性的问题"假如不再有疼痛，你会做什么？"对于患者的情绪状态、态度、不适常能提供有价值的信息。部分评估需集中于患者并存的疾病，这些如何影响功能、影响情绪变化、影响用药治疗，以及如何影响对躯体及精神的干预。警惕不要错误地把药物副作用当作潜在的病理状态。

就背痛而言，大约 2/3 的成年人一生中某些阶段都经历过背痛。实验研究揭示，疼痛可产生于许多结构中的任何一部分。然而，经过临床评估，85% 的病例无法做出精确的病理解剖学诊断[38]。检查通常被用来确定诊断和排除更多严重的病理状况。诊断概率随诊断年龄增长发生改变。肿瘤、压缩性骨折、椎管狭窄的发生越来越普遍。X 线平片敏感度不高，计算机断层扫描（computed tomography，CT）及磁共振成像（magnetic resonance imaging，MRI）检查结果特异性不强，因此可能被误诊。对 60 岁以上无症状患者进行 CT 和 MRI 检查，80% 有不正常的结果，如椎间盘突出和椎管狭窄。因此诊断性检查上的病理结论并不能完全显示疾病的因果关系。Deyo 和 Weinstein[38]认为评估腰背痛患者过程中这三个问题更有用：

1. 是否为全身性疾病导致的疼痛？
2. 是否存在社会或精神压力加剧或延长疼痛？
3. 是否存在可能需要外科评估的神经病学损害？

在许多情况下，通过仔细询问病史询问体格检查，无须更进一步的检测就能解答这些问题。

有轻度至中度认知障碍的老年人已经成功地使用了数字评级量表[39,40]和口头描述量表[37,41]，尽管这些量表只是单纯地评估疼痛强度。几种有效的心理学测量方法可以帮助量化和传达患者的痛苦体验。广泛使用的 McGill 疼痛调查问卷[42,43]由 78 个描述情绪、感觉及可评价疼痛感受程度的形容词组成。诸如搏动、尖锐、痉挛、烧灼、酸痛等词用来描述感知程度，而厌烦、疲倦、残酷、严厉、可怕、作呕等词用来描述感情内容。可提供给临床医生使用的老年医学评估工具并不缺乏。对老年人疼痛评估的系统回顾[44]建议将简明疼痛清单[45]与简短形式 McGill 疼痛调查问卷[43]结合起来，组成一个适用

于认知完整的老年人的 10 分钟问题。

为适应老年人感觉、运动、知觉、认知的改变做出调整可能是必要的。适当的灯光，注意音调、语速和声音的节奏，减少外来噪声，使用有粗大打印字体的工具是有帮助的。Mini-Cog 是一个简明的（3 分钟）认知筛查，包括画钟和三件事回顾试验[46]，可以确定有无自我报告疼痛的能力[47]。

心理学评估

在一系列急性疼痛中通常不要求做复杂的心理学评估。然而，慢性疼痛对情绪、人际关系、活动程度可能有深远影响，同时很难弄清哪个是原因哪个是结果。当医疗评估不能充分解释疼痛行为的严重性时，就需要进行心理学评估。当疼痛导致过多医疗费用，或干扰正常活动，或影响人际关系时，进行心理学评估是有价值的。慢性疼痛患者经常抗拒进行心理学评估，认为疼痛是"在脑袋里"而非心理问题。患者经常需要对身心之间复杂的相互作用进行仔细的解释，这通常会影响疼痛、痛苦和失能[48]。承认疼痛是真实存在地保护了患者的正常感觉，允许更充分的心理学因素评估有利于疼痛的治疗。此外，疼痛通常伴随着抑郁，这种关系甚至会持续存在于那些身体衰弱的人中，影响他们的疾病表现[49]。

评估患者及患者亲属如何理解疼痛及疼痛的治疗目标是非常重要的。他们可能相信疼痛持续不缓解是由于未被充分评估或未给予针对性干预。每次试验新的干预措施后失败，心理压力就会再次加重。当患者将注意力放在寻求治疗上时，指导患者如何管理进展性疼痛的心理学策略似乎无效。诸如关注的增加、同情等社会影响，或避免不愉快反应的能力，可能会强化一些疼痛行为，如跛行、（因痛苦）做鬼脸、不愿意活动，以及对疼痛的抱怨。害怕引起更重的疼痛或损害，这可能导致避免活动。不考虑心理学因素，企图只用药物和物理治疗来治疗疼痛通常不会成功。

存在认知功能障碍时的疼痛评估

认知功能障碍是评估和管理疼痛的一个主要障碍。对于无法自我报告疼痛的人建议采用分级方法作为评估疼痛的指南[50]。痴呆患者对疼痛刺激的表述可能会发生变化[51]。更多的证据表明，认知障碍并不一定改变疼痛的强度[52-54]。

当对有严重认知障碍的患者进行疼痛评估时，临床医师必须依赖行为指示。这些包括非言语暗示如烦躁、警惕，言语暗示如叫喊、哭泣、呻吟，以及面部表情如（因痛苦）做鬼脸[55-57]。日常活动发生改变也可能提示疼痛。疼痛行为存在极大的变异，常常是看护人员最先注意到行为的改变，包括好斗、抗拒照料、社交减少、徘徊增多、失眠、拒食[58]。已经针对认知障碍者开发出了该人群中疼痛的行为指标和疼痛评估工具。评估工具在临床

应用的可信度、有效性、适用性方面存在很大变化[59-61]。由于疼痛行为可能在休息时不存在，因为观察应该发生在活动中，如洗澡、穿衣或移动时。

确定治疗目标

在着手一个治疗方案前，患者和临床医师应就治疗目标达成一致，尤其当疼痛不能被根治时。家庭成员的参与常有助于确保依从性和更好的治疗效果。对患者预后及治疗方案的讨论常被欣然接受，尤其在那些曾有过不满意经历的群体中。即使无法消除疼痛的感觉成分，也可以通过解决诸如失能和情绪障碍等因素来获得更好的结果。严重疼痛管理常要求确立一个感觉症状、失能水平、药物副作用之间的平衡。对于患者来说，失能可能比疼痛更重要。尽管最大疼痛的强度没有改变，但人们在疼痛停止之前可以行走的距离的改善可能被认为是积极的结果。药物副作用可能比它们预计的情况更麻烦。结合了认知方法和康复方法的疼痛管理程序可以增强应对策略，并最大限度地减少持续性疼痛对个体的影响，这可能会有所帮助。

管 理

药物

疼痛的处理可能很棘手。体弱多病的老年人比较难以耐受止痛药物，所以需要注意他们正在服用的任何其他药物[62]。老年患者选择合适的药物治疗，需要了解与年龄有关的药代动力学和药效学变化，同时需要考虑到任何并存的疾病和其他药物，包括那些非处方药物。治疗的选择需要平衡潜在的疗效和潜在的危害。伴随着衰老发生的生理变化，如肠动力、内分泌及血流，可以改变药物的吸收、生物利用度和转运时间，肝肾功能减退，并改变水溶性药物的代谢和排泄。指南可有助于减少因年龄相关变化引起的副作用和药物毒性潜在风险[63]，如框 111-1 所示。

框 111-1 治疗选择

药物
对乙酰氨基酚
- 伴慢性疼痛老年人的一线止痛药
- 通常与 NSAID 一样有效
- 对持续性疼痛最好规律给药而不是按需给药
NSAID
- 老年人消化道出血及肾并发症风险增高
- 如有可能尽量避免
选择性 COX-2 受体阻滞剂
- 优于 NSAID
- 胃肠道副作用与非选择性 NSAID 相似
辅助性止痛
包括抗抑郁药物和抗惊厥药物
- 神经性疼痛状态起保护作用
- 总体疼痛未必能消除
- 药物选择基于副作用而不是相对效果
- 小剂量开始，逐渐加量
阿片类镇痛药
- 在慢性非恶性疼痛中有效
- 积极治疗便秘
- 老年患者中药物依赖较少
非药物措施
包括物理和心理治疗
- 能降低药物依赖
- 采用这些策略失败通常说明治疗失败

把握药物治疗的时机很重要。可根据需要为偶尔的疼痛开止痛药处方或预防诱发疼痛。但对于持续的疼痛最好是定期开止痛药处方。在已知会加重疼痛的活动之前或突发性疼痛加剧，可能需要增加止痛药剂量。半衰期长的药物可以用来减少给药的频率。一般来说，药物应该以低剂量开始，逐渐加量到最低有效治疗剂量。根据耐受性和有效性选择合适的药物和剂量，这可能需要很长时间，应向患者解释以减少过早放弃治疗的可能性。

单纯镇痛药

对乙酰氨基酚 500mg 每日 4 次是老年人优先选择的止痛药[64-66]。一项基于费用、效果、毒副作用的试验推荐对乙酰氨基酚为初始治疗用药，剂量应限制在每 24h 不超过 4000mg，对于肝肾功能减退患者或那些需要缓慢使用的患者应减量。对乙酰氨基酚吸收迅速，在肝中代谢。因为存在肝炎风险，对乙酰氨基酚应该在肝病、长期酗酒、营养不良、脱水患者中慎用。

作为一个经典，非甾体抗炎药（nonsteroidal anti-inflammatory drug，NSAID）已成为最常用的处方药物之一，特别是用于疼痛伴随骨关节炎和炎症性关节病时。然而，它们不能作为慢性疼痛的一线止痛药。NSAID 的副作用和其他药物相互作用方面特别明确。NSAID 剂量相关和长期暴露所致的胃黏膜损伤事件，在 75 岁以上老年人中显著增加[67-69]。另一个明确的副作用是肾损害。原有肾病患者应用 NSAID 出现肾功能衰竭的风险因素包括年龄超过 65 岁、高血压、充血性心力衰竭、合用利尿剂或血管紧张素转换酶（angiotensin-converting enzyme，ACE）抑制剂。大部分 NSAID 具有剂量依赖性的天花板效应，增加超过规定的剂量或加用第二种 NSAID 并不会取得更好的镇痛效果，反而可能增加毒副作用。

近些年，与 NSAID 相关需要住院的严重胃肠副作用发生率已经下降，部分归因于广泛的医疗教育活动和骨关节炎一线治疗中 NSAID 应用减少[70]。患有炎性关节炎的患者应优先使用疾病缓解药物。NSAID 患者发生严重上消化道事件高风险的治疗选择是使用具有保护胃的非选择性 NSAID，或应用环氧酶-2（cyclooxygenase-2，

COX-2）特异性抑制剂。同时服用米索前列醇已被证明可以降低非选择性 NSAID 上消化道并发症的发生率，但不能很好耐受。质子泵抑制剂是一个可接受的替代选择。H₂受体抑制剂已显示仅能预防十二指肠溃疡，不被推荐[71]。塞来昔布是美国当前唯一可用的 COX-2 选择性 NSAID[4]。这类药物的主要短期优势是对血小板功能没有影响。因为这些药规定必须用于风湿关节炎和骨关节炎的止痛，用他们当作长期疗法是受限的。另外，COX-2 抑制剂会影响肾功能，与非选择 NASID 的方式相似，需要特别注意的是有肾损伤的患者，以及使用利尿剂和 ACE 抑制剂的患者。COX-2 抑制剂会降低 ACE 抑制剂的降血压作用以及呋塞米和噻嗪类药物的利尿作用。塞来昔布抑制 CP450 酶（Celecoxib inhibits the cytochrome P450 enzyme，CYP2C9）会引起被酶所代谢了的药物的血浆浓度的提高，如一些 β-受体阻滞剂、抗抑郁药和抗精神病药[72]。

对于患者来说，局部使用 NSAID 是一个有效和安全的选择，尤其在治疗 OA[73]、急性肌肉骨骼和软组织炎性疼痛方面[74,75]。目前可用的是双氯芬酸钠乳胶和贴片剂型，以及其他几种正在发展的 NSAID 剂型。虽然胃肠副作用不如口服制剂那么普遍，但是对之前发生过 NSAID 副作用的患者来说仍然存在风险[76]。

阿片类镇痛药

阿片类镇痛药被认为是治疗持续性中度至重度疼痛的二线或三线药物[65,77,78]。由于衰老所致生理变化与多重用药的影响，老年患者对等效剂量和血药浓度的阿片类药物敏感性更高。例如，可待因（甲基吗啡）需通过 CYP450 D6 酶（CYP2D6）转换为吗啡产生镇痛作用。大约 8% 的白人和 2% 的亚洲人先天缺乏 CYP2D6，通过可待因几乎不能获得止痛效果。经常开给老年患者的许多处方药有抑制 CYP2D6 的作用，包括西咪替丁、奎尼丁、阿米替林和选择性 5-羟色胺再摄取抑制药（SSRI，如奥西汀、帕罗西汀、氟伏沙明）。阿片类镇痛药起始剂量应比成人标准剂量低 25%～50%，并应谨慎缓慢地进行加量[66]。对于需要按时给药的患者，通过 5 个半衰期的重复给药通常可以达到一个稳定的状态[78,79]，然后可以评估药物治疗的效果。因此，临床医生需要熟悉特异阿片类药物的药理学、起始剂量、加量时间、疗效监测、副作用，以及滥用和不当使用的可能性。

所有阿片类镇痛药物都具有潜在恶心、便秘、嗜睡、呼吸抑制和意识改变等副作用。对老年人应采取预防性肠道方案。开始治疗时他们可能面临着意外损害的更大风险[80]。美沙酮只应由熟悉该药的人开处方。定期重新评估时需要一份初始心电图（electrocardiogram，ECG），这是由于药物存在延长 QT 间期的潜在可能，尤其剂量超过每天 100mg 时[65,81,82]。既往没有药物滥用史的老年

人对阿片类镇痛药物成瘾风险较低，但阿片类药物滥用是一个公共卫生所关注的问题。需要为所有接受阿片类药物的老年人制定评估滥用和不当使用的措施，这些措施包括定期计数药片、尿液药物筛查、使用处方药监测程序、药品上锁确保安全[78,83]。更新的抗滥用配方有可能减轻阿片类镇痛药物的滥用和转移。

弱阿片类药物包括曲马多、他喷他多和丁丙诺啡，老年人可以更好地耐受。曲马多是一种人工合成的中枢止痛剂，具有阿片样作用。它的作用机制是结合阿片 μ 受体和抑制去甲肾上腺素及抑制 5-羟色胺再摄取。在髋关节和膝关节骨关节炎患者中，曲马多的疗效与布洛芬相当。他喷他多是一种中枢镇痛剂，通过作为阿片 μ 受体激动剂和去甲肾上腺素再摄取抑制剂发挥作用[84]。丁丙诺啡是一种半合成的阿片类镇痛剂，主要作为阿片 μ 受体的部分激动剂。透皮制剂能提供连续的丁丙诺啡摄入，在整个 7 天的给药间隔中维持相对稳定的血浆药物浓度[85]。更传统的弱阿片类药物可能是有效的，但由于对乙酰氨基酚的成分和局限性，对镇痛具有上限效应。如果最佳剂量下不能充分缓解疼痛，需要考虑换用强阿片类药物。

吗啡是原型阿片，镇痛特点就是不受上限效应限制，但副作用很常见。对副作用的耐受比对镇痛效果的耐受产生得更快，尽管便秘变得更加顽固。通常情况下，通过使用短效阿片类药物，一旦日常所需阿片类药物被确定，那么就应该考虑应用缓释剂型。吗啡和羟考酮的缓释剂可以用于老年患者，但必须小心防止药物的蓄积。其他强阿片类药物包括美沙酮、氢吗啡酮、哌替啶、芬太尼。使用美沙酮必须警惕的是美沙酮具有长达 2～3 天的半衰期，在老年患者中可以导致药物蓄积。

如果仔细监测，阿片类镇痛药可以非常有效地治疗老年人疼痛。然而，实现疗效和耐受性有时会被阿片类药物耐受和阿片类药物诱导的痛觉过敏（opioidinduced hyperalgesia，OIH）的两种相关临床表现所影响。通过反复调整最高的剂量进而维持相同的镇痛效果，所有阿片类药物均可能产生耐药。耐药的发生率波动很大，但不像曾经认为的那样普遍。OIH 被描述为一种自相矛盾的反应，其中长期服用阿片类药物可引起非典型的疼痛增加，而不是减轻疼痛，而疼痛似乎与最初的伤害性刺激无关[86,87]。这两种情况之间的临床差异已被描述。阿片类药物的耐受性降低，可以通过增加药物剂量来克服，相反，通过增加药物剂量并不能克服 OIH 反而会加重疼痛。在这种情况下，疼痛通过减少或停用药物而得到改善[88]。临床识别和管理是临床医生面临的挑战。

在怀疑一位患者对过去已确定的阿片类药物剂量产生耐受之前，应调查疾病进展、新发疾病或损伤，或心理病因等证据。假如这些证据是阴性结果，那么药物剂

量或应用频次可能要增加。与其他阿片类药物不会发生交叉耐药，因为它们常常通过不同的受体结合方式发挥作用。通过换用其他阿片类药物，从半量等效止痛剂量开始，耐受问题可以被克服。当一位患者不能耐受口服阿片类药物，或出现不可抗拒的疼痛，应考虑经皮、皮下、静脉、硬膜外或鞘内等非胃肠道途径给药。一片芬太尼透皮贴具有每 72h 使用一次的优势，相对其他阿片类药物，它表现出相似的副作用，尽管一些研究报告指出较其他制剂相比，该药引起的便秘更少。芬太尼在骨骼肌和脂肪中蓄积然后缓慢释放至血液中，使用大约 6h 后可达到最低有效浓度，去除胶贴大约 17h 后血浆芬太尼浓度下降 50%。在老年人、恶病质、衰弱患者中芬太尼清除延迟。每天 25μg/h 芬太尼透皮贴大约与 90mg 吗啡等效。芬太尼透皮贴不推荐在未使用过阿片类药物的患者中使用。

诊断 OIH 的临床标准已被提出，包括以下内容：①正在应用的阿片类药物治疗中出现疼痛强度增加；②没有潜在疾病进展的证据；③没有阿片类药物戒断的证据；④没有阿片类药物耐受的证据（通过增加药物剂量能减少疼痛来测试）；⑤疼痛强度随药物剂量的减少而减轻；⑥没有成瘾行为的证据[87]。对于神经系统在接触阿片类激动剂后发生改变，从而导致 OIH 的几种机制已经被提出。尽管没有完全理解，处理方法与谷氨酸能系统的敏感性增加有关，N-甲基-D-天冬氨酸（NMDA）受体被激活，并增强对脊髓背角的下行易化作用[86,87]。药物辅助治疗中的类阿片预防策略，如抗惊厥药和抗抑郁药，以及热疗、冷疗和运动项目已经被用于治疗 OIH。阿片旋转在治疗阿片类药物耐受和增加阿片类敏感性中已被证实有效[89-91]。NMDA 受体阻断研究结果好坏参半。氯胺酮、美沙酮、右美沙芬和 COX-2 抑制剂治疗 OIH 均具有理论合理性[87]，但是在老年人中应谨慎使用。

管理这些潜在阿片类药物治疗的相关情况及其他潜在阿片类药物副作用的临床策略开始于警惕监测和早期问题识别。治疗可能很费时，而且可能需要多次回访。合理的多种用药，包括非阿片类药物和非药物治疗方式与阿片类止痛剂联用，在老年人中很有效。

辅助镇痛药

辅助镇痛药是除疼痛外的主要适应证药物，在许多疼痛综合征中具有镇痛作用，但在神经性疼痛综合征中研究最多。它们包括来自不同治疗类型的药物，如选择性抗抑郁药物、抗惊厥药物、口服的利多卡因及草药制剂。抗抑郁药物通过直接机制调节疼痛，或者通过治疗可能会增加疼痛感的潜在抑郁症来发挥止痛作用。老年人应避免使用叔胺（如阿米替林、丙咪嗪、多塞平），因为它们具有抗胆碱能副作用，包括镇静、便秘、尿潴留、精神错乱和头晕。阿米替林具有心律失常的风险。次生

胺（如去甲替林、地昔帕明）在老年人中往往有更多的不良反应[92]。5-羟色胺去甲肾上腺素再摄取抑制剂（serotonin norepinephrine reuptake inhibitor，SNRI），如度洛西汀和文拉法辛，已被批准用于治疗糖尿病周围神经病变性疼痛，但 SSRI 似乎并不能有效地治疗疼痛。在抗惊厥药物类中，钙通道 α-2/δ-1 配体（加巴喷丁和普雷巴林）有利于更多不良事件发生，同时药物间的相互作用较少[92]。

神经病理性疼痛（neuropathic pain，NeP）是指病变或疾病直接影响躯体感觉神经系统所引起的疼痛[93]。Toth 和 Au[94]曾报告因各种原因而出现多发性神经病的患者 NeP 的患病率为 45%。根据临床医生和患者的喜好（通常是加巴喷丁、普瑞巴林、托吡酯和阿米替林）进行治疗，表明缓解 30% 以上的平均需要治疗数（number needed to treat，NNT）为 2～3，缓解 50% 以上的平均NNT 为 5～7，6 个月后直观模拟评分（visual analogue scale，VAS）显示 NeP 平均缓解率为 31%～42%，阿米替林的副作用略大[94]。

选择一种辅助镇痛药治疗神经性疼痛应基于副作用、潜在的药物相互反应，而不是各种药物的相对效果。对这些药物的反应存在较大的个体差异。不能对某一药物做出反应，这并不能预测对同一治疗类别中的另一种药物的反应。

局部利多卡因胶贴已在美国被批准并用于疱疹后神经痛[95]，也是糖尿病神经病变的一种有效治疗方法[96]。除此之外，许多美国人还使用植物制剂和食疗方法。Marinac 等发现超过 60 岁的老年人中 21% 曾使用过至少一种植物制剂或食疗方法，其中 19% 的人有可能出现药物不良反应[97]。

非药物治疗

非药物治疗措施，既可单独使用，又可联合药物治疗，应该成为老年慢性疼痛患者治疗计划的一个部分。非药物方式涵盖一个广泛的生理、心理及其他治疗形式。它们被那些通常缺乏卫生保健知识的患者广泛地应用。非药物治疗也可以指侵入性的方法，如硬膜外类固醇注射和脊髓刺激。本节将重点讨论非侵入性治疗。

心理治疗

心理因素可能有助于维持疼痛或与疼痛有因果关系。不管慢性疼痛的病理生理基础是什么，心理策略在治疗中都有作用。治疗的实际就是建立恰当的疼痛应对策略及阻止产生疼痛并发症的行为。通常情况下，结合采用行为策略和认知策略。认知策略旨在通过改变信念、态度和想法来改变疼痛体验。这种方法也包括分散注意力、放松、生物反馈，以及催眠。鼓励病人积极、有责任地参与治疗，而不只是一位被动的患者。这些措施在治疗老年病患中被证明是积极有效的[98]。虽然在获取治

疗方面存在困难，但缓解准入障碍的模式正在出现[99-101]。

其他的自我治疗方法如瑜伽、太极拳和音乐疗法都在老年人减少疼痛和提升身体机能方面大有希望[100,102-104]。使用电话和互联网提供的干预措施也会增加老年人获得这些疗法的机会。

物理治疗

姿势和日常活动的调整，如坐着准备饭菜，把家务劳动分开干，或者借助助步器，可以减轻疼痛对日常生活的影响。助步器的使用会造成轻微腰椎弯曲，但是经常使用会缓解腰椎管狭窄的疼痛。

锻炼是大部分治疗疼痛项目的主要内容，要么单独锻炼，要么结合药物学或非药物学方法。即使是衰弱和住院治疗的老人也可从中受益。锻炼可以减少疼痛、提高身体机能、改善情绪[105,106]。低强度运动，如步行和水中有氧运动，可能有助于减轻疼痛和改善功能[107,108]。当承重练习加剧疼痛时可以考虑水疗方法[105,109]。水的浮力效果会减轻身体的承重，使关节在整个运动范围内承受最小阻力活动。水的温暖也减轻了疼痛和肌肉痉挛。经皮电神经刺激（TENS）是一种流行方法用来缓解老年人的各种疼痛状况，如腰背痛、OA 和 PHN[105,110]。其他用于各种疼痛状况的物理治疗包括按摩、冷热疗法、针灸，以及电疗法如超声波、低能量激光、生物反馈。与药物疗法相结合，非药物干预可能对治疗老年人的疼痛和改善功能具有附加或协同作用。

疼痛和癌症

一半的癌症都发生在 60 岁以上的老年人身上[111]。在癌症的进展期，64%的患者经历疼痛，在所有类型的癌症的所有阶段中，疼痛总的发生率超过 50%。许多患者（＞33%）存在中度至重度的持续疼痛[112]。尽管有明确的指导方针，与癌症相关的疼痛仍然存在于老年人身上[113]。世界卫生组织（World Health Organization, WHO）开发了癌症疼痛缓解项目并通过现有的健康系统为全世界所有的癌症患者提供充足有效的疼痛缓解措施。

WHO 缓解癌痛的方法是基于三步法应用镇痛药。第一步就是非阿片类镇痛药，包括扑热息痛和非甾体抗炎药，第二步是弱阿片类药物，第三步是强阿片类药物。非阿片类镇痛药通常与第二步和第三步的阿片类药物合用增加镇痛效果[114]。由于新的药理学给药系统（如快速释放的阿片类镇痛药）以及在许多情况下需要绕过早期步骤，这一方法的实用性受到了质疑[115-118]。与 WHO 镇痛阶梯相比，使用强力阿片类药物治疗疼痛更好，治疗变化更少[119]。最近的一项指南支持阿片类镇痛药作为癌症相关疼痛的一线治疗药物[120]。

结 束 语

年龄增长与疼痛病理学发生率的增长相关。不管是什么样的传统治疗，任何有持续性疼痛的人都应该仔细地重新评估，以确定治疗无效的原因。不要认为是患者对治疗毫无反应，而是治疗没有达到理想的效果。严重到无法缓解的疼痛对病患的身心有重大影响。多种因素会阻碍老年患者通过特定疗法根除病痛，在这种情况下，需要进行症状管理。这必须考虑到共病对疼痛状态的表达、评估、诊断和治疗的影响。过度关注病理学的方法会忽略身体和认知行为策略的潜在作用。尽管采取了适当的治疗方法，但疼痛的持续存在增加了无法识别的情绪障碍、神经源性疼痛或病理恶化的可能性。在这种情况下，涉及医学、物理和心理治疗方式的多学科疼痛管理方法通常比单一学科方法更有效。

多学科疼痛治疗方法已经出现了三十几年，但一直受地域和老年医学专业知识的限制。但是，年龄不应该被认为是通过多学科治疗解决疼痛问题获得成果的障碍。即使疼痛无法根除，也可以通过从更广泛的意义上将疼痛作为一个问题来解决，而不仅仅是作为一种感觉症状，从而实现有价值的改善。

关键点

评估
- 伤害性和神经性因素的作用。
- 疼痛对功能和情绪状态的影响。
- 共病影响评估、功能和治疗选择。

调查
- 放射学检查存在异常并不能证明因果关系。
- 无法解释的症状变化需要重新评估以排除严重的病理情况。

（魏春阳　译，王衍富　校）

完整的参考文献列表，请扫二维码。

主要参考文献

10. Patel KV, et al: Prevalence and impact of pain among older adults in the United States: findings from the 2011 National Health and Aging Trends Study. Pain 154:2649–2657, 2013.
23. Lariviere M, et al: Changes in pain perception and descending inhibitory controls start at middle age in healthy adults. Clin J Pain 23:506–510, 2007.
33. Karp JF, et al: Advances in understanding the mechanisms and management of persistent pain in older adults. Br J Anaesth 101:111–120, 2008.
44. Hadjistavropoulos T, et al: An interdisciplinary expert consensus statement on assessment of pain in older persons. Clin J Pain 23(Suppl):S1–S43, 2007.
50. Herr K, et al: Pain assessment in the patient unable to self-report: position statement with clinical practice recommendations. Pain Manag Nurs 12:230–250, 2011.

61. Hadjistavropoulos T, et al: Pain assessment in elderly adults with dementia. Lancet Neurol 13:1216–1227, 2014.

63. American Geriatrics Society 2012 Beers Criteria Update Expert Panel: American Geriatrics Society updated Beers Criteria for potentially inappropriate medication use in older adults. J Am Geriatr Soc 60:616–631, 2012.

65. American Geriatrics Society Panel on Pharmacological Management of Persistent Pain in Older Persons: Pharmacological management of persistent pain in older persons. J Am Geriatr Soc 57:1331–1346, 2009.

66. Gloth FM 3rd: Pharmacological management of persistent pain in older persons: focus on opioids and nonopioids. J Pain 12(Suppl 1):S14–S20, 2011.

99. Broderick JE, et al: Nurse practitioners can effectively deliver pain coping skills training to osteoarthritis patients with chronic pain: a randomized, controlled trial. Pain 155:1743–1754, 2014.

103. Reid MC, et al: Self-management strategies to reduce pain and improve function among older adults in community settings: a review of the evidence. Pain Med 9:409–424, 2008.

110. Park J, Hughes AK: Nonpharmacological approaches to the management of chronic pain in community-dwelling older adults: a review of empirical evidence. J Am Geriatr Soc 60:555–568, 2012.

第112章 | 衰弱老年人的虐待 与忽视问题*

Anthea Tinker，*Simon Biggs*，*Jill Manthorpe*

在过去几十年里，有关虐待、错误对待及忽视衰弱老年人的证据不断涌现。在这一章，我们首先了解一下关注点、定义、流行情况和危险因素的发展。接下来，我们讨论在临床实践及公共卫生战略中如何确认老年人虐待的风险，并考虑预防和应对措施。我们从英国的事态发展的角度撰写文章，并且主要借鉴了在更广泛的欧洲和北美背景下进行的研究。但是，世界卫生组织（World Health Organization，WHO）在2002年发表了《隐藏的声音》（*Hidden Voice*）[1]，随后在2011年发布了WHO关于防止老年人虐待的欧洲报告[2]，这表明国际上对这一问题的广泛认识。虽然不同国家之间服务和法律法规不同，对虐待行为的解释也存在文化差异，但是各国之间仍有互相借鉴的空间。尽管可以借鉴儿童虐待问题的经验，但不应简单地加以类比。例如说，如果思想体系就是歧视老年人的，或在民法和刑法中缺乏自主权和人权，那仅仅侧重于保护老年人的干预措施就存在危险（尽管维护老年人的权利越来越重要）。已经被纳入英国国内法律的《欧洲人权公约》（European Convention on Human Rights）提供了针对这些危险的重要对策，并且越来越强调赋权。这表明，认识到老年人虐待与家庭暴力案件的重叠问题[3]，以及承认在长期的家庭冲突中工作的困难，是非常重要的。然而，老年人虐待并不仅局限于家内成员或家庭环境，临床医生有责任在医院和长期照护设施中保障患者的福祉。

历 史 发 展

医生们早期对虐待老年人的问题提出了关注，他们发现了与虐待儿童类似的情况，并将这一问题放在更广泛的背景下，即在家庭和长期照护设施中照顾老年人，强调良好的老年医学实践的重要性[4,5]。然而，证据基础发展仍然缓慢，尽管也有一些明显的例外[6,7]。在证据缺乏的情况下，虐待的关注点主要与照护老年人的家庭照顾者所承受的压力有关，特别是照护痴呆老人的时候。许多国家/地区的政策都借鉴了美国的发展，即当怀疑或揭露虐待行为时，提倡制定当地协议。在英国，政策发展也回应了专业人士和压力集团的关注，他们认为对老年人虐待未能给予足够的资源和优先考虑[8]。

定 义

在预期信任的任何关系中，发生的单一或重复的行为，或缺乏适当的行为，这会给老年人带来伤害或困扰（p.6）。美国国家科学研究委员会（U.S. National Research Council）[10]提供的可操作定义包括"由照护者或与老年人建立信任关系的其他人，对易受伤害的被照护老年人造成伤害或造成严重伤害风险（无论是否意图伤害）的故意行为"和"照护者未能满足老年人的基本需求或保护老年人免受伤害"（p.40）。

框112-1提供了虐待类型的定义，包括行为和影响。伤害、虐待和忽视老年人，是指老年人（通常定义为60岁及以上）因行为或不作为而受到的虐待。这些情况可能发生在家庭环境（老年人的自有房屋、亲属的房屋或有保障的住房）、长期照护机构（协助生活设施、老年护理院和医院）或社区。有些行为是犯罪行为，如袭击和盗窃；其他形式，如辱骂、对好斗者的约束或明显的过度用药，可能更取决于特定情况。定义很重要，但是会因为使用多个术语，有时会重叠。例如，虐待和忽视通常指关系中包含信任的行为。这就将那些与老人关系紧密（如家庭成员）或其他负责照护的人（如护理人员或家庭医生）的行为与陌生人的行为区分开。这些界限有时并不十分清晰，例如，电子欺诈是一种日益严重的犯罪，当老年人由于患有痴呆而变得脆弱时，对其施行电子欺诈也可能属于虐待定义的范畴。最近的趋势是扩大了对虐待的理解，包括长期照护设施中居民对居民的虐待[11]、虐待环境的特点[12]、允许虐待的背景因素[13]，以及虐待与照顾者压力或性格的关系[14]。

框112-1 虐待类型的定义，包括行为和影响的案例

身体虐待：非意外的施加力量，导致身体伤害、疼痛或损伤

- 行为举例：殴打，拍打，推搡，烧灼，身体约束
- 影响举例：瘀伤，骨折，烧伤，断牙，扭伤，割伤，脱发，头皮出血，恐惧，焦虑和抑郁

精神虐待：持续使用威胁、羞辱、欺凌、咒骂和其他言语行为，和/或任何其他形式的导致精神或身体痛苦的精神虐待

- 行为举例：将老人视为儿童，责备，咒骂，恐吓，辱骂，威胁暴力，孤立老年人
- 影响举例：恐惧，抑郁，困惑，失眠，食欲不振

经济虐待：未经授权或不正当使用老年人的资金、财产或任何资源

---

*感谢 Claudine McCreadie，Anthea Tinker 共同撰写了最初的一章。

- 行为举例：挪用金钱、贵重物品或财产，强制更改遗嘱，拒绝使用个人资金
- 影响举例：金钱损失等，无力支付账单，健康或生活水平恶化，缺乏便利设施，银行账户异常活动，文件签名不确定，财务管理缺乏统一安排，被驱逐或房屋被出售

性虐待： 未经同意直接或间接参与性活动
- 行为举例：
  非接触：偷窥，拍照，猥亵露体，骚扰，严重挑逗或暗示，色情
  接触：触摸乳房、生殖器、肛门或口腔，一个或两个人的自慰，用阴茎、手指或者其他物体刺入或尝试刺入阴道、肛门或口腔
- 影响举例：行走或坐姿困难，瘀伤，出血，性病和心理创伤

忽视： 老年人在重要的日常生活活动中一再得不到所需的帮助
- 行为举例：未能提供食物、住所、衣物、医疗、卫生和个人护理，不适当地使用药物或过量使用药物
- 影响举例：营养不良，压疮，过度镇静，未经处理的医疗问题，抑郁和困惑

虐待和忽视的不同类型

目前广泛达成共识的虐待行为分为五类：身体虐待、精神虐待（通常用持续性的语言攻击来衡量）、经济虐待、性虐待和忽视[15]。但是，关于这些类型的虐待多久发生一次，以及它们是否是单独的现象，信息依然十分有限，但研究表明，它们都单独或组合出现，并且对虐待的解释及与风险相关的因素可能会有所不同。英国的一项流行病研究[16,17]把虐待形式分为人际关系和亲密关系的虐待、经济虐待及忽视。通用标签和通用应答趋势是否有用，还需要进一步研究。英国的这项研究使用了一系列的虐待行为定义，以考虑频率和严重性，与政策的决策者相比，这些定义对专业人员的作用可能更大。现在，欧洲、北美和东亚的一些国家都提供了流行病学资料，但进行比较时应谨慎。例如，一些东亚国家的研究把社会虐待和孤立视为一个额外的类型[18]。

衰弱老年人的脆弱性

在虐待老人的背景下，脆弱性可能与老年人身体上或心理上的衰弱和失能有关。低收入，少数族裔背景和住房状况差等与风险增加有关[17]。绝大多数流行病学研究都是从居住在社区的老年人中采集数据。来自其他地方的有关虐待和忽视的证据往往来自公众查询，检查报告和案例研究，例如，英国针对中部斯塔福德郡 NHS 医院事件的主要调查，那些医院中数以百计的老年患者的照护非常差，存在忽视和虐待[19]。

护理院或长期照护机构中的老年人，可能因为失能加重或他们的生存处境，而被视为脆弱或存在脆弱危险。专业人士尤其可能接触到这些老年人群体，由于存在身体和/或精神障碍，他们没有能力保护自己。尽管对个人风险已经进行了各种讨论，导致老年人脆弱性的环境可能也值得考虑。这意味着要分析环境而不是个体的弱点。例如，并不是所有的痴呆老年人都有风险，但是对于那些可能很少有人能维护自己最大利益的痴呆老年人，则容易成为不道德行为者的猎物[20]。

患病率及发病率

表 112-1 显示了在美国、加拿大[21]、英国、爱尔兰、阿姆斯特丹（荷兰）和西班牙的老年人虐待的发生率（百分比形式）。在西班牙[22]、捷克共和国、芬兰、瑞典和德国也都分别开展了相关的调查研究。西班牙[22]的研究是一项全国性的社区患病率研究，表明老年人报告的数字是 0.8%，而照护者报告的数字是 4.5%。北美的一些社区患病率调查是以电话访问为基础[6]。英国的这项调查是基于对≥66 岁老年人进行的个人面对面访谈[16]。总体而言，在这项调查中，66 岁及以上的私人住户里，有 2.6%的人报告说，他们在过去一年中经历过涉及家庭成员、亲密朋友或照护者（即那些传统上期望信任或有信任关系的人）的虐待。当这项期 1 年的虐待现况调查范围扩展至包括邻居及熟人的事件时，总体患病率上升至 4.0%。与英国的研究相比，爱尔兰的研究[23]显示老年人被忽视的程度较小，但是遭受的心理虐待更多。有来自中国香港[24]和中国内地[25]的数据也显示，报告的虐待事件比其他研究更高。由于未使用标准化的测量方法，因为各国的研究并没有标准化，因此无法采用国家研究之间的差异来表明流行程度的种族或文化差异。

表 112-1 老年人受虐待的现状

虐待类型	波士顿（美国）1986[6]/%	加拿大，1990[22]/%	英国，2006[16,17]/%	阿姆斯特丹（荷兰），1994[26]/%	西班牙，2006[22]/%	爱尔兰，2010[23]/%
身体虐待	2	0.5	0.4	1.2	0.3	0.5
精神虐待*	1.1	1.1	0.4	3.2	0.6	1.2
经济虐待	不在研究中	2.5	0.7	1.4	0.9	1.3
疏忽照顾	0.4	0.4	1.1	0.2	0.6	0.3
性虐待	不在研究中	?	0.2	?	0.1	0.05
多重虐待	不在研究中	0.8	<2.6	不在研究中	0.8†	<2.2

*持续的言语虐待；†各种类型的虐待

针对普通人群进行研究的一个特别困难是，在日常生活中高度依赖他人的人，特别是那些患有严重认知障碍的人，除非通过代理人，否则无法参与研究。在英国及西班牙的研究中，患有严重痴呆或无法参与的人被排除在研究之外。在荷兰的研究中，那些精神或躯体行为能力有缺陷的老年人，无回应率相对较高（尽管他们都是独立生活）[26]。然而，正是这些人恰恰被医疗从业者认定是最脆弱或风险最高的。

危 险 因 素

似乎没有单一的虐待或伤害性对待的危险因素，而是"在五个不同层面上的许多危险和保护因素：与受害者、犯罪者、家庭系统、机构和社会相关的因素"[27](p.9)。世界卫生组织已经指出缺乏针对风险和预防的高质量研究[2]。反映虐待和忽视的临床和法医标志性事件，指出了痴呆、抑郁、精神疾病和酗酒是老年人以及与之接触者的危险因素的重要性。健康水平下降、孤独和抑郁与增加的危险因素有关，但是这些因素也可能影响恢复能力[16]。

身体虐待

对身体虐待的最深入研究领域是在家庭环境中进行，尽管以下风险也可能适用于长期照护设施中的人和住院患者。

1. 与他人共同居住的老年人风险更高[6,14,22,26]。老年人可能受到伴侣或其他亲属的虐待，包括成年子女。在集体住所中居住也可能是一种风险[2](p.29)。

2. 一些研究将虐待与社会人口学变量（例如婚姻状况和职业）联系起来[16]。种族背景一直是备受争议的问题[17]，目前尚不清楚少数族裔地位是否会增加风险或是否具有保护作用。

3. 很多虐待是长期存在的——Homer 和 Gilleard[28]提出了"从家庭暴力中毕业的老年人"的观点。然而，尽管在较年轻的年龄组中，妇女是家庭暴力的主要受害者，在老年人群体中，这种现象并没有那么明显[6,16,22]。Lachs 及其同事[29]总结说：临床医师应特别注意存在功能和/或认知障碍的高风险情况，尤其是先前就已知存在暴力行为的情况下。

4. Lachs 及其同事[29]发现，那些日常生活能力受损的老年人，其报告受虐待和忽视的概率是日常生活能力未受损老年人的 2 倍。而且研究人员认为报告存在的偏倚对这一发现没有实质性的影响。

5. 几乎没有证据表明照护老年人的压力本身就是造成虐待的原因。很多照护者都承受着压力，但是他们并没有虐待他们的亲属。但是，照护者如何应对与照顾老年人相关的压力可能很重要[23]。

6. 危险似乎更多地取决于与施虐者有关的问题特征，特别是他们身体及精神的健康程度，尤为突出的是，很多研究发现他们的过度饮酒或药品过度使用也是危险因素[30]。与全科医师（家庭医生）进行的研究发现，在患者的家庭中这些因素的了解与滥用相关联。那些被全科医师确认 15 种危险情况≥5 种的人，被确诊为虐待案例的可能性增加了 7 倍（在所有其他变量保持不变的情况下）[31]。

7. 作为一个危险因素，痴呆的作用比较复杂，但是家庭照护者对痴呆者虐待行为的报道很常见。在英格兰，

一项寻求专家性精神卫生服务的照护者抽样调查发现，1/3 存在严重虐待行为，1/2 存在一些虐待行为[32]。Lachs 及其同事[29]发现认知障碍，尤其是新发现的认知障碍具有重大意义。对患有痴呆者和其照护者的早期研究发现，识别虐待情况的危险因素与照护者有关[28]。痴呆老人的行为或心理症状，如攻击性或情感淡漠，可能与痴呆照顾者所表现出的侵犯有关[28]。

长期照料机构

关于长期照料机构中的虐待和忽视的知识也在增多[33]。世界卫生组织定义的危险因素包括：女性、患有身体或精神疾患、有认知障碍、很少或者没有家属、几乎没有访客[2]。在英国，卫生部门和慈善救济委员会委托进行很多研究（但不是全国性的流行病学研究），并对其发现以"尊重和保护"题目进行了总结[34]。这些研究调查了护理院和医院中的老年人及工作人员的经历（研究还负责数据分析和定义辩论）。两种机构中的照护方法和护理文化具有重要作用，特别是长期照料机构中的老年人，其身体和精神脆弱性的发生率总体较高。英国的很多护理重大缺陷调查研究发现，在文化范围内的虐待盛行导致虐待能被人们所接受[19]。原因可能包括工作人员培训不足和缺乏支持、容忍暴力、对居住者或患者日常生活活动的支持不足、缺乏对老年人尊重和对自主性的支持[2]。匿名向当局报告虐待的能力可能是必要的[35]。此类机构中临床医生的领导力作用包括重视抱怨、员工交替及其原因、风险管理，并治疗患者的照护。能够想到的最坏情况是，老年人对这个问题太清楚，以至于为了确保他们的安全，一旦把他们送到这样的公立机构，他们认为这就是在让他们受虐待。

性虐待

这种类型的虐待几乎没有被研究过。但是来自澳大利亚的开创性研究提供了老年女性经历的细节[36]。那些影响取决于照顾他们的人，但是其他人也有风险。施虐者可能自身就存在问题并需要帮助。我们应该注意长期照料机构中潜在的性虐待风险，并注意来自其他居住者和探访者的性虐待风险。在体格检查过程中，健康保健专业人员应该对可能提示虐待的指标保持警觉，如不明原因的会阴部或生殖器附近的外伤。

经济虐待

几乎所有的虐待老人定义都包含经济虐待（偷盗、不正当施压和利用），但是有时没有包括在研究中。英国的现况调查发现，经济虐待是最常见的虐待类型（位于忽视之后），发生率为 0.7%[16]。一方面，老年人的财务事宜对他们来说，常常是复杂或令人迷惑不解的，尤其是痴呆老年人，因此经济虐待的风险增加。另一方面，痴呆者可能存在经济虐待的易感性，并且容易成为特定

的攻击目标。有证据显示，与配偶或有偿照护者相比，经济虐待更易发生于扩大式家庭中[15]。当提及身体和精神虐待时，冒犯者和施暴者可能是一个他/她本身有问题的近亲（通常是成年子女），特别是与酒精和药物滥用有关的亲人[10]。在英国和威尔士，《心智能力法案 2005》已经强调老人发生失去钱财管理能力事件之前安排其财务的能力。已经建立了减少经济虐待可能性的法律保护系统，但是不能消除危险因素。对临床医生的启示是：当一个老年人处于原因不明的财务困境，这一情况似乎是突然低于他们的生活水平，以致他们看上去不能承担以前能负担得起的项目或者处于压力之中；从业者应该向成人保护服务机构报告问题[37]。

忽视

忽视常常被理解为不作为。然而，关于自我忽视分类适宜性的意见存在分歧，就像在成人保护系统背景下的不公正对待，地方程序将有助于确定临床和护理方法。需求未被充分满足或需求被忽视的人可能存在心理衰弱和意料中的健康状况差[17]。忽视可能发生在包括医院在内的各种护理机构中，应激性溃疡为引起关注提供了原因，还有个人照料缺失和缺水[19]。另外，家属可能不愿意或者不能够提供必要的照顾，这可能导致忽视情况的发生；有意或者故意忽视行为的严重性如此之大，以致在某些司法范围内，从业者和家庭照护者可能都是一个犯罪的冒犯者[38]。

鉴 别

虐待老年人通常是隐匿的。例如，英国的一项现况研究[16]表明，只有 3%的受虐待老人与成人保护服务机构（在英国称为成人保障）保持联系。从统计学角度来讲，据统计，40 个拜访家庭医生的老人中大约就有 1 个受到某种形式的虐待，但是与成人保护服务机构联系的人数远远少于预期。无论是在家庭还是其他环境中，大多数案例可能出现在初级保健或二级保健中，是某些其他表现出来的问题的一部分。受虐者不太可能自愿提供信息，并且可能会害怕受到报复，不信任正式的机构，或不希望将其他重要人员定罪。虐待的识别通常取决于高度怀疑的指标。英国的一项早期调查发现，许多家庭医生可能不认识虐待行为，并且愿意接受虐待识别和管理方面的培训[31]。瘀伤等体征可能在衰弱老年人中比较常见，单独出现时并不是可靠的指标[26]。因为虐待的患病率相对较低，评估就显得非常重要。对虐待的错误诊断，以及之后错误的干预措施，可能会损害所有的相关人员。除了增加对虐待可能性的认知和敏感度之外，老年医学、家庭医学和精神病学中所有良好实践的共同原则是，评估必须以个人为中心，有整体性和跨学科性[39]。虽然没有明确的"红旗"的警示信号清单，但最

近人们已经提出，"医生应该认识到引发虐待嫌疑的各种'红旗'警示信号。无法解释的损伤可能会在检查时发现，或由第三方报告"[40]（p.30）。评估可能是一个耗费时间的过程，很多医生迫于时间和资源短缺的压力，会特别不愿意解决家庭暴力、家庭冲突或经济复杂性的问题。目前研究的逻辑是，刑事司法和援助的专业人员应该一起工作。可能会要求临床医生对可能的虐待行为提出意见，他们的证词对于保护老年人免于遭受进一步的虐待或免除无辜的亲属或看护人员的责任可能至关重要。

在美国的某些州，法律要求对可疑的虐待案件进行强制性报告，建议日常实践中进行例行询问，并推荐在每个临床境况下都应该有一个检测和评估虐待老年人行为的方案。知道找寻什么是关键，但是倾听也很重要。关于提问的协议或框架有很多好处，这在可能的经济虐待及身心虐待的情况下很有用[11,14]。单独与老年人进行就诊谈话可能很困难，但这是明智的[40]。

经济虐待是一个医生可以通过多种方式接触到的问题[14]。医生可能会被要求就人们在财务和其他决策方面的心理能力提出建议。例如，医生可能会被问到一个人是否具有立遗嘱、指定代理决策人（律师）或处置财产的心智能力。医生需要知道向谁提供适当的指导，了解其国家背景下的专业和法律要求及程序，了解有关数据共享和证据收集的协议，并确保该人了解正在发生的事情，如果不是这样的话，这个人就没有受到支持。

在与患者进行其他接触的过程中，临床医生也可能会遇到疑似的虐待问题，而且同样有必要了解当地的安全保障或成年人保护系统的情况。一项针对美国老年科医师观点的小型调查发现，每个老年科医师每年诊断出的老年人虐待案例平均为 8 例[40]。他们的诊断是通过结合病史采集和体格检查做出的。

预防、治疗及管理

主要目标依然是预防虐待发生和促进老年人的人权[10,41,25]。在政策和指导的层面，至关重要的是在开展任何专业或地方举措以制定针对虐待的策略时，必须有医疗专业人员作为代表。使用过量药物或不适当的药物也是虐待的一种形式，这强调了临床医生必须谨慎对待自己和同事的临床实践。

另外两个通用原则是细致的文档记录，以及与其他健康服务范围之内或之外的专业人员联系。照相、录像或画图，以及对可疑的伤害和谈话的详细记载，都是虐待的重要证据。当安排咨询时，必须考虑关于收集这些信息的难度和时间。如果老年人要求医生"不采取任何行动"，则可能需要跨专业工作，这在医患关系的保密性方面提出了棘手的伦理问题。如果老年人没有能力同意或拒绝信息共享，则他们的自主权必须与为保障他们的最大利益而可能需要作出的决定相平衡。如果怀疑犯罪

是为了解决对他人可能造成的危险，则可能需要警方干预和其他数据共享。因此，心理能力的评估是至关重要的，在老年患者不愿意接受任何帮助的情况下，有助于指导医生选择干预措施。对处于这种问题核心的老年人来说，倡导（advocacy）是一项特别有价值的服务，在英格兰和威尔士，对于一些缺乏精神能力和处于疑似虐待状况的人来说，现在可以使用这项服务。

图 112-1 应根据虐待的类型及执业医生工作的法律和服务提供情况进行解释。在大多数国家，对虐待有潜在影响的法律的数量相当可观，可能需要来自成人保护服务机构的建议。在紧急情况下，临床医生需要立即与其他责任部门取得联系，并及时采取措施保护老年人免于伤害。医生和其他卫生专业人员"需要熟悉有关保障的政策和程序"（p.33），尽管对卫生和社会照护专业人员关于虐待的知识、发现和报告进行的系统回顾显示，实践在不断变化[40,42]。虽然所谓的受害者的安全处于首要位置，但是也必须注意另一方的身体和心理健康，因为对方也可能很衰弱。

总结与结论

虐待老年人可以分为 4 种类型：身体虐待、精神/情感虐待、性虐待及经济虐待，除此之外还有忽视，合在一起经常被称为"老年人的错误对待"。它可能是一次性事件，或者是长期模式的一部分[37]。行为定义的发展、对危险因素的更好理解，以及对当事人特征的不断了解，导致人们对各类型虐待的相关情况有了更为深入的理解。在所有机构中，主要的宗旨是通过建立安全和响应系统，定期监测和跨专业协作，防止虐待和忽视的发生。通过提供专业的医疗干预和作证，医疗从业人员在确保系统安全及在应对怀疑和指控方面起着关键作用。他们通常是可信任和容易访问的。医疗从业人员在处理人身伤害方面的责任是显而易见的，但是他们也可能为处于危险境地的人们提供安排或提供支持。虐待或忽视老年人与家庭暴力类似，但范围和形式更为广泛。目前最好在人权框架内了解虐待和忽视。

这意味着主要宗旨应该是防止虐待的发生。至少有 4 个预防措施。第一，为老年人提供有效的健康及福利服务，包括收入和医疗服务、增加抗压力和社会支持[41]。第二，所有的从业人员都需要认识到虐待现象的存在，并需要作出反应，当多学科团队介入并能反映出老年人想要什么的时候，这可能是最有效的。这可能涉及刑事司法干预、技能开发及同意遵守准则的协议，但最重要的是，听取老年人的意见[11,39]。另外，还可能涉及与虐待和忽视老年人的人们一起工作，以防止伤害再次发生。但是，关于干预是否有效的证据有限[2]。第三，在强调人们在自己家中进行护理的政策背景下，需要对家庭护理员和保健提供者给予支持，他们可能是虐待者和/或被虐待者、年龄较大或较年轻，并且存在身体和/或精神健康问题，包括压力[32,43]。最后，在长期护理设施的背景下，

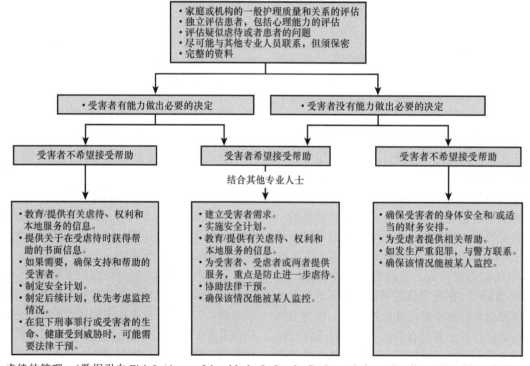

图 112-1　虐待的管理。（数据引自 Fisk J: Abuse of the elderly. In Jacoby R, Oppenheimer C, editors: Psychiatry in the elderly, ed 2, Oxford, England, 1997, Oxford University Press, pp 736-748; Lachs MS, Pillemer KA: Abuse and neglect of elderly persons. N Engl J Med 332: 437-443, 1995; Kurrle S: Elder abuse:ahidden problem. Mod Med Aust 9: 58-72, 1993; and American Medical Association）

对护理和护理文化的质量进行监视和监管至关重要，而且临床医生在这里起着重要作用，因为他们通常可以接触最脆弱的患者和居民。最后，在长期照护设施的背景下[43]，对护理质量和护理文化进行监测和监管是必不可少的，临床医生在这方面发挥着重要作用，因为他们通常可以接触到最脆弱的患者和居民。

关键点

- 虐待老年人是指通过作为或不作为，错误对待一个年老人（通常定义为年龄大于等于 65 岁）。

- 根据定义和背景，已证实虐待问题影响了 2% ~ 6% 的 65 岁及以上人群。

- 一般认为虐待包括身体、心理/情感、性和经济形式，以及忽视。

- 身体或言语虐待的风险似乎更多地取决于与施虐者相关的问题特征——特别是他们的身心健康，尤其是酒精和药物滥用。

- 几乎没有证据表明，照顾老年人的压力本身就是造成这些虐待的原因。

- 被虐待的可能性可能因性别、分居或离婚、社会经济地位、健康状况恶化和抑郁而异。衰弱可能会影响一个人提出担忧、报告事件和从伤害中恢复的能力。

- 高度怀疑的时候可能需要强化识别，由于患病率相对较低，这一点尤为重要。

- 医生需要了解当地的协议及其法律和专业责任。

- 全面评估是必要的，可以通过与老年人和信息提供人进行讨论、身体检查、历史记录，以及心智能力的评估来进行。更广泛的医疗保健团队可能会参与其中。

- 那些作为罪犯或涉嫌虐待的嫌疑人可能需要支持，并可能有自己的医疗保健需要。

- 虐待的严重性、频率、持续时间，以及那些社交网络中的人的意图和能力，可以帮助从业者判断案例和干预类型。

- 主要目标是防止虐待和提高老年人的权利。

（王　璐　译，邹艳慧　校，高学文　审）

完整的参考文献列表，请扫二维码。

主要参考文献

1. World Health Organization, International Network for the Prevention of Elder Abuse: Missing voices: the views of older persons on elder abuse. Geneva, Switzerland, 2002, WHO.

2. World Health Organization: European report on preventing elder maltreatment, Geneva, Switzerland, 2011, WHO.

4. Baker AA: Granny-battering. Mod Geriatrics 8:20–24, 1975.

6. Pillemer KA, Finkelhor D: The prevalence of elder abuse: a random sample survey. Gerontologist 28:51–57, 1988.

7. Ogg J, Bennett GCJ: Elder abuse in Britain. Br Med J 305:998–999, 1992.

9. World Health Organization. A global response to elder abuse and neglect: building primary health care capacity to deal with the problem worldwide: main report. Geneva, Swtizerland, WHO, 2008.

10. Bonnie RJ, Wallace RB, editors: Elder mistreatment, abuse, neglect, and exploitation in an aging America. National Research Council, Panel to Review Risk and Prevalence of Elder Abuse and Neglect, Washington DC, 2003, National Academies Press.

12. Stevens M, Biggs S, Dixon J, et al: Interactional perspectives on the mistreatment of older and vulnerable people in long-term care settings. Br J Sociol 64:267–286, 2013.

16. O'Keefe M, Hills A, Doyle M, et al: UK study of abuse and neglect of older people: prevalence survey report. London, National Centre for Social Research, 2007.

17. Biggs S, McCreadie C, Manthorpe J, et al: Mistreatment of older people in the United Kingdom: findings from the first national prevalence study. J Elder Abuse Negl 21:1–14, 2009.

19. Francis R, chair: Mid Staffordshire NHS Foundation Trust Public Inquiry. 2013. www.midstaffspublicinquiry.com/report. Accessed December 3, 2015.

20. Samsi K, Manthorpe J, Chandaria K: Risks of financial abuse of older people with dementia: findings from a survey of UK voluntary sector dementia community services staff. J Adult Protection 16:180–192, 2014.

21. Podnieks E, Biggs S, Penhale B: Elder mistreatment an international report: learning through comparison. J Elder Abuse Negl 21:14, 2008.

22. Iborra I: Elder abuse in the family in Spain. Documentos Series no 3, Valencia, Spain, 2008, Queen Sophia Center for the Study of Violence.

23. Naughton C, Drenman MP, Treacy A, et al: Abuse and neglect of older people in Ireland: report on the National Study of Elder Abuse and Neglect. Dublin, Ireland, 2010, National Centre for the Protection of Older People.

26. Comijs H: Elder mistreatment: prevalence, risk indicators and consequences, Amsterdam, The Netherlands, 1999, Vrije Universiteit.

27. Van Bavel M, Janssens K, Schakenraad W, et al: Elder abuse in Europe (Background and position paper 01062010). Utrecht, The Netherlands, 2010, European Reference Framework Online for the Prevention of Elder Abuse and Neglect (EuROPEAN).

30. Manthorpe J: Elder abuse. In Crome I, Wu L, Rao T, et al, editors: Substance abuse and older people, Chichester, NY, 2014, Wiley.

34. Lupton C, Croft-White C: The experience of older people and staff in care homes and hospitals, London, 2013, Department of Health, Comic Relief.

37. British Medical Association: Safeguarding vulnerable adults – a tool kit for general practitioners, London, 2011, BMA.

43. Manthorpe J, Stevens M: Adult safeguarding policy and law: a thematic chronology, relevant to care homes and hospitals, social policy and society. Soc Policy Soc 14:203–216, 2014.

第113章

艾滋病与衰老：现状及展望

Julian Falutz

介　绍

HIV/AIDS 自从在 30 年前被命名以来，它的持续传播已波及全球超过百万人[1]。获得性免疫缺陷综合征（acquired immunodeficiency syndrome, AIDS）通常是指由感染新型逆转录人类免疫缺陷病毒（human immunodeficiency virus, HIV）而引起的一系列致命性的传染及严重进行性免疫缺陷综合征。感染 HIV 到形成 AIDS 的平均潜伏期一般是 10 年。大多数人在这一临床潜伏阶段无明显症状表现，除非特意检测 HIV，否则很难发现。在这一传染病的第一个 10~15 年，有效的抗 HIV 治疗是难以获取的，大多数患者在 AIDS 首次鉴定的 2~3 年内就面临死亡[2]。在这一初级阶段，需要快速提高对于 HIV 感染的生物学特点的了解。这就催生了有效的抗逆转录病毒（antiretroviral, ARV）药。它们的应用使得 AIDS 成为相对可控的慢性疾病，因此目前很少有经过有效治疗的患者出现 AIDS 相关的并发症[3]。然而，出于各种社会政治和经济原因，这一益处也只有世界上的少数患者能得到。

经治疗的患者可以活更久，总体生存率得到提高[4]。这在很大程度上影响了被感人群的年龄分布。在此疾病的早期，很多人都是在青年时期感染上的。目前，在高收入国家大约 50% 被感人群是 50 岁以上的人，大约 50% 被感人群是高收入国家的 50 岁以上的人[5]，这一相同年龄比例在中低收入国家有所增长。目前，年老的 HIV 携带患者一般不认为是老人，因为这一术语被很多受传统医学限制的健康关爱提供者理解为老年医学。

本章将总结有关有效干预老年 HIV 患者的生物和临床治疗原则。它将聚焦于有关目前 HIV 感染的范例与那些衰老合并 HIV 之间的复杂关系而形成临床规范。传统的老龄人口与衰老合并 HIV 人口之间的潜在生物及心理方面的相似性会被考虑。

HIV 感染：临床概况和管理进展

在 1981 年，在高收入国家的男性同性恋中发现罕见的机会性感染及其恶化被报道。所有患者都患有严重的细胞免疫缺失，表现为低水平的 CD4$^+$T 辅助细胞（正常水平 >600~800/μl）和正常免疫稳态因子紊乱。到 1983

年，发现 AIDS 是由感染 HIV 引起的[6]，这会引起对于 CD4$^+$细胞的免疫缺陷。

HIV 起源于一种良性的黑猩猩病毒[类人猿免疫缺陷病毒（simian immunodeficiency virus, SIV）]，它生长在非洲的撒哈拉沙漠以南地区、刚果河盆地。SIV 在 20 世纪初期时跨越了种族界限，由于猎捕和食用黑猩猩肉的频率增加，SIV 突变成了更具致病性的 HIV，然后慢慢地通过性、血液、母婴垂直传播，在日益增加的城市人群中传播。由于其表现型隐匿，临床疾病并没有给予其明确疾病本质。20 世纪六七十年代，HIV 逐渐加快了从撒哈拉沙漠以南地区到工业城市的传播[6]。

全球大约 7500 万人被传染，其中一半已经死去。自从 HIV 被认为是 AIDS 发生的原因，有效的 HIV 感染风险预防及教育项目在很大程度上减少了新的感染率，尽管新的感染仍在不断发生。老年人仍然存在感染 HIV 的特殊风险[7]，另外性传播也很广泛。医疗保健工作者经常与老年患者讨论关于 HIV 的性问题。这一风险在老年人中是低的。

AIDS 病因发现不久，HIV 的生命周期和致免疫缺陷作用也被定性[8]。这促进了有效 ARV 的出现，通过作用于其生命周期中的多个时段而干扰 HIV 复制[9]。齐多夫定，一种核苷逆转录酶抑制剂，是在 1987 年获批的 ARV。从那以后，不同种类的药物相继生产出来。现在有超过 30 种 ARV 类药物已经注册。从 1996 年，这些药物多种联合应用，简写为 HAART（高效抗逆转录病毒治疗，highly active antiretroviral therapy）。目前常用的 ARV 是低毒的，相较于 20 世纪 90 年代需要大量服用的药物，依从性要更好。几种 ARV 制成了固定复方制剂，这样就可以一天只服用一片即可[10]。这会使药物潜在和长效的抗病毒作用发挥更彻底。这种模式通过一系列的创新项目，包括药企、政府、公共组织、影响力机构之间的紧密合作越来越被世界各国人民认可和使用。目前，还没有共识表明特殊的 HAART 在老人身上比年轻人更有效或者依从性更好。

未经治疗的 HIV 感染导致非常高的血浆 HIV-病毒负荷（HIV viral load, HIV-VL），经常大于 100 万拷贝/ml。HIV-VL 和 CD4$^+$细胞减少程度是相反的关系。所有 HAART 疗法都能有效地减少 HIV 复制，以降低化验的监测水平（<40 拷贝/ml），导致缓慢变化的进行性免疫复苏[6]。这减少了 AIDS 相关并发症的发生。CD4$^+$

恢复越高，特别是对于超过 500 拷贝/ml 的，AIDS 风险越低。这一关系对衰老合并 HIV 患者面临的临床预测有影响。

AIDS 相关的发病率和死亡率，在经 HARRT 的患者中显著下降。长期稳定服用 ARV 的患者的总体长期生存率显著提高，但仍然只有总人数的 75%～85%[11]。重要的是，五年内持续未检出 HIV-VL 和 CD4+计数超过 500/μl 的患者，能预期实现正常长期生存[12]。服用 HARRT 的主要负担是对这一处方模式的严格依从性。依从性差会很快引起药物抵抗，并伴随着病毒复制的增加[13]。免疫恢复程度的主要预测因子是 CD4+计数的低值，CD4+最低时表明患者应优先服用 HARRT 治疗。CD4+少于 200 个细胞/ml[14]计数提示免疫功能恢复较差，这与老年人对治疗的应答能力有关。

50 岁是用于区分老年和青年 HIV 感染患者的过渡阶段，没有其他特别的生物学因素代表老年患者。这一应用可能起源于流行病传染的首个十年，在工业化国家只有 10% 被感染的患者是 50 岁以上的[15]，这一比例很快增加到了 50%。

长期生存者是指早期感染未发展成 AIDS 或者早期应用 HARRT 获益的人群。他们的生存可以解释受感人群老龄化的原因[5]。此外，HIV 血清阳转的平均年龄也有增加[16]。与年轻人相比，老年人更有可能暴露于 HIV 异性恋者。这部分是由于日益增长的离婚率和寿命，以及维持主动的功能状态，包括性行为[17]、治疗勃起困难药物的应用、异性恋间避孕套的不频繁使用[18]。

随着 AIDS 相关并发症的降低，治疗患者的疾病谱有所演变，并且由其他常见医学事件组成。包括心脏病、骨质疏松、代谢紊乱及相关的身体组分的改变，一些恶性肿瘤、肝病、非痴呆性认知功能障碍。通常他们的临床表现、病程，以及对治疗的反应类似于非 HIV 感染患者[19]。然而，这些并发症的风险是多变的，如严重的非 AIDS 相关事件（serious non-AIDS related event，SNARE），以及与 HARRT 治疗后 CD4+计数高值少于 500 拷贝/ml 有关[20]。这一结果常见于老年 HIV 患者[5]。

老年 HIV 患者更可能初期表现为进行性免疫抑制或者 AIDS 并发症。可能是因为在鉴别诊断中很少考虑，除非常见的 HIV 相关症状出现。在初期临床表现中，老年患者的 CD4+基线都低于正常值，可能是因为 HIV 患者中免疫衰老的增加，导致低的 CD4+数量[21]。

尽管尚无共识，但老年人在应用 HARRT 后较年轻人更难获得相同水平的免疫恢复，并且他们的最高 CD4+数量是低的[22]，因此更容易发生 AIDS 并发症。同样生存率也低于年轻人[23]。然而，乐观数据显示开始 HARRT 后，老年人和年轻人不易检测到 HIV-VL 的概率相当[22]。而且，比年轻人更容易停留在 HIV-VL 不能检测到的水平，可能是由于药物治疗依从性好[24]。

免疫激活和慢性炎症

未经治疗的 HIV 感染患者甚至在没有并发传染或者恶性并发症的情况下，具有与免疫激活状态一致的实验室特征[6]。这表明这个过程包括免疫细胞激活和增生，表现为炎症因子、单核细胞、激活的 T 细胞和聚集因子的增加[25]。HARRT 降低了已增加的活化标志物，但未达到 HIV 感染前的水平[26]。一些因素可能导致慢性免疫激活。经治疗而未检出 HIV-VL 的患者持续进行低水平的 HIV 复制[25]，这本身对免疫激活就是很强的刺激。其他助力包括胸腺功能紊乱引起的受损 T 细胞成熟和特殊病毒的共同感染[27]，包括肝炎 B 和 C 病毒、人乳头瘤病毒（human papillomavirus，HPV）和巨细胞病毒（cytomegalovirus，CMV）[25]。免疫激活也与微生物易位有关，它是指肠道微生物参与到系统循环的过程。发生的原因是严重的初始 HIV 相关肠道淋巴系统（gut-associated lymphatic tissue，GALT）紊乱在 HARRT 药物治疗过程中不完全恢复，也会引起内皮损伤和 CD4+细胞的减少。GALT 的部分恢复使得生物激活通路产物包括脂多糖（lipopolysaccharide，LPS）进入血液，它能激活单核细胞和巨噬细胞、B 细胞和 T 细胞，增加凝血因子，并导致免疫激活[28]。微生物易位发生在正常衰老中[29]，也认为是一个慢性免疫激活的过程，尽管程度远不及 HIV。持续的免疫激活导致 CD4+细胞不完全的恢复[30]，它是发展成 SNARE 的一个危险因素。尽管老年 HIV 患者一般 CD4+的最高值和最低值都是低的，与具有相同 CD4+数量的年轻人相比，发展成 SNARE 的风险是否增加仍不清楚。

慢性炎症的标志物包括一些细胞因子，如白介素-6、肿瘤坏死因子-α（TNF-α），IL-1β、急性期反应因子，这些促成了更进一步的免疫系统的组成。生理衰老本来伴随着低度炎症，导致炎性介导因子的慢性增加[31]。这将导致与年龄有关的疾病的增加，如动脉粥样硬化、痴呆、糖尿病、肿瘤和肌少症。如果正常的免疫机制关闭或者其他免疫机制缺失或无效时，这些促炎状态将会启动。在经治疗的 HIV 患者中，进行性低 HIV 血症和慢性免疫应答在主要的非 AIDS 并发症发生中扮演着重要的免疫病理学角色。这些包括动脉粥样硬化、骨质疏松症、神经认知下降和更多的对老年衰弱综合征的认识[32]。

炎症衰老（inflamm-aging）这个词在 15 年前就被定义，用于描述上调的炎症反应，其后低水平慢性炎症和老年人中炎症介导的慢性病增多三者之间的相互作用[33]。这一过程伴随着通过下丘脑-垂体-肾上腺轴的长期刺激引起的神经内分泌激活，因此糖皮质激素分泌增多功能是主要的抵抗作用反应，这存在长期毒性[34]。这一现象可能也见于经治疗的 HIV 患者[35]。

免疫衰老和 HIV

长期免疫激活和相关的炎症也会导致免疫衰老，这个词用来描述在正常衰老过程中免疫因子数量和功能的改变[36]。这很可能是在 80 岁以上的更易感染疾病的老年人中进行的研究，对推荐使用的疫苗敏感性降低，在长期炎症的致病作用下增加紊乱的风险[37]。遗传信号也影响一些因素，包括性别、饮食、与年龄相关的胸腺退化，这都影响着免疫因子的改变[36]。

免疫衰老影响多种免疫功能，包括先天性免疫组分如中性粒细胞、自然杀伤细胞、单核细胞、巨噬细胞、树突状细胞、T 细胞和 B 细胞淋巴衰老标记[37-39]。这些在临床免疫衰老章节描述（见第 93 章）。很多免疫功能紊乱见于长期未治疗的 HIV 感染，也小部分见于 HARRT 的应用，类似于正常衰老反应。经治疗的 HIV 因此被认为是加快了免疫衰老[40]。

年龄相关的免疫因子的改变与免疫系统的长期刺激和端粒缩短的遗传概率有关[39]，也可能受生活方式因素的影响。长期的免疫刺激与终生暴露于抗原压力环境、持续的不可治愈性传染（例如，CMV、疱疹病毒）、年龄相关的微生物经肠道转移，胸腺萎缩导致的胸腺激素水平降低有关。这些刺激引起以下反应：①终末分化衰老记忆 CD28$^-$ T 细胞池扩大，这将释放促炎因子白介素-6 和 TNF-α，进而导致慢性炎症；②能对新的抗原刺激做出反应的幼稚 T 细胞池子的缩小；③反向 T 辅助细胞与 T 抑制细胞的比例，一般是大于 1:1.5 [37,39]。反向 T 细胞比例在瑞典的 OCTO 和 NONA 研究中，是预测社区居住的耄耋老人短期发病率和死亡率的一个关键特征[41]。这些研究也说明了 CMV 血清阳性导致 CD8$^+$ 和 CD28$^-$ 细胞的扩展[42]。

类似的免疫改变在未经治疗的患者和经治疗的 HIV 患者中也有不同程度的发生，包括低 CD4$^+$/CD8$^+$、幼稚 T 细胞数量减少、T 细胞增殖潜力降低、CD8$^+$/CD28$^-$ 数量增加、下降的 T 细胞抗原受体库、生成 IL-6 增加、胸腺功能减退、T 细胞端粒长度缩短、CMV 特异性 CD8$^+$ T 细胞增加，以及免疫应答降低[43-45]。HIV 患者和老年人之间免疫衰老改变的相似性，得到了以下所见的支持：伴有严重免疫抑制的年轻 HIV 患者的幼稚 T 细胞数与 80 岁以上健康老人血清阴性者相当[41]。年轻 HIV 患者的终末分化 CD8$^+$ 和 CD28$^-$ 细胞的端粒缩短率也与健康血清阴性百岁老人的端粒缩短率相当[46]。已知的衰老标志物（CDKN2A，一种细胞衰老介质）水平在治疗的年轻患者中是增加的，这表明在这些患者中生物学衰老有所增加[47]。

长期 CMV 感染也会导致 HIV 患者和老年患者的总体免疫紊乱。在很久以前，CMV 血清反应阳性会引起 CD8$^+$ 和 CD8$^-$ T 细胞的增加，以及 CD4$^+$/CD8$^+$ T 细胞比值倒置，称为免疫风险表现型，它与健康状态差有关[48]。

老年患者总体 T 细胞对潜在疱疹病毒感染的应答是重要的，并且占总体记忆 T 细胞的 20%[49]。经治疗的免疫恢复良好的 HIV 患者具有很强的抗 CMV 反应[50]。抗 CMV T 细胞反应增强，以及 CD4$^+$ T 细胞总体和幼稚 CD4$^+$ T 细胞数量降低，两者之间呈负相关[51]。经治疗的 CMV 阴性 HIV 患者具有高的 CD4$^+$/CD8$^+$ T 细胞比例，更容易使 CD4$^+$/CD8$^+$ T 细胞比例正常化（＞1.0），并且很少会有免疫衰老相关标志物[52]。尽管经治疗的 HIV 患者 CMV 血清阳性代表潜在感染，抗 CMV 药物缬更昔洛韦可以减少经治疗患者的 CD8$^+$ T 细胞激活标志物[53]。

HIV、衰老和选择性年龄相关共病

接受治疗的 HIV 患者年轻时较对照组更易发生年龄相关、非 AIDS 并发症（框 113-1），这也是为什么人们提出 HIV 代表了加速衰老的过程。然而，仔细的流行病学对比并没有持续支持 HIV 和 HARRT 增加真正衰老表型这一结论[54]。共病的增加可能相对地代表了强调衰老的状态，HIV 和 HARRT 增加了任何年龄中慢性事件风险的发生[55]。然而，50～60 岁经治疗的 HIV 患者中，至少 35% 有 2 种非 HIV 相关的共病，20% 的同时伴有 3 种，然而当年龄大于 60 岁时，15% 有 3 种，5% 有 4 种。这种年龄比较的患病率高于对照组[56]。

框 113-1　相对年轻的艾滋病感染患者可能发生的年龄相关改变

- 免疫衰老
- 心血管疾病
- 身体组分的改变
- 非艾滋病相关肿瘤
- 肝肾疾病
- 骨矿物质缺失

心血管疾病

经治疗的 HIV 患者与血清阴性对照组相比，具有更高的心血管发病风险，并随增龄而升高[57]。很多因素起作用，但心血管疾病（cardiovascular disease，CVD）危险因素最为关键；感染人群中吸食烟草很常见[58]。HIV 组分增加内皮组织因子水平，放大了动脉粥样硬化信号[59]。HIV 也干预胆固醇逆转运，降低了 HDL 胆固醇水平[60]。

代谢综合征会引起 CVD 风险增加。未经治疗的免疫抑制患者会发生伴有甘油三酯升高、HDL 降低、LDL 降低的炎性血脂异常[61]。在 HARRT 起始应用后，特定的 ARV 能进一步引起甘油三酯升高。LDL 增加，尽管这可能意味着健康效应现象的恢复而不是特定 ARV 的作用；然而 HDL 水平罕见升高。现用的 ARV 很少引起这种血脂紊乱[62]。胰岛素抵抗和 2 型糖尿病随着特定 ARV 在 HIV 患者中的应用及生活方式因素的影响而增加[63]。在经治疗和未经治疗的 HIV 患者中肥胖的发生率都增加[64]。这可能显示肥胖在正常人群中的发生增加，并且会在经治疗的患者中引起肥胖相关并发症。代谢综合征发病越来越多[65]，但是不确定是否老年 HIV 患者会更易受到影响。身体组分的改变，特别是内脏脂肪组织（visceral adipose tissue，VAT）的增加，将会引起 CVD 风险的增加[66]。VAT 增多也见于正常衰老，因此也更常见于老年 HIV 患者[67]。

冠状动脉和心外膜血管钙水平升高[68,69]，颈动脉内膜中层厚度（carotid intima-medial thickness，cIMT）细胞的绝对数量和发展速率也增加[70]。长期的炎症也有致动脉粥样硬化的作用，这在一项前瞻性的 ARV 研究、SMART 研究中已明确证实，研究主要目标是与连续治疗相比，是否 HARRT 临时治疗限制 ARV 毒性。经 HARRT 临时治疗的患者 SNARE 的发生率更高，特别是 CVD 事件的增加[71]。炎症标志物 IL-6 和凝血标志物 D-二聚体在 HARRT 临时治疗患者中都有所增加[72]。长期炎症的影响进一步被支持：在对传统 CVD 风险控制后，与未感染人群相比，精选对照组，单独 HIV 组患者的 cIMT 和 CRP 水平增加[73]。这些患者仅代表了少数和深入研究的 HIV 患者，这些患者具有正常免疫功能，并且在没有 HARRT 状态下未能监测 HIV-VL[74]。

临床表现、动脉粥样硬化斑块负荷及对标准治疗的应答与 HIV 阴性对照组相似。提倡一种积极的风险评估方法。然而，CVD 风险标准评估工具弗雷明汉（Framingham）风险评分，可能会比对照组低估 10%HIV 患者的风险[75]。正在进行的研究将会确定更加精确的工具来评估 CVD 风险和最佳治疗策略。

身体组分的改变

在 1996 年对 HARRT 的概述之后不久，在免疫应答良好的患者中发现了显著的身体组分的改变，如皮下脂肪弥散减少，称为脂肪萎缩（lipoatrophy，LA）；经常伴发腹型肥胖，称为脂肪增生（lipohypertrophy，LH），这是由于 VAT 增加[76]。LA 与特定 ARV——胸腺嘧啶核苷逆转录酶抑制剂（thymidine nucleoside reverse transcriptase inhibitor，tnRTI）有关，这将会引起线粒体毒性和周围脂肪细胞凋亡。LA 的发生率已显著减少，因为这类药物目前应用很少，而且目前用的 ARV 很少引起 LA。然而，HIV 本身能引起线粒体毒性，并且能引起持续脂肪萎缩[77]。在正常衰老中，也发生皮下脂肪减少的情况[67]。因此，在长期治疗的老年 HIV 患者中，持续脂肪萎缩的程度会有所降低。LH 的发生原因更为复杂，包括 HIV 前暴露机体组分，以及 HIV 相关和特定 ARV 对中间代谢的影响。总而言之，LH 也见于经治疗的患者中。这种脂肪质量改变的临床结果，除它们的代谢作用外，还

包括自尊和生活质量的降低，以及对其他有效 HARRT 依从性的降低。

通过停用令人不适的 ARV 或者换成与 LA 关系较小的新药来治疗外周 LA，只能部分逆转脂肪缺失。LH 的治疗更复杂，因为换掉相关 ARV 是无效的。锻炼和饮食仅对一般的 HIV 患者有效。最近，一项关于合成人类生长激素释放剂替莫瑞林的多国研究证实了其在 VAT 升高的 HIV 患者中降低 VAT 的作用[66]。此药已在美国和加拿大注册。

恶性肿瘤

HARRT 的应用已经引起 AIDS 定义的癌症（AIDS-defining cancer，ADC）的发生率显著下降，如 Kaposi 肉瘤、初级中枢神经系统（central nervous system，CNS）淋巴瘤、侵袭性内皮细胞瘤。然而，随着 CVD 和其他 SNARE 的增加，其他非 AIDS 定义的癌症（non-AIDS-defining cancer，NADC）的风险也增加，这是目前经治疗的 HIV 患者的首要死亡原因。这些包括某些头颈部肿瘤、肛门瘤、伴有乙肝或丙肝患者的肝癌，非霍奇金淋巴瘤[78]。尽管年龄增加可以作为生存率增加的替代标志，但增龄也是 NADC 的主要危险因素，就像 HIV 的持续、低 CD4$^+$ T 细胞数量（<200/μl），以及可能 HARRT 的应用一样[79]。引起 NADC 的其他原因包括竞争死因的降低、反式激活因子的致癌基因的作用、与治疗的患者 HIV 免疫抑制相关的损伤肿瘤监测[80]。这些恶性肿瘤的一个共同特点就是证实和强烈支持它们与潜在感染因素相关——头颈部 HPV 感染、子宫内膜癌、肛门癌、伴有淋巴瘤的埃巴二氏病毒（EB 病毒）、HBV 和 HCV 感染的肝细胞肿瘤。

癌症的发生与感染因素无关，如肺癌（高的发病率更可能与相关烟草暴露风险有关[81]），以及黑素瘤[82]，在 HARRT 后期也有所增加。其他年龄相关因素，非感染相关癌症，包括结肠癌、乳腺癌和前列腺癌（其发生率在 HIV 患者中较低[83]）并没有增加。

HIV 相关的免疫抑制，通过引起受损 T 细胞免疫和长期炎症，即使被有效的 HARRT 削弱，也仍可能通过共存的致癌因子的致癌作用引起癌症。这表明长期的共存感染能引起宿主反应，并对免疫结果存在潜在威胁，特别是对于 CMV。microRNA，特别是 MiR-155，可能是作为长期炎症和突变诱导效应引起的相关肿瘤风险之间的媒介[84]。CD4$^+$ T 细胞对 HARRT 的应答也与病毒相关性 NADC 有关[85]。年龄增加是 ADC 和 NADC 发生的最确凿原因，因此衰老的 HIV 患者是特别易受感染人群。不一致的证据表明，NADC 特别是肺癌可能表明其更具攻击性，并且是 HIV 的更严重阶段。

通过鼓励老年患者及时诊断 HIV，早期启动 HARRT 治疗，当潜在的免疫恢复可能出现时限制某些癌症的发病率是可以实现的。基于可接受的方法已很明

确，积极癌症筛查。优化的筛选策略对于 HIV 患者可能有所不同，进一步研究需要决定如何更好地进行[86]。

肾并发症

肾功能异常在老年 HIV 患者中很常见，并且有很多原因。高龄显然是很强的危险因素，其他情况在 HIV 中也更为常见，如 2 型糖尿病、高血压、伴发 HCV 感染[87]。HIV 相关肾病（HIV-associated nephropathy，HAN）引起特定组织学实体改变，为终末期肾病（end stage renal disease，ESRD）的主要原因，特别是非洲种族的 HIV 患者[88]。HIV 疾病中微量白蛋白尿是非常常见的，表明不成熟内皮功能损伤，这将增加 CVD 风险[89]。HIV 患者与对照组相比，ESRD 频发，但发生年龄相仿[90]。ARV 也能引起肾功能异常。高效并广泛应用的核苷逆转录酶抑制剂替诺夫韦，仅会引起最小限度的且通常都是可逆的肾毒性[87]。

骨相关的紊乱

在 HARRT 前期年代骨矿物质密度（bone mineral density，BMD）降低的零散报道以后得到充分证实，这是随着以双能 X 线吸收法（dual energy X-ray absorptiometry，DXA）的应用，纳入评估 HARRT 后机体的成分获得。非治疗患者骨质疏松发病率比正常情况高三倍。在接受治疗的患者中，骨量缺乏和骨质疏松症分别 10 倍和 3 倍地高于对照组[91]。这种低 BMD 现象与各个年龄的男性和女性骨折风险增加有关，估计要比对照组高 3～5 倍[92]。除年龄外，吸烟、白种人划分和其他共病的数量也会使患者易发骨折。

HIV 患者的低 BMD 发病机制是多因素的，除 HIV 特异性因素和 ARV 相关因素外，还包括体重降低、酒精和烟草的使用、性腺机能减退，以及维生素 D 缺乏（vitamin D deficiency，VDD）。特异性 HIV 蛋白质刺激破骨细胞激活和成骨细胞功能减退，导致骨重吸收和形成之间精细相互调节的失衡。无论是治疗的患者还是非治疗的患者，免疫激活、炎症及免疫缺陷，以低 $CD4^+$ 细胞数量和增加的 HIV-VL 作为信号，也将导致破骨细胞和成骨细胞活性异常[93]。

所有 HARRT 模式的启动会引起早期 BMD 减少 2%～6%，这会稳定且增加相关的骨转换。作用于 BMD 的特定 ARV 已经被认识。蛋白酶抑制剂（protease inhibitor，PI）通过不确定机制使得骨折风险增加。替诺夫韦，除肾毒性之外，在 HARRT 启动期比其他 ARV 可引起更严重的 BMD 丢失，这与小剂量但明显增加的骨折风险有关[94]。替诺夫韦的肾毒性会导致骨软化，这会因并发的 VDD 变得更糟。VDD 在 HIV 患者中非常常见，因为它见于正常人群，也与经治疗患者的炎症和腹型肥胖有关[95]。常规使用的 ARV 利托那韦和依法韦仑可能

也会独立增加 VDD 的风险。

由于 BMD 降低和骨折风险患病率增加，建议对这类人群进行 DXA 扫描筛查，包括 HIV 阳性的绝经后妇女和所有 50 岁及以上的男性，尽管其成本效益尚未得到研究。已建议 HIV 作为性骨质疏松的继发因素[96]。通常 BMD 降低的继发因素是确定的。治疗决定应该基于股骨颈或脊柱或者 10 年内髋部骨折风险高于 3%，或者经计算机骨折风险评估工具（fracture risk assessment tool，FRAX）测定的主要相关骨折风险高于 20% 的，来确定骨质疏松。对大多数人进行双膦酸盐治疗是有效的[97]。

常见的老年综合征

关注临床老年医学主要是评价和指导老年人群维持一个安全和有功能的状态，这种状态作为对特殊环境的一种适应。对维持正常功能状态的挑战经常是由于复杂的老年综合征，这很难通过传统医学范例加以定义，其代表了多种年龄相关疾病的发病率和对机体整体及高级功能的影响之间的交互作用。这些主要包括认知功能降低、移动性受损和相关跌倒、多重用药、感觉功能失常、孤独，以及泌尿生殖器问题和衰弱[98]。经治疗的衰老 HIV 患者仍然存在发生多种并发症的风险，这些类似情况常见于老年人（框 113-2）。

框 113-2　接受治疗的 HIV 患者的临床状况*

- 孤独
- 多重用药
- 失能与跌倒
- 认知障碍
- 衰弱

* 和那些常见的老年综合征特征相似。

孤独

在正常人群中，很多社会因素与健康状况不良有关，并与一系列亚健康和社会行为的结果相关[99]。老年人，尤其是生活在高收入国家的老年人，通常限制了包括家庭和朋友支持的人际关系网，经常需要社会、家庭护理和社区服务来维持个人生活的独立。他们经常都有固定收入，很少有多余的用于健康的支出。

HIV 患者经常来自社会和经济权利被剥夺的社区，具有高频的药物滥用、不良生活方式、社会歧视，以及谴责比例。他们很少接触到社区有效的网络工作支持，这在处理 HIV 患者通常应对的各种问题方面，存在很大的限制并准备不足。失业和经济困窘是家常便饭，进一步限制了他们接触的支持体系[100]。情感影响和非痴呆性认知损害在经治疗的患者中发病率增加，这进一步促进了以上问题的发生。

这些多重因素的相互作用在老年 HIV 患者中会综合出现。HIV 阳性和老龄并存更置他们于双重困境之

中[101]。老年 HIV 患者更易被社会隔离而导致增加衰弱、住院治疗和死亡的风险[102]。由于 HIV 目前是治疗有效的慢性疾病，因此对老年患者的关爱模式远比患急症的成年人更加重要[103]。然而，对于这些有特殊需求的患者如何推荐对策仍然信息有限。照护老年人的看护者尽管会意识到 HIV/AIDS，并能照顾这些患者，对他们的医疗和心理需求仍缺乏足够的信息[104]。社区支持网络和长期关爱措施很可能对这些老年患者没有充足的准备。更有力、跨越不同关爱模式的研究正被急需，如受影响的社区、基金机构和护理者之间的积极的跨学科交换是很重要的[105]。

多重用药

经治疗的老年 HIV 患者与对照组相比，多重用药更常见，并更容易引起发病和死亡，原因是众所周知的药物副作用、用药不当引起的不良事件的增加，以及对于特殊要求的患者的低依从性[106]。目前 HARRT 至少由三种 ARV 组成。HIV 患者经常服用非处方药，以及治疗共病的药物。所有患者服用药物的中位数是 5~9 种[107]，这个水平与普通人群增加跌倒、衰弱风险，以及死亡率增加有关[108]。15%~75% 的 60 岁 HIV 患者符合多重用药标准，并且用 4 种以上非 ARV 药物，其中多数不是维生素和补充物质就是治疗心血管疾病或中枢系统紊乱的药物[109]；15% 可能服用具有潜在抗胆碱能毒性的药物[106]。

老年 HIV 患者服用大量药物，也会增加与 ARV 的严重药代动力学的相互作用。很多 HIV 患者会发生血脂异常，并需要他汀类治疗。众所周知，他汀类对某些服用 PI 的患者会引起肌病和横纹肌溶解，它们能抑制 CYP3A4，从而经 P450 酶代谢来增加血药浓度。质子泵抑制剂中的部分是非处方药，也用于 HIV 患者，但是会降低主要的 PI 药物阿扎那韦的血药浓度，这可能会引起治疗失败和药物抵抗[110]。1/3 经治疗的长期 HIV-VL 抑制的 HIV 患者很难达到 500 CD4$^+$ 个细胞/ml 的免疫复苏，并且存在特殊 AIDS 相关感染的风险。这些可以应用低剂量特定抗生素作为初级预防，但增加了用药数量负担、药物相互作用的风险和毒性。对 HIV 经验丰富的药物学家是 HIV 治疗团队的核心成员。

失能和跌倒

经治疗的 HIV 患者存在导致失能的特殊风险。视觉损伤作为治疗患者出现的一个重要共病。在前 HARRT 时期，CMV 视网膜炎是经常发生的衰退性 AIDS 相关性疾病。经治疗的患者 CD4$^+$ 细胞高值少于 200/ml，即具有更高的晶状体混浊[111]和白内障发生率[112]。视觉敏感性在免疫功能复苏期的患者中受到破坏[113]。这一缺陷导致孤独、跌倒及生活质量降低。

脂肪和肌肉的严重减少见于早期的前 HARRT 时期，被称为艾滋病消耗综合征，目前已经很少发生。但

是缓慢的、轻度体重下降也见于治疗的患者[114]。与对照组相比，治疗组总体肌肉质量减少，并且在正常人群中增龄是肌少症发生的重要危险因素。性腺功能衰减导致肌少症的问题仍在持续，特别是在老年经治疗的患者中[115]。减少肢体肌肉质量使 HIV 治疗的患者失能风险增加，并预期 5 年的死亡风险增加[116]。

据报道，客观发现的过度或者严重长期疲劳在治疗的患者中所占比例分别是 50% 和 28%，这会增加运动功能受损的风险而导致失能[117]。

HIV 患者的肢体障碍通过适于老年综合评估的运动功能测试方法进行。这包括 Berg 平衡量表，6 分钟步行测试（6-minute walk test, 6MWT），定期起走测试（timed get-up-and-go, TGUG），功能性到达测试，单腿站立测试，5 次坐立测试（five times sit-tostand test, 5STS）[118]。在中等年龄的 HIV 患者中，60% 发生至少一种异常结果，50% 出现下肢功能低下[119]。经过验证和容易构建的量表构成了 HIV 相关和常规测定的实验室参数、退伍军人衰老指数队列研究（Veterans Aging Cohort Study Index, VACS-I），预测 HIV 患者的死亡率和再住院率，它与股四头肌功能、握力和 6 分钟步行测试呈负相关，表明它能识别将要变为失能的患者[120]。一种为 HIV 患者设计的功能测试工具，退伍军人衰老队列研究功能量表，表中包含关于日常生活活动（activities of daily living, ADL）的问题、工具性日常生活活动（instrumental activities of daily living, IADL）的问题、机动性和剧烈运动的表现，这与标准的 SF-12 身体量表和生存预测相互关联。50 岁伴有类似慢性肺疾病的共病 HIV 患者与大于他们 18 岁以上的对照人群相比，具有类似的功能状态评分[121]。患者的炎症标志物与功能损伤有关，确定使用机体功能量表（short physical performance battery, SSBP）/400m 距离走路（400m walk distance, 400MWD）和衰弱的表现支持了需对老年患者早期诊断的必要[122]。

社区中跌倒危险因素包括共病、肢体障碍及多重用药。这些事件在老年 HIV 患者中的发生率增加，毫不惊讶，跌倒常见于此类人群。接近 30% 的男性 HIV 阳性患者在接近 50 岁时被报道在前一年发生跌倒，而这一比例发生在年龄大于 HIV 患者 15 岁以上的对照组中[123]。感觉运动功能评价的标准方法应该常规应用于老年 HIV 患者中。为了改善患者的临床表现，应该控制其受损功能的发展。

认知障碍

在前 HARRT 时期，20% 的患者会发生伴有严重功能损伤的认知损害，皮质下痴呆被称为 AIDS 痴呆综合征[124]。这主要会引起严重的注意力不集中，经常会伴有运动迟缓和行为改变。它是老年 AIDS 患者的早期临床表现[125]，在他们（23%）中比年轻患者（14%）发生更多[126]。在后 HARRT 时期，AIDS 痴呆综合征的出现显

著减少,降至约 5%。然而,轻度的认识减退仍有发生[127]。目前,认知受损程度被认为是 HIV 相关的神经认知紊乱(HIV-associated neurocognitive disorder,HAND)。这种紊乱的正式诊断标准已被采用,发生于 35%～55%的患者中。HAND 包括以下几种情况:①20%～25%的患者出现无症状神经认知损害(asymptomatic neurocognitive impairment,ANI);②25%～30%的患者出现轻度神经认知紊乱(mild neurocognitive disorder,mNCD);③3%～5%的 HIV 相关痴呆(HIV-associated dementia,HAD)。mNCD 通过 IADL 损伤与 ANI 区分[128]。患病率的可靠评价仍然是不确定的,因为适宜对照的选择仍存限制,需要更广泛的神经生理测试,并且在年轻人群中可靠的准确功能测试仍存在挑战[129]。

一些因素导致了进行性 HIV 相关性认知减退。情绪失控也更常见于 HIV 患者,一定要充分考虑。在未经治疗的老年患者中,机会性 CNS 感染表现出细微的认知改变。HIV 是嗜神经组织的病毒,早期 HIV 感染能透过血脑屏障但不影响神经元。渗透入脑与 CNS 免疫激活和脑脊液(cerebrospinal fluid,CSF)炎症因子增加有关。另外,神经元功能异常发生于巨噬细胞,小神经胶质细胞和星形胶质细胞激活[130]。未检测到 HIV-VL 的长期治疗患者会出现 CSF HIV-VL 和激活标志物增加[131]。免疫激活和认知减退的联系也见于一般人群[132,133]。脑影像显示萎缩,脑血流减少,以及神经元网络受损[134]。其他预测认知紊乱的因素还包括最低限的血浆 CD4+细胞计数、高 HIV-VL,以及合并 HCV 感染[127]。伴随生活方式相关的紊乱影响着神经行为状态,常见于很多患者中,如复杂的评估和治疗选择。

备受关注的是,HAND 可诱发阿尔茨海默病(Alzheimer's disease,AD)。AD 患者的 CSF 生物标志物在 HIV 患者中可能比对照组更常见。HIV 患者纯合子的载脂蛋白 E4(apolipoprotein E4,ApoE4)在 HIV 相关认知测试中较那些没有等位基因的表现更差[135]。HIV 相关的代谢辅助因子使得认知功能被更多地研究。在正常人群中,高血压、血脂异常、腹型肥胖和糖尿病均会增加血管性痴呆和 AD 的风险[136,137]。在治疗的 HIV 患者中,高龄、高血压、蛋白尿、腹型肥胖、胰岛素抵抗和 2 型糖尿病在标准认知功能测试中提示受损[138-140]。

尽管认知功能紊乱筛选是被推荐的,目前尚无一致的共识表明哪种工具能更精准地诊断 ANI 和 mCND。鉴于皮下功能异常的性质和执行功能障碍的证据,简易精神状态测试是无效的。最近发明的 HIV 痴呆量表(HIV dementia scale,HDS)和蒙特利尔认知评价(Montreal cognitive assessment,MoCA)对于 HAND 的诊断较弱,对轻微损伤的诊断存在特殊限制[141-143]。

不同 ARV 具有相应变化的 CSF 渗透,但总体而言,所有现存的 HARRT 都能显著地减少 CNS 炎症,导致较

少的神经认知损害[131]。测定 CSF 的 HIV-VL 反映了由 ARV 引起相应变化的 CNS 渗透。ARV 相应的 CNS 渗透与持续性神经认知症状之间的相关性已成为药理学为基础的 CNS 渗透有效性(CNS-penetrating effectiveness,CPE)评分的策略[144,145]。大多数[146]但不是所有的[147]研究表明,具有高 CPE 评分的 HARRT 模式能改善神经心理结果。然而,有些 ARV 可能有神经毒性,依法韦仑、有效的常用药对少数患者引起神经毒性[131]。老年患者早期诊断 HIV,并且启动依从性好的 HARRT 模式,少的用药负荷和毒性是防治长期认知损害的基石。

衰弱

衰弱是指反映生理系统相关的体内失衡状态,它会导致机体更易受生物和环境因素的影响。衰弱可以增加衰老、精神错乱、住院护理、不能独立和死亡的风险。衰弱在正常人群中通过多种工具已经可以得到应用,常用衰弱指数(frailty index,FI)和衰弱表型(frailty phenotype,FFP)衡量[148]。FI 代表着累积性、非特异性、年龄相关的健康问题,以及通过计算总数量缺陷比例来决定。特别的缺陷计算并非固定,只要至少 30 个不同缺陷的使用[149]。FI 已在不同的集合中被评估,并且能持久地预测损伤结果。相比之下,FFP 被认为是包括 5 种缺陷的综合征:非故意体重减轻、握力损伤、走路速度减慢、主观疲劳,以及能动性降低。至少存在 3 种缺陷才能构成衰弱[150]。FFP 也被用来预测发病率和死亡率。哪一种度量方法能捕捉到衰弱的全部原因,预测其结果,并且容易应用于临床,目前尚无一致定论。

衰弱在几个大型队列研究中,包括未治和已治的 HIV 患者,以及未感染的对照组,通过改良的 FFP 进行评估。多中心的 AIDS 队列研究(multicenter AIDS cohort study,MACS)是对 HIV 阳性患者和血清阴性的城市同性恋男性(经历严格的每半年一次的评估)进行的很有前景的研究。HIV 阳性患者,如果有 AIDS 史,CD4+计数少于 350/ml 或者 HIV-VL 超过 1000 拷贝,长期 HIV 感染或者是高龄等状况会更容易衰弱。FFP 阳性患病率在前 HARRT 时期较后 HARRT 时期增加,无论患者有没有 AIDS,分别是 24% vs. 10%和 3.3% vs. 2.9%。在持续随访中发现,HIV 阳性患者比为受感染的患者更易发生 FFP 阳性,并且在随访中发现持续 FFP 阳性诊断的患者 AIDS 的进展和死亡的风险会更大[151-154]。一项女性 HIV 机构间的研究(women's interagency HIV study,WIHS)表明,与 CD4+细胞计数超过 500/ml(6%)的 HIV 阳性,及血清阴性(8%)患者相比,HCD4+细胞计数少于 100/ml(20%)、既往诊断 AIDS(12%)的患者更易发生 FFP 阳性[155]。AIDS 相关的静脉内实验(AIDS Linked to the Intra-Venous Experience,ALIVE)队列研究表明 14.5%的 HIV 阳性患者比 11.4%的血清阴性患者更

衰弱，并且 HIV 阳性和衰弱均能预测死亡[156]。正如前面提到的，VACS-I 分数高，与炎症标志物和预测死亡、脆性骨折、再住院率，以及神经认知功能受损有关。研究表明，VACS-I 包括很多与衰弱紧密相关的特征，尽管与其他成熟的衰弱衡量方法相比证据略少[157-160]。

随着治愈的 HIV 患者年龄增长，很多人都有衰弱的风险，这会是由于非 AIDS 相关共病发展所致。在这群易受影响的人群中如何更好地确定衰弱，以及怎样进行干预来预防和逆转衰弱，仍然有待商榷。

结　论

HIV/AIDS 在传染开始时主要在流行病起始期影响年轻患者，尽管对老年患者的影响已经通过有经验的老年医学专家得以认识[161]。有效的治疗已经把 HIV 转变成一种慢性病，其特征与医疗服务人员对老年患者的照顾相似。与这种临床表现共存的包括管理策略。在流行病早期，也实现了对重患采取跨学科方法的必要性。关爱团体一般包括社会工作者、心理学家、营养师、药剂师和神职人员，还有传统医疗提供者，以及所有相互作用的社区支持网络工作。强调以患者为中心的关爱模式对于伴有多病共存的患者更加必要。因此，重点已将 HIV 团队转变为以临床特征为主，聚焦于老年人的慢性常见疾病。如以前，患者越来越意识到必须尽快解决老年 HIV 患者的特殊需求。

在过去的 30 年里，HIV 对社会的需求很大，而作为回报，以开放和知情的方式提供卫生保健服务也带来了好处。这种模式为老年医学成功的实现提供了类似途径。两种学科之间积极的相互作用一定会对利益相关方产生回报。

关键点

- 接受治疗的 HIV 患者的生存率已接近目前普通人群。
- 长期炎症和免疫衰老成为老年 HIV 患者与其他老年患者临床表现的基础。
- 衰弱是老年 HIV 患者和伴有多种健康问题老年人的共同结果。
- 非 AIDS 定义的，衰老相关共病在临床特征中占主导地位。
- 老年 HIV 患者生理和功能的表现与老年患者类似。
- 需要对老年 HIV 患者进行以患者为中心的跨学科护理。

（李　慧　译，单海燕　校）

完整的参考文献列表，请扫二维码。

主要参考文献

3. Deeks SG, Lewin SR, Havlir DV: The end of AIDS: HIV infection as a chronic disease. Lancet 382:1525–1533, 2013.
6. Maartens G, Celum C, Lewin SR: HIV infection: epidemiology, pathogenesis, treatment, and prevention. Lancet 384:258–271, 2014.
10. Gunthard HF, Aberg JA, Eron JJ, et al: Antiretroviral treatment of adult HIV infection: 2014 recommendations of the International Antiviral Society-USA Panel. JAMA 312:4410–4425, 2014.
11. Samji H, Cescon A, Hogg RS, et al: Closing the gap: increases in life expectancy among treated HIV-positive individuals in the United States and Canada. PLoS ONE 8:e81355, 2013.
33. Cevenini E, Monti D, Franceschi C: Inflamm-ageing. Curr Opin Clin Nutr Metab Care 16:114–120, 2013.
36. Larbi A, Franceschi C, Mazzatti D, et al: Aging of the immune system as a prognostic factor for human longevity. Physiology 23:64–74, 2008.
41. De Biasi S, Pinti M, Nasi M, et al: HIV-1 Infection and the aging of the immune system: facts, similarities and perspectives. J Exp Clin Med 3:4143–4150, 2011.
46. Effros RB, Fletcher CV, Gebo K, et al: Aging and infectious diseases: workshop on HIV infection and aging: what is known and future research directions. Clin Infect Dis 47:542–553, 2008.
47. Pathai S, Lawn SD, Gilbert CE, et al: Accelerated biological ageing in HIV-infected individuals in South Africa: a case-control study. AIDS 27:2375–2384, 2013.
52. Barrett L, Fowke KR, Grant MD: Cytomegalovirus, aging, and HIV: a perfect storm. AIDS Rev 14:159–167, 2012.
57. Triant VA: HIV infection and coronary heart disease: an intersection of epidemics. J Infect Dis 205(Suppl 3):S355–S361, 2012.
66. Falutz J: Management of fat accumulation in patients with HIV infection. Curr HIV/AIDS Rep 8:200–208, 2011.
74. Shasha D, Walker BD: Lessons to be learned from natural control of HIV—future directions, therapeutic, and preventive implications. Front Immunol 4:162, 2013.
76. Falutz J: HIV infection, body composition changes and related metabolic complications: contributing factors and evolving management strategies. Curr Opin Clin Nutr Metab Care 14:255–260, 2011.
78. Cutrell J, Bedimo R: Non-AIDS-defining cancers among HIV-infected patients. Curr HIV/AIDS Rep 10:207–216, 2013.
87. Miro JM, Cofan F, Trullas JC, et al: Renal dysfunction in the setting of HIV/AIDS. Curr HIV/AIDS Rep 9:187–199, 2012.
91. Walker Harris V, Brown TT: Bone loss in the HIV-infected patient: evidence, clinical implications, and treatment strategies. J Infect Dis 205(Suppl 3):S391–S398, 2012.
106. Greene M, Steinman MA, McNicholl IR, et al: Polypharmacy, drug-drug interactions, and potentially inappropriate medications in older adults with human immunodeficiency virus infection. J Am Geriatr Soc 62:447–453, 2014.
111. Pathai S, Lawn SD, Weiss HA, et al: Increased ocular lens density in HIV-infected individuals with low nadir CD4 counts in South Africa: evidence of accelerated aging. J Acquir Immune Defic Syndr 63:307–314, 2013.
116. Scherzer R, Heymsfield SB, Lee D, et al: Decreased limb muscle and increased central adiposity are associated with 5-year all-cause mortality in HIV infection. AIDS 25:1405–1414, 2011.
118. Erlandson KM, Allshouse AA, Jankowski CM, et al: Relationship of physical function and quality of life among persons aging with HIV infection. AIDS 28:939–943, 2014.
123. Erlandson KM, Allshouse AA, Jankowski CM, et al: Risk factors for falls in HIV-infected persons. J Acquir Immune Defic Syndr 61:484–489, 2012.
129. Clifford DB, Ances BM: HIV-associated neurocognitive disorder. Lancet Infect Dis 13:976–986, 2013.
130. Hellmuth J, Milanini B, Valcour V: Interactions between ageing and NeuroAIDS. Curr Opin HIV AIDS 9:527–532, 2014.
148. Brothers TD, Kirkland S, Guaraldi G, et al: Frailty in people aging with human immunodeficiency virus (HIV) infection. J Infect Dis 210:1170–1179, 2014.

第 **114** 章 | 老年人姑息治疗

Margred M. Capel

本章对姑息治疗进行定义，并特别针对老年疾病患者进行研究。本章第一部分，简要分析年龄和衰弱对疾病的影响、老年疾病的社会影响及可行的应对策略。本章第二部分，集中讨论老年疾病引发的各种症状的控制。

介　　绍

临终关怀运动起源于 19 世纪末 20 世纪初的宗教修会组织，尽管可以说它一直是由医生以某些形式进行的[1,2]，然而，正是 Cicely Saunders 的开创性工作带来了疼痛和症状控制的进步，导致了现代姑息治疗特殊技能的出现。

死亡是生命的必然结果，预期寿命的延长和疾病轨迹的改变意味着疾病死亡在老年人中更为常见。在发达国家，老年人可能同时经受着多种同时存在的急、慢性疾病的影响。预计到 2030 年，全球每年死亡人数将增加，这一增长预计将在 21 世纪出现，多与器官衰竭及身体和认知缺陷有关[3]。姑息医学旨在确保死亡过程本身不必是许多老年人在祖父母去世时所记得的那种痛苦的挣扎。

姑息治疗不但可以在患者生命进入最后阶段时发挥重要作用，而且也有助于改善某些慢性或难治性疾病患者的生活质量[1,2]。世界卫生组织定义：姑息治疗是一种通过早期识别、正确评估、治疗疼痛及其他存在于生理、心理、精神方面问题来预防和减轻痛苦，从而提高患有危及生命疾病的患者及家属的生活质量的方法[4]。

衰老过程

老年人常见疾病及共存的病症不同于年轻患者。老龄化进程的后果可能意味着患者同时患有心脏、代谢及风湿系统的疾病（如缺血性心脏病、糖尿病、关节炎），此外还会出现与年龄本身相关的神经退行性改变的疾病（痴呆、帕金森森）、脑卒中和癌症。当发生器官功能减退时，如心衰或肾衰，可对个人造成严重的生理和心理病痛，限制患者与照顾者的活动和生活质量。同时，衰弱的异常身体状态也会加重老年人的全身乏力及疲劳。在这种情况下，衰弱指的是渐进性和整体机能下降，该下降过程可能与他们的共存疾病无关，但他们往往缺乏应对，诸如并发疾病、检查或住院等，以及应激状况的储备。然而，这个群体却容易经历生活质量的重大冲击，

接受频繁的入院治疗，产生显著的健康护理需求，以及大量直接和间接的社会护理费用[5,6]。

老年患者慢性疾病的姑息治疗，是指在疾病的不同阶段，根据患者的个体需要，给予提供预防性或延长寿命的干预措施，以及康复或单纯的安慰措施，这些措施需要贯穿整个疾病过程。以患者为中心的护理评估和干预，特别强调要与患者及其护理人员进行良好的沟通[7,8]。

衰老过程改变了器官功能，影响了药物在体内的药代动力学[6,7]。药效学过程也受到年龄的影响，一些受体（苯二氮卓类、阿片）显示出了更大的敏感性，而其他受体（如胰岛素）则相对不敏感。同时存在的疾病通过多重用药治疗加剧了这一风险[7,9-11]。

照护服务的提供者

社区内存在的文化、族裔和社会差异，影响对患者的支持和对护理的期望。家庭护理的重担主要落在女性家庭成员身上，家庭护理人员的劳动强度和经济成本与雇佣专业的护理人员相比别无二致[2,12-15]。只有少数老人的护理是由有报酬的护理人员提供的。除配偶提供护理外，在配偶不在或健康状况不佳时，子女经常护理他们年迈的父母。这一角色转换影响人际关系和照顾者的身心健康，并产生经济后果[12-15]。护理人员的死亡、严重的身体疾患和患抑郁症的风险增加。

老年患者的护理人员需要医疗团队更多的支持，特别是患者在急性疾病发作期，并在慢性阶段提供持续支持[12-16]。医疗服务人员需对疾病过程进行充分的告知，以帮助他们管理自己的期望，帮助他们应对健康不佳所带来的不确定性。

姑息治疗可能使患者和护理人员获得资金和社会资源，以帮助减轻提供护理的经济和社会负担。日托中心或托管服务可以为家庭护理人员提供一些喘息的机会。当家庭护理人员发生急性健康问题和处在需要中断护理工作的定期休假时，日托中心或托管服务提供的临时护理显得尤为必要。长期护理的压力及护理的重担会导致护理人员和患者关系的破裂，双方都有可能陷入忽视、虐待和健康状况恶化的境地[14-15]。

当患者在护理院或在寄宿家庭得到照顾时，护理人员往往有顾虑和感到内疚，因此需要听取他们的意见，并在必要时向他们解释变换护理地点的适宜性。通常情况下，那些已经长期为患者提供家庭护理的护理人员在他们

的患者被转移到养老院或临终关怀机构时，仍然希望继续为患者提供一些照顾，满足他们的愿望，可以减轻因放弃对患者进行家庭护理而可能给他们造成的内疚和焦虑感。

患者的死亡后，护理人员除重新适应生活、安排葬礼和财务外，还可能因其遭受重大损失和失去这一角色而遭受严重的悲痛。同时还要担忧自己经济能力下降。依据家庭护理人员社交网络和应对策略的不同，他们在被照顾的患者死亡后可能处于长期或复杂的丧亲风险之中，此时，丧亲支持团体和心理咨询师的介入可能会让他们受益。

未来规划

对老年患者及家庭或护理人员进行前瞻性规划的重要性是不可低估的。当家庭成员和护理人员不得不代替患者做出关于健康和社会保障的决策时，这种远期规划可以有效地避免种种可能产生的困扰和分歧。当患者被确认患有严重并发症、衰弱或危及生命的疾病时，许多初级保健和护理机构鼓励积极做好远期护理计划（advance care planning，ACP），制定护理措施同时记录这些讨论。这些讨论可能需要几次会议，以涵盖患者希望探讨的所有相关领域，并使协调提供护理过程中发挥牵头人作用的卫生从业人员受益。

2005 年《心智能力法案》（英国）指出：医疗团队在患者无法表达自己的愿望的情况下，可以考虑由熟悉患者的人提供帮助。若患者已经失去了行为能力，当面临必须采取医疗决策的情形时，那么做出医疗决定的责任最终应由医疗团队而不是由家庭承担。现有的 ACP 可以支持并为决策提供帮助。在没有家人或朋友的情况下，该法规定由法院指定一位患者律师，就社会和医疗保健的各个方面提供意见[16]。

拒绝治疗的事先约定是受法律保护的，它可以使患者了解自己疾病和濒死过程中可能出现的并发症，充分探讨治疗方案，以及将来特定情况下的首选医疗措施。拒绝治疗的事先约定也能够对患者未来可能进行的干预措施进行限制，如是否进行人工喂养、是否拒绝使用抗生素、是否拒绝反复静脉穿刺、是否拒绝进行复苏和呼吸支持等。

自主性、仁慈性、不伤害性和公正性这四项伦理原则为所有的临床决策提供了一个框架。自主性就是尊重个人决定自身福祉的权利，然而，要做到这一点，患者需要完全知情，以便就未来做出选择。不伤害性原则是指患者不应被徒劳的调查、无益的治疗或无用的信息所拖累，而这些医疗手段并不能提升他们的生活质量。在某些情况下，心肺复苏的尝试可能属于这一类情况。仁慈性规定，预期的好处必须超过干预或治疗的预期风险和负担。正义意味着所有患者都可以在不受偏见的情况下接受类似的调查和治疗。这也意味着他们可能在现有的资源范围内得到最好的照顾，但这些资源都必须在社会中公平分配。

伦理规范可以被应用到诸如终止积极治疗的决定中，以确保为个体患者选择合理的医疗方案，并避免缺乏伦理的一揽子决策。

照护地点

老年人生活和濒死时照护地点的选择应该审慎和客观，要让其充分了解可行的方案及其局限性。英国家庭护理业发展失衡，使得家庭护理方案在英国并不可行。老年患者在整个疾病期间通常变换照护的地点。那些影响决策及最佳护理地点选择的因素罗列在图 114-1

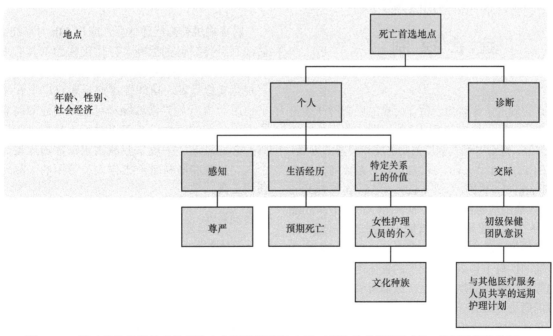

图 114-1 影响首选护理地点选择的个人和外部因素 ACP（预定临终照顾计划），类似于临终关怀。

中[17,18]。保留有患者登记信息的姑息护理机构可以利用履行 DS1500 报告，和/或通过提出这样的问题"如果患者 6 个月内死亡你是否会感到惊讶？"来识别需要接受姑息护理的患者。DS1500 是一份医疗报告，概述了临终患者的状况，使患者能够根据特殊规定获取一定的经济效益。这就不需要证明需要什么护理、进行什么体检，并等待一段时间。除这个问题外，还有各种工具来识别有姑息治疗需要的患者，包括黄金标准框架（gold standards framework，GSF）[19]及辅助和姑息治疗指标工具（supportive and palliative care indicators tool，SPICT）[20]。可使服务机构在非工作时间利用登记系统了解患者的情况，并提供有针对性的保健服务，以避免通过急诊或在非工作时间所发生的不需要或不必要的住院治疗[19,20]。在护理院使用黄金标准框架，可以减少患者的入院率，降低住院患者的死亡率，促进以患者为中心的护理，ACP 应提供给任何符合这些标准的个人。

许多临终关怀机构提供短期住院治疗，但不能长期为患者提供治疗，这可能意味着患者在疾病晚期过程中会经历多次住院。使用个性化的护理方案或优先护理可以为患者生命的最后阶段提供支持，保证提供的护理无论何地都能达到最高标准，同时，促进交流。

当患者被预见将死于某种特定的进展性疾病时，就被认为身患绝症。老年患者往往患有一种或多种慢性病和/或衰弱，除那些濒死患者和临终患者外，都可以从姑息治疗中受益。每当临床症状出现时，首先应明确潜在原因，以指导治疗。适当治疗（如甲状腺功能减退、帕金森病或并发感染的治疗）可以缓解患者症状，并改善生活质量，即使同时存在终末期疾病。以问题为导向的临床干预在多重并发症的患者中尤其适用。

症 状 控 制

疼痛

疼痛是主观的，年轻患者治疗疼痛的原则同样适用于老年患者[2]。每一种疼痛都应该被识别，并记录其特征（包括部位、持续时间及强度）及诱发和缓解的因素。应用简化的 PQRST[23]（译者注：PQRST 是疼痛分诊的技巧，P 即 provoke 诱因；Q 即 quality 性质；R 即 radiate 放射，常指疼痛的放射部位；S 即 severity 程度；T 即 time 时间）（见下文，关键词）可能有助于识别这一过程。详细的病史可能提示潜在的病理生理学，这可能决定疼痛治疗和可能的疾病干预措施。细致的查体是必需的，例如，与急腹症或肿块的疼痛相比，尿潴留引起的腹痛可能有相似的病史，却有非常不同的症状。应从整体上考虑疼痛，包括考虑到疼痛对个人的影响，因为有效地控制疼痛症状需要对个人的社会、情感和精神方面进行综合考虑。疼痛评估应包括情绪、情感、功能及认知方面的评估，因为这些评估被认为会影响到疼痛的感知，如果不加以处理，可能表现镇痛无效。与年轻患者相比，老年患者疼痛更可能出现在肌肉骨骼、下肢和足部，头痛及内脏痛的概率较小（框 114-1）[10,11,24]。

框 114-1 Marie Curie 临终关怀病房 500 名患者疼痛原因报告

伴有衰弱的疼痛（但不归属于恶性肿瘤）
心绞痛
关节炎
骨、转移和病理性骨折
合并感染：胸膜炎胸痛、口腔不适
膀胱痉挛
膀胱炎
肝和横膈转移产生的随呼吸变化产生的横隔疼痛
颅内压升高引起的头痛
带状疱疹
瘫痪肢体张力增加
感染性压疮
食管内外肿瘤肿块
神经压迫
神经病理性疼痛
口腔单纯疱疹
肝包膜拉伸包括肝包膜痛
不能直接归因于恶性肿瘤的疼痛
消化性溃疡表现为腹痛，因穿孔放射至肩尖的疼痛
肿瘤结节性胸膜炎痛
脊髓压迫性神经疼痛
里急后重
反流性食管炎或消化不良
放射治疗所致皮肤灼伤
皮肤转移
肿瘤体积
内脏压迫痛

对疼痛进行基线评估后，应每 24h 对疼痛情况再评估，直至疼痛得到控制。评估疼痛的工具有很多，包括简单描述性疼痛强度量表、数字疼痛强度量表，以及视觉模拟量表。功能性疼痛量表已广泛在中老年人中使用[2,25]。行为异常或躁动可能是沟通障碍患者疼痛的表现。有的评估工具可以对行为异常进行准确的监测，并通过这一手段来监测滴定镇痛的效果。方便于个人、家庭和照料者或工作人员使用的工具是最好的评估工具。

镇痛滴定法

镇痛滴定可以根据世界卫生组织的镇痛阶梯（表 114-1），同时根据疼痛的潜在病理生理，适当的辅助药物可以纳入到治疗方案中。考虑片剂的负担、服药依从性及合并症，最简单的（止痛）方案往往是最合适的。对于在家治疗的患者，在适当社区服务的辅助下，可以考虑使用泡罩包装或便携药盒。

表 114-1　WHO 分类系统对镇痛药使用的步骤

步骤 1	步骤 2	步骤 3
非阿片类药±佐剂	弱阿片类药±佐剂±非阿片类药	强阿片类药±佐剂±非阿片类药
扑热息痛	可待因	吗啡
非甾体抗炎药	双氢可待因	海洛因
	曲马多	羟考酮
	（丁丙诺啡是一种混合型激动剂-拮抗剂）	双氢吗啡酮
		芬太尼
		阿芬太尼
		美沙酮

表 114-2　强阿片类药物的副作用

系统	症状	考虑采取的措施
胃肠系统	恶心和呕吐	预防性应用止吐药
	呃逆	止吐药
	便秘	应用泻药
平滑肌张力增加	尿潴留	监测这一症状
通过释放组胺引起的过敏	荨麻疹、支气管收缩和呼吸困难、瘙痒	根据环境和严重程度，可选用类阿片制剂、抗组胺药和支气管扩张剂
中枢介导的瘙痒	全身瘙痒或可局部针刺感	可能对 5-羟色胺拮抗剂或吗啡有效
中枢神经系统	多发肌阵挛	排除其他原因，考虑减少使用苯二氮卓类药物的剂量，或使用替代类阿片
	认知障碍、嗜睡、多梦	
	谵妄和幻觉	可在用药开始后的几天内得到改善
		检查肾和肝功能，考虑减少剂量或使用替代类阿片
		考虑减少剂量，使用氟哌啶醇或使用替代类阿片
呼吸系统	咳嗽	镇咳药

对乙酰氨基酚适用于骨关节炎或骨骼肌肉疼痛，对于有肝功损害或营养不良患者应减量。可待因是吗啡的前体药。复方可待因（对乙酰氨基酚和可待因）30/500，是一种有效的镇痛药，每 6 小时服用一次。但是，由于细胞色素 P4502D6 对药物代谢的影响，可能造成镇痛效果显著降低。镇痛应该升阶梯滴定，而不是增加同一类或同一级的药物。

阿片类镇痛药。吗啡滴定：吗啡是一种推荐的第一线第三阶梯镇痛药（表 114-1），剂量可以以 30%～50% 的增量递增直到达到镇痛效果[26]，第三阶梯镇痛药没有上限剂量；相反，如果对疼痛治疗有反应，这些剂量应逐步滴定（可以在评估中证明，使用镇痛药物后疼痛减弱或消失）。因为使用阿片类药物存在副作用或疼痛不能完全得到控制，如果尚未开始，应及时添加辅助药物。在衰弱的老年人中，根据疼痛严重程度，有些患者应该直接进行第三阶梯，即吗啡（Oramorph 2.5mg）是合适的起始量，可以每 4h 服用一次，这跟药物的半衰期有关。

应提醒患者和护理人员注意所使用药物的潜在副作用，并在可能的情况下尽量减少这些副作用，表 114-2 列出了这些副作用。例如，当开始实施第三阶梯的强阿片类药物时，常规的刺激性或混合软化性缓泻剂通常需要被使用（译者注：以缓解阿片类药物引发便秘）；约 1/3 的患者会出现阿片类药物引起的恶心，所以在用药的前 7～10 天可能需要使用氟哌啶醇等止吐药。对于那些认为使用阿片类药物会导致患者成瘾或耐受镇痛效果的患者和护理人员，我们应给予安慰及合理的解释。阿片类药物的计量间隔或选择受同时存在的器官衰竭的影响。副作用的持久性，包括嗜睡，可能预示着需要更换阿片类药物。阿片类药物在肝中广泛代谢，在肾衰竭时不蓄积，如芬太尼和阿芬太尼，是需要镇痛和肾功能不全患者的首选药物。芬太尼很少经口服吸收，首过消除率大，但从口腔黏膜、透皮、鼻内和皮下途径吸收良好。贴片或透皮途径是一种相对不灵活的药物输送途径，不适合于疼痛不稳定或需求迅速上升的患者，在这种情况下，需要皮下给药。

老年患者体内芬太尼过量的症状可能比吗啡过量有关的症状更为微妙。在芬太尼的毒性中，护理人员可能会报告说患者比平时更安静和久坐，而吗啡中毒通常会引起嗜睡、困倦、幻觉、做鬼脸、瞳孔缩小、呼吸缓慢（呼吸抑制）、抽搐和肌阵挛。异位性痛觉和痛觉异常，有时被看作一种矛盾性痛觉异常，但它们的出现往往表明一种神经病征性疼痛，仅对部分阿片类敏感[26,27]。镇痛第二阶段和第三阶段所使用的阿片类药物等效剂量的换算是可查的，等效剂量换算表可以在切换阿片类药物时提供帮助。

药物的输送途径取决于患者的状况和摄取、保留和吸收口服药物的能力。衰弱患者姑息治疗的潜在给药途径包括口服、直肠、经食道、经皮及皮下途径。皮下途径（包括输液和注射）的疼痛比肌内注射要少，并减弱了反复使用静脉途径可能产生的快速耐受性，使皮下途径成为肠外途径的常用选择。在消瘦的患者中，几种药物可以与注射器驱动装置结合使用；配伍表显示哪些药物和浓度可以安全使用[28,29]。

海洛因在英国优先皮下使用，因为它的可溶性很高，所以可以在小体积中给予高浓度。在许多国家吗啡是首选药物，但在部分国家，海洛因是无法获得的。当获得能够控制持续疼痛或静息疼痛的镇痛效果时，仍需提供短效镇痛剂，以控制爆发性疼痛。

疼痛的类型

爆发性疼痛。爆发性疼痛是指在良好持续镇痛基础上发生的超过静息疼痛的突发性、短时间的剧烈疼痛。对于那些有越来越多的镇痛要求的患者来说，随着时间的推移，这是一种潜在的疾病进展，而不是耐受性的增加[29]。口腔黏膜枸橼酸芬太尼（oral transmucosal fentanyl citrate，OTFC）含片或分散片可应用于湿性口腔黏膜患者，在药物经全身吸收时，可提供爆发性疼痛的镇痛。芬太尼或阿芬太尼也可以通过喷雾剂或鼻腔黏膜给药，但是对于初始剂量，建议由专家进行监督，这是因为该药作用产生快，但持续时间相对较短，这也使得它对与运动或换药引发的疼痛非常有效。从理论上讲，如果疼痛可以预测，那么任何短效的阿片类药物都可以提前给药。不可预测的疼痛，要求准确诊断疼痛的病因，并在可能的情况下中断病理过程；如果可能，增加辅助用药或增加阿片类药物的基础剂量可能是有帮助的。

骨痛。骨和关节疼痛可能对辅助镇痛药有反应，包括对乙酰氨基酚有协同作用（译者注：这里的协同作用是指非甾体抗炎药与阿片）的非甾体抗炎药（nonsteroidal anti-inflammatory drug，NSAID），对于已经服用阿司匹林、类固醇或者选择性 5-羟色胺再摄取抑制药（selective serotonin reuptake inhibitor，SSRI：胃肠道出血的风险增加）、利尿剂、血管紧张素转换酶（angiotensin-converting enzyme，ACE）抑制剂等这些药物的患者，应慎用 NSAID，因为这会增加肾衰竭的风险。

在恶性疾病中，骨转移会侵蚀骨皮质，这可以在普通 X 平片上辨认出来。预防性手术干预可以防止病理性骨折。放射治疗为 80%骨转移者提供了镇痛，对于衰弱的人可以考虑[1,2]。在没有脊髓压迫的情况下，多发骨转移患者预期寿命超过 6 周时，可受益于放射性同位素照射（如锶）。尽管血钙正常，但骨痛，尤其是来自乳腺、骨髓瘤或原发于前列腺的骨痛，可能对静脉注射双膦酸盐有一定疗效。有证据显示，双膦酸盐可预防某些癌症（如乳腺癌）的骨转移[30,31]。如果可能，应尽可能地固定病理性骨折部位；若无法固定，可用醋酸甲基强的松龙（甲基强的松龙）80mg 和 0.5%的盐酸布比卡因局部注射到骨折部位，缓解疼痛。另一种方式为介入治疗、麻醉及神经阻滞。

肌肉骨骼疼痛。针对轻度肌肉骨骼和神经性疼痛，提倡外用辣椒碱乳膏，然而，需反复应用，以防止 P 物质大量积累和疼痛复发。由于辣椒素有较强的刺激性，最初应用时会有烧灼感，必须防止眼睛和黏膜的接触。局部镇痛制剂或利多卡因贴剂可能是选择性的替代方案[32,33]。如果感觉正常，按摩和热疗可改善肌肉骨骼疼痛。物理治疗可以防止瘫痪肢体挛缩，患者及护理人员也应该参加康复疗法的练习。肌松剂，如巴氯芬，在这些情况下可缓解肌肉僵硬造成的不适，但剂量必须针对镇静剂的副作用进行滴定[27]。

神经性疼痛。神经性疼痛的特点是疼痛性质类似烧灼、电击样、节段性感觉改变，可能为中央或外周神经的任何部分受到压迫、破坏或渗透而发生。患者可能会描述这种受脑血管事件影响的四肢疼痛，特别是当丘脑参与其中时。疼痛是严重的，并伴有感觉的改变，包括痛觉异常。可以通过尝试放疗来缓解神经压迫，以缩小

肿瘤的体积，应用大剂量类固醇激素（分剂量服用，最多 16mg 地塞米松）以减少腹膜水肿。在某些情况下，还可选择外科手术。

低剂量三环类抗抑郁药，如阿米替林，睡前 10～25mg，是治疗神经性疼痛的有效辅助药物；其作用机制是增强阿片类药物的镇痛作用、抑制 5-HT 再摄取，以及降低痛感来减轻疼痛[27,29]（译者注：三环类抗抑郁药主要是通过抑制 5-HT 和去甲肾上腺素的再摄取，因为 5-HT 和去甲肾上腺素都是炎症介质，它的镇痛作用既有继发于抗抑郁作用的效果，又具有不依赖其他抗抑郁作用的独立镇痛效应，也就是说它的镇痛作用主要通过改变中枢神经系统的递质功能），在老年人中，即使使用低剂量三环类抗抑郁药，也可能受到抗胆碱能副作用的影响，包括便秘、口干、尿潴留、嗜睡、震颤、眩晕、心动过速及离子紊乱。抗癫痫药如卡马西平和丙戊酸钠等膜稳定抗惊厥药的使用也受到副作用的限制，在老年患者中最显著的表现为嗜睡；它们在控制神经性疼痛的应用上很大程度已经被加巴喷丁所取代。加巴喷丁已被批准用于控制神经性疼痛，但剂量必须逐渐减少，以对抗嗜睡、肾功能损害等副作用，其前体普瑞巴林也可用于神经性疼痛的治疗，但其优点似乎相对较少，而且成本一般较高。

氯胺酮，一种麻醉剂，在控制顽固的神经性疼痛时有效。200mg/24h 的低剂量皮下注射有效，联合低剂量咪达唑仑或抗精神类药物，以对抗躁动和幻觉的副作用。它也是一种心血管兴奋剂，可与阿片类药物联合使用，因为它能抵消它们的低血压作用，并可用于肾功能衰竭的患者[27,33]。最近的病例报告表明，它可能对某些人的泌尿系统产生毒性影响，因此，它只应在专家的监督下使用。美沙酮可有效镇痛，但因其不可预测的半衰期使得它难以被常规使用，因为它往往在老年人中累积，并且在心电图上与 QT 间期延长相关。

神经阻滞

神经阻滞在治疗恶性和非恶性原因引起的疼痛方面有一定作用。腹腔神经丛阻滞特别适用于与胰腺癌、肝包膜牵拉、腹膜内和腹膜后结构相关的疼痛。根据需要，几个月后可重复应用。腰大肌间沟阻滞可以减轻髋关节疼痛。硬膜外注射或留置导管可以缓解脊髓神经浸润或压迫。药物的使用取决于当地的政策偏好，但往往涉及阿片类和局部麻醉药物，类固醇也有一席之地。有交感神经参与的复杂疼痛也可对交感神经阻滞产生反应。肩胛上神经阻滞可减轻肩关节内疼痛，也可用于提供镇痛和减轻全身镇痛负担。

恶心与呕吐

为了有效地治疗恶心和呕吐，必须找出其根本原因，并制定相应的干预措施。例如，呕吐原因可能为高钙血

症、肾功能衰竭或肠梗阻，除量身定制的抗呕吐治疗外，每个症状都需要特定的干预措施。

在老年患者中，应经常考虑与合并症有关的原因：如良性位置性眩晕，与糖尿病有关的胃轻瘫和便秘。恶心和呕吐可能是类阿片和其他药物的副作用。应始终有机会与全科医师一起检查个人用药，停止使用任何不适当的药物以防止多重用药。

呕吐是由脑干核上不同受体的刺激引起的。根据被识别出的刺激原因，可以针对不同的受体来选择靶向止吐药[34]，所涉及的特定的神经递质包括多巴胺、乙酰胆碱、组胺和5-羟色胺。当选择特定的止吐剂以防止这些疾病加重时，应注意合并症，如帕金森病。某些毒素、药物和代谢异常刺激的化学感受器触发区位于第四脑室底旁的呕吐中心。中枢多巴胺拮抗剂，包括低剂量氟哌啶醇1.5~5mg或甲氧氯普胺10~80mg口服或皮下注射都是有效的。口腔或直肠应用丙氯拉嗪作用有限，因为它的副作用会扰乱老年人的生理功能。

赛克利嗪是一种抗组胺药，可能与作用在中枢多巴胺受体的药物联合应用，以增加受体阻断。它可以口服，也可以皮下注射，但皮下注射较痛苦，并与注射部位的炎症有关。在注射器驱动装置（注射器泵）中，它可能与某些药物在高浓度下沉淀。

促胃肠动力药，如甲氧氯普胺、多潘立酮（栓剂或片剂）等，对于肝转移、十二指肠、肠系膜、胰肿瘤或腹水引起的外部压力而导致的胃排空延迟是有用的。多潘立酮具有特别的功效，因为它不容易穿过血脑屏障，因此不会引起中枢神经多巴胺的损失。

恶性腹水患者，穿刺术可缓解恶心、呕吐、呼吸困难等症状。穿刺术可以在固定的中心门诊进行。在进行静脉给药时，穿刺术不总是适当或必要的[27,35]。在应用利尿剂或血管紧张素转换酶抑制剂排放过多的腹水的同时，应考虑导致腹水产生的原因和注意避免脱水的病理生理过程。为了减少腹水的积聚，应监测利尿剂治疗的患者的血压是否降低，如果没有观察到明显的好处，应停止使用药物。

肝转移引起的恶心可能对低剂量地塞米松有反应，每日2~4mg。血清素受体拮抗剂，如昂丹司琼或格拉司琼在短期治疗因化疗引起的胃肠道出血、放疗或恶心等引起的呕吐都有用。在化疗前可进行7天有效的透皮制剂治疗，并可随后移除。便秘、头痛和费用限制了长时间使用。呃逆是很痛苦的，同样，使用药品治疗呃逆必须针对确定的原因进行调整，如淤滞的胃扩张可能对促动剂有反应。涉及隔膜或脑干的肿瘤可对作用于中枢的药物，包括硝苯地平[34,36]、巴氯芬[37]和低剂量氯丙嗪有反应。

便秘

便秘是老年人群体中一个非常普遍的问题。容易便秘的慢性疾病包括帕金森病、甲状腺功能减退、糖尿病、抑郁症、憩室病和痔[2]。静止不动和药物治疗也是造成便秘的重要因素。便秘是阿片类药物常见的副作用，所有患者开始应用阿片类药物时应联合使用泻药。非阿片类药物也可导致便秘，包括铁和钙的补充剂、钙通道阻断剂、抗组胺药、三环类抗抑郁药和利尿剂。

便秘的评估，应包括频率、作息习惯、协调性、疼痛和饮食。直肠检查有助于排除嵌塞。应避免使用高纤维制剂，因为如果没有足够的液体摄入，会加重便秘。在已知的结肠病变的患者中，还应避免或谨慎使用刺激性的药物。乳果糖是一种有效的可大剂量使用的大便软化剂（60~90mg/天），但可产生大量的气体[1,5,23,38]。

除非有禁忌，刺激物（如番泻叶）和软化剂（如多库酯钠或氢氧化镁）的联合使用是适当的。而联苯胺（DUNTROM、泊洛沙姆）的作用是复杂的，这种液体制剂仍可使用，但药片已不再生产。它被批准只用于晚期患者，并且可以改变尿液和粪便的颜色。对便失禁患者的皮肤有严重刺激作用。在严重的便秘情况下，可选用大剂量的聚乙二醇3350（如默维可8袋/天，连用3天）或匹可硫酸钠（5~10mg），粪便嵌塞可以用大剂量聚乙二醇3350、灌肠剂治疗，并联合适当的镇痛药物。花生油保留灌肠（患者无花生过敏），第二天早上再做磷酸盐灌肠也是有效的。对于那些呼吸短促的人，应积极预防便秘，因为排便时用力会加剧呼吸困难。

肠梗阻

手术通常不适用于多处肠梗阻，多处肠梗阻在卵巢癌和结肠癌中常见。被确认为有危险的患者可以使用大便柔软剂进行预防性管理。肠梗阻常伴有呕吐，呕吐物多为排泄物；另外的晚期症状包括疼痛、腹胀。腹平片有助于早期临床诊断。

急性梗阻性发作的治疗需要解痉药，如东莨菪碱用于绞痛，也可用阿片类药物来减轻腹痛。在呕吐中枢起作用的止吐药，可考虑使用塞克利嗪。在有梗阻的情况下，口服用药不可靠，因此药物通常最好通过注射器驱动装置（泵）运送，应注意赛克利嗪与东莨菪碱不能在同一注射器混合使用。

皮质类固醇有时对梗阻有效，但依据患者的特点，是否受益尚未阐明[39]。如果无明显改善，可试用大剂量地塞米松几日再停药。奥曲肽可降低肠道分泌物的体积，但应在专家的监督下使用[40]。对于大多数肠梗阻患者来说，没有证据支持"滴注和吸吮"的治疗方案。患者通常可以服用口服液，甚至可以吃清淡的食物，但每天可能不得不应对少量的呕吐发作。

腹泻

腹泻可引起脱水、电解质失衡、疲倦及尊严丧失。对于那些不得不帮助患者上厕所或为卧床不起的患者更换护垫、衣服的护理人员来说，这可能是令人筋疲力尽和痛苦的。

首先应查明腹泻原因，放疗、应用抗生素、吸收不良、应激和胃肠道出血是公认的危险因素。直肠检查可以排除粪便嵌塞和溢漏：见前面的（便秘）治疗。粪便样本需排除艰难梭菌感染。一旦排除了可逆病因后，患者可通过补液、膨胀剂、氯哌酰胺或基于可待因的产品进行治疗。瘘管形成的高输出分泌性腹泻的患者由于潜在的病理结果，可从奥曲肽的治疗中获益[40,41]。早期转诊到地区理遗护理机构是非常必要的（译者注：理遗主要包括尿失禁和尿潴留、便失禁和便秘）。

进食障碍

吞咽困难和吞咽障碍可见于晚期痴呆、其他神经退行性疾病、脑卒中及某些恶性肿瘤，常导致个体的营养不良及吸入性肺炎。改变食物和流食的质地，使用增稠剂，在进食时细致定位，以确保安全地吞咽。随着疾病进展及吞咽的变化，语言治疗师应对患者进行再评估，并采取适当的建议指导护理。

饮食是一种社会活动，改变饮食习惯或将个人排除在家庭膳食外，可能导致社会孤立及生活质量的下降[42]。因患者会扭头或紧咬牙拒绝进食精心准备的饭菜，可能是患者及护理人员之间产生摩擦的原因，因此护理人员需要得到支持和安慰。厌食可能是自然死亡过程的一部分，在这种情况下，人工营养不会延长寿命，可能是负担，并扭曲了护理的重点。此时，护理人员应该给予耐心的解释，以避免造成这样的印象，即患者正被"饿死"，以及食物或液体被强行塞进无法吞咽的患者的嘴里。良好的口腔卫生、人工唾液及少量的水或冰块，可以缓解口渴的症状。这些都是实际的干预措施，很容易由护士或护理人员进行。如果无法满足足够的液体摄入，可以考虑就诊于社区或住院。

根据疾病的急性进展期，在患者的同意下，特别是在临终阶段，可以考虑人工和补充喂养。皮下补液可以为患者提供帮助，即使在生命的最后几天。鼻饲舒适程度差，不应被视为一个长期选择，因为它不舒服，可能需要频繁更换，有肺部放置、鼻刺激和吸入性肺炎的风险。为了保证长期营养，可以考虑胃空肠造瘘术。这些手段都存在操作和感染的风险，对于处于仰卧位的患者，还容易造成误吸。胃肠喂养容易导致感染和肠道功能失调，腹泻也是胃肠喂养的一种潜在并发症，应个体化考虑治疗方案，而不是为坚持某个原则。

厌食症经常伴随年龄的增长出现，特别是吸烟者。因为味觉受到了损害，嗅觉的缺失加重了食欲的缺乏。良好的牙齿对饮食是必不可少的，所以口腔卫生是关键。义齿的丢失应被视为紧急情况，因为它立即限制了个人的饮食、摄入量、交流和社会化功能。良好的牙齿护理对于在治疗中使用靶向核因子 κB 受体活化因子配体

（RANKL）的双磷酸酯类抑制物或单克隆抗体的情况尤为重要，因为下颌骨坏死（译者注：通常伴随着拔牙和延迟愈合的局部感染发生）是一种具有破坏性的潜在并发症（译者注：患者如发生下颌骨坏死，针对下颌骨坏死的治疗反倒加重病情）。

药物治疗通常会导致患者口干，除停止用药外，在可能的情况下，还可通过吸吮碎冰、液体、人工唾液或新鲜或冷冻的菠萝片来达到目的[1,2]。口腔念珠菌感染比较常见，因为真菌附着在塑料义齿上，但口腔念珠菌不一定与口腔的症状相关[2,42,43]。全身性抗真菌药物使用后会出现呼吸困难，但是，如果其他病理同时发生，导致吞咽困难不能迅速解决，则需要进行影像学检查。口腔溃疡，可以涂凝胶或漱口水与局部应用利多卡因，外用类固醇或局部涂药，但潜在的原因往往是不适合的义齿或营养不良，应查明病因[1,2]。

呼吸困难

气短是一种主观感觉，当脉搏血氧饱和度、呼吸速率均正常时，患者仍有这种感觉。它是恶性和非恶性疾病的常见症状，在生命的最后几个星期发病率增加[2,44]。应鼓励患有非恶性疾病但健康明显恶化的患者和经常住院的患者讨论他们的看法及恐惧，他们可能想要通过ACP 改善他们的病情或在他们突然恶化时，提前决定拒绝治疗。

明确呼吸困难的原因，需要详细的病史和检查。通常情况下，在缓解症状的同时改变疾病过程是最有效的方法。类固醇激素、支气管扩张剂、利尿剂、支气管扩张剂、血管紧张素转换酶抑制剂在慢性阻塞性肺疾病（chronic obstructive pulmonary disease，COPD）的治疗中占有一席之地。急性心力衰竭则需要静脉注射呋塞米、硝酸盐类药物及注射吗啡。恶性心律失常应及早识别及纠正。抗生素在症状管理中，甚至在疾病晚期，都有一席之地，用以解决胸膜疼痛和与肺炎和感染相关的全身症状。引流胸腔积液可快速地缓解症状。支气管内支架可缓解气道塌陷和肿瘤阻塞导致的呼吸困难[1,2]。

贫血患者很少能从补铁中获益。输注红细胞效果最明显，尤其是当血红蛋白低于 10g/L。

长期氧疗可以改善 COPD 患者的运动耐量和寿命，但除非使用加湿器，否则会产生鼻腔刺激和干燥。面具和管子都很笨重。缓解呼吸困难通常可以简单地通过使用风扇或打开窗户来冷却患者的脸即可[44,45]。

阿片类药物可减轻呼吸困难的症状[45-48]。有病例报告和研究显示，通过不同途径给予各种阿片类药物的小样本病例，吗啡的使用是最有力的证据。已经有案例报告和研究表明，在所用的有效剂量内，对呼吸速率、血氧或二氧化碳浓度没有显著的不良影响[47]。应用阿片类药物治疗的患者，每 4 小时口服吗啡 1~5mg 可能就足够了。在已经服用阿片类药物的患者中，基础剂量上增

加 25%～30%，可提供类似的缓解[45,46]。对于无法吞咽的患者，海洛因皮下给药可达到同样的效果。焦虑、恐惧症状明显者，可小剂量口服地西泮或皮下注射咪达唑仑。

呼吸困难门诊所采用的结合适当运动、放松、呼吸控制和有效通风的治疗方式，使他们的依从性良好[48]。

咳嗽

持续的咳嗽可能是各种恶性及非恶性疾病的刺激性和疲劳的表现。常见的非恶性原因包括食管反流、鼻后滴漏（译者注：鼻后滴漏是指鼻炎、鼻窦炎患者鼻腔炎性分泌物倒流，经后鼻孔进入鼻咽部、口咽部、下咽部，对咽部黏膜造成刺激，引发咽部不适，是引起慢性咳嗽的重要原因之一）、慢性阻塞性肺疾病、心力衰竭、肺炎及药物的副作用。治疗应针对病因采取措施。咳嗽辅助装置可以在被确诊为神经肌肉无力的个体中发挥作用。恶性病变导致咳嗽的治疗，可选择类固醇及放疗方案。如果咳嗽是由干燥的空气引起的，氧气需要加湿，或者使用常规盐水雾化治疗。

黏液溶解剂、祛痰药、支气管扩张剂和胸部物理治疗可能有效地控制咳嗽。止咳糖浆含有可待因，或常规低剂量的阿片类药物，包括吗啡制剂，对镇咳有效。

当患者进入生命的最后阶段，咳嗽反射将减弱或消失，以至于不能清除气道内的分泌物，并可能发展出所谓的死亡鸣叫，其实这个声音是空气通过气管内的分泌物时产生的。对于那些需要护理人员安慰和解释的家庭来说，这种声音是令人痛苦的。抗胆碱能药物，包括氢溴酸东莨菪碱、丁溴酸东莨菪碱、阿托品和葡萄糖吡咯，可以减少气道分泌物且可以皮下给药[1,2,49]。如果想要避免镇静、躁动和谵妄的副作用，可以使用葡萄糖吡咯和氢溴酸东莨菪碱，因为这两种药物无法透过血脑屏障。

头晕

头晕是老年患者常见的症状，是一种病因复杂的临床综合征。头晕病因较多，可导致血压下降、晕厥、功能障碍、入住养老院或死亡[50]。药物治疗、心律失常、血管疾病、前庭系统疾病、糖尿病神经病变和本体感觉改变均可能导致头晕。如病因不能逆转，教育患者和护理人员防止触发因素并创造安全的家庭环境，以上是重要的管理措施。同时应该对临床用药进行审查并使之合理化。

疲劳

疲劳是一种常见的不适症状，见于许多疾病，包括恶性疾病和终末期心脏呼吸衰竭。这种症状的结果导致患者自理能力下降，对护理人员的依赖会对患者产生深刻的心理影响，他们可能认为自己正在成为一种负担。需要排除可逆的病因，这些病因包括贫血、抑郁症、甲

状腺疾病、低钾血症、低钙血症和缺镁。药物，如抗焦虑药、抗精神病药和 β-受体阻滞剂，会导致白天嗜睡，应尽量减少或者停药。应用抗高血压药物时应注意患者的心血管和血容量状况。

优化身体健康、活动节奏和睡眠规律，医患间的良好沟通和设定现实可行的目标，可帮助患者最大限度地提高自己的生活质量。

厌食-恶病质综合征常发生于疾病的终末期患者，常导致蛋白质营养不良。该综合征是由炎症细胞因子的平衡改变和代谢中断引起的[51]。将这些信息告知患者和护理人员可能有助于理解和接受这些信息。治疗恶心和味觉改变，最大限度地提高口腔卫生，并确保义齿适合是必不可少的。及时补充各种蛋白质和热量，但不应强迫患者进食。对于喜欢的食物，可少量多餐。类固醇可增强食欲，但效果短暂，长期使用会加重肌病和疲劳[1,2]。

抑郁和适应障碍

当患者意识到自己已经处于疾病的晚期且丧失了独立性和未来时，他们可能会经历一个极度悲痛的过程。患者会经历并表现出一系列的情绪变化。这些悲痛和失落情绪若不能很好地疏导，会进一步加剧。花些时间了解患者的过去（译者注：社会地位、文化背景、个性特征、生活习惯等），有助于掌握患者的这些失落情绪，从而提供有针对性的帮助使患者能更好地适应目前状况。

据英国《每日邮报》报道，研究人员估计，患有抑郁症的晚期患者的数量可能有 7%～30%。抗抑郁药可适用于清晨醒来焦虑、淡漠、悲观、感情压抑或者社会孤僻的患者。症状包括衰弱、疲劳、食欲不振或对自己的悲观情绪，都是公认的终末期疾病的表现，不一定是抑郁症的指标[52-55]。

意识混乱

令人遗憾的是，认知障碍可能伴随着一些慢性疾病，如前所述，应鼓励患者事先做好准备，并分享他们对未来的意愿和嗜好。尤其是老年患者，容易出现急性意识混乱状态。谵妄的风险随着年龄、认知障碍、感染、器官衰竭、某些药物及多重用药和骨折的增加而增加[56]。意识混乱的常见原因在表 114-3 有概述[1,2]。

表 114-3 意识混乱的常见原因

合并症	认知障碍
	神经退行性改变痴呆
	脑血管疾病
	视力差
	听力缺失
药物	抗胆碱能药物
	苯二氮卓药物
	戒毒
	戒酒
	阿片类药物

续表

系统疾病	全身性感染
	尿潴留
	便秘
代谢性疾病	缺氧
	尿毒症
	器官衰竭
	高钙血症
	低血糖症、高血糖症
恶性肿瘤相关	脑转移
	副肿瘤综合征

急性意识混乱的管理包括治疗可逆的原因和通过佩戴助听器和眼镜来改善听力和视力。患者应该在光线充足、噪声最小的房间里接受护理，并耐心与之交谈[27,56,57]。短期低剂量的抗精神病药物可能有助于治疗情绪激动、表达偏执、出现幻觉的意识混乱患者。巴比妥类药物会加重这些症状。护理人员需要解释并进行安抚，因为这些症状会令家人心疼。

与恶性肿瘤相关的意识混乱主要有脑转移瘤和高钙血症，副肿瘤综合征是少见的，但在治疗过程中可能发生[57,58]。脑转移引起的意识混乱，可能对大剂量地塞米松（16mg）有反应[56-58]。如果应用 5 天后没有起作用，类固醇可突然停药。

高钙血症导致的意识混乱是可逆的，在合并恶性实体肿瘤的情况下，它通常会导致预后较差，它可发生在以溶骨为主的骨转移，释放细胞因子，刺激破骨激活因子，肿瘤分泌副甲状腺素，或肿瘤产生 1,25-二羟基维生素 D。高钙血症的治疗应开始静脉补充 0.9%氯化钠，随后静脉注射双膦酸盐。也可以考虑使用帕米膦酸二钠和唑来膦酸钠[1,2]，但这是一种有效但价格昂贵的替代品。高钙血症的治疗可能需要周期性重复，并在社区监测钙离子，新型单克隆治疗通过核因子受体活化因子配体（如 denosumab）从而减少破骨细胞的生成。

疾病晚期往往会因感染而变得复杂。良好的皮肤护理、个人护理、适当的厕所清洁、耐心和细心喂养等措施，可减少感染发生的风险。明确感染后，应采取减轻症状的措施，包括使用解热镇痛药。抗生素可以用于缓解症状，但在某些情况下可能不合适或不起任何作用。针对患者不断变化的需求，与患者和护理人员事先规划护理目标至关重要。例如，晚期痴呆患者应用抗生素并不能提高生存质量[59,60]。抗生素治疗的缺点有过敏反应、抗生素抵抗、艰难梭菌感染、腹泻、骨髓损伤、癫痫发作、肾功能衰竭和呕吐。重度认知障碍的患者可能无法正常使用静脉抗生素或接受痛苦的肌内注射。

压疮

压疮形成的原因包括卧床、便失禁、恶病质、营养不良和合并症，应参照标准的伤口护理指南进行管理[58,59]。压疮伤口的存在是疾病晚期和预后不良的一个指标，但

其本身并非死亡的独立危险因素[8-10]。

根据当地的情况，可以将因淋巴水肿而丧失行为能力的患者转入当地的淋巴水肿服务机构，以减轻水肿并恢复四肢功能。淋巴水肿的处理原则，包括细致的皮肤护理和预防急性炎症的发作。

那些有压疮风险的患者需要适当的护理干预，无论患者在家中还是在长期护理中心，都需要定期和系统地调整患者的体位，护理人员要特别注意保护脆弱压力点。

在临终关怀的情况下，当压疮存在时，最恰当的做法就是注重患者的舒适度，包括缓解疼痛和控制气味、出血或分泌物，因为愈合可能是一个不现实的目标。减压措施对于压疮的管理是必不可少的，敷料在缓解疼痛方面有一定作用。可给予短效镇痛剂缓解患者换药时的痛苦。有证据显示，在疼痛的伤口上使用含有双氧吗啡或硫酸吗啡的润滑凝胶（如 Instillagel），可以在不引起全身副作用的情况下缓解疼痛[61]。通过适当的清洁、多次换药和局部使用甲硝唑或磺胺嘧啶银可以限制气味。适当的局部敷料如木炭敷料可能含有气味，如果患者无恶心，可使用柠檬或香草油或过滤/空气净化器来掩盖周围环境中的气味。如果到本地伤口护理服务机构可以减轻痛苦，则不应因预后过短而不转诊。

精神上的痛苦

老年患者的宗教或精神信仰很重要。面对衰弱或绝症时，患者可能会质疑对自我的认同、人生的意义和目的以及生前做出的决定或采取的行动[62,63]。宗教信仰或宗教习俗，可以为个别患者和护理人员提供帮助，特别是在压力期，宗教信仰可以使他们能够协调处理各种事件。

安乐死的特别请求应该给予同情，同时，这个请求应该被视为能深入了解患者所经历的那种极度痛苦的机会。患者提出安乐死请求，可能是源于身体或心理疾病未能被有效控制，对未来（如可能成为负担）的恐惧，因疾病影响生活所引发的烦躁和内疚，以及缺乏合适护理环境或在护理过程中尊严的丧失[52,53,62-64]。

临终时期

准确地预测个人的预后是困难的，而且患者和护理人员也会误解[1,2]。由于慢性疾病而有一段时间存在明显不适症状的患者，死亡可能很难诊断。与 6 个月或 12 个月前的个人情况比较，可以使患者和照顾者有个较好的预测。

一般来说，患者的预后可能是在病情不断恶化的几天内进行评估的，患者可能表现为无法口服药物或超过一小口的水，并且卧床不起或半昏迷[1,2,17]。对这一状况进行沟通，使患者和护理人员能够为死亡做好准备，但在护理人员在患者疾病不同阶段来照顾患者的情况下，这种交流会引发各种情绪反应[63,65]，这可能也是一个解决家庭或人际冲突、道歉、和解和表达感情的机会。在国家卫生服务机构收到的投诉中，一半以上的投诉是围绕死亡问题进

行的沟通不畅造成的[65-68]，失去这种沟通的机会会导致痛苦、愤怒及失去亲人后护理人员无法释怀的悲痛。

然后，可以为护理制定现实的目标，其中包括患者的尊严和舒适度，而不是单纯延长死亡阶段。应与护理人员讨论这一问题，并酌情与患者讨论。医护人员发现（让患者家属）了解患者死亡如何会自然地（有心理准备地）发生远比（突然告知）他们所爱的人将再也不会苏醒更容易让他们接受。相关的告知应该包括患者在死亡过程中可能发生的情况（包括可能的死亡呻吟和潮式呼吸模式），以及濒死患者在家中死亡后应该做些什么。

应该反复检查所用药物，及时停用不必要的药物以免对个人造成伤害。可停止定期或常规血液化验和其他一些检查（如血压），但可以监测呼吸速率，以使亲属确信患者没有服用过量镇静剂。对症状控制至关重要的药物可以作为皮下注射或使用注射器泵（驱动程序）进行输液。[27]。如果需要反复皮下注射，可以预留一个小型皮下蝶形插管以方便注射。液体摄入量可能不多，但仔细的口腔护理（见前面）可以缓解口渴的感觉。有时患者将受益于皮下水化，可防止脱水，皮下给液也可在家进行。

远期护理计划允许在患者的家中开处方和取得药物，以便在必要时控制症状[2,8,19]。包括治疗疼痛和呼吸困难的阿片类药物、止吐药、抗胆碱能药及镇静剂（如咪达唑仑）。如果个人变得焦躁不安、躁动，可能有几个潜在的原因，包括尿潴留、便秘、代谢异常、疼痛、恐惧和未解决的精神困扰。一旦可逆原因得到解决，患者可通过注射器泵接受镇静药物治疗。糖尿病管理监测和干预的现实目标应该被商定且应制定个人的护理计划，并认识到即使在终末期护理期间，血糖过高也会加重患者的症状[20,67,68]。

应鼓励护理人员与患者进行交流，尤其是患者在家中死亡的情况下，应向他们宣教如何配合护理，包括口腔护理和翻身，同时任何与死亡有关的宗教仪式或习俗都应遵守。这些目标中有很多体现在护理路径中，个人护理计划至少应该努力达到这些标准[1,2,19,27]。

许多慢性病患者的死亡遵循公认的模式或疾病轨迹[19,59]。偶尔发生突发的灾难性事件，如大出血、抽搐或肺栓塞，在短时间内就会发生死亡[2,58]，工作人员要为患者和每位护理人员保持平静和安心提供帮助。如果这种情况能够预见到，而且时间允许，患者可以通过使用具有遗忘效应的抗焦虑药物而变得无意识和不知情。在事件发生后，要对护理人员进行安抚和解释，让他（她）们了解事件发生的原因，以及他们所爱的人没有经历任何痛苦。

结　论

为老年患者提供的姑息治疗重点在于维护患者的尊严和生活质量，使个人能够积极地面对生活。确认疾病轨迹，包括癌症、器官衰竭和衰弱，以目标导向的远期护理计划为个人提供支持，为未来做准备并展开讨论，

包括临终关怀和身心康复，使个体能够重新掌控自己的生活，并减轻护理人员在决策中所经受的压力。

关键点　使用"PQRST"找出每种疼痛的原因

对于每一种类型的疼痛，请确定如下内容：

- 促发或缓解的因素。
- 疼痛的性质（例如，在感觉改变的区域有烧灼感可能指向神经性疼痛）。
- 放射痛（如神经根性疼痛）。
- 严重程度（通常使用视觉模拟或用数字以 1～10 的等级进行评估）。
- 时间因素（疼痛出现时间/间歇性持续的时间，在一天中的特定时间段是否更严重）。

老年患者的姑息治疗

- 姑息治疗的定义及其在老年患者疾病历程中不同阶段的应用。
- 支持决策制定和未来规划，为《心智能力法案》和道德框架提供场所。
- 疼痛的根源和治疗方法。
- 缓解胃肠道和呼吸道症状。
- 精神错乱、抑郁和精神折磨。
- 慢性病患者终末期的识别及常见症状的临终关怀。

（戚　萌　袁　良　译，王　旭　校）

完整的参考文献列表，请扫二维码。

主要参考文献

2. Doyle D, Hanks GWC, MacDonald N, editors: Oxford textbook of palliative medicine, ed 4, Oxford, England, 2011, Oxford University Press.
9. Stansby G, Avilal L, Jones K, et al: Prevention and management of pressure ulcers in primary and secondary care summary of NICE guidance. BMJ 348:31–34, 2014.
16. Shickle D: The Mental Capacity Act 2005. Clin Med 6:169–173, 2006.
17. Capel M, Gazi T, Vout L, et al: Where do patients known to a community palliative care service die? BMJ Support Palliat Care 2:43–47, 2012.
19. Gold Standards Framework www.goldstandardsframework.org.uk.
20. SPICT www.spict.org.uk.
24. Helme RD, Gibson SJ: The epidemiology of pain in elderly people. Clin Geriatr Med 17:417–431, 2001.
25. Kovach CR, Weissman DE, Griffe J, et al: Assessment and treatment of discomfort for people with late stage dementia. J Pain Symptom Manage 18:412–419, 1999.
27. Twycross RG, Wilcox A, Howard P, et al: Palliative care formulary, ed 4, Oxford, England, 2013, Radcliffe Medical Press.
29. Portenoy RK: Pharmacologic management of cancer pain. Semin Oncol 22:160–170, 1995.
35. Stephenson J, Gilbert J: The development of clinical guidelines on paracentesis for ascites related to malignancy. Palliat Med 16:213–218, 2002.
46. Brown D: Palliation of breathlessness. Clin Med 6:133–135, 2006.
63. Chochinov HM: Dignity and the essence of medicine: the ABC and D of dignity conserving care. BMJ 335:184–187, 2007.
69. End of Life Diabetes Care, Clinical Care Recommendations, Second Edition October 2013. Commissioned by Diabetes UK.

第 **115** 章 | 老年医学的伦理问题

Søren Holm

在某种意义上，老年医学没有具体的伦理问题或原则。我们作为人的道德地位不会随着+年纪的增长而改变，老年人理应得到与年轻人相同的尊重和关注[1]。在大部分情况下，产生伦理问题的临床情况与可能出现在其他医学实践中的临床情况非常相似。

在另一种意义上，老年医学存在的具体伦理问题主要由以下几种原因引起：①许多西方老龄化社会典型的社会印象，认为老年人与年轻人相比，不具备竞争力，不那么值得关注；②老年人随着年龄增长逐渐衰弱导致的复杂情况；③与其他专业相比，许多卫生保健系统对于老年医学存在资金提供不足的趋势；④在老年人的卫生保健和社会服务之间的复杂接合。

在考虑一些经常发生在老年医学的伦理问题之前，本章将简要回顾一些与老年医学相关的医学伦理学的核心要素。其中包括失能患者的决策，预先决策，卫生保健代理的使用，失能，以及临终问题的相关研究。最后一部分将涉及老年人的资源分配和卫生保健要求。

对自主权的尊重

临床医学伦理学的基础就是对自主权和自我决定的尊重[2]。有能力的患者在被告知可获得的治疗选项后，可以决定他们最终选择哪种治疗或不接受任何治疗。伦理学和法律上都公认，有能力的患者可以拒绝治疗，即使这种治疗是简单和救命的。

我们应该在卫生保健中尊重自主权的主要原因是，生活是患者的生活，他们有权根据自己关于美好生活的价值观和理念来塑造自己的生活。

在大部分卫生保健系统中，对自主权的尊重在临床实践中已经制度化，主要通过需要关于诊断治疗流程的有效的知情同意来体现。而在研究伦理学中，对自主权更强的保护通过更加明确的知情同意要求来实现。

但是，尊重自主权不仅包括尊重人们做出的决定，还包括将人们作为与他们自己生命相关决定的首要决策者来尊重。这意味着：①当需要选择时，在一个默认的决定做出前，患者必须参与到决策过程中；②在患者准备好做出决策前，他们不应该被强迫做出决定；③患者应当被给予他们做出决定所需要的信息，而不仅仅是卫生保健专业人员认为相关的信息。

因此，将患者作为决策者来认真对待，意味着决策

过程在病房或科室层面是有计划、有组织的，以此来保证患者在正确的时间参与进来，并且有足够的时间来恰当地告知他们。从一个更广阔的视角来看，尊重自我决定也有义务通过促进人们的自主权来提升人们做决定的能力。假如我们能做一些事情可以使人们做出自主决定，我们就应该去做。这包括临床相关试验干预（例如，给一个脱水且意识模糊的患者补充水分使之恢复），也包括患者教育和现代患者自我决策的应用来支持这个过程。

两种常见的关于尊重自我决定意味着什么的误解需要被指出。第一种误解是，尊重自主权需要患者自己做所有的决定，并且他们不能授权其他人替他们做决定。但授权决策完全是一个自主的事情。我们经常做这件事情。并且当患者相信医生能做出更好的决定时，患者要求医生做决定，或者患者在做决定的时候听从信赖的亲属或朋友的意见，这在伦理学上是没有任何问题的。强迫患者做他们不想做的决定是不尊重患者的自我决定。

第二种常见的误解是，凡是要求的就满足就是尊重自主权，这意味着，假如有人想要一些服务，如一项特殊治疗，在道义上就有义务帮助他或她获得。但是严格来讲，尊重自主权含有不干涉的消极之意。任何积极有义务的帮助不应源于尊重自主权。必须以不同方式证明其合理性，例如，通过对已建立的医患关系说明专业的职责。

家长式管理

家长式管理（paternalism）是一个术语，我们为他人采取行动或做出决定的意图是为了使那个人受益。这个单词起源于拉丁语"父亲"，它的意思是一个家长式的决定就像一个好父亲为他的孩子做的决定一样。

只有当一个行动可以给他人带来好处时，这个行动才可以被认为是家长式管理，意识到这一点很重要。采取和实施使医生、卫生保健系统受益，反之有其他意图的行动，不是家长式管理，而只是简单强制的。

当有问题的人是失能的，家长式管理的决策是没有问题的（将在稍后讨论）。这种情况在一些时候被认为是真正的家长式管理。但是，当患者是有能力的，并且想要自己做决定，家长式管理的决策是有问题的。在那种情况下，家长式管理的行动超越了人的自主权。当没有

时间咨询患者的紧急情况下或有时在公共卫生背景下，家长式管理的决策被证明是合理的；但在与非紧急患者互动中，罕见合理性。患者也许很衰弱，但只要他们想要做出自己的决定，就让他们决定。

家长式管理的一种日益普遍的形式被称作信息家长式管理。信息家长式管理发生在当患者明确表示他们不想知道关于他们情况的一些信息（如不想知道精确的诊断），但有时他们被给予了这些信息，因为卫生保健系统认为患者最好知道这些信息。有时有观点支持：卫生保健专家有职责将真相告诉他们的患者。但是这一职责并不是指将真相强加于不想知道真相的人们身上。我们举一个类似的例子就可以轻易看到：我们每一个人都有职责告诉朋友真相，但我们并没有义务主动去评价他们的穿着品味或最新发型，即使这些评价是毋庸置疑的事实。

尊　严

在老年医学的背景下，尊重和保护患者的尊严是第二个伦理学考虑的重要议题。尊重自主权和人们的决定可以被视作保护和尊重人格尊严的一部分，但尊严是一个复杂的概念，不能仅从尊重自我决定来讨论[3]。

要以一种有尊严的方式对待人就需要将人们看作有个人诚信、个人价值及个人隐私受到保护的健全人来对待。这具体的意思会随着文化和时代的不同而有所差异，但是在一种文化下的每一个人都能识别无尊严的、无礼的主要行为。同样，关注患者经历的研究在弄清何时照护侵犯了患者的尊严中起到作用。毫无意外地，许多老年人在他们穿着破烂或裸体及半裸体地暴露于他人的注视下时感到没有尊严[3]。

在这种背景下，重要的是要记住，一些与保护尊严相关的大问题是由无数日常的亵渎尊严的小事引起的，这些小事损害了一个人的个人价值观和关于正确与恰当的认识。尽管个别卫生保健专家采取了行动，但解决这类问题的方法通常是有组织的。

衰弱、临床复杂性和伦理决策

原则上，尊重患者的自主权和尊严，使他们参与到与诊断和治疗有关的决定是很简单的，但由于患者的衰弱和严重的共病而变得很复杂。住院和治疗可能触发新的问题并导致失能，而我们对治疗有效和副作用的认识，常来自特殊选择的无衰弱及共病患者的研究。卫生保健专家做合适的治疗选择时要考虑到衰弱产生的风险，同时做这些治疗选择的决定时要与患者、家庭及护理人员进行沟通和分享。这需要做到以下几点：①医生需要将衰弱放在心里，而不是仅看到现有的问题；②在可用的治疗选择带来的风险和获益上要花很多的时间来沟通[4]。

失能的患者

不是所有患者都有能力做出关于卫生保健问题的决定。在急性疾病期间，患者可能暂时地失去能力，或者也可能永久地失去能力（如痴呆的晚期）。即使这些患者不能自己做决定时，他们仍需被做出卫生保健或其他决定。

失能的定义最初是很直接的。普通成人是有能力做决定的个体的典范，而当这些人失去意识，或酒醉，或到丧失几乎所有记忆及大部分推理能力的阿尔茨海默病晚期时，他们失去了能力。但是在完全能力和完全失能这两个极端之间，存在着一个非常宽范围的情况，包括一个人有部分能力（即有能力做一些决定，但不能做其他的决定），或者一个人的能力是可疑的。这种灰色地带主要由两个复杂的因素引起：①能力通常是能做一个特定决定的能力；②我们还没有一个很好的解释，做什么决定才是具备有能力的，以及在失能之前你究竟偏离正常有多远。

能力通常是能做一个特定决定的能力，这一点在孩子中很常见。不是说某一天他们完全没有能力去做决定，而第二天他们就变得完全有能力了。当热天在海滩上，即使一个 3 岁的孩子也有能力决定他或她想要哪一个冰淇淋。相同地，一些痴呆患者只是没有能力决定他们的治疗，而并非不能决定晚餐吃什么或早上什么时候起床。

第二个关于有无能力做决定的复杂因素是，我们不清楚到底一个决定多合理才被认为是有能力的。人们做出的大部分决定不符合理性的严格规则，而且做决定时至少带着部分的无知。想想我们大部分人做出重要决定的方式，如申请医学院、买房子、结婚、开始存养老金。我们并不搜集我们应当搜集的所有信息，我们也不总是仔细考虑所有的选择。这意味着除非我们想规定大部分决策为失能的，进而被他人否决，否则与完全合理及信息完备的决策相比，我们应当稍微放松对有能力的决策的要求。

我们想说的是，重要的不是如何做决定，而是决定的内容（即到底做了什么样的决定）。但这是一个有问题的争论，因为即使是非常重要的事情，我们通常允许人们做出愚蠢的选择。事实上，一个不是我们本应做的决定，并不能说它是一个失能的决定。

只有当我们的患者做出我们不同意的决定时，失能的问题才会出现，意识到这一点很重要。只要患者和我们意见一致，我们就不质疑他们的能力，并且使他们的诊断和治疗知情同意书生效。它本身就是有问题的。有时许多患者能做出我们同意的决定，但我们却质疑他们做这些决定的能力。

为失能者制定决策

当一个人必须为另外一个人做重要决定时，被称作代理决策，主要有两种情况需要代理决策。他们通常指的是"替代判断标准"及"最大利益标准"[5]。

根据替代判断标准，决策者的任务是尝试做出失能者在有能力状况下应当做出的决定。这涉及与患者的同感识别来了解患者可能的决定。用这个标准来进行代理决策的问题在于，到底是失能者的哪一种特征在决策中起作用这一点并不明显。例如，我应该为一个一辈子都是鲁莽的决策者的患者做鲁莽的决定，还是我应该考虑到一名患者的针头恐惧症？这些问题使替代判断标准失去优势。

根据最大利益标准，代理决策者的任务是做出使最有利于患者的决定（即决定最可能使患者受益）。这种标准在需要为失能者做出法律决策的大部分审判中被接受。这里最大利益的概念相当广泛。一名患者的最大利益并不局限于他的"医学最大利益"（如哪一种治疗在医学上是最佳的），同时它还包括社会问题等。患者的最大利益至少在部分取决于患者的优先价值及生活目标，这一观点已被广泛接受。一位穆斯林患者的最大利益很有可能不同于一位基督教的患者。假如理解并凭借患者的价值观的信息，根据最大利益标准做出的决策会比根据替代判断标准做出的决策更接近。

"最大利益"这个术语看起来意味着只有一种决定和行动能促进患者取得最大利益，而我们的任务就是找到那种行动，但是这种观点的基础就是错误的。因为临床状况及患者价值观的不确定性，使我们经常无法决定哪种行动能使患者利益最大化[6]。使我们常常能够识别一些明显不利于患者的决定，但我们无法从剩余的选择中指出明显能使患者利益最大化的一个。这就意味着在卫生保健团队内部或者在卫生保健专家与家庭或照护员之间可能存在一些合理的不同意见。

预先的决策

现在许多法律允许人们做出关于卫生保健的合法的预先决策，决策将在这个人变得失能时生效。这可以通过预先指令的方式或任命指定代理决策者的方式，以及两种方式联合使用来实现。预先的指令允许一个人明确提出在具体的将来的环境中，什么治疗他或她想要或不想要，这对患有至少一定程度上可以预测将来进程的疾病的人是最有用的。在这种情况下，通过描绘可能的场景来帮助患者明确他们将来希望的治疗方式是有可能的。

用更常用的术语如"假如我不能照顾我自己，我不想……"来确切地阐述预先的指令，需要大量的解释来决定它们是否适用于即将来临的情况，或它们是否仍然被认为是有效的。书写足够的特定预先指令的问题导致了预先指令与指定代理决策者的两种方式结合的趋势。

指定代理的任务就是在患者不再能做决定时，代表患者做决定。这些决定必须在患者利益最大化的基础上做出（之前关于"最大利益"的讨论中可见），没有指定代理的患者的决定也是如此。有代理的好处是患者能指定一些更加了解他们价值观及偏好，从而以与患者相同的方式来评估最大利益的人做代理。在司法管辖权内指定一名代理是可以的，如果代理人的决策没有明显代表患者的最大利益，卫生保健专家能否决代理人决策。

家庭在决策中的作用

在大部分西方国家中，家庭成员在决策中没有正式的作用。当一名失能患者的决定做出前需要咨询家庭成员，但法律并未要求必须遵从他们的建议，除非他们是患者法律上指定的代理决策者。

在现实生活的很多情况下，家庭成员的确在决策中发挥着更大的作用。许多有能力的患者希望他们的家庭成员参与到决策中，并且一些人希望家庭或照护员来做决定。

当涉及失能的患者时，家庭成员通常比卫生保健团队更了解患者的价值体系，而且将来家庭成员也能在卫生保健体系外来照顾患者。这意味着在做出关于失能患者的决定前咨询其家人是适当的。但是认清患者的利益同样重要，因为由于一些复杂的情况，家庭成员可能很难看清什么是对患者最好的。关于应该做什么，在家庭成员之间也会有相矛盾的观点。

对失能者的研究

在痴呆相关的传统研究中，有关伦理问题是研究对象无法作出有效的知情同意。这个问题已被广泛分析，并在研究伦理学的监管水平上达到一个共识，要求这类研究必须在道德上可被接受。这些要求是：①从决策代理人处寻求知情同意；②假如个人能够表达同意或异议，即使本人无法亲自签署知情同意，也必须获得其同意；③研究要么直接使个人受益，要么使个人所属的患者群体受益，并且以群体的知情同意做研究是不可能的；④在没有直接利益的环境中，研究对个人的风险必须最小化。

这个共识被表达在世界医学协会发表的最新修订本的《赫尔辛基宣言》中[7]。对包括失能者的研究种类的限制以三种不同的方式被证明。

1. 争论的第一个问题基于历史事实，即脆弱的族群经常被用于有道德问题的研究中，如果失能者在平常的项目中被用作研究参与者，那么就存在着他们轻易成为研究材料来源的风险。

2. 第二点聚焦于有某种特定状况的个人与族群的利益的交叉。争论的是，即使一个人不能从研究中实现个人的利益，他也会间接得益于积累在这个族群的利益。

3. 第三个可能的理由是很实用的，除非我们允许一些类型的所有参与者都是失能的研究不需要同意，否则我们很难在这些情况的处置中有所进步（"金色区域"的争论：指失能者不需知情同意，但也要进行某种治疗）。

此类研究应限于那些不能以任何其他方式进行的项目，以尽量减少未经知情同意的研究造成的侵害。

生命终止的问题

在医学伦理学中，有 3 种终结生命的问题正在讨论：①停止或拒绝给予治疗；②医生协助的自杀；③积极的安乐死。毫无疑问，在以下情况下医生能停止或拒绝给予治疗：①一名有能力的患者拒绝治疗；②治疗是无效的（即治疗不能使患者受益）。

停止或拒绝给予治疗

仍有 3 个关于停止或拒绝给予治疗的有争议的问题：
● 在停止治疗与拒绝给予治疗之间是否有道德的差异？
● 如何看待那些不是完全无效或者从整体来看并非无效的治疗？
● 提供营养和补充水分是作为治疗吗？

医生通常觉得停止治疗与拒绝给予指定的治疗之间有道德的差异。与不启动一项治疗相比，感觉要停止正在进行的治疗更加困难，但很难为这种感觉找到任何好的解释。停止或不启动治疗的后果通常是相同的（如考虑对一个需要呼吸支持的患者停止或不启动呼吸支持）。并且做出决定的理由几乎都非常相似（如继续或启动这项治疗不能使患者的利益最大化）。这意味着一个日益增长的共识，即使有现象学的差异（即感觉上有差异），但在停止治疗与拒绝给予治疗的决定之间并没有真正的道德差异。

当考虑治疗完全无效或治疗根本无法使患者受益时，我们不难做出停止或拒绝给予患者治疗的决定。但在很多情况下，治疗并非完全无效。这种治疗有很小的机会成功，并延长患者的生命，但问题是从患者的观点来看，这延长的生命是否有价值。这种问题产生的一个典型情况就是思考心肺复苏及决定不做复苏是否恰当。当患者是有能力的，这些情况可以与患者讨论，并由患者来决定。但遇到失能的患者，其他人必须决定什么能使患者的利益最大化。我们不可能给出一个治疗被认为是无效的百分比图示，大家都认为一个仅仅是理论上可能起效的机会并不使其成为一个有价值的治疗。

最后一个关于停止治疗与拒绝给予治疗的有争议的问题是提供营养和补充水分，或者"食物和水"是否应该被定义为不能停止和拒绝给予的治疗或基本的人文关怀？这个争议的一部分是讨论是否停止营养和供水会导致痛苦，以及这种痛苦（如口渴）是否能被缓解，但这个讨论在某种意义上是转移注意力的话题。这个争议的核心问题不是受苦，而是不提供这种基础护理是否能被证明是合理的。在许多司法权中，停止营养和水供给是可以被接受的。但伦理的讨论尚未结束，因为它涉及一个棘手的问题，即一个人的死亡是否真的比生存好。这将停止或拒绝给予治疗的问题联系到医生协助的自杀及安乐死的问题上。

拒绝给予治疗发生的一个常见的场景是，当一个老年的痴呆患者开始出现吞咽困难问题，并且涉及是否应该采取一些人工方法提供营养和补充水分的问题出现时。许多医生、患者、家庭及护理员都认为这个问题的回答是"不"，因为他们认为这种治疗在长远来看是徒劳的。另外一些患者、家庭和护理员有不同的观点，不管怎样，他们相信即便是对于一个患有严重痴呆的人来说，生命中的每一天都是有益的。这就会在卫生保健专家和家庭及护理员之间产生矛盾，尽管这样的矛盾有时是可以解决的（但不会常常这样），可是关于患者最大的利益是什么的不同意见始终存在。在一些管辖权中，医生的决定取胜了，另外一些情况家庭和护理员取胜了，还有一些情况需要法庭来解决。这说明我们在实践中解决困难的伦理问题的方法是受地方传统和环境影响的。

医生协助的自杀和安乐死

医生协助的自杀（physician-assisted suicide，PAS）是指医生为患者提供一种自杀的方式（如医生开一个致死性药物的处方，而由患者来执行服药的操作）。

积极的安乐死是指医生积极地结束患者的生命（如注射致死性药物）。关于安乐死，区别自愿的安乐死（患者要求的安乐死）、非随意的安乐死（患者失能，我们无法得知他们的意愿）及非自愿的安乐死（违背患者的意愿，患者被杀害）是有可能的。非自愿的安乐死是谋杀，非随意的安乐死产生一系列复杂的伦理和法律问题。所以关于安乐死的讨论主要集中在自愿、积极的安乐死是否合法。

医生协助的自杀及自愿积极的安乐死已经在一小部分国家合法。医生协助的自杀在瑞士、荷兰、卢森堡、美国俄勒冈州及其他一些州合法，积极的安乐死在荷兰、卢森堡和比利时合法。除瑞士外、在所有情况下，有大量的程序的保护措施来保证要求医生协助的自杀或积极的安乐死的决定是经过仔细考虑和完全自愿的。关于医生协助的自杀及安乐死的伦理评判是从两方面着手的。

对自主权的尊重

第一个评判的标准基于对自主权的尊重。如果一个人对根据他们自己的价值观来过他们的生活有浓厚的兴趣，那么他们对如何终结生命也有同样浓厚的兴趣，并且他们的选择应当被尊重。在这个争议中经常被讨论的一个假设的例子是患有阿尔茨海默病初期症状的成功学者不想要他的生命终结于严重的痴呆，他认为这样的结束是对他终身成就的嘲弄，更是无尊严的。这种言论的支持者声称个人必须自己决定是否死了更好，并且也只有他自己能做这种评价。

遭受的痛苦

第二个评判标准集中在遭受的痛苦。基于这种观点，如果有巨大痛苦的一个人，有呼吸困难或严重的精神痛苦，并且找不到方式来缓解这些痛苦的话，那么用医生协助的自杀及安乐死来结束痛苦被认为是合理的。

以上两点概括起来说就是身患绝症而有着严重的不可补救的痛苦的人想结束他们的痛苦。反对将医生协助的自杀及安乐死合法化可能是基于自杀和杀人从来就不是正确的观点。在一些特殊的情况下，人们普遍认为积极自愿的安乐死是合理的，但仍不认为安乐死应该被合法化。

反对合法化的争论主要有两种。第一种声称，夺取另一个人的生命总是错误的，这个观点由法律象征性的支持是很重要的。第二种论点则是担心从核心到非核心情况的滑坡和逐渐膨胀。问题在于，即使我们撰写一部法律来规定只有患有绝症及遭受不可补救的痛苦并希望死亡的人才可以要求医生协助的自杀及安乐死，但是随着时光的推移，我们也会在是否自愿元素不够清楚及现在并不痛苦，而仅仅是将来有可能痛苦的情况下允许安乐死。一些人还担心我们会允许一些形式上自愿但出于被认为是有问题动机的安乐死（如一名患者想要安乐死是因为不再想成为家庭的负担或卫生保健系统中经济上的枯竭）。假如用合理的资源分配给老年人的健康和社会关怀来解决这些问题岂不是更好？

优先级设置及老年人

本章已经主要谈到了与具体的可识别的患者相关的决策问题，但在不同患者群之间的资源分配决定同样产生了伦理问题。没有卫生保健系统能给每一个生病的人提供医学上最佳的治疗。在可获得的资源和卫生保健系统的要求之间常常存在错配。这意味着在所有的卫生保健系统中，患者与患者群体之间的优先级设置都是现实。政治家虽然想要否认这一点，但这无疑是一个事实。

这产生的问题是如何才能使老年人的卫生保健要求被优先呢？老年人的要求与年轻人的要求相比，是应给予相同的还是更多的或更少的关注呢？

很明显，人们关于这个问题草率的意见根据它如何被构架而有所不同。我们通常认为老年人应当得到与年轻人相同的关注和重视，例如，我们应当无区别地对待有剧烈疼痛的老年人和年轻人。但是在一些情况下，许多人将要表达相反的观点，例如，在老年人和年轻人之间，到底应该选择谁来接受肾移植。当考虑到价值及过

去对福利国家的贡献时，人们的观点变得更加复杂。这些老年人在他们年轻时不能得到我们今天所能得到的卫生保健，所以他们现在有更强烈的需求。

想要设计一个资源分配系统来将所有关注年龄与优先级设置相关性的观点都考虑进来是困难的，这也远远超出了本章试图解决的范围。但是，这个问题的一些观点产生了大量的伦理上的担忧，意识到这一点很重要。

一些卫生经济学的主要工具就是直接将对老年人的歧视看作惯例。一系列工具根据福利/健康的增加、痛苦/疾病的减少及患者享受这项好处的时间来计算干预的好处。但因为老年人有着比年轻人更短的预期寿命，结果是将一种指定的祛病疗法给予一个老年人的价值少于给予一个年轻人的，只是因为老年人似乎只有更短的生命去受益[1]。这明显不公平，并且违背了平等地尊重每一个人的原则。还有就是任何一种资源分配都是基于将来对社会的贡献，那也会造成对老年人的歧视。

关键点

● 老年人有与其他人相同的道德地位及重要性。

● 老年人的卫生保健要求应当获得与其他人的卫生保健要求相同的关注。

● 为不能自己做决定的一些人做出的决定必须基于这些人的最大利益。

● 最大利益的概念很广泛，不仅仅是指"医学上的最大利益"。

● 预先的决策对于有可预测的临床进程的疾病患者最有用。

（白　雪　李　岩　译）

参考文献

1. Harris J: The age-indifference principle and equality. Cambridge Q Health Care Ethics 14:93–99, 2005.

2. Beauchamp TL, Childress JF: Principles of biomedical ethics, ed 6, New York, 2009, Oxford University Press.

3. Woolhead G, Calnan M, Dieppe P, et al: Dignity in older age: what do older people in the United Kingdom think? Age Ageing 33:165–170, 2004.

4. Mallery LH, Moorhouse P: Respecting frailty. J Med Ethics 37:126–128, 2011.

5. Buchanan AE, Brock DW: Deciding for others—the ethics of surrogate decision making, Cambridge, England, 1989, Cambridge University Press.

6. Holm S, Edgar A: Best interest: a philosophical critique. Health Care Anal 16:197–207, 2008.

7. World Medical Association: World Medical Association Declaration of Helsinki—ethical principles for medical research involving human subjects. http://www.wma.net/en/30publications/10policies/b3. Accessed November 10, 2015.

第4部分 医疗卫生健康系统和老年医学

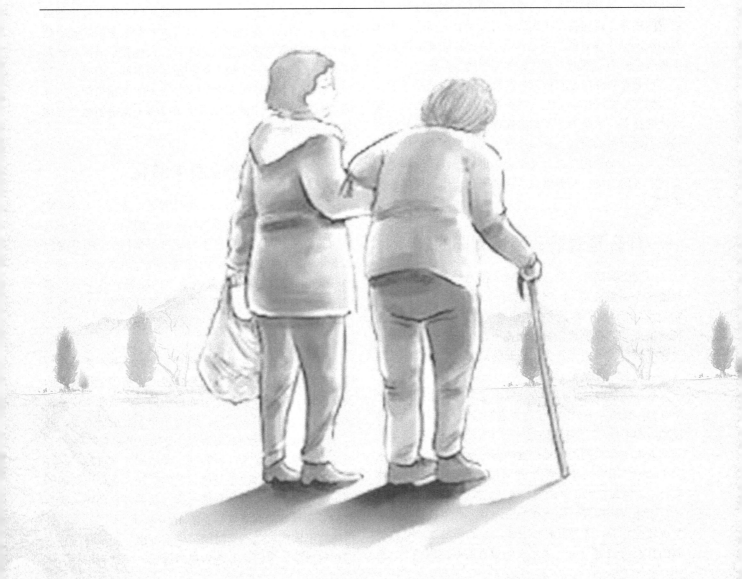

第116章　衰弱的管理：初级保健的作用

Steve Iliffe

介　　绍

在工业化社会，人口老龄化是初级保健所面临的挑战。对于共病、失能、认知障碍和衰弱的老年人来说，如果医疗工作者不是主动关注而是被动关注这些患者，那这些患者就不能得到良好的服务。从关注度和临床评估方面看，病变复杂的老年患者与年轻人相比处于劣势，而具有单一问题的患者更容易得到诊治。

老年个体从健康状态逐渐衰弱的速度不同，因此人口老龄化是一个复杂多变的过程，这使得临床任务变得更加艰巨。尽管我们尚不清楚如何通过干预措施来延缓衰老的进程，进而使老年人最有可能受益，但这已经成为初级保健工作者的当务之急[1]。有关延缓甚至逆转老年衰弱和衰弱前期的干预措施的证据尚不多见。

目前首要任务是克服卫生和社会保障系统的落后，但迫切需要初级保健从业人员获得管理临床复杂性和脆弱性的技能。本章介绍了初级保健需要重置自身从而去管理不断增多的衰弱人群，着眼于促进健康老龄化；个案发现，个案管理并针对老年衰弱进行干预；理解老年衰弱患者的立场；与养老院居住者一起工作；提供终身护理。

什么是衰弱？谁是衰弱的？

不同于共病和失能，老年衰弱作为一个脆弱状态会导致多个系统衰竭[2]。85 岁以上的老年人中有 25%～50%为老年衰弱患者，这些人患有失能、接受住院治疗、长期护理和死亡的风险显著增高[3]。老年衰弱在女性和一些少数民族中更为常见。衰弱的高患病率及低存活率与增龄相关[4]。

然而高达 75%的 85 岁及以上老年人可能并未患老年衰弱；衰弱并不一定等于在最老的老年人中出现[2]。通过预防和干预，老年衰弱呈现一个动态过程[5]。在老年衰弱的人群中观察到的依赖程度的变化反映了机体机能水平在临床实践中的显著变化。然而目前老年衰弱的进展比改善更为常见，老年衰弱的发病常呈螺旋式的下降[6]。

老年衰弱同样有心理和社会因素。老年衰弱与健康状况较差相关，考虑到抑郁症和功能的局限性，财政资源的补充可减轻一部分老年衰弱患者的心理影响[7]。虽然机制尚不清楚，但在晚年生活中保持较强的心理健康可以预防老年衰弱生理状况的进一步下降[8]。老年衰弱根据受教育程度、收入水平及收入满意度的不同而存在社会阶层的差异[9]。那些生活在贫困地区的老年人最有可能发展为老年衰弱[10]。

衰弱提供了一个概念基础，即以器官和疾病为根据的医学方法转向整合健康模式，因此它很好地符合生物-心理-社会的泛化模式[11]。在一般实践中的识别和管理是要以生物-心理-社会模式进行测试。

老年衰弱的概念和在此基础上的干预措施可以提供更多以用户为中心的服务，这些服务超越了专业偏见和临床有效性的概念。老年衰弱的概念同样在个人所需的综合护理确认、全套护理计划及患者和服务用户健康状况的检测中具有潜在作用。警告：大多数衰弱的老年人反映，尽管他们在生理上得到足够的帮助，但心理上的需求并未得到满足[12]。各种老年衰弱的干预措施是可行的，尚需要进一步的工作来确定哪些干预措施适合在这些不同应用领域[13]。

促进健康老龄化

在多数人一生中的几十年时间里，共病、失能和老年衰弱发展很慢并且很难进行区分。例如，中年时不良行为的持续时间，特别是不良饮食习惯和缺乏锻炼会增加老年衰弱症状的表现，如在晚年时行走速度慢、握力差[14]，但这些症状会与其他缺乏活动和营养不良所造成的后果并存，如心脏病、肥胖和糖尿病等。因此衰老也可以部分依靠行为的改变和缓解早年失能及衰弱的风险。

不幸的是，将注意力转移到"上游"并不能解决问题，因为我们仍不知道如何最大限度地利用中年人群的预防活动。在引发症状之前通过检测、诊断和治疗条件进行预防，保持健康状态。然而预防也会造成伤害，同时在无症状下进行测试或治疗，会立即引起并发症。"效益滞后时间"定义为：预防性干预措施（当可能引起并发症和伤害时）到改善健康状况的时间。正如不同的干预措施产生不同程度的效果一样，从他汀类药物二级预防的 6 个月到前列腺癌筛查的 10 年以上，不同的预防性措施有不同的效益滞后时间。许多标准化的治疗措施，如相对风险、风险比和绝对风险降低，将效果进行量化

（"会有多少帮助呢？"）。计算效益滞后时间的措施和方法（"何时有效？"）并不充分且鲜有报道[15]。例如，社区设置的体育活动的推广可能会被抵制，因为受益（包括失能和老年衰弱的延迟）是长期效益并非即刻出现。

晚年生活中采取的干预措施因其显效快而更受到关注。在初级保健所采取的健康维护和"疾病预防"等干预措施，对于发现案例和实施长期健康（通过控制体重、戒烟和增强锻炼）管理是一个更广泛应用的方法。不幸的是，尽管几十年来进行了大量的研究工作，仍未证明对社区老年人的健康维护和疾病预防具有临床效果或成本效益[16]。这些经验为研究人员及正在开发的服务措施提供了一个有利的借鉴。直到 1990 年，在美国、英国和丹麦[17]的老年人中进行的健康促进试验可以提高患者士气、增加所有机构的推荐、缩短住院时间（偶尔）、增加住院率（主要为短期护理）、降低死亡率（某些试验中），但并未改善机能水平且增加了全科医师的工作量，除非在初级保健外有替代服务。

随后的研究基本上是无效的，仅最近的研究开始出现更多有发展前景的结果。例如，英国最大的社区基础研究（MRC75+评价试验）表明，对生活质量或健康成果影响微乎其微[18]。同样地，2000 年发布的预防性家庭随访的 15 个临床系统评价并未显示明显的有效性[19]，2006 年，ProAge 研究表明对危害老年人健康的行为没有变化[20]。现在有理由认为干预措施可以产生积极的影响。老年综合评估（comprehensive geriatric assessment，CGA）之后的私人定制管理对功能开始发挥作用[21]。一个临床试验表明健康教育者做好预防性家庭随访可以改善老年人的机体灵活性[22]。另一个研究证明护士主导的个案管理对机能水平、护理负担和满意度均有积极的影响[23]。

发现个案的方法

预防性干预措施对影响失能或衰弱的进展作用是有限的，因此初级保健工作者需要对这些患者进行个案管理。失能容易识别，但对衰弱的识别比较困难；识别和管理衰弱需要从业人员的帮助。识别衰弱的关键不在于明确诊断，而是帮助医生确定哪些患者可以通过更为详细的评估而获益。初级保健工作者需要采用一种简单易行的评估方法来识别早期衰弱，并进行个案管理[24-26]。近来提出采用两步法来识别那些能从进一步详细评估中受益的个体[27]。

然而，仍存在许多问题使识别变得很复杂。对衰弱评估方法的有效性和诊断准确度没有在以社区为中心的研究中得到验证。还有些衰弱的评估方法是来自于小规模的研究，包括横断面和非初级保健的研究。因此需要一个简单的筛选衰弱的评估工具能够对社区老年人进行人型前瞻性研究。

尽管具有科学有效性，"Fried 老年衰弱表型"（确定综合征）和"老年衰弱指数"（涵盖症状）难以适用于初级保健的常规临床实践，因为他们依赖于客观的方法如握力（老年衰弱表型）或不同的健康缺陷数量（老年衰弱指数）。

大多数研究已经对老年衰弱的筛选工具进行了评估，作为第一阶段筛选工具不适用于一般从业人员直接使用，但最近开发的工具在初级保健中的使用已经进行评估。这些工具包括欧洲健康、衰老和退休调查（Survey of Health, Aging and Retirement in Europe，SHARE）老年衰弱工具、Groningen 衰弱指数（Groningen frailty indicator，GFI）、Tilburg 衰弱指数和 Edmonton 衰弱量表。这些措施很广泛（15～20 个项目）和/或包括客观措施（计时起立-行走测试），因此可能不适合作为简单的初次评估的筛选工具，作为第二阶段评估工具更能发挥作用。

单一项目的评估将成为老年衰弱个案发现中的一个理想的起始阶段。步行速度是最能预测老年衰弱的单因素[2]，疲劳虽常见，但会偶发性地影响步速，并且持续时间很短，因此也并不准确[28]。个案发现的第二阶段包括验证性工具的使用，如 Edmonton 衰弱量表，一个多维的评估工具包括计时起立-行走和认知障碍测试[29]。Edmonton 衰弱量表操作迅速（5 分钟内完成）并且有效、可靠，非老年医学领域也可行。表 116-1 中列出了备选项目及性能比较[25]。

表 116-1 　4 个老年衰弱指标的比较

	Groningen 衰弱指数	老年衰弱分类系统	简易衰弱问卷	Edmonton 衰弱量表
ADL	√	√	√	√
IADL	√	√	√	√
户外活动	√	√		√
感觉功能	√			
药物	√		√	√
记忆	√		√	√
取向	√			
行为	√		√	√
社交	√			
家庭功能	√			
计划事情的能力			√	
经济			√	
感觉健康状态	√			√
体重减轻	√			√
自制力		√	√	√

注：ADL. 日常生活活动；IADL. 工具性日常生活活动

CGA 提供给社区老年人的复杂干预提高了继续在家里生活的可能性，主要通过降低养老院住院需求及减少跌倒。CGA 和其他复杂干预试验的效果很弱,一旦在常规护理中进行干预其效果有可能会进一步减弱。因为 CGA 比较耗时且需专业知识,适当情况下,应给疑似老年衰弱患者转诊,提供专业的服务[30,31]。通过专业知识决定是否转诊,按严重程度对老年衰弱进行分类很重要,因为那些最弱的患者获益最少。CGA 对于老年衰弱的筛查针对初级保健并非实用工具[32],甚至是作为一个第二阶段的工具。

衰弱的干预措施和个案管理

如果在一个两步的程序中能够识别,初级保健从业者应如何应对老年衰弱呢?一种方法是关注老年衰弱常见的临床特征并寻求专家的帮助。例如,肌少症是老年衰弱的一个特征并且是不良健康状况的主要决定因素,如机能障碍和失能。阻力训练和充足的蛋白质及能量摄入是管理肌少症的合理策略。减重和阻力训练可能是减缓肌肉数量和肌肉力量下降的最相关的保护措施,而纠正维生素 D 缺乏症可能有额外潜在的获益[33]。微量元素在老年衰弱中的关键作用表明要提高老年人所摄入食物的质量(而非数量)[34]。专业服务应包括提高老年人体力的专业饮食知识和经验。

老年衰弱和老年抑郁并存,但老年衰弱会增加抑郁的患病风险[35],反之亦然[36]。两者很难区分。衰弱的老年人在生理性情绪低落期间可以诊断为抑郁,而接受不恰当的抗抑郁药治疗,会增加嗜睡和患病的风险[37]。针对抑郁症、功能障碍和疲劳的复合模式干预措施还需要进一步研究和探讨,进而降低发病率并提高老年衰弱患者的生活质量,但老年精神病学家认为治疗方案已经很明确。

老年衰弱的风险是心血管疾病的 2～3 倍[38],不考虑年龄、疾病严重程度、并发症和失能,老年衰弱是预测心血管疾病患者死亡率的一个强有力证据[39]。这很有可能是由于心血管疾病危险因素(包括血脂异常、肥胖、肺功能弱、肾功能差、白细胞计数增加、低白蛋白和低钠水平、肝功能变化)和老年衰弱及衰弱前期之间的紧密联系[40]。心血管危险因素的管理和心血管疾病的建立可能有助于抑制一些老年衰弱症状,但药物的影响可能会使症状恶化,应征求专家的意见。

初级保健的问题是如何最大限度地管理情况复杂的患者。个案管理在护理方面作为一个新的护理协调作用针对临床复杂性已成为一种普遍的应对措施,但降低衰弱老年人住院率的期望未能实现[41],而一些证据表明个案管理的引入可能会打乱初级保健中既定的护理团队和非正式、协作的"实践社区"[42]。社区所设定的针对衰弱老年人的多学科干预具有吸引力但价值未经证实。例如,最近一项针对荷兰衰弱老年人设计的跨学科初级保健方法的研究未能对失能或其他临床结果产生积极

作用[43]。总体来说,针对老年人以家庭为基础的干预措施不会降低死亡率或增加独立生活的能力,并没有具体的方案产生效益(虽然这可能是由于干预成分的报告不充分)[44]。深化基础证据之前,应加强初级保健从业人员对老年衰弱的认知功能并通过咨询专家意见对症状管理进行应对。

避免衰弱老年人出现危急情况

衡量初级和二级保健对老年人影响的一个方法是观察他们使用紧急医疗的情况。老年衰弱存在于大约 1/3 医院收治的 50 岁以上的重病患者中[45]。针对衰弱老年人的住院率有多个促发因素[46],包括巨大的临床需求、医院具有的专业性和技术性、患者的意向性(减轻家庭负担)、住院护理与家庭护理相比的便利性,以及在某些情况下,对医院收治患者必有的财政激励。

如果生活在初级保健水平很差的贫困地区,老年人很可能被作为急诊送往医院;45% 的入院率的差异可归结于初级保健条件匮乏。同样,对于那些入院得不到连续护理,或者遇到不履行义务的全科医师,特别是刚入院的几小时之内,则风险更高。全科执业间的转院率达 5 倍的差异[47]。

对于如何避免衰弱老年人病危有不同的观点。Purdy[47]提出结合多种方法减少衰弱老年人病危。包括使用老年人口预测模式以确定在急诊入院的最高风险,促进全科医师的连续照护,应对多变的临床因素,提供医院家庭式服务,整合卫生和社会医疗保健、全科医师医院服务,在急诊部门设置高级老年医学专家。

预测模式是在进行中的工作。老年衰弱的 Fried 表型似乎对入院的老年人的危险评估价值有限[48],而且其他老年衰弱评定量表的预测性能较差,充其量只能用于住院患者[49]。FORECAST 工具预测了进行心脏手术的衰弱老年人的结果[50],初级保健中的预测工具正在开发。

根据 Philp 等[51]纂写的一项综述,提倡靶向预防性检查(较年轻的老年人)、对衰弱老年人护理配位(个案管理),以及由医生与养老院联络,但未考虑多因素跌倒预防服务和以社区为基础的医疗而作为无效论述。相比之下,两位老年医学专家最近在英国医学杂志提出一个大胆的社论,没有证据表明使用个案管理、综合医疗团队、机构推广或 CGA 能够降低社区衰弱老年人的住院率[52]。

患者对衰弱的了解

关于初级保健中识别和应对衰弱的争论常常将衰弱老年人的意见排除在外。老年人体会的衰弱是一种无力、依赖和认知能力下降的状态,出现衰老所担忧的方面[53]。毫不奇怪,当个人努力维持积极的自尊并延缓病危时,衰弱的标志可能不予考虑或受到抵制[54]。一些衰弱老年

人会在"正在衰弱"和"感觉衰弱"之间进行区分，前者在实施医疗行为范畴，后者为经历创伤性情感结果的反射（如丧亲之痛）[55]。

家庭病房服务可以通过对一些急性发作（尤其是感染）提供短期的医院水平护理，以帮助缓解衰弱老年患者的恐惧。针对选定的患者，家庭病床同样很安全但再住院率可能会有所增高[56]；家庭病房服务的研究还没有针对以老年衰弱状态为特征的参与者。

养老院中的衰弱

英国养老院机构的病床是所有国家卫生服务（National Health Service，NHS）医院床位的 3 倍，为失能和衰弱老年人群提供照护，但这种护理的质量参差不齐，并缺乏一套标准的循证医学支持。养老院的典型居住者是 85 岁以上的女性，在她们生命的最后阶段会出现认知障碍并同时服用 7 种以上的药物。搬到养老院后如果没有现场护理，平均存活时间大概为 2 年，如果有现场护理，存活时间会延长 1 年。大部分居住者生活在抑郁、活动障碍和长期疼痛之下[57,58]。养老院居住者是初级保健资源的忠实用户，并且是紧急入院治疗的高风险人群。

英国的养老院是多种多样的，规模、资金来源、关注点、组织文化及有无现场护理均有所不同[59,60]。不同地域之间养老院（90%为商业化或慈善）和 NHS 之间的安排有很大不同。作为这种多样性的结果，一些养老院居住者可能享有与 NHS 服务不相同的内容，尤其是那些在痴呆、康复治疗和临终护理中的特殊专业方面[61,62]。

多种服务方式允许尝试和创新，但在某种程度上这些自然体验需要合并到最佳实践的少数模型中。一个 2011 年英国老年学会发表的针对支持养老院老年人的医疗保健质量的报告认为，有必要澄清 NHS 对养老院居住者的义务。英国对全科医师、社区护士、专职医疗人员或为养老院居住者提供二级保健医生进行具体的培训或资格认证。没有专业组织对这些从业人员进行管理，所提供的医疗保健也没有公布护理标准。因为全科医师是养老院居住者获得医疗护理的主要来源，所以老年衰弱的优化管理将在养老院进行测试。

临 终 支 持

专业的姑息疗法已经从肿瘤学科向外发展并致力于与那些导致死亡的因素做斗争。与癌症 20%的死亡率和其他长期失能的 20%死亡率相比，40%的死亡是由于"进行性萎缩"（即老年衰弱和痴呆的结合）。现有的专业姑息疗法服务似乎不太可能扩展到"进行性萎缩"，如果基本的姑息疗法水平可用于一般实践和社区护理，没有必要进行专业的姑息疗法。全面的姑息疗法水平的延伸将在初级保健的改变中发挥作用。

关键点

- 老年衰弱是一个需要进行管理的渐进性问题，尽管用来识别老年衰弱的工具具有局限性且支持干预措施的证据尚不多见。

- 通过提高识别和应对老年衰弱的临床技能改善初级保健的质量，优化护理的连续性，支持衰弱前期和衰弱患者系统性、前瞻性管理是面对老年衰弱挑战的基本原则。

- 上游干预措施延缓疾病的发生，老年衰弱的进展处于发展阶段并不能缩小问题的规模。

- 初级保健从业者可以使用两个阶段程序识别老年衰弱，首先是简单的评估（步行速度），其次是使用工具进行复杂的评估，如 Edmonton 衰弱量表。

- 对于老年衰弱潜在的易处理因素如肌少症、心血管疾病及危险因素和抑郁症应该寻求专家建议。

- 社区的个案管理方法和多学科的干预措施尚未出现实质性效果。家庭病房服务可能会有所帮助，尤其是作为一种减少衰弱自卑感的方式。

- 养老院为即将挑战老年衰弱问题的初级保健提供测试平台。

（姜洪芳 刘宇翔 译）

完整的参考文献列表，请扫二维码。

主要参考文献

1. Romero-Ortuno R, O'Shea D: Fitness and frailty: opposite ends of a challenging continuum. Age Ageing 42:279–280, 2013.
2. Clegg A, Young J, Iliffe S, et al: Frailty in older people. Lancet 381:752–762, 2013.
4. Shamliyan T, Talley C, Ramakrishnan R, et al: Association of frailty with survival: a systematic literature review. Ageing Res Rev 12:719–736, 2013.
6. Fried LP, Tangen CM, Walston J, et al: Frailty in older adults: evidence for a phenotype. J Gerontol A Biol Sci Med Sci 56:M146–M156, 2001.
7. Hubbard RE, Goodwin VA, Llewellyn DJ, et al: Frailty, financial resources and subjective well-being in later life. Arch Gerontol Geriatr 58:364–369, 2014.
8. Gale CR, Cooper C, Deary IJ, et al: Psychological well-being and incident frailty in men and women: the English Longitudinal Study of Ageing. Psychol Med 44:697–706, 2014.
9. Hoogendijk EO, Muntinga ME, van Leeuwen KM, et al: Self-perceived met and unmet care needs of frail older adults in primary care. Arch Gerontol Geriatr 58:37–42, 2014.
14. Sabia S, Elbaz A, Rouveau N, et al: Cumulative associations between midlife health behaviours and physical functioning in early old age: a 17 year prospective cohort study. J Am Geriatr Soc 62:1860–1868, 2014.
26. Lacas A, Rockwood K: Frailty in primary care: a review of its conceptualization and implications for practice. BMC Med 10:4, 2012.
28. De Rekeniere N, Leo-Summers L, Han L, et al: Epidemiology of restricting fatigue in older adults: the precipitating events project. J Am Geriatr Soc 62:476–481, 2014.
30. Beswick AD, Rees K, Dieppe P, et al: Complex interventions to improve physical function and maintain independent living in elderly people: a systematic review and meta-analysis. Lancet 371:725–735, 2008.

32. Pialoux T, Goyard J, Lesourd B: Screening tools for frailty in primary health care: a systematic review. Geriatr Gerontol Int 12:189–197, 2012.

35. Feng L, Nyunt M, Yap K, et al: Frailty predicts new and persistent depressive symptoms among community-dwelling older adults. J Am Med Dir Assoc 15:76e7–76e12, 2014.

37. Collard RM, Comijs HC, Naarding P, et al: Physical frailty: vulnerability of patients suffering from late-life depression. Aging Ment Health 18:570–578, 2014.

40. Ramsay S, Ariyanagam DS, Whincup P, et al: Cardiovascular risk profile associated with frailty: cross-sectional results from a population-based study of older British men. Heart 101:616–622, 2015.

43. Metzelthin S, van Rossum E, de Witte LP, et al: Effectiveness of an interdisciplinary primary care approach to reduce disability in community dwelling frail older people. BMJ 347:f5264, 2013.

44. Mayo-Wilson E, Grant S, Burton J, et al: Preventive home visits for mortality, morbidity and institutionalisation in older adults: a systematic review and meta-analysis. PLoS One 9:e89257, 2014.

45. Bagshaw SM, Stelfox T, McDermid RC, et al: Association between frailty and short- and long-term outcomes among critically ill patients: a multicentre prospective cohort study. CMAJ 186:E95–E100, 2014.

51. Philp I, Mills KA, Thanvi B, et al: Reducing hospital bed use by frail older people: results from a systematic review of the literature. Int J Integr Care 13:e048, 2013.

53. Grenier A: Constructions of frailty in the English language, care practice and the lived experience. Ageing Soc 27:425–445, 2007.

54. Fillit H, Butler R: The frailty identity crisis. J Am Geriatr Soc 57:348–352, 2009.

55. Grenier A: The distinction between being and feeling frail: exploring emotional experiences in health and social care. J Soc Work Pract 20:299–313, 2006.

第117章 老年急诊和院前诊疗护理

Jacques S. Lee，Judah Goldstein

急诊医学的背景

婴儿潮一代衰老的到来预计已超过十年。后果现在开始在世界范围内的急诊部门[Emergency Department，ED；在英国等同的是意外及急救（Accident & Emergency，A&E）]明确地表现出来。这些衰老婴儿潮一代正在挑战北美对一个典型的老年急诊患者形象的偏见。虽然对这一代人中抑郁的急症患者的刻板印象一直是以由于生活方式和饮食不当导致疾病风险增加、恬淡寡欲甚至几乎到了自我忽视、对医学界顺从和缺乏有技巧的安慰，但是婴儿潮一代的衰老挑战了所有的这些刻板印象。他们可能经常参与健身而导致了运动相关的伤害，这样的伤害在以前的老年人是看不到的。不同于前几代人，他们可以非常舒适地使用技术，更有可能对医生有更高的期望和挑战。目前，他们经常陪伴他们年老的父母而不是作为患者出现，同时可能由于第二次或第三次婚姻需要抚养年幼的孩子。然而，尽管他们改善了生活方式和饮食，但却没有证据表明这些趋势可以消除疾病或衰弱。因此，老年急诊部门患者很可能在接下来的20年中从极度健康到严重衰弱，显示出逐渐增加的变异性。以老套模式化方法处理你面前的患者已是失策的，这种增加的老年患者之间的变异性给临床医生带来了额外的挑战。

正如老年患者在未来20年内将在性质和数量上显著改变，对老年患者的紧急和辅助医疗服务的方法也必须改变。

经典的急诊医学方法集中在快速评估和治疗具有单系统问题的健康患者。急诊医生能安全地每小时看高达3个患者，虽然他们有时被迫看得更多。心理社会问题经常被认为不在急诊医学范围之内。以任何代价来达到复苏和延长生命的最终目标是从来没有遭到质疑的。急诊医生通常只给患者做出医疗决定。

相比之下，老年医学涉及对患有多种共病的患者的护理是常见的，并且对社会环境具有挑战性也是常见的。这些问题通常涉及多个系统，并且常规上需要心理社会评估。延长生命可能不是首要目标，而注重生命质量才是。此外，老年医学已经率先将跨专业和跨学科团队及方法纳入决策和护理这类患者。

老年人的紧急管理始于社区，通常需要医疗辅助人员援助。医疗辅助人员是目前唯一的医疗服务提供者，

他们在患者的家中照顾大多数患者，这为他们提供了独特的洞察患者家庭环境和患者的功能状态的机会。在大多数司法管辖区，这些信息是否得到收集、如何传递，以及如何在不重复的情况下最有效地加以利用，仍然面临实际挑战。

在通常情况下，呼叫紧急医疗服务的患者被运送到急诊部门。即使如此，很大一部分患者不会被送往医院（见后面的"流行病学在急诊部门和辅助医疗服务中的应用"）。一旦进入急诊部门，由急救人员提供护理，并且根据患者的陈述决定让患者出院还是住院。对于那些出院的患者，从指示其必要时返回急诊部门，到专门的老年急救管理专业人员主动将其纳入病例管理模型，随访的内容是有高度变化性的。这些计划提供有针对性的干预措施或替代传统护理，目标是确保患者在适当的时间、适当的地方由正确的护理提供者提供适当的护理。

我们将针对老年患者在急诊部门中面临的挑战的一些创新方法进行讨论（见后面的"急诊部门老年患者的创新方法"）。

辅助医疗服务

在北美，辅助医务人员通常配备紧急医疗服务（Emergency Medical Service，EMS）系统，这种护理在一些重症监护运输模式中使用。因此，相对于紧急医疗服务而言，更多的是求助于辅助医疗服务（Paramedic Service，PS），而不是急诊医疗服务。世界各地的其他机构有不同的人员配置，包括医生、护士和其他专职的卫生专业人员。辅助医疗已经由方案驱动，并专注于有针对性的评估、技能和干预措施，并通常与医疗监督一起做出决定。随着辅助医疗的教育和专业化的发展[1]，更多的重点放在临床决策和融入医疗保健系统的增加。本章将主要关注辅助医疗模型，因此将这些服务称为辅助医疗服务。

辅助医疗服务是一种基于社区的资源，最初建立的目的是将心脏骤停（心血管疾病）和重大创伤的发病率和死亡率降至最低[2]。一个护理人员到达心脏骤停现场的时间已经显示出对生存率的影响性[3]。因此，辅助医疗服务被设计为在地理集中区域中的所有患者的响应时间最短。这可能导致在具有低人口密度的农村地区的救护人员的相对利用不足。在城市中心，辅助医疗人员可能在患者移交给急诊部门工作人员之前在医院延长等待时间，称为卸载延迟（见后文）。辅助医疗人员向社会中

最脆弱的人提供照顾。在老年医学中，这将包括衰弱的老年人。由于这些原因，辅助医疗人员通过在有服务请求时同时给予初级和急症护理服务，在老年社区护理中发挥重要作用。辅助医疗人员可以作为初级和急性护理之间的通道，以实现系统集成和护理的连续性，目的是改善这一人群护理的整体质量，并潜在地提高系统效率。

当考虑在 EMS 领域中发生的变化时，入院前护理正在成为一种误称。服务从传统的运输服务演变为更多的综合医疗服务。传统辅助医疗服务包括患者治疗和现场稳定，随后运输，通常到最近的急诊部。非传统的辅助医疗角色可以称为扩展范围的辅助医疗服务。在这些非传统角色中，除了传统的运输方式，辅助医疗人员评估患者并将其运送到最合适的机构（如创伤中心、脑卒中中心），提供转诊服务或治疗。

辅助医疗人员照护老年人的时间延长，原因是卸载延迟（从到达医疗保健机构到完成移交给医院工作人员之间的时间段），常出现的原因是小型医疗设施的关闭和护理的区域化（转运时间延长）。优化这种护理应该是医疗主任、EMS 领导和其他临床医生（包括老年医师）的首要任务，他们可能对老年人的护理服务有利害关系。辅助医疗人员在其教育计划中没有接受过特定的老年医学培训。此外，在工作的期望（如对创伤或心脏骤停的经典预期）和现实之间通常存在不匹配，其中具有复杂病情描述的老年人构成了大部分护理需求。这种角色不协调可能源于辅助医疗人员本应作为救援人员，但却充当护理人员的角色[4]，这可能成为 EMS 提供者的压力来源，特别是在传统模式下，将患者运输到就近的急诊部门，而很少考虑患者在哪里能得到最好的管理。这种情况正在改变。

流行病学在急诊部门和辅助医疗服务中的应用

在北美，接近 50% 的辅助医疗人员应急反应是为 65 岁及以上的人启动的[5,6]。这在英国甚至更高，其中 65% 的老年人通过救护车来到急诊部门，相比之下，只有 20% 的年轻人通过救护车进入急诊部门[7]。老年人占据了 12%～24% 的急诊门诊量，并且这导致该人群的高急床位占有率[8,9]。老年人往往在抵达时患有更加严重的疾病[9]。他们往往在急诊部门进行更多的医学检查，这导致了患者在急诊部门逗留的时间更长[9]。老年人还有更多的住院和进入重症监护病房（intensive care unit，ICU）的概率[10]。不良事件在从急诊部门出院的老年人中是常见的[10]。在对美国医疗保险受益人的研究中，32.9% 从急诊部门出院的老年人在访视后 90 天内经历了不良事件（如再入院、住院、入住医疗机构、死亡）[11]。老年人也更可能被送往护理院后，需要紧急服务[10]。辅助医疗服务和急诊部门的使用预计将上升，特别是高龄老人[12]。

高龄是辅助医疗服务和急诊部门使用的主要预测指标[13]。即使如此，年龄并不能完全解释这些趋势[14]。其他相关因素包括这样的事实，即老年人更多地在自己的家里独自生活，照顾者能力降低，老年人经常难以获得初级保健[14]。此外，许多慢性疾病随着年龄的增长变得更加普遍，随着年龄的增长也增加了急性疾病的可能性[15]。意识到年龄不是唯一的影响因素，可以做出相关干预措施或开发出创新的护理模式，以更好地为社区中的人口服务。人们已经认识到，需要减少对急症护理服务的依赖，并使医辅人员、急救服务，以及中级的和社区护理发挥更大的作用[16]，但是远离急性服务是一个挑战。急诊医学可以在促进这种变化方面发挥作用。

急症护理中的衰弱

衰弱是急诊部门中不良结局的重要预测指标[11,17]；然而，它在这种情况下并不被认为是一个重要的概念。已经使用各种方法在紧急服务的范围内确衰定弱的定义。在从急诊出院的老年人中，使用表型评估的衰弱患病率为 20%[18]。这被认为是衰弱的"地板"，因为只包括参与调查的出院患者[18]。

衰弱指数（frailty index，FI）是基于个体的缺陷或健康问题的比例的评分，它可以预测急诊患者的不良结果，并且可以基于护理伙伴完成的问卷来确定[11,17]。FI 同样预测主要创伤患者的结果[19]。另一种方法是使用临床衰弱量表（clinical frailty scale，CFS），其描述了逐渐衰弱和功能降低的类别。患者被放置在最能描述他们当前健康状况的类别中[20]。CFS 预测 ICU 患者[21]和各种其他医院部门[22-27]中的不良事件，并且可以成为快速评估急诊部门患者衰弱程度的手段。不同的部门可能需要与部门条件匹配的不同方法。显然，衰弱已经受到了更多的关注，但需要更多的研究来确定最佳实用方法。改善老年人护理的新方案应旨在包括改善对最衰弱者的护理的方法。衰弱是急诊服务使用的预测因素之一，可以在到达急诊部门之前、在急诊部门中和在出院期间更好地管理患者。

辅助医疗服务和急诊部门的老年医学新方法

在这一节，我们概述现有的、更加进步的方法，按照之前、期间和之后再分别叙述。如果急诊服务被认为是一种护理事件，则可以根据决策点进一步描述。当进入紧急服务时，可在急诊护理连续发生的各个节点期间进行干预（图 117-1）。当患者决定接受急诊护理时，通常是非常严重的状态，或其他服务困难（如初级保健）[28]。呼叫服务通过调度中心处理，根据当地政策安排救护车。此时获得的系统安排的信息决定了反应的性质。此外，呼叫者能被建议启动医疗护理。在大多数情况下，传统的辅助医疗反应是一辆救护车，配备不同辅助医疗设置。在世界各地的许多地方，有以社区医疗救助响应形式的非传统辅助医疗服务，这些服务通常不具备运输能力。应急护理人员在现场进行评估和开始治疗。运输（或不运输）的决定是与患者、家人和潜在的医疗监督协商做出的。在大多数情况下，患者仍然被运送到急诊部门。

之前			
识别易受伤害的老年人	呼叫对话、分诊、转诊到远程医疗	调度-二次电话分诊	社区医疗

期间			
筛查工具（谵妄、痴呆、衰弱）	社区辅助医疗——便利的交通	老年急救管理护士	老年急诊部门

之后	
谵妄预防及出院规划	CGA 与多学科团队

图 117-1　老年患者院前、入院期间和出院之后老年医学在辅助医疗和急诊服务的方法。

下一个转换点是患者移交或卸载时段。在急诊部门中，患者被评估、治疗和出院或在部门内咨询。许多老年人（约 20%）将被收入院[8]。急诊部门也有机会加速出院过程或把那些未入院的患者送回社区。这是一个从急诊部门出院后健康情况立即恶化的高风险组[11]。在整个护理过程中，有机会改变如何提供护理来解决个人的独特需求。辅助医疗服务可以灵活、适应并响应系统的需求。我们将着重介绍急救护理系统已经改变的一些方式，以改善老年人的护理服务。这通常意味着以非传统方式使用卫生保健专业人员。

进入急诊部门前的辅助医疗服务

辅助医疗人员经常被要求在社区发生健康危机时做出反应。辅助医疗人员一直在社区提供更多的护理，使患者不需要转入急诊部门，或使患者转入急诊的过程更加顺利。其中一些方案超越了急救护理的范畴，并在进入急诊部门前、在急诊部门住院中和出院后都有影响。这些计划的目标通常是急诊部门分流；然而，护理仍然应以患者为中心。计划应侧重于提供符合患者（和护理提供者）预先确定的护理目标的合理护理。一些老年人是衰弱的，但不是急性病，并可以从专业的知识、诊断和由急性护理提供的治疗收益。辨别这些群体是一个挑战。随后将根据不同的群体给予最合适的资源及不同的护理服务。

急救服务通道：通信和调度

与急救系统的第一接触点是救护车通信或调度中心。在初级电话分诊中，接线员分类呼叫，以计算机优先调度系统进行分派[29]。以后分派程序得到发展，如国际上使用的医疗优先调度系统（Medical Priority Dispatch System，MPDS）。该系统旨在识别轻症和重症的患者，以使适当的资源可以应对。调度中心人员可以是普通接线员和调度员或是辅助医疗人员或其他保健护理人员。因此，医疗保健知识可以是多变的。重症情况包括心脏骤停和主要创伤。轻症情况可能更难以识别，特别是在老年人中。然而，正在开发将较轻症情况的呼叫转移到其他服务的程序。

二次电话分诊

在一些系统中，低优先级呼叫（ω 优先级）被转接到护士或其他高级保健医生的二次分诊[30]。二次电话分诊已被建议作为一种机制去处理低敏感性呼叫，确定哪些人可能从除救护车运输以外的替代方案中获益。二级电话分诊看起来安全，然而，有关其组织和对资源使用的影响存在一些问题[31]。高达 50% 的低敏感性呼叫可能仅由医疗建议就可得到帮助[32,33]，但这可能取决于系统级因素。在最近的一项研究中，12.3% 的病例成功转移到护士分诊，没有救护车响应[30]。也没有关于二次分诊如何在老年医学方面工作的信息。

传统辅助医疗服务

在传统辅助医疗服务中，重点是快速反应、集中评估、确定主诉和运输决策，以及治疗危及生命的状况，提供症状缓解及减轻患者状况进一步恶化的想法。辅助医疗人员的定义、范围和作用可能因国家而异。例如，加拿大分为 4 个级别（http://paramedic.ca/wp-content/uploads/2012/12/2011-10-31-Approved-NOCP-English-Master.pdf）。辅助医疗水平因医学知识的程度和委派的医疗行为的类型不同而不同。在高级水平，评估技能和实施侵入性治疗和药物的能力得到了提高。辅助医疗人员与其他医疗保健从业人员的区别在于流动性、社区中的可访问性（24 小时/天，7 天/周），以及管理紧急情况和在院外环境提供全面护理的能力[34]。

传统的辅助医疗服务必须能够有能力评估老年人、评估急救服务和做出关于护理的正确决策。在关心老年人方面，研究侧重于通过发展对认知障碍、抑郁、跌倒、免疫状态和衰弱的风险筛查来识别脆弱性[35-37]。许多这些计划表明，传统医疗服务可以筛选各种医疗保健条件，但很少有人评估这些仪器或后续干预措施的有效性以改善健康。还缺乏有效的 EMS 措施来筛选运动障碍、功能障碍和照顾者负担。

医护人员经常对遭受跌倒的老年人做出反应。已经评估了用于辅助生活设施的跌倒方案，以确定哪些患者可以安全地留在家中[38]。该方案以患者病史和检查结果来推荐运输或不必运输，后者须有初级保健随访。将水平面跌倒分级，1 级包括不可控的出血、需要缝合修复的撕裂、急性病症[如 ST 段抬高心肌梗死（ST-segment elevation myocardial infarction，STEMI）]和其他需要运输的情况。2 级病例包括异常生命体征、急性疼痛和需要夹板的损伤。在这些情况下，将咨询医生，然后做出运输或提供护理的决定。3 级病例（如简单的挫伤或皮肤撕裂、没有疾病引起的痛苦、没有髋关节疼痛和其他正常检查、没有明显的损伤）建议不需要运输。跌倒分级方案的灵敏度为 96%，特异性为 54%，阴性预测值为 97%，用于预测时间敏感性损伤[38]。这是一个跌倒评估的示例，用于支持是否运输做出的决定。安全和适当的医疗跟踪是确保计划成功的关键组成部分。

急救服务在照顾老年人方面最大的研究重点之一是在院前环境中是否能够诊断和治疗重症疾病[39]。把患有急性疾病的衰弱老年人和没有急性疾病只需要健康护理的老年人进行鉴别是一个挑战。通常，现病史显示是良性的，并且被描述为非特异性的[40]（如衰弱、突然活动不灵、跌倒），但就衰弱的角度来看，是严重的限制生命疾病的征象。最近，发现院前 FI 具有类似院内评估的预测性质[FI 和综合老年评估（comprehensive geriatric assessment，CGA），FI-CGA][17]。

在 EMS 环境中测定衰弱，其中经常存在竞争优先级和时间限制，这是一个挑战。寻找护理合作伙伴 FI-CGA（care partner FI-CGA，CP-FI-CGA）可能是一种有效的方法，获取护理合作伙伴的知识进行衰弱评估。在这项研究中，护理合作伙伴被问及关于患者的共病、活动能力、功能、感觉障碍和社会支持[17]的问题回答用于计算 FI。该 FI 预测 1 年死亡率并证明与其他 FI 具有相似的性质。CP-FI-CGA 是否可以帮助指导护理需要进一步评估。也许可以使用此工具来区分那些在急诊部门中可能受益的人。

问题一旦被确定，患者就可能被运送给最适当的非急诊部门，就地治疗或运送到急诊部门。在其他单一急性病症的背景下，护理系统已经发展起来，通过该系统护理人员使用评估来确定最适当的保健护理设施。对于重大创伤、STEMI 和脑卒中，运输通常是向专门为这些人群提供护理的三级保健机构。类似的护理系统可能有益于衰弱和患急性疾病的老年人。辅助医疗职业中出现的一个新的角色是社区辅助医疗，这在老年急救护理中可能是有价值的。

社区辅助医疗：非传统医疗服务

有一些术语用于描述扩展范围的辅助模型；然而，临床和操作领导者认可的术语是"社区护理人员"[34]。社区护理人员是"一种护理模式，其中护理人员在非传统的社区环境中应用他们的培训和技能"[1]（超出通常的紧急反应/运输模型）。已经开发了社区医疗计划以利用这样的想法，即许多目前存在的症状可以在患者家中被处理，或者患者可以被转诊到其他非基于急诊部门的

服务机构，这具有潜在的更好的结果，改善了资源使用度并提高了患者满意度[34]。社区护理人员应具备一定的技能来评估社区内老年人在新护理模式下的效果。这些包括更多的转诊或运输选择而不单单是最近的急诊部门、额外的资源，并改善与其他包括初级护理在内的服务的联系。这些计划的目标是在进入急诊部门之前进行干预，通过就地治疗、参考其他服务，或可能更加容易地运送到急诊部门。在英国，输送率明显下降，这与社区护理人员计划的发展有关[41]。社区辅助医疗计划似乎是安全的，因为某些人群中患者的结局更好[42,43]。我们将审查这些方案的例子，其中重点是对老年人的照护。

延续护理的辅助医疗计划

专门解决长期护理（long-term care，LTC）居民需求的一个社区辅助医疗项目是加拿大新斯科舍省哈利法克斯市的延续护理辅助人员（extended-care paramedic，ECP）计划[44]。LTC 居民代表了一组独特的急诊部门参与者，他们的健康状况往往较差。ECP 项目于 2011 年 2 月启动。七名有经验的高级护理人员接受了额外延续护理任务的培训，包括老年评估、临终关怀、初级伤口闭合技术，以及床旁（床边）检测[44]。ECP 在非运输能力的区域内独立工作，与预先指定的 LTC 设施相应。该计划的目标是在现场提供医疗指导（急诊和 LTC 医生顾问）。ECP 患者的处置包括治疗和缓解、设备的运输（如 X 线的运输、返回居住地）或立即紧急运输。这种类型的程序跨越整个护理范围，包括前期、中期和后期。ECP-LTC 计划在养老院提供护理，但也有助于在必要时便利地转移到急诊部门进行诊断和治疗。在一些情况下，在某些情况下，它可以帮助早日出院，并提供后续护理，这通常在没有 LTC 设施条件不可用或可能需要时间来实现的。

该计划有许多重要的特点，可改善急救护理的规定。ECP 反应涉及更多 LTC 设施之间的协作工作人员（医生、护士）、患者和家庭[45]，从而促进健康危机期间这些团体之间更好地沟通。该计划的另一个重要方面是确定 ECP 在临终护理中可以发挥的作用[45]，在此期间患者可以在自己的住所得到舒适护理，如果患者的最终目标只是得到舒适护理，则不需要运送患者。在 ECP 队列中，与同期传统的 EMS 中 80%患者转运率相比，有 70%患者接受了居家治疗，24%患者普通诊断运送，6%患者紧急运输至 ED[44]。这样的程序是否适应其他设置需要进一步调查。

与初级护理的合作（转诊服务）

EMS 转诊制度正在建立，作为转运至 ED 的替代方案，即所谓"治疗与缓解"。转诊计划旨在为那些情况不太紧急的人寻找安全的替代 ED 转运的方案。然而，对于是否由辅助医疗人员决定医疗必要性存在争议[46]。转诊

患者计划在特定条件下已经取得了成功。例如，为许多跌倒患者的转诊已经对高风险患者显示出积极的结果[47]。在该计划中，转诊的决定是由行政人员做出的。2006 年启动了位于加拿大多伦多的社区转诊 EMS（community referrals by EMS，CREMS）方案（东多伦多健康协作解决方案），目的是有效利用资源并对社区护理进行转诊。这些服务需要更严格的评估。辅助医疗人员传统上不是转诊的关键节点，但这正在改变。

其他模型旨在评估转诊的决策支持系统[48,49]。Vicente 及其同事调查了一个决策支持系统，以确定是否可以安全地将具有某些症状的衰弱老年人转诊到老年医学的服务部门[49]。另一个例子是辅助医疗开创服务[48]。这是一种基于来自本地分类系统的症状鉴别器判定的决策方法[48]。地面救护车辅助人员已使用两条路径，包括创伤和医疗途径[48]。这些系统的使用与症状有关，而不是以诊断学来识别转诊需求，具有可接受的敏感性和特异性。

急诊护理从业者模型

在英国，护理人员已经扩大了他们的评估、分诊和治疗技能，以应对对辅助医疗服务的日益增长的需求。急诊护理从业者模型涉及让护理人员或护士在非运输能力的交通工具中做出响应，为患者居家提供护理。最初设立服务机构是为老年人解决看似轻微的症状[50]。如果有必要的话，护理人员可以方便运送患者到急诊部门进行诊断。这通常需要一段短暂的密集专业培训（3 周），重点是获得既往史、身体检查和做出诊断。培训的一部分也用于监督练习。

在辅助医疗人员模型的随机对照试验（randomized controlled trial，RCT）中，由辅助医疗人员治疗的那些患者在初始发作期间或在接下来的 28 天中很少会被送入急诊部门，患者也不太可能需求住院，更有可能报告他们对他们的护理非常满意[29,42]。作者的结论是，服务减少了资源使用（急诊部门输送），并显得安全[51]。急诊护理从业者的作用可能具有不同的影响，这取决于它们发展的情况[52]。该角色应用于补充现有角色，而不是替代现有服务。

社区辅助医疗计划的目标是减少急诊部门的访问量，同时提供符合患者意愿的安全和有效的护理。这些模型可以确保衰弱的老年人得到他们需要在正确的地方由正确的提供者给予的护理；然而，目前需要更多的研究来了解这些服务的作用。

急诊部门护理

挑战

急诊部门护理面对许多挑战。

急诊部门就诊。 你通常会相信在你生活中刚刚遇到的人吗？从本质上讲，这样的事情患者每天都在面对。与之相反，初级护理医生可能与患者具有终身关系，对患者过去的病史十分了解，并发展了联合治疗。急诊医生通常治疗他们从未见过的患者，并且经常缺乏获得所需的病史。此外，根据定义，患者由于最严重的健康事件寻求急诊医生的护理。这种突发状况可能发生在白天或晚上、周末或度假期间的任何时间。这可能是为什么急诊医学被描述为没有界限、不可预测和可能的无限的需求[52a]。

拥挤和老年人。 与其他可以安排预约的医疗保健处置相比，急诊部门不能控制患者到达的时间和数量。当这种高度不可预测的患者流入达到峰值并伴随患者向院内收治流出减少时，急诊室可能变得拥挤[53-56]。这个相对较新的观点，即造成急诊拥挤的主要原因是流量或患者离开急诊室的速率受限，取代了之前的理解，拥挤仅由急诊自身因素留观时间长引起。急诊部门拥挤是一个不断增加的全球现象，在加拿大[57,58]、澳大利亚[59]、英国[60]和美国[61]均有报道。

急诊部门拥挤使护理质量减低，并增加了住院死亡率[57,61-63]。最近，从拥挤的急诊部门住院的患者增加了 7 天的住院时间并增加了死亡率[64]。

不幸的是，研究表明，老年患者不同程度的[69-71]受到急诊部门拥挤环境的不利[65-68]影响。老年患者在控制疾病严重程度时始终需要更长的急诊部门留观时间[69-71]。一项基于人群的研究显示，加拿大安大略省的老年患者在急诊部门中的留观时间比具有相同疾病严重性的年轻患者长 2.7 倍[71]。特别值得关注的是，一项在美国的研究发现，急诊部门留观时间长于 12 小时的老年患者有双倍的可能性出现精神错乱[72]。

此外，研究显示，老年患者在急诊部门拥挤期间经历更差的护理。一项研究显示，对于髋关节骨折的老年患者，镇痛治疗被延迟[67]。最近发表的一项单中心加拿大研究表明，急诊部门的拥挤与老年患者在急诊部门中每小时增加 3%不良事件有关[68]。McCusker 及其同事发现，急诊部门拥挤增加了老年人在急诊部门出院后的健康服务利用率，即增加了急诊部门的返院率和计划外的再入院率[66]。

急诊部门筛查工具

考虑到急诊医生必须在时间和压力限制下做出的大量决策，急诊医学已经集中了大量关于开发临床决策规则（clinical decision rule，CDR）的研究，以帮助管理高危组，如老年患者。

临床决策或预测规则是使用临床敏感变量[73]或变量组合的简单算法，所述变量是可用的并且可由前线临床医生实时收集以识别高风险个体的变量。决策规则标准化了临床评估，可以识别高风险患者，并且与单独的临床判断相比，决策规则有助于提高决策水平[74-79]。

然而，疾病的高患病率、健康方面更大的变异性和老年人中的非典型症状降低了针对老年人的 CDR 的预测准确性。针对老年人的 CDR 报告的最高灵敏度为 72%，相比之下，针对更年轻群体的许多 CDR 的灵敏度为 99%～100%[76,80-82]。我们已经表明，当应用于老年患者时，加拿大颈椎和头计算机断层扫描（computed tomography，CT）CDR 的预测准确性显著降低[83,84]。降低 CDR 敏感性的相同预后挑战也损害临床判断，导致漏诊，计划外返回急诊部门，以及在 EMS 或急诊部门出院后老年人的预后不良[10,85-88]。尽管预测性能不理想，研究需要确定是否针对单方面的临床判断的 CDR，以及它们的使用是否可以减少这个脆弱人群的不良后果[85]。

分类风险分层工具。五项分类风险筛查工具（triage risk screening tool，TRST）由急诊部门分诊护士完成，并且具有 55% 的灵敏度以预测 120 天以内的 ED 再就诊、住院治疗或进入社会福利机构。TRST 的特异性是 66%[89,90]。TRST 预测因子是基于专家意见而不是经验推导的[75,77-79]。TRST 的预测性能在与识别老年风险（identifying seniors at risk，ISAR）筛查工具的直接比较中发现具有较低的预测能力[85]。一项荟萃分析发现，TRST 在 6 项入选超过 3233 例患者研究中发现低的预测能力[91]。

使用风险筛选工具识别老年人。McCusker 和合作者遵循严格的方法学标准开发 ISAR 筛查工具[92-94]。该工具最初设计用于识别出现在急诊部门并且处于不良结局的最高风险的 70 岁以上的人，定义为功能衰退[92]、住院[93]、进入社会福利机构[94]或 6 个月内死亡。ISAR 评分为 2 对于鉴定在 120 天内经历这些不良结果之一的患者具有 58% 的特异性[95]，72% 的敏感性。观察到的最常见的不良事件是功能衰退（54%），随后是死亡（35%），然后是收入养老院（10.8%）。

这个包含 6 个项目的急诊部门筛查工具意欲由老年患者、家庭成员或护理人员在急诊部门的候诊室完成。然而，在实际实践中，发现许多患者、家庭成员和护理人员需要熟悉筛选工具的人员的帮助来完成它。

来自原始研究的数据随后用于评估 ISAR 预测在 30 天内返回急诊部门的能力，尽管早期返回急诊部门的预测性能显著降低[曲线下面积（area under the curve，AUC），0.63][94,96,97]。其他研究显示，在辨别或防止急诊部门复诊方面遇到困难，有些人质疑这是否是一个有价值的目标，因为大部分急诊部门的就诊是适当的。

McCusker 及其同事随后对 72 项预测返回急诊部门的研究进行了系统回顾[96]。发现大多数返回急诊部门是适当的，因为是有必要的，但结论是，当调整了需求，增加初级护理的因素与返回急诊就诊减少有关。

目前，ISAR 是识别早期具有不良后果的最高风险的老年患者的最佳工具。它已经被翻译成其他几种语言。但鉴于缺乏关于干预措施有效性的证据，这些工具的价值最近受到了挑战[98]。

筛查痴呆和谵妄。不幸的是，多项研究发现，认知功能障碍在急诊部门中很少被意识到。急诊工作人员在 60%～80% 的病例中未确认谵妄，而高达 1/3 的未被确诊的谵妄患者会被送回家[99-103]。一项研究发现，100% 的谵妄患者在出院后 4 天内被送回[102]。此外，未被确诊谵妄的患者后果可能更严重。Kakuma 及其同事已经完成了 107 名急诊部门患者的调查，其中患者处置决定由急诊医生处理。他们发现，被送回家的未被意识到的谵妄患者在 6 个月时的死亡率为 31%，而所有其他患者的死亡率为 6%[104]。

类似地，痴呆也很少被识别。Hustey 及其同事发现，只有 46% 的痴呆患者被急诊部门工作人员识别[100-102]。未能识别认知障碍具有严重的后果，因为这些患者需要修改出院计划和随访指示。

虽然已经提倡使用已经验证过的筛选工具，如简易精神状态检查（mini-mental state exam，MMSE）或蒙特利尔认知评估（Montreal cognitive assessment，MoCA），但它们使用的时间很长，并且要求用笔和纸张来完成这些测试的内容，导致急诊部门的采用率较低。因此，已经提出可以在不到 3 分钟内完成的许多认知筛选工具用于急诊部门（表 117-1）[105-107]。这些包括六项筛查，简易阿尔茨海默病筛查（brief Alzheimer screen，BAS）、短期祝福测试（short blessed test，SBT）、渥太华 3 日期和年份（Ottawa 3 Date and Year，O3DY）、护理者完成的八项访谈以区分衰老和痴呆（caregiver-completed eight-item interview to differentiate aging and dementia，C-AD8）、6 项筛选、简易 Cog（Mini-Cog）、混乱评估方法（confusion assessment method，CAM）和重症监护病房的混乱评估方法（confusion assessment method for the intensive care unit，CAM-ICU）。Carpenter 及其同事比较了 4 个简单筛选工具（O3DY、BAS、SBT、C-AD8）与 MMSE 的表现，并得出结论，SBT 在他们比较的 4 个测试中具有高灵敏度和最高特异性[105]。

表 117-1　急诊部门简易认知和谵妄筛查工具[105-108]

测试	敏感性/%	特异性/%	时间/min
短期祝福测试	95	65	2
简易阿尔茨海默病筛查	95	52	2
渥太华 3 日期和年份	95	51	2
6 项筛选	89～94	86～88	2
Mini-Cog	75～99	91～93	3
CAM-ICU	76	98	3～5
C-AD8	83	63	3～5

注：CAM-ICU. 重症监护病房的混乱评估方法；C-AD8. 护理者完成的八项访谈以区分衰老和痴呆

值得注意的是，较长的认知筛选方法仅略微增加了认知损害的敏感性，尽管它们确实提高了特异性（表 117-2）。

因此，一个可能的策略是使用前面列出的急诊部门中的一个简易筛选测试，并使用较长的筛选测试之一验证任何阳性结果。

表 117-2　急诊部门认知评估方法

测试	敏感性/%	特异性/%	时间/min
蒙特利尔认知评估（MoCA）	100	87	10
圣路易斯大学精神状态测定	100	81	10
简易精神状态检查（MMSE）	71～95	76～100	8
混乱评估方法（CAM）			8

急诊部门老年患者的创新方法

我们已经概述了在急诊部门中为老年患者提供高质量护理所面临的重大挑战。然而，由于系列研究概述了这些挑战的性质，我们还见证了重大和创新的尝试，以改善老年患者的急诊部门护理。接下来，我们将描述一些在急诊部门中的老年医学的更先进方法。

老年咨询服务

住院的老年患者的综合老年评估（comprehensive geriatric assessment，CGA）减少了功能衰退、独立性丧失和死亡率[109]的证据提出了 CGA 是否可以改善从急诊部出院的患者的预后问题。急诊部门对 CGA 的一个明显障碍是执行所需的时间[110]。尽管 CGA 团队可能需要一整天的时间来评估患者，但是整天让患者完成长时间的评估将是许多急诊部门实施的障碍。

Caplan 及其同事[111]描述了老年患者由急诊出院的程序（discharge of elders from the emergency department，DEED），其中 75 岁以上的患者在急诊部门就诊后被送回家。在该 RCT 中，干预组患者在急诊部门中接受 30～60 分钟的访视。任何迫切需要的转诊护理都由高级护士与初级保健医生讨论后立即启动。患者还接受病例管理 4 周，并由一个跨学科小组在出院后 1 周内进行全面病例审查。干预组患者平均在 ED 出院后的一个月内接受 2.3 次家访，CGA 发现了 1.7 个新问题。与对照组相比，干预组随后的再住院率下降 5.7%。

Graf 及其同事[110]对 ED 中的 CGA 进行了系统评价，确定了 8 项 RCT 在急诊部门中使用 CGA。发现 4 项临床试验证明功能衰退减少[29,111-113]。然而，对服务使用的影响，特别是返回急诊部门，不太一致[114,115]。

老年急救管理护士

由于在急诊部门中进行全面的 CGA 的困难及老年科医生的相对稀缺，首先在蒙特利尔检查了老年人出院协调员的潜在影响[112]。随后，老年急救管理（geriatric emergency management，GEM）护理角色结合专业老年医学知识和对急救护理过程的理解，于 1995 年在 Sunnybrook 健康科学中心被引入加拿大安大略省[116]。在老年医疗和紧急护理方面拥有知识和技能对于有效地发挥这一作用十分重要[117]。GEM 模式在 2004 年开始在安大略省实施。目前，有一个 103 个 GEM 护士在 60 个医院急诊部门工作的网络；安大略省 GEM 网络覆盖面积超过 1.23 亿英亩（50 万 km²）[117,118]。GEM 护士因此提供各种服务，以改善急诊部门患者的护理，包括以下几点。

- 老年病例发现
- 就目前 ED 的访视，与社区服务、机构、初级保健和专业老年人服务机构联系，以获取相关信息。
- 改良急诊部门老年综合评估
- 当前 ED 访视后，与社区服务、机构、初级保健和专业老年人服务机构联系，以便计划出院和随访。
- 在周末或 GEM 护士工作时间之外对出院的患者进行电话随访。
- 病例管理——纵向随访和干预，以便在正确的时间正确的地方为患者提供适当的护理。
- 急诊培训的老年医学胜任力作为急诊一线工作人员的教育资源。

在加拿大安大略省的 GEM 护士评估的 4 个最常见的问题包括许多所谓的老年医学重要议题，每一种都在本文的其他地方讨论过。

1. 跌倒；
2. 活动能力；
3. 谵妄、急性烦躁不安；
4. 社会支持的崩溃。

GEM 护士通常的工作时间中位数为 75h/周，GEM 护士目前平均每年评估 800 名老年患者[118]。尽管如此，GEM 护士仍然只能评估 1/3 的合格急诊部门患者。因此，在 ED 一线工作人员中建立老年医学的能力是 GEM 护士发挥核心作用并最大限度地提高对老年急诊患者护理水平所承担的一个非常重要的角色。以利用和最大限度地提高他们对改善老年急诊部门患者护理的重要作用。目前，GEM 护士的影响正在对整个安大略省进行过程评估。需要设计良好的临床试验来检查 GEM 护士角色的即时和之后的影响。

老年急诊部门

考虑到为老年患者提供高质量护理的挑战，另一个建议的模式是建立专门的老年急救部门[119,120]平行于专业的儿科医院。Hwang 及其同事[120]描述了对护理过程和急诊部门的物理设计和家具的修改。这种急诊部门的增加的成本可以通过与改善的护理相关的潜在费用的节省来抵消，例如，改进隔音、日间照明系统，减少导管使用导致减少患者的谵妄状态，以及改善床垫以增加患者舒适度和皮肤完整性。在美国和意大利已经建立了几种这样的老年病急诊部门。这些新设计和护理过程对患者结局的影响尚未经过广泛评估，并且将成为未来研究的重要焦点。

避免急诊和转诊

对于在急诊部门中不能最好地满足其需要的老年患者，解决老年人护理问题的另一个尝试是绕过急诊部门的可能性。之前概述的医护人员的 ECP 模型就是一个例子。老年护理从业人员提供从养老院到避免进入急诊部门的服务。在这种护理模式中，当考虑将患者转移到急诊部门时，执业护士与老年医学专家会咨询患者本人。可以实现急诊部门避免的可能情况包括需要重新应用胃管进行鼻饲饮食的患者。因为这些透视引导的程序通常在急诊部门夜间不能获得，所以许多中心已经与他们的局部介入放射学同事一起开发了快速嵌套协议。隔夜静脉内（intravenous，IV）水化或皮下输液可用作桥接技术。

此外，对于自我确定的护理目标不包括复苏或急性护理以延长寿命的患者，已经进行了许多工作来避免急诊部门转移。已经进行了持续的努力来改进对护理的姑息性目标的记录和不复苏（do not resuscitate，DNR）指令。

银色代码：整体系统方法

Banerjee 及其同事已经审查了一个全系统的质量改进方法，以照顾在英国设菲尔德地区的 A&E 部门接受治疗的老年患者[121]。向 A&E 部门介绍包括救护车服务主任、紧急医学学院、英国老年医学会、英国生理治疗师特许协会、作业治疗师学院、皇家护理学院和患者倡导团体的跨学科委员会制定的老年人在第一个 24h 接受的护理标准。银皮书（Silver Book）[121]倡导"尊重老年人的自主权和尊严"，并建议在紧急护理事件中采取系统的综合方法改善老年人的护理。

此外，银皮书标准包括确保所有患者在提交后 24h 内评估以下问题：

- 疼痛
- 谵妄和痴呆
- 抑郁
- 营养和水化
- 皮肤完整性
- 感觉丧失
- 跌倒和活动性
- 日常生活活动
- 控制力
- 生命体征
- 自我保护问题
- 临终护理问题

其他一些建议包括：

1. 对于年龄较大的衰弱的患者的 CGA；
2. 对可以出院但需要在社区进行持续治疗的老年人使用临床决策单元；
3. 提供多学科小组协助老年患者的出院规划，包括社区服务和心理健康；
4. 为社区服务创建 24h 单一接入点，以便于不需要住院的稳定老年人的出院。

出院后计划

老年人的急诊访视表明了保健护理需求的变化。在初次接触后不久，许多老年人可能会回到急诊部门。在出院后的不良事件（如重复访问、入院、死亡、LTC 放置）发生在 33%的参加者[11]。在老年人中，既往有急诊就诊史可预测未来的就诊[122]。在 65 岁及以上几乎近 73%伴有较低至脑卒中险老年人返回急诊部门；另外 27%伴有高风险返回急诊部门，并且最有可能从出院后随访中获益。几乎 73%的 65 岁及以上的人具有低于平均水平的返回急诊部门的风险；另外 27%的患者具有高于平均水平的返回急诊部门的风险，并且最有可能从出院后随访中获益。

EMS 系统需要整合护理的方法，并确保医疗保健提供者有一个沟通平台。生命维持治疗的医生命令（physician orders for life-sustaining treatment，POLST）是与辅助医疗人员共享高级护理计划的有效方法。该通信工具可以帮助处理院前心脏骤停的治疗决策[123]。这一点已经得到了证实，"只采取舒缓措施"指令的患者有 6.4%在医院死亡，而采取全面治疗指令的患者有 44.2%在医院死亡。这是一个在医疗保健提供者之间共享平台的例子。

预防谵妄——跨专业预防谵妄

Inouye 及其同事进行了基础工作，以确定老年医疗住院患者谵妄的决定因素[65,125]。他们首先表明，在急诊部门等待住院患者，持续 12 小时或更长时间，与住院期间谵妄的发生率双倍增加独立相关[29]。当这项研究在美国东部进行时，只有 23%的合格患者在入院前在急诊部门超过 12h[29]。近来，在加拿大健康照顾中心，有高达 75%的老年患者入院前在急诊部门的时间超过 12h。

Inouye 及其同事随后开发了一种被称为医院老年人生命计划（Hospital Elder Life Program，HELP）的多组分干预来预防谵妄[126]。HELP 使用志愿者帮助临床工作人员促进活动，补充充足的水分和营养，与患者进行有意义的定向对话，避免精神药物和使身体受到限制，它可以减少 50%的谵妄[65]。虽然该计划已在 50 多个国家成功实施，但确保患者至少有 75%的时间接受干预措施被认为是干预成功的重要预测因素[126,127]。

HELP 计划随后在 Sunnybrook 健康科学中心的急诊部门进行了修改。志愿者和教育署工作人员接受了有关活动、水化、营养、开始对话、使用药物和避免身体受到限制的重要性的培训[128]。不鼓励使用 Foley 导管；这被描述为一个有效的单点约束系统，因为他们减少了移动性并增加了尿路感染。

强调让所有团队成员致力于预防谵妄（interprofessional prevention of delirium，IPPOD）计划的重要性；它除了传统的医疗保健专业，还包括护理人员、保安员、指挥官和文书人员。一旦工作人员对 IPPOD 方案感到满意，就会为患者和家庭创建一个描述谵妄的危险因素和体征的小册子。该小册子还导致了急诊部门工作人员的问责制，因为它强调了实施 IPPOD 干预措施以减少谵妄（如至少每 8 小时足够的水化和活动）的重要性。

结 论

老年人护理的危机现状目前给医务人员和紧急救援人员，以及患者、家庭和照顾者带来了特殊的挑战，这些挑战在未来 20 年内可能会增加。了解这些挑战对未来的研究及潜在解决方案的设计和实施至关重要。

我们还编制了大量新颖和创新的方法来改善老年急诊患者的护理。虽然其中许多尚未进行评估，但它们为那些有兴趣在未来改善老年患者的护理人员提供了实用的工具箱。显然，如果急诊人员更好地了解老年医学，并且老年病医师对紧急服务有更好的了解，需要急诊的老年人将受益。

关键点

- 由于辅助医疗和急救人员提供长期照顾老年人，因此需要努力优化护理。

- 院前护理和急诊部门是误导性术语，因为它们未能描述护理人员和应急人员提供的全方位服务。

- 社区辅助医疗是一个重要的发展概念，其中社区医务人员实践的作用或范围得到扩展，通常包括主动护理或转诊以改善护理和预防可避免的住院。

- 确定一个衰弱的老年患者的症状是否是多种慢性合并症或急性医疗状况的影响是具有挑战性的。因此，确保紧急医疗危机期间基线功能通信的系统至关重要。

- 正在实施创新，以改善护理人员和应急人员对老年人的照顾。这些干预措施的评估是必要的。

（李 丽 李 岩 单海燕 译）

完整的参考文献列表，请扫二维码。

主要参考文献

1. International Roundtable on Community Paramedicine: 12th Annual International Roundtable on Community Paramedicine. http://ircp.info. Accessed May 4, 2015.
5. Goldstein J, Jensen J, Carter AJ, et al: The epidemiology of prehospital emergency responses for older adults in a provincial EMS. CJEM 17:491–496, 2015.
10. Aminzadeh F, Dalziel WB: Older adults in the emergency department: a systematic review of patterns of use, adverse outcomes, and effectiveness of interventions. Ann Emerg Med 39:238–247, 2002.
14. Lowthian JA, Jolley DJ, Curtis AJ, et al: The challenges of population ageing: accelerating demand for emergency ambulance services by older patients, 1995-2015. Med J Aust 194:574–578, 2011.
16. Andrew MK, Rockwood K: Making our health and care systems fit for an ageing population: considerations for Canada. Can Geriatr J 17:133–135, 2014.
17. Goldstein J, Hubbard RE, Moorhouse P, et al: The validation of a care partner-derived frailty index based upon comprehensive geriatric assessment (CP-FI-CGA) in emergency medical services and geriatric ambulatory care. Age Ageing 44:327–330, 2015.
20. Rockwood K, Song X, MacKnight C, et al: A global clinical measure of fitness and frailty in elderly people. CMAJ 173:489–495, 2005.
27. Wallis SJ, Wall J, Biram RW, et al: Association of the clinical frailty scale with hospital outcomes. QJM 108:943–949, 2015.
29. Mion LC, Palmer RM, Meldon SW, et al: Case finding and referral model for emergency department elders: a randomized clinical trial. Ann Emerg Med 41:57–68, 2003.
31. Eastwood K, Morgans A, Smith K, et al: Secondary triage in prehospital emergency ambulance services: a systematic review. Emerg Med J 32:486–492, 2015.
34. Bigham BL, Kennedy SM, Drennan I, et al: Expanding paramedic scope of practice in the community: a systematic review of the literature. Prehosp Emerg Care 17:361–372, 2013.
35. Lee JS, Verbeek PR, Schull MJS, et al: Paramedics assessing elders at risk for independence loss (PERIL): derivation, reliability and comparative effectiveness of a clinical prediction rule. Can J Emerg Med 2016. (In Press).
36. Shah MN, Brooke Lerner E, et al: An evaluation of paramedics' ability to screen older adults during emergency responses. Prehosp Emerg Care 8:298–303, 2004.
42. Mason S, Knowles E, Colwell B, et al: Effectiveness of paramedic practitioners in attending 999 calls from elderly people in the community: cluster randomised controlled trial. BMJ 335:919, 2007.
51. Mason S, Knowles E, Freeman J, et al: Safety of paramedics with extended skills. Acad Emerg Med 15:607–612, 2008.
54. Viccellio A, Santora C, Singer AJ, et al: The association between transfer of emergency department boarders to inpatient hallways and mortality: a 4-year experience. Ann Emerg Med 54:487–491, 2009.
55. Khare RK, Powell ES, Reinhardt G, et al: Adding more beds to the emergency department or reducing admitted patient boarding times: which has a more significant influence on emergency department congestion? Ann Emerg Med 53:575–585, 2009.
68. Ackroyd-Stolarz S, Read Guernsey J, Mackinnon NJ, et al: The association between a prolonged stay in the emergency department and adverse events in older patients admitted to hospital: a retrospective cohort study. BMJ Qual Saf 20:564–569, 2011.
85. Lee JS, Schwindt G, Langevin M, et al: Validation of the triage risk stratification tool to identify older persons at risk for hospital admission and returning to the emergency department. J Am Geriatr Soc 56:2112–2117, 2008.
90. Meldon SW, Mion LC, Palmer RM, et al: Does a simple emergency department (ED) screening tool correlate with functional impairments among older adults? Acad Emerg Med 11:448, 2004.
93. McCusker J, Bellavance F, Cardin S, et al: Prediction of hospital utilization among elderly patients during the 6 months after an emergency department visit. Ann Emerg Med 36:438–445, 2000.
98. Carpenter CR, Shelton E, Fowler S, et al: Risk factors and screening instruments to predict adverse outcomes for undifferentiated older emergency department patients: a systematic review and meta-analysis. Acad Emerg Med 22:1–21, 2015.
102. Hustey FM, Meldon SW, Smith MD, et al: The effect of mental status screening on the care of elderly emergency department patients. Ann Emerg Med 41:678–684, 2003.
105. Carpenter CR, Bassett ER, Fischer GM, et al: Four sensitive screening tools to detect cognitive dysfunction in geriatric emergency department patients: brief Alzheimer's Screen, Short Blessed Test, Ottawa 3DY, and the caregiver-completed AD8. Acad Emerg Med 18:374–384, 2011.
117. Flynn D, Jennings J, Moghabghab R, et al: Raising the bar of care for older people in Ontario emergency departments. Int J Older People Nurs 5:219–226, 2009.
118. Ryan D, Splinter Flynn D, Wilding L: An overview of geriatric emergency management nursing practices in Ontario. J Emerg Nurs 2015.
119. Hwang U, Morrison RS: The geriatric emergency department. J Am Geriatr Soc 55:1873–1876, 2007.
124. Inouye SK, Charpentier PA: Precipitating factors for delirium in hospitalized elderly persons. Predictive model and interrelationship with baseline vulnerability. JAMA 275:852–857, 1996.

Simon Conroy

第118章 | 衰弱老年人的急性住院照护

介　绍

老年患者住院可能是一个高危的事件，该事件预示着健康与社会照护系统使用的一个强化时期[1-3]。特别是对于衰弱老人的案例——这里指共病、多重用药，常伴有认知障碍（谵妄和/或痴呆）的人——多表现为非特异性。这样的患者常常不能得到急性医院提供的更加专业性及有规程协议的照护，但可能从整体性和有细微差别的照护方法上获益更多。

应用老年综合评估（comprehensive geriatric assessment，CGA）的衰弱老人的急性照护要比普通照护更有效[4-6]。本章将提供为何老年综合评估在急性照护中可能发挥作用的例子，评论证据基础，最终描述一种用于衰弱老人急性住院照护的系统化方法。

为何老年综合评估在急性照护方面起作用

老年综合评估定义为"为发展老年人治疗和长期随访的协调与整合计划，确定老年人医疗、心理及功能能力的一种多维度、跨学科的诊断过程"[7]。将在本节阐述为什么这是重要的。

多维度的过程

这揭示了整体回顾的重要性。在这个患者队列中，仅关注一个方面是不够的。例如，诊断胸痛的一种方法，如果仅强调肌钙蛋白阴性而不需要冠状动脉造影，但没有检测和确定患者有认知损害而未服用治疗关节炎的止痛药（疼痛的真正原因），这种诊断方法是注定失败的。而且，对于跌倒仅提供一种单纯功能康复的方法，而不鉴别跌倒的内在原因（有许多可能，包括严重损害如主动脉狭窄），也不会成功。正是 CGA 的多维度整合评估才把列出的问题逐一个精准判断。

跨学科诊断过程

在成熟的 CGA 服务中应有共用平台，这样团队的所有成员，无论有无他们特定的专业领域，都能够有力地提出建设性的挑战。例如，选择家庭康复师治疗可能受到挑战，担心患者在家中跌倒，但实际指出住院会增加跌倒风险，且家庭康复可能带来实质性的益处[8]。同等的，治疗师也会对诊断过程提供有用的信息，例如，

适合回家的患者出现运动时新发的呼吸困难可能提示需重新评估呼吸系统功能，并鉴别潜在的新诊断，如肺栓塞。评估是一个过程而不是一个分离的事件，这一点是很重要的。这个过程应该以具体的方式持续在整个急性期的过程中，诊断方式应该对来自期待方法的偏倚敏感。例如，如果对于一个跌倒后髋部疼痛而没有骨折的老年患者初始治疗计划是增加止痛药、减少降压药，以不借助拐杖能够行走 5m 作为出院回家的目标。然而，14h 后疼痛仍是问题，这就需要再进行诊断及考虑进一步影像学检查。

治疗的协调及整合计划

这里强化了这个观点：老年照护团队需要了解和尊重彼此的角色，懂得和理解每个人做什么，理解医疗如何影响康复目标，反之亦然。例如，尽管治疗师不需要懂得急性心力衰竭处理的复杂细节，但对他们来说重要的是知道最初几日需要静脉应用利尿剂而导致多尿，然后他们能够将尿量控制的需求合并到康复计划中。同样，内科医生也需要意识到仅仅因为患者在医疗研究机构（Medical Research Council，MRC）分级系统中有 5 级肌力，而这并不一定能转化为有用的功能。

随访

因为许多老年人有多种长期状况，他们通常需要某种形式的持续照护和支持。这如何实现，在世界的不同地区有所不同，如果仅仅因为缺乏持续支持而允许条件下降，这样提供的优秀急性照护是没有意义的。例如，2 周用药期间，帕金森病药物的应用稳定，与多学科康复过程的衔接也已优化，但患者一旦回家，如果没有持续应用左旋多巴，该病也会容易加重。因此，当整合标准的医疗诊断评估时，CGA 强调解决问题、团队工作及以患者为中心的方法。

在急性照护中如何执行老年综合评估？

证据提示了什么？

多个系统回顾提示独立的单元或病房比分散或联络型的服务更有效，最近关于提供 CGA 联络服务的回顾提示，在急性照护方面存在限制或无效的情况[9,10]。然而，在 2007 年报道的 Ellis 荟萃分析的使用导致这个结

论的实验有点过时了。在最近关于联络服务的回顾中，Deschodt 及其同事[10]报道的较大范围的研究一直持续到2012 年，但也发现了获益于联络服务受限的证据。这种感知的观点在于联络服务被认为有效性低，因为患者的照护很少得到控制[11]。这已被过程评价所支持，只有大约 2/3 的指南推荐得到执行[12]。同样常规照护的改善可能减少来自 CGA 的绝对获益，值得注意的是英国未来医院委员会已强调一般照护优于老年照护[13]。

这引起了一些重要问题。你需要老年医学专家执行CGA 或仅是老年医学胜任能力应用的好？唯一有逻辑的答案是胜任能力的应用是重要的，而不是谁应用他们。正如 Coni 指出的："老年医学太重要了，以至于不能只留给老年医学专家。现在我们都是老年医学专家，老年医学应该像政府自己任命的照护者一样指导其他人怎样做，然后管理到结束"[14]。然而，核心是了解与做法的区别。大多数内科医生学习老年医学原则[15]，但并没有全部实践。在近来的服务发展中已建议，把衰弱老年人的照护纳入老年医学新的要点[16-18]。的确，如果普通照护在提供老年照护能力方面这样好，那么这种服务的发展怎么会表现为有限的获益？

建立整合途径

垂直整合。 在资源许可的地方，常规的 CGA 服务主要用于衰弱老年人的工作是合理的。这将意味着把患者移送到专门服务机构并保证他们被垂直整合，这需要在定义衰弱老年人方面有简单、清晰及当地可接受的标准。理想状态下，这些标准能快速应用于急诊室或急性医疗单位，以便患者尽快地发生分流。在患者移送的每一时段——包括急诊室、急性医疗单位、基础病房及康复中心，CGA 也要执行——每一节点都有机会移送到社区服务机构，在那里 CGA 也应该是可用的（图 118-1）。

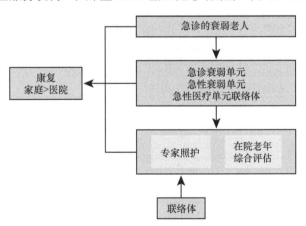

图 118-1 整合的急性照护途径的例子。

鉴于分散的老年单位或病房不能适合急性照护期间所有衰弱老年人的需要，这需要替代的方法。如前所述，通常认为联络服务有效性差，因此，CGA 在非老年病房

该如何更好地应用呢？这将包含广泛的领域如外科学、肿瘤学及其他医学专业领域（如心血管病），对他们来说老年医学并不是常规严格训练部分。很明显，长期解决办法是保证所有临床医生能胜任以同样方式执行基本CGA，即所有医生将胜任处理普通心血管、呼吸或其他疾病。在英国，至少这在慢慢变成现实，有更多毕业生及研究生课程开始包含 CGA 原则。然而离老年医学普遍化的长期目标还有差距。

同时，更好的模式是发展联络+服务，这来自于近年髋关节骨折过程的学习。最初髋部骨折照护模式涉及老年医学提供给正畸外科，但这些年来出现的更好照护模式是老年医学整合在正畸团队中，提供术前及术后照护[19]。在一些病例中，老年医生已经承担了整个单元并且转变角色，以便正畸团队仅提供联络和手术，把剩下的留给老年医学专家。这在短期可能有效，但考虑老年人口特点，除非老年医生和其他老年临床医生数量有明显改变，这明显是不可持续的。而且，在老年医学欠发达的国家，这样的老年医院接管并不会真正起作用。

衰弱老年人急性照护的实践项目

考虑到我们能做的是持续的、与衰弱老人照护相关的复杂项目。在这里提供一个完备的方法是不可能的，但可以应用一些有用的原则。关于个人项目的更多细节将在本书其他章节讲述。

紧急照护预警作为起因来提供整体评估和处理任何潜在的未满足的需要。在急性照护中，不是所有这些都要符合，但一旦确定，他们会被掌管持续照护的人们所标记。全面评估涵盖以下方面：

- 疼痛；
- 认知；
- 抑郁；
- 营养与水化；
- 皮肤完整性；
- 感觉缺失；
- 跌倒与活动能力；
- 日常生活活动；
- 排尿；
- 生命体征；
- 安全保卫措施；
- 临终照护措施。

而且衰弱综合征也应该特殊评估（框 118-1）[20-23]。

对有急性照护需求的衰弱老人照护方法的多个综合评估综述，参见银皮书（http://www.bgs.org.uk/campaigns/silverb/silver_book_complete.pdf）。

结 尾 思 考

已有研究在探索是否有替代的方法照护衰弱老人。同时实践及循证方法聚焦于衰弱老人从中心 CGA 病房及服务设施向其他地方的流动，这些服务中心能够以教育、训练、领导力和角色塑造的形式影响即时决定和提供支持。重要的是，将会提醒读者在急性住院照护期间发生了什么，尽管对未来事件有重要的和潜在的巨大影响，但这只是整个过程的一小部分。对有急性照护需求的衰弱老人在接收前后进行预后评估时需要与社区和初级卫生保健机构紧密联系。

框 118-1　衰弱综合征：30s 指导

与年轻患者的典型表现相比，老年患者倾向于向临床医生提供非特异表现或衰弱综合征。非特异表现原因包括多种共病表现、失能和交流障碍。识别和解释非特异综合征的能力是重要的，因为这些非特异综合征是不良预后的标志。

跌倒
区别晕厥因素（如心源性、多重用药）和非晕厥因素（如力量、平衡、视力、本体感受、前庭觉和环境危险），这些都需要评估。

制动
腿部不动可掩盖许多诊断，从脊髓受压到终末期痴呆。综合评估需要致力于处理急性和重要的问题。

谵妄与痴呆
这两种病明显相关联，但在临床上对每一种病都需要不同的处理。检测到近期有认知改变的这个额外病史是重要的。谵妄常常与之前存在的痴呆叠加。谵妄可能活动增多、活动减少或二者混合。

多重用药
药物不良反应导致住院时间延长、患病率和死亡率增加[20]。药物评估的时候，不仅要关注鉴别不适当处方，也要关注药物遗漏（例如，STOPP 评估不适当处方，START 评估药物遗漏 [21]）。此外还要考虑药物间的相互作用。

尿失禁
这通常不是一个急性表现，而是衰弱的标志和预后不良的危险因素。更常见是滥用尿液试纸检查导致错误的感染诊断，不适当的应用抗生素，并增加了并发症危险，如梭状芽孢杆菌腹泻。

临终照护
衰弱老年人出院 1 年内的死亡率很高（在一个系列研究中为 25%[3]），这提示对于某些患者，考虑预立医疗自主计划（生前预嘱）是合理的[22]。

关键点

- 老年患者住院可能是一个高危的事件，预示着健康与社会照护系统使用的强化时期。

- 老年综合评估（CGA）比普通照护更有效。以病房为基础的 CGA 服务比联络服务更有效。

- 服务不连贯提供是有问题的，因此整合医院及非医院（如与社区或社会照护提供者）的服务从而形成一体化照护途径是关键。

- 在所有可能管理衰弱老人的服务机构中实施 CGA 是关键所在。

- 需要进一步工作以确定这些患者在常规老年病病房之外的适宜照护模式。

- 当患者出现一种或多种衰弱综合征时，应在社区、患者家中或门诊起始进行详细的 CGA，如果是住院患者，可根据个体需要进行 CGA。

- 不要耽搁、推迟或授权完成病史。与居家照护衰弱老年人的护理人员 10min 的谈话就能很快揭示诊断和直接进行处理。

- 保证临床医生能快捷的地区分谵妄与痴呆，以及利用帮助（如助听器电池、视力帮助）进行便利的交流。

- 对有交流障碍的老年人，疼痛的评估有困难，可以考虑使用疼痛评估量表[23]。

- 多学科评估耗费时间，但这个时间早期用于新入院患者是非常值得的，例如可能有助于早期出院。应该为多学科评估制定规则，从而使其更有计划性和条理性，且更符合预期。

- 对老年人来说，不要假设医院是安全的地方，仔细考虑在医院里需要做什么，在社区环境下什么可能做得更好。

（吴宝刚　刘宇翔　译）

参 考 文 献

1. Krumholz HM: Post-hospital syndrome—an acquired, transient condition of generalized risk. N Engl J Med 368:100–102, 2013.
2. Sager MA, Franke T, Inouye SK, et al: Functional outcomes of acute medical illness and hospitalization in older persons. Arch Intern Med 156:645–652, 1996.
3. Woodard J, Gladman J, Conroy S: Frail older people at the interface. Age Ageing 39(Suppl 1):i36, 2010.
4. Ellis G, Whitehead M, O'Neill D, et al: Comprehensive geriatric assessment for older adults admitted to hospital. Cochrane Database Syst Rev (7):CD006211, 2011.
5. Fox MT, Persaud M, Maimets I, et al: Effectiveness of acute geriatric unit care using acute care for elders components: a systematic review and meta-analysis. J Am Geriatr Soc 60:2237–2245, 2012.
6. Baztan JJ, Suarez-Garcia FM, Lopez-Arrieta J, et al: Effectiveness of acute geriatric units on functional decline, living at home, and case fatality among older patients admitted to hospital for acute medical disorders: meta-analysis. BMJ 338:b50, 2009.
7. Rubenstein LZ, Rubenstein LV: Multidimensional assessment of elderly patients. Adv Intern Med 36:81–108, 1991.
8. Shepperd S, Doll H, Broad J, et al: Early discharge hospital at home. Cochrane Database Syst Rev (1):CD000356, 2009.
9. Bakker FC, Robben SHM, Olde Rikkert MGM: Effects of hospital-wide interventions to improve care for frail older inpatients: a systematic review. BMJ Qual Saf 20:680–691, 2011.
10. Deschodt M, Flamaing J, Haentjens P, et al: Impact of geriatric consultation teams on clinical outcome in acute hospitals: a systematic review and meta-analysis. BMC Med 11:48, 2013.
11. Allen CM, Becker PM, McVey LJ, et al: A randomized, controlled clinical trial of a geriatric consultation team. Compliance with recommendations. JAMA 255:2617–2621, 1986.
12. Deschodt M, Braes T, Broos P, et al: Effect of an inpatient geriatric consultation team on functional outcome, mortality, institutionalization, and readmission rate in older adults with hip fracture: a controlled trial. J Am Geriatr Soc 59:1299–1308, 2011.
13. Royal College of Physicians. Future hospital: caring for medical patients. http://www.nhsconfed.org/~/media/Confederation/Files/public%20access/Dalton%20review%20roundtable_RCP%20presentation_110714.pdf. Accessed December 15, 2015.
14. Coni N: The unlikely geriatricians. J R Soc Med 89:587–589, 1996.

15. Gordon AL, Blundell A, Dhesi JK, et al: UK medical teaching about ageing is improving but there is still work to be done: the Second National Survey of Undergraduate Teaching in Ageing and Geriatric Medicine. Age Ageing 43:293–297, 2014.
16. Conroy SP, Ansari K, Williams M, et al: A controlled evaluation of comprehensive geriatric assessment in the emergency department: the 'Emergency Frailty Unit.' Age Ageing 43:109–114, 2014.
17. Harari D, Hopper A, Dhesi J, et al: Proactive care of older people undergoing surgery ('POPS'): Designing, embedding, evaluating and funding a comprehensive geriatric assessment service for older elective surgical patients. Age Ageing 36:190–196, 2007.
18. Ellis D, Spiers M, Coutts S, et al: Preoperative assessment in the elderly: evaluation of a new clinical service. Scott Med J 57:212–216, 2012.
19. Darowski A: The care of patients with fragility fracture, London, 2007, British Orthopaedic Association.
20. Mannesse CK, Derkx FH, de Ridder MA, et al: Contribution of adverse drug reactions to hospital admission of older patients. Age Ageing 29:35–39, 2000.
21. Gallagher P, Baeyens J-P, Topinkova E, et al: Inter-rater reliability of STOPP (Screening Tool of Older Persons' Prescriptions) and START (Screening Tool to Alert doctors to Right Treatment) criteria amongst physicians in six European countries. Age Ageing 38:603–606, 2009.
22. Conroy S, Fade P, Fraser A, et al: Advance care planning: concise evidence-based guidelines. Clin Med (Lond) 9:76–79, 2009.
23. Royal College of Physicians: Pain: assessment of pain in older people, London, 2007, Royal College of Physicians.

第**119**章 | 老年人危重症医疗：一个重症的时期？

第**119**章 | 老年人危重症医疗：一个重症的时期？

Richard Pugh, Chris Thorpe, Christian Peter Subbe

介　绍

对危重症疾病的照护需要快速诊断及早期开始治疗，这样才能让患者有最好的机会获得无并发症的康复。一旦患者被评估有风险，照护从低到高依赖度的转移需要快速进行，这个反应不但涉及全科医师，也涉及危重症医学的医生。不是所有的患者都需要适合所有水平的治疗。老年患者可能有特定需要，当执行有效地与合适的照护时需要考虑他们的脆弱性。本章提供在处理危重症疾病时当前危重症医学实践的整体观点，并讨论了针对衰弱和老年人口的特定相关领域。

危重症医学定义

术语"危重症医学"用于描述危重症疾病的照护实践。在上下文中，危重症医学被定义为"针对急性及生命威胁的疾病或损伤的多学科特殊健康医疗"[1]。危重症疾病表现为先后或同时发生的一个或多个器官衰竭，根据这方面，广泛的照护分为 4 个等级（框 119-1）[2]。这些危重症医疗需求等级已被定义，以便能够独立于患者的位置。术语"危重症病房"用于描述在该病房中通常应用 2 级和 3 级照护，可能包含一个重症监护病房（intensive care unit，ICU，3 级）和/或一个高度依赖型病房（2 级）。在许多医院中，2 级和 3 级照护在专用的病房提供，但如果一个病房的能力严重受限，至少短期在危重症病房之外建立高级支持是可能的。许多医院也在危重症病房之外的专科病房提供单个器官支持，如对满足特定标准的恶化的慢性阻塞性肺疾病患者实施非侵袭性通气。危重症能力的规定在西方国家中因 8 个因素中的一个因素不同而不同[3]，但直接比较他们提供的不同健康照护系统是困难的。

框 119-1　危重症治疗等级

0 级：在医院急诊、普通病房治疗能够满足患者的需要。

1 级：患者病情有恶化风险，或最近从高级照护病房转出，患者的需要可在急诊病房通过危重症团队建议和支持得到满足。

2 级：患者需要更详细的观察和干预，包括单个器官系统衰竭的支持或术后治疗，及那些来自高水平治疗后逐级降低治疗的患者。

3 级：患者需要单独高级呼吸支持或基本呼吸支持，且至少 2 个器官系统共同支持。这个级别包括所有需要多器官衰竭支持的复杂患者。

引自 Bagshow SM, McDermid RC: The role of frailty in outcomes from critical illness. Curr Opin Crit Care 19: 496-503, 2013

危重症老年患者

对危重症医疗来说，满足老年患者的需要是一个日益增长的重要问题。65～80 岁的患者常常出现在危重症病房。然而，随着全球人口老龄化，越来越多的老年患者将需要接受危重症监护，在不久的将来，在某些地区，可以预计进入 ICU 的老年患者中有 1/4 将达到 80 岁或更高。而且，临床团队、患者及其家庭的期望值也在变化。对于老年患者进入重症监护病房的历史悲观主义似乎并无充分依据，至少在特定的患者群体是如此，而且引起器官支持的特定水平阈值看起来也在下降。考虑世界范围危重症监护床位资源的不一致性，一些地区觉得有必要将老年人纳入危重症监护后对可接受后果的可能性进行预测。而且，在这种情况下，危重症医疗团队也想知道这些患者是否比在当地 ICU 中接受治疗的患者获益更多。

危重症老年患者的发展倾向

器官系统衰老的有害效应已在本书其他章节描述。这些效应意味着进入危重症病房的老年患者中，尽管常常表现为共病，但亚临床疾病和器官系统对急性病的脆弱性在这些人中特别常见。尽管在决定预后时生理年龄重要性优于时序年龄，这已得到长期的认可，但衰弱作为对于应激原不适当敏感性的反应[4,5]，在危重症医学中是相对新的概念。随着年龄增长，很少有人仅患一种疾病。结果是，随着癌症、脑卒中、心脏病或其他常见年龄相关疾病发病率的增加，增龄对于健康照护的威胁并不大，然而，问题的关键在于年龄相关的多种疾病的发病率在同一个体上同时增加。至关重要的是，这些人除了他们自身疾病外，还有其他挑战。病变越多的人异常缺陷也越多——亚临床、年龄相关问题，如运动迟缓或异常实验室检查结果或缺乏主动活动。这些异常缺陷增加了风险，而且使人成为整体衰弱异常（不仅是疾病或失能）。更多的损伤与修复的减弱联合一起使衰弱进一步加重。这些明显的相互作用—更多缺陷增加损害后的康复时间，因此导致额外的损害。本章具体探讨了衰弱测量工具在预测老年危重患者的预后和需求方面的用途。而且，在本章也突出关注脓毒症的重要性，一个例子是老年个体可能对急性应激更敏感（如尿路感染），这种应激更可能引起血流动力机制改变，导致多器官损害（如严重脓毒症及多器官衰竭）[6]。

进入危重症病房前的照护

识别危重症疾病

危重症疾病患者临床表现多种多样。一些处于紧急状态需要立即挽救生命的干预（如心脏与呼吸骤停），但大多数是逐渐恶化的过程。这种恶化可能在家或在医院发生。社区恶化患者的广泛评价来自于提升对特定问题（如脑膜炎球菌疾病和脑血管疾病）认识的活动，但决定慢性病患者在什么情况下需要住院治疗这一点仍然是个挑战。

在医院有能力对危重症患者进行近距离监护，并使用这些信息引发照护逐步升级。生命体征的变化很可能是即将到来的危重症疾病的最重要警告。针对心脏骤停发生前和预料外接收危重症的广泛研究表明，大多数患者出现生命体征异常，特别是呼吸系统和神经功能异常，但患者的升级照护实现之前，照护团队可能需要观察 72 小时。面对明显异常而缺乏决定性行动，文字描述为"抢救失败"。为减少抢救失败的事件，利用跟踪和警报系统对临床观察进行系统评估可以提高照护升级预警的可靠性，这个概念被 Smith 描述为"预防链"[7]，而被 Subbe 和 Welch 描述为"生存链"[8]。早期预警评分（表 119-1）是异常结果的标准化评估，异常是指每一个生命体征都根据其异常程度评分（常常为 0～3 分），所有参数（早期预警评分）的总分与预先设置的阈值比较，该阈值能引起患者的初级保健团队或专业照护团队的注意（表 119-2）[9-11]。根据居民的组成和国家不同，这些团队被称为快速反应医疗队、急救医疗队或危重症救援队。

评估的其他方面对老年人尤其重要。过去的详细既往病史有助于确定最易被急性疾病影响的器官和脆弱性的区域。血液学和生化实验室检查既可发现预先存在的疾病如慢性肾病或肝病，也能发现恶化器官功能数值的改变。在老年人中心电图异常非常普遍，这些改变对预测不良预后非常有意义。在急性疾病期，药物不良反应可能被扩大，例如在低血容量患者，药物的肾毒性增加。对老年患者个体脆弱性的认识有助于认识到早期干预的必要性。

表 119-1 早期预警评分修订版*

	3	2	1	0	1	2	3
收缩压/mmHg	<70	71～80	81～100	101～199		≥200	
心率/（次/min）		<40	41～50	51～100	101～110	111～129	≥130
呼吸频率/（次/min）		<9		9～14	15～20	21～29	≥30
体温/℃		<35		35～38.4		≥38.5	
AVPU 评分				警觉	对声音有反应	对疼痛有反应	无反应

*单个参数分数累加可获得总分。如果总分超过预先限定水平，需升级为更高级的治疗。早期预警评分的改善提示团队追踪患者的过程

表 119-2 NHS Wales 升级治疗方案模板

EWS 水平	最少监测观察	关注	回顾
0～2	间隔 12h	如有不适	
3～5	间隔 4～6h，除非其他状态	护士主导	1h 内检测，记录：观察频率、液体平衡需求表、脓毒症的出现、进一步治疗计划
6～8	间隔 1～2h	增加患者主要团队和快速反应团队的医生	30min 内改善不适或衰竭；高级 SBAR
9+	间隔 30min	增加具有危重症治疗技术的专业医生	15min 内通知咨询和危重症治疗

注：EWS. 早期预警评分；NHS. 国家健康服务；SBAR. 位置、背景、评估、推荐。

注意：观察频率可根据需要增加，如果关心患者，请不要考虑分数进行升级治疗

决定谁可以进入危重症病房

在决定是否可以接收患者进入危重症病房时需要考虑两个基本问题：

1. 这是使恶化疾病可逆的条件吗？

2. 患者能够从对实际或潜在疾病的危重症治疗中得到整体获益吗？

如果患者无风险或条件不可逆，那么接收进入危重症病房不可能获益。危重症医学会强调 ICU 应该为具有替代康复的有前景的患者保留[12]。只有在特殊情况下，患者无可逆条件也被 ICU 接纳进行辅助缓解或终末期照护。在某些情况下，急性自然的恶化依靠生理的稳定，无明确可逆因素证据。

临床评估是对升级照护做决定的基石。在达成合适结论前，获得精确的医疗和社会史是重要的。然而，患者可能不能提供精确的病史，需要采访者家属或陪护获得需要的信息。例如，患者很明显不希望升级治疗或有这样的功能限制，以至于过度追寻器官衰竭的逆转注定是不合适的。患者和家属可能没有对危重症处理受益。尽管大多数理解患者不能存活，但其他不利的产生不被理解，包括增加的感染风险、睡眠障碍和谵妄、来自有创性医疗的不适，特别是存活者功能的下降[13]。在形成一个强有力的计划时，病房团队、危重症治疗团队及患者和家属之间的交流是重要的。然而，当决定是否升级治疗时，在一些患者中不可避免地存在某种程度的不确定性。

谁会被危重症病房接收依赖于国家、医院和医疗团队的不同而变化。这种变化的原因是复杂的，但经济限制和政治规定也起作用[3]。在发达的健康照护系统中，一定人口可利用的危重症病床数量差距悬殊。每 10 万人口中，德国和美国的 ICU 病床数量在 30 张以下，而英国大约 4 张床位[14,15]。在考虑到疾病的恶化呈现、难以接受的风险及安排到高水平照护环境的界点时，将不可避免地影响做决定。

脓毒症：诊断与初步处理

近年来感染性休克的发生增加，现在英国每年大约37 000 名患者死于该病。这种增加至少可能与对该疾病认知和诊断水平的提高有关[16]。针对导致器官衰竭的复杂系统炎症反应治疗的研究到目前为止仍然不令人满意。当前脓毒症最好的处理是早期诊断和抗生素的早期应用，这种应用需要专家支持和器官功能障碍的处理。"脓毒症存活运动"提高了对疾病的认识，并产生更新更好的包含诊断帮助的实践指南[17]。脓毒症的诊断标准需要疑似或确认感染与生理指标恶化的体征二者间的联合。感染性疾病加重是指当急性器官功能障碍和感染性休克发生时的严重脓毒症，尽管有足够液体复苏，但仍有持续低血压。

一旦诊断脓毒症，必须立即处理。最佳的实践应用由病房诊疗文件协助，该文件详细列出初始诊疗措施的要点。这些诊疗措施提供持续的快速治疗框架，并大大缩短了成为标准治疗新证据所需的时间。一个干预措施的例子是"脓毒症六"，这是由诊断脓毒症的第 1 小时内所进行的 6 个诊治项目（框 119-2）。

框 119-2   "脓毒症六" *

1. 应用高流量吸氧。
2. 做血液培养，考虑感染源。
3. 静脉应用抗生素。
4. 静脉液体复苏。
5. 检测血红蛋白及乳酸系列。
6. 监测每小时尿量。

修订自 Daniels R, Nutbeam T, McNamara G, Galvin C: The sepsis six and the severe sepsis resuscitation bundle: a prospective observational cohort study. Emerg Med J 28: 507-512, 2011

＊在第 1 小时内应用

这一系列措施是既注重初始器官支持又注重病因治疗进行干预的一个例子。脓毒症导致周围血液流动改变，这种改变是随动脉和静脉血管张力的改变，随内皮细胞基底膜通透性的改变而渗漏到细胞外间隙，以及心肌收缩性的变化而变化。系列措施中的复苏要点因此致力于维持脆弱细胞的携氧能力。通过抗生素的适当使用进行病因治疗。快速治疗脓毒症的关键是应用抗生素。延迟应用抗生素使死亡率增加，如果第 1 小时内应用，死亡率为 24.6%，但如果 6h 后应用，死亡率达 33.1%[19]。

脓毒症在高龄和低龄最常见，脓毒症病例有 50%发生在年龄大于 65 岁的老年人中[6]。不幸的是与严重脓毒症相关的死亡率也随年龄增加，这可能反映了随增龄对器官功能不全修复能力的降低，以及不成比例的易损。这着重强调在老年患者中快速识别脓毒症及早期干预避免脓毒症发展成多器官衰竭的重要性。

重症监护病房照护

尽管观察性研究对于以最好的方式实施危重症治疗提供了相互矛盾的证据，但仍认为 ICU 内部结构因素对预后起重要的决定作用。在 ICU 内可以改善预后的方面包括患者的容量、全天候照护及封闭的而不是开放模式的危重症治疗。在美国的医院对比中，具有高容量需要机械通气的患者风险校正死亡率低，那些每年机械通气人数超过 400 人的 ICU，其患者存活率高于每年机械通气少于 150 人的 ICU[20]。已表明专业护理照护可改善预后，尽管居民的夜间照护没有确切地增加价值，但高水平日间照护的提供既能降低风险校正死亡率，又能减少住院时间[21,22]。最近一项结构比较的国际观察性研究表明当护士与患者的比例高于 1：1.5 时能够改善预后[23]。而且，周围有多学科病房能够改善预后、提升团队成员满意度及减少花费[24]。在比较不同 ICU 预后时有许多复杂因素，然而在解读危重症病房、医院和健康照护系统的观察性结果时必须谨慎。特别是必须记住危重症医学是一门快速发展的专业，历史的数据可能产生误导。

危重症疾病的器官支持

危重症患者的治疗需要积极措施和支持照护的精细平衡。在过去的 20 年中，缓慢积累的关于激进治疗可能改善存活机会的证据是无效的，甚至使预后恶化。例如，改变宿主对脓毒症的反应是提高存活率的一个目标，但这种生理反应是一种复杂的、不完全理解的过程，干预的主要目标是在促炎和抗炎过程之间取得平衡，虽然这一过程的个别因素是可以针对的，但这种干预的多米诺骨牌效应常常不可预测。到目前为止，研究未找到一种"神奇的方法"。其他例子包括改善心输出量的激进方法，已被后续的研究质疑，该目标导致的方法阻碍了获益，并认识到在危重症人群中用输血的方法治疗贫血不一定有帮助。

已经证明现代危重症医学在对器官衰竭的患者实施支持治疗是没有价值的。危重症治疗的实施受益于世界范围确定的指南，该指南提供有效安全服务所需的最低标准。关于组织和个人需要的可用指南来自许多资源，比如，英国的危重症医学会和危重症医疗机构。除了提供关于为危重症患者建立安全环境的指南，ICU 照护系统引入实践有助于保证最好的有利证据是与常规治疗结合（如预防深静脉血栓和应激性溃疡）。这些既成方案有助于加速将已发表的证据用于日常实践，并被许多医院广泛采纳，带来鼓舞性结果[25]。

一旦收入 ICU，患者常常需要对一些器官进行支持。以下段落讨论对危重症疾病呼吸系统、循环系统和肾功能衰竭的支持。

呼吸系统衰竭

伴有呼吸衰竭的患者进入ICU经常需要插管和机械

通气，这是挽救生命的治疗。然而，间歇正压机械通气（intermittent positive pressure mechanical ventilation，IPPV）并不符合生理过程，它与通常肺扩张的负压驱动相反。如果将 IPPV 的病理生理效应保持到最低，就能改善远期预后。

这种通气诱导创伤有 2 个主要决定因素，一是过多的潮气量通过破坏肺泡引起容量创伤，另一种是缺乏呼气末正压通气导致重复的剪切力破坏肺泡壁的表面活性物质[26,27]。在通过重复膨胀的生理作用限制对肺的损伤和维持可允许水平的异常气体交换之间存在一个平衡。为达到低的潮气量，高碳酸血症和一定程度低氧血症在呼吸衰竭中常常得到耐受，已有研究表明尽管在第一天的 IPPV 有不良的气体交换，但 6ml/kg 的潮气量可以改善患者的预后[26]。

插管和机械通气增加感染的风险，且作为镇静结果的制动会恶化神经肌肉功能。患者要尽快摆脱 IPPV，其他呼吸支持方法（如持续正压通气和无创通气）也可用来减少有创通气的需要。当病期延长，需做气管切开来增加患者的舒适度和减少镇静需要。这个过程是常规应用，尽管处理恢复慢的患者有用，但并未增加存活率。不幸的是，在高龄老年人中，机械通气时间延长伴非常低的出院回家康复的可能性[28]。

循环衰竭与休克

作为循环衰竭的结果，休克可被定义为提供给细胞的氧气不足。休克临床表现为低血压和组织灌注减少的体征如少尿、意识障碍、皮肤灌注不良及乳酸升高。休克的 6 个主要原因是心源性、感染性、低血容量性、过敏性、神经源性和阻塞性。循环衰竭患者的支持需要恰当的诊断。两个主要的治疗方面是液体量和正性肌力药/血管升压药，但使用的平衡依赖于诊断和反应。

在治疗不明原因休克的患者时，液体复苏是第一步。液体反应性评估是治疗的重要部分，这可以从床旁监测参数如脉搏、血压和颈静脉压获得，也可从器官功能效果评估获得，例如尿量的增加、意识水平的改善或皮肤灌注的改善。没有证据表明胶体液或蛋白比晶体有任何优势，晶体仍然是液体复苏的首选。300～500ml 的初始量是合理的，如果有阳性反应可以重复应用。评估液体反应的另一种方式是抬高患者的下肢[29]。这增加静脉回流，如果出现血压升高的结果，提示液体复苏有效。然而，通过有创性监测可以更好地观察到血压的瞬时上升。

单用液体复苏治疗休克的患者是不够的，还需要使用支持血压的正性肌力药和血管升压药物。一般来说，血管升压药物用于血管舒张性休克，如感染性休克，去甲肾上腺素是首选，在治疗心源性休克时，正性肌力药如多巴芬丁胺更好。在复苏中，特别当休克原因不明时，肾上腺素是一种有用的药物。当有限的证据阐明一种药物优于另一种时，在药物分类外的血管活性药的选择依

靠临床医生的习惯。多巴胺与去甲肾上腺素相比，更引起心律失常的增加（24.1%比 12.4%）[30]。作为去甲肾上腺素协同剂，血管加压素可能有些益处[31]，但没有明确证据支持一种药物优于另一种，通常是采用有创性监测而不是反应作为指标来用药。

几种有创性监测技术在 ICU 中使用，这些例子包括动脉和中心静脉系统、心输出量监测和心脏超声。这些技术被广泛使用，在提供指导治疗的标准方法时有帮助，但它们并没有提高生存率[32]。

肾功能衰竭

在肾功能衰竭的许多原因中，危重症疾病急性肾功能衰竭的最常见原因是缺血性损伤导致的急性肾小管坏死。其重要性是急性肾小管坏死是可恢复的，肾功能替代支持治疗能使肾获得恢复功能的时间。患者的早期诊断和复苏能够限制急性肾损伤的发展。在预防初始肾损伤和已有急性肾损伤并预防肾功能恶化方面可接受的初始靶目标值是平均动脉压大于 65mmHg[30]。利尿剂的使用有助于液体处理，但不能提高肾功能恢复能力[33]。在肾功能恶化的衰弱患者中不使用如非甾体抗炎药这类肾毒性药物是非常重要的。

疾病严重度评分

危重症病房使用许多评分系统，这些评分系统作为基准目标和临床预后比较来协助混合病例校正。这些系统的例子有 APACHE II[34]、SAPS[35]、SOFA[36] 和 MDM[37]。尽管这些评分通常与生命体征、实验室指标及患者急性与慢性疾病的特点联合，但值得注意的是它们对单个患者的预后是不适合的，而且在决定患者是否能从收入 ICU 获益还是从开始某种特殊治疗获益通经常是无用的。

老年人危重症支持

历史上，越年老的患者比年轻的患者接受更少的重症治疗，特别在开始机械通气和肾替代治疗方面[38]。尽管显示 ICU 医生对引进治疗（如血管加压和/或肾替代治疗）的阈值在下降[40]，但近来报道表明这样的差别仍然存在[39]。这可能有助于解释在一些中心，老年患者观察到的风险校正死亡率下降[41]。

危重症疾病的结局

不幸的是年龄仍是危重症疾病短期和长期预后的独立预测因子，且年龄和年龄相关过程的影响会不可避免地影响进入 ICU 和起始器官支持的预期。考虑到这一点，老年患者队列对急性应激的恢复力有明显变异，而且，高龄老年人进入 ICU 和不进入 ICU 的死亡率有较大的差异[42]。

死亡率

随着危重症疾病进展，死亡率随年龄增加而增加。在 ICU 出院随访 3 年的患者中，累积死亡率在年龄大于等于 65 岁的患者中高于年龄小于 65 岁的患者（57%比40%）[43]。在 ICU 存活患者中，在大于 65 岁的老年患者死亡大多发生在出院后的第一个月[43]。随年龄增加，短期及长期死亡率增加。进入 ICU 治疗的 80 岁及以上患者大约半数不能活到出院，在 80 岁以上的非选择患者 12 个月死亡率升至 70%，24 个月升至 80%[44-45]。很明显，高龄老年人（年龄大于 85 岁）在 ICU 使用血管加压药治疗 12 个月时死亡率达 97%[46]。

持续受损

在危重症治疗"成功"事件后也有明显的患者死亡率。这是一种复杂性的反应，这种复杂性是指多器官衰竭的发生、持续生理不稳定性和恢复期患者在进一步应激下的不断受损，特别是在衰弱前期时已是明显的。在衰弱患者中，康复可能不易达到和不彻底，许多患者将进入 ICU 寻求进一步治疗或再发事件的治疗（图 119-1）。

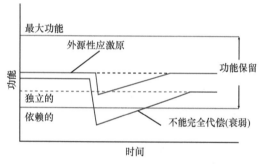

图 119-1　衰弱状态与来自外源性应激恢复的关系。（修改自 Bagshaw SM, McDermid RC: The role of frailty in outcomes from critical illness. Curr Opin Crit Care 19: 496-503, 2013）

在一定比例患者中，再次进入 ICU 与未痊愈出院有关。后者可能由临床判断失误，或由于对危重症床位缺乏的反应所引起。再住院的风险能够降低，部分通过监护病房的外展服务完成，其改善了 ICU 和普通病房之间的连续性照护[48]。出院后的随访干预很可能对长期康复效应有限[49,50]。

再入 ICU 病房常伴有在院存活机会减少[51]，且回到发病前期状态。从 ICU 出院转到普通病房可看做是适合的时间与患者及其亲属回顾他们疾病的可能后果，并在需要额外关注的治疗类型方面达成一致，这些关注包括关于治疗类型的讨论或可见到的有成效的后果或无希望的后果。

危重症疾病的康复

许多患者离开 ICU 时会极度衰弱，并有感觉和精神健康问题。持久的病危后，重症监护的长期并发症就成

了常态而不是例外。这些特点的持续性是高度变异的，疾病机制仍不完全清楚，但 2012 年的一次共识会议同意将这些来自危重症疾病的生理、认知或心理损害称为"ICU 后综合征"[52]。Baldwin 和同事近来提示衰弱可能是获得性的、非掩盖的或通过暴露在危重症疾病而加速的，并可被大多数出院的年龄大于 65 岁的 ICU 存活者所证明[53]。

在老年患者中，危重症治疗数据的增大是因为使用时序年龄来描述康复患者人口。随着最近的衰弱相关的研究工作，这可能不再适合。从危重症疾病康复需要更长的时间，且常常伴有挫折，需要健康照护团队和患者的耐心和毅力。作者本人及他人的经验表明，衰弱的增加常与住院时间延长相伴随，提示需要长期的恢复和康复治疗[54]。

重症监护病房-获得性衰弱

ICU-获得性衰弱有许多已知的危险因素[55]（框 119-3）。在危重症医学中，药物对这种现象的作用越来越可以避免，但疾病相关危险因素必须接受。认为体力活动少是重要的危险因素，有些迹象表明早期活动可减少这个过程，并能促进更好的血糖控制[56]。在危重症医疗中，在尽可能早的时间减少镇静，患者的循环系统受坐位、站立和行走，甚至仍处于机械通气的影响。肌肉保护的过程能涉及必须在床上应用的固定周期。鼓励患者积极参与活动的这些过程在减慢病理性肌肉衰弱及感到无力的心理问题方面是重要的。

框 119-3　与 ICU-获得性衰弱相关的因素
药物（如肌松剂、皮质类固醇类、抗生素、镇静药） 肌肉活动减少（包括机械通气延长） 多器官衰竭（如严重脓毒症） 未达标准的营养/营养利用不良 电解质紊乱/高血糖
ICU. 重症监护病房

创伤后应激综合征

创伤后应激综合征是一种复杂的综合征，超过 1/3 的危重症存活患者可出现该综合征。英国国家卫生与临床优化研究所（National Institute for Health and Care Excellence, NICE）83 号临床指南[57]描述了该综合征由幻觉重现、躲避人群、位置或环境、焦虑、抑郁、药物滥用、生气及不可解释的重复出现的躯体症状，以及其他症状。这些症状随着起始治疗的明显延迟而发展。症状在高龄老年人可能不明显[58]，常见于较长时间应用苯二氮䓬类药物、ICU 谵妄事件及先前存在精神健康问题的患者[59]。

抑郁与焦虑状态

抑郁常见于危重症疾病存活的患者[60]：医院焦虑与抑郁评分指出有 1/4～1/3 的患者患有焦虑或抑郁[61]。焦虑和抑郁与社会保障程度相关，可能或不能与疾病严重度相关[62]。抑郁对健康的生活质量有负面影响[62,63]，并可以用简单的工具评估。

危重症疾病后的功能与失能

危重疾病会对老年人产生深远而持久的影响，以致许多老年重症监护病房幸存者可能无法恢复生活独立。住院期间经历机械通气的老年患者与不需要这种级别支持的患者相比，在出院 12 个月后有明显升高的失能等级[65]。类似地，比较因脓毒症住院和其他原因住院的老年患者，在事件发生数年后，也有明显增加的持续认知与功能性失能[66]。特别当认知障碍在基线存在时，会有较高认知预后不良的风险。即便如此，这样证据也仍然很少[67-69]。在入院治疗前，最高龄老年人（80 岁及以上的人）特别可能出现认知和功能状态损害[68,70]。在这方面睡眠剥夺的不利效应可能起重要作用[71]。

危重症疾病后的生活质量

危重症疾病存活患者出院后的经历各不相同，然而可比较年龄匹配对照患者的生活质量：尽管生理功能损害，但较好的情绪和社会功能常常能达到预期范围[72,73]。与年轻患者相比，老年患者似乎经历了各种限制，他们在经历危重症疾病后能够更好地耐受身体功能下降[74]和更好地维持精神健康[43]。在这种情况下，应该值得记住内科医生经常误判他们患者的生活质量[75]，且 ICU 患者的代理人只表明与患者生活质量估计中度相关："当患者评分低时，代理人倾向于过高估计生活质量，而患者评分高时又低估生活质量"[76]。

衰弱评估作为危重症疾病预后的预测因子

揭示关于进入危重症病房患者衰弱的研究在有下面两种情况之一可用于预测预后：对高危手术患者进行危险分层，以及危重患者发病后对非选择患者进行衰弱评估。这个差别可能是重要的，因为经选择性过程后进入危重症病房的患者长期预后常常好于急诊手术或医疗处置后纳入的患者[77]。

然而，大多数手术能代表有意义的损害，并导致类似急性疾病的生理现象，这些急性疾病可表现为炎症细胞活化、细胞因子扩增和常在脓毒症中观察到的特点。术前衰弱的评估测量远远未达成统一，包括健康测量（如步速）、认知功能、生理测量（如肺活量测定）。但是，在老年患者大手术前（特别是心脏手术），衰弱的鉴别伴随着与之后发生的谵妄、不良事件、住院时间延长、死亡率增加及从医疗机构出院的高可能性[78,79]。

在进入危重症病房之前或之后进行衰弱评估的非选择性患者，到目前为止报道的衰弱测量范围受限于加拿大健康与老年临床衰弱评估研究（Canadian study of health and aging clinical frailty scale，CFS）[80]或衰弱表型评估[81]。应用到医学，在加拿大和法国的危重症病房，年龄不低于 65 岁的外科和创伤患者，在进入 ICU 前 20%～40%的患者至少有中度的衰弱，程度取决于使用哪种评估方法[54,82]。CFS 可能在资源使用和临床预后的预测方面更有优势[83]。

在急性疾病老年患者中鉴别衰弱有临床意义。因急性疾病就诊的衰弱患者倾向于阐述更多生理异常，相反地，阐述异常生命体征和/或恶化体征的患者很可能有明确的发病前衰弱。在创伤中，预测年龄大于等于 65 岁创伤患者的住院并发症时，衰弱是比年龄更好的预测因子。在危重症疾病老年患者中，衰弱的鉴别与以下几方面关联，包括增加的危重症、短期和 12 个月死亡率、增加的住院时间及出院后严重的失能与依赖性。

针对老年人的特殊决定过程

年龄可能倾向于危重症疾病的发展，并且仍是危重症治疗后短期和长期独立的不良预测因子。在多数现代健康照护系统中，资源的限制是很明显的。然而，在决定预后时，许多其他因素也是重要的，在分类和升级做决定时，不应该太多的依赖年龄。而且，当危重症支持的风险与获益随年龄变化时，重要的方面是患者及其家属的期望值及对疾病的乐观前景。

患者及家庭的考虑

急性疾病会避免许多老年患者参与有关阶梯治疗决策的有意义的讨论，而且老年患者常常不知道临床团队将他们转到危重症的决定。ETHICA 研究致力于发现在社区居住的老年人中考虑维持生命的危重症治疗干预的偏好[84]。在观看设计用来勾画对老年人危重症干预治疗的场景的电影后，有 1/4 受调查的人表示他们不想应用无创机械通气，近一半的人不愿接受有创机械通气。接近 2/3 的人不希望联合有创通气治疗和肾替代治疗。不幸的是，在这个年龄组中，有关维持生命的干预措施的预先指令非常罕见。

危重症疾病后在认知和躯体功能的预期下降是一个关于进入（或再进入）危重症病房的需要讨论的重要问题。如早期提到的，一些作者已发现在老年患者危重症疾病后，生活质量是相对被保持的，当出院几个月后随访时，大多数人表明如果将来有需要，他们愿意再次进入 ICU[44,85]。

"不复苏"决定

在衰弱老年患者中与器官支持的危重症处置和阶梯治疗有关的问题反映在允许或放弃心肺复苏（cardiopulmonary resuscitation，CPR）。最近报道的在院心肺骤停后的医院存活率在英国为 18.4%，在美国为 19.2%[86,87]。尽管"成功"的复苏常常是危重症支持的重要时期的前兆，虽然这些成功率低，但作为一种治疗，CPR 可以很好地达到需要治疗人数，这对于大多数慢性疾病患者的其他治疗来说是可以接受的。

在英国，超过 40% 的在院心脏骤停发生在年龄大于等于 80 岁的老年人中，发病后的医院生存率大约 11%[86]。不幸的是，在心脏骤停发生前，对可能或不能从 CPR 获益的患者的鉴别目前仍然不清楚。在英国评估连续的一系列非选择性在院心脏骤停的病例，国家患者预后与死亡咨询委员会的建议近来提出，在 85% 的心脏骤停患者中，"不复苏"应该被讨论[88]。毫无疑问，增龄是心脏骤停后存活的负向预测因子[89]，有心脏骤停风险的老年患者可以有关于 CPR 适合性的个人观点[90]。然而，这是另一个领域，在这方面，对潜在衰弱的评估可以有效地为决策和讨论有创治疗的高度适合性提供参考。

结　论

老年患者对危重症疾病有特殊的脆弱性。他们慢性病和衰弱的发生率增加，这两者都能使危重症疾病的预后不良。不是所有患者都能从危重症处置中获益，但年龄本身不是阶梯治疗的障碍。危重症处置的基本原则在老年人和年轻人上的应用是类似的，关注于恶化患者的快速诊断和治疗以及器官支持的熟练处理。

在治疗老年危重症患者时有许多不确定性，并有一个改善存活者长期预后的奋斗目标。挫折是常见的：持续的支持与解释为经常沮丧和精疲力竭的患者和家属提供照护的支柱。健康照护专业意识到老年患者可利用的照护力量与局限是重要的，并且一旦患者出院返回家中病情恶化，通过康复照护这种信息交流的有效性也是重要的。

关键点
- 老年患者对危重症疾病有特殊的脆弱性。
- 在危重症疾病的患者中，慢性病和衰弱伴有预后不良。
- 触发系统在早期对急性生理恶化快速识别和反应。
- 尽管危重症疾病有长期生理与认知后果，但在老年存活者中，生活质量应该被保持。
- 在决定初始或持续器官支持的整体获益时，危重症老人及其家属的期望与愿望特别重要。

（吴宝刚　刘宇翔　译）

完整的参考文献列表，请扫二维码。

主要参考文献

5. De Vries NM, Staal JB, van Ravensberg CD, et al: Outcome instruments to measure frailty: A systematic review. Ageing Res Rev 10:104–114, 2011.
8. Subbe CP, Welch JR: Failure to rescue: using rapid response systems to improve care of the deteriorating patient in hospital. Clin Risk 19:6–11, 2013.
12. Task Force of the American College of Critical Care Medicine: Guidelines for intensive care unit admission, discharge, and triage. Crit Care Med 27:633–638, 1999.
13. Herridge M, Cameron JI: Disability after critical illness. N Engl J Med 369:1367–1369, 2013.
28. Feng Y, Amoateng-Adjepong Y, Kaufman D, et al: Age, duration of mechanical ventilation, and outcomes of patients who are critically ill. Chest 136:759–764, 2009.
38. Boumendil A, Aegerter P, Guidet B: Treatment intensity and outcome of patients aged 80 and older in intensive care units: a multicenter matched-cohort study. J Am Geriatr Soc 53:88–93, 2005.
43. Kaarlola A, Tallgren M, Pettilä V: Long-term survival, quality of life, and quality-adjusted life-years among critically ill elderly patients. Crit Care Med 34:2120–2126, 2006.
45. Roch A, Wiramus S, Pauly V, et al: Long-term outcome in medical patients aged 80 or over following admission to an intensive care unit. Crit Care 15:R36, 2011.
46. Biston P, Aldecoa C, Devriendt J, et al: Outcome of elderly patients with circulatory failure. Intensive Care Med 40:50–56, 2014.
47. Bagshaw SM, McDermid RC: The role of frailty in outcomes from critical illness. Curr Opin Crit Care 19:496–503, 2013.
52. Needham DM, Davidson J, Cohen H, et al: Improving long-term outcomes after discharge from intensive care unit. Crit Care Med 40:502–509, 2012.
53. Baldwin MR, Reid MC, Westlake AA, et al: The feasibility of measuring frailty to predict disability and mortality in older medical intensive care unit survivors. J Crit Care 29:401–408, 2014.
54. Bagshaw SM, Stelfox HT, McDermid RC, et al: Association between frailty and short- and long-term outcomes among critically ill patients: a multicentre prospective cohort study. CMAJ 186:E95–E102, 2014.
68. De Rooij SE, Abu-Hanna A, Levi M, et al: Factors that predict outcome of intensive care treatment in very elderly patients: a review. Crit Care 9:R307–R314, 2005.
69. De Rooij SEJA, Govers AC, Korevaar JC, et al: Cognitive, functional, and quality-of-life outcomes of patients aged 80 and older who survived at least 1 year after planned or unplanned surgery or medical intensive care treatment. J Am Geriatr Soc 56:816–822, 2008.
74. Rockwood K, Noseworthy TW, Gibney RT: One-year outcome of elderly and young patients admitted to intensive care units. Crit Care Med 21:687–691, 1993.
79. Makary MA, Segev DL, Pronovost PJ, et al: Frailty as a predictor of surgical outcomes in older patients. J Am Coll Surg 210:901–908, 2010.
80. Rockwood K, Song X, MacKnight C, et al: A global clinical measure of fitness and frailty in elderly people. CMAJ 173:489–495, 2005.
81. Fried LP, Tangen CM, Walston J, et al: Frailty in older adults: evidence for a phenotype. J Gerontol A Biol Sci Med Sci 56:M146–M156, 2001.
82. Le Maguet P, Roquilly A, Lasocki S, et al: Prevalence and impact of frailty on mortality in elderly ICU patients: a prospective, multicenter, observational study. Intensive Care Med 40:674–682, 2014.
83. Pugh R, Subbe C, Thorpe C: A critical age: the influence of frailty measurements on prognosis and management in intensive care. ICU Manag 14:30–33, 2014.
85. Montuclard L, Garrouste-Orgeas M, Timsit JF, et al: Outcome, functional autonomy, and quality of life of elderly patients with a long-term intensive care unit stay. Crit Care Med 28:3389–3395, 2000.
89. Ebell MH, Jang W, Shen Y, et al: Development and validation of the Good Outcome Following Attempted Resuscitation (GO-FAR) score to predict neurologically intact survival after in-hospital cardiopulmonary resuscitation. JAMA Intern Med 173:1872–1878, 2013.

第**120**章 | 欧洲的老年医学

Peter Crome，Joanna Pleming

欧洲的老龄化

与世界大多数发达国家一样，在未来 50 年，欧洲国家的人口结构将会发生巨大的变化（图 120-1）。

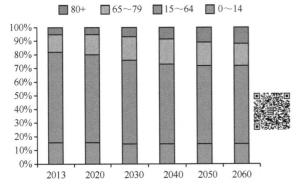

图 120-1　以年龄组划分的欧洲人口结构计划。（修改自 http://ec.europa.eu/eurostat/documents/3433488/5578868/KS-SF-11-023-EN.PDF/882b8b1e-998b-454ea574-bb15cc64b653 [2013-9-1]）（彩图请扫二维码）

在包括欧盟及欧洲自由贸易联盟在内的 31 个国家，2010 年 65 岁及以上的人口比例约为 16.0%，预计到 2060 年将会上涨至 29.3%[1]。80 岁及以上的老年人的上述比例分别为 4.1%和 11.5%，相当于高龄人口增加了近乎 3 倍。这一变化归结于生育率的降低及预期寿命的逐渐延长；然而，预期寿命在欧洲各国的情况并不相同。例如，2012 年出生的男性，预期寿命最低的是立陶宛，为 68.4 岁，但最高在冰岛，可达 81.6 岁。但在女性人群，不同国家的差距并不那么明显，立陶宛女性寿命约为 79.6 岁，冰岛则为 84.3 岁[2]。

适应于这种人口变化的公共政策，其基本原理都是相似的。人们还认识到需要为老年人提供专门服务。虽然老年人对老年医学的需求比较相似，但是欧洲国家对这一特殊专业的发展速度却不相同。在这一章总结了欧洲老年医学的现状和以改善欧洲老年人健康状况为重点的组织工作。

欧洲的医疗保健

要求所有公民都应享有高质量的医疗保健是欧洲公共政策的主要特点之一。基于国家资助的制度、基于工作的或独立的强制医疗保险，或两者的各种组合，出现了不同的模式。一些国家要求共同支付，而另一些国家不要求。一个公认的事实就是老年人在疾病、失能及社区贫困中处于劣势。大多数欧洲国家已经开始引入特殊的安排去试图减少这些劣势。例如，在英国所有超过 60 岁的老年人不用再支付处方药的药费。欧盟无论哪个国家的市民，都有权享有欧盟其他国家的医疗保健。然而，医疗保健的具体筹资方式、提供什么样的服务，以及由谁来提供，这取决于国家，在某些国家还取决于具体的地区。

老年医学的发展

老年医学成为一种特殊专业的认识起源于在美国 *Nascher* 上发表的一篇论文[3,4]。然而，英国老年医学的发展归功于 Marjorie Warren 在西密德萨斯大学医院（West Middlesex Hospital）实施的服务[5,6]。幸运的是，其理念与 1948 年引入的一种新的英国国家卫生服务（National Health Service，NHS）极为类似，英国 NHS 以自身为基础建立了一个医院网络，为长期失能的患者提供医疗照护服务，其中大多数是老年人。

本书的前一版已经描述了该专业的发展历史[7]，更多的信息可以在 Barton 和 Mulley[8]及 Morley[9]的文章中找到。因此，在这里只给出了很简短的解释。在宗教改革之前，对老年人和患者的照顾都是在修道院的赞助下进行的。这些地方在亨利八世统治时期（1509—1547）被关闭，照顾这群人的责任转移到了民政当局，随着时间的推移，他们建立了一些机构，把这些老年人和患者监禁在所谓的济贫院里。其基本的原则是"低于舒适（less eligibility）"，比最贫穷的劳动者生活得更糟糕。济贫院的丑闻是通过查尔斯·狄更斯的作品（如《雾都孤儿》）而引起公众的注意，导致 19 世纪末建立了根据济贫法提供的诊所，在 20 世纪 20 年代扩展到郡、市的管理上。在 1948 年这些医院成为第一批老年医院。NHS 的安排使服务能够根据当地的需求和现有医院结构而发展。开发了 3 种不同形式的老年医学服务。整合模式中，老年医学专科医生与普通内科医师一起工作，经常共享病房并为医务人员提供支持[10]。在年龄相关模式中，急诊患者根据年龄是否符合（在 75 岁及以上），决定接受老年医学服务还是普通医学服务[11]。第三种是需求相关的服务模式，老年医学服务负责管理有复杂需求的老年患者，但往往等到他们的急性需求先得到治疗之后。实践中，很多服务不是那么严格划分的。

英国老年医学

NHS 于 1948 年 7 月在普遍性原则的基础上成立，并根据需求而不是支付能力提供医疗服务。将政治权力下放给联合王国的政治实体（英格兰、苏格兰、威尔士和北爱尔兰），在组织结构、医务人员的财务安排，以及一些患者共同支付的药物和牙科服务等方面产生了差异，但"使用时免费"的基本前提仍然存在。私营医疗服务部门基本上旨在为简单的一次性疾病提供服务，而慢性病的管理基本上仍在 NHS 范围内。

所有人都有资格注册成为一名全科医师（general practitioner，GP），他们通常以小组或诊所的形式工作，尽管"单人"行医仍然存在。虽然人们有权利选择自己的全科医师登记，但是实际上，这对于居住在农村地区、医生不足地区，以及医生名单可能已满的地区的人可能很难。初级保健团队提供的服务范围各不相同，但是基本包括治疗、小手术和专家门诊，在乡村地区还配发药物。

全科医师在取得医生资格后，将接受 5 年的培训。这项为期 5 年的计划包括所有医生共同拥有的为期 2 年的基础计划，然后是 3 年的全科医师培训计划，其中包括 2 年的医院职位和 1 年作为实习医生进行的一般实践。但这种模式可能会转变为一个与其他大多数医学专科培训计划一致 5 年培训计划。尽管是全科医学的一个重要组成部分，但在老年医学或老年精神病学方面并没有强制性的要求。

大多数全科医师都是独立的承包商，他们的报酬由基本津贴、按人头付费、达到特定服务目标（例如，确定高血压患者）和按服务付费的方式，进行组合支付。其他全科医师则是领薪水的，受雇于执业合伙人或当地医疗服务机构。对所有患者来说，医疗咨询不包括直接支付，60 岁及以上的人药物治疗是免费的。

全科医师在老年医学专业方面的能力可以通过在伦敦和格拉斯哥的英国皇家医师学会（Royal College of Physicians）组织的毕业考试进行认定。一些承担一定程度专职工作（如跌倒调查、家庭护理医学）的全科医师，可被雇佣成为亚专长全科医师（General Practitioner with a Special Interest，GPwSI）。他们必须接受当地老年医学专科医师的专门培训。

专科医师

老年医学专科医师的培训项目要持续 9 年，由三部分组成：2 年的基础培训项目、2 年的核心医学培训和 5 年的老年医学和普通（内科）培训。参加培训是有竞争的，有一系列的评估方法用于监督和确认进展。成功结束培训的人有资格去申请顾问医师的职位。另外，医院也会雇佣很多没有完成完整培训计划的人员，让他们成为顾问医师的助理。培训在与医学院校有关的主要教学医院、较小的地区综合医院和社区中进行。组织和提供研究生培训的责任在于 NHS，而不是只负责基础课程第一年学习的大学。所有的细节可以从英国皇家内科医师协会训练委员会网站（www.jrcptb.org.uk）获得。

顾问的数量

英国皇家内科医师学会联盟（Federation of the Royal Colleges of Physicians of the United Kingdom）对英国医学专业顾问的人数和工作实践进行年度普查。老年医学是最大的医学专业，在 2012 年有 1252 名医学顾问，2014 年有 1332 名顾问在职（表 120-1）。应当指出的是，目前只有少数医生将全科医学或急诊医学作为一个独立的专业来执业，尽管预计在未来几年中，随着急诊医学作为一个专业重新引入后，这一比例会有所上升。相比之下，老年医学顾问在 1993 年仅有 658 名，在过去的二十几年内增长是稳定的。接近 1/3 的在职顾问是女性，而且预计这一比例还会增加。在 40 岁以下的老年科医生中，女性占大多数，在培训生中，女性也占多数。

表 120-1 英国大型医疗专业的顾问人数（2014）

专业	顾问数量
老年医科	1332
胃肠病科	1170
心血管病科	1167
呼吸科	1135
血液科	929
内分泌及糖尿病科	833
神经病科	783
风湿病科	756
皮肤科	729
肾病科	610
急诊内科	564

数据来源：Federation of the Royal Colleges of Physicians of the UK: Census of consultant physicians and higher specialty trainees in the UK, 2014-15: data and commentary. London, 2016, Royal College of Physicians

老年医学专家的工作

大多数老年科医师都是急症医院内的多学科团队的成员。老年医学（通常称为老年人护理或类似名称）通常与糖尿病和呼吸内科等专科一起归入一个医疗部门。一些老年科医师在较小的社区医院中以社区老年科医师的身份工作。患者通常是通过其家庭医生、其他顾问，或通过紧急入院后转诊到老年医生处的。现在根据当地的规定，可以允许社区护士、治疗师和社会服务机构直接转诊。一般情况下，每家急症医院会有六名或更多的老年医学顾问医师，并由处于不同培训阶段的医生提供支持。标准的医疗途径是将紧急入院的患者直接转移到最合适的住院服务机构或急诊全科评估单元。不再需要急症医院服务的患者可以转移到社区医院和疗养院这类设施逐步减少的机构中（现在通常称为中间照护）。从医院出院后的第一个月左右，通常还会提供一系列加强的家庭护理服务。表 120-2 列出了近期有关老年人健康政策的重要文件清单。

大多数老年科医师都有一个亚专业兴趣，如正畸老年医学、脑卒中、尿失禁照护或跌倒调查，还有一些人可能专门或几乎专门从事这个亚专业。老年科医师在急

性医疗和康复方面的培训，使他们非常适合在独立的急性脑卒中单元领导发展脑卒中的医疗保健。现在，大多数因脑卒中入院的患者都由老年科医师治疗。脑卒中已成为老年医学、神经病学、全科医学、临床药理学和心血管疾病的一个公认的分支学科，尽管在脑卒中医疗照护方面接受过必要的额外培训的医生数量很少。超过 80% 的老年科医师参与了没有经过病情评估和分诊的医疗急救工作，除急诊及全科医学外，老年科医师是提供这项工作的最大专业。表 120-3 中总结了一家英国教学医院工作的老年科医师小组的具体职责，更多关于英国老年科医师的信息可在 Wykro 的报告中找到[12]。

表 120-2　近阶段英国关于老年医学方面的政策性文档

文档	作者	主要内容	网址
老年人国家服务框架, 2001	卫生部	为老年人提供健康标准和社会服务。	http://www.gov.uk/government/uploads/system/uploads/attachment_data/file/198033/National_Service_Framwork_for_Older_People.pdf [2015-10-27]
威尔士老年人国家服务框架（NSF），2006	威尔士议会政府	适应英国的 NSF，设立标准去确保老年人能维持健康，容易相处和独立，并获得快速、无间隙的和高质量的治疗，并在需要时支持。	http://www.wales.nhs.uk/documents/NSF%20for20Older%20People.pdf [2015-10-27]
老年资源文件中的健康，2004	菲利普教授，国家老年人健康主任	一份强调了老年人 NSF 实施后的进展及英国老年人的积极成果的报告。	http://webarchive.nationalarchives.gov.uk/+/www.dh.gov.uk/en/Publicationsandstatistics/Publications/PublicationsPolicyAndGuidance/DH_4092840 [2015-10-27]
老年人新的追求：NSF 的下一步，2006	菲利普教授，国家老年人健康主任	政府为老年人制定的 10 年 NSF 的第二阶段所提出了三大标题：①医疗中的尊严，②联合医疗，③健康老龄化。	http://library.nhsggc.org.uk/mediaAssets/dimentiasp/A_new_ambition_for_old_age_12-NOV-07.pdf [2015-10-27]
国家痴呆战略，2009	卫生部	一项包含 17 项改善痴呆护理服务建议的政府战略围绕三个主题展开：①提升意识和理解；②早期诊断和支持；③患有痴呆也要生活健康。	https://www.gov.uk/government/publications/living-well-with-dimentia-a-national-strategy [2015-10-27]
国家脑卒中战略，2008	卫生部	一个政府行动框架，概述了预防、急性护理和康复的策略。	http://clahrc-gm.nihr.ac.uk/cms/wp-content/uoloads/DoH-National-Strategy-2007.pdf [2015-10-27]
长期状况医疗管理，第二次报告会议，2014～2015	英国下议院卫生委员会	一份 NHS 长期状况管理调查，建议将卫生保健和社会保健结合起来，使个人保健服务更加个性化，将长期疾病的保健从医院转到初级保健，以减少意外入院。	http://www.publications.parliament.uk/pa/cm201415/cmselect/cmhealth/401/401.pdf [2015-10-27]
21 世纪的老龄化：庆祝和挑战，2012	联合国人口基金会（UNFPA），纽约；国际救老会，伦敦	2002 年《马德里老龄问题国际行动计划》通过后，一份评估全球进展的十年审查报告，着眼于三个优先领域：发展、健康和福祉，提出的建议包括，采取行动消除就业和培训中的年龄歧视，在制定社会政策时将老年妇女视为弱势群体，并为老年人提供充分的医疗、社会保健和交通服务。	http://www.unfpa.org/publications/ageing-twenty-first-century [2015-10-27]
BGS 运行指南：为老年护理院居民提供高质量的医疗服务，2013	英国老年协会	一份两页的文档，概述了临床和服务优先级，以满足护理院居民的需要。报告详细说明委托服务的预期结果，提供指导方针，并就结果的监测和评估提供切实可行的建议。	http://www.bgs.org.uk/campaigns/2013commissioning/Commissioning_2013.pdf [2015-10-27]
老年医学的专业培训课程课程 2010,修正文件 2013	皇家医师联合学院培训委员会	老年医学专业培训课程面向英国所有老年医学专业的高级培训生，涵盖英国老年专业医疗护理的所有领域。GMC 提供应用标准。	http://www.gmc-uk.org/geriatric_curriculum_2010.pdf_32486221.pdf_43566788.pdf [2015-10-27]
英国老年人虐待和忽视调查报告 2007	国家社会研究中心和国王学院伦敦受喜剧救济基金会和卫生部委托	一份对 2100 名超过 66 岁的老年人的调查报告，调查中，2.6% 的老年人表示被家庭成员、好朋友、护工虐待或忽视，而当邻居或熟人包括在内时，这一比例上升至 4%。该报告呼吁及早干预，为老年人提供更多选择，减少不平等，改善社区服务的可及性，并为有长期需要的人提供更多支持。	http://assets.comicrelief.com/cr09/docs/older_people-abuse_report.pdf [2015-10-27]

文档	作者	主要内容	网址
使综合性院外医疗成为现实，2012	皇家全科医师学院和英国国家卫生服务联盟	该文件旨在提供一套原则，以提供有效的整合式医院外医疗服务，并促进风险评估系统，制定新的激励性收费标准，和更广泛的信息共享。	http://www.nhsconfed.org/recources/2012/12/making-integrated-out-of-hospital-care-a-reality [2015-10-27]
斯塔福德郡中部 NHS 信托基金会公开调查，2013 或被称为"弗朗西斯报告"	由 Robert Francis（王室法律顾问）担任主席	在 2005 年至 2009 年期间对斯塔福德郡中部 NHS 信托基金会的护理失败进行了调查。这份报告提出了 209 条建议，着重强调了卫生服务机构的开放性和透明度，并加强了对 NHS 内部对同情护理和强有力领导的支持。	http://www.midstaffspublicinquiry.com/report [2015-10-27]
为在院的痴呆患者计算医疗费用，2009	阿尔茨海默病协会	一份从问卷中收集的数据汇总报告，这些数据适用于照顾者，护理人员和管理者。并研究了急性医院环境下痴呆患者的护理质量和成本效益。	http://www.alzheimers.org.uk/countingthecost [2015-10-27]

表 120-3　英国伦敦高等教育中心老年医学顾问的角色概要

顾问号	专门职责	活动
1	急性老年病和外科联络引导	急性和康复老年医学——分配急性医疗病房；负责所有超过 80 岁的老年患者 为所有老年患者或复杂手术之后的患者提供主动联络服务
2	急性老年医学临床主任 痴呆的研究医生	急性和康复老年医学——分配了 32 个患者（超过 80 岁）的急性病房，病房与另一位顾问共享 参与多学科社区会议，讨论在家居住的衰弱患者
3	脑卒中顾问 临床高级讲师	脑卒中患者 学术职务 感染控制
4	跌倒的研究医生	急性和康复老年医学 跌倒诊所
5	避免住院和门诊老年医学 临床治疗的研究医生	避免急诊和接诊服务以及门诊和诊所直接从全科医师处转诊，并主动识别急诊科的患者，这些患者在有社区专业护理支持的情况下可以出院
6	急性老年医学	为老年患者的紧急手术提供主动联络
7	急性老年医学 避免入院和门诊老年医学 护理院医学 心脏病学联络	急性和康复老年医学 避免入院和门诊老年医学 四所护理院每月提供一次咨询服务，以支持全科医师，并审查需要专科医师服务的患者
8	急性老年医学 社区痴呆研究医生 避免入院和老年门诊医疗	急性和康复老年医学 避免入院和老年门诊医疗 一周一次的医院记忆门诊
9	急性老年医学 社区衰弱诊所 避免入院和老年门诊医疗	急性和康复老年医学 避免入院和老年门诊医疗 经全科医师鉴定需要进行综合老年评估但不能住院的老年患者的家访

其他欧洲国家的老年医学

通常欧洲大陆被定义为起源于大西洋，延伸至乌拉尔山脉，但由于政治因素，许多国家被认为是欧洲的一部分或成为欧洲的成员组织，欧洲大陆上几乎所有的国家均为欧洲理事会成员，一小部分国家为欧盟成员。

在每一个欧洲国家对于老年医学的现状没有一个综合的评论。然而，各国家协会已为欧洲联盟老年医学网站编写了其自身活动、培训的主要特点和专业发展现状的摘要公布在 EUGMS（www.eugms.org）和 UEMS（www.uemsgeriatricmedicine.org）的网站上。主要特点如下。

奥地利。奥地利老年病和老年医学协会参与了对老年疾病的研究，制定了指导方针，并单独组织了科学会议，并与其他德语国家合作。老年医学的本科教育主要是非强制性的讲座和其他学科的研讨会。奥地利老年医学成立于 2011 年 7 月，是以内科学、神经病学、精神病学、康复医学及普外科学为基础建立的亚专业（www.em-consulte.com/en/article/765978）。1999 年，奥地利健康照护联邦委员会委托了一个专家小组评估之前在医院内科治疗的老年患者是否需要老年医学专家进行治疗。报告中提出建议，急诊部门应有由老年医学专家组成的急诊治疗单元（老年病急诊照护及康复单元），该建议已于 2000 年被采纳。迄今为止，已有 61 家医院建立了 40 个这类单元。这个协会建立了两种期刊：*Geriatrie Praxis Österreich* 和 *Zeitschrift für Gerontologie und Geriatrie*。

比利时。自 2005 年起，老年医学被认为是一个完整的专业。大约有 330 名老年医学专家为居住在比利时的 1000 万人口进行服务。在比利时的 120 所普通医院均有老年病科。这相当于每 1000 个患者中，老年病科床位有 6 个（http://www.eugms.org/our-members/nationalsocieties/belgium.html、http://www.uemsgeriatricmedicine.org/uems1/belgium1.asp）。比利时老年医学会及老年人协会 1 年会举办 2 次会议。

保加利亚。保加利亚的医疗保健支出占国内生产总值的百分比是欧洲最低的国家之一。住院后，老年人的大部分护理仍由家庭提供。自 2009 年政府更迭以来，已经讨论过急性期后照护所面临的困难，并且最新的卫生保健提供者合同中有一部分指定用于一些选定的急性后病情照护。尽管之前已存在其他协会,1977 年仍成立了保加利亚老年协会,该学会定期为多学科成员举办会议。在培训方面,索菲亚医学院为本科生开设了可选修的老年医学培训课程,但是医学生的接受率很低(http://www.uemsgeriatricmedicine.org/uems1/bulgaria1.asp、http://www.eugms.org/ourmembers/national-societies/bulgaria.html)。

捷克共和国。在捷克共和国,老年医学是内科学的一个独立的亚专科。它包含在本科课程中。研究生的医学培训进行过两次调整,第一次是 2004 年,第二次是 2009 年。自 2006 年以来,大约有 20 个中心获得了为期 4 年的老年医学专科培训计划的认证(http://www.uemsgeriatricmedicine.org/uems1/czech1.asp)。

捷克老年学和老年医学会(Czech Society of Gerontology and Geriatrics,CGGS)参与临床实践、教育、研究及国家和地区政府政策的制定。它组织科学会议并出版了杂志 Česká Geriatrická Revue。在捷克共和国,老年医学仍然面临许多挑战,包括急诊病床数量少和机构护理的等候名单长,但最近在社区老年医学方面取得了进展(http://www.uemsgeriatricmedicine.org/uems1/czech1.asp)。2013 年 2 月,捷克共和国通过了"2013~2017 年度支持积极老龄化国家行动计划",旨在通过协调卫生服务和社会关怀,支持老年人保持独立并在家中生活[13]。

丹麦。在丹麦,老年医学是作为护理院准入评估的一部分而发展起来的。现在,老年科医师参与了老年人医疗保健的方方面面,包括急诊科内对老年患者的医疗。老年医学是九大内科学专业之一。丹麦的三所医学院均开设老年医学教程。老年医学涵盖了医疗保健的各个领域,其中专业的老年科为老年患者提供急性医疗服务,老年医学小组在家里与初级保健医生和护理人员合作进行评估和治疗(http://www.eugms.org/our-members/national-societies/denmark.html)。在 20 世纪后期,丹麦医疗保健的重点从早期的机构护理转向现在的目标,是让老年人尽可能长时间留在自己家里。为此提供的服务包括 24h 公共卫生护士服务、日托中心、临时照料者护理,以及旨在建立社交网络和消除老年人孤独感的"老年人帮助老年人"志愿者计划(http://www.globalaging.org/elderrights/world/densocialhealthcare.htm)。

爱沙尼亚。爱沙尼亚老年协会创建于 1997 年,有各专业学科的成员。它的任务包括老年医学培训、提高老年人的形象,以及组织科学会议。2007 年,在爱沙尼亚社会事务部及欧洲社会基金支持下开展了老年医学教程,该教程培养了 24 名医生作为第一批老年科医师,这些医生成立了爱沙尼亚老年医学会(Estonian Society of Geriatrics,EGERS)(http://www.eugms.org/our-members/national-societies/estonia.html)。

芬兰。芬兰拥有最古老的老年协会之一(创建于 1948 年),每年举办一次会议或其他专题讨论会。老年医学过去被认为是内科医学、神经病学和精神病学的附属学科,但现在被认为是一个独立学科。在芬兰,尽管较大的城市医院已开展完善的老年医学服务,大部分老年科医师都在基层医疗机构工作。2012 年调查显示,仅有 25% 的地方医院拥有独立的老年医学科。芬兰的所有医学院校都有老年医学教授,老年医学是本科医学课程的必修课程。芬兰有一个国家考试,必须在进入芬兰老年医学高等专科培训之前完成。研究生培养在 2012 年进行了标准化,专业化培训需要 5 年时间。此外,芬兰大学推荐,成为专科医生后,每年仍需要有 10 天在常规工作领域外进行培训(http://www.eugms.org/our-members/national-societies/finland.html)。2012 年初,共有 239 名老年医学执业医师,其中有 171 名注册成为老年医学专科医师(http://www.uemsgeriatricmedicine.org/uems1/finland1.asp)。

法国。自 2004 年以来,老年医学一直是一个独立的分支学科,其他医学专业的医生也可以成为老年科医师,但是最常规的途径是通过内科或全科医学,内科学专业的医生需要接受 4 年的培训,全科医师需要接受 3 年的培训[21]。法国老年医学会(Société Française de Gériatrie et Gérontologie,SFGG)由老年医学及老年学组成。它对老年科医师及包括公共卫生和心理学在内的相关领域的专业人员开放。SFGG 有 17 个地区老年医学会和 4 个子学会,每年 12 月举办一次年度科学会议,SFGG 发布老年医学领域的指南,并参与制定关于法国老年人照护的国家政策。SFGG 同时出版相关杂志 La Revue de Gériatrie(www.sfgg.fr、http://www.eugms.org/our-members/ national-societies/france.html)。

德国。第一个德国老年协会创建于 1938 年,在第二次世界大战和德国内战之后重新建立。1995 年成立了一个独立的老年医学协会。老年医学被认为是内科学、全科医学、神经病学和精神病学的分支专业。德国老年医学会(German Geriatrics Society)支持一项培训计划,提倡让内科和老年医学的医师联合毕业。虽然老年医学是必修课程,但是仅在一小部分医学院校中建立老年医学系。德国的老年医学协会组织科学会议并出版了两种杂志及一种时事通讯,分别为欧洲老年医学杂志(European Journal of Geriatrics)(德国)、老年医学在线(Geriatrie online)及时事通讯(http://www.eugms.org/our-members/national-societies/germany.html)。

希腊。希腊老年医学和老年医学协会(Hellenic Association of Gerontology and Geriatrics,HAGG)成立于 1977 年。该协会的目的主要是提高生活质量,改善老年人照护条件,同时该学会致力于研究及与国际上其他老年协会进行合作,与政治及社会团体进行交流(如希腊保健部门),并与当地权威机构讨论保健及社会看护问题。HAGG 每两年组织一次国际性会议。

匈牙利。第一届匈牙利老年学大会举行于 1937 年，第十五届世界老年学大会于 1993 年在布达佩斯举行。该专业在 2000 年才得到认可。2011 年，匈牙利老年医学会联合老年医学国立大学及慢性病护理中心，在大学附属医院中首创"积极的"老年病疗区，随后所有重要地区均成立该中心。这项规划于 2012 年启动。老年医学专业需要 5 年的专科培训，考核方式包括实践及理论两部分（http://www.eugms.org/our-members/national-societies/hungary.html）。

冰岛。冰岛的医疗体系是由税收资助的全民健康保险，根据年龄加权缴费；较年轻的纳税人负担 2/3，老年人负担 1/3。老年医学被认为是内科学和全科医学的分支学科。虽然在冰岛可以学习老年医学，但是也鼓励学习者到海外去学习。医学院校教授老年医学，冰岛老年医学协会创建于 1989 年。2013 年，已有 17 名达到完全专科水平的老年科医师。老年科医师负责急性和亚急性病房，门诊医疗和记忆门诊服务（http://www.eugms.org/our-members/national-societies/iceland.html）。该国老年医学研究中心成立于 1999 年，与美国老年病研究中心合作共同从事基因及环境研究（http://www.uemsgeriatricmedicine.org/uems1/iceland1.asp）。

爱尔兰。爱尔兰在医疗上的投入一直都比其他西方国家要少，这反映了该国家专科医生的数量少于其他同级别的国家。尽管直到 1969 年才任命第一位老年科医师，但爱尔兰在老年医学的许多方面与英国水平相当。这些方面包括：一般医院均设有老年科，急救药品随时可送达老年医学科室，以及一般内科和老年学的双重培训。O'Neill 及 O'Keeffe[14] 在 2003 年的回顾性分析中报道，国内同时有 41 名老年科医师，是内科学中最大的专业。有两种护理模式存在，分别为大型教学医院里年龄相关型护理和小型医院里的综合型护理，在这些医院中可能会有一名老年医师与另外 4~5 名内科的专科医师一起工作。爱尔兰皇家内科医师学院（Membership of the Royal College of Physicians，MRCP）的会员资格与英国 MRCP 会员资格相同。爱尔兰大多数的老年科医师将在英国或其他国家接受部分研究生培训。爱尔兰老年医学医师协会成立于 1979 年，但是老年科医师也活跃于爱尔兰老年学学会，该学会的会员遍布英国的北爱尔兰。

意大利。在意大利的大学里有 34 个专门的老年医学专业。意大利老年医学协会（Società Italiana di Gerontologia e Geriatria，SIGG）成立于 1950 年，包括许多分支，其中不乏生物老年学、护理和社会行为学等。SIGG 是世界上最大的老年协会之一，2013 年有 1872 名注册会员。它进行了大规模的国家研究，并出版一些杂志期刊，包括 Aging Clinical and Experimental Research 和 Giornale di Gerontologia，每年都组织科研会议及随后的学校夏令营。

卢森堡。卢森堡老年医学协会成立于 1985 年，它每

年 10 月都举行一次年会，并出版杂志（Journée de Géron tologie et Gériatrie）（ http://www.eugms.org/index.php?id=126）。

马耳他。马耳他群岛的健康保健被分为公共健康护理及私人保健两部分。所有马耳他国医学研究生的培训均在海外进行。在这个小岛国设有一个老年医学部，其中有 11 名老年医学顾问。马耳他老年医学协会（Geriatric Medicine Society of Malta，GMSM）成立于 2006 年，并代表老年医学参与围绕培训的讨论和决策，并与欧洲老年医学会进行工作连接（http://www.gmsmalta.com/index.php）。2013 年，GMSM 拥有 24 名成员。在马耳他，老年科主要以医院为基础。老年科医师还提供多种专门的门诊服务，包括跌倒和记忆诊所，并为护理家庭居民提供咨询服务。2012 年，在急性医院设置了老年病床，用于股骨颈骨骨折患者的联合医疗管理（http://www.eugms.org/our-members/national-societies/malta.html）。

荷兰。1982 年老年医学已成为独立专科。荷兰老年医学协会 1999 年成立，该协会出版杂志[Tijdschrift voor Gerontologie en Geriatrie（Journal of Gerontology and Geriatrics）] 并每年举办老年医学年会。荷兰大部分医院都拥有老年科，2013 年 1 月已有 201 名执业老年医学顾问。所有的医疗保健都是公共资助的，健康保险是强制性的。疗养院的医疗护理由慢性病护理和康复医学的专科医师提供（http://www.eugms.org/our-members/national-societies/the-netherlands.html）。

挪威。在挪威，老年医学仍然是内科学的一个分支学科。老年医学是本科课程的一部分，而且在奥斯陆、卑尔根、特隆赫姆和特罗姆瑟均有教授。老年医学部的确切职能因医院而异。近期挪威政府立法规定，每家急性病医院都应该有一个急性老年病房，目前已在全国范围内实行（www.eugms.org/our-members/national-societies/norway.html）。挪威老年医学会每隔一年举办一次科学会议，同时也参加北欧举办的例会。

波兰。在波兰，接受老年医学培训的老年科医生数目尚不能与老年人增加的数量保持同步。2013 年的研究指出，老年科医师数量与国民比例为 0.16：10 000，并且职位上的专科医师数量不足，无法满足不断增长的人口老龄化需要。这强调了提高全科医师掌握老年医学知识的必要性[15]。在波兰，老年医学会主要是促进老年护理的发展，支持科研，并在本科教学和专业课程中促进了老年医学教育。目前已创建老年医学杂志——Geriatria。全国将有近 650 张老年病床，大部分地区设有老年病病房。波兰的卡托维兹有一所专门的老年病医院，医院设有急诊及康复单元。老年医学是在本科课程中教授的，但只有 3 所大学将其设为必修课，其他 5 所大学将其设为选修课（http://www.eugms.org/our-members/national-societies/poland.html）。

葡萄牙。在葡萄牙，老年医学尚未成为一门独立的

医学专业。2010 年前，国内还没有老年专科医师及老年病病房。直到 2010 年，在里斯本及科英布拉区才开展老年医学教学课程，同年在里斯本医科大学附属医院成立了第一个老年医学科（http://www.eugms.org/our-members/national-societies/portugal.html）。

罗马尼亚。罗马尼亚的老年学和老年医学会（Romanian Society of Gerontology and Geriatrics，SRGG）成立于 1957 年。该学会每年都会组织一次科学年会，内容包括多学科团队的专业计划，且该学会支持老年医学青年医师协会，给低年资大学生提供奖学金，并对在研究方面有突出表现的人提供奖金，奖学金及奖金在每年的年会中发放。

西班牙。西班牙老年医学协会（Sociedad Española de Geriatría y Gerontología，SEGG）建立于 1948 年，组成部分包括临床学、生物学和社会行为学。2013 年 2 月，SEGG 拥有 2358 个成员，其中 70% 来源于不同专业的医生，其他 30% 来源于其他的保健科专家、科学家、患者及护理人员。除了全国会议之外，该协会还每两月出版一期老年医学杂志 *Revista Española de Geriatría y Gerontología*。第二个西班牙老年医学协会（Sociedad Española de Medicina Geriátrica，SEMEG）成立于 2000 年，每 2 年举行一次科学会议，并出版了一些刊物。SEGG 拥有大量的电子媒体，通常在推特（Twitter）上进行信息放送，并通过电子邮件给网上成员进行在线时事通讯（https://www.segg.es）。2003 年的一项调查显示，西班牙 7 个地区没有设立老年病护理单元，占全国急性病医院的 2/3。这似乎并没有明显的改进，因为 2009 年的一项深入研究显示，在西班牙医院中，仅有 12% 拥有急性老年病房[16]。

斯洛伐克。在斯洛伐克，老年医学是公认的专业，其培训遵循欧洲标准。1983 年，4 名医生成为第一批老年专科医生，自那以来，已有超过 150 名医生成为老年医学专科医生（http://www.eugms.org/index.php?id=132）。斯洛伐克老年医学和老年学学会的作用包括对医生和其他卫生保健工作者提供有关老年人的知识、制定政策、开展旨在结束年龄歧视的活动，以及组织科学会议。它出版的老年学杂志（*Geriatria*）每年四期。

斯洛文尼亚。在斯洛文尼亚，老年医学还没有成为一门专科。对于老年患者主要基于全科医学进行家庭照护，全科医学是一个医学分支，其中包含一个专门的工作组，负责照护老年人和在护理院中工作。关于培训问题，几个专业（包括内科医学、全科医学及精神心理学）的课程中均包含老年医学模块。老年学和老年医学研究所成立于 1966 年，1988 年其创建者 Bojan Accetto 去世，该组织的重点从对老年患者的照护转变为对血管疾病的研究。斯洛文尼亚老年医学会是一个多学科的组织，它承担了老年患者健康倡导，促进老年医学观点和与年龄有关的公共卫生信息（http://www.eugms.org/our-members/national-societies/slovenia.html）。

瑞典。在瑞典，老年医学被认为是完全的专科，大多数老年科医师为老年人提供专科服务，而少数人则从事初级保健或内科治疗。瑞典老年医学和老年学学会每年组织三场科学会议，并出版老年医学杂志 *Geriatrik*。在瑞典有 6 名老年医学主席（Stockholm、Gothenburg、Malmö、Linköping、Uppsala 和 Umeå），且所有部门在老年医学研究中都非常活跃（http://www.eugms.org/our-members/national-societies/sweden.html、http://www.slf.se/Foreningarnas-startsidor/Speciali-tetsforening/Svensk-Geriatrisk-Forening/In-English/）。

瑞士。2000 年老年医学就被认定为专科，瑞士老年医学协会于 2002 年成立。在此之前，老年科医师已经组成了瑞士老年学协会的一个部门。这两个协会共用一个行政办公室，现在统称为 SFGG-SPSG。大多数老年科医师在从事老年医学专科治疗之前先接受内科培训，仅有少数先成为家庭医生。在 5 年的内科或全科医学培训后，专科培训包括 2 年的老年医学和 1 年的老年精神病学。近年来，老年医学的培训有所改善，目前已有 7 家医院获得了提供研究生培训的资格。4 所大学医院（巴塞尔、伯尔尼、洛桑和日内瓦）设有老年医学教席(http://www.eugms.org/our-members/nationalsocieties/switzerland.html)。瑞士老年科医师还面临着安乐死的伦理挑战，因为在瑞士，安乐死对瑞士国民和外国人来说都是合法的（安乐死在比利时和荷兰也是合法的，但仅限于这些国家的国民）。SFGG-SPSG 成员参加瑞士内科学协会的会议，并在讲法语和德语的邻国参加科学会议。

土耳其。2013 年 2 月，土耳其有 47 名老年医学专科医师，他们分别在 14 个老年医学部门工作。该国有 2 个国家级老年医学协会，土耳其老年医学协会（Turkish Geriatrics Society）主要负责组织会议、安排医护人员培训课程、参与国内会议并与其他联盟国一起参与国际活动（http://www.turkgeriatri.org/index_en.php）。老年医学学术协会（Academic Geriatrics Society）成立于 2005 年，并出版杂志（*Akademik Geriatri Dergisi*），该协会致力于促进老年人健康、健康护理宣教、公共教育，以及组织科学会议。协会定期举行两个会议：合理使用药物和营养产品专题讨论会，以及全国护理院人员教育会议（www.turkgeriatri.org 和 http://www.eugms.org/our-members/national-societies/turkey-turkish-geriatrics-society-observer-status.html 、 http://www.eugms.org/our-members/national-societies/turkey-academic-geriatrics-society-observer-status.html）。

欧洲的老年医学组织

欧洲主要有 3 个组织，它们的主要职责是促进老年医学专业的发展和改善老年人的卫生保健。它们是：

● 国际老年学和老年医学协会（International Associa

tion of Gerontology and Geriatrics，IAGG）（http://www.iagg.info）

- 欧洲老年医学会联盟（European Union Geriatric Medicine Society，EUGMS）（www.eugms.org）
- 欧洲医学专家联盟-老年医学分会（Union of Medical Specialists-Geriatric Medicine Section，UEMS-GM）（http:// www.uemsgeriatricmedicine.org/uems1）

国际老年学和老年医学协会

国际老年学和老年医学协会（IAGG）是一个面向所有关心老年人健康和福祉的人的世界性学术团体：

国际老年学和老年医学协会的使命是在全世界范围内，促进老年学研究和培训达到最高成就，并与其他国际社会、政府和非政府组织进行合作，作为其协会会员的代表，促进全球对老年学的兴趣。协会开展这些活动的目的是，当在个人和社会层面上经历老龄化时，提高每个人的最高生活质量和福祉（www.iagg.info）。

IAGG 拥有 73 个会员组织，分别来自于 65 个国家，成员总数超过 45 000 人，它在联合国及其附属机构，包括世界卫生组织，具有协商地位，参加各种工作组织和委员会，并针对有关老年人的广泛议题进行协商。它建立于 1950 年，现已举行 20 次全球会议，并于 2017 年在旧金山举行第 21 次世界会议。除了这些主要会议外，在老年学和老年医学正在发展的国家，IAGG 还组织一些其他的培训。它拥有 3 个常设委员会：国际老年学学生组织理事会、国际防止老年人虐待网络和国际老年学协会。它的官方期刊《老年学——国际实验、临床和行为老年学杂志》（Gerontology - International Journal of Experimental, Clinical and Behavioural Gerontology）。

IAGG 由 5 个区域组成：非洲、亚洲/大洋洲、北美洲、拉丁美洲和加勒比，以及欧洲。后者即 IAGG-ER（http://www.iagg-er.net），分为 3 个部分：临床医学、生物学和社会行为科学。IAGG-ER 事务由执行理事会协调，该理事会由 IAGG 附属欧洲协会的代表每 4 年选举一次。有些国家有一个以上的成员组织（表 120-4）。例如，英国有 3 个协会隶属于 IAGG：英国老年医学会（临床）、英国老年学学会（社会科学）和英国衰老研究学会（生物学）。

IAGG-ER 的主要活动是组织科学会议，该大会每 4 年举行 1 次。这些会议包括全体会议、专题讨论和由 3 个部门组织的免费交流，以及一些跨部门活动。临床分会已经举行了 10 次独立会议，第一次是 1992 年于柏林举行，最近一次是在 2013 年在布拉格与捷克老年学和老年医学会年度会议联合举行。2009 年 4 月，与英国老年医学协会举行了联合座谈会。临床医学分会有自己的主席和秘书长，但只有主席是 IAGG-ER 会员。IAGG-ER 会员包括欧盟以外国家，以及一些欧洲与亚洲传统边界以外的国家（如格鲁吉亚、以色列）。Ribera Casado 回顾了临床分会的历史[17]。

表 120-4　欧洲团体代表国（IAGG、EUGMS 及 UEMS-GM）的全部及相关成员或观察者

国家	IAGG	EUGMS	UEMS-GM
阿尔巴尼亚		观察者	
奥地利	成员	成员	成员
比利时	成员	成员	成员
白俄罗斯	成员		
保加利亚	成员	成员	成员
捷克共和国	成员	成员	成员
丹麦	成员	成员	成员
爱沙尼亚	成员	成员	成员
芬兰	成员	成员	成员
法国	成员	成员	成员
格鲁吉亚	成员		
德国	成员	成员	成员
希腊	成员	成员	成员
匈牙利	成员	成员	成员
冰岛		成员	成员
爱尔兰	成员	成员	
以色列	成员	观察者	成员
意大利	成员	成员	
哈萨克斯坦	成员		
立陶宛			成员
卢森堡	成员	成员	
马耳他	成员	成员	成员
荷兰	成员	成员	成员
挪威	成员	成员	成员
波兰	成员	成员	成员
葡萄牙	成员	成员	成员
罗马尼亚	成员	未定	成员
俄罗斯	成员		
圣马力诺	成员		
塞尔维亚	成员	成员	成员
斯洛伐克	成员	成员	成员
斯洛文尼亚	成员	成员	
西班牙	成员	成员	成员
瑞典	成员	成员	成员
瑞士	成员	成员	成员
突尼斯	成员		
土耳其	成员	观察者	成员
乌克兰	成员		
英国	成员	成员	成员

注：EUGMS. 欧洲老年学联盟；IAGG. 国际老年学和老年医学协会医学协会；UEMS-GM. 老年医学专家联盟

欧洲老年医学会联盟

欧洲老年医学会联盟（EUGMS）成立于 2000 年。它于 2001 年在巴黎举行了第一届代表大会。只有所在的

国家是 EUGMS 的成员国，个人才可加入成为会员。随着欧盟扩大到涵盖来自中欧和东欧的国家，附属协会的数量和整体成员数量也稳步增加。欧洲所有的老年医学协会都有可能最终加入 EUGMS。表 120-4 里介绍了目前 EUGMS 代表性的国家/地区。EUGMS 的事务由一个由所有成员组织和其他组织的代表组成的全体董事会协调。全体董事会每年召开一次会议，选举执行委员会。秘书处设在维也纳，此前设在伦敦的英国老年医学会总部。

EUGMS 的目标包括专业的可持续发展、在欧盟代表该专业制定指南，以及促进研究和教育。然后，最主要的活动就是组织每年一度的国际会议。该协会目前已建立了多个专科兴趣小组，他们在 EUGMS 会议上或会议之间开会。活们的活动涉及广泛的主题，包括急诊、营养、姑息治疗、疫苗、教育、药理学、肌少症、综合评估等。这些委员会的工作细节已发布在 EUGMS 网上（www.eugms.org）。框 120-1 列出了 EUGMS 优先事项的立场文件。

其他活动包括发布指南（例如，有关 2 型糖尿病和晕厥的指南）。在政治上，EUGMS 与欧盟委员会和欧洲国会进行互动。EUGMS 也有正式的官方科研期刊，即《欧洲老年医学》（European Geriatric Medicine）。除了发表研究和临床论文外，杂志还刊登在同一问题上不同国家发表的一系列文章（如老年虐待问题[18]），此外还提到了不同国家的老年护理问题（如马耳他、瑞士及奥地利[19]）。

在欧洲是否有必要建立两个独立的临床学会也受到了质疑，特别是许多组织同时是两个学会的成员，许多老年医学专家同时在两个组织中担任或担任过职务[17]。

框 120-1 欧洲老年医学意见书的主要观点声明

- 老年医学涉及老年人的医学护理，在社区、护理院、医院的老年人，有急性的、康复、和长期健康状况的老年人。
- 有必要在整个欧洲协调老年医学。
- 老年医学专家能够做出对患者的综合评估，通过对不典型的表现、共病和功能情况来认定。
- 在老年医学中医学本科生和研究生医师需要来自适当的合格的教师的培训。
- 需要为专家设立一个以目标为基础的课程。
- 在老龄化研究中需提高研究能力。
- 有关老年的伦理问题应该形成。
- 我们需要老年医学专家去与其他的医学专家和健康护理专业的专家协作，改善老年人的健康。

改编自 Duursma S,Castleden M,Cerubini A,et al. 2004. European Union Geriatric Medicine Society. Position statement on geriatric medicine and the provision of health care services to older people. J Nutr Health Aging, 8: 190-195

欧洲医学专家联盟-老年医学分会

欧盟基本原则之一是工作者在各国之间自由流动，

每个国家的资格都得到欧盟所有成员国的承认。就医学领域，这意味着本科和研究生的文凭及资格证书在每个国家都被接受，而不需要再次考试获得。UEMS 已经成立了 50 多年，是负责协调欧盟内部专科教育的机构。

专家培训的责任由国家主管部门和 UEMS 分担。国家机构负责培训的期限和内容、质量控制、进入程序的确定、评估和人数控制。UEMS 可以设定最低标准，每个国家都必须达到这些标准。

UEMS 由许多专科分会组成，其中一个是老年医学分会，即 UEMS-GM。该分会的活动由一个理事会协调，理事会现任主席是英国的 Tahir Masud。理事会成员国详见表 120-4。国家代表是通过各个国家公认的国家医疗机构认证的。以英国为例，是由英国医学会认证，但随后又将其授权给每个专业协会。UEMS-GM 与其他欧洲组织合作，并于近期成立了欧洲教育学分会。这个分会下面的小组为老年医学的本科生、研究生和跨学科培训制定建议。该部分的主要目的是促进欧盟各国对老年医学的认识，使培训标准及培训要求标准化，从而确保欧洲所有老年人都能获得受过充分培训的老年医学专科医师的服务。该组织正通过各种渠道来解决这些问题（框 120-2）。

框 120-2 UEMS-GM 的成就及活动

- 为老年医学毕业生制定标准及课程
- 本科医学生培养的固定课程
- 制定一个培训上岗的检查系统
- 制定硕士课程
- 制定一个有利于欧盟内部国家的医学手册
- 制定一个欧盟培训机会的数据库
- 发布关于欧洲老年医学的指南推荐及相关议题，如对可持续性专业发展的再评价
- 生产及更新网站与会员网站的链接

数据来自 the Geriatric Medicine Section of the UEMS. 2015. http://www.uemsgeriatricmedicine.org. Accessed [2015-10-27]
UEMS-GM. 老年医学专家联盟

欧洲老年医学培训

欧洲的本科生教育

人们普遍认为，本科医学生在管理日益增多的老年人方面缺乏足够的培训，而在日常医疗实践中几乎都会遇到这些老年人。应用德尔菲（Delphi）程序法，UEMS-GM 发布了一个全面的新的本科医学生教学大纲[20]。对于毕业生应该能够"做到什么"和"理解什么"的实质内容，已达成广泛共识。鉴于国家和地区差异，在道德、法律和提供服务方面，使用了"道德和国家特定法律问题"一词。希望各个医学院和国家机构能够利用这门课程，根据欧洲范围内达成的标准来衡量他们所做的工作。

专科医师培训

欧盟的特点之一是成员国内部对专科地位的相互承认。在比利时、丹麦、芬兰、法国、德国、爱尔兰、意大利、荷兰、西班牙、瑞典和英国,老年医学被认为是一个专科专业或亚专科。然而,希腊和葡萄牙并不承认这一点。中欧和东欧的"新"欧洲国家的情况属于过渡状态,捷克共和国、匈牙利和斯洛伐克都承认老年医学的专科地位。

UEMS-GM 编制了一套课程,应作为国家机构编制课程表的基础。总之,应在全科医学领域进行为期4年的培训,然后再进行2年的专科培训。4年中的一年可能需要用于科学研究。培训主要在医院进行。培训机构应具备提供培训的能力,并应提供广泛的高质量服务。研究伦理和治疗委员会应到位。培训的主管应至少有5年的专科经验,尽管已经认识到可能需要例外。培训应符合所有国家和国际要求,每个学员应有指定的教育主管。受训人员应保存个人日志或其他培训记录。强调遵守国家和欧盟的法规。

培训的时间因国而异。在英国,那些希望成为老年科医师的人将接受为期2年的基础课程,所有医生都必须完成该课程。接下来是2年的核心医学培训,然后是5年老年医学和急性医学的进一步培训。这使医师有资格从事老年医学和急诊医学。这个模式类似于其他也从事急诊医学的医学专科(如呼吸内科、糖尿病)。在其他国家,存在不同的路线。例如,对于那些希望在荷兰从事老年医学的人来说,全科医学的主体培训是2年,老年医学的主体培训是2年,老年精神病学的主体培训是1年。对老年医学特别感兴趣的全科医学顾问,必须从事全科医学4年和老年医学2年,其中必须有6个月在老年精神病学。在比利时,学员必须完成3年全科医学和3年老年医学的学习。

近期一项由 Reiter 及其同事完成的回顾性分析,概括了欧盟14个成员国以及瑞士和土耳其[21]在老年医学专科医师的培训方面存在的差异。在这16个国家中的8个国家,老年医学是独立的专科。有6个国家将其划分为内科学的亚专科,其中有3个国家将其划分为其他专业。还有2个国家,老年医学根本不被视为一个专业。老年医学培训在德国为1.5年,在英国则长达7年。获得老年科医师资格的总培训时间在法国和西班牙最短(4年),而在英国时间最长(9年)。从事这项研究的作者总结,培训时间的差异主要归因于专业的状况。其他的区别包括要求进行研究,在全国性的协会上做报告,以及完成一次专家考试。这种培训上的差异势必引起对欧洲各国专科医师专业水平同等性的质疑。

欧洲老年医学科学院

长期以来,人们已经认识到需要共同努力来提高欧洲老年医学的学术能力。在欧洲医学老年学教授小组(Group of European Professors in Medical Gerontology, GEPMG)确定了该专业的发展与老年医学学术状况之间的联系[22]。这个小组提出了许多共同的活动,包括培训初级教师、制定本科和研究生两级的核心课程,以及在各医学院设立老年医学教授职位。这份报告的成果之一是建立了老年医学科学院,该科学院于1996年培养了第一批有潜力的老年医学领军人物[23]。该计划包括在瑞士举行的4次为期一周的会议,涵盖广泛的生物学和临床主题[24]。随后对该项目头10年的评估报告确定了一些重要因素,包括国际领导人的参与、课程强烈的互动性,以及学生群体的国际性(现在包括来自欧洲以外的更年轻的老年科医师)。很大一部分学生能够提高自己的职业生涯,但是尚不清楚如果不参与该计划,他们是否会这样做。2015~2016年,第10期课程提供了老年护理原则、老年医学循证医学、认知行为和提供老年护理方法等模块。关于欧洲老年医学科学院的进一步信息可通过相关网站进行查询(http://www.eama.eu /mvc/index.jsp)。

欧洲老年学的硕士项目

这个跨学科项目是由阿姆斯特丹自由大学协调的,是为来自健康和社会科学背景的专业人士设计的。在不同国家/地区提供模块,学生可以学习各个模块或完成整个课程。该项目于2012年结束,但马耳他大学(University of Malta)提供国际硕士学位(http://www.um.edu.mt/eurgeront/listofcourses)。

在欧洲的合作研究

欧盟通过框架计划促进了国际项目间的相互协作。最近的项目(框架7)包括一些与老年人需求相关的项目。其中包括:PREDICT:增加老年人对临床试验的参与;SMILING:通过抵御跌倒,改善老年人的自我活动能力;RESOLVE:通过理解非再生性修复,解决慢性炎症并实现健康老龄化;CAPSIL:国际社会支持一个共同的认识和知识平台,用于学习和实现独立生活;HERMES:积极老龄化的认知护理和指导。目前的项目包括:SENATOR:一种用于评估和优化老年人药物和非药物治疗的新软件引擎的开发和临床试验;IMPACT:质量指标对姑息治疗研究的影响;CHROMED:针对患有多种疾病的老年患者的临床试验。基础研究和转化研究也由欧洲研究区资助。关于欧洲老年医学研究的更多信息,请访问欧洲委员会的社区研究及发展信息服务网站(http://cordis.europa.eu/search/result_en?q=geriatric+medicine)。

欧洲其他活动

各国非政府组织还建立了欧洲合作组织,旨在影响欧洲政策并提供相互支持。欧洲老年人平台 AGE(European Older People's Platform AGE)的宗旨是,"表达和促进欧盟老年人的利益，并提高人们对他们最关注问题的认识"（http://www.age-platform.eu）。欧盟组织将 2012 年指定为"健康老龄化"年，网站（http://www.healthyageing.eu/）详细介绍了欧洲健康网（EuroHealthNet）在此领域的活动。

结　论

如前所述，尽管人口需求相对相似，但在不同的欧洲国家，老年医学专业的发展速度各不相同。已经成立了一些组织，其目的是通过老年医学专业和相关学科的专业发展，促进老年人的保健。一些老年医学专家在这些组织中不止一个机构担任职务，因此呼吁开展密切合作也就不足为奇了[17,25]。

考虑到老年医学保健的重点已经转向在家中提供更多的护理和住院时间越来越短，正在发生的人口和技术变化对政策的发展也有类似的影响。这将对老年医生的角色产生影响，使他们在医院之外的存在感增加，并在综合医院中继续发挥关键作用。令人感兴趣的是，大多数欧洲主要的老年科医师选择将老年医学分为社区和医院两个部门[26]。然而，人们一致同意，对于老年人，特别是那些有身体和精神上疾病的老年人，无论他们在什么环境，都需要由接受过专门老年保健医学培训的医生和专职医疗人员进行治疗。

关键点

- 老年医学在欧洲大多数国家都是一个公认的医学专科，可能是独立的专科，也可能是亚专科。

- 欧洲 3 个主要的组织（国际老年学和老年医学协会、欧洲老年医学会联盟、欧洲医学专家联盟-老年医学分会）通过召开科学会议、政策提议及出版刊物等来支持老年医学专业的发展。

- 尽管各个国家/地区的培训时间及培训细节各不相同，但整个欧盟对老年医学的专科培训已达成共识。

- 欧盟资助老年医学研究，这需要整个欧洲的合作。

（李　特　译，孔　俭　审）

完整的参考文献列表，请扫二维码。

主要参考文献

8. Barton A, Mulley G: History of the development of geriatric medicine in the UK. Postgrad Med J 79:229–234, 2003.
9. Morley JE: A brief history of geriatrics. J Gerontol A Biol Sci Med Sci 59:1132–1152, 2004.
13. Skampova V, Rogalewicz V, Celedova L, et al: Ambulatory geriatrics in the Czech Republic: a survey of geriatricians' opinions. Kontact 16:e119–e131, 2014.
14. O'Neill D, O'Keeffe S: Health care for older people in Ireland. J Am Geriatr Soc 51:1280–1286, 2003.
15. Koziarska-Rościszewska K: Improving the care of older people by family physicians in Poland. New Med 1/2013, s.:9–13, 2013. http://www.czytelniamedyczna.pl/4360,improving-the-care-of-older-people-by-family-physicians-in-poland.html. Accessed January 1, 2014.
16. Romero Rizos L, Sánchez Jurado PM, Abizanda Soler P: Elderly in an acute geriatric unit. Rev Esp Geriatr Gerontol 44(Suppl 1):15–26, 2009.
17. Ribera Casado JM: Point of view IAGG/ER clinical section congresses: a brief history (remembering the past/regarding the future). J Nutr Health Aging 10:432–433, 2006.
18. Crome P, Moulias R, Sanchez-Castellano C, et al: Elder abuse in Finland, France, Spain and United Kingdom. Eur Geriatr Med 5:277–284, 2014.
19. Akdahl A, Fiorini A, Maggi S, et al: Geriatric medicine care in Europe—the EUGMS survey Part II: Malta, Sweden and Austria. Eur Geriatr Med 3:388–391, 2012.
20. Masud T, Blundell A, Gordon AL, et al: European undergraduate curriculum in geriatric medicine developed using an international modified Delphi technique. Age Ageing 43:695–702, 2014.
21. Reiter R, Diraoui S, van den Noortgate N, et al: How to become a geriatrician in different European countries. Eur Geriatr Med 5:347–351, 2014.
22. Group of European Professors in Medical Gerontology (GEPMG), Stahelin HB, Beregi E, et al: Teaching medical gerontology in Europe. Age Ageing 23:179–181, 1994.
23. Verhaar HJ, Becker C, Lindberg OI: European Academy for Medicine of Ageing: a new network for geriatricians in Europe. Age Ageing 27:93–94, 1998.
24. Bonin-Guillaume S, Kressig RW, Gavazzi G, et al: Teaching the future teachers in geriatrics: the 10-year success story of the European Academy for Medicine of Aging. Geriatr Gerontol Int 5:82–88, 2005.
25. Duursma S, Overstall P: Quality control and geriatric medicine in the European Union. Age Ageing 34:104–106, 2005.
26. Duursma SA, Overstall PW: Geriatric medicine in the European Union: future scenarios. Z Gerontol Geriatr 36:204–215, 2003.

第 **121** 章 | 北美洲的老年医学

David B. Hogan

介　　绍

在本章中，我们将研究加拿大和美国老年医学的历史和现状，加拿大（2014 年人口估计 3550 万）和美国（2014 年人口估计 3.19 亿）。这两个国家的老年医学虽然在相似的人口增长压力下发展，但却以不同的方式改变着。

人口学的必然趋势

与其他高收入地区相似，老年人的绝对数量和相对比例在加拿大和美国正在增加。尽管将 65 岁定为老年开始的标准，但这只是随意界定，并不符合明确的生物学或者临床上的合理性。如果只是为了描述年龄金字塔上最高龄的部分，在过去的 50 年中，我们应该不断上移分界点。30 年前，65 岁以上的老年人占加拿大人口的 10%。如今，老年人口在总人口中的比例接近 1/6[1]。因为这两个国家有第二次世界大战后的生育高峰，所以未来的几十年即将到来的老龄化的社会节奏也在加快。在 2012 年，美国 65 岁及以上的人口数约为 4310 万（占人口数的 13.7%）[2]，而到 2060 年，老年人口数量估计将增长到 9200 万，65 岁及以上人口超过总人口的 1/5[2]。同样的改变也会发生在加拿大，到 2016 年，老年人口将第一次超过 15 岁以下少年人口，到 2063 年预计有 24%~28% 的人口到 65 岁或以上[3]。在 2012 年，美国预期寿命是 79 岁（男性 76 岁和女性 81 岁），而加拿大则为 82 岁（男性 80 岁和女性 84 岁）[4]。

虽然大多数北美洲（North America）老年人身体健康，但人均卫生支出仍比年轻人平均高 3~5 倍[5]，目前老年人占了 1/4 的医师就诊次数及 1/3 的急诊护理留院观察和处方开药的消费量[6]。随着老年人口预期数量的增加，用于健康保健资源的应用及花费也在增加。衰老，并不如其他增加花费的因素那么重要，如人均利用率的增加，或引入昂贵但有前途的技术[5]。为了应付预期增长的需要，医疗健康的工作人员也需要招募、培训及有效部署[7,8]。另外的一个问题是退休的资金问题。政府没有直接拿出足够的资金来解决退休金的问题，而是宁愿花 30 年或者更久远的时间来解决。现在美国人对待老年人是大萧条以来最苛刻的[9]，平均工薪家庭几乎存不下退

休金[10]。最后需要关注的是家庭看护的潜在影响。已经有 40% 的北美洲成年人需要对家庭成员进行照顾[11,12]。随着伴有认知及功能障碍的老年人数量的增多，对上述已显紧张的资源的需求将会继续增长。

所有这些因素已经导致了大家对于老龄人口所涉及的费用及保健方面的焦虑[13]。举个极端的例子，在 1984 年，科罗拉多州政府官员 Richard D. Lamm 曾经说过的不够准确但又被广泛报道的话：美国老年人应该"有责任地死去以便给后来者让路"[14]。这些担心正在蔓延。在 2014 年，加拿大人对中年及老年人（45 岁及以上）进行了全国性的调查研究，超过 1/4 的人陈述正在照顾年老的亲属或朋友，有 60% 的人关心他们退休后的经济条件，大多数人对保健制度在将来照顾老年人的能力缺乏信心，几乎所有（95%）的人都同意建立老年人健康照料国家策略[15]。

一个问题会变得越来越明显，那就是迅速增长的老年人数量与在北美洲老年医学（geriatric medicine）专科医师增长的数量没有相平衡（说明：在北美洲老年医学更有可能被认为是附属专业，而不是专门的专业，因为这个领域建立在提前经过更广泛的学科如家庭医师或内科的培训和实践中）。

历　史　发　展

老年医学需要对晚年生活的疾病、失能和衰弱进行不断地学习、理解、预防和管理。老年人口数量上的上升主要在 20 世纪，引起了人们对老年保健的研究兴趣。1909 年，一位纽约的内科医生 Ignatz Leo Nascher 创造了名词"老年医学"，曾写道，晚年是"生命中不同的阶段……就像……儿童时期"及应该用"一个特殊的医学分支"来对付其独特的挑战[16]。1914 年，Nascher 撰写了书籍《老年医学：老年人的疾病与治疗》（*Geriatrics: The Diseases of Old Age and Their Treatment*），但是他并没有使老年医学成为医疗实践的诱人领域，可能有部分原因是曾有人在这本书的当代评论中写道，他"倾向于描述图画的黑暗面"[17,18]。

在 20 世纪上半叶，加拿大和美国的医疗保健以类似的方式组织和注资，导致很多跨境活动。一部分加拿大的医师和研究人员移居到美国，如 William Osler 先生，他离开约翰霍普金斯医学院的举动因其著名的"定期退

休"理论[19]而饱受争议,他在美国医疗界对老年人态度及应对方法的形成过程中发挥了重要作用[17]。老年学作为一项科学的学科而诞生,可以说是发生在 1939 年,Edmund Vincent Cowdry 出版了《老年人的问题》(*The Problems of Ageing*)[20]。他在加拿大出生,但在美国度过了他的大部分职业生涯,主要在圣路易斯华盛顿大学[17,21]。美国老年医学会(American Geriatrics Society,AGS)成立于 1942 年,比老年保健医学会[Medical Society for the Care of the Elderly,1959 年后者更名为英国老年医学会(British Geriatrics Society)]成立要早[21]。大量加拿大内科医生加入到 AGS 中(在 1970 年大概占了 400 人),其中有 5 人担任其总裁[17]。其中有一位,Willard O. Thompson 是《美国老年学会杂志》(*Journal of the American Geriatrics Society*)的创始编辑[17,21]。

早期北美洲老年医学专家是兼职专家,还需履行其他职责并以此赚取日常开销[22]。尽管安享一个健康的晚年需要听从有经验且明智的医师的建议[23],当时并没有独立于其他科的诊断或治疗方法。北美洲老年医学发展成为全职业务要落后于英国。正如由 John Grimley Evans 所说,"Nascher 发明了这个词,Marjory Warren 创立了这个领域"[24]。

William R. Hazzard 可能是最正确地表述了当时的状况,他写道,美国在 1978 年以前"没有培训过专业的老年医师······没有老年医学系······作为专业领域没有被认同······没有指定的培训部门"[25]。阻碍老年医学作为真正的实践领域的一些障碍,包括怀疑老年医学是否有独特的知识和技能体系,感觉到老年人疾病的不可避免和无法治愈,以及公众相对于其他年龄人群(如孩子),对老年患者不太关注等[26]。其他延迟美国老年医学科建立的问题来自于医疗组织内部(例如,老年社会多学科的本质,减损了各学科为老年科学说话的有效性;在医学学术界缺少能达到权力结构的上层代表),老年临床研究发展得很缓慢,对老年人的歧视及对年龄的不敢表达的恐惧,专业医生不愿意共享资源,以及对老年医学侵占到其他实践领域的恐惧[27-29],还有对应该采取何种专业组织形式的不确定,等等,都延迟了老年科学的发展[30,31],直到 1988 年举办第一届美国老年医学认证考试[28]。

在加拿大老年医学发展得很快。直到 1977 年,加拿大皇家内科和外科医师学会理事会(Council of the Royal College of Physicians and Surgeons of Canada,RCPSC)正式认可老年医学作为内科医学附属专业,1981 年第一次举行认证考试[17]。尽管在医学界内部存在 RCPSC 内科学专业委员会(Specialty Committee for Internal Medicine)的持续反对,老年医学还是建立了。在作出认定老年医学这个决定之前,没有人来了解咨询这件事。即使建立了学科,又有人在两次不同的场合表达了强烈的反对(1978 年和 1979 年),在 RCPSC 认可老年医学后又有人表示"强烈反对"。在会议当中,记录评论包括

"老年医学是内科医生的工作······(以及)隔离老年患者不是他们最大的利益"。英国老年医师被描述为"停车场的管理员",老年医学则是"失败内科医师的庇护所······在那里老年人忍受着与其他患者不同的非常冷漠的护理"。老年医学的执业被认为是"非常令人沮丧",医生被认为"更有可能在广泛的患者中表现良好"[17]。RCPSC 委员会认为老年医学没有特定的知识基础,老年患者的护理进展不是由老年医师,而是由临床医生和其他领域的研究者来决定的。一个不可避免的结论是,至少在医学界的一个角落,老年医学,像它的患者一样,是不受尊重和被边缘化的[5]。另一个重要的消息是永远不会获得外界的支持,而且总有人会把不支持老年医学弄得理所应当。

美国医学的一项特殊功能是其研究活动的深度和广度。到第二次世界大战结束,美国的联邦政府变成了世界上医学研究的主要资助人,当然资助项目也包括衰老[20]。2002 年发表在老年学和/或老年期刊的文章有一半以上(53.9%)由美国人撰写[32],9.7%由英国人和 6.7%由加拿大人撰写,分别排在第二和第三位[32]。对老年医学的重要贡献[33],包括对衰弱的研究[34,35],以及为老年患者创建创新有效的护理模式[36,37]。

老年患者的医疗照护

在老年人和年轻人之间是有重要区别的。老年人通常已经减少生理储备。慢性疾病如心血管疾病、脑卒中、糖尿病、癌症、慢性阻塞性气道疾病、肌肉骨骼疾病和痴呆是比较常见的,当表现出症状时,病情往往很严重。更加重要的是,在许多的老龄化患者体内存在不同组合的并发症。老年综合征(如谵妄、跌倒、大小便失禁、衰弱)、营养不良、感觉障碍、运动障碍和失能等,在老年人中常见。在计划对老年人的护理时,需要考虑的重要因素包括其所在的生理和社会环境。多重用药(许多药物合用在一起)来处理症状、疾病和风险状态(如高血压、高胆固醇血症、骨质疏松)是普遍存在的情况而不是特例。多重用药反过来又会导致一些问题的产生如药物的副反应、处方级联、疾病-药物相互作用、药物-药物相互作用及患者服药依从性差。老年患者固有的复杂性导致支离破碎、互不协调的护理治疗,都是由各科的医师孤立工作造成的。

2008 年,医学研究所发表了"改革美国老龄化"(*Retooling for an Aging America*)报告,该报告提出警告,需要在医疗卫生方面为越来越多的老年人做出准备和计划[8]。建议包括增加老年科专家的数量、重新设计护理提供方式、扩展其他护理角色、提高初级卫生保健人员在老年患者护理方面的能力。关于后一点,没有接受老年医学高级培训的医生为北美洲老年患者提供能接受的大部分医疗护理。一个对医疗护理受益人抽样调查的

研究表明，普通内科医生和家庭医生提供了大部分这种护理[38]。老年医学专家在这些患者的移动医疗服务提供者中排名第38位。短期内这种情况不会改变。提供这种护理的医生（和其他保健提供者）需要在老年患者健康及疾病方面进行全面的训练[8]。Geriatricizing[老年医学，或gerontologizing（老年学）听起来似乎是一个尴尬的称谓，用来描述医学方面成功护理老年患者所需注意的规则[24,25]。美国的一系列医学及外科专业都致力于确定从业者在其执业领域具有专科能力以处理老年患者，并在他们的培训计划和考试中加入了这部分内容[39]。

研究表明，为老年患者提供的各方面护理还有很大的提升空间。例如，在社区内，提供给老年综合征（如跌倒、尿失禁、痴呆、骨质疏松、听力损伤、营养不良）的护理质量通常比疾病状态（如高血压、冠状动脉疾病、脑血管疾病、糖尿病、心力衰竭、心房颤动）更差[40]。在加拿大成人患者住院期间，不良事件（定义为意外伤害或并发症导致死亡、失能或因提供的护理而导致的住院时间延长）的总发生率约为7.5/100例住院，年龄增加是统计学意义发生不良事件的风险因素[41]。最后，最近的一项研究表明，在养老院居民中广泛使用获益可疑的药物导致痴呆进展[42]。

我们应该在更广泛的卫生事业计划层面认识到应对老年人的生理病理特性的需要，并且应该让所有人都了解到这件事。这方面的一个例子是紧急护理。卡特里娜飓风和其他自然灾害一致表明，老年人在这些事件期间面临不良后果的特殊风险。应急计划必须考虑到这一点，以及可能出现的难以解决的伦理问题[43-45]。同样清楚的是，如果要有效、高效和人道地处理好即将发生的婴儿潮一代人口老龄化，必须改善急诊部门提供的护理[46,47]。

考虑到改善所有老年患者的护理是我们各自的保健系统的目标，老年医学的亚专科医生如何促进这一总体愿望？

老年医学的今天

在美国，美国内科学委员会和美国家庭医学委员会共同提供老年医学新增资质证书。在完成家庭医学或内科学专科住院实习期后，实习生可以接受额外的老年医学认证培训，然后进行认证考试。这其中约80%的人中来自内科。极少数学员采取超过一年的老年医学培训。最初人们认为，在老年医学进行亚专科训练的医生主要参与长期护理机构中的居民的医疗护理。随着时间的推移，这种观点已经演变。一些人把老年科医生看作顾问，帮助对付复杂的病例，而另一些人认为，老年医学专家的真正职业是为老年人提供初级医疗保健[48]。在早期及最近，大家一直在争议：一个学术模式是否应该包括执业人员专注于培训其他医生、进行研究和提供

医疗指导[48-50]。2011年，有7162名活跃的通过验证的老年科医生。这使得在美国75岁及以上的人群中，每10 000人中大约有3.8名老年科医生[51]。到2030年，该比例预计将下降至每10 000人中有2.6名医生，因为预计的老年美国人数的增加及专业医生招聘（和保留）数量少[51]。

有两个公认的培训选项可用于对老年医学感兴趣的加拿大医生。已完成家庭医学培训的医生可以参加由加拿大家庭医师学院认证的6~12个月的老年护理住院实习。这个选项没有国家认证考试。培训旨在使毕业生掌握为老年人提供初级医疗保健所需的技能，在老年医学专业研究项目内工作和/或在社区为老年患者提供医疗照顾。第二个培训选项只限于至少经过3年内科培训的医师。他们可以报名参加由RCPSC认证的2年培训，可以在初次通过内科专业考试，并成功完成老年医学住院实习后参加由RCPSC组织的国家认证考试。毕业生可以担任顾问。而两种选择的医生都可以参与学术活动，RCPSC的毕业生主要参与研究、教学和程序开发。2012年，有404名[326.15名（平均每年毕业的人数）全职（full-time equivalent，FTE）]加拿大老年专科医生（即定义为经过高级临床培训或在老年医学方面具有同等经验的医生担任顾问）[52]。在全国范围内，这意味着每10 000名75岁或以上的老年人中有1.4名FTE老年科医生。

这里有必要提及另一个年龄限制的医学专科——老年精神病学。该领域涉及晚年生活中精神障碍的评估和管理。尽管该领域在加拿大有悠久的历史[17]，RCPSC直到2009年才承认老年精神病学是精神病学的亚专科[53]。精神病学培训完成后，候选人可以进入为期2年的认证实习。与老年医学一样，成功完成培训后国家提供认证考试。第一届考试在2013年举行，在2013~2014年，全国有9名实习医师在老年精神病学学科实习[54]。根据报告的专业社会成员和在RCPSC目录中列出的专家数量，在加拿大有超过200名老年精神科医生执业。美国精神病学和神经病委员会在1989年承认老年精神病学是一个亚专科。在成功完成一年的研究生培训后国家提供认证考试。2011年，美国有1751名经过委员会认证的老年精神科医生[51]。2013~2014年，共有63名实习医师参加了老年精神病学培训计划[55]。相比之下，儿童和青少年精神病学家为817人训练。本章并不涉及有关北美洲老年精神病学的具体问题。

加拿大和美国两国所面临的一个同样的关键问题是招聘和留住医生。表121-1显示了加拿大随时间变化的学员人数。在2013~2014年，参加老年护理和老年医学培训的62名学生只占当年加拿大研究生总数的0.5%[54]。而那一年儿科参加培训者为669人（占总数的4.3%）。问题不是培训职位不足，而每年都有未填补的职位[如2014年27个职位中有14个（51.9%）未填补][56]。2013年，14名老年护理培训生和8名老年医学培训生共计22

人参加培训[54]，这一数字远远低于纠正当前医生资源缺口、处理人口增长及取代退休人员所需的数量[52]。保留是接受老年护理培训医师的特殊问题，有超过 50% 的受训医师进入家庭医学实习，而不是专注于老年患者的护理[52]。

表 121-1 加拿大 2004～2014 年研究生从事培训老年人护理（6～12 个月）及老年医学医疗（2 年）的数量*

	老年人护理	老年医学医疗	总数
2004～2005	10	15	25
2005～2006	12	15	27
2006～2007	10	19	29
2007～2008	14	24	38
2008～2009	13	25	38
2009～2010	9	23	32
2010～2011	11	19	30
2011～2012	13	27	40
2012～2013	17	29	46
2013～2014	19	43	62

*数据来自加拿大每年的学籍报告

在 1988～1994 年，根据实践经验即可参加美国老年医学认证考试。在这条途径关闭后，寻求认证的医生数量明显下降。为了招聘更多的学员，在 1998 年最初的 2 年培训计划缩短为 1 年。尽管有这种变化，受训人数仍然保持不变。为了保持认证，美国老年病医师必须满足一些要求，包括每 10 年通过一次考试。以前接受过内科培训的医师参加老年医学的"第一次"再认证率为 53.8%（以前接受家庭医学培训的人的比例则为 59.1%）。这显著低于在其他医疗亚专科约 80% 的再认证率[6,51]。有人认为，那些没有参加再认证的医师是"隐藏的老年医学家"，他们的知识足够通过考试，但他们缺乏这个领域执业的准入[48]。低的招募率和再认证率意味着自 1996 年以来老年医学执业医师中有效认证的总数逐渐下降[51]。

表 121-2 提供了美国培训的实习医师人数的数据。2013 年，在老年医学方面有 146 个培训计划，共有 319 名（52 名家庭医学、267 名内科）学员。他们在培训中的所有实习医师中所占比例不到 0.3%，而在儿科则有 8529 名实习生（7.3%）。在 488 个第一年职位中，306 个（62.7%）被填补[55]。老年医学是不受美国医学院毕业生欢迎的职业选择。加入这些培训项目的大部分实习医师都毕业于美国以外的医学院校[（2013～2014 年为 201/319（63.0%）]][55]。以目前的招聘和保留率假设，2030 年美国老年科医生的预测人数将为 7750 人，而不到老年研究联盟预计需求 36 000 人的 1/4[8]。

表 121-2 在美国的老年医学家庭医学和内部学员人数研究生培训（大多数为 1 年计划）（2004～2014）*

	老年家庭医疗	老年内科医疗	总数
2004～2005	46	288	334
2005～2006	50	301	351
2006～2007	44	243	287
2007～2008	46	246	292
2008～2009	64	256	320
2009～2010	54	242	296
2010～2011	64	237	301
2011～2012	56	219	275
2012～2013	65	246	311
2013～2014	52	267	319

*数据来自于 *JAMA* 年度医学教育问题的数据

虽然加拿大老年医学学员人数略有增加，但没有证据表明美国学员人数增加。招聘的一个重要障碍是，与大多数其他医疗实践领域相比，老年科医师一次一付的薪酬模式使得收入较低[57]。在美国，接受过老年医学额外培训的医生最终比没有任何此类培训的人平均少赚钱[58]。正如 Robert L. Kane 所指出的，"为更少的钱努力工作的前景不是一个好的就业选择"[48]。2010 年，私人诊所的美国老年病医师的平均工资（183 523 美元）比不包含产科的家庭医生的平均工资低 5879 美元，比一般内科医生少 21 856 美元[51]。平均收入低可以部分解释为与患者数量下降相关的薪酬缺乏，因为需要额外的时间来评估和协调复杂的老年患者的护理，以及对为提供好的护理而作的大部分额外工作的补偿不足[59,60]。老年科医生作为住院医生（主要专业作用是住院患者的一般医疗护理）可以获得更高的薪水[50]。在美国，医院医学发展迅速，有比老年医学更多的从业者。2009 年，美国有大约 27 600～29 700 名有效的住院医师[61]。老年医学不受欢迎的其他原因与延迟接受其作为实践领域的原因相似，包括老年医师威望低和对老年患者的照顾徒劳无效[62]。

现在已经有人提出了改善两个国家招聘情况的建议，但从长远来看，它们的有效性是不确定的[8,50,63,64]。无法招聘更多的学员尤其令人沮丧，因为老年医学家与美国[65]和加拿大[66]的大多数其他医生相比有更大的职业满意度。作为一个群体，老年医学家没有自我营销。负面因素（如相对差的工资）往往被加重，而老年医学生涯中的获益（如工作满意度、生活工作平衡）的好处没有突出显示。老年科医师在熟悉的老龄患者住院治疗时选择韬光养晦、观察风险[67]。

未 来 方 向

2002 年，Robert Kane 描述了美国老年医学的一些可能的走向[48]。他认为如果维持现状，亚专科可以作为边缘学术领域存在，主要涉及教导他人照顾老年患者。另一个选择是将重点放在老年科医生的初级保健、直接为需求复杂的老年患者提供治疗（可能加上为他们提供入院后的医院护理）或支持做大部分工作的老年护理从业者。长期的照护机构中的执业者可能会减少，虽然最近提出了将家庭护理医学作为分支从老年医学中分出去[68]。老年科医生可以成为临终专家，但这可能是与临终关怀和姑息治疗的新兴专业的直接竞争[69]。Kane 偏重于开发和提供示例性慢性疾病护理，为那些确实需要而不是由年龄定义的患者[48,70]。很多人都反对 Kane 的文章中提到的偏重的选择[71-76]。大多数人主张保持快速，采取"通才策略"，并避免"过早缩小"现有可选方案[71-73,75]。一部分人建议更加重视急诊护理[74,76]，虽然 Leslie Libow 在几年后出版的一个观点中认为，老年医学将会"走投无路，如果其不成比例地将资源投入到急性患病的住院患者"[29]。尽管老年医学在医院护理中发挥重要作用已经被认为是英国老年医学成功的原因[24]，但是已经有人呼吁从"高成本、反应性和基于病床的护理转变为预防性、先发制人、更接近家庭护理"[77]。

美国活跃的老年医学专家人数没有任何明显的增长，这是该领域领导人极为关注的一个问题。Chris Langston（John A. Hartford 基金会的项目主任，目前的任务是改善老年人的健康）在基金会的网站上发表了一系列题目悲观的邮件，关于老年医学无法招聘更多的医生（"老年医学可以生存吗？"[2009 年 8 月 11 日]，"手术成功，但患者已经死了，第一部分和第二部分"[2011 年 3 月 22 日和 24 日]，"树叶落下，数字也落下"[2011 年 9 月 15 日]，以及"即使加薪老年医学同事仍然减少：+10%=－10%"[2012 年 12 月 20 日]）。Adam G. Golden 及其同事认为，亚专科正在美国灭绝[62]。他们认为，老年医学不是一个必要的医学分支，指出大多数老年患者接受其他执业者的护理。事实上，大多数美国人似乎从来没有听说过"老年医学家"（geriatricians）这个术语。执业者的认证受到了质疑，Golden 认为，老年科医生提供的护理并没有显示出改善的结果。即使学术角色可以证明是合理的，但是为期一年的培训计划感到不足以发展所需的技能[62]。Golden 认为，学科的有限资源不应该用于创造更多的专科医生，而应该重新分配以教给学生、住院医师和执业医生关于老年医学的原则，同时培训不是老年科医师的教育者来完成更多的这项工作。

一些来访者对 Golden 及其同事的文章进行回复，指出老年医学专家的成就和保留专家骨干的需要[79,80]。国家级领导人认为，重视教学、研究、医疗领导和用专业知识照顾最需要的人将确保老年医学在组织医学对美国社会的衰老的反应中发挥关键作用。完成培训使医师执业行为具有医学学科的具体专业性，可以帮助将其与其他实践领域区分开来[81]。通过培训将获得老年学科的

相应属性，包括老年护理、老年综合征的预防、诊断和管理、老年药物应用、姑息治疗及临终关怀护理等[82]。老年医学培训学员为了在学术医学中实现理想的领导作用，他们中的一部分将必须将他们的住院实习期延长至 2 年或更长时间，以获得在教学、研究和/或管理方面的高级技能[49,50,60]。

为了应对需求和供应之间日益扩大的差距，美国老年医学需要作出改变。如前所述，已经有人提出增多招聘和保留职位的建议[8,50]。可能需要替代途径进行专业识别[49,60]。可能需要其他学科的帮助以完成学科任务的核心组成部分。例如，非老年医学专家在教学中的重要作用早已被承认[83]，并且在学科内外发展更多临床医生教育者方面取得了重大进展[84]，有必要改善学科在临床护理中所扮演的角色[50]。显而易见，专科医师人数不足无法为所有老年人提供一级和二级医疗护理。有人指控美国老年医学试图一次坐在两把椅子上，即同时扮演临床初级护理和咨询顾问这两种角色[85]。无论选择其中哪种角色都会对规划医师资源需求造成影响[86]。无论选择初级护理还是咨询顾问，经过高级培训的老年医师一定会选择最能获益的一方。

美国老年学术计划的主任建议，功能损害、医学上病情复杂的高龄老年（即 85 岁及以上）患者，如果衰弱、患有其他老年综合征或健康不明原因的下降及需要终末期生活护理的老年人将是最适合的目标人群[87]。《美国老年医学会杂志》（*Journal of the American Geriatrics Society*）主编 Thomas T. Yoshikawa 写道，受过正式培训的老年病医师应该将临床服务限制在高龄老年（即 80 岁及以上）[88]。这些目标群体估计占老年人口的 1/4～1/3。到 2030 年，需要约 26 000 名老年科医生为他们提供初级医疗保健[89]。为了达到这个数字，从现在到 2030 年，每年有超过 850 人需要接受培训。2004～2014 年，美国每年进入老年医学培训的平均住院医师人数为 309 人（表 121-2）。

加拿大老年医学家没有意识到该领域面临着严重的生存威胁[90]。可能这是因为在老年医学临床作用和未来学科方向等方面有更大的共识，在 2007 年班夫会议上关于加拿大老年医学的未来，对与会者就老年医学从业者该起到何种作用的问题进行了问卷调查[64]。框 121-1 总结了得到最多支持的回答。临床服务最需要责任心，此后才是教育、研究、医疗领导与管理及支持。与美国培训相比，加拿大培训的一个有争议的优点是内科学员的 2 年培训计划时间较长，因为这允许更多的时间获得所需的技能以完成所需的非临床角色。班夫会议的绝大多数（93%）与会者认为，老年病科不负责未经选择的老年患者的初级医疗，将近 2/3 的与会者（64%）赞成限制临床咨询活动。老年患者的目标群体是具有复杂需要和/或老年综合征的那些患者。班夫会议上一致批准

的、应对学科所面临挑战的策略包括反对年龄歧视，这是加拿大社会最能包容的社会偏见形式[91]。更好地营销老年医学领域、改善报酬、对医学教育重新作出承诺（例如，老年医学本科和研究生医学教育，积极招聘医学生和住院医师，使专业培训更加灵活，确保额外的资金培训职位，并发展更多的持续医学教育机会），以及改革医疗实践（如探索不同的护理模式，促进跨学科合作，以及应用规章制度、指南及质量改进举措来改善老年医学原则）。其他人还注意到宣传的重要性，更好地界定在加拿大医学领域的作用，与初级保健合作，发展积极主动和协作的服务提供模式，游说关键决策者和组织在保健系统传播老年护理原则的重要性，建立与老年人及其组织的联盟[92,93]。

框 121-1　加拿大医生的建议培训照顾老年患者

A. 倡导老年人及其照顾
B. 临床
a. 主要临床作用被视为向具有复杂需要的老年患者提供咨询[例如，需要多学科护理的多种慢性医学病症，多发性和/或老年综合征（如衰弱、失禁）]。
b. 潜在的二级临床角色包括：
　1. 老年康复的监督；
　2. 在长期和支持性护理环境中的心理护理；
　3. 老年患者的急性住院治疗；
　4. 提供临终关怀。
C. 医学领导
a. 健康政策和系统发展，因为它与老年患者的护理有关。
b. 方案领导和行政管理。
D. 学术类
a. 教育类
i 初级的教育应该是对以下人员进行培训：
　1 内科医师（包括本科生，全科及专业研究生培训以及医学继续教育）；
　2 其他医疗服务人员。
ii 中级教育将以下人员为目标：
　1 老年患者及其照护者；
　2 大众。
b. 研究类
i 初级研究领域：
　1 临床；
　2 卫生系统和服务。
ii 中级研究领域：
　1 生物医学；
　2 社会、文化及环境，以及其他影响人口健康的因素；
　3 知识转化。

改编自 Hogan DB. 2007. Proceedings and recommendations of the 2007 Banff Conference on the future of geriatrics in Canada. Can J Geriatrics, 10: 133-48, 2007

结 束 语

在加拿大和美国，为了使老年医学能够继续发展，无论学科领域内外的利益相关者都会就老年病医生所期望的（和可行的）执业内容达成一致意见。这就需要有

勇气做出不该做什么的艰难决定[94]。虽然老年病科医师不能照顾所有的老年人，他们可以努力直接照顾那些最有可能受益的老年患者，并确保所有老年人的需求都能由医疗保健系统满足。后者意味着老年科医生必须在拥护老年人、培训其他从业者及带头设计创新护理模式方面发挥重要作用。而老年医学科必须招聘、保留和支持足够多的和熟练的骨干以完成这些任务。如果没有与其他医学学科、卫生专业、老年人和他们的家庭的有效与互惠的合作，这一切都是不可能做到的。

虽然老年医学作为一个医学专业不太可能完全消失，但其他卫生专业存在完全消失的可能。美国护士协会的美国护士资格认证中心以前在老年医学护理方面有两个认证：老年护理专业人员（gerontological nurse practitioner，GNP）和老年临床护理专家（gerontological clinical nurse specialist，GCNS）。2016 年以后，美国将不再提供 GNP 认证，而 GCNS 已成为过去。他们正在被成人护理证书所取代，成人护理证书的服务对象包括但不限于老年人[95]。虽然在考虑很多因素后作了这个决定，但我们可以推测，一个潜在的因素是人们认为对老年患者的护理没有什么独特的内容，而且大部分是"常识"，但不幸的是，老年护理并不是常见的做法[96]。在与其他执业者合作的同时，还要为老年医学人员创造必要的、可实现的和有吸引力的角色，且在这两者之间保持适当平衡，并改善所有老年人的护理将是老年医学未来几十年内面临的最大挑战。

关键点

● 未经过老年医学高级培训的内科医生可供老年患者接受许多医疗保健。老年医学专家在确保内科医师在老年患者有效保健的规范化培训中起着非常重要的作用。

● 在加拿大和美国，老年医学专科医师的招聘和保留还是较差的，随着老年人数的预期增长，相对的医师资源短缺会很明显。

● 在每一个国家，起步必须阐明在卫生保健系统中老年专科医师的执业角色和责任，明确需要完成这些责任的数量，以及为老年专科医生的招聘和保留职位制定综合策略。

（王德润 译，韩 辉 校）

完整的参考文献列表，请扫二维码。

主要参考文献

8. Institute of Medicine (IOM): Retooling for an aging America, Washington, DC, 2008, National Academies Press.

49. American Geriatrics Society Core Writing Group of the Task Force on the Future of Geriatric Medicine: Caring for older Americans: the future of geriatric medicine. J Am Geriatr Soc 53:S245–S256, 2005.

52. Hogan DB, Borrie M, Basran JFS, et al: Specialist physicians in geriatrics—report of the Canadian Geriatrics Society Physician Resource Work Group. Can Geriatr J 15:68–79, 2012.

60. Leipzig RM, Hall WJ, Fried LP: Treating our societal scotoma: the case for investing in geriatrics, our nation's future, and our patients. Ann Intern Med 156:657–659, 2012.

62. Golden AG, Silberman MA, Mintzer MJ: Is geriatric medicine terminally ill? Ann Intern Med 156:654–657, 2012.

63. Torrible SJ, Diachun LL, Rolfson DB, et al: Improving recruitment into geriatric medicine in Canada: findings and recommendations from the geriatric recruitment issues study. J Am Geriatr Soc 54:1453–1462, 2006.

64. Hogan DB: Proceedings and recommendations of the 2007 Banff Conference on the future of geriatrics in Canada. Can J Geriatr 10:133–148, 2007.

82. Leipzig RM, Sauvigné K, Granville LJ, et al: What is a geriatrician? American Geriatrics Society and Association of Directors of Geriatric Academic Programs end-of-training entrustable professional activities for geriatric medicine. J Am Geriatr Soc 62:924–929, 2014.

84. Helfin MT, Bragg EJ, Fernandez H, et al: The Donald W. Reynolds Consortium for Faculty Development to Advance Geriatrics Education (FD–AGE): a model of dissemination of subspecialty educational expertise. Acad Med 87:618–626, 2012.

94. Patterson C, Hogan DB, Bergman H: The choices facing geriatrics. Can Geriatr J 15:24–27, 2012.

第**122**章 | 亚洲的老年医学

Jean Woo

在欧洲和北美洲以外的其他国家的老龄化状况各不相同。一般来说，亚洲各个国家的老龄化状况大致相同，并且和各国的经济发展程度息息相关。但是，亚洲各国的健康和社会护理系统却各不相同。本章将讲述人口统计学和经济发展的变化对老年人群的预期寿命、发病率、失能率和衰弱的影响及健康护理系统如何应对这些变化。

预期寿命、发病率、失能和健康衰老

2012 年经济合作与发展组织（Organisation for Economic Co-operation and Development，OECD）搜集统计的关于亚洲一些国家或地区的健康人群数据[1]显示，从出生开始推算的预期寿命，日本的男性和女性分别为 79.6 岁和 86.4 岁，缅甸分别为 52.7 岁和 65.8 岁（图 122-1）。中国香港的男性人群拥有世界上最高的预期寿命，为 79.7 岁。然而，亚洲许多国家或地区的人口老龄化速度明显高于许多发达经济体。例如，2012～2050 年，中国和印度尼西亚 60 岁以上的老年人口预期分别增加 2.7 倍和 3.0 倍[2]。在欧洲和美国，慢性疾病是高收入国家发病率中的主要负担部分；并且，在亚洲的

一些高收入和中低收入国家和地区如日本、韩国、新加坡、中国香港、泰国、马来西亚和菲律宾，慢性疾病也是其发病率中的主要负担部分。尽管从总体上而言，中国内地并不被认为是一个低收入的国家，然而，在农村的一些地区却存在着双重的疾病负担，包括传染性疾病和非传染性疾病（noncommunicable disease，NCD）。心脏病、脑卒中和糖尿病是主要的非传染性疾病。伤残调整寿命年（disability-adjusted life year，DALY），即每 100 000 人中出现伤残的人数，新加坡最低，为 14 354 人；缅甸最高，为 48 793 人（图 122-2）[3]。

尚未能广泛搜集到关于衰老人群日常活动能力（activities of daily living，ADL）依赖程度的相关数据。最大的数据集来源于 2000 年实施的中国人群健康和退休纵向研究。这项研究调查了来自中国 22 个省的 11 199 名老年人。在 60 岁及以上老年人中，38%的老年人 ADL 有些困难，24%的老年人 ADL 需要帮助，40%的老年人表现出抑郁症状，23%的老年人生活在贫困之中（http://charls.ccer.edy.cn/en）。两种不适是导致失能的主要因素——慢性疼痛和抑郁。60 岁的老年人中，有 33%（39%的女性、28%的男性）患有慢性疼痛。在中国内地、

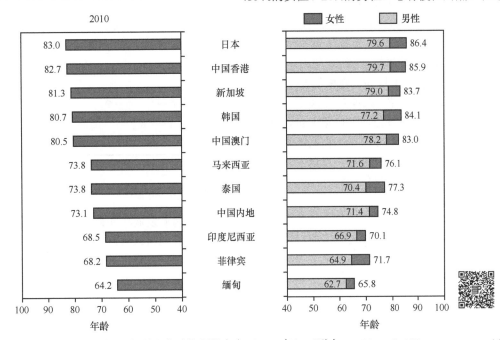

图 122-1　亚洲一些国家或地区不同性别人群出生时的预期寿命（2010 年）。（引自 World Bank: Life expectancy at birth, total [years]. http://data.world bank.org/indicator/SP.DYN.LE00.IN.）（彩图请扫二维码）

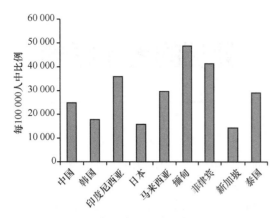

图122-2 亚洲一些国家的伤残调整寿命年。（引自世界卫生组织：慢性疾病和健康保健。http://www.who.int/chp/chronic-disease-report/en. Accessed August 29, 2014）

日本和中国香港，70岁以上的老年人每100 000人中的自杀率分别为51.5、25.5和25.4；然而，英国和美国自杀率分别只有6.3和16.5。这种区别可能反映了社会文化和医疗服务法规的差异。

政治和经济因素对老年人群的健康状态也发挥着重要的作用。在中国，市场转型，作为非国有部门雇员占总就业人员比例的变化，对个人成功老龄化可能相关。这种相关不受社会经济地位、社会保障和生活方式等因素的影响[4]。这个研究发现这样一个事实，老年人的健康状况受医疗、社会和政治因素的综合影响。因此，正如全球衰老观察指标（Global Age Watch Index）所指出的，提高老年人的健康状况应采取一个综合全面的策略。老年人健康状况总的观察指标按几何学方法分为4个部分，包括健康状态、稳定的职业和收入保障、良好的教育及社会环境[2]。健康状态部分由预期寿命和60岁健康预期寿命及心理幸福指数构成。对于总共91个可获得健康状态数据的亚洲国家，日本排在第10位，中国第35位，泰国第42位，菲律宾第44位，越南第53位，韩国第67位，印度尼西亚第71位，柬埔寨第80位。对于健康状态的评价，日本排在第5位，韩国第8位，越南第36位，泰国第46位，中国第51位，印度尼西亚第65位，菲律宾第70位，柬埔寨第88位。可以发现，为了能够获得一种健康衰老，不应仅仅关注老年人的身体健康，而应同时关注到其他因素。

常见慢性疾病和老年综合征的患病率和发病率趋势

为了评估老年常见慢性疾病和老年综合征对健康护理与社会服务的护理负担及医疗花费方面的影响，以早期进行医疗服务规划，记录当今老年人群中常见慢性疾病和老年综合征的患病率和发病率趋势是很重要的。然而，很少有国家搜集这方面的数据。最近中国香港搜集了一些关于衰老人群的健康和社会护理规划的数据，数据结果如下所述。

糖尿病

关于整个亚洲人群糖尿病发病率的数据很少。但是，有数据表明，中国人群的糖尿病发病率较高。一项在中国香港进行的人群研究估测，2003～2004年，65岁及以上老年人中，自诉患有糖尿病的发病率为55.6/1000[5]；同时，在过去的10年，因糖尿病导致的年龄调整死亡率表现出下降的趋势，从90/100 000降到50/100 000。这些数据结果和日本相当，但比中国内地及可获得统计数据的英国、美国和澳大利亚的结果低（表122-1）[6-8]。在中国内地人群中自诉患糖尿病患者的患病率和白种人群相当。75岁以上老年人糖尿病的患病率为12%，65～74岁老年人的患病率为14%。65～84岁的老年人群中，根据血糖化验结果确诊的糖尿病患病率要高一些，女性为23%，男性为20%。糖尿病将老年人功能受限的风险从1.5倍提高到4倍，也使老年人健康相关的生活质量下降，导致老年人出现抑郁症状。预计到2036年，社会公共服务部门对于支付老年人由于治疗糖尿病增加的医疗花费可达到4.6亿美元。

表122-1 中国香港、中国内地（城市）和日本因糖尿病致死亡率

研究	国家或地区	年份	年龄/岁	死亡率（每100 000人）
健康香港，中华人民共和国香港特别行政区政府卫生署[6]	中国香港	2007	65～74	22.6
			75～84	64.1
			85+	141.0
日本厚生劳动省，2010[7]	中国内地（城市）	2007	65～69	51.6
			70～74	106.9
			75～79	198.2
			80～84	268.5
			85+	361.6
日本厚生劳动省，2008[8]	日本	2006	65～69	18.0
			70～74	27.9
			75～79	41.6
			80～84	62.6

缺血性心脏病

疾病的发病率和死亡率具有评估疾病负担的功能。任何人群的这些数据的变化趋势，对于制订预防计划和医院服务项目都是有用的。然而，这些数据并不容易获得。对于白种人群，冠状动脉粥样硬化性心脏病的发病率和死亡率呈现出不同的趋势。美国人群呈现出下降的趋势，英格兰和威尔士的一些年龄人群呈现出升高的趋势。在2000～2009年的中国香港，并没有观测到发病率有明显下降的趋势。然而，对于年龄15～24岁、35～44岁和85岁及以上的男性，冠状动脉粥样硬化性心脏病的

发病率呈现出升高的趋势。其他年龄组人群的发病率呈现出下降的趋势。除了年龄在55~64岁和75~84岁的男性人群及年龄在65岁及以上的女性人群,其他年龄组人群的死亡率没有改变。高血压患病率的逐年增高,可能是引起这种现象的一个主要原因[9]。

脑卒中

1997~2007年的数据表明,中国香港人群中根据年龄调整的缺血性脑卒中发病率呈下降趋势,类似于白种人群,尽管发病率偏高。然而,除了35~44岁的人群,出血性脑卒中在总人群中的发病率仍未改变[10]。尽管女性脑卒中的发病率偏低,85岁及以上女性的死亡率却更高[11]。同时观察到各地发病率和死亡率随时间的变化[12]。在中国老年脑卒中幸存者中,可以观察到其存在健康相关性生活质量差、抑郁、社会参与度降低、失去自尊、失能、自我评价健康差等现象。

慢性阻塞性肺疾病

慢性阻塞性肺疾病(chronic obstructive pulmonary disease,COPD)是导致老年人功能受限和依赖的一个重要原因。该病对老年人心理的影响包括健康相关性生活质量降低和抑郁。关于COPD发病率的数据很少。在日本,临床确诊的COPD发病率,在65~69岁人群中男性和女性分别为27.5/(1000人·年)和16.9/(1000人·年);70~74岁人群中,男性和女性分别为49.5/(1000人·年)和20.5/(1000人·年);根据自我报告患有COPD的人群统计,中国香港的发病率较低[13]。每100 000人中的死亡率在中国内地最高(大约为130人),中国香港和新加坡每100 000人中的死亡率约为20人。这种差别可能由吸烟和空气污染引起。

髋关节骨折

从19世纪60年代到2000年,中国香港人群中髋关节骨折的发病率呈现升高趋势。但是2001~2009年,中国香港年龄65岁及以上的老年人群中每100 000人中的年龄调整发病率开始下降,男性从381.6降到341.7,女性从853.3降到703.1,骨折后死亡率未见明显改变[14]。这和发达国家的变化模式一致,呈现出先增加到一个峰值,然后下降的模式。

痴呆

中国香港社区居住的60岁及以上的老年人中痴呆的患病率从2000年的0.6%上升到2004年的1.1%,并一直保持平稳到2008年[13]。70岁及以上的老年人中临床诊断痴呆的比例从1995年的4.5%上升到2005~2006年的9.3%,年龄每升高5岁,其发病率大约翻一倍,直到90岁;女性痴呆患病率高于男性。60岁及以上居住

在养老院的老年人中,大约30%患有痴呆。对于60岁及以上的痴呆患者,每100 000人中因痴呆引起的年龄调整死亡率呈现出升高的趋势,从2001年男性23.3、女性47.3升高至2009年男性45.6、女性62.0。这些数据和中国内地相当,比英国、美国和澳大利亚的死亡率低,比日本和新加坡高。健康意识和疾病诊断准确率提高可以解释这种趋势升高的原因。然而,一些中年危险因素患病率增加,如活动量减少、高血压、糖尿病,也可以引起晚年痴呆患病率的升高[15]。这些趋势给社区和养老院居住的老年人群的长期护理带来巨大的挑战。因此,在照护痴呆老人时,需要建设大容量建筑设施和改变健康护理环境。

衰弱

衰弱的概念已经被亚洲的许多老年医学医生所认识。衰弱最初是用Fried及其同事[16]提出的表型模型和Rockwood及其同事[17]提出的多损伤模型进行流行病学研究的一个主题。已经有研究人员使用这两种定义在中国香港人群中进行研究,并发现用这种方法可以预测死亡率、功能和认知减退,以及患有衰弱综合征的老年人对社会和环境因素的易感性[18-22]。这和衰弱概念的多维性是一致的。已经在马来西亚[23]和中国北京[24]社区居住的老年人群中实施过关于人群患病率和风险因素的相似研究。对中国北京衰弱人群的II型纵向队列研究用多损伤模型构建了衰弱指数。用0.25或更高作为经验性的临界值,衰弱总的患病率是13%。女性和85岁及以上人群的衰弱患病率偏高(女性33%、男性18.5%)。城市生活、独居、每天锻炼少于30min、每天睡眠少于6h、患有3种或更多的慢性疾病、口服4种或更多的药物是衰弱的危险因素。在12月,衰弱会提高跌倒的风险、入院率、ADL依赖和死亡率。在日本,衰弱的评估量表——Kihon量表,已经被作为长期护理管理计划的常规使用量表[25]。

如果按照衰弱标准实施评估,把一些衰弱的评估量表纳入每天的临床实践会受到限制。衰弱评分简表[26],一个包含5个问题的简化评估量表,可能比较适合临床实践和人群筛查。在应用中发现,该评分简表和其他量表具有相似的预测特点。它比较方便快捷,可以被非专业护理人员使用。最近,它被用来对中国香港社区居住的年龄在65岁及以上的老年人进行衰弱筛查。这些评估最初由志愿者进行——12.5%处于衰弱期,52%处于衰弱前期,35%处于健康状态。这些结果和一些大规模流行病学研究的结果一致[23,24]。

肌少症

同样地,研究发现,就像在世界上其他国家一样,亚洲国家对于肌少症概念的研究也在不断兴起。在2013年1~11月的97篇关于肌少症的文章中,有18%来自亚

洲。过去许多研究主要关注肌少症的定义。现在，世界范围内似乎已达成共识,肌少症的诊断标准应包括肌量、肌力和肌功能的测量指标[27-30]。然而，对于各个指标临界值的确定，提出了这样一个问题，那些来源于体格健壮的白种人群的诊断标准，是否适用于亚洲人群。初步的研究数据发现，白种人群和亚洲人群之间存在差别，即使亚洲人群之间也存在差别[31]。亚洲工作组公布了亚洲的诊断标准和临界值：6m 步行速度，0.8m/s；握力，男性小于 26kg，女性小于 18kg；双能 X 线吸收法（dual-energy X-ray absorpotiometry，DXA）测定的根据身高调整的四肢肌量（appendicular mass，ASM），男性为 7.0kg/m² ，女性为 5.4kg/m² [29]。然而，这些数值来源于专家共识组，由于缺少具体数据，这些数值的准确性和适用性尚不确定。例如，步行速度可以更高一些，为 1.0m/s。理想情况下，临界值应该来源于用运动受限作为相关值的关键结果的纵向研究数据。在美国进行过这样一个试验。临界值是由使试验者易发生运动受限的值作为关键结果来确定（步速<0.8m/s）。有趣的是男性握力小于 26kg、女性小于 16kg 的标准值和亚洲工作组关于肌少症的诊断标准（Asian Working Group for Sarcopenia，AWGS）基本一致。由于肥胖对肌肉功能会有影响，也应将 ASM 与体重的比值对肌功能的不良影响考虑进去。进一步的研究表明，在亚洲纵向队列研究的数据确定临界值来描述肌少症。

中国、日本、泰国和韩国的研究人员对肌少症进行的一系列前沿研究，已经被汇编在一个特殊的杂志——《国际老年医学和老年学》（*Geriatrics and Gerontology International*）[32]。对人体测量学方法在肌少症定义中的年龄相关性改变，方法学问题，肌少症作为一种可逆的状态，肌少症患病率和风险因素有所阐述。

老年共病、失能和衰弱

尽管从科学研究和临床实践的观点来看，衰弱的概念已经开始被老年医学医生接受。但是在初级护理机构，老年人群最需要解决的主要问题是老年共病和失能。在对居住在社区的 4000 名 65 岁及以上中国老年人进行的一项研究同时调查了他们的这些因素，并测定它们是否相互影响，以及是否需要单独考虑它们对不良预后的影响[33]。只有 15% 的老人完全没有这些症状，11% 的老人同时合并这 3 种症状。其余的老人中，这 3 种症状具有不同程度的组合：28.2% 的老人衰弱与老年共病共存，2.8% 的老人衰弱与失能共存，4.5% 的老人老年共病与失能共存。不同的状态和预后不良具有不同的关系。9 年死亡率和衰弱状态及其他同时合并衰弱的状态有关。同时合并这 3 种症状，以及年龄本身，都会提高 4 年随访期内出现抑郁症状的风险。老年共病及其他同时合并老年共病的状态和老年人多重用药（使用 4 种或更多的药物）有关。这些新兴的概念对于预防、管理和设计提供服务的

医疗模式及用随机对照试验进行的干预研究非常重要。

居住环境的影响

尽管有大量的关于个人因素对老年人健康影响的研究，如生活方式、社会经济状况、社会心理因素，但是关于居住环境对健康的影响的研究相对较少。如果来自环境中的可归因风险和个人因素对老年人健康的影响一样重要，那么从预防医学的观点来看，研究居住环境的影响同样重要。而且，除了对老年人进行传统的预后研究，如死亡率和发病率，很少有对和老年人预后相关的提示因素，如对生活质量和衰弱进行研究。

对于年龄在 65 岁及以上的老年人，脑卒中和髋部骨折的发病率和病死率，在空间和时间上的变化都被记录了下来。这项研究涵盖了中国香港的 18 个区，覆盖面积 1070km²。而且，健康相关性生活质量、衰弱和 4 年死亡率呈现出区域性的变化。这些变化独立于社会经济和生活方式风险因素，区域性直接效应的强度与社会经济和生活方式的因素相当。这些观察表明，应该找出对老年人健康有影响的不明的环境因素，以减少不同居住环境对老年人健康影响的差异[21]。

一项对白种人群进行的研究发现，居住环境可以影响老年人的身心健康。世界卫生组织在年龄友好型城市倡议里列出了这个所谓的令老年人满意的居住环境的 8 大特点[34]。然而，很少有关于居住环境因素是如何影响亚洲老年人健康的数据。一项关于居住在中国香港和北京的老年人的对比研究中发现，中国北京老年人的幸福指数更高，这归因于他们拥有更广泛的社交网络[35]。一个对居住在中国香港的两个具有明显差别的区域的 814 人进行的电话随访研究表明，和年轻人相比，老年人不重视休闲设施、医院和社会设施。调整社会人口学的个人特征后发现，行走能力是与健康相关的生活质量关系最密切的因素，在老年人群中尤其如此。一项研究表明，采用用户为导向和参与式方法的老年人的理想居住环境，应该将各种基础设施布局在一个最佳区域，而且距离住宅应不超过 15min 的步行路程，应有平坦的人行道，并且沿途绿化良好[36]。这些信息对于设计年龄友好型城市将会比较重要。

研究证实，老年人更容易受到各种应激的影响，这些应激包括温度过高或过低。即使在温带气候的亚洲，这种现象也会发生。因为人体适应的是温度变化范围的极值，而不是温度的绝对值。例如，在亚热带气候的中国香港，那里每月的平均最低和最高温度分别是 14.1℃ 和 31.3℃（57℉ 和 88℉）。在最低和最高温度时，65 岁及以上老年人因缺血性心脏病和脑卒中的死亡率和住院率都会增高[37]。在冬季的几个月里，因跌倒急救中心就诊的人数也有增加。跌倒更可能和寒冷对肌肉功能的影响有关，而不是和冰雪路滑相关[38]。老年人的家

庭和养老院室内供暖不足可能导致低温症和冠状动脉粥样硬化性心脏病住院的老年人入院率增加[39]。因此，即使在亚热带气候，也需要保持一个最佳的室内温度。

慢性疾病的自我管理

随着人口老龄化，老年慢性疾病和老年共病患病率逐渐升高，突出了培养自我管理和自我应对疾病技巧的必要性，以减轻疾病对老年人身心健康的不良影响。提高健康素养是首要步骤，其次是获得应对疾病和带病生活的自我管理技巧。有人已经提出了一个自我管理的行为疗法，并被认为是自我管理计划的关键特点。美国已经提出第一个管理单一慢性病的模型[40]。解决问题的技巧和制订行动计划的能力是自我效能的核心特征，也是自我管理的一个基本特征。然而，还不能确定这些原则是否适于共病和患有各种老年综合征的老年人群。一项针对中国 65 岁及以上老年人的病例对照研究用了这一模型。干预组参与一个为期 6 周的基于 Lorig 项目的慢性疾病自我管理项目（chronic disease self- management program，CDSMP）。这个项目包含每周 2.5h 的小组课程。因为理想的效果是行为方式的改变，6 个月后同时对两组进行评估来决定是否有长期改变。干预组获得了较好的自我效能，伴随着社会角色受限程度减轻，抑郁症状、健康困扰及疼痛和不适的减少，拥有更好的健康状况，而且自我评估健康更好。年龄、教育水平和衰弱并不影响预后。慢性疾病自我管理的原则已被纳入对于慢性阻塞性肺疾病、充血性心力衰竭和关节炎的小组管理项目，其效果也被评估，而且结果表明其对慢性疾病患者产生了有益的效果。

提供年龄友好型服务

上文描述的老年共病、失能和衰弱在老年人群中的患病率逐渐升高，这导致了服务需求的异质性。需要重新设计健康服务系统来满足体质逐渐下降的老年人的护理需要。从健康状态到和慢性病共存状态，再到衰弱状态，然后是失能、依赖和生命终末期阶段，需要多层次的护理服务。其核心特征在于通过医疗条件、健康护理提供者、护理服务设置、患者和护理人员医疗知识与信息的提高、医疗社会服务综合体的协调进行护理。护理老年人的基础是初级护理，包括预防、支持、康复、物理和认知功能的维持。医院内护理包括终末期护理，并且主要是短期护理。在亚洲的许多地区，衰弱老人的医疗护理需要开始被理解和重视，以至于社区医疗护理服务正在被重新设计。对于很多地区，初级护理模型仍然是根据内科医师咨询和药物处方建立的，而且仍然服务于大多数成年人群。

初级护理

预防护理是初级护理的一个重要部分。一个评估预防护理有效性的指标是可避免的死亡率。在中国香港，心血管疾病和恶性肿瘤是导致可避免死亡率升高的最大危险因素。和世界上其他城市比较，香港的可避免死亡率和纽约相似，高于巴黎，低于伦敦市中心。然而，考虑到这些人群中人种和生活方式的差异，可以通过使用可避免的死亡比例来评估，其来源于可避免的死亡率和总的死亡率之比。香港有最高的可避免的死亡比例[41]。这很可能反映出，投资初级护理系统很多都是赔钱的，而且香港还没有普遍的医疗保险系统。

健康管理部门经营 18 个老年健康护理中心，提供最低廉的筛查，然而，却可能需要等上超过一年的时间。医院权威部门同时提供社区延伸服务，组建老年医学和老年心理学的团队来帮助刚出院的人群。同时设有老年日间医院，通过多学科团队对衰弱的老年人进行老年综合评估和老年康复治疗。

包含多学科团队的各种社区模型已被试用并且用于评估。一个典型的例子是中国香港赛马会流金汇，试图将健康活动和社会环境融为一体。活动的范围反映了老年人身体状态逐渐下降的轨迹。也包括一些促进老年人健康的活动，通过生活方式改变、维持健康、慢性疾病自我管理、自我康复和衰弱的日间护理。在这样的环境下，可以进行各个领域的研究，包括生理、心理、功能、营养和社会的研究。也可以用简单的工具，如衰弱评分量表，对老年人群进行衰弱的筛查[22]。这样的中心能够补充医疗咨询的不足，并有利于一站式非医疗管理计划的实施，如肌肉增强锻炼和营养建议。

院内护理

在中国香港和在中国内地一样，许多医院的功能被作为人们寻求健康护理的第一站。在中国香港，许多老年人将急诊部门作为解决任何健康问题的地方，因为这个部门对于那些无力支付医疗费用的人们是免费的。对医院服务的需求要大于可用的供给，在急救医院的平均住院日是 4 天。患者病情稳定后可能会转到综合医院接受进一步的治疗。在这些医院的平均住院日在 14～21 天。正如在世界上的其他地区，这些限制对管理衰弱老年人构成很大的挑战，除非有完善的社区长期照护支持系统。健康护理人员不仅短缺，而且缺少专业的培训，这导致很大一部分老年人功能受限，和长期留置鼻胃管。总体上来说，谵妄、痴呆、尿失禁和跌倒并没有得到很好的管理。

长期居家护理

合适的社区服务能够使衰弱的老年人，尤其是患有痴呆的老年人居住在家里。这也很大程度上使中国香港和日本、新加坡、中国内地，以及欧洲各国、美国和加拿大相比,长期居家护理的65岁及以上老年人的比例最高。60岁及以上的老人约占5%,80岁及以上的老年人中,女性上升到21%,男性上升到11%[42]。大约80%的长期居家照护是私人经营的。限制花费和高房租及缺少训练有素的员工,增加了许多机构提供高质量护理的困难。老年人的支付能力也是一个问题。因此,没有政府基金支持的家庭可能没有机会获得,而有政府基金支持的家庭也需要等很长时间。痴呆是导致老年人接受居家护理的最常见的原因。

终末期护理

在许多亚洲国家或地区,对终末期非肿瘤慢性疾病患者的医疗服务落后于肿瘤患者缓和医疗服务的发展。最近这些年,在中国香港和新加坡的一些医院,老年科医生带头促进这些服务的发展。在香港的一个非急救医院,实施了一系列持续质量提高(continuous quality improvement, CQI)项目。一种新的模式被检查和评估,并被应用于急救医院和居家进行护理。首先患者主观的服务需求和所能提供的服务质量之间的差距被记录下来[43]。医院调查发现,慢性疾病终末期患者患有症状的高患病率,和那些死于癌症的患者相似。CQI项目包括研讨会教育、病区会议、旨在文化改变的角色扮演、面对改变时的障碍识别,运用社区支持服务,提高护理人员的经验。CQI项目减少了住院时间及不必要检查的次数和再住院率。对居家护理者应用这个模型,有利于已经确定分类的在终末期项目注册的居住者直接去综合医院住院,而不必在急救中心等待和做一些不必要的检查[44,45]。同时,有能力的患者预立指示有助于这些项目的发展。

老年福祉科技的发展

有利于延缓亚洲老年人失能和提高老年人护理水平的科技的发展可能已经在很大程度上受到工业化的驱动。工厂生产出的产品,虽然往往被生产者认为有用,但是很少有产品在生产时会咨询最终的使用者和老年人自己。结果,所谓的银色市场的巨大潜力虽已被频繁开发,但从来没有真正实现过服务于老年人的目的。日本、韩国和中国台湾引领亚洲这些产品的发展[46]。

在日本,社会和个人生活环境中机器人的使用尤其让人印象深刻。十多年前,中国香港医院的老年医学团队开始对养老院给予医疗和多学科的支持。他们用远程会诊进行医疗和护理的评估和咨询,物理治疗和作业治疗的评估与实施,心理咨询及用照相功能来监测疾病进展以对足部疾病进行评估和治疗[47]。

最近,一个针对老年人的家庭复合体纳入了小型的设备,例如,运动感受器和生理监测器,这些信号由健康护理人员在中心检测。对于住院的行为紊乱的痴呆患者,作为除药物之外的选择,多重感觉标准正在越来越多地被使用。在社区进行的护理,玩具、社会机器人如

小海豹帕罗(PARO)的使用及各种形式的康复游戏的开展也越来越多。用帕罗进行的初步研究发现,它可以改善痴呆老人的心境和社会交往[48]。

老年医学的培训和研究

亚洲各个国家通过参加在台北、香港、北京、东京和首尔举办的大型培训课程和国际老年学和老年医学协会 (International Association of Gerontology and Geriatrics,IAGG)形成紧密联系。参与者也有的来自泰国、马来西亚、新加坡和印度。除了对常见的老年疾病和老年综合征进行探讨,这些大型课程同时包括科研部分,在这一部分里,参与者可以提出一个计划,来自世界各地的专家老师可以对计划提出批评和鼓励。在这样的大环境下,亚洲关于肌少症的研究小组开始成立,并对亚洲人群中关于肌少症的定义最终达成共识[29],这促进了来自中国和日本的人员参与提出国际肌少症的倡议[49]。

也有各种形式的老年培训合作项目在美国、欧洲和亚洲的医院和大学,如约翰·霍普金斯大学和北京协和医学院举行。英国的老年医学会在中国台湾有定期的教学课程。通过这些活动,可以促进彼此的学习交流和科学研究。

关键点

- 亚洲正在进入人口老龄化时期,老年人群发病率和失能率逐年上升。全球衰老观察指标(Global Age Watch Index)介绍了观察一个国家是否处于正常的人口老龄化的4种主要模型。

- 糖尿病、脑卒中、冠状动脉粥样硬化性心脏病、骨折和痴呆的发病率逐年升高,死亡率逐年减低,使经济负担逐年加重。

- 衰弱和肌少症属于老年综合征,正在获得更多的关注。临床医生努力实现在临床实践中可以对其进行筛查和管理。

- 自然和社会环境影响老年人的健康和幸福。

- 初级护理和慢性疾病自我管理在老年人的健康护理中变得越来越重要。

- 卫生保健系统应在急诊护理、居家护理、终末期护理,以及老年医学技术应用方面适应衰老人群长期护理的需求。同时,需要加强老年医学的培训和科学研究工作。

(张东阳　译)

完整的参考文献列表,请扫二维码。

主要参考文献

2. HelpAge International: Global Age Watch Index 2013: insight report. http://reports.helpage.org/global-agewatch-index-2015-insight-report.pdf. Accessed December 23, 2015.

9. Chau PH, Wong M, Woo J: Trends in ischaemic heart disease hospitalization and case fatality in the Hong Kong Chinese population 2000-2009: a secondary analysis. BMJ Open 3:e002963, 2013.

10. Chau PH, Woo J, Goggins WB, et al: Trends in stroke incidence in Hong Kong differ by stroke subtype. Cerebrovasc Dis 31:138–146, 2011.

13. Yu R, Chau PH, McGhee SM: Trends in prevalence and mortality of dementia in elderly Hong Kong population: projections, disease burden, and implications for long-term care. Int J Alzheimers Dis 2012:406852, 2012.

14. Chau PH, Wong M, Lee A, et al: Trends in hip fracture incidence and mortality in Chinese population from Hong Kong 2001-09. Age Ageing 42:229–233, 2013.

15. Woo J, Wong M: Targeting mid-life risk factors to reduce late-life dementia. Public Health 128:952–954, 2014.

16. Fried LP, Tangen CM, Walston J, et al: Frailty in older adults: evidence for a phenotype. J Gerontol A Biol Sci Med Sci 56:M146–M156, 2001.

17. Rockwood K, Fox RA, Stolee P, et al: Frailty in elderly people: an evolving concept. CMAJ 150:489–495, 1994.

18. Goggins WB, Woo J, Sham A, et al: Frailty index as a measure of biological age in a Chinese population. J Gerontol A Biol Sci Med Sci 60:1046–1051, 2005.

19. Woo J, Goggins W, Sham A, et al: Social determinants of frailty. Gerontology 51:402–408, 2005.

20. Woo J, Goggins W, Sham A, et al: Public health significance of the frailty index. Disabil Rehabil 28:515–521, 2006.

21. Woo J, Chan R, Leung J, et al: Relative contributions of geographic, socioeconomic, and lifestyle factors to quality of life, frailty, and mortality in elderly. PLoS One 5:e8775, 2010.

29. Chen LK, Liu LK, Woo J, et al: Sarcopenia in Asia: consensus report of the Asian Working Group for Sarcopenia. J Am Med Dir Assoc 15:95–101, 2014.

30. Studenski SA, Peters KW, Alley DE, et al: The FNIH sarcopenia project: rationale, study description, conference recommendations, and final estimates. J Gerontol A Biol Sci Med Sci 69:547–558, 2014.

34. World Health Organization: Global age friendly cities: a guide, Geneva, Switzerland, 2007, World Health Organization.

41. Chau PH, Woo J, Chan KC, et al: Avoidable mortality pattern in a Chinese population—Hong Kong, China. Eur J Public Health 21:215–220, 2011.

44. Woo J, Cheng JO, Lee J, et al: Evaluation of a continuous quality improvement initiative for end-of-life care for older noncancer patients. J Am Med Dir Assoc 12:105–113, 2011.

49. Cruz-Jentoft AJ, Landi F, Schneider S, et al: Prevalence of and interventions for sarcopenia in ageing adults—a systematic review report of the international Sarcopenia Initiative (EWGSOP and IWGS). Age Ageing 43:748–759, 2014.

第 123 章 | 拉丁美洲的老年医学

Fernando Gomez, Carmen-Lucia Curcio

许多老年人生活在欠发达国家，与其他国家相比，这些国家将经历更迅速的老龄化。例如，在拉丁美洲和加勒比（Latin American and Caribbean，LAC）国家，人口老龄化在未来几十年将是最重要的人口趋势。从 20 世纪中期到现在，这个区域已经出现人口老龄化加速的趋势：这里居住着 5.61 亿人口，其中 5.7% 的人口年龄在 65 岁及以上。60 岁及以上的人口比例从 1950 年的 6%，增加到 2010 的 10%，预计 2040 年会达到 21%，2100 将达到近 36%[1]。拉丁美洲和加勒比地区正以比北美洲和欧洲国家更快的速度人口老龄化。大多数发达国家花数十年的时间来适应他们年龄结构的变化。例如，法国 65 岁及以上人口比例从 7% 上升至 14% 花了 100 多年的时间，而在拉丁美洲，同样的百分比增加只花了 50 年。此外，该区域许多国家老年人的人数和百分比正在迅速增加，而且往往是在一代人之内。到 2025 年，拉丁美洲和加勒比地区 60 岁及以上的人数将增加两倍至三倍，从 4300 万增加到 1 亿。生育率和死亡率下降的时间不及在工业化国家观察到的时间的一半。在拉丁美洲，老年人的数量预计将在 2036 年左右第一次超过儿童的数量，并会持续增长到 2080 年[2]。

总之，到 21 世纪中期，该地区可能与发达国家处于老龄化进程的同一阶段，每 5 人中就有 1 人年龄在 60 岁或 60 岁以上。

因此，尽管各国之间仍然存在一些差异，人口结构转型已发生快速转变。在这些国家内部，在区域层面，有两项重大变化已经发生了：人口依赖性的减少和老龄化[1]。例如，在有着老年和极老年人口的国家（古巴、巴巴多斯、阿根廷和乌拉圭），预计 21 世纪后半叶将出现一个与欧洲人口年龄结构相当的极端情况[3]。由于医疗保健的进步，预期寿命指数都达到了几十年前还无法想象的水平。在过去的 25 年里，拉丁美洲和加勒比地区的预期寿命有所增加：79% 的人口将达到老年，至少 40% 的人将活到 80 岁。60 岁后的预期寿命各地区也有所不同，男性为 19 年，女性为 22 年[2]。然而，这种快速老龄化的现象并没有伴随着社会和健康政策改革，以适应解决老龄化国家的需要[4]。

拉丁美洲和加勒比经济委员会（拉加经委会）按预期寿命和生育率将拉丁美洲和加勒比地区人口结构转型分为四个阶段[3]。古巴和巴巴多斯被归类为人口转型的超级晚期阶段，这两个国家死亡率下降的速度比生育率慢。处于人口转型晚期阶段的国家包括阿根廷、乌拉圭和智利，这 3 个国家的寿命增长率都出现了早期下降，增长率低于 1%。不像其他处于转型晚期的国家，巴西、哥伦比亚、哥斯达黎加和墨西哥的增长率介于 1.3% 和 1.4% 之间。巴西和哥伦比亚在预期寿命方面增长最少（分别是 72.4 岁和 72.8 岁）。全面人口转型的国家是委内瑞拉、多米尼加共和国、厄瓜多尔、萨尔瓦多、巴拿马和秘鲁，他们的生育率在过去 20 年内大幅下降。最后，处于中等人口转型阶段的国家是玻利维亚、危地马拉和海地[3]。

在流行病学转型方面，拉丁美洲和加勒比地区被认为是"长期两极化模型"，传染病和非传染病的发病率很高。高传染病死亡率通常与贫穷、饮食不良和有限的基础设施相关。大多数拉丁美洲和加勒比地区已经度过了流行病学转型，这些国家中死亡和发病的主要原因已从传染病转变为退行性疾病，包括导致失能的疾病，如骨关节炎。然而，拉丁美洲和加勒比地区的特征是社会群体和地理区域之间，以及国家之间的流行病学转变具有异质性。例如，传染病造成的死亡比例在乌拉圭、哥斯达黎加、古巴和智利不到 10%，但是在秘鲁、玻利维亚、危地马拉和海地则高于 30%。在明显一致性的背后，拉丁美洲和加勒比地区极其多元化，反映出人类长期定居的悠久历史[5]。

虽然本章描述的人口特征使发展中国家的老龄化过程独具特色，但它绝不是唯一突出的过程。事实上，人口发展进程是在体制安排、政治组织和文化上层建筑的范围内进行的，至少可以说，与欧洲和北美国家的老龄化进程形成了鲜明的对比。独特的人口学与鲜明的经济、体制、政治和文化背景的融合导致老龄化过程的巨大多样性，如果加以识别和适当考虑，可以在很大程度上解释观察到的规律性[6]。

拉丁美洲和加勒比地区老年人的健康状况

拉丁美洲和加勒比地区有关老年人健康的主要研究是关于拉丁美洲和加勒比地区健康、福利和老龄化的调查（Salud, Bienestar y Envejecimiento en américa Latina y Caribe，SABE），由泛美卫生组织（Pan-American Health

Organization，PAHO）开展的一个多中心项目[6-9]。该项目涵盖了 10 891 名 60 岁及以上的人群，他们分别住在该地区的七个大城市（布里奇敦、布宜诺斯艾利斯、哈瓦那、墨西哥城、蒙得维的亚、圣地亚哥和圣保罗）。SABE 基于对 7 个参与城市的非制度化老年人口的概率、分层、多阶段、整群抽样设计。SABE 研究是该地区人口衰老研究领域的里程碑，可以提供足够的信息来详细研究老龄化现象。SABE 的研究结果提高了对老龄化进程的了解，加强了拉丁美洲和加勒比人口福祉的公共政策的制定，并为该区域的第二代研究提供了坚实的基础[7]。

SABE 研究的数据显示，对自己的健康缺乏自我认识的老年人占有一个很高的比例。拥有最高比例的个人不良健康状况报告的城市是圣地亚哥（21%）、墨西哥城（20%）和哈瓦那（13%），而最低的是布宜诺斯艾利斯、布里奇敦和蒙得维的亚（5%～7%）。健康状况较差的报告中女性和老年人更高。慢性疾病的平均数目随年龄增长，女性高于男性。SABE 研究强调，在所有慢性疾病中，关节炎、心脏病、肥胖和糖尿病在整个拉丁美洲都是最主要的疾病[8]。报告中指出糖尿病的患病率从 12.9%（圣地亚哥）到 21.6%（墨西哥城）；糖尿病与饮食和肥胖直接相关，而且与失能有很强的联系。这项研究也证明了日常生活活动（activities of daily living，ADL）障碍的患病率在布里奇敦的 14% 和圣地亚哥的 23% 之间波动（拉丁美洲和加勒比地区平均为 19%）。工具性日常生活活动（instrumental activities of daily living，IADL）困难从蒙得维的亚的 12% 到圣保罗的 40.3% 不等。在 ADL 和 IADL 的自我报告限制中有很强的年龄梯度和重要的性别差异。SABE 的研究也集中在基本问题上，比如跌倒和心理健康。跌倒率各不相同，从布里奇敦的 21.6% 到圣地亚哥的 34.0%。简易精神状态检查（minimental state examination，MMSE）评估的认知功能下降分别为蒙得维的亚 1.1% 和圣保罗 12%，抑郁在 21.5% 到 33.2% 之间波动[4]。

总之，SABE 最重要的发现包括所有的拉丁美洲和加勒比地区在自我报告的健康状况上都有差异，但表现出功能限制方面的差异较小。慢性疾病的数目随年龄增长而增加，女性多于男性。平均而言，SABE 国家自我报告的糖尿病（和肥胖症）水平与美国一样高，甚至更高。此外，有证据表明该地区健康和功能状态恶化，并有重要的证据表明（按教育和收入计算）在所选的健康相关结果中存在严重的不平等[4]。

在过去的 10 年里，至少有 40 篇来自 SABE 研究的论文被发表，主题包括性别[10]、慢性疾病[11,12]、高血压[13]、糖尿病[14,15]、肥胖症[16]、癌症[17]、人体测量指标[18]、活动性[19]、衰弱和肌少症[20-23]、失能[24-28]、跌倒[29]、抑郁症[30,31]、认知功能[32]、护理人员[33]。

拉丁美洲进行 SABE 研究之后，该地区进行了一些横断面研究。厄瓜多尔在 2009～2010 年进行了一项类似的研究，厄瓜多尔 SABE，研究重点是土著人口（占总人口的 10.4%）[34]。正如预期的那样，种族问题是该地区贫困、不平等和社会排斥土著居民的重要因素。这项研究的数据显示，至少有一半的土著老年人生活在极端贫困的环境中，无法获得保健服务，由于社会经济条件低下和种族原因，极易受伤或传染[35]。最近进行了一项与 SABE 研究方法相似的横断面调查，包括 2044 名 60 岁及以上人群，他们居住在波哥大城区（哥伦比亚）[36]。一项与原始研究方法类似的哥伦比亚 SABE 研究正在进行中。

纵向研究

在过去的 10 年里，几项有关老龄化的人口纵向研究在拉丁美洲和加勒比地区已经开始进行。

以西班牙语缩写 CRELES 为人所知的哥斯达黎加关于长寿和健康老龄化的研究，是对出生在 1949 年之前的成年人（2005 年他们 60 岁或者更大）进行的一项全民代表性样本的纵向研究，共有 2900 名居住在哥斯达黎加的受访者，对年龄最大的老人进行了细分采样。这项研究中最重要的发现之一是器官特有的功能储备生化指标（握力、步行速度、肺气流峰值），以及 C 反应蛋白、血红蛋白 A_{1c} 和 DHEA，是合适的生化指标，用来提高发展中国家老年人口中个人易受伤害性鉴定。这项研究的几篇论文已发表，重点是心血管危险因素[39]、高血压[40]、社会经济地位[37,41]以及神经内分泌系统失调[42]。

该地区的另一项纵向研究是巴西老年衰弱的研究（REDE FIBRA）。REDE FIBRA 研究在巴西的 17 个城市开展，意图是确定社区居住的老年人与社会、人口、健康、认知、功能和心理社会变量有关的衰弱状况[43]。这项研究的目的是确定与衰弱综合征相关的特征，患病率，生物、心理和环境因素。此时，这项研究只继续对里约热内卢样本进行研究（FIBRA-SJ），样本中共有 847 位年龄在 65 岁或以上的个人。这项研究有三个阶段，第一阶段与衰弱和危险因素相关[44]，第二阶段和认知障碍相关[45]，第三阶段（正在进行）与肌少症相关。这项纵向研究的结果表明巴西老年人的确定特征与衰弱、认知障碍和肌少症相关。

一项以墨西哥人口为基础的群组研究，墨西哥营养和心理社会标记衰弱研究（同时被称为"Coyoacan 队列"），旨在评估衰弱的营养和心理社会决定因素及其对居住在 Coyoacan（墨西哥城 16 个区之一）的墨西哥老年人健康的影响。总计 1124 位 70 岁及以上的非住院男女参与了调查[46]。基于 Coyoacan 群组研究的结果撰写的论文涵盖了如下的主题，如 MMSE 规范性数据和用于墨西哥老年人的艾萨克斯测试[47]、口腔卫生自我感觉与衰弱可能性的密切关系[48]、尿失禁作为与健康相关的生活质量下降的一个因素的重要性[49]，以及未受过正规教育的老年人写作和阅读技能对认知能力的影响[50]。

墨西哥健康与老龄化研究（Mexican Health and Aging Study，MHAS 或 Estudio Nacional sobre Salud y Envejecimiento en México）是一项关于墨西哥健康与老龄化的前瞻性两波小组研究，7000 名老年人代表全国 800 万名受试者参与研究，他们是出生于 1951 年之前（年龄在 50 岁及以上）的墨西哥人。这项调查包括全国的城市和农村。这项研究的设计内容与美国的健康和退休调查相似[7]。MHAS 记录了有关墨西哥人以下方面的详细资料：个人健康、移民史、社会经济地位、家庭迁移、亲属情况，以及家庭组成。这项纵向研究最重要的发现包括用生命历程视角[51]解释墨西哥在广泛的社会经济背景下的独特健康动态，以及拉丁美洲和加勒比地区国家的流行病学转变如何增加了墨西哥老年人的死亡健康负担，还有基于社会经济状况的不公正如何成为重要的死亡风险因素[52]。

另一项纵向研究，圣保罗老龄化与健康研究（Sao Paulo Aging and Health Study，SPAH）在 2005～2007 年进行，涉及 1025 位年龄在 65 岁及以上的参与者，他们生活在人类发展指数最低的地区，包括许多棚户区[53]。这项研究显示拉丁美洲老年人脊椎骨折高发[54]，以及巴西社区居住的老年人 25-羟维生素 D 缺乏盛行[55]。关于痴呆的患病率，这项研究的一项调查显示，其中有近 50% 的患者可能归因于生命周期中的两到三种社会经济逆境的结合：文盲、非技术职业和低收入[56]。

最近的一次在该地区正在进行的纵向跨文化的研究是人口老龄化的国际流动研究（International Mobility in Aging Study，IMIAS），通过比较性别规范和价值差异较大的人们的行动不便，旨在理解男女之间的行动差异。IMIAS 的主要目标是测量流动性中性别/性别差距的大小，并提高对生命历程中显示出关于行动的性别/性别差异的理解。IMIAS 正在五个地区进行：地拉那（阿尔巴尼亚）、纳塔尔（巴西）、马尼萨莱斯（哥伦比亚）、金斯敦（加拿大安大略省）和圣希亚辛斯（加拿大魁北克省）。研究人口由 65～74 岁的社区老年人组成。样本按性别分层，目的是在每个地点招募 200 名男性和 200 名女性。五个调查地点的总样本研究规模为 1995 人[57]。

总之，拉丁美洲国家已经开始发展适当的数据系统和研究能力，采用具体的纵向的纳入健康、经济状况、家庭、幸福指数这四样衡量标准的研究，以监测和了解伴随着更长期健康而来的衰老，持续的幸福感和长期的社会生活参与和生产率。因此，除了人口统计信息之外，还有更详细的拉丁美洲和加勒比地区老龄化进程的信息在英语期刊中越来越多，可供使用。

健康自测

作为死亡率、失能和医疗保健利用的有力预测指标，健康自测（self-rated health，SRH）已被视为健康状况的关键指标[58,59]。SABE 研究提供的资料显示该地区 SRH 水平低的比例很高。该地区已经在探索与 SRH 水平低有关的环境因素。例如，在一项旨在确定波哥大市（哥伦比亚）城市与环境特征的 SRH 水平和与健康有关的生活质量之间关联的横截面研究中，人们发现社区安全 SHR 水平高和与健康有关的生活质量存在着正相关。同样，娱乐空间的可用性，例如促进社会互动和娱乐活动的安全公园，与 SHR 水平高和精神健康领域的生活质量有关。相反，高噪音区与 SHR 水平低和生活质量差有关[60]。其他基于巴西 SABE 数据的研究确定了 SHR 与人口、社会和经济因素之间的关系，这些因素伴随着慢性病和功能性能力的存在。研究发现，与性别相关的慢性疾病的存在与 SHR 关系最大；有四种或四种以上的慢性疾病的男性会导致 SHR 水平低的机会增加了 10.53 倍；同样的情形，对女性来说，只增加了 8.31 倍。同样，教育水平、收入和身体机能也与 SRH 有关[61]。对于老年人来说，拉丁美洲和加勒比地区的宗教信仰也与 SRH 有关；在其他 SABE 研究数据的研究中，人们发现大多数（90%）参与者有宗教信仰，那些认为宗教在他们的生活中重要的人比那些认为宗教不那么重要的人 SRH 水平高[62]。另一份来自 Coyoacan 队列的最新报告坚持认为，SHR 水平低与衰弱综合征有着共同的相关性和与健康相关的不良预后，即使把可能的干扰因素考虑进去，也仍然与之相关。他们得出结论认为，SRH 作为衰弱综合征筛查的一种选择，可以进一步探讨[63]。

老 年 疾 病

痴呆

拉丁美洲和加勒比地区老年人痴呆的主要研究是一项基于 10/66 人口的研究[64]。这项研究根据痴呆诊断的两项定义，调查了低收入和中等收入国家老年人痴呆的患病率和严重程度。这项横断面研究的目标样本规模为每个国家 2000～3000 人，总数超过 12 800 人。包括 5 个国家：古巴、多米尼加共和国、委内瑞拉、墨西哥和秘鲁。其主要发现是拉丁美洲城市地区痴呆（定义见《精神疾病诊断与统计手册》第 4 版 DSM-Ⅳ）欧洲和其他发达国家以前记录的情况类似。然而，在拉丁美洲农村地区，DSM-Ⅳ型痴呆的患病率很低，低于欧洲的平均水平的 1/4 或少于 1/4。研究人员得出结论，由于难以界定和确定智力功能的衰退及其引发的后果，DSM-Ⅳ 痴呆标准可能大大低估了痴呆的真实发病率，特别是在最不发达地区[65]。然而，然而，与基于人群的研究相比，该地区的其他研究表明认知障碍的患病率更高，例如巴西（16.1%）[45]和墨西哥（28.7%）[66]。

另一项 10/66 研究的群组调查了年龄、性别、社会经济地位和认知储备指标（教育水平、职业成就、文化程度和执行功能）对痴呆发病率的单独影响。其结果为拉丁美洲和加勒比老年人痴呆的认知储备假说提供了支持性证据[67]。其他与此有关的发现是该地区人们关于对痴呆的认识低于高收入国家，可能是因为在这个地区，老年人通常在日常生活的许多基本和工具性活动中得到支持[67]。

在前面提到的 Coyoacan 队列中，认知障碍被认为是衰弱的一个非常重要的组成部分，因为它与墨西哥人口普遍存在的失能有着密切的联系。这项研究表明，和世界其他地区一样，生命历程、社会经济指标和当前财富是认知障碍的重要预测指标[68]。在 SABE 研究里，经历过不利条件（童年时期生活在农村地区、对童年健康不良的看法、文盲、非技术性职业、农民或家庭主妇，以及收入不足）的受访者，他们的认知障碍发生率最高[32]。

衰弱

拉丁美洲已经开始一些老年人衰弱的研究。该地区第一个关于衰弱患病率的流行病学研究就是 SABE[20]。在这项研究中，女性的衰弱程度从 30%到 48%不等，男性则是从 21%至 35%，这一比例远高于美国和欧洲同类人的比例。在 2009 年，一项衰弱指数被建立，该指数使用 34 个变量，并根据死亡风险的程度把墨西哥老年人分为几组[69]。该区域的几项研究报道了使用改进的弗里德标准鉴定的衰弱的患病程度：秘鲁为 7.7%[70]；墨西哥从 13.9%至 37%不等[68]；哥伦比亚 12.1%为衰弱和 53%为衰弱前兆[71]；巴西衰弱状况从 9.1%至 17.1%不等，而 47.3%至 60.1%为衰弱前兆[44,72,73]。在这些研究中，多重因素被鉴定与衰弱有关，这些因素包括高龄、低等教育、共病、SRH 水平低、对基本的日常生活活动（activities of daily living，ADL）和工具性日常生活活动（instrumental activities of daily living，IADL）的依赖、抑郁和认知障碍。来自 SABE 的数据显示，在巴西老年男性和女性中，年龄、受教育程度、久坐不动的生活方式，以及抑郁筛查阳性与衰弱多个组成部分有关。这些联系在以下衰弱的组成部分之间更为相似：衰弱和缓慢（男性中 MMSE 低于 18 分和女性受教育程度）；衰弱、缓慢和低体力活动水平（low physical activity level，LPAL）（男女年龄和男性脑卒中）或衰弱、缓慢和疲惫（男性受教育程度和男女的久坐生活方式）[21]。此外，另一项墨西哥研究确定衰弱的表型是与健康相关的不良结果（包括行动能力、ADL 和 IADL 失能）的预测因子[73]。最后，该区域的几个研究也支持这个观点，认知功能必须被认为是衰弱表型的一部分，并有助于更准确地描述老年人的衰弱[68,72]。

肌少症被认为是衰弱的一个重要组成部分，并在该区域也进行了评估。基于欧洲老年人肌少症工作组（European Working Group on Sarcopenia in Older People，EWGSOP）来自巴西 SABE 研究的第二波数据，确定了肌少症流行情况，16.1%的女性和 14.4%的男性患有肌少症。老年、认知障碍、低收入、吸烟、营养不良和营养不良风险是与肌少症的危险因素[22]。

在该地区开展的与其他老年疾病和综合征有关的研究较少。

跌倒和害怕跌倒

关于发展中国家老年人跌倒的情况了解不足。跌倒通常是与老年人的健康、环境、行为和社会经济状况有关的潜在的、可预防问题的标志。在拉丁美洲国家，跌倒的发病率（前一年）从 22%到 37%不等[29]。我们发现的情况接近世界上其他国家的报告范围（27%～36%）[74]。在跌倒者中，30.6%的人报告了跌倒相关的伤害，这种伤害随着年龄增加而增加，在 70 岁以上的妇女中更高[34]。作为跌倒后果，28%的人报告在基础或工具性 ADL 方面有功能限制。老年、女性、有跌倒史、认知障碍、脑卒中史、药物如苯二氮䓬类、尿失禁和环境是该地区医院环境里跌倒的危险因素[74]。居住在哥伦比亚安第斯山脉的 60 岁及以上的人中，有 83.3%的人表示害怕跌倒，52.2%的人报告说活动受到限制。低收入、功能障碍、体力活动下降、多种用药、自我感觉健康差和抑郁是影响活动受限的独立因素[75]。

头晕

头晕是老年人常见的症状。在该地区进行了几项流行病学研究。对哥伦比亚安第斯山脉的咖啡种植区四个农村和郊区的 1692 名 60 岁及以上的居民进行基于人口横断面研究显示，有 15.2%的头晕与年龄、慢性疾病、视力损害、多种用药、自我感觉健康不良、认知障碍和抑郁相关。有 85%的晕眩是健康和心理因素造成的[76]。来自 REDE FIBRA 对 391 名老年人（65 岁及以上）基于人口横断面的另一项研究报告称头晕与抑郁症状、感觉疲劳、反复跌倒和过度嗜睡有关。最终模型的差异是 AUC=0.673[77]。头晕在老年人中很常见，而头晕与不良健康状况、并发症和感觉障碍因素的关联已经建立起来。这些因素是未来事故致残的已知标志，而这些研究可以确定头晕与拉丁美洲和加勒比老年人常见的其他老年疾病有关。

尿失禁

尿失禁是一种频繁发生在老年人身上的常见的临床症状。尿失禁估计患病率从住在社区老年人的约 35%到居住长期看护机构的老年人的 60%以上不等。来自巴西 SABE 的数据表明，在圣保罗自报尿失禁的患病率为男性 11.8%，女性 26.2%（16.5%来自 60～74 岁的老年人和 33.3%来自 75 岁及以上老年人）。与此相关因素有老年、女性、抑郁和重要的功能限制[78]。对同一群体的另一项研究表明，照顾者负担与尿失禁的显著正相关，证明了老年患者的尿失禁给照顾者造成了更大的负担[79]。

墨西哥尿失禁患病率为 18%，其中 29.3% 的案例尿失禁严重。严重尿失禁者与北美大陆参与者或者那些受影响程度较小的参与者相比，年龄更大，自我感知健康状况水平更低，失能程度更高，有更多抑郁症状[80]。

失　能

世界卫生组织报告说，80% 的失能人生活在低收入国家，大多数人都很贫穷，拉丁美洲和加勒比地区的情况正是如此[81]。来自 SABE 研究的数据显示该区域有较高的疾病流行率和合并症（（7 种慢性疾病中分别存在至少一种或两种）以及失能（至少有一个 ADL 方面的困难）。拉丁美洲和加勒比地区每 100 名 60 岁及以上的人中，77 人有至少一种疾病，44 人有至少两种疾病，19人失能，17 人既失能又有至少一种疾病，12 人既失能又有至少两种疾病，只有 21 人没有失能或疾病[24]。基于SABE 数据的分析目的是为了明确慢性疾病与 ADL 和IADL 所确定的失能之间的关系。那些直接与 ADL 和IADL 的执行困难相关变量数量更多，包括非传染性疾病、脑血管疾病、骨关节炎或抑郁、老年、女性、SRH水平降低、认知障碍。一般说来，最强烈的关联是在很难完成 IADL 和抑郁、年龄大、报告说健康不良，并存在脑血管疾病、骨关节炎或认知障碍[11]。其他基于 SABE数据的研究表明，失能与社会人口变量（年龄、女性和受教育年限较少）、较低的体重指数（BMI＜20）和较高医疗条件独立的与 IADL 和 ADL 困难有着显著相关性[25]。另一项关于智利未来社区老年人功能限制的研究显示出明显的社会经济梯度：社会经济地位较低的老年人功能仍然受限，而那些社会经济地位较高的老年人在随访期间仍然不受限制。研究人员指出社会分层和功能状况的重要性，以及减少不平等现象对预防老年人失能的重要性[82]。因此，在拉丁美洲国家，儿童时期的社会条件差、教育程度低、职业的不熟练和低工资仍然并存，退休期间功能障碍的发生率更高。一项关于拉丁美洲国家、印度和中国的脑卒中、失能、护理需求和照顾者负担的研究表明，失能患病率几乎与工业化国家一样高，主要是农村和欠发达地区的失能和对他人依赖程度很高[83]。

在拉丁美洲肥胖的高发率与老年人糖尿病、高血压、脑卒中和心脏病的高发率相关[5]。因此，在拉丁美洲国家肥胖发病率的上升趋势将导致慢性疾病和失能的相应增加，失能与肥胖之间的关系得到了充分的承认。根据SABE 的数据，一项研究显示 BMI 大于 30 的参与者比例范围为 13.3%（哈瓦那）至 37.6%（蒙得维的亚）。作者认为控制肥胖应该是该地区的一个优先事项[16]。根据在巴西圣保罗进行的 SABE 队列研究的两波数据（2000年和 2006 年），研究探讨了肥胖对失能和死亡率的影响。肥胖与 ADL 和 IADL 限制的发生率较高，从 Nagi 限制中恢复率较低。与那些保持体重的人相比，那些体重增加的人的 ADL 和 Nagi 限制的发生率更高，即使在控制了初始 BMI 之后也是如此[84]。因此，有必要对老年人肥胖问题进行进一步的研究。

由于终身贫困，在拉丁美洲及加勒比地区，老年人的失能的患病率很高[19,20,26]。个人的社会经济状况及长期的慢性疾病导致了这些人口失能的发生[85]。各种研究的结果表明，老年人中的失能与年龄、性别、肥胖、城市和其他健康状况有多方面的关系[16]。因此，人们越来越有兴趣适当评估老年人中的失能转变情况，并明确有助于预防失能和维持老龄人生活质量的决定因素[86]。

教　育

老年人口近年来急剧增加的同时，拉丁美洲保健专业人员的人数并没有相应增加。然而，在过去 20 年中，拉丁美洲对老年医学研究生培训的兴趣有所增加。目前，墨西哥、哥斯达黎加、哥伦比亚、委内瑞拉、秘鲁、智利、阿根廷、厄瓜多尔、巴拉圭、巴拿马和巴西都有专门项目（老年/老年学培训）。这些项目的一个共同特点是关注生活经历。这种方式将老龄化和老年视为历史和社会文化背景下的结构，其中多个变量汇聚在一起，需要跨学科的观点[87]。跨学科保健方案为老年人提供整体、有效、持续和高质量的护理，强调家庭作为该方案一部分的重要性，并以患者的需求为中心进行共同决策和护理[88]。

最近开展了一项关于拉丁美洲国家老年医学本科和研究生教学状况的调查。作者对 16 个国家的老年医生进行了调查：南美洲 8 名，中美洲 8 名。在 308 所医学院中，35%教授本科老年医学，从乌拉圭、委内瑞拉和危地马拉都没有，到墨西哥的 82%。作者在 12 个国家确定了 36 个老年医学研究生教育项目，培训时间从 2 到 5 年不等。作者总结说，虽然拉丁美洲国家的人口正在迅速老龄化，但该地区的老年医学教学在本科和研究生水平上发展缓慢[89]。

此外，在老年医学培训项目中，为学生提供核心能力的全球方法已经确定[90]。拉丁美洲老年医学界为南美的医学生提供了最低限度的知识和技能。这突出表明，未来的医生需要对老年人采取积极的态度，并且课程可以横向或纵向地开展。他们的报告具体说明实现这一目标所需的资源，如充足的教师、教材和评估方法[91]。

总之，尽管该区域在更好地发展老年医学和老年学教育方面存在局限性，在本科和研究生层次增加教学的创新办法将确保所有医学生的老年医学基本教学。

生命全程路径：未来展望

Guimarães 提出的健康资本和老龄化概念强调指出，老年人的健康状况包括遗传、社会经济因素、正规教育和健康支持等终生事件。因此，在许多拉丁美洲发展中国家，生活在不利条件下的老年人的健康状况揭示出健康资本低，功能储备低，失能发生率高，这是终生贫困的结果[92]。

SABE 研究提供了一个独特的机会，从生活经历的角度来探讨老年人在健康和功能方面的性别差异[10]。因此，性别和早期生活条件与许多老年疾病有着明显和持续的关系。例如，在 SABE 研究到的 5 个城市中，妇女和那些经历过贫困童年的人更有可能衰弱。缺乏学校教育、从事体力劳动、家庭主妇和生活后期的经济困难存在更大衰弱的可能性。在同一项研究中，男女在慢性疾病、BMI 和衰弱之间的关系中观察到显著差异[20]。生活经历的社会经济指标和当前财富是认知障碍的重要预测指标。在拉丁美洲，另一项基于 SABE 数据的研究表明，早期接触农村环境可以反映出恶劣的生活条件，导致受教育程度低和终身务农，这两者都是公认的痴呆和认知障碍的危险因素。此外，在这项研究中，儿童健康仍然是以后生活中认知功能的一个重要预测因素，根据报告儿童健康状况一般或不良的人比那些健康状况良好的人在精神上受到更多的损害[32]。另一项使用老年抑郁症量表的研究证实了以下证据：在社会和物质方面不利条件下的经历累积以及当前物质、社会和健康状况，可以解释拉美国家妇女抑郁症患病率较高的原因[31]。生活经历预示着活动性；在前面提到的一项研究中，来自 SABE 的数据显示，儿童时期的经历，如饥饿、很少的教育和收入不足，都与男性和女性的下肢活动受限的发病率有关。作者的结论是，生活经历、认知障碍、抑郁和慢性疾病是影响老年人活动能力的重要预测因素，但这些危险因素在很大程度上仍未解释活动中的性别差异[19]。

综上所述，这些因素加深了我们对社会经济不平等在老年人健康和功能状况方面的作用的理解，特别是那些在生命早期就被确定的不平等，如儿童时期贫困、缺乏教育和职业地位低下。这些生活经历影响着晚年身心健康，因此，防止社会不利因素可能会导致功能状态的改善。对拉丁美洲老年人健康状况的进一步研究需要考虑到老年男性和女性之间的差异，需要考虑到应用生活经历方式来分析这些问题。因此，今后的研究应检验生活在拉美国家的老年人的不同暴露程度和不同脆弱性的假设。此外，还应强调了解拉丁美洲健康不平等的重要性，以便研究美国和其他发达国家拉美裔健康模式，这些国家中拉丁美洲人口占总人口百分比显著[93]。

关键点

- 拉丁美洲和加勒比地区有关老年人健康的主要研究是拉丁美洲和加勒比地区健康、福祉和老龄化调查（SABE）研究，泛美卫生组织（PAHO）开展的多中心项目
- 在该地区进行了几项基于人口的老龄化纵向研究，包括哥斯达黎加关于长寿和健康老龄化的研究、巴

西老年人研究中的衰弱研究、墨西哥对衰弱的营养和心理社会指标的研究（又称"Coyoacan 队列"）、墨西哥健康与老龄化研究（MHAD）、圣保罗老龄化与健康研究（SPAH）以及国际老龄化研究（IMIAS）。

- 在该地区进行的与老年人相关的研究主题包括自我健康评估（SRH）、痴呆、衰弱和肌少症、跌倒和害怕跌倒、头晕、尿失禁和生活过程中的失能

（魏春阳 译，王衍富 校）

完整的参考文献列表，请扫二维码。

主要参考文献

4. Palloni A, McEniry M: Aging and health status of elderly in Latin America and the Caribbean: preliminary findings. J Cross Cult Gerontol 22:263–285, 2007.
7. Wong R, Peláez M, Palloni A, et al: Survey data for the study of aging in Latin America and the Caribbean: selected studies. J Aging Health 18:157–179, 2006.
11. Menéndez JA, Guevara MA, Arcia N, et al: Chronic diseases and functional limitation in older adults: a comparative study in seven cities of Latin America and the Caribbean. Rev Panam Salud Publica 17:353–361, 2005.
20. Alvarado BE, Zunzunegui MV, Béland F, et al: Life course social and health conditions linked to frailty in Latin American older men and women. J Gerontol A Biol Sci Med Sci 63:1399–1406, 2008.
25. Reyes-Ortiz CA, Ostir GV, Pelaez M, et al: Cross-national comparison of disability in Latin American and Caribbean persons aged 75 and older. Arch Gerontol Geriatr 42:21–33, 2006.
32. Nguyen CT, Couture MC, Alvarado BE, et al: Life course socioeconomic disadvantage and cognitive function among the elderly population of seven capitals in Latin America and the Caribbean. J Aging Health 20:347–362, 2008.
37. Rosero-Bixby L, Dow WH: Surprising SES gradients in mortality, health and biomarkers in a Latin American population of adults. J Gerontol Soc Sci 64:105–117, 2009.
43. Sousa AC, Dias RC, Maciel ÁC, et al: Frailty syndrome and associated factors in community-dwelling elderly in Northeast Brazil. Arch Gerontol Geriatr 54:e95–e101, 2012.
46. Ruiz-Arregui L, Ávila-Funes JA, Amieva H, et al: The Coyoacan cohort study: Design, methodology and participants characteristics of a Mexican study on nutritional and psychosocial markers of frailty. J Frailty Aging 2:68–76, 2013.
52. González-González C, Samper-Ternent R, Wong R, et al: Mortality inequality among older adults in Mexico: The combined role of infectious and chronic diseases. Rev Panam Salud Publica 35:89–95, 2014.
53. Scazufca M, Menezes PR, Vallada HP, et al: High prevalence of dementia among older adults from poor socio-economic background in Sao Paulo, Brazil. Int Psychogeriatr 20:394–405, 2008.
64. Prince M, Ferri CP, Acosta D: The protocols for the 10/66 Dementia Research Group population-based research programme. BMC Public Health 7:165, 2007.
67. Prince M, Acosta D, Ferri CP, et al: Dementia incidence and mortality in middle-income countries, and associations with indicators of cognitive reserve: a 10/66 Dementia Research Group population-based cohort study. Lancet 380:50–58, 2012.
71. Curcio CL, Henao GM, Gomez F: Frailty among rural elderly adults. BMC Geriatr 14:2–9, 2014.
76. Gomez F, Curcio CL, Duque G: Dizziness as a geriatric condition among rural community-dwelling older adults. J Nutr Health Aging 15:490–497, 2011.
80. Aguilar-Navarro S, Navarrete-Reyes AP, Grados-Chavarría BH, et al: The severity of urinary incontinence decreases health-related quality of life among community-dwelling elderly. J Gerontol A Biol Sci Med Sci 67:1266–1271, 2012.
89. López JH, Reyes-Ortiz CA: Geriatric education in undergraduate and graduate levels in Latin America. Gerontol Geriatr Educ 9:1–11, 2014.

第 **124** 章 | 英国老年人的长期照护

Finbarr C. Martin

介　绍

护理院是英国医疗保健系统的一个重要组成部分。在英国，大多数身处政府资助病床的衰弱老人都在护理院，而不是在医院。老年医学的专业就是从这类患者开始。相比之下，大多数老年医学服务目前很少或没有为护理院的居民提供帮助。事实上，他们的医疗保健的责任和安排是不明确的，甚至在某些地方存在混乱。因此，对于护理院的高质量医疗应该包括哪些内容，以及如何学习这些护理院的知识，这些知识远远落后于对老年人进行急救的进展。但是情况正在发生改变：过去 10 年里，政策和实践方面变化的势头越来越大，而在为本书的前一版撰写相应章节时并不明显。本章介绍了这一过程以及提供高质量护理所面临的临床和环境挑战，并介绍了服务创新和临床干预的一系列的近期趋势。最后，以对未来的进展和研究重点提出了建议。

英国长期照护简史

最初的国家卫生服务（National Health Service，NHS）出现在 1948 年，NHS 设立在市立医院、救济院的医务室、旧的传染病医院以及疗养院，接手了一批杂乱的慢性病房，这些资金不足的机构大多来源于《济贫法》（Poor Low）的初始版本。Marjory Warren 在机构中开创性的工作有利于老年医学这个专科的诞生[1]。基本上解决了几十年来一直忽视的问题。这意味着通过综合临床和各种社会评估，改善传统医学和发展康复治疗。可以使一些长期居住的老年人搬离护理院，同时也减少了新居民的涌入。整个 20 世纪五六十年代，长期照护管理依然是老年医学的核心。在 NHS 或当地政府的助力下，该举措渐渐被社区和居民们接纳了。

与此同时，国家正在建立新的长期照护设施。1948 年《国家援助法案》（National Assistance Act）第 3 部分[2]规定了地方理事会有为脆弱和财政无保障的老年人提供住宿的法律责任。随着时间的推移，越来越多的居民因为失去了独立能力，且有越来越多的精神和/或身体方面的疾病，但他们持续的临床和社会需求，以及护理的细节并没有得到太多的关注或投资。在 1962 年，Townsend 发表了《最后避难所》（*The Last Refuge*），这是一项对英国和威尔士老年人养老机构和养老院的研究[3]。这项研究得出的结论表明，公共房屋"不能充分满足居住在其中的老年人的身体、心理和社会需要，照顾服务和生活安排应该迅速取代他们的位置"。

诊断不是社会保健服务的一部分。虽然到了 20 世纪 80 年代，很明显在老年科病房住院和老年精神病学 NHS 长期照护的病房住院，患者的受益是相似的。下一时期出现了重大的政策变化，并导致两个部门的转型，由于大规模扩大独立（如私人、自愿、非营利等）部门的护理能力，其成为主要的提供者，尽管大多数是由公共财政支持的。1959～1985 年，在 NHS 的老年病床数量保持相当稳定，随着改进和更新治疗方案，康复和社区关怀平衡了越来越多的老年人。但从 20 世纪 80 年代中期开始，维多利亚护理院的老年人越来越少，最终导致关闭。综合医院的老年医疗服务部门取代了它的位置。长期照护病房没有足够的空间，而且越来越多的 NHS 和老年科医生期待独立部门提供替代方案。20 世纪 90 年代以来，护理院已成为福利制度，主要为弱势和临床不稳定的老年人提供护理服务，其中许多可以提供专门服务（如为老年的痴呆患者提供服务）。

当前规定和未来趋势

3%～4%的老年人（65 岁及以上）居住在护理院。在 2011 年的人口普查中[4]，英格兰和威尔士有超过 25 万人（291 000）的 65 岁及以上的老年人住护理院，占这一年龄组总人口的 3.2%，这略低于欧洲的平均水平。人口普查数据显示，地方政府管辖范围内居住护理院的人，65 岁及以上的成年人占 1.0%～6.1%（中位数为 3.1%），而 85 岁及以上的人占 3.5%～22.8%（中位数为 13.7%）[4]。这种变化部分是由于新居民迁移到护理院存在的地方（如英格兰南海岸）。它也反映了 NHS 和地方政府资源的不平衡使用情况。例如，在整个英国，分配给护理院的成人社会护理支出的比例有 2 倍以上的差异，这种差异似乎不能解释为当地人口统计学水平、贫富程度或当地 NHS 床位数量的差异，这表明在实践中是存在很大差异的[5]。

目前，随着预期寿命的增加，将需要更多的护理院床位，在接下来的 50 年里护理院床位总体上可能会增加 1.5 倍[6]。到 2028 年，进入护理院的 65 岁及以上人口的百分比预计将增加 20%[7]。对预测未来护理院的需求是困难的。最终的依赖程度将取决于多种疾病的性质和流行程度的变化，如痴呆日益流行及衰弱在老年人中越来越多。非正式护理人员、有偿劳动力和老年人的喜好增加了复杂性。皇家委员会在 1999 年对影响预测的因素进行了详细评估[8]。

最近的趋势表明，这种情况确实是复杂且不断变化的。根据最近的人口普查数据（2011 年），自 2001 年以来，居民人数几乎保持稳定，仅增长了 0.3%，而老年人口增长了 11%，老年女性总人口总是超过男性，但在这一时期增长的趋势是女性略低，男性增多 15.2%，但是总人口比例仍然保持在女：男=2.8：1。在 2011 年护理院人口呈现老龄化趋势，85 岁及以上的老年人在护理院占 59.2%，而 2001 年为 56.5%。尽管护理服务机构的居民有更高的发病率和失能率，但调查显示，这有相当大的重叠。对专门的痴呆护理技能和专门的护理院的需求可能会越来越大。

另一个挑战是老年人在种族、宗教和文化方面的多样性日益增加。这影响了护理者和患者之间的沟通，但更根本的是，它将给卫生保健和技术方法带来一系列的复杂性，从日常吃喝到死亡。需要采取以居民为中心的护理方法，与人口多样化保持同步，并预期需要有专门知识、宣传和其他适当的资源。

监管、资金和标准

英国每个地区都有一个监管机构，负责监管提供注册和遵守某些标准的法定要求。在英格兰，护理院被定义为人们居住但不拥有或租赁的社会护理住宅，并且需要护理服务、个人护理或两者均需要[9]。在广义的定义中，它可以为学习障碍的人、具有精神疾病的人及大于 65 岁的老年人提供特定的护理服务。在所有情况下，注册人（及相关法规和标准）必须明确说明是否包括护理。英国其他地区使用这些术语略有不同：北爱尔兰继续使用术语养老院（nursing home）和住宅（residential home）[10]；在苏格兰和威尔士，一般意义上的护理家庭被用来指那些照顾服务，不一定包含护理照顾[11,12]。

它的资金提供模式是很复杂的。例如，在英国，2010 年养老院的所有权被描述为 73%的独立性、14%的志愿部门、11%的地方理事会、1%的 NHS 和 1%的其他方面[7]。保健院的规模从小型经营"住宅"到拥有成千上万床的连锁规模。2012 年，在英国所有的所有权部门中，养老院的平均规模为 18.5 个名额，养老院的平均规模为 46.6 个名额[13]。

法律法规改善了个人获得的资金安排和应享权利。基本的法律框架是 1948 年历史性地将 NHS 的义务（在使用时是免费的）和地方政府的义务分离开来，用一些当地确定的细节来检验。资金提供模式的变化导致了显著的地理差异和获取资金的重大异常，有时导致在澄清法律解释方面的法律挑战。

目前，英国 4 个地区需要严格评估个人护理需求来作为获得公共资金的条件。那些被认为需要传统的类似于医院类型护理的人有权获得"NHS 继续健康护理"（当地 NHS 机构资助，无个人捐款）。这只是现有居民的一小部分。对于其余的，大部分成本被认为是个人福利资源，因此意味着根据政府现行法规中制定的财富标准进行处理。在护理的方面，大家一致认为，护理必须通过法律由国家医疗保健基金资助，并以相同的比例在整个英国进行支付：在 2013~2014 年，标准费率是每周 109.79 英镑。提供护理可能会影响居民个人在家中生活时通常可享受的 NHS 服务，如普通地区护理。

这些资助安排的例外情况是在苏格兰，个人护理也由公民资助的，以满足需要全天护理的居民的需要。在整个英国，老年人可以选择全部负担自己的护理费用，消除任何法定评估的需要。这在一些地区可能有 1/4 的居民可以做到。2012 年，英格兰护理院市场的总价值估计在 220 亿英镑[14]，其中 73%是国家资助，其余是自我资助。这种公共资金的持续能力继续引起政治家和政策制定者的注意，他们提出了一份又一份的询问和正式报告，而专家们则更关心的是护理的质量问题。

英格兰的护理质量委员会（Care Quality Commission，CQC）结合了监管和检查功能，并在其网站上公开了提供护理院的评级[9]。直至 2014 年，CQC 检查针对 5 个领域产生了评级（不合格、需要改进、良好或优秀），即尊重和尊严、护理和福利、人员配备的适宜性、保密性和安全性及监测质量。这些判断基于以下考虑：它们是否安全？它们是否有效？它们是关爱吗？它们是否有反应？它们是否领导得很好？在威尔士和北爱尔兰，这些功能也结合在一起，而在苏格兰，存在地区护理标准，为护理检查局作为护理服务的独立审查和改进机构的工作提供了基础。

质量变化趋势和虐待老人的幽灵

关于质量指标，提供的护理标准在过去 10 年中在持续改善。例如，自 2003 年以来，在英格兰，每年都有更多的护理院已达到国家最低标准，到 2011 年达到 93%，实现安全工作实践的比例增加到 80%[15]。生活在"良好"或"优秀"护理院的老年人的比例从 75%上升到 86%。护理的合规率每年都上升，但其他领域的趋势则喜忧参半[16]。当然，一些不良的护理标准持续存在，案例继续吸引媒体的关注，焦点总是集中在个人护理和尊严方面。

从极端角度说，不良的照顾相当于虐待老人，无论是由无知、人员配置不足，还是故意的各种原因造成的。虐待的发生率很难评估。防止虐待和忽视的老年人护理的机构（Prevention of Abuse and Neglect in the Institutional Care of Older Adults，PANICOA）[17]在 2013 年报道了最明确的研究。它包括 8 个主要研究和 3 个二次分析的一组数据，主要在英格兰和威尔士的 43 个保健院（和 32 家急诊医院）超过 2600 小时的观察和大约 500 个采访。这项研究提供了关于不同类型虐待的背景、性质和频率的有价值的见解，可能广泛地反映了护理院的情况。

PANICOA 研究的结果表明，护理人员对居民进行身体攻击的风险很低，但如果护理人员无法有效管理，那么居民有可能因其他人挑衅行为而面临被攻击的风险。总而言之，最薄弱的领域是维护个人护理（如使用厕所）的尊严和隐私，尽管护理院在这方面比医院病房略好。支持社会参与和促进居民生活的意义和目标感是另一个重要的薄弱点。PANICOA 确定了影响领导、员工培训和支持，护理文化及护理院与周围健康和社会护理社区之间关系等方面的关键属性。

PANICOA 报告为参与者提供了 100 条建议。关键建议见框 124-1。

框 124-1　来自 PANICOA 针对政府、健康教育和护理院关键建议

制定一个提高员工能力的战略应包括以下几项：
考虑建立一个注册和管理劳动力的国家制度
卫生保健助理的共同职业发展框架和修订后的薪酬结构
一个支持专业发展和护理地位的国家机构

数据引自 PANICOA for Government, HealthEducation England and Care Home Employers. PANICOA, Prevention of Abuse and Neglect in the Institutional Care of Older Adults

---

我们鼓励学术界（资助者和研究者）来调查更有影响力关怀文化的组织变化和行为，并确定可用于识别机构滥用风险的组织活动标记。

这些数据几乎没有表明与医疗相关护理的标准，但一个重要的发现是护理院与更广泛部门相对隔离。这与之前的研究一致，疗养院及其居民经常得不到对居住在家的个人的医疗保健支持水平。某些政策、金融和文化因素促成了这一点，结果是 NHS 无法提供一致的支持，从而缺乏一种协作的护理模式。

从更积极的角度看，护理中心有潜力改善人们在社会、身体和心理上的活动，如果采用以关系为中心的护理方法，可以联合了解居民对生活在护理院的态度[18]。

这方面的例子是我的家居生活项目（http://myhomelifemovement.org/）提供的，它已经与护理院合作，致力于改善日常护理和增加工作人员与居民的经验。这些发展已经表明，护理院希望获得认可，将其作为未来老年人健康和社会护理的一个整体和专门资源。

居民的健康和医疗保健需求

大多数老年护理院的居民需要他人在日常生活中的个人护理方面提供帮助。这是 2003 年在英国 244 个护理院（25% 为住院型和 75% 为护理型）[19]中的 16 043 人的调查研究提出的结论。

- 78% 至少有一种形式的认知障碍
- 71% 有尿失禁
- 76% 他们的运动或运动障碍需要帮助
- 27% 是运动障碍、困惑和尿失禁。

多方面的身体和精神健康问题是常见的[20]。住院和护理之间的依赖性有相当大的重叠。抑郁就像入院时的营养不良一样，是很常见的。许多研究报告疼痛[21]，特别是与关节炎、肢体僵硬或不动相关的疼痛。慢性阻塞性肺疾病（chronic obstructive pulmonary disease，COPD）和心力衰竭等慢性疾病常引起乏力与运动障碍，常常难以诊断，而且在人群中往往看不到典型症状[22]。

虽然只有少数护理院注册，可以为痴呆患者提供护理，但社会护理检查委员会（Commission for Social Care Inspection，CSCI）对英国 657 家护理院进行的一项调查发现，40% 的居民由于痴呆而有特殊需要，84% 的家庭至少有一个痴呆居民[23]。在英格兰，约有 20.8 万的痴呆患者住在护理院，其中 91 000 人待在专门的痴呆护理床上[24]。

护理院提供的技术护理越来越普遍。例如，2009 年的调查数据显示，9000 名护理院居民接受鼻饲，主要通过经皮内镜胃造瘘术（percutaneous endoscopic gastrostomy，PEG）鼻饲[25]。且不出所料，许多护理家庭的成员正在服用多种药物。2009 年的最新调查发现，每个成员平均服用 7.2 种药物，50%～90% 的患者存在明显不适当的用药证据[26]。

居民的临床过程是千变万化的。一些人正在接受短暂姑息治疗来度过生活的最后阶段，然而因伤残或疾病入院的其他人可能在很长一段时间内保持稳定。一个初级护理数据库研究报道了在 9772 所英格兰的和 293 所威尔士的护理院的常规护理下，65 岁及以上居民的年死亡率达 26.2%（约为社区居民的 10 倍）。与社区居民相比，年龄和共病数量是较弱的预测因子[27]。通过年龄、性别、日常活动和健康稳定性等方面因素预测 1996～2006 年在冰岛入院一年内死亡的比例为 28.8%[28]。护理院居民的死亡率一般较高。在英格兰的 38 个护理院中共有 2444 名居民死亡，其中 56% 是在入院后 12 个月内[29]。一般来说，因为储备损失，人口越少，死亡的预测性越小，这些因素起着重要的预测作用。

因此，需要临床专业知识来识别生命最后阶段的某些特征，如后期痴呆的特征。主动性护理还应涉及预期可能在生命的最后阶段发生的与健康相关事件[30]。

医疗保健的规划

在有独立医疗服务提供者的背景下,对 NHS 医疗保健提出了特别的挑战。无论是否有护理监督,对具有复杂需求的居民的大部分护理是由不受管制的低工资劳动力提供的,他们获得培训的机会有限。因此,有效的合作是成功的关键。没有具体的国家标准或模式提供适当的卫生保健:提供的服务差别很大。与荷兰一样,没有独立的家庭护理医生。在英格兰,所有居民均有权利拥有全科医师(general practitioner,GP),但是普通医疗服务(General Medical Services,GMS)可能不涵盖护理院居民可能需要的所有护理。一些护理院(或其当地初级保健组织)与单一的 GP 签订实践协议,以登记所有居民。显然,这侵犯了个人选择 GP 的自由,并且在某些情况下破坏连续性。保持连续性的替代方法对大多数居民来讲是不切实际的,因为即使相对较短的搬家也会使他们离得很远。在任何情况下,护理院报告表明,与许多全科医师合作会使医疗疗效适得其反[31,32]。

无论初级保健的模式如何,都不太可能根据家庭护理环境的具体挑战而加以调整。为了解决这些问题,一些初级保健组织通过地方强化服务(Local Enhanced Service,LES)协议或其他设备,为高于通常的护理水平提供了资金。有一些证据表明,在某些人口密集的地区,或缺乏 GP 提供的地区,这可能具有临床和资源优势[33]。已经建立了护理家庭,使 GP 和护士能服务于护理院的居民[7]。

有令人信服的证据表明,有限的医疗,多专业的老年医学专家对护理院的投入有限[34,35],这被认为对居民的生活质量有负面影响[36]。

针对这一点,已经出版了关于卫生保健的指南[37]。已经报道了关于诸如药物管理的护理方面的许多小规模创新,但是缺乏有效证据[38]。相反,临终关怀的改善,增加了居民有尊严地死亡的机会。金标准框架(http://www.goldstandardsframework.org.uk/)及其他终止生命的举措,表明通过积极的护理方法可以实现。通过 NHS,全科医师、专科医生与护理院的工作人员和管理层合作,对居民及其家庭的体验进行了显著改进,同时提高了工作人员的满意度[39]。

没有直接证据表明这种最佳临床实践的护理模式是可以维持的。然而,有相当多的证据表明,护理院的提供者、居民和居民的家庭都认为提供良好的护理是有益的[40](框124-2)。

框 124-2 国家卫生服务参与护理院的主要特征

通过诸如订约,对全科医师的奖励支付或审计等制度明确规定和监测服务干预。

干预措施的设计是年龄合适的,由老年人保健专家提供(如护理家庭支持小组、护理家庭治疗小组、社区老年医学医师或专科精神保健专家)。

通过促进国家卫生保健服务专业人员和护理院工作人员之间的协作工作关系,如联合教育和培训计划或服务编码,支持干预措施。

正在进行研究以调查是否纳入一个或多个有特点的卫生保健模式能为居民带来更好的经验或结果,可以(或)更有效地利用卫生保健资源[41]。

常见的临床挑战和应对

在这种情况下,高质量医疗保健的总体目标是什么?可以说,从个人的角度来看,它与其他地方是一样:优化日常生活质量、限制功能依赖和预防可避免的死亡。这 3 个目标间的平衡可能随着时间的推移而改变,患者的复杂多病导致严重的依赖,直到生命的最后。传统的长期条件管理不一定致力于这 3 个目标中的任何一个。每种情况需要个体考虑和判断,并没有表明"主动治疗"的惰性假设。临床医生的医疗挑战是衡量多种因素对这些结果的影响,然后通过临床干预改变它们的潜力,基于证据的临床实践指南可能会有帮助。大多数患者的临床过程包括一定程度的可预测性,如挛缩、皮肤损伤、抑郁症或吸入性肺炎的风险。如果清楚地解释了这些,患者可以根据他们的总体目标来衡量潜在的优势和负担。患者的问题就是思考对他们最重要的事情。更多的依赖关系重要吗?几个月的生活很重要吗?哪些心理或身体症状是最麻烦的?

在实践中,许多护理院的居民缺乏关注细节的能力,有时甚至不能参与。在这方面,如同其他地方一样,在《心智能力法案》[42]的指导下,与其他相关人(如家人)进行讨论确定患者的最佳利益可能是至关重要的,并考虑到任何陈述意见、法律预先指示和必要时的文化因素。因此,基于综合评估,可以确定每个个体的医疗保健目标。如在预期寿命较短的情况下,将糖尿病患者的目标血糖设定为避免酮症,如果有其他目标的话,可以是避免低血糖发作,并且使治疗和监测的负担最小化。对于一些个体来说,减轻疼痛和痉挛比足够清醒地完成每一餐更加重要。如果患者有不可逆转的吞咽困难,那么饮食带来的社交和感官上的愉悦可能值得冒偶尔咳嗽的风险。

需要反应性护理可以加强对患者的关注,但实际上更经常地对家庭或工作人员的关切做出反应。行为、警觉性或面部表情的微小变化通常对最接近患者的人来说是很明显的,但他们本人可能缺乏信心或语言来表达这些变化。因此,关系的建立和信任是有效的反应性护理的必要条件。与护理者的详细对话通常是有意义的。接下来是将新事件或疾病与患者的预期轨迹区分开。例如,接近晚期的痴呆患者不会在一夜之间停止进食,但是如果他们患有鹅口疮或牙龈脓肿,他们可能会停止进食。激进行为与幻觉有关,更有可能与疼痛有关并可治疗[43]。患者便失禁很少先于尿失禁，除非当有嵌塞或原发性肠道问题发生。

这项工作显然不同于常规初级保健或老年医学医生在病房或诊所的工作。医疗责任范围见框 124-3。

框 124-3 医疗责任范围

在入院前或入院后尽快制定医疗目标。这是通过对一个全面的老年人综合评估，综合考虑到居民的心理社会资源、喜好和文化实现的。

确定可能影响居民生活质量，依赖或生存的关键临床挑战，如吞咽困难或由于痉挛状态和/或活动障碍而发展的挛缩。

为定期观察和评估及这些临床挑战的管理提供指导，包括疼痛控制、体重减轻、饮食困难、皮肤完整性、睡眠质量、节制、便秘，。不参与具有挑战及增加痛苦的行为

根据商定的医疗保健目标和临床挑战制订预期临床计划，纳入关于临终护理的决策。

根据卫生保健目标和临床变化，计划定期审查居民及其药物。

积极主动地提供医疗服务。例如，识别有跌倒风险的人，并支持照顾计划，以最小化符合居民偏好的风险。

根据护理院和医务人员之间的沟通系统提供反应性医疗护理，提出寻求帮助的相互期望。

作为实施方法的一部分，支持基于需求的社区卫生服务，包括专家护理和专职卫生专业人员，尽量减少感觉、认知和身体功能障碍的影响。

考虑到衰弱和多发性疾病对常规治疗的益处和风险的影响，在医疗目标的背景下医学管理长期条件。

支持与护理院工作人员合作的临床治疗框架，并涉及多学科临床医生，以维护和改善临床护理和居民生活质量。这可能审查特定的临床挑战或使用反射练习方法来应对诸如有害跌倒或重复住院。

越来越多的相关证据支持如何最好地执行这些活动。在英国，国家卫生与临床优化研究所（National Institute of Health and Care Excellence，NICE）已经发布涵盖护理院的老年人口服营养支持指南，包括肠内营养（CG32）、药物管理、一般的或特别的专业治疗或者运动干预来促进心理健康、谵妄、痴呆、防止跌倒、预防保健获得性感染及临终护理[44]。有关口服健康的指导意见将于 2016 年出版[45]。其他相关指导，如营养评估和支持，可从专业资源来获得。

接近生命终点的体重减轻是一个常见且难以解决的挑战。诊断评估包括吞咽困难的评估是至关重要的。识别潜在可治疗的原因很重要，如口腔溃疡、牙齿缺陷或疼痛的食管，但也要认识到认知性吞咽困难的特点及其在痴呆后期的意义是重要的。这将促使人们重新审视卫生保健的目标，以避免在以快乐-导管喂养期间发生窒息，并且远离体重的维持或完全水合。家庭和护理提供者之间的讨论具有挑战性；在某种程度上，这是因为讨论的各方具有不同理解和认识。例如，对于外行人（或不具有护理提供资格的人）来说，液体摄入不足一定会造成痛苦，而这可以通过点滴液体来缓解。因此，信息及对文化和家庭价值观的敏感性是很必要的。

未来的展望

护理院部门及其提供的护理质量有可能在社会和卫生政策方面发挥更大的作用。在第二次世界大战后婴儿潮一代，居民和家庭的期望可能会越来越高。2012 年的《平等法案》（Equality Act）明确禁止基于年龄歧视的医疗保健，并强调这些明确的标准，不仅是关于获得服务的标准，而且也包括关于是否合适的标准。目前的模式在大多数地区将无法跨越这个障碍。从经济层面上考虑，即医疗服务的不足导致了医院的过度使用，这是在 NHS 中进行改进和集中调试的潜在推动力。

目前的英国模式本质上是初级护理型 GP，具有不同程度的专业支持。这种模式是相关专业团体的主要观点。这可能包括医疗主任的角色，在美国，这被认为促进了护理的一致性[47]，开发更精确定义的专家对其发展也给予一些支持[48]。

需要对护理模型及临床细节进行持续的研究。来自国际护理家庭临床研究人员的两阶段 Delphi 过程的关键发现提出了如下主题，见框 124-4[49]。

框 124-4 国际化疗养院研究重点共识

- 支持照顾认知障碍或痴呆的人和行为，改善痴呆的症状和心理管理
- 临终关怀
- 营养
- 用药
- 制定新的方法来把循证的做法纳入护理院的日常实践
- 研究创新的教育方法说明了为什么最好的实践是难以实现的

关键点

- 老年医学起源于长期照护机构。
- 尽管人口结构发生了变化，护理院在整个卫生和社会保健服务提供中的重要性并没有增加。
- 近几十年来，护理院常住人群的发病率和依赖性有所增加。
- 在英国，社会照护模式占主导地位，而不是健康照护模式。
- 质量的主要驱动因素是监管和检查，而不是专业标准。
- 在政策和规定方面，专家知识和技能的重要性被低估了。
- 近年来，越来越多的研究突出了主要的临床挑战和一些成功的方法。
- 对于英国的护理院居民的最佳健康照护模式尚无共识。
- 老年科医师和其他专家需要加入初级和社会照护，以提高英国医疗保健服务的质量。

（戚 萌 邹小方 译，王晓丽 校）

完整的参考文献列表，请扫二维码。

主要参考文献

7. British Geriatrics Society: Quest for quality—an inquiry into the quality of healthcare support for older people in care homes: a call for leadership, partnership and improvement, London, 2011, British Geriatrics Society.

8. Royal Commission on Long Term Care: With respect to old age: long-term care—rights and responsibilities, Rep. no. CM4192, London, 1999, Royal Commission on Long Term Care.

17. Department of Health: Protect and respect: The experience of older people and staff in care homes and hospitals. The PANICOA report, 2013. http://www.panicoa.org.uk. Accessed January 1, 2015.

18. Bradshaw SA, Playford ED, Riazi A: Living well in care homes: a systematic review of qualitative studies. Age Ageing 41:429–440, 2012.

20. Gordon AL, Franklin M, Bradshaw L, et al: Health status of UK care home residents: a cohort study. Age Ageing 43:97–103, 2014.

29. Kinley J, Hockley J, Stone L, et al: The provision of care for residents dying in U.K. nursing care homes. Age Ageing 43:375–379, 2014.

32. Donald IP, Gladman J, Conroy S, et al: Care home medicine in the UK—in from the cold. Age Ageing 37:618–620, 2008.

37. British Geriatrics Society: Commissioning for excellence in care homes, London, 2013, BGS. http://www.bgs.org.uk/index.php/commissioning2013-2. Accessed January 2, 2015.

38. Alldred DP, Raynor DK, Hughes C, et al: Interventions to optimise prescribing for older people in care homes. Cochrane Database Syst Rev (2):CD009095, 2013.

48. Katz PR, Karuza J, Intrator O, et al: Nursing home physician specialists: a response to the workforce crisis in long-term care. Ann Intern Med 150:411–413, 2009.

49. Morley JE, Caplan G, Cesari M, et al: International survey of nursing home research priorities. J Am Med Dir Assoc 15:309–312, 2014.

Joseph G. Ouslander

综　述

本章的目的是要给读者概述在美国公共机构的长期护理（long-term care，LTC）。重点放在辅助生活设施（assisted living facility，ALF）和护理院（nursing home，NH）上。在美国，NH 通常指护理设施和专业护理设施（skilled nursing facility，SNF）。对于 ALF，大部分州使用"辅助生活"这种术语，但有一些州使用"居家照护"或其他相似的术语。其他一些类型的 LTC 也存在，还有一些是照顾年轻患者的，但本章的重点是突出在 ALF 和 NH 中的老年人群的照护。

ALF 和 NH 为患有慢性病的人提供健康、社交、娱乐服务，这些人因为医疗、功能、心理和/或社会因素不选择住在自己的家中。大部分 ALF 和 NH 为了利润，业务和经营是彼此独立分开的。尽管如此，美国的大部分地方都带有独立的生活单位的园区，在附近有 ALF 或 NH，同时通常也提供一些家庭照护服务。在这些连续性照护的退休社区（continuing care retirement community，CCRC），人们提前支付一笔入住费（或者购买一个单元），就可以在这个园区内一直住到最后，并保证当他们需要时能够得到较高级别的照护。由于 CCRC 的社区性质和由之带来的普遍的高质量照护，这已经成为有负担能力的老年人逐渐增加的流行选择。

在美国，ALF 和 NH 有一些基本区别（表 125-1）。首先，ALF 通常更像基于社会模型的高级住房，而不是 NH 的卫生保健重点。尽管 ALF 是照顾相对较好的及功能受损的老年人，同时很多 ALF 还带有痴呆单元；在 NH 中的功能障碍级别通常更高，医疗敏感度也更高，在 NH 中有很多的患者可以在出院后立刻被接收（指急性期后续照护）。NH 也为医学复杂的和失能的青年人提供照护，大概占了 NH 总人数的 10%～15%。因此，在 ALF 中执业护士的可用性是高度变化的，而在 NH 里需要的这类人数很少。同样，在 ALF 不需要医生，或医生不需要频繁地出现，但在 NH 需要有一个医疗指导，同时那些入住 NH 的人要求获得需要这种照护级别的认证和一个初级保健医生记录。尽管一些 ALF 成立了诊所，并且医生和其他健康保健专家能够现场提供服务，但 ALF 的居民通常去医生的办公室进行初级保健。ALF 在现场药剂服务及诊断检测方面通常是受限的，而 NH 则

要求配有药剂咨询师，通常经现场或合同规定的药房使用备用药物，并且也准备好能提供各种各样的诊断检测（如血液化验、心电图、X 线及在某些情况下其他的成像程序）。ALF 通常比 NH 要小且在规模上变化不一，一个 NH 的平均床位容量接近 100 张，并且有些会更多些。在 ALF 中的监督照护的州和联邦法规通常要比在 NH 中的松一些。NH 需要遵守关于安全和临床照护的广泛的联邦法规。最终，如即将被讨论的一样，在 ALF 与 NH 环境下提供的照护是非常不同的。

表 125-1　辅助生活设施（ALF）和护理院（NH）的特征

特征	辅助生活设施	护理院
照护模式	带有支持服务的住宅区	护理、康复和医疗照护
居民	接近 95% 的居民 >65 岁，大多数人伴有工具性日常生活活动（ADL）障碍及一些伴有基本 ADL 障碍的人 许多 ALF 带有痴呆单元	85%～90% 的居民 >65 岁，几乎所有人都伴有基本 ADL 障碍 人口根据照护的特点和目标而不一（短期护理患者对长期护理患者；见图 125-1）
照护支付	几乎所有都是私人支付 在某些州，国家医疗保险会为穷人支付 ALF 照护。国家医疗保险会为急性疾病后暂时支付一段时间家庭照护	医疗保险会为满足特殊条件的急性期后的患者支付 100 天以内的熟练照护费用 医疗保险为美国近 2/3 的护理院支付费用 余下的需要私人支付
规模	大部分 <25 张床，大约 1/3 有 26～100 张床，只有 5%>100 张床	平均规模是 100 张床；1/3 大于 100 张床
所有权	大约 80% 是营利性的	大约 2/3 是营利性的
员工	主要工作人员是居住照护协调员及助手 执业护士可用性是多变的 其他临床工作人员通常不在现场	注册护士和执业护士的可用性是在特殊层面强制规定的 大部分实践护理是由认证的护理助理提供的 其他跨学科团队成员（如社会工作者、康复治疗师等）通常在现场
临床服务的可用性	现场诊断性检查和药剂服务很罕见	大部分，特别是在城市里有现场提供的诊断性检查和药剂服务
医疗保健	医生通常不在现场 不要求医疗主任	医生和健康护理师（NP、PA）通常每周会 >1 次出现 需要医疗主任
法规	联邦法规不像护理院那么严格；州法规也是根据情况而变化的	遵守以安全、环境和临床照护为重点的广泛联邦法规

尽管致力于以社区为基础的保持老年人生活在自己家中的长期护理计划在增加，在美国，LTC 需求仍持续增长。这种情况很大程度上是因为寿命延长，以及伴有相关功能缺陷的高龄老人增加，而子女的数量和地域上相邻程度下降（尤其是女儿，她们为功能受损的老年美国人提供了大部分支持，由于她们越来越多地加入到劳动力大军，因此限制了她们的照护能力），以及经济因素的原因。在过去的十年，尽管 NH 的数量保持不变或轻度的减少，ALF 的数量基本上是增长的，并且它们为很多功能受损的、本已经预见要被 NH 接收的老年人提供了照护。经济因素在决定公共机构的长期护理需求中也是很关键的，并且在带有很多准备好的、家庭社会支持的、实用性的、国家健康计划的国家中是非常不同的。因此，要想了解 LTC 在美国的作用，就必须了解 LTC 是如何被资助的。

长期照护的财政支持

老年美国人的医疗保健受以下 4 种方式之一资助：①私人健康保险；②国家医疗保险；③医疗补助；④现金支出。虽然许多保险公司销售长期护理保险，但私人保险在目前支付 LTC 方面仍然起到相对较小的作用。国家医疗保险是一个联邦管理的健康保险计划，它主要针对 65 岁或以上的人及少数严重医疗失能和/或有终末期肾病、需要肾替代治疗的年轻人。绝大多数的老年美国人通过他们或配偶在他们的工作年限期间的贡献，有资格获得基本的医疗保险覆盖范围。大多数老年美国人仍然错误地认为，医疗保险将为 LTC 买单。直到他们或亲属需要 LTC 服务时才发现不是这样。不到 10% 的国家医疗保险支出总额用于 LTC。国家医疗保险不持续支付日常生活活动（activities of daily living，ADL）能力援助的家庭支持，不支付 ALF 的护理费用。国家医疗保险将为住院后在家中或在 ALF 中不能离开的人支付有时间限制的专业技术服务（护理、康复治疗）费用。国家医疗保险也会在急性疾病（20 天完全覆盖，其后有大量共同付费）后，但只在某些情况下，为在 NH 中的患者支付长达 100 天的护理费用。为了符合国家医疗保险报销条件，NH 的入院必须在急性护理医院住院 3 天，并且患者必须持续进行专业护理和/或积极康复，并仔细记录潜在的状态和进展，以达到较低护理级别。这种所谓的 3 天规则是高度有争议的，并鼓励老年人住院，这样使他们可以获得急性期后照护的医疗保险福利。对于某些类型的管理护理程序，此规则是免除的（见后文）。

从外科手术、髋部骨折或具有良好康复潜力的脑卒中恢复的患者，具有不稳定医疗状况的患者（如需要静脉给药的患者）和患有多种慢性疾病在医院失能后出现新的功能障碍的患者就是在 NH 中有资格获得国家医疗保险以进行急性期后护理的患者的例子（表 125-2）。然而，平均覆盖期约为 25 天，因为患者已达到最大的

医疗和康复津贴，国家医疗保险将不再支付其护理费用。另外，患有痴呆和其他慢性功能障碍的患者被认为需要监护机构 LTC，并且不具有医疗保险的资格。

表 125-2　护理院（NH）短期住院患者的特点

- 熟练的护理观察和照顾心力衰竭、慢性阻塞性肺疾病、肾衰竭、糖尿病、脑卒中
- 物理、职业和/或语言治疗 5 次/周
- 急性和慢性疼痛管理
- 静脉输注或中心置管输注抗生素
- 每天注射药物或更多
- 脉搏血氧测定法监测需氧量
- 呼吸疗法治疗每天一次或更频繁
- 频繁的末梢血糖水平监测
- 压疮的伤口日常护理
- 肠内营养
- 必要的实验室监测
- 肾透析与监测
- 膀胱和肠道训练规范

因此，绝大多数（>60%）的资助公共机构 LTC 来自预算外的支出或医疗补助。医疗补助是一个国家为穷人制定的医疗福利计划，这类人需要有非常有限的收入和资产资值，并且福利在 50 个州有所不同。这创造了一个现象称为"把钱花光"，美国老年人必须花光他们的资产来支付公共机构和非公共机构 LTC，直到他们成为穷得足以有资格申请医疗补助，然后覆盖 LTC 成本。对于大多数 LTC 设施因为私人支付利率在 4000～10 000 美元/月（在某些情况下更高），对大多数进入公共机构 LTC 环境的老年美国人来说很快就可以把钱花光了。

在美国的许多地区，照护的定额管理系统的发展也大大影响 LTC。在全国范围内，1/3 的美国老年人选择医疗保险优先计划，这是一个由一家保险公司管理的定额项目。在这些照护的定额管理系统[以前称为健康维护组织（Health Maintenance Organization，HMO）]，保险公司每个月会收到医疗保险受益人的固定利率。在这个系统里省钱的主要方法之一是减少急性住院天数。结果，在这些健康计划里的患者在还患有亚急性疾病的时候，就迅速地从急性医院转出到 NH。此外，因为在大多数定额系统在 NH 急性期后照护的医疗保险报销上没有 3 天急性期住院的要求，一些急性疾病的患者可能完全绕过急性住院。例如，在医疗保险优惠项目中的患者有深静脉血栓形成或轻度肺炎或蜂窝组织炎需要静脉注射抗生素的可能会直接住进 NH，而没有急性住院。这些经济激励措施推动了在 NH 高水平熟练照护的增长，也导致了在这个环境中对更多训练有素的护士和医生的需要没有得到满足。

辅助生活设施

ALF 是美国 LTC 连续体中的一个不断增长的实

体。在 2011～2012 年，有超过 700 000 的居民住在超过 22 000 个的 ALF 和类似的住宅场所中。几乎 80% 的 ALF 由营利性企业拥有和经营。大多数 ALF 具有 25 张床或更小的容量，约 1/3 具有 26～100 张床，约 5% 具有 100 张以上的床。ALF 是住宅单位，可以为居民提供额外的服务，包括准备膳食、洗衣、家政、失禁护理和药物管理。绝大多数 ALF 居民需要几个辅助性 ADL 的帮助和至少一个基本的 ADL。一般来说，居民需要的援助越多，每月付款越高。需要专业护理、强化康复和/或具有复杂多发性与功能障碍的老年人通常需要安置在 NH 中。然而，许多 ALF 已理性采用就地养老，这导致一些严重缺陷的个体继续生活在 ALF 中。也有些人还被安置在痴呆护理单元。这反过来又引起了对安全问题和护理质量的关注。在 ALF 场所中可能无法最佳地识别、评估和管理可预防与可治疗的病症[1-3]。

　　大多数 ALF 由全职护理协调员和多名护理助理管理。ALF 可以配有在白天时间存在的一个或多个职业护士，或者在紧急情况下随时待命的护士。因为 ALF 没有获得国家医疗保险资金，所以它们不在联邦法律的权限和管理范围内，并且在不同程度上逐州监管。绝大多数 ALF 没有医生或所谓健康护理师[如护师（nurse practitioner，NP）、医生助理（physician's assistant，PA）]的现场医疗监督。医疗护理由居民的初级保健医生提供，并且通常必须安排往返医生办公室的交通。

　　虽然 ALF 成本平均大大低于 NH 护理，但是这种成本对于许多中低收入的老年人来说仍然是难以承受的。国家医疗保险不支付在 ALF 的护理，除非居民因为急性疾病后的一个专业护理的事件而享有国家医疗保险资格。在这种情况下，家庭卫生机构可以进入 ALF，并提供临时护理和康复治疗。医疗补助仅为基本有限的、并只在某些州支付 ALF 护理。因此，ALF 护理是选择在这种环境中生活的老年人的个人自费花销。

护理院

　　在美国，NH 病床比急症医院病床多得多。有 6000～7000 家急症医院，总共约有 100 万张病床，有接近 16 000 个 NH，超过 150 万张病床。一个 NH 的平均大小接近 100 张床，约 1/3 大于 100 张床。2/3 是为了营利而运作的，其中很大一部分是由拥有多个或连锁 NH 的组织经营的。联邦和州政府还经营一些 NH，包括在退伍军人管理系统中的超过 120 家为有资格获得 LTC 安置的美国武装部队的退伍军人服务的 NH。

　　由于卫生和社会服务的资金来源，以及联邦和州政府对 NH 实施的广泛规定，这些设施往往遵循医疗而不是社会模式。因此，大多数美国 LTC 设施看起来像并且以类似于小型急救医院的方式管理，其中可以获得专业

护理、医疗和其他服务，而不仅仅只是住宅而已。越来越多的关于美国 NH 文化变革运动已经倡导更加温馨的环境和更加以人为本的护理[4]。

　　NH 医疗护理的监管由医疗主任负责。这个联邦授权的职位允许医疗主任把控政策输入和程序开发。当一个居民记录在案的初级保健医师不能到达时，医疗主任还需要提供或安排急诊医疗保险。

　　在任何一个时间，65 岁及以上的美国人口中约 5% 或 160 万人处于 NH。然而，这是一个误导性统计，有几个原因。第一，NH 的使用率随着年龄和性别的不同而变化很大。在 65～74 岁，少于 3% 的人在 NH；在 85 岁及以上的人群中，大约 15% 的男性和 25% 的女性在 NH，在这个年龄组中接近 50% 死于那里或从 NH 出院后不久死于急性医院。第二，NH 居民的部分人群居住在 NH 只有很短的时间。因此，进入 NH 的终生风险被上述流行病数据低估。目前估计，1990 年 65 岁的美国人有 43% 的机会在 LTC 设施中度过一段时间；女性（≈50%）比男性（≈33%）的机会更大。第三，对于在 NH 中的每个老年美国成年人，有 2 个或 3 个具有类似的临床和功能状态居住在家里或 ALF 中。决定老年美国成年人是否进入 NH 的主要因素包括他们的医疗和功能状态的可用性，以及家人、朋友和其他非机构、社区、长期护理服务与财政资源的可用性。

护理院工作人员

　　在美国 NH 的主要工作人员是负责该设施的日常操作的管理者和监督大部分设施员工的护理主任。虽然有联邦人员配备标准，但大多数国民医疗机构的注册和执业护士相对较少；员工人数比例平均为每 50 张床一个注册护士和每 25～30 张床一个执业实习护士。美国 NH 的 90% 以上的手动护理由认证的护理助理（certified nursing assistant，CNA）提供，他们一般受教育程度低，可能不会说英语（特别是在某些地区），并且工资低。这种人员配置率使得对从医院出院的越来越复杂和亚急性患者的护理非常具有挑战性。此外，在许多设施中，CHA 流动率超过 50%/年，并且在一些 NH 中，执业护士和 NH 领导的流动率也相对较高。这使得工作人员教育和持续实施的临床护理计划非常难以完成。此外，高的流动率使得以人为中心的护理具有挑战性，并且还导致不能识别居民状况的变化，导致潜在可防疾病的进展和住院。

　　跨学科团队对 NH 的高质量护理至关重要。团队的大多数成员是联邦法规要求的。然而，在一些 NH，跨学科团队的成员，包括康复治疗师、社会工作者、活动治疗师、药剂师、神职人员和营养师，是兼职和/或合同工作，而不是 NH 的雇员。辅助服务，如实验室、X 线和其他成像研究，牙科和足科由外部承包商提供。在美国城市地区，这些专业人员和服务一般都很容易

获得。

护理院居民

NH 居民一般主要表现为移动性和痴呆受损的老年妇女。事实是近 75% 的 NH 居民是 75 岁及以上的女性，超过 50% 是不能走动的，需要帮助转移，超过 50% 是尿失禁和一定程度的痴呆，这种类型的表征掩盖了 NH 人口的异质性。NH 居民也可以基于他们的住院时间概括的分类：短期护理患者（如＜100 天）对长期住院者。短期护理患者可以细分为两组——急性疾病（如髋部骨折、脑卒中）后进入 NH 进行短期康复的患者，以及那些在医学上不稳定或终末期患者，他们很快被送进急性医院，或最终死于 NH。表 125-2 列出了短期护理患者和医疗保险将为急性后期护理支付的条件类型。由于患者

正从急性医院迅速出院，因此短期居留的 NH 居民的比例正在增加，并且如前所述，一些严重患病的患者在医疗服务系统中直接进入 NH，以避免昂贵的急性住院费用。短期护理患者在任何一个时间占 NH 居民的比例为 15%～20%，但可能因为他们的快速更新而超过长期护理患者。长期护理患者可以细分为三组：①主要具有认知障碍的人群（如患有阿尔茨海默病或相关痴呆的非住院流浪者）；②具有身体功能主要障碍的那些人群（如患有严重关节炎或终末期心脏或肺疾病的居民）；③有认知和身体障碍的人。图 125-1 示出了 NH 群的这种亚组[5]。显然，当急性疾病干预、慢性疾病发展或恶化，或认知或身体功能下降时，居民可能从一个亚组移动到另一亚组。

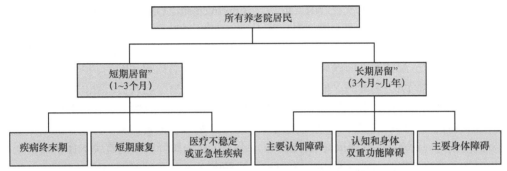

图 125-1　护理院中的不同居民类型。（引自 Kane RA, Ouslander JG, Abrass IB, Resnick B. 2013. Essentials of clinical geriatrics. 7th ed. New York: McGraw-Hill）

以这种方式对 NH 居民进行概念化对于护理的目标、护理质量和 NH 环境的结构具有重要的意义。照顾以前健康但由于髋部骨折接受康复的患者的目标显然非常不同于照顾具有晚期痴呆和相关行为障碍的居民的目标，或关心患有终末恶性肿瘤的人的目标。同样，从质量角度来看，与 NH 居民的一个亚组相关的护理过程和结果可能不适合另一个亚组或与之无关。许多 NH 通过创建专门单位在地理上区分不同亚组的居民。当可行时，这种方法提供了许多潜在的优点——物理环境可以改变某些类型的居民（如那些有出走风险的人），可以训练工作人员并且开发管理特定类型的护理的专业知识（如姑息治疗或临终关怀护理、康复护理），并且当居民与他们能相处的人在一起时，居民通常更舒适。后者对于认知完整的患者尤其如此，由于持续的相互作用，特别是在进餐时，患有痴呆和相关行为障碍的居民通常非常痛苦。在典型的 100～120 张床的 NH 中，10～30 张床由需要短期照护、技术娴熟护理，以及急病后期患者占据，其余的由长期护理患者占据。许多 NH 试图最大化短暂居留的人数，因为医院后护理的医疗保险费用相对较高。这样的 NH 具有比其他 NH 更高的医疗敏锐度水平，并且需要更多训练有素的熟练护士和医生提供安全、高质量的护理。

护理院的医疗照护

美国 NH 的医疗目标见表 125-3。虽然这些目标适当地集中在几个非医疗方面的护理，NH 居民医疗条件增加的敏锐度和这些条件对功能和生活质量的影响，要求训练有素的医生整体参与 NH 护理。美国医学总监协会 [American Medical Directors Association，AMDA；急病后期和长期照护医学学会（Society for Post-Acute and Long-Term Care Medicine）]已经开发了许多 NH 的医疗护理临床实践指南、标准和能力要求[6]。

表 125-3　护理院的医疗照护目标

- 为慢性疾病患者和依赖的人提供安全和支持的环境。
- 恢复并保持尽可能最高水平的功能独立性。
- 保持个人尊严。
- 最大限度地提高生活质量、感知健康和生活满意度。
- 为终末期患者及其亲人提供舒适和尊严。
- 尽可能稳定和延迟慢性疾病的进展。
- 预防急性医疗和医源性疾病，并在发生时迅速识别和治疗。
- 为后急性后期患者提供面向康复的跨学科护理。
- 预防医源性疾病和不良事件。

每个 NH 居民都需要有初级保健医生。通常，个人惯常的初级保健医生不在 NH 提供照护，并且在这种情

况下，新接纳的居民被指定一个初级医生。这个角色通常由医疗主任完成，特别是在美国的农村地区。绝大多数的 NH 都太小，没有全职医务人员，甚至是全职医疗主任，虽然一小部分的大型设施都有。大多数设施有一个松散组织的医务人员，由医疗主任监督，他们为 NH 工作，并按小时、月或年获取报酬。因为大多数 NH 都是为了营利而经营的以及拥有公开的医务人员，一个设施可能涉及许多的初级保健医生。这种情况使得护理人员与医务人员难以进行有效的沟通和默契，并使医疗主任更难以监测医疗的政策、程序和标准。

主治医生的作用是在入院时进行全面的医疗评估，定期重新评估居民的病情进展，并评估在情况发生时的急性变化。一般来说，居民必须在入院后 72 小时内由医生看诊，前 90 天每 30 天检查一次，然后每 60 天检查一次。因此，医生通常每月只有一次或两次在 NH，取决于他们在一个给定的 NH 照护的居民数量。在 NH，医生的缺乏导致了许多不必要的电话和过度使用医院急诊部门来评估病情的急性变化。解决这个问题的一个成功的方法是健康护理师（NP 和 PA）的参与。他们接受基本的患者护理评估技术培训，一般在医生的监督下使用标准协议管理急性病症。他们可以由医生或医生组雇用，并在设施中花费大量的时间。国家医疗保险向 NP 和 PA 支付医师对此类照护的允许费用的 85%～90%。一些研究表明，医生-NP 团队提供了高质量的护理，并减少了医院转移的数量[7,8]。

照护的质量

虽然许多美国 LTC 设施提供极好的护理，但在这种情况下的整体护理质量必须改善，特别是考虑到未来几十年 LTC 的巨大需求和成本。一项来自美国监察总署办公室（Office of the Inspector General，OIG）的研究中，接受全国 NH 样本的 650 例患者中有 22% 在入院 35 天内发生不良事件，其中 50% 造成了伤害[9]。专家临床医生对这些事件的回顾表明，59% 是可预防的。最常见的不良事件是与药物相关（如精神状态改变、出血、跌倒、便秘）、感染、跌倒、脱水和护理遗漏。这些不良事件的年度成本估计接近 30 亿美元。

至少需要 4 种方法来改善美国的公共机构 LTC：①LTC 资助方式的变化；②改进法规与调查和认证过程；③使用临床实践工具的教育和培训；④研究。患者保护和《负担得起的医疗法案》（Affordable Care Act，ACA；通常称为奥巴马医改）该系统从激励更多的基础护理服务收费系统，向激励更高的护理质量系统转移，并协调急性护理医院和 LTC 之间的护理。这些变化旨在减少不必要地使用在 LTC 人群中具有更高风险并缺乏获益证据的诊断和治疗干预。主要重点是减少不必要的住院和相关的医院获得的条件与成本的发生率。国家医疗保险和医疗补助服务中心（Centers for Medicare & Medicaid Services CMS）资助了许多示范项目，以开发和测试满足这些目标的新型创新护理模式[10]。

从监管的角度来看，已制定了来自联邦政府授权的居民评估最低数据集（minimum data set，MDS）的质量指标[11]，并用于在 CMS 网站上公开公布这些措施的实施率，以及部分来源于这些质量指标的五星级评级。尽管 MDS（版本 3.011）有所改进，但质量指标和五星评级系统仍然不完美，需要大幅改进。虽然 NH 在美国受到高度监管，并且必须遵守广泛的联邦法规，但是评估遵守这些法规的调查和认证过程仍然具有挑战性。改进评估员用于评估依从性的解释性指导可能会对调查的质量和护理质量产生影响。ACA 还要求 NH 具有质量保证和绩效改进系统（Quality Assurance and Performance Improvement，QAPI）。CMS 已经为 NH 开发了用于满足这一要求的工具和资源[12]。但是，除了财务变化和法规，还需要改善美国 LTC 机构的护理。老年医学、老年学和 LTC 的教育必须增加以医生、护士和所有其他关心 LTC 居民的医疗保健专业人员。AMDA 的临床实践指南、其他临床实践工具、继续教育计划和医疗主任的认证过程在这方面做出了重要贡献，其他专业组织也是如此。最近公布了面向国际大众的有关 NH 护理的全面课程和相关资源[13]。

虽然在 LTC 设置中的研究是具有挑战性的[14]，但是仍迫切需要增加 NH 和 ALF 的研究，并且需要广泛的研究[15]。基础研究将有助于确定导致入住公共机构 LTC 的原因、治疗和预防，如阿尔茨海默病、脑卒中和骨质疏松。临床试验还可以帮助确定用于管理 LTC 居民中常见病症的最有效策略，如跌倒、失禁、抑郁和与痴呆相关的行为障碍。还需要更多的研究来解决生活质量和道德问题，这在公共机构 LTC 人群中非常重要。健康服务和质量改进研究将有助于确定定义、衡量和提高照护质量的方法，并确定管理有关长期护理许多方面的最具成本效益的战略。护理机构之间的护理过渡（如医院入院和出院到 NH 或家，入住 NH 和出 NH 回家）已经发展成为这类研究的主要焦点，考核住院的性质、发病率和预防可能是不必要的[16-20]。这样的研究将改善护理，减少从医院获得性的发病率，并节省数十亿美元，这些钱可以再投资到高质量的护理计划中。只有通过这种多方面的研究，我们才能更多地了解如何照顾数百万将在美国 LTC 设施中度过一段时间的人。此外，研究可以帮助确定改善护理质量的方法，这可以降低在过去 10 年中对 LTC 设施提起诉讼的风险。

关键点
- 在美国的公共机构长期护理（LTC）主要在辅助生活设施（ALF）、其他居住护理设施和护理院（NH）

中提供，也称为护理设施或专业护理设施。

- 在护理模式、规模、常住人口、报销、临床工作人员的可用性、医疗和辅助服务及如何调节设置方面，ALF 和 NH 之间存在显著差异。

- ALF 提供的是一个带有支持服务、有限的现场护理人员、临床服务和医生可用性的居住环境。

- NH 照顾不同种类的患者，包括短期居留（如 <100 天）和长期居留，并且需要一定的护理专业水平和医疗主任。

- 大多数 ALF 照护是自费支付的，而大多数 NH 照护由国家医疗保险为那些真正的穷人支付。但只在特定情况下，医疗保险为 NH 中的急性后期照护支付。

- ALF 法规根据不同的州而有所不同，而 NH 则需要遵守关于安全、环境和临床照护的一系列联邦法规。

- 不良事件在进入 NH 的第一个月内是常见的，并且大多数是可预防的。美国公共机构 LTC 的质量需要多层面的方法来改善。

（白 雪 刘宇翔 译）

参 考 文 献

1. AGS Health Care Systems Committee: Assisted living facilities: American Geriatrics Society position paper. J Am Geriatr Soc 53:536–537, 2005.
2. Rosenblatt A, Samus QM, Steele CD, et al: The Maryland Assisted Living Study: prevalence, recognition, and treatment of dementia and other psychiatric disorders in the assisted living population of central Maryland. J Am Geriatr Soc 52:1618–1625, 2004.
3. Young HM, Gray SL, McCormick WC, et al: Types, prevalence, and potential clinical significance of medication administration errors in assisted living. J Am Geriatr Soc 56:1199–1205, 2008.
4. Advancing Excellence Long-Term Care Collaborative: Advancing excellence in America's nursing homes campaign. https://www.nhqualitycampaign.org. Accessed October 16, 2014.
5. Kane RA, Ouslander JG, Abrass IB, et al: Essentials of clinical geriatrics, ed 7, New York, 2013, McGraw-Hill.
6. AMDA Foundation: Clinical practice guidelines in the long-term care setting. http://www.amda.com/tools/guidelines.cfm. Accessed October 16, 2014.
7. Rueben D, Buchanan J, Farley D, et al: Primary care of long-stay nursing home residents: a comparison of 3 HMO programs with fee-for-service care. J Am Geriatr Soc 47:131–138, 1999.
8. Konetzka RT, Spector W, Limcangco MR: Reducing hospitalizations from LTC settings. Med Care Res Rev 65:40–66, 2008.
9. Office of Inspector General, Department of Health and Human Services: Adverse events in skilled nursing facilities: national incidence among Medicare beneficiaries. http://oig.hhs.gov/oei/reports/oei-06-11-00370.pdf. Accessed October 16, 2014.
10. Centers for Medicare & Medicaid Services: The CMS Innovation Center. http://innovation.cms.gov. Accessed October 16, 2014.
11. Saliba D, Jones M, Streim J, et al: Overview of significant changes in the minimum data set for nursing homes. J Am Med Dir Assoc 13:595–601, 2012.
12. Centers for Medicare & Medicaid Services: Quality assurance and performance improvement. http://www.cms.gov/Medicare/Provider-Enrollment-and-Certification/QAPI/nhqapi.html. Accessed October 16, 2014.
13. Morley J, Tolson D, Ouslander J, et al: Nursing home care: a core curriculum for the International Association for Gerontology and Geriatrics, New York, 2013, McGraw Hill.
14. Ouslander JG, Schnelle JF: Research in nursing homes: practical aspects. J Am Geriatr Soc 41:182–187, 1993.
15. Morley JE, Caplan G, Cesari M, et al: International survey of nursing home research priorities. J Am Med Dir Assoc 15:309–312, 2014.
16. Ouslander JG, Lamb G, Perloe M, et al: Potentially avoidable hospitalizations of nursing home residents: frequency, causes, and costs. J Am Geriatr Soc 58:627–635, 2010.
17. Walsh EG, Wiener JM, Haber S, et al: Potentially avoidable hospitalizations of dually eligible Medicare/Medicaid beneficiaries from nursing facility and home and community-based services waiver programs. J Am Geriatr Soc 60:821–829, 2012.
18. Ouslander JG, Maslow K: Geriatrics and the triple aim: defining preventable hospitalizations in the long-term care population. J Am Geriatr Soc 60:2313–2318, 2012.
19. Ouslander JG, Lamb G, Tappen R, et al: Interventions to reduce hospitalizations from nursing homes: evaluation of the INTERACT II collaborative quality improvement project. J Am Geriatr Soc 59:745–753, 2011.
20. Berkowitz RE, Fang Z, Helfand BK, et al: Project ReEngineering Discharge (RED) lowers hospital readmissions of patients discharged from a skilled nursing facility. J Am Med Dir Assoc 14:736–740, 2013.

第 126 章 老年医学教育

Adam L. Gordon，Ruth E. Hubbard

21 世纪第 2 个 10 年已经过半，老年医学正处于一个关键的十字路口，存在一个"知-行"的鸿沟。尽管我们了解老龄化的人群，也知道应该如何为他们提供以循证为基础的保健照护来达到最好的结果，大多数卫生和社会保健实体也正在努力着去这么做。在北美洲[1,2]和澳大利亚[3]的招聘危机困扰着老年医学，而在欧洲各国，老年病医生的数量也存在显著差异[4]。在发达国家之外，通常没有老年医学这个专业[5]。国际上，照顾老年人所需要的专业护理技能还没有被充分认同，这对老年患者服务行业专业人才的招聘和发展产生一定的影响[6]。尽管医学生越来越多地认同老年医学所带来的情感和才智上的回报，但是他们仍然承认，选择老年医学作为自己的事业仍受经济和社会地位的限制[7]。

通过对英国[8]、美国[9]、澳大利亚[10]及其他国家的医学训练进行综合评价发现，对衰弱和失能的识别与管理是对内科医学有效培训必不可少的一部分。然而随着一些国家开始实行专科体系，一些矛盾开始显现。在卫生经济学方面，一些强势专业承担着多学科诊疗的历史重任，如内科学和普通内科实习。在另外一些国家，如美国的医院制度[11]和英国的急救医学[12]，随着亚专科化的发展，以器官为核心的专科医生越来越多地从内科实习中分离出来，一些新兴专业发展起来以填补专科留下的空白。最好的情况是，这些传统的基础专科或者新的专科能够认可那些照顾老年人所必需的知识和技能，特别是老年综合评估（comprehensive geriatric assessment，CGA）技术，并且要努力提升这些专业技能。最坏的情况是，他们并不认可 CGA 的重要性，或者并不认同进行 CGA 所需要的一整套技能，却对衰弱老人的照护进行干预和道德施压（所谓的"我们现在都是老年医师"[13]）。

更大的矛盾来自于以医院（住院部）为基础的医疗环境，单一器官或单一系统的医生变得越来越亚专科化；这导致了两种相反的观点。第一种观点是，这样能够确保所有的老年患者都能找到适当的亚专科医生团队[14]，以满足那些患有多种疾病的老年人的需求；第二种观点认为，单一器官的亚专科医生必须从非选择性医疗服务中退出，以便保持亚专科技能，因为连续的工作与有效的决策所付出的时间是不成比例的，这些普遍性的医疗问题应由住院医生、急诊医生、普通内科医生和老年专科医生负责[15]。

当然，在不同的国家这两种观点呈现各不相同，这取决于历史上的传统医疗模式基础，卫生保健资助的模式，医生、政策制定者及普通大众的心理理念。然而，尽管不同国家的政策和服务内容不同，但是医生和其他卫生保健专业人员要提供优质服务的这一准则都是一样的。也就是说，对老年保健中所需要的核心知识、技能、态度及能力的有效教育是一面旗帜，在此基础上全世界的老年医学专家才能有效地团结起来以提高公认的诊治标准。

本章主要分为 4 个方面总结了老年人卫生保健教育中的关键领域的最新进展：①医生应该了解什么；②医生教育方面的创新；③多学科和跨专业教育的重要性；④有效教育干预的促进和阻碍因素。

关于衰老，医生应该了解什么

所有的医生都应该了解衰老。在卫生和社会保健对象中，老年人占的比例最大。在英国，2/3 的急诊住院患者为大于 65 岁的老年人[16]，最高的内科诊察率是 85～89 岁的老人[17]。在美国 65 岁以上老年人占成人眼科门诊工作量的 56%、心脏科门诊的 54% 及泌尿科的 46%[18]。妇产科住院医教育理事会（Council on Resident Education in Obstetrics and Gynecology）预测，到 2030 年，产科和妇科医生诊疗的 1/5 妇女为 65 岁及以上[19]。择期手术患者的年龄和共病的种类在逐渐增加[20]。按照以上的统计数据，为老年人提供有效的保健服务和资源的意义在于，即使极少数医生在他们的临床实践中不与老年人打交道，如儿科医生，他们仍需充分了解这方面的核心问题，在更广泛的医学领域中为自己的学科争得一席之地。

显然，儿科医生所需要的知识水平与那些把高龄患者当作日常工作一部分的内科医师并不同。内科医师需要为高龄患者安全提供基础照护的能力，并能够确定需要更专业干预的时机。与此同时，老年医学专科医师需要有衰弱识别和管理能力、协调和简化老年综合评估能力及处理晚年生活状况的能力（如跌倒、晕厥、骨折、脑卒中、运动障碍、失禁、认知障碍及临终关怀），进而与非专科同行互相协助和支持。这样就形成了图 126-1 中所示的三级能力模型。

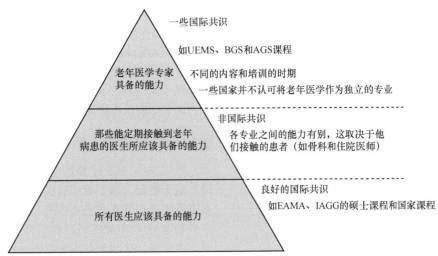

图 126-1 老年人照护的"三层"能力模型。AGS. 美国老年医学会；BGS. 英国老年医学会；EAMA. 欧洲老年医学研究院；
IAGG. 国际老年学和老年医学协会；UEMS. 欧洲医学专家联盟。

所有医生应具备的能力

在关于应该教什么的问题上，国际共识在本科生的层面上是最为成熟的——即所有医生需要具备的能力——许多国际课程已经发布[21]。2008 年，国际老年学和老年医学协会（International Association of Geriatrics and Gerontology，IAGG）与代表 65 个国家的 73 个成员组织协商，共同制定了关于老年医学教育最低要求的 15 条指导方针。这些指导方针在刊物或者网上都已经找不到了。然而，一些国家级专科医师协会指定一些英语语言的课程，这些组织及课程的链接列于表 126-1。

表 126-1 老年医学的英语本科课程

组织	课程链接
美国医学院协会	http://www.pogoe.org/Minimum_Geriatric_Competencies
澳大利亚和新西兰老年医学会	http://www.anzsgm.org/documents/PositionStatementNo4-Revision.pdf
英国老年医学会	http://www.bgs.org.uk/index.php/medicalstudentstop/959-undergraduatecurriculum8
加拿大老年医学会	http://www.canadiangeriatrics.ca/default/assets/File/CGS_Competencies.pdf
欧洲医学专家联盟	http://ageing.oxfordjournals.org/content/43/5/695

在美国，一些老年医学教育者运用多阶互动的方式使基础水平培训的医生掌握一系列老年医学的核心能力，被称为"保证老年人安全"能力[22]。从美国老年医学课程的文献综述开始，他们确定出 52 项非互斥的老年医学的能力领域。他们利用 4 个阶段的迭代过程：要求老年医学专家及相关管理者按照重要性的顺序给不同的领域打分，选择排名靠前的八项；用指导小组写出的核心能力去匹配所选的领域；通过采用电子调查的形式减少列表上的内容；最终在全国相关管理者大会上选出 26 项核心能力。

在英国，确定老年医学英语语言课程的文献综述在一个共识会议上被提出，这个会议涉及国家老年医学协会、生物老年学、社会老年学及一项关于老年病技术人员的合作项目[23]。它确定了老年医学的核心课程，并且将其核心内容记录在英国关于本科医学培训一般准则的《明日的医生》（Tomorrow's Doctors）中。课程的详细规划成为英国老年医学会（British Geriatrics Society，BGS）指定的本科教学推荐课程[24]。

欧洲医学专家联盟在 2013 年将 BGS 课程作为改良的德尔斐共识程序的基础。来自 29 个国家的 49 名专家一共进行了 3 个德尔斐回合，在第三轮之后达成了一致协议。最终的课程依据要达到的 10 个目标学习成果进行了详细的归类[25]。

由于改革的本质，英国和欧盟的课程彼此相近，且与澳大利亚和美国专科协会先前发表的指南都很相似。与美国较新的 26 项能力及加拿大课程相比，他们的这项工作还没有开始进行。也许国际共识的基础是把欧盟和美国的建议进行比较，然后确定出核心的首要主题。

所有老年医学专科医师应具备的能力

制定老年医学专科医师所需要的核心能力的共识受到很多的限制，一些国家提供免费的住院医生后的培训课程，英语语言的课程见表 126-2 所提供的链接。

表 126-2 老年医学住院医师的英语培训课程

组织	课程链接
美国老年医学会和老年学术计划指导协会	http://onlinelibrary.wiley.com/doi/10.1111/jgs.12821/full
皇家医师培训委员会联合英国老年医学会	http://www.jrcptb.org.uk/specialties/geriatric-medicine
澳大利亚皇家医师学院	https://www.racp.edu.au/page/specialty/geriatrics
加拿大皇家内科和外科医学院	http://www.royalcollege.ca

最近发表的一篇关于欧洲 16 个国家[26]的老年医学研究生培养综述表明，培养计划在时间上的差别很大，

从 1.5 至 7 年不等，并且在一些发达卫生经济体系中，老年医学仍不被认可（表 126-3）。考虑到成员国之间相当大的差异，欧洲医学专家联盟（European Union of Medical Specialist，UEMS）-老年医学分会对于专科医师的培训设立了一致的目标，但是他们把这看作是"巨大的挑战"。

表 126-3　16 个欧洲国家老年医学专业培训特点

国家	老年医学培训时间（年）	老年医学培训中的临床轮转（±）				
		内科	老年病科	老年精神病科	神经科	社区老年科
比利时	6	+	+	−	−	−
丹麦	5	+	+	−	−	−
芬兰	5	+	+	+	+	+
意大利	5	+	+	+	+	+
荷兰	5	+	+	+	+	−
西班牙	4	+	+	+	+	+
瑞典	5	+	+	+	+	+
英国	7	+	+	+	−	+
澳大利亚	3	−	+	+	+	+
法国	3	−	+	−	−	−
德国	1.5	+	+	+	−	−
挪威	2	−	+	−	−	−
瑞士	3	−	+	+	−	−
土耳其	3	−	+	+	+	+
希腊	专业未获认可					
葡萄牙	专业未获认可					

改编自 Reiter R, Diraoui S, Van Den Noorgate N, Cruz-Jentoft AJ. 2014. How to become a geriatrician in different European countries. Eur Geriatr Med, 5: 347-351.

20 世纪 90 年代，欧洲老年医学研究院（European Academy for Medicine of Aging，EAMA）[27]在来自瑞士、德国、新西兰及英国的教授的支持下建立。自那时起就开始规律教授课程，2011～2014 年的 5 期大师班授课都是 IAGG 组织，在亚洲召开，目前也在进行国际培训

计划[28]。但是这些的关键在于选出老年医学的国际领导人、研究者和教师，而不仅只是配备大量有专业技能的医生，实质上却是在各自领域内发展。显然机会主要在于本科教学实践，特别是对于共识在实践中的应用。尽管不可能千篇一律，但是大部分患者在多数情况下的需求还是类似的，老年病医生提供的服务也不可能差异太大。

医生接待衰弱老人所需要的能力

图 126-1 中金字塔的中间层是不确定性最大的区域。毫无疑问，除了老年病医生以外，专科医生也需要具有管理衰弱老人的主要技能。这已经在英国爱尔兰皇家外科学院[29]和美国妇产科医师学会[19]的声明中被认可。很明显，这些专业所需要的技能有的是重叠的，但也会有相互矛盾的地方。让这些不断的需求互相衔接好的一个方法是"螺栓紧固模式"，即在老年医学专家的投入和支持下，让非专业人员依据自己的兴趣掌握老年病方面的核心知识，进而对该学科进行探索，以满足自己的个人需求。老年医学体制的总住院医师强化培训（Chief Resident Immersion Training，CRIT）就是采用这种方法的重要例证[30]，是由美国的老年学术计划主任协会（Association of Directors of Geriatric Academic Programs，ADGAP）制定的并且由英国伦敦皇家内科医师学院给予颁发老年医学证书。这个计划采取自愿原则，然而为了发展一个有明确目的的医学专业，应鼓励发展围绕衰老和衰弱的个人特长课程。考虑到丰富的知识基础能够尽可能减少"不了解及不了解，即对主要专业不了解，对老年医学专业也不了解"的风险（图 126-2），该项目就需要有老年医学专家的参与。这个项目如何运行的例子来自于美国为内科学、家庭医学及急诊住院医师开发共识-基础能力的开拓性工作[31,32]。

如何在教授医生知识方面进行创新

随着不断增加的一系列新的教育干预措施，尤其是那些聚焦技术进步的措施，常常给我们一种启示。即由

图 126-2　与"中间组带"专业合作的约哈里之窗。CGA. 老年综合评估。

于它们的创新而去应用这些新措施。教育的创新需要用在确实能够加强老年医学教学的方面。专业教学方面的文献建议教育工作者进行教育创新的原因有 3 个：解放老师的时间，确保学习经验的可重复性，或者帮助那些将来从事老年医疗保健的医学生发展他们的技能和态度。

解放教师的时间

老年诊疗实践的一些领域需要考虑一些挑战性的概念，这需要详细的思考和讨论。如心理能力、临终关怀、老人虐待、年龄歧视。这当中的一些情况能够为医学生和医生提供更多提高能力的机会，获得更多的学习成果，这些成果也可以用在其他方面[33]。例如，在心理能力背景下对医学原则性进行思考，使原本枯燥和深奥的概念形象化和生动化。教这样复杂的课程是需要方法的，如善于推论、辩证思维和深度学习——尤其是小组学习、依据教程，同时带着问题授课[34]。这需要占用时间并鼓励那些充满医学实例和细节的课程。小组教学能够使得资源需求增加，把 70 名学生的传统说教式讲课分成 7 个小组，需要的教师数量为现在的 10 倍，同时需要额外的 6 个教室。对原来能够进行大规模讲座式授课的方式，现在用来 7 组进行小组教学，这些传统授课方式所教的信息被另外一种教学模式所传授，后者至少应该和传统方法一样有效。

利用多媒体教学，即"电子教学"的方式越来越流行，它脱离了传统的演讲形式的讲课模式，可以使学生在自己的时间和地方进行学习[35]，为了利用这样的机会，美国建立了老年教育网络联盟（Consortium of E-Learning in Geriatrics Instruction，CELGI）[36]，老年学术计划主任协会（Association of Directors of Geriatric Academic Programs，ADGAP）开发了一个在线免费学习老年医学资源的门户网站及在线老年医学教育门户（Portal of Online Geriatrics education，POGOe），那里可提供有据可依的教学资源和课程[37]。

电子教学的主要缺点可能是导致学习者孤立，一些课程采用互动讨论板或混合式学习方法（电子教学与传统教学结合）来弥补这方面的不足。一项英国的研究认为[38]，与传统的教学方式相比，传统的病房和说教式教学结合，辅以电脑的混合式教学模式，能够明显提高老年医学的考试成绩。尽管最开始的时候计算机辅助学习的装配和设置需要一些时间，但是从长远角度来看，它可以解放老师的时间。随着可以在网上免费获得部分开放的学习资源[39]，计算机辅助学习法逐渐发展，现在 4 个英国医学院已经开始应用。

确保学生经验的可重复性

一些老年综合征通过它们的定义能看出来持续时间是很短暂的，谵妄就是一个典型的例子。其他的，如痴呆的行为症状，如果被用来进行形象化教学，会使处在那个场景的学生或者患者感到恐惧。实习期间这些情节的临床实践价值不能被过分强调，对于教育者的挑战就是要保证学生在主要学年获得的学习成果大致相同。

科技还被用来减少在上门诊治时学生经验的差异性。上门诊治使学生有机会看到患者在家庭环境中的样子，去思考环境、社会支持、身体、心理及功能之间的相互作用。围绕这种相互作用的教学有利于提高学生对老年患者的态度[40]。澳大利亚和加拿大的研究人员合作开发了一个视频游戏模拟患者的家，学生可以进行探索，寻找有利于和不利于健康的因素。这就为学生提供了有趣并且符合标准的学习经历，学生的满意度很高，通过这种方法，学生的知识也得到了很大的提高[41]。

通过计算机强化的模拟系统将模特或演员模拟成患者，能够为学生提供安全并且可重复的学习经验[42,43]，在一段时间之前就开始被用来模拟高危重症护理情境教学。最近才开始在老年医学方面进行运用。一个来自英国的团体开发了关于谵妄、跌倒、虐待老人、告知坏消息的模拟会话，病房的场景可以设计不同的情景，甚至可能使学生感到害怕。老师将模特模拟、专业角色扮演及模拟临床病例等方法进行结合，进而提高学生的知识水平和对老年医学的洞察力[44]。

提高老年患者诊疗管理的技能和积极态度

无论是外行眼里还是在科学文献中，都有足够的证据提示存在对老年人的歧视[45]。对于那些态度消极者的研究相对较少，这其中可能比较复杂。一项对英国的 25 名不同专业背景的医生和医学生[46]进行了详细访谈，发现他们无论是积极的还是消极的观念，都明确地将老年人的健康服务分为两个层面：①对于老年患者的态度；②对于诊疗老年患者这一工作的态度。若想在教学中鼓励学生进行态度的转变，那么这两方面都应该考虑到。

2010 年发表的关于老年医学教学干预的系统综述中[47]，最常用的观察指标就是态度转变。尽管这个综述发现教学能够改善诊疗老年人的态度，但也发现，在 19 个旨在改善态度的教学干预中，有 9 个是无效的，与提高知识为目标并作为结果的研究相比，这一成功率太低了。我们又进行了一项更详细的访谈[48]，只集中在以改善态度为目标的研究，发现教学中包含体验式学习更容易获得成功，这使学生能深入洞察老年人的生活——高级指导者和瞬间衰老被作为例子。

瞬间衰老（是集中再现患者经历的一种模拟形式）作为一项新技术被引用[49]，尽管很多老师在应用的时候都是以"低技术"的方法。它模拟了出现功能障碍之后可能是什么感觉，并且让学生思考这些会如何影响日常生活。例如，对关节进行包扎使之保持僵硬，在眼镜上涂抹凡士林油来模拟视觉障碍，戴上橡胶手套来模拟周围神经病变。现代的衰老模拟装备，需要更少的准备并且可以更轻松地达到同样的效果，但是花费更多[50]。美国明尼苏达州的一个团队[51]，将瞬间衰老包装成游戏，设置不同的"场景"，包括管理药物、独立生活及生活在慈善机构中。77 名学生穿上瞬间衰老的装备，然后被要求完成每一个场景中的任务。最后他们在对老年人的态度上都有了提高。

涉及老年人，无论是患者还是市民，提高对老年人的态度一直是教学创新的重点。美国 John A. Hartford 基金会高级导师项目为所有的学生分配了一名或一对 65 岁及以上的老年人。这被用来改变学生的态度[52]。尽管在其他地方已经有人探索了类似的革新，但是仍然没有得到充分的利用和恰当的评价。促使衰弱和认知障碍的老年人与大学生长期接触，对这项教育创新来说是一项挑战，这可能也是它没有被充分利用并被低估的部分原因。

跨专业教育的重要性

跨专业教育是指两个或以上的专业互相学习，加强合作，提高诊疗质量[53]，对于有着多学科合作特点的老年医学来说有着直接的吸引力。在诊疗老年人背景下，最广泛、一致且持久的努力从事跨专业教育的是美国 John A. Hartford 基金会建立的老年跨学科团队培训项目。这个项目在 8 个中心进行培训，主要教授从事护理和社会服务工作[54]的医学本科生和研究生。这个项目表明在诊疗老年人背景下跨专业教育是行得通的，学生对待其他专业和患者的态度也有所改善。跨学科工作的能力也得到了提高。

考虑到这个项目的显然优势，令人吃惊的是它并没有被广泛应用。然而，对于建立跨学科教育的组织的挑战性是相当大的，前文已述，这一挑战不应该被低估。这些挑战包括各专业之间承诺的差异、各专业状况感知的差异，从而导致先前成立的各独立专业为争夺资源而产生冲突和竞争，另外还存在为老师和学生排课的实际问题。

近期获得世界卫生组织[55]和盖茨基金会支持的国际合作[56]，提倡跨专业教育，作为培训可转换能力的方式，无特定的专业选择，而是根据当时的卫生保健设置选择不同的专业团队进行教育。在发展中国家，医生更少，这就需要护士或综合医疗保健人员掌握更多技能。这项合作概述了变更的计划，显得雄心勃勃，从高等教育政策到每天的教学都需要有创新。引人注目的是，虽然这项有远见的改变被用于为发展中国家提供卫生保健教育，同时也能为老年医学专科医师提供机会，为发达国家老龄化群体提供卫生保健工作。老龄化和老年医学方面的教育者在这个领域仍需要发挥主动性。

老年医学有效教育干预的促进和阻碍因素

为了给老年医学提供有效的教育，很显然，充足的资源（经济和人力）是必需的。本节描述的很多改革都是 John A. Hartford[57]和 Donald W. Reynolds[58]基金支持的，这并不是巧合，这两个基金都为美国老年医学培训项目提供了大量的资金。由训练有素的讲师进行老年医学的授课是 EAMA 和 IAGG 高级讲习班主动性的核心部分。在前面的部分，在先前改变的专业范畴，我们已经对教授授课、学术单位的重要性说了很多；但是泛欧洲的研究并没有发现特定范围内老年医学教授的人数与老年病教学数量之间有明确的相关性[59]。

老年医学作为建立在功利价值（我们的干预工作）基础上的学科，可能会减弱它的吸引力。现代概念的衰弱能够为我们提供一个科学的框架，帮助我们去理解和解释为什么要采取这些干预措施，这些是为了谁[60]。50年前，"老年性痴呆"被认为是老年人不可避免的，但是"阿尔茨海默"改变了公众的认知，并且增加了对这方面研究的基金投入[61]。对于临床特点的明确描述是：深入了解发病机制，对疾病的变化进行干预是其重要组成部分。通过可比照的研究历程发现，衰老和衰退的"衰弱化"研究前景令人期待。

对声誉的认知也会造成消极态度，在一个研究中发现[62]，学生、初级医生和高级医生始终将神经外科、胸外科排为最高声望的专业。只有皮肤性病学与老年医学的声誉评级最低。最高声誉的条件：如心肌梗死、白血病和脑瘤，通常急性发作，诊断明确，高技术的干预措施及有完全治愈的可能。他们能增强医生作为一名治愈者的角色（如医学生期望的那样，你的工作就是让人们更好，并帮助他们活下来[63]）。低声誉的情况，如纤维肌痛症和焦虑症，往往需要从治疗到护理的哲学转变，这就通常要求沟通技能而不是程序性的策略。事实上，管理上述情况所需要的知识和技能是医生最难掌握的部分[64,65]。

医学生信念的形成不仅取决于他们的经历，还有他们对于社会的态度，无可争辩的还是从根本上的年龄歧视。然而，所有的威胁都可能是机遇，通过对年龄歧视的探索和面对，就更能意识到重要的学习成果。

结　　论

教育措施处于改善老年人照护的核心地位，传播好的信息，这可以通过采纳更广泛应用的老年医学模型来实现。技术的革新，对患者参与健康保健教育重要性的认知及跨学科教育的日程可能会给教育者提供对课程产生影响的机会。

如今，无论是在政策层面还是提供服务的层面，都达到了前所未有的更广泛的共识，老龄化的专业知识是为老年人提供的有效且可持续服务的中心：国际共识文件正逐渐推动我们对关于如何利用教育手段实现这一目标达成一致。然而，顽固的专业及年龄歧视态度的挑战仍一如既往。如果还有一个为老年医学教育专家准备的时代，那么就是现在了。

关键点

- 医生对于老龄化的了解可以从一个三层能力模型的角度考虑：所有医生应该具备的能力，那些能定期接触到衰弱老年病患的医生所应该具备的能力及老年医学专家具备的能力。

- 教育创新（如计算机辅助学习、建立模型、高级指导项目）能够解放老师的时间，确保学习经验的可重复性，帮助医生提高照顾老年人的技能和态度。

- 老年医学背景下的跨学科教育具有直觉吸引力，主动性应该得到进一步的提升。

- 阻碍医学院校改变的因素有学生的消极态度、繁重的课程及缺乏能激发学生活力的老师。

- 有超凡魅力的且具有老年医学知识和教学技能的教育家具有增加老年病医生招募的潜能，且能够提高各专业老年照护的标准。

（林妍霞 译，齐国先 校）

完整的参考文献列表，请扫二维码。

主要参考文献

4. Kolb G, Andersen-Ranberg K, Cruz-Jentoft A, et al: Geriatric care in Europe—the EUGMS survey part I: Belgium, Czech Republic, Denmark, Germany, Ireland, Spain, Switzerland, United Kingdom. Eur Geriatr Med 2:290–295, 2011.

5. Mateos-Nozal J, Beard JR: Global approaches to geriatrics in medical education. Eur Geriatr Med 2:87–92, 2011.

7. Robbins TD, Crocker-Buque T, Forrester-Paton C, et al: Geriatrics is rewarding but lacks earning potential and prestige: responses from the national medical student survey of attitudes to and perceptions of geriatric medicine. Age Ageing 40:405–408, 2011.

21. Oakley R, Pattinson J, Goldberg S, et al: Equipping tomorrow's doctors for the patients of today. Age Ageing 43:442–447, 2014.

22. Leipzig RM, Granville L, Simpson D, et al: Keeping granny safe on July 1: a consensus on minimum geriatrics competencies for graduating medical students. Acad Med 84:604–610, 2009.

24. Forrester-Paton C, Forrester-Paton J, Gordon AL, et al: Undergraduate teaching in geriatric medicine: mapping the British Geriatrics Society undergraduate curriculum to Tomorrow's Doctors 2009. Age Ageing 43:436–439, 2014.

25. Masud T, Blundell A, Gordon AL, et al: European undergraduate curriculum in geriatric medicine developed using an international modified Delphi technique. Age Ageing 43:695–702, 2014.

26. Reiter R, Diraoui S, Van Den Noortgate N, et al: How to become a geriatrician in different European countries. Eur Geriatr Med 5:347–351, 2014.

31. Williams BC, Warshaw G, Fabiny AR, et al: Medicine in the 21st century: recommended essential geriatrics competencies for internal medicine and family medicine residents. J Grad Med Educ 2:373–383, 2010.

32. Hogan TM, Losman ED, Carpenter CR, et al: Development of geriatric competencies for emergency medicine residents using an expert consensus process. Acad Emerg Med 17:316–324, 2010.

33. Tullo E, Gordon A: Teaching and learning about dementia in UK medical schools: a national survey. BMC Geriatr 13:29, 2013.

46. Samra R: Medical students' and doctors' attitudes toward older patients and their care: what do we know and where do we go from here? 2013. http://eprints.nottingham.ac.uk/14107/. Accessed January 9, 2016.

47. Tullo ES, Spencer J, Allan L: Systematic review: helping the young to understand the old. Teaching interventions in geriatrics to improve the knowledge, skills, and attitudes of undergraduate medical students. J Am Geriatr Soc 58:1987–1993, 2010.

48. Samra R, Griffiths A, Cox T, et al: Changes in medical student and doctor attitudes toward older adults after an intervention: a systematic review. J Am Geriatr Soc 61:1188–1196, 2013.

53. Thistlethwaite J: Interprofessional education: a review of context, learning and the research agenda. Med Educ 46:58–70, 2012.

56. Frenk J, Chen L, Bhutta ZA, et al: Health professionals for a new century: transforming education to strengthen health systems in an interdependent world. Lancet 376:1923–1958, 2010.

58. Reuben DB, Bachrach PS, McCreath H, et al: Changing the course of geriatrics education: an evaluation of the first cohort of Reynolds geriatrics education programs. Acad Med 84:619–626, 2009.

59. Michel J-P, Huber P, Cruz-Jentoft AJ: Europe-wide survey of teaching in geriatric medicine. J Am Geriatr Soc 56:1536–1542, 2008.

第 127 章

提高英国老年人的诊疗护理质量

Jim George, Henry J. Woodford, James M. Fisher

> 衡量一个国家是否伟大的标准，是看它如何对待弱势群体。
>
> 圣雄甘地（Mahatma Gandhi）

在过去几年中，英国国家卫生服务（National Health Service，NHS）中的医疗质量评估和监测一直受到关注。2008 年 Darzi 报告（人人享有高质量的医疗）的目的是把 NHS 的焦点坚持放在质量上[1]。然而，很少有人能够预料到，Francis 在 2010 年和 2013 年的两次调查[2,3]，Keogh 死亡率的回顾[4]和 Berwick 报告[5]，所有这些都深刻影响了医疗质量委员会（Care Quality Commission，CQC）的检查制度，这些制度旨在提高 NHS 的医疗质量，特别是老年人的医疗质量。最易受到伤害的患者是老年人：85 岁及以上的老年人仅占住院人数的 8.3%，但却占患者安全事故的 21%[6]。老年人医疗标准是 NHS 医疗质量的总体晴雨表。本章的目的是让读者了解 NHS 在过去几年中的经验，以便他们能够从错误和成功中吸取教训，同时希望能够更好地继续自己的质量改进之旅。

什么是质量

对于质量的概念，现在没有普遍接受的定义。大多数的理解是"把正确的事情做好"。Donabedian 把健康护理的结构、过程和结果做了经典的区分，并强调过程和结果应该分开来评估[7]。Donabedian 还强调，卫生保健的质量不仅包括卓越的技术，还包括提供医疗服务的方式和人道主义，因此过程或是系统很重要。Maxwell 进一步定义了质量的 6 个维度：①可及性；②与需求的相关性；③有效性；④公平性；⑤社会可接受性；⑥效率性和经济性[8]。有趣的是，在 Maxwell 的质量维度列表中没有安全性。直到 1999 年，随着医学研究所（Institute of Medicine）的报告《人非圣贤孰能无过》（*To Err Is Human*）[9]的出版，人们才普遍意识到，医疗保健有时也会造成伤害，安全应放在质量的首要地位。这点尤其适用于老年人，因为老年人发生跌倒、谵妄、压疮、功能失调、药物使用错误等不良事件非常普遍[6]。医学研究所最新的对质量的定义包括 6 个领域[10]：安全性、有效性、以患者为中心、及时性、效率和公平性。对于在 NHS 里的老年人，需要增加第 7 个领域：医疗保健的连续性和协调性[11]。

NHS 提高质量的策略

Darzi《下一阶段报告》是受政府委托制定的，目的是为 21 世纪的 NHS 设定未来的愿景。（Darzi 教授是著名的结直肠外科医生，曾任卫生部部长）。这篇《人人享有高质量的医疗》（*High Quality Care for All*）的报告在 2008 年 6 月发布。关键的主题是不应该有新的中心目标；相反，应把临床医生放在领导地位，而不是仅仅只管理一项服务，还需要创造一个共同的愿景，以推动安全和质量的提高[1]。基于上述目标形成 NHS 结果框架，该框架针对 3 个不同的质量领域（图 127-1）：

1.根据临床结果和患者报告的结果，来衡量为患者提供的治疗和护理的有效性。

2.为患者提供治疗和护理的安全性。

3.患者在接受治疗和护理方面有更广泛经验。

NHS 成果框架得到了英国国家卫生与临床优化研究所（National Institute of Health and Care Excellence，NICE）制定的质量标准的支持；引入最佳方法收费准则（例如，针对脑卒中和股骨颈骨骨折的收费标准），以鼓励医院信托机构在可能的情况下支付的费用，以提供最佳的护理；以及质量和创新委员会（Commission for Quality and Innovation，CQUIN）框架，在该框架中，信托机构因未达到最佳质量标准（例如，痴呆医疗和血栓栓塞预防）而受到惩罚。

Francis 调查（2010 年和 2013 年）

2009 年，健康保健委员会（Health Care Commission）（CQC 之前的 NHS 监管机构）公布了对斯塔福德郡中部 NHS 信托基金会（Mid Staffordshire NHS Foundation Trust）报道的广泛医疗失败的调查结果。重点是英格兰地区综合医院斯塔福德医院老年患者医疗质量低下。令人不安的是，在问题持续存在的同时，斯塔福德郡中部 NHS 信托基金却已获得了令人"垂涎"的基金会"身份"。当地一个名为"治愈 NHS"（cure NHS）的活动组织游说进行调查。

第一次 Francis 调查（2010 年）[2]

第一次 Francis 调查旨在确定斯塔福德郡中部的主要问题，并给出建议。这个调查主要由 Robert Francis

领导，他是一位著名的律师。确定的主要问题如下：

1. 太注重财务。为了节省 1000 万英镑，斯塔福德郡中部 NHS 基金会着手削减开支，包括裁员 150 名。对病房进行了重组，在没有任何风险评估的情况下，为外科和内科设置了单独的楼层。床位减少，患者医疗受到影响。

2. 管理不善，很少临床审计，对投诉和严重事件的调查不力，而且不受信托管理委员会的监督。

3. 信托管理委员会"把头埋在沙子里"，只关注于战略问题，而忽略了运营问题。

4. 老年患者医疗差；缺少对患者尊严的关注（如大小便失禁的患者处于一种有辱人格的状态）。未能识别痴呆和谵妄，且没有适当治疗（参见引用）。

5. 沟通不畅，缺乏同情心，朋友和亲属被忽视，患者和照护人员没有参与决策。

6. 诊断和管理较差，尤其是对急症患者。

7. 一种欺强凌弱的文化，以目标为中心，忽视患者的需要。

8. 管理层不断变化，领导不力，医生和护士与管理层隔离。

NHS 成果框架

领域 1 防止人们过早死亡	领域 2 改善长期患者的生活质量	领域 3 帮助人们从疾病或随后的损伤中恢复过来	有效性
领域 4 确保人们有积极的治疗体验			体验
领域 5 在安全的环境中治疗和照顾人们，保护他们免受可避免的伤害			安全

注：领域 1、2 和 3 与护理的有效性相关；领域 4 和 5 与患者的体验和安全有关。

图 127-1 NHS 的成果框架。NHS. 英国国家卫生服务。

引用 Francis 的调查（2010 年）的话：

从口头听证会上提供的证据来看，许多患者患有急性精神错乱的疾病：这在因严重疾病住院的老年人中占很高比例。证据表明，一些医务人员不了解这一诊断及其重要性，在某些情况下，他们将其视为"不良行为"，而不是需要有效治疗的疾病。

第二次 Francis 调查（2013 年）[3]

第二次 Francis 调查着眼于更广泛的 NHS 问题，并聚焦于为什么斯塔福德郡中部的严重问题没有被医院的检查、委托、监督和监管部门更早地发现。调查强调了以下与老年人医疗质量有关的进一步的问题：

1. 强调目标和财务状况，而不是质量和患者的结果；没有把患者放在首位。

2. 医生（特别是顾问）没有为患者发声。

3. 防御、保密和自满；忽略基本医疗标准。

4. 监测安排不当。

5. 责任"分散"导致问责不力

6. 缺乏护理培训（尤其对于老年人的护理）和缺少同情心。

7. 对医院管理的"盲目信任"，缺乏外部审查。

第二次 Francis 调查提出了超过 200 条建议，其中包括：

1. 患者安全应放在第一位。

2. 质量报告应以通用格式发布并公开。

3. 卫生保健助理的职业应该加以规范。

4. 对于老年人，应由一人负责个人护理并保持连续性。

5. 应该增加患者的参与度。

6. 工作人员和医院应该直言不讳，诚实地对待错误。

7. 必须在全国范围内协调对教育、培训和医疗的监督，教育和培训机构及监管机构应共享信息。

第二次 Francis 调查的建议书已经被政府所接受[12]。两次调查都认识到了提高老年人医疗质量的极端重要性，这需要专业技能和培训。随后，政府对老年人进行了照护，尤其是痴呆患者，这是 NHS 政策的中心。尽管 Francis 调查的结果使许多从事老年人医疗工作的人感到非常沮丧，但是老年医学专业的地位在 NHS 中变得更为突出。现在，更鼓励老年患者及其护理人员和亲属对所提供的服务发表评论，对老年科医师的领导力和管理技能也更加认可。

Keogh 报告[4]

继 2013 年 2 月公布第二次 Francis 调查报告后，Bruce Keogh 爵士（国家医疗总监）于 2013 年 7 月主导了一项对 14 个信托基金的审查，这些信托基金之所以被选中是因为他们的死亡率高于平均死亡率。Keogh 的报告发现了 14 个信托基金中的关键问题，所有这些都与质量有关。

患者经验

审查小组直接与患者交谈，并收到书面反馈。很多医院倾向于将投诉视为需要管理的事情，而不是告知和采取行动。

患者的安全

安全性是衡量整体医疗质量的关键指标。NHS 安全"温度计"中包含了用于衡量安全性和危害性的国家指标（见下文）。特别是测量感染率、压疮率及死亡率。审查小组发现，在使用预警评分来预测和预防患者的急性恶化方面还有改进的余地。还发现从安全事故中吸取教训方面还有改进的空间。在一些医院，同一问题发生了多起严重事件，表明没有吸取教训。

职工队伍

许多医院在医疗和护士方面存在人员配备问题，招聘困难，患病率高，且经常使用临时和行政人员。住院人员比例和标准化死亡率之间存在统计学关系。所审查的所有医院都在高负荷的运作。很大一部分压力是由于患有复杂健康问题的老年人的数量大幅增加。

领导和管理

　　Keogh 审核小组发现了如下的证据：

　　1. 缺乏清晰的策略来提高质量。

　　2. 许多信托基金没有显示出从安全审查中学习的全面和一致的方法。

　　3. 临床领导者所说的主要风险和问题，与病房实际发生的情况之间存在重大脱节。

　　14 家信托基金的 Keogh 报告证实，在 Francis 报告中发现的许多质量缺陷不是唯一的。在所有 15 个信托基金（Keogh 报告的 14 个，加上斯塔福德郡中部）中，一个共同的因素是职工队伍、培训、安全、质量和管理问题，而老年人急诊入院人数增加所带来的压力加剧了这一问题。Keogh 调查的结果导致 CQC 医院调查程序的直接改变[13]。

初级医生对 Francis 和 Keogh 报告的回应和参与

　　Francis 报告[1]强调了初级医生在患者安全方面的独特的视角，并将其描述为英国 NHS 的"眼睛和耳朵"。初级医生相对于高年资同事而言缺乏经验，这可以被看作是有益的，因为他们不太可能被任何不健康的当地的文化所"传染"。此外，接受培训的初级医生会定期在临床站点之间轮转。这为如何看待医疗机构之间潜在的质量差异提供了独特的视角。因此，有人认为，与在相同临床环境中工作了很长时间的工作人员相比，初级医生更可能认为这种实践是不能接受的。Francis 的报告还强调指出，在许多情况下，初级医生提出了对没有达到最佳医疗的担忧，但没有采取任何行动。报告建议，应严格探究这类问题，而不应仅仅因为缺乏经验或资历而忽视这些问题。还强调了为初级医生提供适当的论坛来表达他们关注的重要性。建议的方法包括学员调查和访问期间的面对面反馈，这些与培训安排的批准或认证有关。

　　Keogh 报告[4]直接承认初级医生可以为患者安全做出贡献，并把他们描述为"可能是我们最强大的变革推动者"。初级医生被纳入在每一个快速反应性审查小组中，这些小组的成立是为了收集关于信托的数据。现在，初级医生的参与已被整合到 CQC 雇佣的团队中，以进行医院信任检查。Keogh 报告呼吁医疗主管考虑如何"挖掘"而不是"消耗"初级医生的潜能，并呼吁初级医生自己武装起来，称他们为"不仅仅是明天的临床领导者，也是今天的临床领导者"。有鉴于此，信托基金应鼓励初级医生充当机构间分享良好做法的渠道。

Berwick 报告（2013 年）[5]

　　由 Don Berwick 教授领导的英格兰国家患者安全性咨询小组（National Advisory Group on Safety in Patients），从 Francis 和 Keogh 报告中收集信息，并将其与患者和专家的其他声明相结合。Berwick 的报告主要集中于所需的文化变革上。建议包括以下方面：

　　1. 放弃将责备作为变革的工具，并信任员工的善意和良好意图。

　　2. 强调以患者为中心的医疗。

　　3. 认识到透明度是至关重要的。

　　4. 对 NHS 的职业员工进行质量改进方法的培训。

　　5. 为了更安全的 NHS，文化变革比规章制度更为重要。

医疗质量委员会

　　医疗质量委员会（CQC）是一个独立的医疗监管机构，其职能是确保由医院、牙医、救护车、护理院和家庭护理机构提供的医疗保健服务符合政府的质量和安全标准[14]。最近，CQC 的检查方法发生了根本性变化。现在，CQC 不再检查医疗的各个方面，而是希望对整个医疗服务提供者进行检查。CQC 不只是试图建立和识别问题，而是希望能够深入组织内部，了解问题的原因。用一个身体不适的患者类推一下，它的目的不仅仅是判定症状和体征，还要达到诊断的目的[15]。在急性信托基金中，将始终核查 8 项核心服务：事故和紧急情况、医疗（包括老年人护理）、重症护理、产妇、儿科、临终关怀和门诊患者。评估被分为 3 个部分：预检、检查和检查后。在预检阶段，由国家数据库、信托机构和利益相关者收集数据。在检查期间，CQC 试图评估 5 个问题，每个问题都与一个质量领域相关：

　　1. 它是安全的吗（人们是否会免于伤害）？

　　2. 它是有效的吗（患者是否会有好的结果）？

　　3. 它是有爱心的吗（员工能否很好的照护患者）？

　　4. 它是反应积极的吗（信托机构是否以患者为中心组织其服务）？

　　5. 它会被很好地领导吗？

　　由临床专家、非专业人士、初级医生和护士组成的大型团队，汇聚在一起，进行为期 2~4 天的检查（框 127-1）。信托的评分标准为 4 分制，与英国教育标准局（Office for Standards in Education，Ofsted，教育管理机构）使用的等级相同；评级为优秀、良好、需要改进或不足。非正式的反馈表明，CQC 这种新的检查方法是一个重大改进[15]。希望该方法将改善老年人的医疗质量。

未来医院委员会

　　皇家医师学院（Royal College of Physicians，RCP）的报告"边缘医院"（Hospitals on the Edge）[16]强调了服务必须应对数量不断增长的有着复杂需求的老年患者，为这些患者提供持续护理中的困难，以及在下班后和周末维持医疗服务所面临的挑战。RCP 召集了一个独立的团队，即未来医院委员会（Future Hospital Commission），来讨论这种医疗危机的潜在补救措施[17]。提出的解决方案提议，应通过提高通晓各科的医生（例如老年科医师）的比例来实现针对患者需求的医疗。这个报告进一步建议，医疗和社会护理团队应进一步整合，并建议在医院之外更好地协调急救护理。

框 127-1　医疗质量委员会检查医院信托的典型团队组成

1 团队主席（高级临床医师或医疗保健工作人员）
1 团队领导者[护理质量委员会（CQC）领导医院检查员]
3 高年资管理者
5 医生（初级和高级）和护士
5 CQC 检查员
5 专家（受过训练的非专业人士）
2 分析家
1 检验计划
1 记录者

质量的改进

在过去，临床为主导的改进方法（临床审核、指南、临床治理），与所谓的管理为主导的绩效管理，二者有所不同。现在，把二者区别开来的理念已过时，因为这两种方法都是有效的，而不是排他的。改进过程比方法更重要，领先的卫生保健机构在涵盖了临床和管理领域的质量定义范围内运作[18]。在本节，我们简单介绍了最常用的质量改进工具，即指南审核和改进模式。

指南

对循证实践的重视促进了临床指南的发展。指南被描述为"系统制定的声明，以帮助从业者和患者就特定的临床情况做出决定"[19]。英国国家卫生与临床优化研究所（National Institute for Health and Care Excellence，NICE）制定了英格兰和威尔士的临床指南[20]，还指定了国家质量标准以帮助提供高质量的医疗和保健。苏格兰校际指南网络（Scottish Intercollegiate Guidelines Network，SIGN）制定了苏格兰的指南[21]。与老年人的医疗特别相关的是 NICE 的痴呆、谵妄、骨质疏松、跌倒和失禁指南，以及谵妄的质量标准。尽管在制定指南方面投入了大量资金，但指南对于实际操作和患者结果的影响是可变的[18]。

临床审核和临床管理

审核于 1989 年正式引入 NHS，并且是 20 世纪 90 年代临床医生使用的主要质量改进方法[18]。临床审核是对当前的健康实践与商定标准进行比较的审查，旨在确保作为临床医生可以为患者提供最佳水平的医疗，并不断寻求改进的实践，使其符合这些标准。审核是临床管理的关键因素之一，有助于确保医疗质量保持在商定的标准。临床管理是一个涵盖性术语，包含一系列活动，如审核、临床疗效、风险管理、教育和培训，旨在改善和维持患者的医疗质量并确保问责制。在国家层面，审核在提高英国老年人的医疗质量方面非常成功，但是在地方层面，临床审核的结果却是不确定的。例如，在一项调查中，仅有 27% 的审核是完整的，只有 22% 的审核是重新进行的，仅 5% 的审核导致了临床实践的改变[22]。

改进模式

从多那比第安（Donabedian）医疗系统方法开始，出现了许多提高系统质量的工具，如精益六西格玛（lean six sigma）[18]。但在一线医疗保健中，最常被尝试和测试的是改进模式，即计划、实施、研究、行动（plan, do, study, act，PDSA）方法。这最初是由 Deming 开发[23]。PDSA 是周期性改变的小型测试，已作为持续改进方法的一部分进行了评估。制定变更计划（plan），实施变更（do），评估结果（study），并在下一个变更周期中对计划采取行动（act）。本章稍后将给出此方法在医疗保健中的示例。PDSA 方法通常与协作方法结合使用，在协作方法中，处理相同问题的几组医院可以从彼此的经验中学习。建议采用 PDSA 方法比其他质量改进方法更具成本效益，但在可持续性和推广方面的长期影响尚未被评估[18]。

英国质量方案的范例

质量方案的例子代表了质量改进的一个非常宽泛的定义。有些非常具有临床意义，有些既具有临床意义又具有管理意义。一些方案相对于其他方案更成功，但是大部分方案仍然在继续。它们已成为英国内外临床医生和管理人员学习和灵感的潜在来源。

银皮书[24]

银皮书（Silver Book）是由国家临床主管负责的校际文件，用于应对紧急医疗、老年人医疗和痴呆。这是因为人们越来越担心日益增多的衰弱老年人在急症医院接受治疗时的医疗质量和安全。重要的是，它首次为老年人的紧急医疗制定了类似于以前为儿童制定的标准。

建议包括以下内容：

1. 在 30 分钟内对紧急请求做出初步的初级保健响应，在 2 小时内（夜间 14 小时）做出多学科响应（综合老年医学评估）。每天 24 小时、每周 7 天都是如此。

2. 常规的多学科评估，包括疼痛、抑郁、谵妄和痴呆、跌倒和活动性、二便控制能力、营养和水合作用、日常生活活动、生命体征、临终关怀和保障问题。

3. 针对出现急性危重症的衰弱老年人，发病 24 小时内迅速进行结构化的药物审查。

痴呆国家审核

英国痴呆国家审核委员会成立于 2008 年，旨在评估英格兰和威尔士综合医院为痴呆患者提供的医疗质量。这是由于对痴呆患者所接受的住院医疗质量的担忧[25]。在英国，超过 1/3 的住院患者有认知功能障碍（谵妄或痴呆）[26]。审核由医疗质量改善合作组（Healthcare Quality Improvement Partnership，HQIP）委托，由英国皇家精神科医学院的质量改进中心（Royal College of Psychiatrists' Centre for Quality Improvement）与其他组织合作进行。2013 年的审核是对 206 家综合医院 7934 例痴呆患者进行的关键身体和心理评估的横断面审核[27]。对大多数人的认知状态进行了标准化评估（56.8%）。39%的病例记录了来自照护者的信息。与 2011 年的上一次审核结果相比，抗精神病药物处方总数下降了 10%，更多的患者接受了营养评估。医院之间的差别很大。当痴呆患者住进外科病房时，关键评估的可能性较小。痴呆患者在医院中是非常脆弱的，需要特别的照顾[28]。审核强调缺乏精神科的联络服务，及缺乏针对痴呆患者的工作人员的培训。参加审核的医院被要求制定一项行动计划，以解决所有缺陷。希望下一次审核将显示出进一步的改进。

英国国家患者预后及死亡咨询委员会（NCEPOD）：老年问题[29]

英国国家患者预后及死亡咨询委员会（UK National Confidential Enquiry into Patient Outcome and Death，NCEPOD）是 2008 年 4 月 1 日至 2008 年 6 月 30 日期间，对在外科手术 30 天内死亡的所有 80 岁及以上患者的国家审核。这项报告读起来令人沮丧，在医院的老年外科患者中，仅有 1/3 接受了良好的治疗。在英国，大约 40%的外科住院患者年龄超过 65 岁，随着人口老龄化，这一比例还会增加[30]。对于外科病房患者的复杂性认识不足。只有一半的患者进行认知评估，但是大多数只是临床评估，而不是使用正式的心理测验评分进行评估。缺乏对外科手术患者医疗并发症管理的知识。例如，人们对急性肾损伤（每 4 名患者中有 1 名）和液体不平衡（每 3 名中有 1 名）认识不足。该报告建议早期多学科介入和老年科医师早期介入，以提高老年人手术后的医疗质量[31]。从 2008 年以来，英国老年医学会和英国骨科协会（例如髋部骨折数据库）的携手合作，将老年医学和外科联络作为重要的专科领域，从这一点看，老年医学取得了重要进展[31]。一项重要的进展是实施了新的医疗模式，如老年手术患者的主动护理（proactive care of older people undergoing surgery，POPS）。

国家髋部骨折数据库[32]

国家髋部骨折数据库（National Hip Fracture Database，NHFD）是世界上最大的髋部骨折数据库。创建于 2004 年，并得到英国骨科医学会和英国老年医学会支持。2009 年交出第一份国家报告。2013 年的最新报告显示，髋部骨折平均 30 天死亡率为 8.02%，而 2011 年为 8.10%，这意味着由于医疗质量的提高，髋部骨折 30 天内的死亡人数减少了 300 人。髋部骨折患者接受手术所需的时间有所改善，更多的患者接受了老年病骨科医生的治疗（2013 年有 81.6%的患者，而 2009 年只有 25%的患者）。定期公布按医院信托基金会细分的数据是持续改进的有力刺激。通知医院异常值并要求检查数据，由改进团队提供访问。

NHS 安全体温计[33]

NHS 的安全体温计（NHS Safety Thermometer）是 CQUIN 的一部分，旨在激励 NHS 护理服务提供者采取快速措施，对影响老年人的 4 种常见危害进行评估；这些危害包括压疮、跌倒、尿路感染（有导尿管的患者）和静脉栓塞。据估计，每季度有 75 万名患者接受了危害筛查[33]。众所周知，遭受一种伤害（如与导尿管相关的尿路感染）的患者患另一种伤害（如压疮）的风险要高得多。通过评估这 4 个有害事件，可以得出"无害化护理"的频率，并使用国家数据库对不同医院进行比较。鼓励异常贫困或不稳定的机构检查其数据并寻找潜在原因（如护士人员的配备水平）。作为常规检查的一部分，CQC 会对数据进行审查。

跌倒安全（FallSafe）改进项目[34]

英国医院每年报告超过 25 万人的跌倒事件，主要影响那些因各种危险因素（包括行动不便、痴呆、谵妄、药物和急性疾病）复杂的相互作用而导致跌倒易感性增加的老年患者[35]。医院跌倒会造成严重后果，约 30%会导致严重伤害，包括每年约 200 例骨折事件[35]。即使是轻微的或没有损伤的跌倒，也会给患者及其家人带来焦虑和痛苦，并导致信心丧失和依赖性增加。

在 FallSafe 质量改进项目中，9 个跌倒单元与 9 个对照单元进行了比较。FallSafe 项目由英国皇家医师学院临床疗效和评估小组、英国皇家护理学院、全国患者安全协会、医疗事故受害者协会和中南地区卫生局合作进行，由健康基金会资助。FallSafe 项目的干预措施包括培训和激励来自急性康复和精神健康病房的 17 名注册护士，以带领当地的多学科团队通过一揽子护理方法可靠地进行跌倒评估和干预（框 127-2）。FallSafe 项目极大地改善了护理质量，其中包括接受卧位和立位血压评估、药物审核，以及被问到害怕跌倒的患者人数翻了一番。该项目减少了约 25%的住院率[34]。

框 127-2 跌倒安全相关性
认知评估
呼叫铃看得且见够得着
询问跌倒情况
跌倒历史
躺下和站立的血压值
药物治疗评估
夜间不提供镇静剂
安全鞋
尿检

改善 Sheffield 老年急诊患者的就诊流程[36]

急诊服务面临的对优质医疗最大的挑战是，越来越多的老年人以非特定的方式就诊[16]。延迟评估延长了住院时间，危及了安全，增加了成本，并增加了对员工和系统的压力。这项由健康基金会资助的研究，采用了一种质量改进的方法来改善 NHS 信托基金中老年急症患者的就医流程。在就医流程干预之前，大多数老年医师会很熟悉 Sheffield 老年患者急诊途径中的关键限制因素。2/3 的衰弱老年患者直到下午 6 点之后才"到达"医学评估单元（许多人在急诊室等了很久，才被转移到医学评估单元）。传统的"事后评估"模式意味着这些患者中的许多人在 24h 内没有接受过老年科医师的专业评估。在所有参与人员的讨论和参与下，引入了一系列测试改变（PDSA 周期），通过减少老年急诊患者在决策和出院方面的延迟，来改善患者就医流程。

这些干预措施包括：

1. 将顾问的工作模式从"事后"转变为"事中"。较早的老年医学专科评估增加了早期支持出院的机会，并降低了与医疗相关的不良反应的风险。

2. 把初级医生集中起来，以便在最忙的时候能有更多的医生。

3. 建立一个单独的医学评估单元（medical assessment unit，MAU），重点关注衰弱老年人的需求。其他医院发现，建立一个专门的衰弱老年患者的评估单元可以提高质量和效率。

4. 合并住院和门诊医疗。

5. 建立一个多学科团队进行早期老年医学综合评估（comprehensive geriatric assessment，CGA）。这可以防止老年人在医院里健康恶化，从而导致更差的结果和更长的住院时间。

这些干预措施的结果是在不影响再入院率或需要额外资源的情况下，减少床位占用率和死亡率。

初级医生和质量改进

正如本章先前所提到的，人们对于将临床审核作为提高地方医疗标准的工具的有效性提出了担忧。特别是对于初级医生来说，已经认识到高质量审核的诸多阻碍[37]。首先，对于正在接受培训的初级医生来说，临床审核目前是强制性的，并成为他们年度进展评估的一部分。强制进行临床审核可能会削弱初级医生的权力。他们可能缺乏动机去从事具有临床意义的可能会影响医疗质量的工作，并且他们更有可能愿意承担粗略的数据收集任务或"勾选方框练习"。第二，由于缺乏时间，这个问题在初级医生中可能会进一步复杂化。初级医生临床实习的标准时间为 4 个月，这就没有多少时间来确定感兴趣的领域并完成整个审核周期。因此，有人呼吁初级医生转而关注质量改进项目。有人认为，数据收集不应再被视为终点，而应被重新定义为可直接告知和推动临床变化过程的资源。

健康基金会的文章《让初级医生参与质量改进》（*Involving Junior Doctors in Quality Improvement*）[38]概述了被认为是初级医生参加医疗质量改进项目的促进因素。强调了高级临床医师支持的重要性，以及证明质量改进的重要性。组织层面的因素包括培养重视改进并积极支持变革的地方环境，以及提供适当的资源以实现改进。

苏格兰老年人急性护理（OPAC）改进项目

2012 年，苏格兰政府要求苏格兰医疗改善组织（Healthcare Improvement Scotland，HIS）在 2014 年 3 月前"改善对老年人的急症医疗"。建立了老年人急性护理（Older People in Acute Care，OPAC）改善计划[39]。该计划包括两个主题：

1. 认识衰弱。确保需要住院的衰弱老年人在入院后 1 天内及时获得 CGA 和专家团队的帮助。

2. 认识谵妄。通过应用 4AT 评估工具[40]及对捆绑式治疗的开发和测试，改进急性环境下谵妄的识别和早期管理。

这些措施已经带来了改善。例如，在格兰扁区，使用 CGA 进行前门分诊，并使患者快速到达专业的老年医学评估部门，这改善了结局，并减少了 18% 的急诊病床天数。OPAC 的更多详细信息可在其网站上找到[41]。该计划于 2015 年 6 月完成并提交了最终报告。

英国老年医学会和质量倡议

英国老年医学会（British Geriatrics Society，BGS）是一个专业协会，由从事老年医学或老年精神病学的医生、全科医生、护士、治疗师、科学家，以及其他对老年人医疗保健及促进老年人健康感兴趣的人组成。它在全世界有 2500 多个成员，并且是英国唯一一个为老年人的广泛医疗保健需求提供专业医疗知识的协会。BGS 除了定期召开科学会议外，还就影响老年人的常见疾病制定了良好的实践和临床实用指南纲要。特别是，BGS 制定了一份重要文件，建议改善护理院居民的卫生保健服务，尤其是医疗服务[42]，这已经包括在新的 NHS 五年计划当中[43]。BGS 还制定了社区衰弱管理的最佳实践指南[44]，框 127-3 中列出了 BGS 在 Francis 报告之后在质量改进方面取得的一系列成就[45]。最值得注意的是关于本科生和研究生接受老年医学培训的建议[46]和"衰弱安全（Frailsafe）"的倡议[47]。"衰弱安全倡议"是一个突破性的系列合作项目，旨在帮助医院相互学习，并在特定领域做出改进（即提高医疗质量，特别是改善衰弱老年患者的安全）。从文献中可以查到对老年人的常见危害；包括谵妄、与设备相关的危害、行动不便、跌倒、压疮、预先护理计划（advance care planning，ACP）不完善和药物不良反应。干预措施是通过使用约定的行动清单来减少这些伤害。伤害率、死亡率和住院天数将使用时间序列数据进行测量。BGS 在健康基金会的资助下推动了这一重要项目。

框 127-3 Francis 调查之后英国老年医学会的质量成就[45]

1. 提高老年医学在管理者和提供者议程上的地位
2. 《社区和门诊衰弱患者管理的最佳实践指南》和《提高养老院老年人医疗质量的建议》
3. 失效安全质量倡议
4. 改善本科和研究生阶段老年医学培训的建议
5. 有经验的老年医生定期参与医疗质量委员会的检查，苏格兰 BGS 公司向苏格兰国家卫生服务体系提供专家建议

招聘挑战和初级医生主导的教育计划

最近一些备受关注的政策文件中强调了确保对医生进行更好的培训以照顾老年患者的重要性，包括培训情况报告[48]及 Francis 报告[3]。系列调查数据证明，虽然英国医学院对老年医学的教学和评估的数量有所增加，该专业的教学时间却相对较短[49,50]。一些国际调查也报告了本科教学内容和数量上存在类似的缺陷[46]。也有证据表明，一些学生认为老年医学专业缺乏声望[51]，并且一些学生对老年人持消极态度[52]。

Oakley 及其同事[46]指出，有必要开发针对态度转变的新颖的老年医学教学方法，并建议结合新技术可以进一步提高老年医学教学的质量。一个新技术在老年医学教学中的应用的实例，是最近一个由实习生主导的医学生教育计划，该计划使用模拟人体模型和演员来提供有关谵妄、跌倒和虐待老人的教学[53]。这项工作证明了在专业知识和观念上的进步。还介绍了数字化学习（e-learning）在老年医学中的应用。老年医学数字化学习模块 Mini-GEM 是简短并且集中的在线视频演示，每个视频都涵盖了老年医学内的特定临床主题[54]。这些模块面向照顾老年患者的初级医生和专职医疗人员。每次演示最多需要 7 分钟，与现有的更长时间的在线学习资源相比，这些模块提供了更易用的替代教学方法。这项培训计划现在包括 15 个模块库，在 90 多个国家/地区中进行了 4500 次访问。

在研究生方面，有人担心，鉴于人口老龄化和对老年医师的需求增加、医务人员队伍不断变化，以及未填补职位的人数不断增加，未来的老年医学工作队伍是否会有足够的人员[55]。2013 年的皇家内科医学院的文章《主治医师：赋予患者医疗无名英雄的权力》（The Medical Registrar：Empowering the Unsung Heroes of Patient Care）[56]强调指出，由于对医院主治医师的负面看法，许多初级医生放弃了探索医院医生的职业生涯。初级医生主导的教育计划的另一个例子是老年医学教育协会（Association for Elderly Medicine Education，AMEM），它是在 2012 年由 3 个英国老年医学培训者成立，以应对此前强调的招聘挑战。AEME 组织了一个有针对性的教育活动，为初级医生提供老年医学亚专业领域的教学。该活动还包括一个专门的会议，允许初级医生与现有的主治医师小组探讨他们对主治医师作用的关注。该会议在 2013 年和 2014 年销售一空，突显了初级医生对此类教育的兴趣。从 2013 年活动中获得的系列调查数据表明，对专业的态度，以及对主治医师作用的认识都产生了积极的影响[57]。

未 来

最近，NHS 的多次重组，尤其是在英格兰和威尔士，使英国的许多老年科医师有些畏缩。正如 Francis 调查所证明的那样，这可能导致老年人的医疗质量下降，过于强调财务，而不是质量和分散责任。然而，我们现在应该从最近对质量和安全性的新强调中获得鼓励，尤其是为改善对痴呆和衰弱患者的医疗而采取的真正举措，以及对整合医疗的新强调。持续的质量改进更可能通过专业内的质量倡议而不是通过政府的目标和法规来实现[58]。老年科医师在医院工作，并且在社区中的工作也越来越多，因此他们处于理想的位置，可以通过影响同事、NHS 经理和医院管理人员来使用他们的技能，从而提高质量。在大多数医院的管理委员会中，至少可以找到一个或几个盟友，通常是有衰弱亲属需要照顾的人。同样，也许更重要的是，老年医生可以在病房和患者层面上发挥影响，确保他们提供的服务是以患者为中心，而且医疗质量比成本更为重要（有证据表明，高质量的医疗更具成本效益）。这需要有规律地收集数据、审核、参与质量改进项目，并为护士和初级医生树立良好榜样（框 127-4）。

框 127-4 三级病房质量保障机制

1. 对患者的程序认知评定
2. 程序化地询问以前的跌倒情况
3. 确保充足的营养和水；确保饮水方便
4. 保持膳食次数
5. 确保呼叫铃在方便够到的地方和方便去卫生间
6. 良好的沟通——护理人员经常向患者及其亲人介绍自己
7. 鼓励患者和护理人员反馈信息，并把护理人员作为团队的一部分
8. 定期监控跌倒、压疮和医院获得性感染的次数
9. 定期的病房会议，探讨患者的抱怨、严重事件、死亡和经验教训

未来医院委员会设定了在初级和二级医疗之间进行更多整合与合作的议程，并为未来指明了方向。最后，吸引新的热心医生加入老年医学专业，并鼓励他们提高老年人的医疗质量，将为英国老年人的高质量医疗提供必要的可持续性。

总　　结

质量改进是一个过程，而不是目标。Darzi 的报告和 NHS 的改革把医疗质量放在了 NHS 的中心位置。但是 Francis 和 Keogh 的报告表明，崇高的目标并不总是转化为真正的行动并为患者带来好处。实际上，连续善意的重组，以及自相矛盾的财务和临床目标，反而会降低而不是改善医疗质量。这导致了彻底的反思。通过新的检查机制，CQC 已重新焕发了活力，而 Berwick 的报告为 NHS 的文化变革指明了方向。提高老年人的医疗质量包括安全性、有效性和以患者为中心。协作、连续性以及朝着使医疗和社会服务更加融合的方向发展，这是很受欢迎的。鼓舞人心的是，在英国，有许多有前景的由临床主导的举措，以提高老年人的医疗质量。我们可以从英国人的经验中学到很多东西。提高老年人的医疗质量是一项巨大的挑战，如果想实现可持续发展，就必须由临床医生主导。在英国，现在是成为老年科医师的最佳时机。我们需要鼓励更多的年轻医生接受专业培训，以确保医院和社区中老年人的医疗质量持续改善。

关键点

- 老年人的医疗质量包括协作性和持续性，以及安全性、有效性和以患者为中心。
- 提高质量不能仅靠法规来实现，而是需要一个以临床医师为主导的质量改进文化。
- 医生们不仅可以从老年人医疗质量下降的负面例子（如斯塔福德郡中部医院信托基金）中吸取教训，还可以从许多质量改进的正面例子（如 OPAC、衰弱安全和痴呆国家审核）中学习。
- 老年科医师处于理想的位置，可以"从委员会到病房"提升医疗质量，并主导针对老年人的质量改进计划。

（李 特 译，孔 俭 审）

完整的参考文献列表，请扫二维码。

主要参考文献

6. Long SJ, Brown KF, Ames D, et al: What is known about adverse incidents in older medical hospital inpatients? A systematic review of the literature. Int J Qual Health Care 25:542–554, 2013.
11. Oliver D, Foot C, Humphries R: Making our health and care systems fit for an ageing population, London, 2014, King's Fund.
17. Future Hospital Commission: Future hospital: caring for medical patients, London, 2013, Royal College of Physicians.
27. Souza R, Gandesha A, Hood C, et al: Quality of care for people with dementia in general hospitals: national cross-sectional audit of patient assessment. Clin Med (Lond) 14:490–494, 2014.
28. George J, Long S, Vincent C: How can we keep patients with dementia safe in our acute hospitals? A review of challenges and solutions. J R Soc Med 106:355–361, 2013.
36. Silvester KM, Mohammed AM, Harriman P, et al: Timely care for frail older people referred to hospital improves efficiency and reduces mortality without the need for extra resources. Age Ageing 43:472–476, 2014.
44. Turner G, Clegg A: Best practice guidelines for the management of frailty: a British Geriatrics Society, Age UK and Royal College of General Practitioners report. Age Ageing 43:744–747, 2014.
46. Oakley R, Pattinson J, Goldberg S, et al: Equipping tomorrow's doctors for the patients of today. Age Ageing 43:442–447, 2014.
57. Fisher JM, Hunt K, Garside MJ: Geriatrics for juniors: tomorrow's geriatricians or another lost tribe? J R Coll Physicians Edinb 44:106–110, 2014.
58. Ham C: Reforming the NHS from within, London, 2014, King's Fund.

第128章

改善医疗保险的质量举措

Richard G. Stefanacci, Jill L. Cantelmo

质量与成本相结合是以价值为基础的体系的核心组成部分，这一体系与医疗保险在美国最初建立时的优先权有了很大区别。当医疗保险制度刚开始实施时，质量与成本是易于管理的。1966 年，在医疗保险制度发挥作用的初期，其可用性、需求和服务项目的不足使费用的支出得到了限制。当时，医保制度受益者的总数仅为1000 万左右，而医疗保险内的老年人的预期寿命平均为4 年左右。大约半个世纪之后，随着婴儿潮时代出生的人们收到医保卡以 10 000 人/天的速度增长，医保制度的受益者已增加到 4500 万人；而婴儿潮一代人的衰老，预期寿命的不断增加，医疗保健支出的不断上升，不断创新并且昂贵的服务项目，这些因素正在考验着医保制度在经济上是否具有可持续地为这么多人提供卫生服务的能力。

随着医保制度已扩大成为美国医疗保健系统中最多的一个付款项，政策上苛刻的受益制约已无法提供有效方法使未来几代人的医保继续发展生存。相反，越来越多的证据表明全国范围内都存在着照护质量的差异，因此有很多机会能提高服务效率。虽然医保有着悠久的创新计划发展史，特别是关于不同的支付办法，但是直到 2010年，当《患者保护与平价医疗法案》[Patient Protection and Affordable Care Act，PPACA；通常指《平价医疗法案》（Affordable Care Act，ACA）]签署成为法律——是自2003 年《医疗保险现代化法案》（Medicare Modernization Act，MMA）立法以来最大的一项医保立法——是提出来的一项集中式的、全国性的运动，通过改进质量和效率，利用多种规定来加强计划的完整性。

尽管被指定为 ACA 部分的项目计划的范围不只是用于医疗保险，但这些措施对于服务于医疗保险受益人的卫生保健提供者、医疗保险受益人本身及医疗保险所覆盖的各项有偿服务都产生了直接影响。

从广义上讲，ACA 的主要目标是扩大医疗保健的覆盖面，改善医疗服务的质量和安全性，以及通过提高照护效率控制支出[1]。各种指定的计划根据最终目标的不同，可以归纳为几个主要类别：质量和安全性，包括对于质量评估和疾病预防计划更广泛的使用执行报告；医疗改革，包括调整医院对于潜在可预防疾病相关的再入院的赔偿及报销新模式的发展，如绑定支付；管理监督和程序完整性，包括加强对有意愿参与医疗保险和提供反欺诈活动的额外资金的提供者和供应商的筛选[1]。

全面动员努力发展这些方案和举措的理由是有大量证据表明在当前制度中有重要缺陷[2-5]。

- 至少 30% 的时间内未得到指定的照护，从而可能导致预后不良、并发症及不必要的开支。
- 并发症发生后进行的过度而非必要的医疗，直接并逐步增加医疗支出。
- 滥用医疗服务和安全性不佳，医疗保险受益人中，大约 210 000 的院内死亡与可预防事件相关。
- 医疗保健服务在全国、不同地域和地方上存在巨大差异。
- 医疗质量，尤其是在某些特定的种族间存在差距。
- 医疗保健高消费是根据所提供服务的量而不是相应高水平的服务质量。
- 用于筛查和预防慢性疾病并发症的方案有限。

以上证据表明，对医疗保险受益人的医疗保健服务需要重新全面提高。尽管医疗保险曾经在评价和报告医疗质量实施计划方面引入创新的支付模式及确保法规到位，从而在防止欺诈性活动中起到积极作用。但通过ACA 实施的综合性的强化的方法将为提高医疗质量和效率提供更强有力的牵引力，并对其产生深远影响，最终，使医疗保险能够持续地造福子孙后代。为此，ACA创造了医疗保险和医疗补助创新中心（Center for Medicare and Medicaid Innovation），通常称为创新中心（Innovation Center），用于测试"创新支付和服务提供模式，以减少项目支出……同时保留或提高医疗质量，为那些领取医疗保险、医疗补助及儿童健康保险计划（Children's Health Insurance Program，CHIP）津贴的人们"。

质量评价和报告

在医疗保险实施后的头 30 年，公共数据报告很少出现。即使在商界，数据也仅限于在健康计划雇主数据和信息集（Health Plan Employer Data and Information Set，HEDIS）中有可利用的信息。医疗保险和医疗补助服务中心（Centers for Medicare & Medicaid Services，CMS）通过同行评审组织（Peer Review Organization，PRO）开始收集和使用数据资料，现在被称为质量改进组织（Quality Improvement Organizations，QIO）。QIO 采用自愿、协同和教育的方式系统地改进了质量跟踪评价方法。

最初，质量评价报告被看作是一种提供商之间通过相互比较，以促进自我完善的方法。随着时间的推移，它的作用已经发生转变，患者能够通过查看执行数据，来选择高品质的供应商，这种模式被称为"指导消费者的医疗保健"。有些公司，如 Healthgrades，是一家重要的医疗保健评级机构，它们为消费者、企业、健康计划和医院提供医院、养老院及医生的评级和概况。消费者通过查询医生执业评价系统，推动医疗进一步向需求型制度转变，患者可以选择更高质量的提供者，而不考虑低质量的提供者，从而激励医生提供更高质量的医疗服务。

医疗保健的质量评价和报告在识别需要改进的领域、监测其进展，以及为消费者和购买者提供医疗系统工作的比较信息方面非常关键。由于成本的上涨和质量改进的滞后，大宗买家、健康计划及其他人开始实施奖励高效工作并促进质量改进。这类方法的一个早期的例子是医疗计划对医生实施绩效工资方案。这些项目为评估卫生保健系统的效益及效率的质量报告的影响提供了重要实例，并成为随后开发项目的基础，经由 ACA 被逐步实施。

医生

绝大多数的医疗保险所支付的医生服务都是直接根据 1992 年制定的费用表。医疗保险费用表是用于支付提供医疗保健服务的实际资源。2006 年，《减免税和医疗保健法案》（Tax Relief and Health Care Act，TRHCA；P.L. 109-432）要求建立医师质量报告系统，包括对合格专业人员的奖金，这些人员在 2007 年下半年满意地报告了给医保受益者提供的能报销的服务方面的质量评估数据。CMS 将这个项目命名为医师质量报告倡议（Physician Quality Reporting Initiative，PQRI）。2007 年，医疗保险、医疗补助和国家儿童健康保险计划（State Children's Health Insurance Program，SCHIP）2007 年延伸法案（Medicare, Medicaid, and State Children's Health Insurance Program Extension Act of 2007，MMSEA）颁布，授权 CMS 根据满意的质量评价报告数据设立 PQRI 奖金；将医师费用表（physician fee schedule，PFS）（包括同一时期所提供的专业服务项目）允许收取的总费用的 2% 作为奖励发放给合格的专业人员。2008 年，PQRI 包含 119 项质量评价，2 项结构评价；其中一项就是报告专业人员是否有或使用电子健康记录（electronic health record，EHR）及其他电子处方。在测试这种早期的绩效工资系统的效率时，CMS 开展了医师团队示范实践，采取了奖励大型多专业团队的方式，以提高照护质量，减少患者花费的增加。尽管在这个演示中，一些群体由于无法在医疗保险计划中省钱，而没能获得绩效报酬，但看到了参与者在多项评价项目方面质量均有提高[6]。

PQRI 作为一种报告付款方案发展而来，是计划来验证所包含的临床绩效评价的使用情况，并成为未来的绩效工资方案的基础[7]。

在 2015 年，PQRI 作为 ACA 医疗保险医师质量报告中一个关键的自发倡议，对所有医疗服务提供者的处罚措施并未列入计划中。2011 年，该计划的名称发生了改变，更名为医师质量报告系统（Physician Quality Reporting System，PQRS），并应 ACA 的要求对其他几个重要内容进行了修改，包括以下几个方面[8]。

● 扩展 2014 年提交质量评价数据的符合条件的从业人员的报酬奖励计划。

● 降低 2015 年未参加的从业人员的医保支付。

● 要求对 50%、而不是 80% 的医疗保险患者，声明以个人估测申报。

● 更新联合执业团队的定义从 200 个从业人员到 2 个及以上。

● 修订现有报告的措施。

● 建立从业人员的非正式的上诉过程。

参加 PQRS 允许医保医师评估他们提供给患者的照护质量，追踪各种质量指标的完成情况，并能与同行比较工作情况[9]。

通过完成 2014 年计划，合格的供应商或联合执业团队可以获得一份与医疗保险 B 部分的总预计值的 0.5% 等值的奖金。对于相同时期内提交的符合满意标准的 PQRS 质量数据报告，PFS 允许覆盖专业服务的收费，但不合格的报告将被削减 2016 年度医疗保险 PFS 金额的 2%。

医生和执业团队必须通过以下几种方法之一报告他们的数据，才有资格获得奖金。

● 医疗保险 B 部分要求的付款（医生）。

● 合格的 PQRS 记录（医生和执业团队）。

● EHR 认证的电子病历技术（CEHRT；医生和执业团队）。

● Web 接口（执业团队仅 25+人）。

● CEHRT 通过数据提交供应商（医生和执业团队）。

● 合格的临床数据登记（医生）。

● 临床医生和消费群体对卫生保健供应商和体系的评价（Clinician and Group Consumer Assessment of Healthcare Providers and Systems，CGCAHPS）经 CMS 认证的监查组（仅 25+人的团队；执业团队）。

计划所提的选择超过 200 项独立的质量评价项目，这些评价项目是由供应商协会、质量组和 CMS 共同提出的，并通常用于患者并以现行程序术语（current procedural terminology，CPT）代码、国际疾病分类（international classification of disease，ICD）代码和当时患者年龄相结合为基础（表 128-1）[7,9]。

表 128-1　PQRS 2016 年评估

评估项目	评估内容
糖尿病：血红蛋白 A_{1c} 控制不良	在测量期间，血红蛋白 A_{1c}>9.0%的 18~75 岁的糖尿病患者百分比
糖尿病：低密度脂蛋白（low density lipoprotein，LDL-C）控制（<100 mg/dl）	在测量期间，LDL-C 控制良好（<100 mg/dl）的 18~75 岁的糖尿病患者的百分比
心力衰竭（heart failure，HF）：血管紧张素转换酶（angiotensin-converting enzyme，ACE）抑制剂或血管紧张素受体阻滞剂（angiotensin receptor blocker，ARB）治疗左心室收缩功能障碍（left ventricular systolic dysfunction，LVSD）	18 岁及以上，诊断为 HF 并且当前/既往左心室射血分数（left ventricular ejection fraction，LVEF）<40%，在 12 个月内于门诊或在每次出院时接受 ACE 抑制剂或 ARB 治疗的患者的百分比
冠状动脉疾病（coronary artery disease，CAD）：抗血小板治疗	18 岁及以上，诊断为 CAD，并在 12 个月内接受阿司匹林或氯吡格雷治疗的患者的百分比
冠状动脉疾病（CAD）：β-受体阻滞剂治疗——既往心肌梗死（myocardial infarction，MI）或左心室收缩功能障碍（LVSD，LVEF<40%）	18 岁及以上，在近 12 个月内诊断为 CAD，也有陈旧性 MI 或当前/既往 LVEF<40%，并接受 β-受体阻滞剂治疗的患者的百分比
心力衰竭（HF）：β-受体阻滞剂治疗左心室收缩功能障碍（LVSD）	18 岁及以上，诊断为 HF，当前/既往 LVEF<40%，并且在 12 个月内于门诊或在每次出院时接受 β-受体阻滞剂治疗的患者的百分比
抗抑郁药物治疗	18 岁及以上，诊断为重度抑郁症并接受抗抑郁药物治疗，并且持续接受抗抑郁药物治疗的患者比例。上报两个比例： a. 持续接受抗抑郁药物治疗至少 84 天（12 周）的患者的百分比 b. 持续接受抗抑郁药物治疗至少 180 天（6 个月）的患者的百分比
原发性开角型青光眼（primary open-angle glaucoma，POAG）：视神经评估	18 岁及以上，诊断为 POAG，在 12 个月内一次或多次访视期间进行视神经乳头评估的患者的百分比
年龄相关性黄斑变性（age-related macular degeneration，AMD）：扩瞳后黄斑检查	50 岁及以上，诊断为 AMD，在 12 个月内一次或多次访视期间进行扩瞳后黄斑检查，包括记录是否存在黄斑增厚或出血，以及黄斑变性严重程度的患者的百分比
糖尿病视网膜病变：记录是否存在黄斑水肿及视网膜病变的严重程度	18 岁及以上，诊断为糖尿病视网膜病变，在 12 个月内一次或多次访视期间进行扩瞳后黄斑或眼底检查，并记录视网膜病变的严重程度和是否存在黄斑水肿的患者的百分比
糖尿病视网膜病变：与管理糖尿病患者的医生进行沟通	18 岁及以上，诊断为糖尿病性视网膜病变并进行扩瞳后黄斑或眼底检查，并就黄斑或眼底检查的结果与管理糖尿病患者的医生进行沟通并记录，在 12 个月内至少一次的患者的百分比
围术期照护：选择预防性抗生素——第一或第二代头孢菌素	18 岁及以上，具有预防性应用第一或第二代头孢菌素抗生素指征，并执行第一或第二代头孢菌素的预防性应用的外科手术患者的百分比
围术期照护：停止预防性注射抗生素（非心脏手术）	18 岁及以上，符合预防性注射抗生素应用指征，并且接受预防性注射抗生素治疗，而且在手术结束后的 24 小时内停止预防性注射抗生素治疗的非心脏外科患者的百分比
围术期照护：静脉血栓栓塞（venous thromboembolism，VTE）预防（适用于所有患者）	18 岁及以上，经病历需要 VTE 预防的手术治疗，术前 24 小时或术后 24 小时内给予低分子肝素（low-molecular-weight heparin，LMWH）、低剂量普通肝素（low-dose unfractionated heparin，LDUH）、调整剂量的华法林、磺达肝癸或机械预防的患者的百分比
与管理 50 岁及以上男性和女性骨折患者的医生或其他临床医生进行沟通	50 岁及以上因骨折需要治疗，有骨科专科医生和照护患者的医生及其他临床管理者之间交流的记录的患者的百分比。这种记录是关于骨折的发生及应该考虑患者骨质疏松的治疗或检查的记录。这个问题由治疗骨折的医生报告，并由他负责沟通
脑卒中和脑卒中康复：进行抗血栓治疗	18 岁及以上，诊断为缺血性脑卒中或短暂性脑缺血发作（transient ischemic attack，TIA），有永久性、持续性或阵发性房颤记录，出院时处方抗栓药物的患者的百分比
65~85 岁妇女骨质疏松症的筛查	65~85 岁，接受中央双能 X 线吸收法（dual-energy X-ray Absorptiometry，DXA）检查骨质疏松症的女性患者的百分比
骨质疏松：50 岁及以上男性和女性的药物治疗	50 岁及以上，诊断为骨质疏松，在 12 个月内接受药物治疗的患者的百分比
冠状动脉旁路移植术（coronary artery bypass graft，CABG）：在单独 CABG 手术的患者中使用内乳动脉（internal mammary artery，IMA）	18 岁及以上，在单独 CABG 手术中接受 IMA 作为移植物的患者的百分比
冠状动脉旁路移植术（CABG）：单独 CABG 手术的患者术前应用 β-受体阻滞剂	18 岁及以上，CABG 手术前 24 小时内接受 β-受体阻滞剂治疗的患者的百分比
出院后药物治疗依从性	18 岁及以上，从任何住院机构（如医院、专业护理机构或康复机构）出院后 30 天内，在提供持续治疗的医生、处方从业者、注册护士及临床药剂师处调整出院后药物治疗，使其与门诊病历中的当前药物列表相符的出院患者的百分比 该评估报告按年龄组分为 3 个比例： 报告标准 1：18~64 岁的患者 报告标准 2：65 岁及以上的患者 总比例：所有 18 岁及以上的患者

续表

评估项目	评估内容
护理计划	65 岁及以上，在医疗记录中有预先护理计划或代理决策者，或在医疗记录中记录了预先护理计划的讨论，但患者不希望或不能任命代理决策者或提供预先护理计划的患者的百分比
尿失禁：评估 65 岁及以上妇女是否存在尿失禁	评估 12 个月内有尿失禁的 65 岁以上女性患者的百分比
尿失禁：65 岁及以上妇女的尿失禁护理计划	65 岁以上女性，诊断为尿失禁，对 12 个月内至少有一次尿失禁有照护计划记录的患者的百分比
慢性阻塞性肺疾病（chronic obstructive pulmonary disease，COPD）：肺功能评价	18 岁及以上，诊断 COPD，并有肺功能结果的患者的百分比
慢性阻塞性肺疾病（COPD）：吸入性支气管扩张剂治疗	18 岁及以上，诊断为 COPD，FEV_1 低于预期值 60%，并且符合使用吸入性支气管扩张剂指征的患者的百分比
哮喘：持续性哮喘的药物治疗——门诊设置	5 岁及以上，诊断持续性哮喘，并接受长期控制药物治疗的患者的百分比
急诊医学：对于非创伤性胸痛进行 12-导联心电图（electrocardiogram，ECG）	40 岁及以上，急诊部门出院诊断为非创伤性胸痛，并进行 ECG 检查的患者的百分比
适当治疗儿童上呼吸道感染（upper respiratory infection，URI）	3 个月至 18 岁，诊断为 URI，并且在发病后 3 天内没有给予抗生素治疗的儿童患者的百分比
适当检测儿童咽炎	3~18 岁，诊断为咽炎，予以抗生素治疗，并在此期间接受过一组 A 型链球菌（strep）试验的儿童的百分比
血液学：骨髓增生异常综合征（myelodysplastic syndrome，MDS）和急性白血病：进行骨髓基线细胞遗传学测试	18 岁及以上，诊断为 MDS 或急性白血病，并进行骨髓基线细胞遗传学测试的患者的百分比
血液学：骨髓增生异常综合征（MDS）：接受红细胞生成素治疗的患者的铁储存记录	18 岁及以上，诊断为 MDS，接受促红细胞生成素治疗，并在开始促红细胞生成素治疗前 60 天内有铁储存记录的患者的百分比
血液学：多发性骨髓瘤：双膦酸盐类药物治疗	18 岁及以上，诊断为多发性骨髓瘤，在 12 个月报告期内接受静脉注射双膦酸盐药物治疗未缓解的患者的百分比
血液学：慢性淋巴细胞性白血病（chronic lymphocytic leukemia，CLL）：基线流式细胞术	18 岁及以上，在 12 个月报告期内诊断为 CLL，在报告期间或之前的任何时间进行基线流式细胞术研究，并记录在图表中的患者的百分比
乳腺癌：ⅠC-ⅢC 阶段的雌激素受体/孕激素受体（estrogen receptor/progesterone receptor，ER/PR）阳性乳腺癌的激素治疗	18 岁及以上，在 12 个月的报告期内，处于 ⅠC-ⅢC 期，ER/PR 阳性的乳腺癌患者，接受他莫昔芬或芳香酶抑制剂（aromatase inhibitor，AL）治疗的女性患者的百分比
结肠癌：AJCC Ⅲ期结肠癌患者化疗	18 个月至 80 岁，AJCC Ⅲ期，在 12 个月的报告期内被推荐辅助化疗、规定辅助化疗或者曾接受过辅助化疗的结肠癌患者的百分比
中心静脉导管（central venous catheter，CVC）相关的血行感染的预防	无论年龄，行 CVC 置入，对于置入的 CVC，严格执行无菌屏障技术、手部卫生、皮肤准备，并且如果使用超声，则遵循无菌超声技术的患者的百分比
丙型肝炎：启动治疗前的核糖核酸（ribonucleic acid，RNA）测试	18 岁及以上，诊断为慢性丙型肝炎，在 12 个月报告期内开始抗病毒治疗，并在开始抗病毒治疗之前 12 个月内进行定量丙型肝炎病毒（hepatitis C virus，HCV）RNA 检测的患者的百分比
丙型肝炎：治疗前丙型肝炎病毒（HCV）基因型检测	18 岁及以上，诊断为慢性丙型肝炎，在 12 个月报告期内开始抗病毒治疗，并在开始抗病毒治疗前 12 个月内进行 HCV 基因型检测的患者的百分比
丙型肝炎：启动治疗后 4~12 周内进行丙型肝炎病毒（HCV）核糖核酸（RNA）测试	18 岁及以上，诊断为慢性丙型肝炎，接受抗病毒治疗，并在开始抗病毒治疗后 4~12 周之间进行定量 HCV RNA 检测的患者的百分比
急性外耳道炎（acute otitis externa，AOE）：局部治疗	2 岁及以上，诊断为 AOE 且局部用药治疗的患者的百分比
急性外耳道炎（AOE）：全身抗菌药物治疗——避免不当使用	2 岁及以上，诊断为 AOE 且未接受全身性抗菌治疗的患者百分比
乳腺癌切除病理报告：pT 类（原发性肿瘤）和 pN 类（局部淋巴结）组织学分级	包括 pT 类（原发性肿瘤）、pN 类（局部淋巴结）和组织学分级的乳腺癌切除病理学报告的百分比
结肠直肠癌切除病理报告：pT 类（原发性肿瘤）和 pN 类（局部淋巴结）的组织学分级	包括 pT 类（原发性肿瘤）、pN 类（局部淋巴结）和组织学分级的结肠和直肠癌切除病理学报告的百分比
前列腺癌：低风险分级的前列腺癌患者避免过度使用骨扫描	无论年龄，诊断为低复发风险前列腺癌，并在诊断成立后未进行骨扫描检查而接受间质前列腺近距离放射治疗，或前列腺外部束放射治疗，或根治性前列腺切除术，或冷冻治疗的患者的百分比
前列腺癌：高风险或极高风险的前列腺癌的辅助激素治疗	无论年龄，诊断为高或极高复发风险前列腺癌，接受前列腺外部束放射治疗并予以辅助激素治疗[促性腺激素释放激素（gonadotropin-releasing hormone，GnRH）激动剂或拮抗剂]的患者的百分比
成人重度抑郁障碍（major depressive disorder，MDD）：自杀风险评估	18 岁及以上，诊断为 MDD，在访视期间完成了自杀风险评估，其中确定了新的诊断或复发发作的患者的百分比
类风湿性关节炎（rheumatoid arthritis，RA）：改善病情的抗风湿药物（disease-modifying anti-rheumatic drug，DMARD）治疗	18 岁及以上，诊断为 RA，给予开方、发药或已经服用至少一种门诊开出的改善病情的 DMARD 患者的百分比

续表

评估项目	评估内容
骨关节炎（osteoarthritis，OA）：功能和疼痛评估	21 岁及以上，诊断为 OA，并进行功能和疼痛评估的就诊患者的百分比
预防和筛查：流感疫苗接种	6 个月及以上，在 10 月 1 日至 3 月 31 日期间接受流感疫苗接种，或具有先前接受流感疫苗接种报告的就诊患者的百分比
老年人肺炎接种情况	65 岁及以上，已接受肺炎球菌疫苗的患者的百分比
乳腺癌筛查	50～74 岁，在 27 个月内接受乳腺 X 线检查筛查乳腺癌的女性患者的百分比
结直肠癌筛查	50～75 岁，适合结直肠癌筛查的患者的百分比
成人急性支气管炎抗生素治疗：避免不当使用	18～64 岁，诊断为急性支气管炎，在发病或发作后 3 天内没有予以抗生素治疗的成年人的百分比
糖尿病：眼科检查	18～75 岁的糖尿病患者，在测量期间由眼科专业人员进行视网膜或散瞳检查，或在测量前的 12 个月内视网膜或散瞳检查阴性（没有视网膜病变的证据）的患者的百分比
冠状动脉疾病（CAD）：血管紧张素转换酶（ACE）抑制剂或血管紧张素受体阻滞剂（ARB）治疗——糖尿病或左心室收缩功能障碍（LVEF＜40%）	年龄在 18 岁及以上，在 12 个月内诊断为 CAD，同时具有糖尿病或当前/既往 LVEF＜40%，并予以 ACE 抑制剂或 ARB 治疗的患者的百分比
糖尿病：肾病的就医	18～75 岁，在检测期间进行肾病筛查试验或具有肾病证据的糖尿病患者的百分比
成人肾病：实验室检测（脂质分布）	18 岁及以上，诊断为慢性肾病[chronic kidney disease，CKD]（3 期、4 期或 5 期，未接受肾替代治疗（renal replacement therapy，RRT）]，且每 12 个月内至少进行一次空腹血脂检测的患者的百分比
成人肾病：血压管理	18 岁及以上，诊断为慢性肾病（CKD）[3 期、4 期或 5 期，未接受肾替代治疗（RRT）]，血压＜140/90mmHg 或血压≥140/90mmHg 且有书面管理计划的患者的百分比
糖尿病：糖尿病足和踝关节管理，周围神经病变——神经病学评价	18 岁及以上，诊断为糖尿病，且在 12 个月内对其下肢进行神经学检查的患者的百分比
糖尿病：糖尿病足和踝关节管理，溃疡预防——鞋类评价	18 岁及以上，诊断为糖尿病，评估了鞋子及其尺寸合适的患者的百分比
预防管理和筛查：体重指数（body mass index，BMI）筛查和随访计划	18 岁及以上，在当前阶段或在之前 6 个月内具有 BMI 记录，并且 BMI 在正常值之外，且当前阶段或在之前六个月内正在进行随访计划记录的患者的百分比 正常值：年龄 65 岁及以上患者，BMI≥23kg/m^2 和＜30kg/m^2；年龄 18～64 岁，BMI≥18.5kg/m^2 和＜25kg/m^2
医疗记录中的当前药物治疗记录	18 岁及以上，由符合资格的专业人员证明，在复诊时记录所有当前正常值的患者的访视百分比。该列表必须包括所有已知的处方药、非处方药、草药和维生素/矿物质/膳食（营养）补充剂，并且必须包含药物的名称、剂量、频率和给药途径
疼痛的评估和随访	18 岁及以上，具有每次访视时使用标准化工具评估疼痛的记录，并且具有随访记录什么时间疼痛的患者的访视百分比
预防管理和筛选：筛选临床抑郁症和随访计划	12 岁及以上，在访视当日使用适龄的标准化抑郁筛查工具进行临床抑郁症的筛查，并且结果如果是阳性，在筛查当日记录随访计划的患者的百分比
黑色素瘤：连续性管理——回忆系统	无论年龄，当前诊断为黑素瘤或既往有黑素瘤病史，其信息至少在 12 个月内输入到回忆系统中的患者的百分比，所述回忆系统包括： ● 下一次完整的皮肤试验的目标日期 ● 与在指定时间内没有预约或错过预约的患者进行跟进的随访
黑色素瘤：协同治疗	无论年龄，在表格中记录新发黑色素瘤的治疗计划，并在诊断后 1 个月内与提供后续医疗的医师进行沟通的患者访视的百分比
年龄相关性黄斑变性（AMD）：抗氧化剂补充的指导	50 岁及以上，诊断为 AMD 或对其照顾者在 12 个月内就年龄相关性眼病研究（age-related eye disease study，AREDS）的益处和/或风险提供指导，以预防 AMD 进展的患者的百分比
原发性开角型青光眼（POAG）：眼内压（intraocular pressure，IOP）降低 15%或治疗计划记录	18 岁及以上，诊断为 POAG 且青光眼治疗未失败（最近的 IOP 从干预前水平降低至少 15%），或如果最近的 IOP 没有从干预前水平降低至少 15%，在 12 个月内记录了一个诊疗计划的患者的百分比
肿瘤学：用药和放射医疗——疼痛强度量化	无论年龄，诊断为癌症且当前正在接受化疗或放射治疗，其中疼痛强度被量化的患者访视的百分比
肿瘤学：用药和放射医疗——疼痛治疗计划	无论年龄，诊断为癌症且当前正在接受化疗或放射治疗，报告中存在疼痛，并且具有书面的解决疼痛的诊疗计划的患者访视的百分比
放射学：使用放射检查过程的报告	使用放射检查过程的报告，记录放射暴露指数或暴露时间和放射图像数量（如果放射暴露指数不可用）

续表

评估项目	评估内容
放射学：对筛查性钼靶照相定为"可能良性"的报告的百分比	对筛查性钼靶照相定为"可能良性"的报告的百分比
核医学：与所有进行骨扫描患者的现有成像研究的相关性	对所有患者，不考虑年龄，经过骨扫描显像，包括医生记录的与做过的已有的影像[如 X 线、磁共振成像（magnetic resonance imaging，MRI）、计算机断层扫描（computed tomography，CT）等]相关关系的报告的百分比
跌倒：风险评估	65 岁及以上，有跌倒病史，并在 12 个月内完成跌倒风险评估的患者的百分比
跌倒：护理计划	65 岁及以上，有跌倒病史，并在 12 个月内有跌倒护理计划记录的患者的百分比
肿瘤学：正常组织的辐射剂量限制	无论年龄，诊断为乳腺癌、直肠癌、胰腺癌或肺癌，接受 3D 适形放射治疗，并有医疗文件记录，在最少两个组织的 3D 适形放疗的开始之前确定正常组织的辐射剂量限制的患者的百分比
HIV/AIDS：肺囊虫性肺炎（*Pneumocystis jiroveci* pneumonia，PCP）预防	6 周龄及以上，诊断为艾滋病毒感染/艾滋病，接受 PCP 预防治疗的患者的百分比
糖尿病：足部检查	18～75 岁，在评估期间进行足部检查的糖尿病患者的百分比
冠状动脉旁路移植术（CABG）：延长插管	18 岁及以上，接受单一 CABG 手术，需要术后插管>24 小时的患者的百分比
冠状动脉旁路移植术（CABG）：深部胸骨伤口感染率	18 岁及以上，接受单一 CABG 手术，术后 30 天内深部胸骨感染累及肌肉、骨和/或纵隔，需要手术探查的患者的百分比
冠状动脉旁路移植术（CABG）：脑卒中	18 岁及以上，经历单一 CABG 手术，并发 24 小时内未缓解的术后脑卒中（即由脑血液供应紊乱引起的突然发作的任何确定的神经功能缺陷）的患者的百分比
冠状动脉旁路移植术（CABG）：术后肾功能衰竭	18 岁及以上，经历单一 CABG 手术（无预先存在的肾衰竭），术后发展为肾衰竭或需要透析的患者的百分比
冠状动脉旁路移植术（CABG）：手术再探查	18 岁及以上，经历单一 CABG 手术，需要重返术间（或）在当前住院期间发生纵隔出血，伴有或不伴有填塞、移植物闭塞、瓣膜功能障碍或其他心脏原因的患者的百分比
类风湿性关节炎（RA）：结核病筛查	18 岁及以上，诊断为 RA，具有结核病（tuberculosis，TB）的记录，并在接受第一疗程之前 6 个月内使用生物学改善病情的抗风湿药物（DMARD）的患者的百分比
类风湿性关节炎（RA）：疾病活动的定期评估	18 岁及以上，诊断为 RA，并在 12 个月内进行疾病活动的评估和分类的患者的百分比
类风湿性关节炎（RA）：功能状态评估	18 岁及以上，诊断为 RA，并在 12 个月内至少进行一次功能状态评估的患者的百分比
类风湿性关节炎（RA）：疾病预后的评估和分类	18 岁及以上，诊断为 RA，并在 12 个月内至少一次疾病预后的评估和分类的患者的百分比
类风湿性关节炎（RA）：糖皮质激素管理	18 岁及以上，诊断为 RA，已对糖皮质激素的使用，以及强的松的长期剂量≥10mg/日（或等效）是否改善疾病活动进行评估，并具有 12 个月内糖皮质激素管理计划的记录的患者的百分比
虐待老年人筛查和后续计划	65 岁及以上，在访视当日使用老年人虐待筛查工具进行虐待筛查，并且在筛查结果阳性当日记录随访计划的患者的百分比
功能恢复评估	18 岁及以上，在访视当日使用标准化功能结果评估工具记录当前的功能恢复评估，并且在确定缺陷的当日，根据确定的功能缺陷，记录护理计划的患者访视的百分比
丙型肝炎：甲型肝炎疫苗接种	18 岁及以上，诊断为慢性丙型肝炎，至少接受过一次甲型肝炎疫苗的注射，或具有甲型肝炎免疫记录的患者的百分比
定期的结肠镜检查具有腺瘤性息肉病史的患者——避免不适当的使用	18 岁及以上，接受监测结肠镜检查，在以往的结肠镜检查中曾有腺瘤性息肉的病史，并且自最后一次结肠镜检查至今间隔 3 年或更久的患者的百分比
脑卒中和脑卒中康复：溶栓治疗	18 岁及以上，诊断为急性缺血性脑卒中，在刚发病 2 小时内到达医院，并且其在刚发病 3 小时内开始 IV t-PA 治疗的患者的百分比
白内障：白内障手术后 90 天内视力达 20/40 或更好	18 岁及以上，诊断为单纯性白内障，接受白内障手术且没有明显的眼部疾病影响手术的视觉结果，并且在术后 90 天内获得最佳矫正视力达到 20/40 或更好（远距离和近距离）的患者的百分比
白内障：白内障术后 30 天内并发症需要进一步手术治疗	18 岁及以上，诊断为单纯性白内障，接受白内障手术且在术后 30 天内具有特定手术列表中任何一项指征的患者的百分比，这提示患者出现了下列主要并发症中的一种：核碎片残留、眼内炎、IOL 脱位或无功能、视网膜脱落或伤口开裂
放射学：颈动脉成像报告中狭窄的评估	颈动脉成像研究[颈部磁共振血管造影术（neck magnetic resonance angiography，MRA）、颈部计算机断层扫描血管成像（computed tomography angiography，CTA）、颈部双相超声、颈动脉血管造影]中包括直接或间接参考测量远端颈内动脉直径作为分母，用以评估狭窄的最终报告的百分比

评估项目	评估内容
缺血性血管病（ischemic vascular disease，IVD）：服用阿司匹林或其他抗血栓药物	18 岁及以上，在评估期前 12 个月内因急性心肌梗死（acute myocardial infarction，AMI）、冠状动脉旁路移植术（CABG）或经皮冠状动脉介入治疗（percutaneous coronary interventions，PCI）存活出院，或者在评估期间诊断为 IVD，并且在评估期间具有阿司匹林或其他抗血栓药物的使用记录的患者的百分比
HIV/AIDS：衣原体、淋病和梅毒等性传播疾病的筛查	13 岁及以上，诊断为 HIV/AIDS，自艾滋病毒感染诊断后至少进行过一次衣原体感染、淋病和梅毒筛查的患者的百分比
功能缺损：膝关节损伤患者风险调整后的功能状态的变化	18 岁及以上，接受继发于膝关节受累的功能缺损治疗，判断了患者风险调整后的功能状态变化的患者的百分比
功能缺损：髋关节损伤患者风险调整后的功能状态的变化	18 岁及以上，接受继发于髋关节受累的功能缺损治疗，判断了患者风险调整后的功能状态变化的患者的百分比
功能缺损：小腿、足或踝关节损伤患者风险调整后的功能状态的变化	18 岁及以上，接受继发于小腿、足或踝关节受累的功能缺损治疗，判断了患者风险调整后的功能状态变化的患者的百分比
功能缺损：腰椎损伤患者风险调整后的功能状态的变化	18 岁及以上，接受继发于腰椎关节受累的功能缺损治疗，判断了患者风险调整后的功能状态变化的患者的百分比
功能缺损：肩关节损伤患者风险调整后的功能状态的变化	18 岁及以上，接受继发于肩关节受累的功能缺损治疗，判断了患者风险调整后的功能状态变化的患者的百分比
功能缺损：肘、腕或手关节损伤患者风险调整后的功能状态的变化	18 岁及以上，接受继发于肘、腕或手关节受累的功能缺损治疗，判断了患者风险调整后的功能状态变化的患者的百分比
功能缺损：颈、颅骨、下颌骨、胸椎、肋骨或其他一般整形手术损伤患者风险调整后的功能状态的变化	18 岁及以上，接受继发于颈、颅骨、下颌骨、胸椎、肋骨或其他一般整形手术损伤的功能缺损治疗，判断了患者风险调整后的功能状态变化的患者的百分比
黑色素瘤：黑素瘤影像研究的过度利用	无论年龄，目前诊断为 0～ⅡC 期黑素瘤或任何阶段的黑素瘤病史，在一年的评估期间进行办公室访视没有发现任何症状或体征提示全身扩散，未预约诊断性影像研究的患者的百分比
放射学：乳房 X 线筛查提醒系统	经历乳房 X 线筛查，且其信息被输入到下一次检查预订日期提醒系统的患者的百分比
预防保健和筛查：烟草使用：筛查和戒烟干预	18 岁及以上，在 24 个月内接受一次或多次吸烟筛查，并且如果确定为吸烟者，则接受戒烟咨询干预的患者的百分比
控制高血压	18～85 岁，诊断为高血压，并且在评估期间其血压控制良好（<140/90 mmHg）的患者的百分比
老年人使用高风险药物	66 岁及以上，应用高危药物的患者的百分比。报告包括两个百分比： a. 选择至少一种高危药物的患者的百分比 b. 选择至少两种不同的高危药物的患者的百分比
儿童和青少年的体重评估，以及营养和身体活动咨询	3～17 岁，在初级保健医生（primary care physician，PCP）或产科医生/妇科医生（bstetrician/gynecologist，OB/GYN）门诊就诊，并且在评估期间有以下证据的患者的百分比。包括 3 个百分比： - 具有身高、体重和体重指数（BMI）百分比记录的患者的百分比 - 进行营养咨询的患者的百分比 - 进行身体活动咨询的患者的百分比
儿童免疫状况	2 岁，曾接种 4 次白喉、破伤风和无细胞百日咳（diphtheria,tetanus and acellular pertussis，DTaP）疫苗；3 次灭活脊髓灰质炎病毒疫苗（poliouirus vaccine inactivated，IPV），一次麻疹、腮腺炎和风疹（measles, mumps and rubella，MMR）疫苗；3 次 H 型流感病毒 B 型（H influenza type B，HiB）疫苗；3 次乙型肝炎（hepatitis B，HepB）疫苗；1 次水痘疫苗（varicella vaccine，VZV）；4 次肺炎球菌疫苗（pneumococcal conjugate vaccine，PCV）；1 次甲型肝炎（hepatitis A，HepA）疫苗；2 次或 3 次轮状病毒（rotavirus，RV）疫苗；以及在他们的第 2 个生日接种的两次流感（流感）疫苗的儿童的百分比
缺血性血管病（IVD）：血脂全项和 LDL-C 控制良好（<100 mg/dl）	18 岁及以上，在评估期前 12 个月内，因急性心肌梗死（AMI）、冠状动脉旁路移植术（CABG）或经皮冠状动脉介入治疗（PCI）存活出院，或者在测量期间诊断为 IVD，并且在测量期间满足以下各项：血脂全项和 LDL-C 控制良好（<100 mg/dl）的患者的百分比
冠状动脉疾病（CAD）：症状管理	18 岁及以上，诊断为 CAD，在 12 个月内观察其活动水平的评估结果，以及在 12 个月内通过恰当地管理心绞痛症状来评估是否存在心绞痛症状的患者的百分比
门诊心脏康复患者的转诊	在过去 12 个月内于门诊就诊时经历过急性心肌梗死（MI）、冠状动脉旁路移植术（CABG）、经皮冠状动脉介入治疗（PCI）、心脏瓣膜手术或心脏移植术，或患有慢性稳定型心绞痛（chronic stable angina，CSA），并且符合参与心脏康复（cardiac rehabilitation，CR）计划的情况/诊断，而尚未参与早期门诊心脏康复/二级预防（CR）计划的患者的百分比
巴雷特（Barrett）食管	记录了巴雷特黏膜的存在，也包括关于不典型增生描述的食管活检报告百分比

评估项目	评估内容
根治性前列腺切除术病理报告	包括 pT 类、pN 类、格里森（Gleason）评分和边缘状态相关描述的根治性前列腺切除术病理报告的百分比
定量免疫组织化学（immunohistochemistry，IHC）评估乳腺癌患者的人表皮生长因子受体 2 测试（human epidermal growth factor receptor 2 testing，HER2）	这是基于通过 IHC 对 HER2 进行定量评价是否使用当前 ASCO/CAP 指南中推荐的、用于乳腺癌中 HER2 的评估
经超声确定伴有腹痛的妊娠患者的妊娠部位	14～50 岁，以腹部疼痛或阴道出血为主诉就诊于急诊，接受经腹或经阴道超声以确定妊娠位置的妊娠女性患者的百分比
Rh 免疫球蛋白（Rhogam）对 Rh 阴性孕妇有胎儿血液暴露的风险	14～50 岁，在急诊部门因接受 Rh 免疫球蛋白（Rhogam）而具有胎儿血液暴露风险的 Rh 阴性孕妇的百分比
下肢动脉旁路移植术（lower extremity bypass，LEB）后出院时他汀类药物的治疗	18 岁及以上，经历腹股沟 LEB，在出院时服用他汀类药物的患者的百分比
无重大并发症（术后第 7 天出院回家）的小型或中型非破裂性腹主动脉瘤（abdominal aortic aneurysms，AAA）的开放修复率	经历开放修复的小型或中型非破裂性 AAA 无重大并发症（术后第 7 天出院回家）的患者的百分比
无重大并发症（术后第 2 天出院回家）的小型或中型非破裂性腹主动脉瘤（AAA）的血管内动脉瘤修复（endovascular aneurysm repair，EVAR）率	经历血管内动脉瘤修复的小型或中型非破裂性 AAA 无重大并发症（术后第 2 天出院回家）的患者的百分比
无症状患者接受颈动脉内膜切除术（carotid endarterectomy，CEA）无严重并发症（术后第 2 天出院回家）的发生率	无症状患者接受 CEA，不晚于术后第 2 天出院回家的患者的百分比
为急慢性眩晕患者耳科评估的转诊	出生以后，出现急性或慢性眩晕后，转诊到专科医生（经过耳朵疾病专业培训的医生）继听力评估后进行耳科评估的患者的百分比
对局部乳腺病变成功切除的图像确认	对触诊未触及，影像发现的乳房病变的患者进行影像引导的切除活检或影像引导的部分乳房切除的病变图像确认。病变可能包括：微钙化灶、乳腺摄影或超声下的包块或结构变形、磁共振成像（MRI）或适合于定位的其他乳房影像如正电子发射断层扫描（positron emission tomography，PET）下的可疑病灶，或通过既往的核心活检确定病理部位的活检标记
乳腺癌的术前诊断	通过微创活检方法术前获得乳腺癌诊断的乳腺癌手术患者的百分比
浸润性乳腺癌的前哨淋巴结（sentinel lymph node，SLN）活检	经历 SLN 活检的临床淋巴结阴性（临床阶段 T1N0M0 或 T2N0M0）乳腺癌患者的百分比
活检随访	其活检结果已经由执行医生审查并传达给初级保健/转诊医生和患者的新患者的百分比
癫痫：对有育龄期癫痫女性的咨询建议	在育龄期（12～44 岁）诊断为癫痫的女性患者每年至少一次被咨询或参与咨询癫痫或治疗癫痫如何影响其避孕或怀孕的情况
炎症性肠病（inflammatory bowel disease，IBD），预防治疗：皮质类固醇保守治疗	18 岁及以上，诊断为 IBD，在最近 12 个月内皮质类固醇用量大于或等于 10 mg/天的泼尼松当量，持续 60 天或更长；或整个治疗中单剂量相当于 600 mg 泼尼松或更多，已经进行皮质类固醇管理，开皮质类固醇保守治疗处方的患者的百分比
炎症性肠病（IBD），预防治疗：皮质类固醇相关的医源性损伤——骨矿丢失评估	18 岁及以上，患有 IBD，应用大于或等于 10mg/天泼尼松当量治疗 60 天或更长，或整个治疗中单剂量相当于 600mg 泼尼松或更多，且在报告年度或上一年期间至少有一次骨矿丢失风险记录的患者的百分比
炎症性肠病（IBD）：在开始抗肿瘤坏死因子（tumor necrosis factor，TNF）治疗之前测试潜伏性结核病（TB）	18 岁及以上，诊断为 IBD，在接受第一个疗程的抗 TNF 治疗前的 6 个月内对其进行 TB 筛选及结果说明的患者的百分比
炎症性肠病（IBD）：在开始抗肿瘤坏死因子（TNF）治疗之前评估乙型肝炎病毒（hepatitis B virus，HBV）状态	18 岁及以上，诊断为 IBD，在接受第一疗程的抗 TNF 治疗之前 1 年内进行 HBV 状态评估及结果说明的患者的百分比
睡眠呼吸暂停：睡眠症状评估	18 岁及以上，诊断为阻塞性睡眠呼吸暂停，具有包括是否存在打鼾和白天嗜睡的睡眠症状的评估记录的患者的访视百分比
睡眠呼吸暂停：初诊时的严重程度评估	18 岁及以上，诊断为阻塞性睡眠呼吸暂停，在初始诊断时测量呼吸暂停低通气指数（apnea hypopnea index，AHI）或呼吸障碍指数（respiratory disturbance index，RDI）的患者的百分比
睡眠呼吸暂停：正压通气治疗	18 岁及以上，诊断为中度或重度阻塞性睡眠呼吸暂停，应用气道内正压通气治疗的患者的百分比
睡眠呼吸暂停：评估对气道正压通气治疗的依从性	18 岁及以上，诊断为阻塞性睡眠呼吸暂停，应用气道内正压通气治疗，具有坚持气道正压通气治疗客观测量的记录的患者的访视百分比
痴呆：痴呆的分期	无论年龄，诊断为痴呆，12 个月至少一次对其严重程度进行轻、中、重度分类的患者的百分比
痴呆：认知评估	无论年龄，诊断为痴呆，对其进行认知评估，并且结果在 12 个月内至少复查一次的患者的百分比
痴呆：功能状态评估	无论年龄，诊断为痴呆，对其进行功能状态评估，并且结果在 12 个月内至少复查一次的患者的百分比

续表

评估项目	评估内容
痴呆：神经精神症状评估	无论年龄，诊断为痴呆，对其进行神经精神症状的评估，并且在 12 个月内至少复查一次的患者的百分比
痴呆：神经精神症状的管理	无论年龄，诊断为痴呆，具有一种或多种神经精神症状，并且在 12 个月内接受或被推荐接受神经精神症状的干预的患者的百分比
痴呆：关于安全问题的咨询	无论多大年龄的痴呆患者或者其看护人员在 12 个月内被告知或者参与咨询关于患者的安全问题的百分比
痴呆：有关驾驶风险的咨询	无论多大年龄的痴呆患者或者其看护人员在 12 个月内被提醒有关驾驶和替代驾驶的风险至少一次的百分比
痴呆：照顾者的教育和支持	无论年龄，诊断为痴呆，其看护人员在 12 个月内接受关于痴呆疾病管理和健康行为变化的教育，并且被提供其他来源的支持的百分比
帕金森病：每年帕金森病诊断回顾	所有诊断为帕金森病的患者，其年度评估包括对当前药物治疗的回顾（如可产生帕金森样症状和体征的药物），以及对非典型特征的存在的回顾[例如，发病时及疾病早期的跌倒，对左旋多巴的反应较差，发作时对称，快速进展（3 年内达到 Hoehn 和 Yahr 3 期），缺乏震颤或自主神经功能障碍]至少每年一次
帕金森病：精神异常或障碍评估	所有诊断为帕金森病的患者，至少每年一次评估精神异常或障碍（如精神病、抑郁症、焦虑症、冷漠或冲动控制障碍）
帕金森病：认知受损或功能障碍评估	所有诊断为帕金森病的患者，至少每年一次评估认知受损或功能障碍
帕金森病：询问睡眠障碍	对所有诊断为帕金森病的患者（或照护者，酌情而定），至少每年一次询问有关睡眠障碍
帕金森病：康复治疗的选择	所有诊断为帕金森病的患者（或照护者，酌情而定），至少每年讨论一次康复治疗选择（如身体、职业或言语治疗）
帕金森病：帕金森病药物治疗和手术治疗的选择评价	所有诊断为帕金森病的患者（或照护者，酌情而定），每年至少评价一次帕金森病治疗选择（如非药物治疗、药物治疗或手术治疗）
白内障：白内障手术后 90 天内患者视觉功能的改善	18 岁及以上，接受白内障手术，并且在术后 90 天内实现基于术前和术后视觉功能检查的视觉功能改善的患者的百分比
白内障：白内障手术后 90 天内患者的满意度	18 岁及以上，接受白内障手术，并且根据医疗保健提供者和系统手术服务调查的消费者评估的完成情况，在术后 90 天内对他们所得到的医疗服务表示满意的患者的百分比
酒精和其他药物（alcohol and other drug，AOD）依赖治疗的启动及参与	13 岁及以上，具有新发现的 AOD 依赖，并满足以下条件。包括两个百分比： a. 在诊断后 14 天内开始治疗的患者的百分比 b. 在开始访视的 30 天内开始治疗，并且具有两种及以上基于 AOD 诊断的附加服务的患者的百分比
宫颈癌筛查	21～64 岁，接受一次及以上子宫颈涂片检查筛查宫颈癌的女性患者的百分比
女性衣原体筛查	16～24 岁，在评估期间被确定为性活跃，并且至少进行过一次衣原体测试的女性患者的百分比
哮喘的适当药物治疗	5～64 岁，在评估期间被确定为持续性哮喘，并接受适当处方药物治疗的患者的百分比
腰背痛的影像学检查的使用	18～50 岁，诊断为腰背痛，在诊断后 28 天内没有进行影像学检查（X 线、MRI、CT）的患者的百分比
预防保健和筛查：空腹低密度脂蛋白（LDL-C）试验和空腹 LDL-C 风险分层	20～79 岁，已完成了危险因素*的评估和空腹 LDL 试验的患者的百分比；20～79 岁，已完成空腹 LDL-C 试验并且其风险分层的空腹 LDL-C 处于或低于推荐的 LDL-C 目标的患者的百分比 * 根据患者的风险类别，此项评估分为 3 类： 1. 高危：冠心病（coronary heart disease，CHD）或 CHD 等效风险或 10 年弗雷明汉（Framingham）风险＞20% 2. 中危：多（2+）个危险因素或 10 年弗雷明汉风险 10%～20% 3. 低危：0 或 1 个危险因素或 10 年弗雷明汉风险＜10%
预防保健和筛查：高血压筛查和随访记录	18 岁及以上，在报告期间接受高血压筛查，并且根据当前显示的血压（blood pressure，BP）记录下推荐的随访计划的患者的百分比
跌倒：跌倒风险的筛查	65 岁及以上，在评估期间至少进行一次未来跌倒风险的筛查的患者的百分比
平均风险患者正常结肠镜检查的合适的随访期限	50～75 岁，接受结肠镜检查，未行活检或息肉切除术，在结肠镜检查报告中记录的推荐再次结肠镜检查随访期限至少 10 年的患者的百分比
CAHPS 对于 PQRS 临床医师/组调查	● 获得及时的护理、约谈和信息 ● 供应商沟通 ● 患者对提供者的评级 ● 访问专家

评估项目	评估内容
CAHPS 对于 PQRS 临床医师/组调查	● 健康促进与教育 ● 共享决策 ● 健康状态/功能状态 ● 有礼貌和乐于助人的办公室工作人员 ● 护理协调 ● 访问沟通之间 ● 定向帮助服用药物 ● 管理患者资源
心脏压力影像不能满足合适的使用标准：低风险手术患者的术前评估	18 岁或以上，在 12 个月的报告期内，对低风险手术患者加压的单光子发射计算机断层扫描（single-photon emission computed tomography，SPECT）心肌灌注成像（myocardial perfusion imaging，MPI）、超声心动图（stress echocardiogram，ECHO）、心脏 CT 血管成像（cardiac computed tomography angiography，CCTA）或心血管磁共振（cardiovascular magnetic resonance，CMR）进行术前评估的患者的百分比
心脏压力影像不能满足合适的使用标准：经皮冠状动脉介入治疗（PCI）常规检测	18 岁及以上的患者，在 PCI 后，根据 PCI 术后的测试时间和症状，常规进行的所有加压的单光子发射计算机断层扫描（SPECT）心肌灌注成像（MPI）、超声心动图（ECHO）、心脏 CT 血管成像（CCTA）和心血管磁共振（CMR）检查的百分比
心脏压力影像不能满足合适的使用标准：检测无症状，低危患者	18 岁及以上，无症状的低冠心病（CHD）风险的患者中，应用所有加压的单光子发射计算机断层扫描（SPECT）心肌灌注成像（MPI）、超声心动图（ECHO）、心脏 CT 血管成像（CCTA）或心血管磁共振（CMR）进行初始检测和风险评估的百分比
成人重度抑郁障碍（MDD）：特殊共病患者的照护配合	18 岁及以上，诊断为 MDD，以及一种特定的共病[糖尿病、冠状动脉疾病、缺血性脑卒中、颅内出血、慢性肾病（4 或 5 期）、终末期肾病（end stage renal disease，ESRD）或充血性心力衰竭]，由另一临床医生负责治疗，并与治疗共病的临床医生进行沟通的患者的医疗记录的百分比
心房颤动（atrial fibrillation，AF）与心房扑动：慢性抗凝治疗	18 岁及以上，诊断为非瓣膜性 AF 或心房扑动，根据 CHADS2 风险分层，其特定的血栓栓塞危险因素的评估提示具有一个及以上高危因素或多个中危因素，并被予以华法林或另一种经 FDA 批准用于预防血栓栓塞的口服抗凝药物治疗的患者的百分比
小儿肾病：容量管理的充分性	17 岁及以下，诊断为终末期肾病（ESRD），在门诊进行血液透析治疗的患者，在 12 个月内有肾科医生容量管理的充分性评估的月份的百分比
小儿肾病：终末期肾病患者透析：血红蛋白水平＜10g/dl	17 岁及以下，诊断为终末期肾病（ESRD），接受血液透析或腹膜透析的患者，在 12 个月内其血红蛋白水平＜10g/dl 的月份的百分比
成人肾病：在血液透析初始使用导管通路	18 岁及以上，诊断为终末期肾病（ESRD），在评估期间开始维持性血液透析的患者，其在维持性血液透析时血管通路的模式为导管的患者的百分比
成人肾病：导管通路的使用大于或等于 90 天	18 岁及以上，诊断为终末期肾病（ESRD），接受维持性血液透析大于或等于 90 天，且血管通路的模式为导管的患者的百分比
成人鼻窦炎：急性鼻窦炎用抗生素治疗（过度使用）	18 岁及以上，诊断为急性鼻窦炎，在症状出现后 10 天内开始抗生素治疗的患者的百分比
成人鼻窦炎，抗生素的适当选择：阿莫西林（有或无克拉维酸）治疗急性细菌性鼻窦炎（适当使用）	18 岁及以上，诊断为急性细菌性鼻窦炎，在诊断时使用阿莫西林（有或无克拉维酸）作为一线抗生素的患者的百分比
成人鼻窦炎：急性鼻窦炎检查计算机断层扫描（CT）（过度使用）	18 岁及以上，诊断为急性细菌性鼻窦炎，在诊断时预约或在诊断后 28 天内接受鼻窦 CT 检查的患者的百分比
成人鼻窦炎：慢性鼻窦炎 90 天内进行一个以上的计算机断层扫描（CT）检查（过度使用）	18 岁及以上，诊断为急性细菌性鼻窦炎，在诊断后 90 天内预约或接受的一个以上鼻窦 CT 检查的患者的百分比
产科护理：在≥37 周且＜39 周期间无医疗指征的择期分娩或早期引产	无论年龄，在 12 个月内，孕期≥37 周且＜39 周，完成了无医学指征的择期分娩或早期引产的活产单胎的患者的百分比
产科护理：产后随访和协调照护	无论年龄，在 12 个月内生产，在产后 8 周内接受产后护理的患者的百分比，包括母乳喂养评估和教育、产后抑郁筛查、妊娠糖尿病患者及家庭的产后血糖筛查和避孕规划
对银屑病、银屑病性关节炎和类风湿性关节炎（RA）患者应用生物免疫应答调节剂期间预防结核病	提供者通过年度阴性标准结核筛查试验或者审查患者的病史，以确定他们是否对目前或先前的阳性试验进行了适当的管理，从而确保预防活动性结核病的患者的百分比
HIV 病毒载量抑制	无论年龄，在评估年度的最后一次 HIV 病毒载量测试中，诊断为 HIV 病毒载量小于 200 拷贝/ml 的患者的百分比
HIV 的抗逆转录病毒治疗	无论年龄，在评估年度内诊断为 HIV，并予以抗逆转录病毒治疗艾滋病病毒感染的患者的百分比
HIV 医疗访视的频率	无论年龄，诊断为 HIV，在 24 个月的评估期中，每 6 个月至少进行一次医疗随访，每次间隔至少 60 天的患者百分比

评估项目	评估内容
疼痛在 48 小时内得到控制	18 岁及以上，在初始评估时因疼痛而报告不适感（入住姑息治疗科），于 48 小时内达到舒适的水平的患者
筛查结肠镜腺瘤检出率	50 岁及以上，在结肠镜筛检中发现至少一种常规腺瘤或结直肠癌的患者的百分比
无症状患者颈动脉支架置入术（carotid artery stenting，CAS）后无主要并发症的发生率（术后 2 天出院回家）	无症状患者接受 CAS，不晚于术后第 2 天出院回家的患者百分比
无症状患者颈动脉支架置入术（CAS）后的脑卒中或死亡的发生率	无症状患者接受 CAS，在住院期间出现手术后脑卒中或死亡的百分比
无症状患者行颈动脉内膜切除术（CEA）后的脑卒中或死亡的发生率	无症状患者接受 CEA，在住院期间出现手术后脑卒中或死亡的百分比
小型或中型非破裂腹主动脉瘤（AAA）的血管内动脉修复术（EVAR）后院内死亡的发生率	小型或中型 AAA 患者接受 EVAR，在住院期间死亡的百分比
HRS-3：植入型心律转复除颤器（implantable cardioverter-defibrillator，ICD）的并发症率	首次植入 ICD 的患者，发生医生明确风险的手术并发症的标准化百分比
全膝关节置换术，共同决策：保守治疗（非手术）	无论年龄还是性别，接受全膝关节置换术，并记录了有关于保守性（非手术）治疗[如非甾体抗炎药（nonsteroid anti-inflammatory drug，NSAID）、镇痛药、体重减轻、运动、注射]的术前讨论的共同决策的患者的百分比
全膝关节置换术：静脉血栓栓塞和心血管风险评估	无论年龄还是性别，接受全膝关节置换术，在手术前 30 天内评估是否存在静脉血栓栓塞和心血管危险因素[如深静脉血栓形成（deep vein thrombosis，DVT）、肺栓塞（pulmonary embolism，PE）、心肌梗死（MI）、心律失常和脑卒中病史]的患者的百分比
全膝关节置换术：术前抗生素输液用止血带	无论年龄还是性别，接受全膝关节置换术，预防性抗生素在止血带近端膨胀之前完全输注的患者的百分比
全膝关节置换术：术中植入假体的鉴定报告	无论年龄还是性别，接受全膝关节置换术，其手术报告可确认假体植入物规格（包括假体植入物制造商、假体植入物的品牌名称和每个假体植入物的尺寸）的患者的百分比
吻合口瘘的介入治疗	18 岁及以上，在胃旁路或结肠切除手术后需要进行吻合口瘘介入治疗的患者的百分比
术后 30 天内非计划再手术	18 岁及以上，在术后 30 天内进行任何非计划再手术的患者的百分比
主要治疗后 30 天内非计划再次入院	18 岁及以上，在主要治疗后 30 天内计划外再次住院的患者的百分比
外科手术部位感染（surgical site infection，SSI）	18 岁及以上出现 SSI 的患者的百分比
以患者为中心的手术风险评估和沟通	接受非急诊手术的患者，在手术前其手术团队应用临床数据、患者特异性风险计算器评估术后并发症的个体化风险，并且和外科医生对这些风险进行亲自讨论的患者的百分比
优化患者暴露于电离辐射：对计算机断层扫描（CT）影像描述使用标准化命名	所有患者，不分年龄，其 CT 影像报告是根据标准化命名法命名的，而且其标准化命名法应用于医疗机构的计算机系统，这种报告的百分比
优化患者暴露于电离辐射：潜在高剂量辐射成像研究的计数：计算机断层扫描（CT）和心脏核医学研究	无论年龄，所有患者的 CT 和心脏核医学（心肌灌注研究）成像报告的百分比，记录在目前研究之前的 12 个月内收到的已知的先前 CT（任何类型的 CT）和心脏核医学（心肌灌注）研究的数目
优化患者暴露于电离辐射：报告辐射剂量指数登记处	所有患者，不分年龄，进行的 CT 检查总数的百分比，此项数据被报告给辐射剂量指数登记处，并且包括所选择的数据元素的最小值
优化患者暴露于电离辐射：可供患者随访和比较的计算机断层扫描（CT）图像	在影像结果完成后至少 12 个月内，由患者授权，在安全、媒体自由、可互相检索的基础上，对所有患者（不分年龄）所做的，记录了医疗数字成像和通信（digital imaging and communications in medicine，DICOM）格式图像数据，并可用于非附属医院及机构的 CT 影像结果的最终报告的百分比
优化患者暴露于电离辐射：通过一个安全的、合法的、媒体自由、共享的存档来搜索之前的计算机断层扫描研究	对所有患者（不分年龄）进行的 CT 影像结果的最终报告的百分比，其记录了在过去的 12 个月内，由对 DICOM 格式图像的搜索引导的在非附属医院及机构完成的先前患者 CT 成像研究，并且其影像结果在进行成像研究之前由安全、合法、媒体自由、共享的存档所提供
优化患者暴露于电离辐射：适当性：根据推荐的指南随访偶然发现的肺结节的计算机断层扫描（CT）成像	18 岁及以上患者的胸部 CT 影像结果的最终报告的百分比，其中记录了对偶然检测的肺结节，基于结节大小和患者危险因素的随访建议（如需要或不需要随访的 CT 影像结果）
儿童 HbA$_{1c}$ 检测	5～17 岁，在评估期间具有 HbA$_{1c}$ 检测的糖尿病患者的百分比
注意缺陷/多动障碍（attention-deficit/hyperactivity disorder，ADHD）：儿童 ADHD 的药物治疗的随访护理	6～12 岁，新配发了 ADHD 的药物治疗，并进行适当的随访护理的儿童的百分比。包括两个百分比： a. 在 30 天的开始阶段与一名具有处方权威的专业人员进行一次随访的儿童的百分比

评估项目	评估内容
注意缺陷/多动障碍（attention-deficit/hyperactivity disorder，ADHD）：儿童 ADHD 的药物治疗的随访护理	b. 保持 ADHD 药物治疗至少 210 天，以及除了在开始阶段的访视之外，在开始阶段结束后 270 天（9 个月）内，与专业人员进行至少两次额外随访的儿童的百分比
双向情感障碍和抑郁症：酒精或化学物质的使用评价	具有包括对酒精或化学物质使用的评估的初步评估证据的抑郁症或双相情感障碍的患者的百分比
HIV/AIDS：医学访视	无论年龄，诊断为 HIV/AIDS，在评估年度至少进行两次医疗访视，且每次访问之间至少间隔 90 天的患者的百分比
孕妇具有乙型肝炎（HBSAg）表面抗原检测	这项评估确定在怀孕期间进行 HBsAg 测试的孕妇
12 个月抑郁缓解	18 岁及以上，具有有重度抑郁或心境障碍，初始 PHQ-9 评分>9，而在 12 个月时确认为缓解，PHQ-9 评分小于 5 的成年患者。该评估适用于新诊断和已存在抑郁，其 PHQ-9 评分提示需要治疗的患者
抑郁利用 PHQ-9 工具	18 岁及以上，诊断为重度抑郁或心境恶劣，在合格访视的 4 个月内至少使用一次 PHQ-9 工具的成年患者
产后抑郁筛查	在评估年度中为 6 个月月龄的儿童，在出生后前 6 个月内进行临床医生和儿童之间的面对面访视，并且对其母亲在产后 0～6 个月进行至少一次抑郁筛查的儿童的百分比
高血压：血压的改善	18～85 岁，诊断为高血压，其评估期间血压得到改善的患者的百分比
关闭转诊环：收到专家报告	不分年龄，转诊提供者从被转诊患者的提供者那里收到报告的转诊患者的百分比
膝关节置换术的功能状态评估	18 岁及以上，初次全膝关节置换术（total knee arthroplasty，TKA），完成基线和随访（患者的报告）功能状态评估的患者的百分比
髋关节置换术的功能状态评估	18 岁及以上，初次全髋关节置换术（total hip arthroplasty，THA），完成基线和随访（患者的报告）功能状态评估的患者的百分比
复杂慢性病状态的功能状态评估	65 岁及以上，完成初始和随访的患者报告的功能状态评估的心力衰竭的患者的百分比
有龋齿或蛀牙的儿童	在评估期间有龋齿或蛀牙的 0～20 岁儿童的百分比
初级保健提供者所提供的初级预防龋齿的干预，包括牙医	在评估期间接受氟化物齿沟封闭的 0～20 岁儿童的百分比
ADE 的预防和监测：华法林在治疗范围内的时间	18 岁及以上患有房颤的患者，在评估期间进行长期华法林治疗，其国际标准化比值（international normalized ratio，INR）测试结果在治疗范围内（即 TTR）的时间的平均百分比
HIV/ADIS：HIV 患者的 RNA 控制	13 岁及以上，诊断为 HIV/ADIS，在评估年度内至少访视 2 次，且每次访问之间至少间隔 90 天，其最近的 HIV RNA 水平<200 拷贝/ml 的患者的百分比
儿童和青少年重度抑郁障碍（MDD）：自杀风险评估	6～17 岁，诊断为 MDD，并进行自杀风险评估的患者就诊的百分比
精神分裂症患者坚持抗精神病药物的依从性	在评估期开始时至少 18 岁具有精神分裂症或分裂情感障碍，至少应用两种抗精神病药物治疗，并且在评估期间抗精神病药物的 PDC 至少为 0.8（连续 12 个月）的患者的百分比
成人原发性视网膜脱离手术：手术后 90 天内不回手术室	18 岁及以上，接受原发性视网膜脱离手术，且在手术后 90 天内不需要返回手术室的患者
成人原发性视网膜脱离手术：手术后 90 天内视力改善	18 岁及以上，接受原发性视网膜脱离手术，且在手术后 90 天内，术眼的视力较术前水平得到改善的患者
肌萎缩侧索硬化（amyotrophic lateral sclerosis，ALS）患者照护的选择权	诊断为 ALS，在计划临终问题（如生前预嘱、有创通气、临终关怀）方面至少每年一次给予帮助的患者的百分比
对注射毒品者进行每年丙型肝炎病毒（HCV）筛查	在 12 个月的报告期内，注射毒品者（不分年龄）中接受 HCV 感染筛查的患者的百分比
有术中并发症的白内障手术（非计划性白内障后囊破裂后需要非计划性玻璃体切割术）	18 岁及以上，接受白内障手术，出现计划外的后囊破裂，需要进行非计划性玻璃体切割术的患者的百分比
白内障手术：计划与最终屈光的差异	18 岁及以上，已进行白内障手术，并且最终屈光达到计划（目标）的+/-1.0 屈光度以内的患者的百分比
丙型肝炎：对相关治疗方案进行讨论并共同决策	18 岁及以上，诊断为丙型肝炎，医生或其他合格的医疗保健专业人员审查了适合其基因型的治疗选择范围，并与患者公共制定决策的患者的百分比。为了符合该评估，患者记录中必须记录医生或其他合格的医疗保健专业人员与患者之间的讨论，包括以下所有内容：治疗选择适合的基因型、风险和获益，有效性证据和患者对治疗的选择
精神病住院后的随访	6 岁及以上，因选定的精神疾病诊断而住院治疗的患者，以及门诊访视、精神卫生从业者在门诊详细看诊或部分住院的患者出院的百分比。包括两个百分比： — 在出院后 30 天内接受随访的患者出院的百分比 — 在出院后 7 天内接受随访的患者出院的百分比

续表

评估项目	评估内容
HRS-12：房颤消融术后的心脏压塞和/或心包穿刺	心房颤动消融后的心脏压塞和/或心包穿刺的百分比 这一评估根据年龄和性别分层，包括 4 个百分比： ● 报告年龄标准 1：年龄小于 65 岁的女性 ● 报告年龄标准 2：年龄小于 65 岁的男性 ● 报告年龄标准 3：65 岁及以上的女性 ● 报告年龄标准 4：65 岁及以上的男性
HRS-9：180 天内心脏植入式电子装置（cardiac implantable electronic device，CIED）植入、置换或调试的感染	CIED 元件植入、置换或调试后的感染率
青少年免疫接种	在 13 岁生日时接种过推荐的免疫疫苗的 13 岁青少年的百分比
肺癌报告（活检/细胞学标本）	基于活检和/或细胞学标本的病理报告，诊断为原发性非小细胞肺癌，并且病理报告中给予说明分类属于特定组织学类型或 NSCLC-NOS
肺癌报告（切除标本）	根据切除标本诊断为原发性肺癌，包括 pT 类、pN 类并且对于非小细胞肺癌有组织学类型的病理报告
黑色素瘤的报告	包括 pT 类和厚度及溃疡的说明和 pT1，有丝分裂率的原发性恶性皮肤黑色素瘤的病理报告
哮喘的最佳控制	年龄 5~50 岁（儿童年龄 5~17 岁），通过 3 个适龄患者报告的结果工具之一所证实的哮喘受到良好控制的患者
术后最佳药物联合治疗[经皮冠状动脉介入治疗（PCI）]	接受 PCI 的 18 岁及以上患者在出院时接受最佳药物治疗的百分比
对丙型肝炎病毒（HCV）危险患者进行一次性筛查	年龄在 18 岁及以上的患者中有以下一种或多种情况的百分比：注射药物使用史，1992 年之前接受过输血，接受维持性血液透析或出生于 1945~1965 年并接受过一次性 HCV 感染筛查
丙型肝炎：肝硬化患者的肝细胞癌（hepatocellular carcinoma，HCC）筛查	年龄在 18 岁及以上，诊断为慢性丙型肝炎肝硬化的患者在 12 个月的报告期内，至少有一次超声、增强 CT 或 MRI 用于 HCC 检查的百分比
青少年烟草的使用和帮助戒烟	12~20 岁青少年，如果确定为烟草使用者，在评估年度期间进行初级卫生机构访视时记录其烟草使用状况并接受戒烟帮助的患者的百分比
成人肾病：转诊到临终关怀	18 岁及以上，诊断为终末期肾病（ESRD）的患者，其从血液透析腹膜透析中撤出，被转诊到临终关怀照护的患者的百分比
因麻醉节制吸烟	当前吸烟者在选择性手术或处置当天麻醉之前戒烟的患者的百分比
偶发性腹部病变适当的影像随访	18 岁及以上无症状的患者，腹部影像发现一种或多种下列情况，推荐影像随访的最终报告的百分比： ● 肝病变≤0.5cm ● 肾囊肿<1.0cm ● 肾上腺病变≤1.0cm
偶发性甲状腺结节适当的影像随访	对于年龄在 18 岁及以上有甲状腺结节<1.0cm 未诊断甲状腺疾病的患者推荐颈部超声或 CT 或 MRI 随访研究的百分比
甲氧西林敏感的金黄色葡萄球菌（methicillin-sensitive Staphylococcus aureus，MSSA）菌血症的合适治疗	MSSA 菌血症患者接受 β-内酰胺抗生素（如萘夫西林、苯唑西林或头孢唑啉）作为确定治疗的患者百分比
阿片类药物治疗随访评价	所有 18 岁及以上的患者应用阿片类药物 6 周以上，在医疗记录中记载阿片类药物治疗期间至少每 3 个月进行一次随访评估
血管内脑卒中后的临床结局	血管内脑卒中干预后 90 天 mRs 评分为 0~2 的患者百分比
银屑病：口服全身性药物治疗或生物性治疗的临床反应	接受口服全身性药物治疗或生物性治疗的银屑病患者满足医师或患者报告的最小疾病活动水平的百分比。这意味着建立和维持由医生和/或患者报告结果测量所确定的最低水平的疾病控制将增加患者对治疗的满意度并坚持治疗
抑郁在 6 个月内缓解	成年患者年龄 18 岁及以上有重度抑郁或精神抑郁，初始 PHQ-9 评分>9，在 6 个月时证明缓解，定义为 PHQ-9 评分小于 5。该测量适用于新诊断和存在的抑郁症患者其当前的 PHQ-9 评分表明需要治疗
阿片药物治疗同意文件签署	所有 18 岁及以上的患者使用超过 6 周的阿片类药物，在阿片类药物治疗期间在医疗记录中签署阿片类药物治疗协议至少一次
血管内脑卒中治疗的患者从发病到穿刺的时间	接受血管内脑卒中治疗的患者，其从发病到穿刺时间小于 2 小时的百分比
阿片药滥用的风险评估或面谈	所有 18 岁及以上应用阿片类药物超过 6 周，在应用阿片药物期间的医疗记录中至少记录一次应用简便有效工具（如阿片风险工具、SOAAP-R）进行评估阿片滥用的风险或和患者进行面谈此事
急诊医学：在急诊部门 18 岁及以上的患者头部轻微钝伤后计算机断层扫描（CT）的使用	18 岁及以上的患者 24 小时内出现头部轻微钝伤，格拉斯哥昏迷评分（Glasgow coma scale，GCS）评分为 15，有头部 CT 检查适应证，急诊照护人员对创伤预约头部 CT 检查，这种急诊访视的百分比

续表

评估项目	评估内容
急诊医学：在急诊部门 2～17 岁患者头部轻微钝器伤后计算机断层扫描（CT）的使用	2～17 岁患者 24 小时内出现头部轻微钝器伤，格拉斯哥昏迷评分（GCS）评分为 15，急诊护理人员对创伤预约头部 CT 检查，根据儿科急诊护理应用研究网络对创伤性脑损伤的预测划归低风险。这种急诊访视的百分比
腹主动脉瘤（AAA）开放修复的患者出院存活率	接受 AAA 开放修复的患者出院时存活的百分比
骨折女性的骨质疏松管理	50～85 岁的女性骨折患者或者进行骨密度测试或接受药物治疗骨质疏松的患者的百分比
神经影像学在原发性头痛患者及正常神经检查中的过度使用	具有原发性头痛障碍诊断的患者没有进行先进脑成像检查安排的百分比
隐静脉消融治疗静脉曲张：结果调查	静脉曲张（CEAP C2-S）的患者接受隐消融治疗（伴有或不伴有辅助性治疗），治疗后应用疾病特异性患者报告的结果调查工具报告改善情况的患者的百分比
适当评估可回收性下腔静脉滤器的去除	放置可回收的下腔静脉（inferiorvena cava, IVC）过滤器的患者在放置后 3 个月内对继续过滤是否合适、装置移除或至少两次尝试的仍不能与患者接触有记录下来的评估的患者的百分比
因盆腔器官脱垂行子宫切除术时进行膀胱镜检查以检测下尿路损伤	因盆腔器官脱垂行子宫切除术时进行膀胱镜检查以评估下尿路损伤患者的百分比
颈动脉内膜切除术的患者围手术期抗血小板治疗	颈动脉内膜切除术（CEA）在术前 48 小时内服用抗血小板剂（氯吡格雷或阿司匹林或等效物，如 aggrenox/tiglacor 等）并且在手术后在出院时开出这种药物的患者百分比
围术期体温管理	在常规或中枢麻醉下手术或治疗 60min 以上的患者，无论多大年龄，在麻醉结束前 30 分钟或麻醉结束后 15min 之间至少一个体温大于或等于 35.5℃（或 95.9℉）的百分比
盲肠插管照片记录	结肠镜筛查和监测时进行盲肠插管的标记的照片记录以建立完整的检查的比例
麻醉后护理措施的移交：手术室到麻醉后监护病房（post anesthesia care unit, PACU）	不分年龄，患者在一个麻醉医生的照顾下送入 PACU，在这里进行麻醉后正式移交，包括护理方法和护理元素关键转交物品清单，这样的患者百分比
麻醉后移交照护：手术室直接转移至重症监护病房（intensive care unit, ICU）直接移交照护过程中清单或方案的使用	部分年龄，在麻醉下进行手术并且直接从麻醉地点进入 ICU 的患者，将记录下来为照护移交准备的使用清单和方案从麻醉医生转到接任的 ICU 团队或团队成员中的患者的百分比
盆腔器官脱垂：隐匿性压力性尿失禁的术前评估	根据 ACOG/AUGS/AUA 指南，对压力性尿失禁进行适当的术前评估患者的比例
盆腔器官脱垂：术前子宫恶性肿瘤筛查	手术治疗盆腔器官脱垂术前筛查子宫恶性肿瘤的比例
术后恶心、呕吐（postoperative nausea and vomiting, PONV）的预防——综合治疗	18 岁及以上患者，接受吸入全身麻醉下手术，并且术后有 3 种或以上发生 PONV 危险因素，术前或术中需要接受两种或以上不同药理类别的预防性止吐剂联合治疗的患者比例
预防保健和筛查，不健康的酒精应用：筛查和简短咨询	在过去 24 个月内至少有一次用系统筛查方法筛查不健康饮酒，以及确定为不健康的饮酒者接受过简短咨询的 18 岁及以上患者的百分比
盆腔器官脱垂修复手术时出现膀胱损伤的比例	接受盆腔器官脱垂修复手术，在术中或术后 1 个月内，发现膀胱损伤的患者的百分比
盆腔器官脱垂修复手术时出现主要脏器损伤的比例	接受盆腔器官脱垂修复手术的患者，在术中或术后 1 个月内，发生主要脏器穿孔的百分比
盆腔器官脱垂修复手术时出现输尿管损伤的比例	接受盆腔器官脱垂修复手术的患者在术中或术后 1 个月内发现输尿管损伤的患者百分比
原发性头痛患者的生活质量评估	诊断为原发性头痛的患者在 12 个月的测量期间至少 2 次访视时使用工具评估与健康相关生活质量（health related quality of life, HRQoL），且其健康相关生活质量分数保持或改善的患者百分比
成人计算机断层扫描（CT）辐射考虑：利用剂量减少技术	年龄在 18 岁及以上的接受 CT 检查时记录使用一种或多种以下剂量减少技术的百分比： ● 自动曝光控制 ● 根据患者体型调整电流和/或电压 ● 使用迭代重建技术
下肢血管内血运重建治疗的手术改变率	动脉阻塞性疾病住院患者分配到血管内治疗，在手术 48 小时内接受非计划性大截肢或旁路手术的患者的百分比
他汀类药物在预防或治疗心血管疾病中的应用	心血管事件高风险，并在测量期间开立处方或正在使用他汀类药物治疗的患者的百分比： ● 年龄在 21 岁及以上的成年人，既往诊断过或刚诊断的动脉粥样硬化性心血管疾病（active diagnosis of clinical atherosclerotic cardiovascular disease, ASCVD） ● 年龄在 21 岁及以上的成年人，低密度脂蛋白（LDL-C）水平≥190mg/dl ● 年龄在 40～75 岁的成年人，诊断糖尿病且 LDL-C 水平在 70～189mg/dl

续表

评估项目	评估内容
适龄的结肠镜筛查	大于85岁的患者于1月1日至12月31日接受结肠镜筛查的患者的比例

注：修改自 Centers for Medicare & Medicaid Services. PQRS fact sheet. Updated measures can be found at the following location:https://www.cms.gov/Medicare/Quality-Initiatives-Patient-Assessment-Instruments/PQRS/MeasuresCodes.html [2014-5-25]

ASCO / CAP. 美国临床肿瘤学会/美国病理学家学会；FDA. 美国食品药品监督管理局

在实施指导消费者的医疗保健模型过程中，CMS指出，医师互联网络可以提示一名医生在PQRS中是否是一名成功的参与者，并且开始公布每一位参与医生在具体的质量评估中的个人绩效评级。此外，对表现良好的医生给予奖励，与表现不佳的医生相比，他们将吸引更多的患者。这样的动力对于表现好的医生可以增加其患者数量及付费。

医院

最初，CMS医院质量评价的信息是由医院收集的，并自愿为公共报告提供数据。通过医院住院质量报告（Inpatient Quality Reporting，IQR）计划收集的信息，旨在说明在不同医院之间照护质量的差别，为消费者选择医疗保健方案时提供参考资料，以便于作出明智的决定，并促进医院和医疗机构提高住院医疗质量数据，以及对所有患者进行协同照护。CMS第一次曾试图在纯粹自愿的基础上收集这些信息，但没能引起医院足够的重视。当自愿参与失败，CMS将提交质量数据与医保患者的医疗服务费用的支付捆绑起来，结果导致近99%的美国医院提供了用于比较的质量评估数据。医院质量评价体系经由医院质量联盟（Hospital Quality Alliance，HQA）开发形成，后者由十几个组织组成，包括美国退休人员联盟（American Association of Retired Persons，AARP）、美国劳工和工业组织国会联合会（American Federation of Labor and Congress of Industrial Organizations，AFL-CIO）、卫生保健研究和质量局（Agency for Healthcare Research and Quality，AHRQ），美国心脏协会（American Heart Association，AHA）、美国健康保险计划（America's Health Insurance Plans，AHIP）、美国医学协会（American Medical Association，AMA）、美国护士协会（American Nurses Association，ANA）和联合委员会（Joint Commission，TJC）。报告的数据在医院比较网站上提供给消费者使用。

最初，可用的质量信息只和医保患者常见的3种严重疾病的医疗相关，即心肌梗死（如心脏病发作）、充血性心力衰竭（congestive heart failure，CFH）和肺炎。2009年，增加了以上3种情况下医保患者30天内再入院的评估。

出院后短期内出现再入院，可以说明医院的照护质量差或出院后的照护缺乏适当的调整。出院后30天内的再入院数量已经成为一个越来越重要的医院质量评价指标[10]。此外，数据表明，再入院是常见现象，大约1/5的医保患者在出院后30天内再次入院。虽然再入院受各种因素的影响，但医疗保险支付咨询委员会（Medicare Payment Advisory Commission，MedPAC）报告的2005年医保数据却表明，大约75%的30天内再入院是可以预防的。约120亿美元的医疗保险支出被用于这些潜在的可避免的事件上。这样的统计数据使减少可预防的再次住院治疗成为ACA的一个重要目标，并引领建立了医保医院再住院减少计划（Hospital Readmissions Reduction Program，HRRP），对降低再入院的医院给予激励措施[10]。

由于医疗保险支付大部分医院时使用住院预支付系统（Inpatient Prospective Payment System，IPPS），该系统根据患者的诊断支付每位患者固定的平均金额，不管实际使用多少钱，该支付方案既不阻止再住院的发生，也不提供治疗费用的额外报销，如出院后随访，可预防再入院的潜在可能。因此，直到HRRP方案实施，医院在经济利益的刺激下减少了可预防性的再住院。HRRP在2012年10月开始实施，医疗保险IPPS支付的综合医院，有3种疾病——急性心肌梗死、心力衰竭和肺炎在出院后30天内再次入住相同或不同医院，被发现存在过度的医保再入院，对这种情况实施经济处罚[11]。为确保计划实施得当，必须再入院被排除在HRRP之外，包括转移到其他IPPS医院，以及被指定的"计划"再入院，如化疗或康复。医院的过度再住院率，是指那些超过预期的再住院率（按全国平均住院率，根据住院患者的人口学特征和疾病严重程度进行风险调整后计算出的数据），对于存在这种情况的医院进行处罚，第一年不超过IPPS付款总数的1%，第二年不超过2%，此后每年不超过3%。到2014年10月，这些项目评估的范围已扩大到髋关节或膝关节置换术和慢性阻塞性肺疾病[10]。

2013年，CMS和MedPAC的报告说明HRRP已经在降低再入院率上显现出了积极的作用。所有病因的医保再住院率从19%下降到17.8%，说明大约减少了70 000人次的再住院，在急性心肌梗死、心力衰竭和肺炎的重点领域内再住院率下降得更多。

根据MedPAC的建议，对HRRP将进行一些改进，包括对处罚的计算方法的调整，基于患者的社会经济地位的处罚调整，以及提供额外的CMS资金用于减少再入院的策略，包括出院计划和随访。这一努力的拓展，预计将提高质量，同时降低成本。

养老院

美国约300万最衰弱的老人每年的某一时刻需要依赖养老院提供服务——并且其中有150万人需要在养老

院长期居住，以至于这里已成为他们主要的居住场所[12]。因此，理所当然应该对养老院重点管理以确保护理质量。然而，尽管进行了重点监督，全国 1/5 的养老院被指出存在严重的缺陷，对居住者造成实际伤害或使其处于危险的边缘[13]。养老院医疗负责人重点关注的领域包括电话会谈、过渡期照护、跌倒和髋部骨折、华法林（香豆素）的使用、压力性溃疡、不适当的药物治疗、疼痛控制、尿失禁、体重减轻和锻炼[14]。

养老院的质量标准和必备条件是由 1987 年的《综合预算调节法案》（Omnibus Budget Reconciliation Act，OBRA）制定的，其中规定参加医疗保险和医疗补助计划的养老院必须用居民评估工具（resident assessment instrument，RAI）监督居民情况。RAI 由最小数据集（minimum data set，MDS）组成进而对养老院居住者进行评估和筛查。主要评估以下功能：日常生活活动（activities of daily living，ADL）、认知、大小便控制力、情绪、行为控制、营养状况、视觉、沟通、活动和社会心理健康。通过 MDS 评估确定功能下降问题或风险后，紧接着对 RAI 18 项养老院居住者评估方案中的一个或几个进行进一步评估，这些方案用于确定养老院居民常见问题的可以治疗的原因[15]。养老院中医疗质量差的大量证据表现在广泛使用身体束缚、不恰当使用精神药物、过度使用导尿管和尿失禁的不适当治疗、压力性溃疡、营养问题和行为问题。因此，1987 年的 OBRA 所提出的要求在 1990 年成为联邦法律。各种研究表明，RAI 的实施使得情况进一步改善。

2002 年，CMS 推出了两个重要计划，以帮助推动养老院提高质量。第一个是医疗保险养老院比较网站，用于提高公众对长期护理设施的质量信息的获取。它的数据包括设施等级，来自于调查和认证检查的选定结果，以及所有医疗保险和医疗补助的养老院和专业护理设施（skilled nursing facility，SNF）的人员配置信息。第二个方案是国家养老院质量倡议，旨在提高养老院的质量，包括公布每个养老院在一系列质量指标方面的执行情况[16]。与其他质量报告一样，公众获得这些执行情况的结果已经使消费者做出明智的决定，同时激励提供者提高他们的照护质量。该 CMS 质量举措标志着一个重大转变，更加以居民为中心侧重于临床照护需求，而不是历史上关注照护过程。2008 年，在养老院比较网站上增加了一个五星级评分系统，每个养老院根据卫生监督、人员配备、身体检查及临床质量评估分为不同级别，从一星（严重低于平均水平）到五星（明显高于平均水平）[17]。

附加质量评价

由于认识到监测长期护理（long-term care，LTC）部门中提供的照护质量的重要性，以及为推动其进一步提高，ACA 的规定需要进一步改进和更新养老院比较网站，包括纳入额外的质量评价。目前，对于长期居住者

有 13 种不同的质量评价项目，短期居住者有 5 种[16,18]。

长期居住的质量评价。这些是指经历以下事项长期居住的居民的百分比：

- 一次或多次导致重伤的跌倒；
- 尿路感染；
- 中度至重度疼痛（自报）；
- 压力性溃疡；
- 尿失禁；
- 留置导尿；
- 身体约束；
- 增加对 ADL 的帮助需求；
- 过多体重下降；
- 抑郁症状；
- 季节性流感疫苗的适当使用；
- 季节性肺炎球菌疫苗的适当应用；
- 施用抗精神病药物。

短期居住的质量评价。这些是指经历以下事情的短期居民的百分比：

- 中度至重度疼痛（自报）；
- 新的或恶化的压力性溃疡；
- 季节性流感疫苗的适当使用；
- 季节性肺炎球菌疫苗的适当使用；
- 新的抗精神病药物治疗。

质量评价可以像当初设计的那样在照护和成本方面有改进，但也可能出现意想不到的后果。Konetzka 及其同事的一份报告[19]发现，使用身体约束的公共报告具有增加养老院居民中使用抗精神病药物这样一个意想不到的后果。这个例子强调了监测质量评价以防止意外后果的重要性，意外结果实际上会降低质量同时增加成本。

除了继续使用质量评价外，ACA 的条款还要求披露 LTC 设施的所有权和组织关系，实施伦理和承诺计划，直接照护人员的支出报告，制定和传播标准化投诉程序，实施全国性的自理监测示范项目，评估 CMS 五星级质量评价体系。此外，由于照护实践不足，可能对危及居民健康和安全的 LTC 设施施加民事经济罚金[17]。最后，除了简单报告这些质量评价之外，费用的支付将与实现这些成果直接相关。

管理保健计划

医疗保险受益人于 1985 年在《税收公平和财政责任法案》（Tax Equity and Fiscal Responsibility Act，TEFRA）的规定下开始注册 Medicare MCO。然而，十多年后，医疗保险计划将在 Medicare MCO 内开始对医疗保健进行持续审查。在此期间，在与 CMS 合同下，TEFRA 风险协议计划的头 5 年通过对医疗保险 HMO 示范和医疗保险 MCO 合同的数学政策研究进行质量绩效综合评估[20]。评估比较了在医疗保险 MCO 和医疗保险服务收费（fee-for-service，FFS）中接受照护的受益人对照护过程

和结果的评价,用以说明质量绩效水平相似。然而,商业 MCO(除医疗保险和医疗补助以外的医疗保健与医疗补助,如 HEDIS 和 NCQA 认证)中使用的质量绩效和改进措施的标准与用于基本医疗保险 HMO 相同质量绩效标准的缺乏形成鲜明对照。

因此,在 1998 年,CMS 要求基本医保 MCO 进行 HEDIS 报告,以及提交用于计算 HEDIS 评价的受益人级别数据的审计。随着时间的推移,还增加了额外的要求,包括在预防或治疗急性和慢性病症、大量服务、高风险服务及照护的连续性和协调性方面的临床表现的评价。还增加了对非临床领域的绩效评价,包括照护的可用性和可及性,接触的服务提供者的质量,以及上诉、申诉和其他投诉的解决情况。随着评价数量的增加,根据当前的临床知识或医疗服务研究及评估的结果,如健康状况、功能状态、受益人满意度或措施的有效代理,用评估本身作为标准以确保评估明确可靠。重要的是,还要求基本医保管理医疗组织(Managed Care Organization,MCO)制定和实施干预措施,以提高绩效并随时跟踪质量改进的进展情况。

2003 年,随着《医保现代化法案》(Medicare Modernization Act,WWA)通过,医保 C 部分更名为医保优势(Medicare Advantage,MA),为参加这类计划的医疗保险患者提供了至少与传统 FFS 医疗保险同样广泛的受益,通常包括处方药物报销。作为回报,CMS 支付这些私人健康计划,以资助他们为医疗保险老年人提供的福利。与 MA 计划相关的经常较低的自付费用和更大的福利促使医疗保险患者的大量注册进入 MA 计划。同样,CMS 和传统的 FFS 计划相比,给私人计划更高的报销费用促使可用的 MA 计划的数量增加,为全国的老年人提供了多种选择。鉴于需要帮助医疗保险受益人做出明智的保健选择,CMS 在 2007 年采用了五星评级系统,以便于比较选择[21]。CMS 创建了计划评级,将医疗保险计划的质量分为一到五星级,五星是最高级。整体星级通过在多个工作领域的多种绩效评价来确定。每个评价被授予星级,然后单个评价星级在各领域和整体水平上汇总形成总评级。只有少数计划从 CMS 获得总级别五星级,大多数计划获得三星到三星半。

自 2007 年以来,该计划根据 5 个不同类别(包括保持健康、管理慢性病症、计划响应性、成员投诉和上诉及电话客户服务)的 36 项措施,还根据来自 4 个不同的来源——HEDIS、医疗保健提供者和系统的消费者评估(Consumer Assessment of Healthcare Providers and System,CAHPS)、健康结果调查(Health Outcomes Survey,HOS)和 CMS 行政数据集的数据,分别给予一(差)至五星(优)的奖励[22]。每个计划的评级,提供了单独的汇总分数以便于比较,被公布在 Medicare 网站[23]。Kaiser 家庭基金会分析 2010 年 MA 计划的 CMS 星级评估,发现以下情况[24]:

- 62%的计划获得了星级,38%未评级;
- 86%的 MA 计划成员在评级计划中;
- 平均级别为 3.32 星;
- 四星及以上计划占 24%;
- 三星及以下的计划占 17%。

作为 PPACA 的一部分,在 2012 年,五星级评级开始将质量绩效与奖金支付挂钩。2012 年,得到四星或以上的计划的基准增加了 1.5%,2013 年进一步增加到 3%,并预计在 2014 年及以后增加到 5%或更多。获得少于四星的计划不符合这些增长的资格,并且在 3 年期间持续得到少于三星的计划将在 Medicare 网站上被指定为低质量[25]。鼓励基于质量绩效评级的计划竞争及财政奖励,被认为有助于提高医保老年人的福利和服务质量。

除了监测质量评价的意外后果,还必须确保报告的评价准确无误。没有这一保证,虚假报告可以掩盖质量的低劣。在 2014 年退伍军人管理丑闻中就是这种情况,其中对咨询医生的等待时间的质量评价不实地报告。结果是无法识别可能导致低质量照护的提供者的访问限制。这个问题非常严重,因为这次失败导致了若干死亡。人们认为,准确地报告这种质量评价本该发现这一失败。由此可见,确保质量评价的准确报告非常必要[26]。

处方药计划

需要改进用药管理的证据来自以下数据:

- 所有住院的大约 30%及老年人 45%的再入院率是药物管理不善所致;
- 1/4 的美国人,即约 7500 万人,在服用处方药时不遵循医嘱;
- 由于药物使用不当所致的药物不良事件导致每年花费约 2900 亿美元用于住院、额外的医生访问、实验室检查和疗养院住院[28]。

质量评价和报告涉及医疗保险的所有领域,包括处方药物的作用,或医疗保险 D 部分。自 2006 年成立以来,医疗保险 D 计划一直负责提供药物治疗管理(medication therapy management,MTM)。MTM 包括有执照的执业药剂师和医生合作提出的方案,帮助确保药物被优化使用,以实现提高疗效,并降低与药物相关的不良事件的风险;它们可以由药剂师或其他合格的供应商管理[29]。MTM 被 CMS 视为是处方药计划(prescription drug plan,PDP)改善其患者健康结果的机会。虽然 MTM 的结构最初基本上由特定的计划决定,包括确定受益人的资格标准和提供的服务类型等因素,但这种标准化的缺乏造成了各计划之间的巨大差异,从而需要更广泛的标准。

从临床和经济角度认识到问题,以及需要在各计划之间更一致地实施 MTM,ACA 中规定,从 2013 年开始,计划必须至少提供 MTM 服务目标受益人,包括提高遵守处方药物或其他相关目标的战略。具体来说,MTM

必须包括服务和流程以实现以下目标[30]：

● 有执照的药剂师或其他合格提供者的年度综合药物评审；

● 根据年度药物评估或目标药物招募的结果，保证进行后续干预；

● 如果这些信息可用于 PDP，每季度或更频繁地评估没有参加 MTM 计划的风险个体的药物使用情况，如近期照护有变化的患者；

● 自动注册目标受益人，如通过季度评估确定的受益人；

● 受益人选择退出 MTM 注册的权限。

在 MA 计划中更加一致和标准化地实施 MTM 计划，将有助于减少用药有关的不良反应，优化治疗效果，并减少与药物管理不善相关的资源的使用。

CMS 在药物质量联盟（Pharmacy Quality Alliance，PQA）等组织的帮助下，越来越多地建立了超越 MTM 计划的处方管理标准，以及计划将遵守这些标准的期望。具体来说，PQA 的任务是提高医疗保健机构药物管理和使用的质量，目标是通过协作过程来改善患者的健康，以制定和实施绩效衡量标准，并识别质量上乘的药店。

PQA 通过 PDP 和 MA 计划中医疗保险处方药物方案帮助 CMS 找到多个指标来评估用药质量，包括药物效益（MA-PD）的 MA 计划根据 C 部分和 D 部分的绩效指标进行评级。对于 C 部分，使用来自国家质量保证委员会（National Committee for Quality Assurance，NCQA）的 HEDIS 测量集的一个子集来进行评估。Medicare D 部分星级适用于 MA-PD 和独立 PDP。根据 4 个领域的绩效指标分配星级：

● 药品计划客户服务；

● 成员投诉、获得服务的问题及选择离开计划；

● 药物计划的会员经验；

● 药品定价和患者安全。

与其他质量评估措施一样，医疗保险处方药效益及 MTM 计划旨在确定和促进更高质量的计划，从而改善医疗保险受益人的收益，并降低成本。

预 防 重 点

虽然历史上 CMS 的重点一直是覆盖急性服务，但人们越来越认识到，为了大大改善老年人的健康和提高他们的医疗保健质量，以增强体质和预防为主的倡议成为主导。有效地预防疾病发作或进展的方案的另一个好处是可以通过减少健康老年人的卫生保健资源使用来维护医疗保险的正常运转。

统计数据表明，慢性病是美国医疗保健系统面临的一个巨大问题。2012 年，近 50%的成年人，或约 1.17 亿人至少患有一种慢性疾病，25%患有两种或两种以上慢性疾病[31]。此外，许多疾病是可以预防的，或者可以

在疾病进展中尽早有效控制——如糖尿病、癌症、心脏病和哮喘，它们可能由肥胖、吸烟、不遵守医嘱和酒精滥用等引起——并且估计每年花费 303～4930 亿美元不等[32]。

认识到这些经常可预防的慢性疾病对美国医疗保健系统的实质影响，ACA 已经做出努力，以预防疾病和鼓励健康为另一个主要目标，其中几项涉及医疗保险受益人。第一项，于 2011 年实施，包括扩展医疗保险 B 部分涵盖的预防保健福利，除了现有的欢迎医疗保险访问 [或初步预防性身体检查（initial preventive physical examination，IPPE）]之外，还建立了个人预防服务计划（personal prevention plan of service，PPPS）的年度健康访问（annual wellness visit，AWV）[33]。AWV 可用于医疗保险受益人，不需要补偿或免赔，目的是主动识别疾病进行合适的治疗，并可能预防不良的临床结局和经济后果。AWV 的组成部分包括病史和家族史的收集、患者生命体征、患者医疗提供者的列表、认知障碍和抑郁的筛查及功能状态评估。AWV 还包括制定个性化预防计划，包括识别风险因素和建议进行预防性筛查[17,34]。此外，ACA 规定，大多数预防性服务将不要求共同保险和免赔费用，就是说 100%花费医保均能报销，以及根据美国预防服务工作组的建议修改医保覆盖的预防服务范围达到报销一致[17]。最后，ACA 还要求 CMS 实施老年风险减少示范（Senior Risk Reduction Demonstration，SRRD）项目，医疗保险受益人年龄在 67～74 岁，以评估促进健康、健康管理和疾病预防的能力，以减少医疗保险受益人的健康风险因素，改善整体健康，减少医疗保健支出。示范还将评估受益人的参与率，并从受益人那里收集老年对计划的看法的反馈意见。

通过应用本杰明·富兰克林的"预防为主，治疗为辅"的格言，在 CMS 鼓励下 ACA 所做出的努力可能会改善老年人的健康和生活质量，同时减少医疗保健支出医疗保险。

协同照护模式

最初协同照护的例子出现在 20 世纪 70 年代初的旧金山，通过努力帮助亚裔美国人和其他非英语社区成员在自己的家中照料老年人形成的，这是因为这些群体在文化上不能接受家里衰弱老人去养老院这一解决方案。On Lok 老年健康服务创造了一种创新的方式——老年人全方位照护计划（program of all-inclusive care for the elderly，PACE），为这些老年人提供全面的医疗监督、躯体和作业治疗、营养、交通、临时护理、社会化需求和其他需要的服务。这些群体在养老院外生活的获益已经在几项研究中得到了体现，其中包括 1996 年的一项研究，其结论是在几个州内，相对于有资格对老年人进行护理照料的养老院安置，扩大家庭和社区服务是一种具有成本效益的替代方案[35]。

协同照护方法的发展也并非医疗保险的一个创新。1987年，联合医疗公司推出了Evercare，该计划利用养老院的医护人员来增加居民的现场初级照护。该计划旨在减少对急诊室评估的需要，并增加预防照护和及时的急诊护理评估与治疗，所有这些都有助于减少可避免的入院。最近，Medicare MMA已经允许开发医疗保险优势协调照护计划（Medicare Advantage Coordinated Care Plan，CCP），旨在为有特殊需求的患者提供有针对性的照护，包括养老院的居民、双重资格的老年人（有权享受医疗保险A部分和/或B部分，并符合某种形式的医疗补助福利）或患有多种慢性疾病的人。这些计划被称为特别需要计划（special needs plans，SNP），目的是通过良好的协同及持续的照护，改善有特殊需要的老年人的健康结局，从而避免可预防的住院治疗[36]。

在2006年，引入了医疗责任组织（Accountable Care Organization，ACO）的概念，它作为一个与医疗保健提供者的集团合作会以更低的成本提供更好的照护，同时对其患者的健康结果承担财务责任[5]。对ACO照护模式的支持随着时间推移不断发展，可能部分是由于CMS医生集团实践示范——医疗保险医生的首个绩效支付倡议——的第一年的好结果，显示了照护质量的提高及和提供者共享结余资金[37,38]。认识到了使用ACO照护模式可以改善医疗质量和成本，2012年ACA授权创建一个新的自愿ACO计划，在这个计划中ACO可以直接与医疗保险签订合同[39]。通常，参与ACO模式的提供者可能包括初级保健医生、专家，偶尔有医院参与，他们对特定患者群，根据其整体健康情况管理他们的健康和长期护理的预算达成一致意见。然后，如果成本低于预先规定的预算，ACO可以分摊结余，条件是在几个方面满足护理质量标准，包括以下几点[24,39]：

● 患者和照顾者的护理经验；
● 照护协调；
● 患者安全；
● 预防保健；
● 危险人群和衰弱老年人的保健。

如果ACO超过预先指定的照护预算，他们也可能分担损失，为患者提供服务的质量和效率创造一个真正的问责模型。

医疗保险目前提供几种不同的ACO计划：

● 医疗保险共享结余计划；
● 提前支付ACO模式是对已经参加或对医疗共享结余计划感兴趣的特定合格提供者设计；
● 先锋ACO模式是对已经对照护病房的患者提供协调照护的医疗保健组织和提供者设计。

与使用ACO相关的一些质量改进包括降低不必要的住院率和可预防的再住院率，消除不必要的急诊就诊，减少诊所看病照护的需求，改善照护中的过渡[40]。照护过渡效率提高是一个重要目标，特别是对于老年人，平均有20%的医疗保险FFS受益人从医院出院，在30天内重新住院，34%在90天内重新住院，每年约花费120亿美元[41]。认识到改善照护质量和减少不必要成本的重要性，从2011年开始ACA建立了5年社区照护过渡计划示范项目（Community-Based Care Transitions Program Demonstration Project，CCTP）。CCTP的目标是测试改善从医院到其他机构的照护过渡的模式，以及减少再入院的人数[42]。选择参加的提供者根据再入院高风险的患者每次合格的出院标准支付费用，如有多发性慢性疾病、抑郁或认知障碍，并且将在出院后每个患者收到一定的付款[42]。目前，全国有102个网站正在参与CCTP计划[43]。创新中心开发了新的支付和服务提供模式，组织成7个类别，包括负责照护。其他6个类别如下：

1. 为照护改善捆绑支付；
2. 初级保健转化；
3. 重视医疗补助和CHIP人群的倡议；
4. 关注医疗保险-医疗补助参与者的倡议；
5. 加快采用最佳做法的倡议；
6. 加快开发与测试新的支付和服务提供模式的举措。

通过创新中心，ACO和其他协同照护提供模式旨在提高质量，同时降低成本。

健康信息技术

电子处方（e处方）和EHR的使用经常被作为健康信息技术（health information technology，HIT）的核心要素来讨论。HIT，如国家健康信息技术协调员之健康和人类服务处所定义的，是"涉及计算机硬件和处理存储、检索、共享的软件的信息处理应用，以及使用数据和知识，用于沟通和决策"[44]。虽然HIT的潜在好处包括由于药物或医疗差错而改善了医疗保健质量，并且由于减少了不必要的测试和增加了提供者之间的信息交流，提高了护理效率，但HIT的全面影响尚未明确[45]。

电子处方可以帮助避免由于解读手写处方的困难而引起的药物错误，在处方准备时通过警告处方者药物相互作用或禁忌证的可能性，以及改善患者对治疗的依从性来降低不良药物事件的发生率[44,46]。为鼓励医生采用电子处方，CMS于2009年制定了医疗保险D部分的标准，要求电子处方含有以下因素：用药史、填充状态通知、处方和利益信息[46]。

同年晚些时候，为了进一步推动电子处方的使用，2008年《医疗保险改善患者和医疗服务法案》（Medicare Improvement for Patients and Provider Act，MIPPA）授权的5年计划对成功使用电子处方系统的合格专业人员实施了奖励措施。另一个奖励计划，由"2006-医疗保健改进和延长法案"中的《2006税收减免和卫生保健法案》（Tax Relief and Health Care Act of 2006 – Medicare Improvements and Extension Act of 2006，MIEA-TRHCA），即称为PQRI（现在的PQRS）的B部分授权，这个计划是根据 2009~2013 年报告期间根据有资质专业人员提供的所涵盖范围的专业服务给予一项电子处方奖励。MIPPA 还要求 PQRI 奖励付款所使用的质量评价不包括电子处方评价。

电子处方奖励在 2009~2010 年的报告年度期间开始为 2.0%，2011~2012 年降至 1.0%，2013 年降至 0.5%。有资格获得奖励但未能参加的医生分别在 2012 年和 2013 年受到 1.0%和 1.5%的处罚。2014 年，奖励费用终止，罚款增加到 2.0%[46]。

全面实施和使用 EHR 已经取得了几方面的重要进展，包括患者医疗质量和便利、患者参与护理、诊断和预后的准确性、护理协调、实践效率和成本节约[47]。为了鼓励使用 EHR，2009 年通过的《美国复苏和再投资法案》（American Recovery and Reinvestment Act，ARRA）和《健康信息技术经济和临床卫生法案》（Health Information Technology for Economic and Clinical Health Act，HITECH）要求到 2014 年使用 EHR 的初级保健提供者应达到 70%[48]。该法案还包括批准 CMS EHR 的激励计划，授权从 2011 年开始，并持续到 2014 年，为成功成为 EHR 的"有意义的用户"的医生和医院提供者支付费用[48]。2015 年，符合有意义使用的规定而没有积极使用 EHR 的提供者将受到医疗保险的经济处罚。当合格的专业人员、医院和急重症医院（critical access hospital，CAH）达到既定评价阈值时，CMS EHR 激励计划中的有意义使用即可确定[49]。

有意义使用分 3 个阶段，对参与的要求越来越高。第 1 阶段要求，第一年内满 90 天并且第二年的全年符合有意义的使用，参与开始。在提供者满足第 1 阶段要求后，他们必须满足第 2 阶段要求 2 年[49]。提供者必须每年展示有意义的使用，以获得奖励，并避免医疗保险费支付调整[50]。在阶段 1 和阶段 2，一些有意义的使用目标必须满足——来自核心集和菜单集——其数量根据参与者是合格的专业人员、合格医院，还是 CAH 而变化。除了满足核心和菜单目标，合格的专业人员、合格的医院和 CAH 还需要报告临床质量措施，包括与之相关的健康结果、临床过程、患者安全、有效利用卫生保健资源、护理协调、患者参与、人群和公共卫生，以及遵守临床指南[50]。

CMS 还致力于确保提供商获得他们所需的支持，以利用 HIT 降低成本和提高质量，包括与退伍军人管理局合作，调整其退伍军人健康信息系统和技术架构（Veterans Health Information Systems and Technology Architecture，VISTA）系统，用于 EHR 的使用和提供基于 QIO 的技术支持。QIO 将协助提供商使用循证方法来实现可衡量的质量改进，并从基于质量的支付系统中获得最大利益。实现这一目标的一个重要方法是帮助他们选择和实施 HIT 系统，使用对类似提供商有效的建议和支持，并与其他管理者努力协调以支持有效的、可互相操作的 IT 系统。这些 IT 系统帮助医生办公室和其他提供者改善护理的协调、监测并改善护理质量。

资源：质量组织

几个政府和非政府组织致力于质量工作。他们通过识别和分析质量问题，以及利用各种资源来解决这些质量问题，包括提供相关质量组织的认证，从而确保质量。

有几个主要组织致力于确定和分析质量问题。至少对公众来说，医学研究所（Institute of Medicine，IOM）是最有影响力的；对美国国会最有影响力的是 MedPAC，其任务是就涉及医疗保险的问题（包括质量）向国会提出建议。CMS 为 QIO 提供了帮助医疗保健提供者的工作，而其他组织与联邦政府合作，在组织和产品上印制质量标签（表 128-2）。

表 128-2 质量组织

机构	目的
医疗保险和医疗补助服务中心（CMS）的机构——识别和分析	
医疗保险和医疗补助创新中心（创新中心）	成立的目的是测试"创新的支付和服务交付模式"以减少计划支出……同时保持或提高护理质量
卫生与公众服务部（HHS）内的机构——识别和分析	
医疗保健研究和质量机构（AHRQ）	支持卫生服务研究计划旨在提高美国医疗保健质量。AHRQ 的使命是提高所有美国人的卫生保健的质量、安全性、效率、有效性和成本效益
独立的国会机构——识别和分析	
医疗保险支付咨询委员会（MedPAC）	其成立的意义在于就影响医疗保险计划的问题向国会提供建议，如给参与医疗保险的私人医疗保险计划和医疗保险的传统收费服务计划提供者支付保险费，以及分析是否可进入保险、保险的质量、影响医疗保险的其他问题
私人 501（c）非营利组织——认证	
国家质量保证委员会（NCQA）	致力于提高卫生保健质量。NCQA 印章是一个被广泛认可的质量标志。将印章加入广告和营销材料的组织必须首先通过严格的全面审查，并必须每年报告其表现。对于消费者和雇主，印章是一个可靠的指标，表明组织管理良好，并提供高质量的护理和服务
使用审查认证委员会（URAC）	是一个通过其认可和认证计划促进医疗保健质量的领导者。URAC 提供广泛的质量基准程序和服务，以跟上卫生保健系统的快速变化，为组织提供卓越的象征，以验证其对质量和问责制的承诺。URAC 通过其广泛的治理结构和兼容性标准制定流程，确保所有利益相关者参与，为整个医疗保健行业建立有意义的质量措施
医疗评审联合委员会（TJC）	通过提供医疗保健认证和支持绩效改进的相关服务，持续不断地开展工作，提高向公众提供的护理的安全性和质量。在美国，TJC 认可并认证了超过 15 000 个医疗保健组织和计划。TJC 的认可和认证在全国被认为是质量的象征，反映了一个组织对满足某些性能标准的承诺

续表

机构	目的
私人 501（c）非营利组织——识别和分析	
药学质量联盟（PQA）	任务是提高药物管理和药物在整个医疗保健机构使用的质量，目标是通过协作过程改善患者的健康，以制定和实施绩效评估，并认可优秀的药房质量的实例
私人 501（c）非营利组织——资源	
医学研究所（IOM）	提出和回答国家关于健康和保健的最迫切问题，目的是向决策者和公众提供无偏见的和权威的建议，以便这些组织做出知情的健康决策
医疗改进研究所（IHI）	其工作是通过建立变革的意愿而加速改善，培养有前途的理念以改善患者护理，帮助医疗保健系统，而不是将这些想法付诸行动
质量改进组织（QIO）	提高受益人的护理质量，保护医疗保险信托基金的完整性，确保医疗保险仅为合理和必要的服务和商品支付，并且在最合适的情况下提供。QIO 通过迅速解决个人投诉来保护受益者

鉴定和分析：医学研究所

为注重质量，IOM 在 1996 年发起了一项协调一致的持续性举措，侧重于评估和提高国家的医疗质量，现在正处于第三阶段。这一质量举措的第一阶段记录了国家整体质量问题的严重和普遍的性质，得出结论："我们的卫生保健质量问题的整体影响所带来的危害负担是惊人的"[51]。

初始阶段建立在兰德公司（Rand Corporation）（研究和开发）Mark A. Schuster 博士所写的详细的文献综述基础上，用于了解这个问题的范围。他建立了一个框架，将问题的性质定义为医疗保健服务的过度使用、滥用和医疗服务利用不足。在第二阶段，从 1999～2001 年，美国医疗护理质量委员会提出了一个愿景，即如何彻底改变医疗保健系统和相关政策环境，才能使我们所了解的优质医疗和现实存在的情况没有差别。IOM 质量举措的第三阶段侧重于实施质量差异报告中描述的未来卫生体系的愿景。

IOM 的报告《领导者：协调政府在提高卫生保健质量方面的作用（2002 年）》[*Leadership by Example: Coordinating Government Roles in Improving Health Care Quality*（2002）]鼓励联邦政府充分利用其作为卫生保健服务的购买者、监管者和提供者的有影响力的地位，以确定医疗保健部门的质量。每个独特的联邦角色的愿景非常符合质量鸿沟（Quality Chasm）报告中提出的想法。这一领域的其他成果包括《展望国家医疗保健质量报告（2001 年）》[*Envisioning the National Healthcare Quality Report*（2001）]和《国家医疗保健差异报告指南》（*Guidance for the National Healthcare Disparities Report*）。

IOM 在质量和患者安全领域继续高度活跃，应政府机构的要求对各种举措进行评估，以便更好地了解挑战

并确定如何实施改进[52]。

质量改进组织

自医疗保险计划启动以来，受益人所接受的医疗质量已得到监督。最早负责衡量绩效的组织是专业服务审查组织（Professional Services Review Organization, PSRO），这是审查为数不多的受益人在住院期间获得的医疗服务的地方审查委员会。PSRO 的管辖权通常是在一个州内的一个或几个县，并且主要关注所接收的医疗保健是否在医疗上是必要的。

1984 年，PSRO 被 PRO 替换，对整个州具有管辖权，并且对于 43 个 PRO 中的几个，拥有多于一个州的管辖权。最初，PRO 通过从计算机医疗保险医院索赔记录中随机选择住院患者来监测住院治疗。护士评审员对抽取的住院病例的医疗必要性和护理质量进行了初步审查。然后，医生审查人员查看存在问题的入院病例，如果他们在对初始病例的审查结果一致，将要求对医疗记录进行审查。在审查医疗记录后被认为有问题的入院病例将被拒绝支付入院费用。

到 20 世纪 80 年代末，PRO 将其评估范围从住院扩大到包括专业护理设施、门诊医疗部门、门诊手术中心和家庭医疗机构。另外，PRO 的审查越来越注重质量绩效措施。到 90 年代初，PRO 的成功监测质量绩效和提高质量的有效性受到质疑。在一些有影响的研究中，PRO 的医生评论的可靠性遭到质疑。特别是有一项研究表明，约翰霍普金斯大学的评论者与 PRO 的评论者的审查之间的一致性并不比偶然预期的更好。考虑到审查特定案件后的时间延迟，回顾性审查在查明质量问题的根源和预防质量问题方面的有效性也遭到质疑。此外，与可以提供一些或全部患者来分析其质量指标的供应商相比，一个 PRO 对随机样本的回顾性审查最多将识别每个受审查的提供者非常少的病例，并且许多提供者没有病例接受审查。在 PRO 审查制度下，任何特定提供者的这种缺乏病例的情况导致将特定病例的质量问题归因于结果的随机变化，而不是医生或卫生保健设施的系统问题[53]。

鉴于对 PRO 的批评，1993 年根据卫生保健质量改进计划对他们的审查活动重新定义。在这个倡议下，回顾性病例审查被替换为与医院和医生的合作举措，以提高质量，使其更接近连续质量改进（continuous quality improvement, CQI）的模式。虽然这一新举措的总体影响难以评估，但有案例研究表明在具体实施中已取得成功。例如，CHF 患者的一项质量改进计划的结果表明，左心室功能的评价从 53% 提高到 65%，而适当使用血管紧张素转换酶（ACE）抑制剂可使左心室功能的评价从 54% 提高到 74%[54]。

这些组织的任务是提高给医疗保险受益人提供的服务的有效性、效率、经济性和质量。根据法定费用和 CMS 计划的经验，CMS 已确定 QIO 计划的核心功能如下：

● 提高受益人的医疗质量；

● 保护医疗保险信托基金的完整性，确保医疗保险只为合理和必要的服务和产品付款，并且在最适当的环境下提供；

● 通过快速解决个别投诉保护受益人，如受益人投诉、基于提供者的通知上诉、违反《紧急医疗和劳动法案》（Emergency Medical Treatment and Labor Act，EMTALA）及其他相关责任，如 QIO 相关法律。

CMS 依靠 QIO 来改善所有医疗保险受益人的医疗保健质量。此外，根据《社会保障法》第 1152～1154 条的规定，需要 QIO。CMS 将 QIO 计划作为改善医疗保健受益人医疗质量和效率的重要资源。纵观其发展历史，该计划已经在促进全国上下努力推动提供者提高质量、衡量和改善质量成果中起到重要作用。

1982 年，成立了医疗保险 QIO 计划（以前称为医疗保健利用和质量控制同行评审计划），用以改善提供给医疗保险受益人的服务质量和效率。在其于 90 年代初结束的第一阶段，该方案力图通过同行审查案例来完成其任务，以查明为了启动纠正行动而未达到专业标准的案件。在第二阶段，质量评估和改进成为程序操作的主要模式。由于我们对如何提高质量的理解及为了推动提供商公开报告执行情况和基于执行情况支付计划的发展环境都发生了重大变化，QIO 现在被定位为变革的代理人。

CMS 将 QIO 计划视为其努力提高医疗保险受益人护理质量和效率的基石。该计划在推动全国努力评估质量和提高质量中起到重要作用，并为今后支持改善照护提供独特的机会。因此，CMS 正在开展这些活动，以确保计划被重视、安排和管理，以最大限度地发挥其创造价值的能力。这些改进支撑起更广泛的举措，为受益人提供透明度，并为提供者制定基于绩效的付款计划。大多数医疗保健提供者为医疗保险受益人和商业保险公司投保的患者提供医疗服务。最近提高质量的努力反映了这样的想法，即对所有患者实施共同的质量改进目标和一致的质量措施将减轻提供者的负担，并有机会确定和实现有意义的绩效改进。因此，为了在医疗保险受益人的照护方面取得明显和重要的改善，该计划正在支持伙伴关系，使广大利益相关者参与进来，以便根据共同目标和措施提高所有患者的护理质量。这种方法有利于在地方和国家层面上利用私营部门的资源和专业知识，对医疗保健系统的质量和效率产生更大的潜在影响。

QIO 在 2005～2008 年完成了他们的第 8 份工作说明书（Statement of Work，SOW），其重点是通过组织转型（包括养老院、家庭卫生机构、医院和医生实践）提高质量，以实现更快速和可评估的照护改进。该 SOW 包括努力通过系统性变化，采用和实施卫生信息与通信技术，重新制定提供者照护流程。

2011 年，CMS 启动了一系列项目，其中 QIO 计划持续到 2014 年 7 月，其重点是改善患者照护和人口健康状况，并通过这些改进措施降低医疗保健成本。QIO 旨在重新设计医疗保健过程，以提高安全性和以患者为中心，重点关注如下[55]：

● 审查受益人投诉，鼓励受益人及其家属在质量改进和预防活动中发挥积极作用；

● 使用循证医学的变更包和其他改善工具，通过 CMS 和来自健康资源和服务管理局（Health Resources and Services Administration）的患者安全和临床药学服务合作（Patient Safety and Clinical Pharmacy Services Collaborative）建立伙伴关系，改善患者的安全和预后；

● 减少疗养院的压疮；

● 减少中枢性血行感染；

● 通过改善电子病历使用来增强人口健康，增加预防服务的实施，如流感和肺炎球菌免疫接种、结肠直肠癌和乳腺癌筛查；

● 通过改变社区层面，包括医院、家庭卫生机构、透析设施、养老院和医生办公室的照护流程，在 3 年内将 30 天再入院人次减少 20%。

质量的未来

CMS 质量改进的基础集中在每一个人每一次的正确照护的愿景上。这个概念是基于 CMS 寻求护理安全、有效、高效、以患者为中心、及时和公平的理念。

为了实现这一目标，CMS 加强了其质量委员会，该委员会满足了监管规定，并在 HIT、绩效评估和绩效支付、技术和创新、预防、医疗补助 SCHIP、长期护理、癌症照护等领域创建了工作组和突破性的改进方法（如 CMS QI 路线图）。这些团体的成员来自 CMS，向质量委员会报告，质量委员会对其工作计划进行审查、批准和跟踪。质量协调小组通过管理此跟踪和规划流程并向工作组提供各种技术支持措施，为质量委员会提供支持。对单个任务的责任仍然由执行这些任务的 CMS 单位负责，但是针对整体整合和根据事件调整计划的问责制仍然由其报告的工作组和质量委员会负责。

质量委员会工作组的交叉性质已经提到，但同样的原则可以产生临床突破。例如，在养老院推动流感免疫接种可能需要与利益相关者（CMS 长期护理任务组）建立合作伙伴关系，解决引进疫苗（医疗保健管理中心）的费用，要求向每位患者提供疫苗（临床标准和质量办公室），执行该要求（医疗补助和国家行动中心），包括养老院向 CMS 报告的信息中的免疫接种状况（临床标准和质量办公室）、公布每个家庭的免疫率（受益人选择中心)、提供技术援助和促进工作人员免疫(临床标准和质量办公室)。这些行动很少需要新的组织单位,因为 CMS 的现有单位已经负责大部分所需的活动,但是需要强有力地规划和协调,使这么多 CMS 分管部门的活动聚集在一起改变照护。

所有质量措施的目标是安全、高效、有效、以患者为中心、及时和公平的照护。对于实现这一目标至关重要的战略将通过包含 CMS 所有部分的系统性努力来实施,因为我们机构的所有部门都可以并且必须支持质量改进。

此外,通过 ACA 的关键举措,包括扩大负担得起的医疗保健、提高质量评估、提高提供者的责任感、改善患者安全、注重预防疾病的方法,以及广泛使用医疗技术,使所有美国人的健康状况和照护质量,特别是医疗保险受益人,有可能实现显著的改善,使医疗保健支出得到重大削减,并保护医疗保险,以造福子孙后代。

关键点

- 为子孙后代延续医疗保健是一个重要的目标,需要更加注重质量。

- 虽然早期医疗保险计划评估了照护质量并测试了创新支付模式,但是直到 2010 年 PPACA 通过并创建了创新中心之前,还没有实施更大规模的计划。

- 广泛使用质量测评,奖金和罚金旨在鼓励在医生、医院、养老院和管理照护计划中采用高质量、循证医疗。

- 更加注重药物管理将有助于避免与药物错误和不良事件相关的许多临床和经济负担。

- 更多地使用预防和健康计划将有助于减少疾病负担和降低医疗资源利用。

- 扩大协同照护模式将有助于改善照护过渡,并增加提供者对重要质量测评的责任感。

- 在全国范围内实施 EHR 和电子处方将带来广泛的获益,包括通过加强提供者沟通和提高患者安全性来提高照护质量。

(申明惠　彭　扬　译)

完整的参考文献列表,请扫二维码。

主要参考文献

1. Groszkruger D: Perspectives on healthcare reform: a year later, what more do we know? J Healthc Risk Manag 31:24–30, 2011.

2. Agency for Healthcare Research and Quality: 2012 National Healthcare Quality Disparity Report. http://www.ahrq.gov/research/findings/nhqrdr/nhdr12. Accessed May 25, 2014.

9. Centers for Medicare & Medicaid Services: PQRS fact sheet. http://www.cms.gov/Medicare/Quality-Initiatives-Patient-Assessment-Instruments/PQRS/Downloads/PQRS_OverviewFactSheet_2013_08_06.pdf. Accessed May 25, 2014.

10. James J: Pay-for-performance. New payment systems reward doctors and hospitals for improving the quality of care, but studies to date show mixed results. http://www.healthaffairs.org/healthpolicybriefs/brief.php?brief_id=78HealthPolicyBrief. Accessed December 11, 2015.

11. Centers for Medicare & Medicaid Services: Hospital readmission reduction program. http://www.cms.gov/Medicare/Medicare-Fee-for-Service-Payment/AcuteInpatientPPS/Readmissions-Reduction-Program.html. Accessed May 25, 2014.

16. Nursing Home Compare: Medicare: the official U.S. government site for people with Medicare. http://www.medicare.gov/nursinghome compare/search.html. Accessed May 25, 2014.

18. Centers for Medicare & Medicaid Services: Quality measures. https://www.cms.gov/Medicare/Quality-Initiatives-Patient-Assessment-Instruments/QualityMeasures/index.html?redirect=/QUALITY MEASURES. Accessed December 11, 2015.

22. MedPac: The Medicare Advantage Program: status report. http://www.medpac.gov/chapters/Mar13_Ch13.pdf. Accessed May 25, 2014.

23. Centers for Medicare & Medicaid Services: Five star plan ratings. http://www.cms.gov/Outreach-and-Education/Training/CMS NationalTrainingProgram/Downloads/2013-5-Star-Enrollment-Period-Job-Aid.pdf. Accessed May 25, 2014.

26. Centers for Medicare & Medicaid Services: 2013 Medicare Part D Medication Therapy Management (MTM) Programs. Fact sheet. Summary of 2013 MTM programs. http://www.cms.gov/Medicare/Prescription-Drug-Coverage/PrescriptionDrugCovContra/Downloads/CY2013-MTM-Fact-Sheet.pdf. Accessed May 25, 2014.

30. American Pharmacists Association: Health care reform—the Affordable Care Act. http://www.pharmacist.com/health-care-reform-affordable-care-act. Accessed May 25, 2014.

31. Centers for Disease Control and Prevention: Chronic diseases and health promotion. http://www.cdc.gov/chronicdisease/overview/index.htm. Accessed May 25, 2014.

36. Centers for Medicare & Medicaid Services: Special needs plans. http://www.cms.gov/Medicare/Health-Plans/SpecialNeedsPlans/index.html?redirect=/specialneedsplans/. Accessed May 25, 2014.

38. Centers for Medicare & Medicaid Services: Medicare Physician Group Practice Demonstration. https://www.cms.gov/Medicare/Demonstration-Projects/DemoProjectsEvalRpts/Medicare-Demonstrations-Items/CMS1198992.html. Accessed May 25, 2014.

40. Agency for Healthcare Research and Quality: The state of accountable care organizations. http://www.innovations.ahrq.gov/content.aspx?id=3919. Accessed May 25, 2014.

47. About Health: The benefits of electronic health records (EHRs). http://patients.about.com/od/electronicpatientrecords/a/EMR benefits.htm. Accessed December 11, 2015.

50. Centers for Medicare & Medicaid Services: Meaningful use. http://www.cms.gov/Regulations-and-Guidance/Legislation/EHR IncentivePrograms/Meaningful_Use.html. Accessed May 25, 2014.

55. Centers for Medicare & Medicaid Services: Quality improvement organizations: current work. http://www.cms.gov/Medicare/Quality-Initiatives-Patient-Assessment-Instruments/QualityImprovement Orgs/Current.html. Accessed May 25, 2014.

第 **129** 章 | 美国老年人的管理式医疗保险

Richard G. Stefanacci, Jill L. Cantelmo

管理式医疗保险（Managed Care）被许多人认为可以解决美国老年人的一些问题，如怎样提高获得医疗保健的能力，以及如何改善医疗保健的质量和成本。考虑到婴儿潮一代的老龄化人数不断增加，以及昂贵的新诊断方法和治疗方法的日益普及，在医疗保险资源有限的情况下，这是一个特别关键的问题。

为了应对这些重大挑战，联邦医疗保险和其他机构正在向管理式医疗保险转变。具体来说，美国联邦医疗照顾和医疗补助服务中心（Centers for Medicare and Medicaid Services, CMS）正从使用传统医疗保险的按服务收费（fee-for-service，FFS）计划（仍然有大约 70% 的医疗保险受益者使用 FFS），转变为联邦医疗照顾保险（Medicare）内的管理式医疗保险。管理式医疗保险在使用的交付和支付模式类型上不同于 FFS，它提供了更多的机会来提高向患者提供的医疗质量，同时使财政激励措施与医疗质量（而不是提供的服务量）更紧密地结合起来[1,2]。越来越多的人认为，传统的 FFS 模式会导致医疗质量欠佳和医疗成本上升，因为它鼓励医疗服务提供者使用更多（而且可能更昂贵）的服务，而与医疗质量、患者结局和医疗协调没有任何联系[2]。

相反，一个管理式的医疗保险系统旨在通过获得高质量、高成本效益的医疗服务来实现价值（即与投资成本相关的质量）[3]。从最广义上讲，管理式医疗保险系统是指向负责提供一组服务的人或医疗计划付款的系统。对管理式医疗保险系统的一个更传统而且更重要的观点是，其只负责提供整个 Medicare 计划下所有可用服务的医疗计划，临终服务除外。这些服务可以通过供应商的封闭系统直接提供，也可以通过使用签约社区供应商的开放系统提供。封闭式系统使用的是全套雇佣的供应商。Medicare 的管理式医疗保险计划，被称为医疗保险优势计划（Medicare Advantage，MA），是由 CMS 在 2003 年建立的《医疗保险现代化法案》（Medicare Modernization Act，MMA）的一部分。在 2003 年之前，这些是归入 Medicare 下面的 C 类计划，被称为"医疗保险+选择计划"，或简单地称为健康维护组织（Health Maintenance Organization，HMO）。

Medicare 管理式医疗保险计划与传统的 FFS 计划相比有几项潜在的优势。这些优势包括较低的免赔额和共同支付额，以及不属于 FFS 覆盖范围的福利，例如预防性保健的费用，包括眼睛和助听器费用的报销；健康教育；健康促进健康，例如病例管理及疾病管理。MA 计划提供的重要好处管理式医疗保险计划还可以为交通、日间照护、临时照护或辅助生活提供折扣或改善获得这些服务的机会。MA 计划也不受 FFS 规则的限制，例如要求 3 个住院日加一个出院日才能获得亚急性服务的福利。相反，MA 计划允许患者直接进入专业护理机构，从而避免住院和与之相关的财务和健康方面的费用。而这种亚急性护理水平用于需要熟练护理的服务，如静脉治疗或康复等。

与传统的 FFS 相比，MA 计划提供的重要福利导致了注册人数的增加；截至 2014 年 3 月，30%的 Medicare 受益人注册了 MA 计划[4]。提供的 MA 计划数量可观，城市或郊区居住的受益人平均可以选择大约 20 个计划，而农村地区的受益人则可以选择大约 11 个计划。2014 年，MA 计划的平均未加权保费为 49 美元。这远远低于 FFS 保费，后者在 2016 年 B 部分[4a]的保费估计为 140.90 美元，并且不包括许多 FFS 受益人为支付其他费用（如灾难性医疗费用）而增加的补充保险费用，即差额医疗保险（Medigap），这使得他们的保费平均额外增加了 183 美元[5]。

虽然医药费用的支付历来是老年人参加 Medicare 管理式医疗保险的主要原因，但是根据 2006 年 1 月 1 日开始实施的 Medicare D 部分引入的独立处方药计划，从传统的 FFS 消除了这个差异。作为 Medicare D 部分的结果，Medicare FFS 和 Medicare 管理式医疗保险计划，均提供了覆盖处方药的机会。

因此，管理式医疗保险的原则已经超越了 MA 计划，并且通过按绩效付费计划以及多种交付和支付改革模式，越来越多地被引入 Medicare FFS 的各个部分。Medicare 正在应用管理式医疗保险的原则，这样老年人在传统 Medicare 中也能受益。

管理式医疗保险的历程

美国国会于 1974 年颁布了一项新法律，标志着管理式医疗保险新纪元的到来。这项法律允许建立以发展预付费卫生计划为目的的 HMO。自 20 世纪 70 年代中期至 90 年代末，管理式医疗保险有了缓慢、持续的发展。20 世纪 90 年代，参加 Medicare 管理式医疗保险的人数稳步增长，在 2000 年达到一个高峰，受益人 630 万（16%）。

1997 年，美国国会通过了修订案，增加了行政负担，并且减少了医疗计划的支付，导致很多计划退出市场或限制人员注册[4]。2000～2003 年，由于一些地区撤销了计划，福利减少，保费增加，因此注册人员下降。

2003 年，随着 MMA 的通过，为 Medicare 受益人提供的管理式医疗保险再次重生，MMA 建立了 MA，并且增加了不同的管理式医疗保险的选项，例如，示范计划和特殊需求计划（Special Needs Plan，SNP）。MMA 还增加了对 MA 计划的支付，这些计划用于增加对服务提供商的支付、降低参保人保费、增加现有福利，以及增加稳定基金。正因为这些改变，从 2003 年到 2004 年，MA 计划的注册人数开始略有上升，并在以后逐年稳定增长，截至 2014 年，有 1570 万名 Medicare 受益人注册[5]（图 129-1）。

作为 2010 年《患者保护与平价医疗法案》（Patient Protection and Affordable Care，PPACA）的一部分，建议降低 CMS 对 MA 计划支付的费用，目的是使 MA 计划与传统 Medicare 支付的费用更加一致。拟议的削减措施引起了保险公司的强烈反对，保险公司表示，降低保险费率将导致可选择的计划项目更少，以及老年人保费的增加，以弥补差异。尽管 2013 年采取了降息措施，但 MA 计划的注册人数持续增长，升高了 9%[6]。2014 年 4 月，CMS 撤销了进一步降低 MA 计划的利率的方案，实际上将利率提高了 0.4%，理由是计划的风险因素评估发生了变化、Medicare 医疗服务的支出减少，以及 MA 计划的付款公式的改变[7]。

现在，Medicare 管理式医疗保险通过如责任制医疗组织（Accountable Care Organization，ACO）、以患者为中心的医疗之家（Patient-Centered Medical Home，PCMH）和捆绑式支付安排等交付模式，已经超越了传统的 MA 计划。这些模型和其他模型强制采用管理式医疗保险的原则，以改善老年人口的健康状况，同时增加获取服务的机会和质量，并降低成本。

这些新模式中有许多正在美国医疗保险和医疗补助创新中心（Centers for Medicare and Medicaid Innovations）开发和测试。创新中心是由国会创建的，目的是为那些接受 Medicare、Medicaid 或儿童健康保险计划（Children's Health Insurance Program，CHIP）的个人考察"创新的付款和服务提供模型，以减少计划支出……同时保持或提高医疗质量"。

创新中心目前专注于以下优先事项：

- 测试新的支付和服务交付模式。
- 评估结果并推进最佳实践做法。
- 吸引广泛的利益相关者开发其他测试模型。

国会授权卫生和公共服务部部长，通过规则制定来扩大正在测试的模型的范围和持续时间，包括在全国范围内进行测试的选项。为了使部长行使这一权力，一种模式必须在不降低医疗质量的情况下减少支出，或者在不增加支出的情况下提高医疗质量，并且不得拒绝或限制任何福利的覆盖范围或供给。这些决定是根据 CMS 进行的评估和 CMS 首席精算师对支出的认证做出的。

一些正在接受测试的创新中心的模式包括以下内容。

- 预付款 ACO 模型

预付款 ACO 模式向参加 Medicare 共享储蓄计划（Medicare Shared Savings Program，MSSP）的 35 个 ACO 提供预付款和每月付款。

- 综合性终末期肾病（end-stage renal disease，ESRD）护理计划

该项目旨在改善患有 ESRD 的受益人的照护，同时降低 Medicare 的成本。

- Medicare 医疗保健质量示范项目

该项目正在测试重大变更，以改善医疗质量，同时提高整个医疗保健系统的效率。

- 养老院以价值为基础的购买方式的示范项目

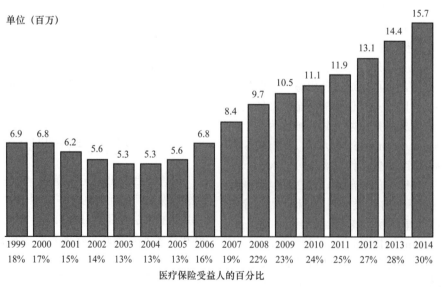

单位（百万）

图 129-1　1999～2014 年 Medicare 私人健康保险计划总注册人数。（引自 Kaiser Family Foudation: Medicare Advantage 2014 spotlight: enrollment market update. http://kff.org/medicare/issue-brief/medicare-advantage-2014-spotlight-enrollment-market-update. [2016-1-26]）

该项目向在质量方面表现最佳或改善最快的并参与本项目的养老院提供奖金奖励。

● 医师团体实践转型的示范项目

作为 MSSP 的前身，该项目奖励提供了高效和高质量照护服务的团体。

● 先锋 ACO 模式

该模式奖励了 23 组在合作协调医疗方面经验丰富的医疗服务提供者。

● 老年人全方位照护计划（Program of All-Inclusive Care for the Elderly，PACE）的营利性示范项目

这个示范项目正在研究根据 Medicare 和 Medicaid 计划提供 PACE 计划服务的质量和成本。

● 农村社区医院示范项目

该项目正在考察为小型农村医院提供合理成本补偿的可行性和合理性。

● 捆绑式医疗改善支付计划（Bundles Payments for Care Improvement，BPCI）模式 1：仅限追溯性急诊住院

BPCI 计划将一个阶段的医疗费用捆绑在一起。在 BPCI 模式 1，追溯性捆绑支付仅用于急诊住院患者。

● BPCI 模式 2：追溯性的急症及急症后医疗

在 BPCI 模式 2，追溯性捆绑支付用于急诊住院和急性期之后的医疗照护

● BPCI 模式 3：追溯性的急症后医疗

在 BPCI 模式 3，追溯性捆绑支付仅用于急性期后的医疗照护

● BPCI 模式 4：仅限预期的急诊住院

在 BPCI 模式 4，预期的捆绑支付仅用于急诊住院。

● BPCI：一般信息

BPCI 计划针对明确定义的医疗时间段，评估了 4 种不同的捆绑支付模式，以激励医疗的重新设计。

● BPCI Medicare 急症医疗事件示范

该项目正在测试将 A 部分和 B 部分的付款捆绑用于急性医疗期的效果。

● BPCI Medicare 医院增益分享示范

该项目是对医院和医生之间的安排进行测试，旨在对医院的院内资源和医生工作的利用情况进行管理，并通过分享报酬改善医院的运营绩效。

● BPCI 医师-医院合作示范

该项目正在检测以提高医疗质量为目的的收益共享效果。

● BPCI 专业从业者支付模式的时机：一般信息

CMS 正在寻求对与专科医疗付费创新模式紧密相关的两个领域的投入。

● 初级保健改革：全面的初级保健计划

这是一个多方计划，为 7 个群体的初级保健实践提供资金支持。

● 初级保健改革：联邦合格健康服务中心（Federally Qualified Health Center，FQHC）后期初级保健实践示范

该项目正在 FQHC 中检测 PCMH 的有效性。

● 初级保健改革：毕业后护士教育示范

该项目支持医院以合理的成本为高级实习注册护士培训提供临床训练

● 初级保健改革：独立居家示范

该项目正在支持以家庭为基础的初级保健，为患有多种慢性疾病的 Medicare 受益人提供服务。

● 初级保健改革：Medicare 协同医疗示范

该项目正在测试，向患有复杂慢性疾病的 Medicare 受益人提供协同医疗服务，是否能够在不增加项目成本的情况下，获得更好的患者结果。

● 初级保健改革：多付款人的高级的初级保健实践示范

在该项目中，CMS 正在参加目前在各州内进行的多付款人初级保健计划。

● 初级保健改革：临床实践改革计划

CMS 正在寻求投入资源，以帮助促进临床实践的改革，从而提高全国的健康和保健水平。

● 针对 Medicaid 和 CHIP 人群的计划：Medicaid 急症精神病的示范

该项目在 11 个州和哥伦比亚特区的私立精神病医院为精神病紧急情况的治疗提供支持。

● 针对 Medicaid 和 CHIP 人群的计划：Medicaid 慢性病预防的激励模式

该项目支持了 10 个州，这些州正在鼓励 Medicaid 受益人参加预防计划，用以证明健康风险和结果的改变。

● 针对 Medicaid 和 CHIP 人群的计划：母亲和新生儿的良好开端计划：努力减少早期选择性分娩

旨在减少早期选择性分娩的"良好开端"项目，为服务提供者和准妈妈给予支持，以减少早期选择性分娩的次数，并改善母婴的结局。

● 针对 Medicaid 和 CHIP 人群的计划：母亲和新生儿的良好开端计划：强化的产前保健模型

该计划将测试三种旨在改善孕妇和新生儿健康状况且有循证证据的产妇保健服务方法。

● 针对 Medicaid 和 CHIP 人群的计划：母亲和新生儿的良好开端计划：一般信息

良好开端计划项目提供支持以减少 39 周之前的选择性分娩，并通过给予 27 个组织的奖励，来增强产前保健，以减少早产。

● 针对 Medicare-Medicaid 参保人的计划：Medicare-Medicaid 参保人的财务调整计划

该计划使各州能够为 Medicare-Medicaid 参保者整合医疗和支付系统，并更好地协调他们的医疗服务。

● 针对 Medicare-Medicaid 参保人的计划：减少护理机构居住者的可避免性住院的计划

该计划为院外延续性护理机构的受益人提供了增强的临床服务。

● 加快开发和测试新的支付和服务提供模式的举措：边远社区健康一体化项目示范

这个项目是在人口最稀少的农村，开发和测试综合性的、相互配合的医疗保健新模式。

● 加快开发和测试新的支付和服务提供模式的举措：医疗保健创新奖

该项目提供有竞争力的资助，以吸引令人信服的新想法，这些想法可以为参加 Medicare、Medicaid 和 CHIP 的人们以较低的成本提供医疗保健。

● 加快开发和测试新的支付和服务提供模式的举措：第二轮医疗保健创新奖

该项目提供有竞争力的资助，以吸引令人信服的新想法，这些想法可以为参加 Medicare、Medicaid 和 CHIP 的人们以较低的成本提供医疗保健。

● 加快开发和测试新的支付和服务提供模式的举措：马里兰州全付费模式

这种模式是 CMS 和马里兰州之间的合作伙伴关系，旨在使马里兰州独特的全付费医院服务定价系统实现现代化。

● 加快开发和测试新的支付和服务提供模式的举措：Medicare 医疗选择模型

该模式旨在开发创新的支付系统，以允许更多的受益人在 Medicare 和 Medicaid 中获得舒缓及康复性医疗，从而改善针对临终关怀受益人的医疗选择。

● 加快开发和测试新的支付和服务提供模式的举措：Medicare 静脉注射免疫球蛋白示范

该项目正在实施，以评估为在家中静脉注射免疫球蛋白治疗原发性免疫缺陷疾病所需的服务提供付款和服务项目的好处。

● 加快开发和测试新的支付和服务提供模式的举措：州创新模式计划：一般信息

该计划为各州提供了获得 2.75 亿美元的竞争性资金的机会，用于设计和测试可提供高质量医疗保健并改善卫生系统性能的多方支付和交付模型。

● 加快开发和测试新的支付和服务提供模式的举措：州创新模式计划：模式的预先测试奖

3 个州正在进一步发展以州为基础的多部门支付改革和医疗服务体系转型模式。

● 加快开发和测试新的支付和服务提供模式的举措：州创新模式计划：模式测试奖

6 个州正在实施、测试和评估一个多方支付的卫生系统转换模型，旨在为州居民提供高质量的医疗服务并提高医疗体系的绩效。

● 加快采用最佳实践的举措：基于社区的医疗过渡计划

该计划支持基于社区的机构工作，通过改善高风险 Medicare 受益人从住院时的医院环境到家庭或其他护理环境的过渡，来减少再次住院的人数。

● 加快采用最佳实践的举措：创新顾问计划

该项目支持医疗体系中敬业的，有技能的个人，他们可以在自己的团队中测试新的医疗提供模式，并在当地开展工作以改善社区的健康。

● 加快采用最佳实践的举措：Medicare 影像学示范

该项目收集有关医师使用高级诊断成像服务的数据，以确定与医学专业指南相关的服务的适当性。

● 加快采用最佳实践的举措：百万心脏项目

该项目是一项全国性的计划，旨在 5 年内预防 100 万例心脏病和脑卒中的发作。

● 加快采用最佳实践的举措：患者伙伴项目

该项目是一项全国性的公私合作伙伴关系的项目，为院内、院外的医生、护士及其他医务工作者提供支持，从而减少医院获得性疾病的发生和降低再入院率。

按服务收费的 Medicare 管理式医疗保险

当然，在 Medicare FFS 模型中应用了这些和以前管理医疗保险的几种尝试。在 Medicare A 部分的福利（也称为医院保险）下，医疗服务供给者会根据所提供的捆绑式服务，获得确定金额的报酬。Medicare A 部分的医疗服务提供者包括急诊医院、专业护理机构、亚急性医疗和临终关怀。需要重点提出的是，尽管 Medicare C 部分（Medicare 优势计划）包括 Medicare A 部分、B 部分，在大多数情况下还包括 D 部分，但仍把临终关怀的服务作为单独的福利。由于 Medicare A 部分的医疗服务提供者获得了补偿费用，因此鼓励他们使用管理式医疗保险的原则来控制成本并改善结果。

联邦医疗保险 B 部分，也称为医疗保险，覆盖了医师提供的服务。尽管从历史上看，这些只是根据所提供服务的数量及类型来支付的，但是目前 CMS 也在该计划中应用了管理式医疗保险的原则。2006 年颁布的《税收减免和医疗保健法案》（Tax Relief and Health Care Act），要求建立医师质量报告系统，包括对合格专业人员的奖励，这些专业人员为 Medicare 受益人的承保服务，报告了可靠的质量评估数据。CMS 将这一计划命名为医师质量报告倡议（Physician Quality Reporting Initiative，PQRI）组织，到 2008 年，PQRI 包括 119 个质量措施，以及 2 种结构性措施（一项与专业人员是否拥有和使用电子健康记录有关，另一项是关于电子处方的使用）[8]。作为关键的自愿性 Medicare 医师的质量报告系统，PQRI 被纳入 PPACA 中，针对那些提交质量评估数据的合格从业者，激励付款计划将延至 2014 年，并在 2015 年对所有未参加该计划的 Medicare 服务提供者实施罚款。2011 年，该计划更名为医师质量报告系统（Physician Quality Reporting System，PQRS）。通过参与 PQRS，

Medicare 医生可以通过评估他们向患者提供的医疗质量、跟踪他们在各种质量指标上的表现，以及能够将其表现与同行进行比较，从而将管理式医疗保险的原则应用于 Medicare FFS 计划[9]。

管理式医疗保险的原则

- **筛选**参与者，以识别有特殊需要的个人。
- 在参保受益人的整个医疗过程中，**协调**所有服务提供者的行动。
- 通过对患者进行用药教育，确保**药物的自我管理**，并建立药物的管理系统。
- 通过教育患者关于其个人健康记录（personal health record，PHR），以及如何使用这些记录促进沟通，并确保其在医疗服务提供者和场所之间的连续性，从而实现**以患者为中心**的动态记录。
- 强调适当**随访**，可以通过鼓励患者安排和完成与初级保健医师或专科医师的随访，并确保患者有能力积极参与这些互动。
- 通过教育患者病情恶化的迹象及如何应对，从而使其能够识别**危险信号**。
- 提供有效的**健康促进**、疾病预防和自我管理计划。
- 提供**跨学科**医疗保健专业人员的服务，包括医生、护士、社会工作者、药剂师和康复治疗师。
- 利用**老年医学专业知识**来设计和管理老年医学计划，并咨询初级保健医师、个案管理者和其他服务提供者。
- 确保**初级保健提供者**能够及时访问患者以改善健康状况，并避免急诊服务。
- 确保制定了**临终关怀管理**计划，以防止违反患者意愿的资源使用
- 纳入为**照护人员提供支持**的计划，以确认照护人员在患者的整体管理中所发挥的关键作用。

如前所述，处方药计划是在 Medicare D 部分计划下授权的。除了确保合理用药的管理式医疗保险总体原则以外，CMS 还要求处方药计划提供药物治疗管理（medication therapy management，MTM）计划[10]。CMS 在 MTM 项目（由药剂师和其他合格的供应者提供）方面的目标是通过优化药物使用和减少药物不良事件的风险来控制成本、提高质量和改善结果[10]。MTM 计划作为 PPACA 的一部分，已进行了扩展，部分是为了提高 Medicare 受益人对 MTM 计划资格的一致性。目前，患有两种或更多种慢性疾病的 D 部分参保者必须成为 MTM 计划的目标人群，并且必须明确针对以下疾病：高血压、心力衰竭、糖尿病、血脂异常、呼吸系统疾病、骨病和关节炎，以及精神健康类疾病。此外，那些正在服用多种 D 部分药物并且这些药物的年度费用超过预定水平的受益人，将称为 MTM 计划的目标人群[11,12]。

慢性疾病，如心脏病或糖尿病，是损害受益人生活质量的重要因素，这些受益人的医疗是 Medicare 计划的主要支出。此外，患有多种慢性疾病的受益人数量正在急剧增加。具有 5 种或更多慢性病的 Medicare 受益人的比例从 1987 年的 30% 增加到 2002 年的 50%[13]。多种慢性疾病增加了所需医疗服务的复杂性和成本、影响了受益人的日常生活能力（如洗澡、吃饭和穿衣）、增加了再住院率和急诊就诊率，并导致住院时间延长[13,14]。最近的数据显示，Medicare 总支出几乎有一半是用于 14% 的患有 6 种或更多慢性疾病的受益人[14]。由于各种原因，协调具有多种慢性疾病患者的医疗服务也是一个挑战，

其中包括治疗医师的增加（从单病患者每人需要的 4 名医师，到患 5 种或更多疾病的患者每人需要 14 名医师）和多重用药，以及对依从性和不良药物事件的相关影响（如药物-药物相互作用）[12]。

CMS 开展并赞助了很多创新的示范项目，以测试和测量潜在计划变更的效果。CMS 的示范项目研究了新的服务提供方法、新服务类型的覆盖范围，以及新的支付方式可能对受益人、供应者、健康计划、州及 Medicare 信托基金产生的影响。评估项目可验证 CMS 的研究和示范结果，并帮助 CMS 监督 Medicare、Medicaid 和州 CHIP 的有效性。

许多示范项目的重点在于患有慢性疾病的 Medicare 受益人的管理式医疗。以下是 CMS 过去资助并继续资助的许多示范项目中的一些示例。

独立居家示范[15]

该项目旨在测试医疗实践在家庭中提供全面的初级保健服务的有效性，并评估这种交付模式是否能够改善患有多种慢性疾病的 Medicare 受益人的照护。该示范还将考察家庭保健对住院需求、患者和护理人员的满意度，以及对 Medicare 成本的影响。服务提供者将因为表现出更好的医疗保健和更低的成本而获得奖励。

基于社区的医疗过渡计划[16]

该项目被用来进行模式测试，以改善 Medicare 受益人从住院时的医院到其他护理机构的转换，提高医疗质量，并降低少高风险受益人的再入院率。

全面的终末期肾病护理计划[17]

该项目旨在通过 CMS 与称为 ESRD 无缝护理组织（ESRD Seamless Care Organizations）的医疗保健提供者和供应商团体的合作，针对患有 ESRD 的 Medicare 受益人，识别、测试和评估改善护理的方法。

老年人全方位照护计划（PACE）[18]

一些证明自身价值的示范计划已成为永久性项目。PACE 就是这样的项目。PACE 模式的主要宗旨是，尽可能在社区中为有长期护理需要的老年人及其家人的福祉提供更好的服务。

PACE 服务的对象为 55 岁及以上，且经州认证为需要护理院照护的老年人，参加计划期间能够安全地在社区居住，并且居住于有 PACE 服务的社区。尽管所有参与该项目的人都都必须确认有护理院照护的需要，但全国范围内，只有 7% 的参与者居住在护理院中。如果 PACE 参保人确实需要护理院照护，则 PACE 项目会为此付费并继续协调参保人的照护服务[19]。

PACE 项目对一系列的重要结果产生了有益的影响，包括：成人日间保健服务使用更多、专业家庭健康

顾问访问次数更少、住院人数更少、入住护理院人数更少、与初级保健提供者的联系增强、生存率更长、在社区居住的天数增加、整体健康状况更好、生活质量更好、整体护理安排更满意、功能状态更好[20]。

PACE 利用医疗保健团队，结合可管理的医疗保健服务和护理协调的模式，已显示出能够随着时间的推移改善医疗效果，并减少医疗保健费用的能力，即使在预计医疗费用很高的虚弱和衰弱的人群中也是如此。这个例子表明，通过改进的有组织和协调的护理方法，可以在临床和经济上带来巨大的获益[20]。

社会/健康维护组织[21]

社会/健康维护组织（Social/Health Maintenance Organization，S/HMO）与 PACE 类似，但未能成为永久性项目。S/HMO 由于缺乏有效的证据而被终止。

S/HMO 是一个组织，它能够提供标准 HMO 所提供的全部 Medicare 福利及其他服务，包括医疗协调、处方药福利，涵盖短期护理院照护的长期护理福利，全方位的家庭和基于社区的服务（例如家务劳动、个人保健服务、成人日间护理、临时看护及医疗转运）。其他可能提供的服务包括眼镜、助听设备及牙科保健。除了数个高风险参与者的医院利用率降低外，没有令人信服的证据能表明 S/HMO 参与者的结果总体上优于没有参与者，所以该示范项目已经终止[21]。

与 S/HMO 相同的一些原理已应用于 ACO 的开发。ACO 是由医生、医院和其他医疗保健提供者组成的群体，他们自愿聚集在一起，为他们的 Medicare 患者提供协调一致的高质量的医疗服务。协调医疗的目的是确保患者在正确的时间得到正确的医疗服务，特别是慢性病患者，同时避免不必要的重复服务，并预防医疗错误。当 ACO 成功的提供高质量医疗，并使医疗保健花费更合理时，它将可以分享其在 Medicare 计划中省的资金。

Medicare 提供几个 ACO 计划。

● MSSP——该计划帮助 Medicare FFS 计划提供者成为 ACO。

● 预付款 ACO 模式——对 MSSP 选择性参与者的补充激励计划。

● 先锋型 ACO 模式——为早期采用协调医疗的人设计的计划（不再接受申请）。

在拜访参加了 Medicare ACO 的医疗服务提供者时，FFS Medicare 的患者保留其所有 Medicare 权利，包括选择接受 Medicare 的任何医生和提供者的权利。无论服务提供者是否选择参加 ACO，Medicare 患者都可以继续拜访他们。因此，与 S/HMO 不同，ACO 目前没有达到一定的控制水平，无法限制患者留在其服务提供者的网络内。

最近，CMS 发布了有关两个 ACO 计划的中期数据，两者的结果都喜忧参半。2012 年发布的 MSSP 计划的第一年数据显示[7]：

● 在 114 名 MSSP 参与者中，有 54 名在前 12 个月

的支出低于预期。

● 这 54 个人中，有 29 个人节省的医疗费用达到了一定程度，并可以从奖金中受益。

● 一些 ACO 保留了他们的质量数据，尽管他们有资格分享他们节省下来的费用，但是他们并没有获得奖金。

同样，先锋型 ACO 计划的初步评估显示：

● 32 个组织中有 9 个在第一年后退出该项目。

● 其余 23 个组织中有 9 个在维持高质量护理的同时，在第一年显著降低了支出增长。

尽管 CMS 对这个结果感到满意，特别是在提高质量分数方面，但其他人认为初始数据并没有绝对的优势，不足以使其他服务提供者渴望参加 ACO[7]。

管理式医疗保险的原则

管理式医疗保险可能是 Medicare 为高质量、高性价比的老年医学提供资金的有效方法。美国老年医学会（American Geriatrics Society，AGS）在其关于管理式医疗的立场声明中写道，为了实现资本融资所固有的潜在灵活性和创造力，管理式医疗组织（Managed Care Organization，MCO）应制定特殊流程，为需要复杂医疗服务的参保者提供高质量的医疗服务[22]。

管理式医疗的起点就是筛选纳入的人群以识别具有特殊需求的个人，从而确定最需要特别关注的个体。计划需要利用有效且可靠的工具来定期筛选参保者。他们需要评估高风险参保者在功能状态和生活质量方面的临床需求。采用这种方法的理由是，大约有 14% 的受益人（其中大多数患有几种慢性疾病）占用了 Medicare 年度医疗保健费用的 50%。及早确定需要昂贵医疗的高危人群，评估他们的临床需求，将有助于协调医疗工作，并及时采取预防性干预措施，以改善医疗的临床结果和财务结果[14,23]。

风险评估通常通过健康风险评估来完成。用于识别会员的 2 个工具是 Pra 和 PraPlus（译者注：Pra™是一种筛查工具，用于识别在将来大量使用医疗服务的高风险人群中。PraPlus™是一种筛查工具，用于识别在将来大量使用医疗服务的高风险人群中，并着手评估其需求）[24]。很多组织机构利用 Pra 和 PraPlus 筛查老年患者，从而鉴别出哪些人在将来会需要大量的医疗保健服务。然后，MCO 将可以为这些高危人群提供特殊形式的医疗保健服务，如病例管理、老年综合评估或老年医学评价与管理。

在参保受益者的整个医疗保健过程中，协调所有服务提供方的工作，对于高质量的医疗至关重要。这样做的理由是，协调工作可以提高医疗保健的质量和结果，包括安全性、成本和对医疗的满意度。通过使用综合病历和改进的沟通工具，可以使医疗的协调更为有效[25,26]。提供有效的健康促进、疾病预防及自我管理方案，可以预防或延缓疾病的进展，从而提高患者的治疗效果和降

低医疗费用。另外，对患者及其照护者进行有关患者病情的教育并提供自我管理的计划，可以使患者和照护人员能够积极主动地做出明智的选择[27-29]。例如，药物自我管理可以使患者了解自己所服用的药物，并有一套适当的系统来确保他们按照医师的要求和指导服用药物，这可以帮助确保依从性，并保证患者获得治疗的全部益处[30]。同样，患者对个人健康记录的使用可以帮助确保患者记录关键的健康信息，并促进服务提供者之间的沟通及确保医疗的连续性[30]。此外，对患者进行有关任何"危险信号"或病情恶化迹象的教育，可以保证患者积极主动地参与进来，以确保及时照顾他们不断变化的需求[30]。患者的参与对于在初级保健机构或在专科医师处就诊后进行的适当随访也十分重要[30]。

必须根据需要提供来自多个学科的保健专业人员的服务，包括医师、护士、社会工作者、药剂师及康复治疗师。这些专业人员作为跨学科团队，不仅要管理患者的疾病，还应该管理影响高风险受益人福祉的社会因素。跨学科团队的方法允许对受益人的医疗、心理、社会和功能需求，以及无薪照料者的需求进行全面、协调的评估和管理[31-34]。老年医学专业知识来设计和管理老年医学计划，并咨询初级保健医师、个案管理者（case manager，译者注：其本质是为患者调整、分配及整合有限的照护资源，包括评估患者情况、制定计划、转介、监督等内容）和其他服务提供者。通过利用老年科医师担任医疗顾问，制定和管理成功照顾老年人所必需的计划，MCO 将得到很好的服务。在以团队的形式快速而有效的管理患者，以及在整个医疗过程中管理具有多个问题的复杂患者的医疗保健方面，老年科医师具有必要的背景[35,36]。另外，以老年科医师或护士执业者的形式与初级保健提供者接触，对于改善整体健康状况和避免不必要的使用急诊室服务至关重要[37]。临终关怀管理计划对于防止超出患者意愿的过度使用资源非常重要，最好在参与照护者的支持下完成，照护者可以帮助患者并确保她/他了解患者的意图。最后，照护者的支持至关重要，因为前面提及的众多护理方面都需要照护者的关注和参与。因此，重要的是，照护者要了解他们的重要作用，并获得适当的教育、资源和工具支持，以帮助他们进行日常管理[37]。

最后，应该始终如一地衡量 MCO 向受益人提供的医疗保健质量，并定期向计划的执行人员和服务提供者、CMS 及公众报告。必须开发新的旨在衡量门诊医疗质量和医疗协调性的新工具，并测试其可靠性和有效性。有关医疗质量的可靠且可理解的信息，对于组织提高质量的流程，以及消费者从现有的医疗计划和提供者中做出明智选择的努力至关重要[38]。

偿 付 计 划

根据付款目的，目前有两类 MA 计划：地方性计划和区域性计划。地方性计划可以是任何现存可用的计划类型，并且可以服务一个或多个县。Medicare 会根据参保者的居住县来支付费用。但是，区域性计划必须是优选医疗机构保险[Preferred Provider Organization，PPO；译者注：这是介于按服务收费保险（Fee for Service）和健康维护组织（HMO）之间的一种自选式保险计划，PPO保险公司通过与医生医院谈判获得优惠的医疗服务价格，这样，PPO 保险公司就可以向其会员提供更便宜的医疗保险]，而且必须服务于 CMS 建立的 26 个区域之一。每个区域包括一个州或多个州。

根据 MA 计划，Medicare 每月从私人保险计划中为受益人购买保险。保险范围必须包括除临终关怀以外的所有 Medicare A 部分和 B 部分福利。这些支付以若干因素为基础，包括年龄、医疗保健费用的地域差异以及参保者的健康状况[39]。自 2006 年以来，Medicare 对计划的支付是遵循招标程序进行的，在招标过程中，计划根据 Medicare A 部分和 B 部分所涵盖的服务，估计每位参保人的费用，并据此提交投标。投标价将与不同县或地区的基准金额（Medicare 在给定区域内支付计划的最大金额）进行比较[39]。

Medicare 支付咨询委员会（Medicare Payment Advisory Commission，MedPAC）是美国国会关于 Medicare 支付政策的官方独立联邦咨询机构，负责对 Medicare 支付政策提出建议，包括对 MA 计划的修改。减少 Medicare 管理式医疗费用支出的压力越来越大，这是基于一种信念，即最初纳入 Medicare 计划以降低成本的私人保险计划，实际上却增加了成本[39,40]。2009 年，在覆盖相同受益人的情况下，CMS 支付给私人保险计划的费用比传统 Medicare 计划的相应费用高出 13%，相当于每名参加私人保险计划受益人的费用约为 1138 美元，或总数约为 114 亿美元[40]。

在 2005 年 6 月的一份报告中，MedPAC 建议按照 MA，对 Medicare 支付管理式医疗保险计划的方式进行各种改变，以减少 Medicare 支付的效率低下和浪费。之后，当评估结果开始表明对 MA 计划的额外支付的规模的时候，国会对这些支付政策的看法发生了变化，并导致通过了 2008 年《联邦医疗保险患者与医疗服务提供者改善法案》（Medicare Improvements for Patients and Providers Act），其中包括一些对 MA 偿付的减少[40]。这一趋势在 2010 年的 PPACA 计划中继续存在，该计划要求随着时间的推移，减少对 MA 计划的联邦付款，使它们与传统 Medicare 的平均医疗费用更加一致[39]。在此基础上，基准金额将在 2～6 年内（2012～2016 年）逐步降低，到 2017 将全面实施新的基准金额。预期基准金额占传统 Medicare 费用的比例的范围，从人均 Medicare 费用相对较高区域（最高的 1/4 区域）的 95%，到人均 Medicare 费用相对较低区域（最低的 1/4 区域）的 115%[39]。

另外，CMS 对 MA 计划的基准金额也进行了额外调整。例如，CMS 使用分层条件类别（hierarchical condition category，CMS-HCC）模型，根据其参加者的健康支出风险调整对 MA 计划的支付，以便 MA 计划能够根据其预期成本获得相应的支付。因此，CMS-HCC 模式有助于确保健康参保人数不成比例的计划获得的报酬较低（因为预期使用的服务较少），而患病受益人人数较多的计划对医疗保健资源的预期利用率更高，因此需要 CMS 支付更高的费用[41]。根据 2010 年 PPACA 的要求，最近对 CMS-HCC 模型进行了调整，以提高模型的可预测性，并使 MA 受益人的风险评分与 Medicare FFS 受益人的风险评分更一致[42]。

作为 PPACA 的一部分，CMS 对计划的支付也以质量绩效评估为基础。从 2012 年开始，和质量绩效相关的五星级计划评级与奖金支付相联系，因此得到四星或以上级别的计划，其基准金额增加了 1.5%。这一比例在 2013 年进一步增加到 3%，2014 年及以后将增加到 5%。四星以下的计划不符合这些增长的条件，并且在 3 年内，绩效始终低于三星的计划将在 Medicare 网站上被指定为低质量计划[43]。

作为 PPACA 的一部分，实施的另一项改变与 MA 计划可用于非临床服务的参保人的保费有关。MA 计划与商业计划一样，参保者的保费中有很大一部分被用于支付管理费用和利润，包括高管薪金和营销费用。PPACA 要求保险公司提交有关用于临床服务和质量改进的保费比例的数据；这被称为医疗损失率。如果该百分比不符合最低标准，PPACA 还要求保险公司向参保者退费。2014 年，这个标准被提高，要求保险计划必须至少花费保险费的 85% 用于医疗保健[39,44]。

最后，要求 MA 计划收集接受的数据，以便 CMS 能确保对 MA 计划的付款是合理的。这样做的理由是，即使进行了 HCC 风险调整和五星级奖金支付，MA 计划实际使用的资源可能比预算少得多。为了准确评估这种差异，CMS 要求 MA 计划提交申请，以说明他们为 Medicare 受益人提供的实际服务。这些申请将用于调整对 MA 计划的付款，以确保 CMS 能够适当支付这些计划。

对于根据 Medicare D 部分运行的处方药计划来说，付款目的是为那些加入特定计划的 Medicare 受益人提供处方药保险。总体上来讲，在处方药计划的支付中，Medicare 补贴约 75% 的保费，并为收入和资产水平较低的受益人提供额外的补贴（称为低收入补贴）[45]。Medicare 对处方药计划的支付是通过竞标过程确定的，并且参保人的保费也与计划的投标有关。Medicare 向这些处方药计划支付的费用会根据该特定参与者可能的药物支出进行风险调整[46]。处方计划负责支付药物费用（不包括成员的责任）和管理费用，其中包括 MTM 服务[47]。

一体化程度更高的医疗系统（例如 MA 计划），通常提供更多的药品收益，因为药物的使用减少了住院和医疗服务的使用，并因而获益。

2010 年，作为 PPACA 的一部分，Medicare 处方药的覆盖范围进行了重要改革，其中最显著的变化是逐步关闭处方药"甜甜圈漏洞"（donut hole），或称为保险覆盖缺口（coverage gap），即在达到初始覆盖范围后的一段时间内，作为标准 Medicare D 部分处方药福利的要求，参保者需要负责其药品的总成本，加上其计划的保费，直至达到灾难性医疗支出覆盖（catastrophic coverage）起始要求的支出限额[45]。认识到保险覆盖缺口给老年人造成的巨大成本负担后，PPACA 从 2011 年开始逐年实施减少保险覆盖缺口，至 2020 年，缺口将完全消除，受益人将只需为处方药支付 25% 的共同保费[47]。PPACA 对 Medicare D 部分其他值得注意的更改包括降低对高收入受益人的 D 部分补贴、并将所有涵盖的 D 部分药物纳入计划规定的类别或等级[47]。

按人付费和按绩效付费

不论其临床需求的强度如何，国家所有地区的按人付费都应该足以为所有 Medicare 受益人提供高质量的医疗服务。具体而言，CMS 应提供按人付费制度，以反映每个参保受益人可能的医疗费用。这应该根据受益人个体的诊断、功能状态和使用情况，对按人付费进行风险调整来实现。按人付费制度承认患有慢性疾病的受益人比健康人需要更多的医疗保健，并将鼓励 MCO 招募患有慢性疾病的受益人，为他们提供旨在满足其复杂医疗需求的特殊服务。相反，按人付费的风险调整不足，将阻碍计划招募衰弱或复杂疾病的受益人，或不利于提供可能鼓励此类受益人参加的特殊服务[48-50]。

除了按人付费，还有各种不同的支付模式正在实施中，越来越多的模式正在将对提供者的付费与医疗质量和结果联系起来。这是基于人们认识到，传统的 FFS 模式根据向患者提供服务的数量和复杂性向服务提供者支付报酬，而没有考虑质量、效率或对健康结果的影响。已经提出了按绩效付费的模式，该模型有可能改善患者的医疗水平和结局，是纠正这种不足的一种策略。

需要注意的是，适用于商业保险人群的按绩效付费的计划，可能并不完全适用于患有多种慢性及病、衰弱、高龄或需要姑息治疗的 Medicare 受益人[51]。对于这些老年受益人，管理措施应考虑到共病，并评估多种情况下常见的健康方面（如认知状态、功能状态和疼痛）。应制定相关措施，以确保服务提供者在尊重患者的医疗偏好或其文化或宗教信仰时不会受到惩罚。

此外，Medicare 服务的老年人群极其多样化。很多人健康状态和功能情况较好，但是仍然有多达 1/3 的 Medicare 人口是脆弱群体，患有多种合并症和老年病（功能和认知障碍、跌倒和衰弱）。另外，一些老年人对参与自我管理和遵从医学建议方面，持有不同的价值观念，尤其在患有多种合并症或健康状况脆弱的情况下。有些老年人可能更注重改善功能和生活质量,而不是传统的临床医疗质量的指标。

至关重要的是,对于脆弱的老年患者或可能具有不同临床医疗目标的患者,按绩效付费计划不会无意中导致他们的服务质量下降。如果没有考虑这个重要的问题,则那些在高质量医疗中获益最大的 Medicare 受益人,他们获得初级保健和专科医疗的机会可能会受到不利影响[52-55]。有效的按绩效付费体系支持并激发了提供、记录、评估和持续改善高质量医疗所必须的结构性能力。在设计和实施基于绩效的付费模式时,还必须考虑设置不同的提供者从而为特定的患者群体提供服务。例如,较大的诊所可能有更多的资源实施高质量的医疗流程。这些资源包括为患者及其照护者提供患者教育材料、语言翻译服务及其他拓展活动,以促进良好的患者照护。一个较小的诊所可能缺少用于评估和报告质量的资源,但却是基本医疗提供者,如农村医疗服务提供者或为居家养老的老年人提供服务的医疗团队。某些诊所可能集中在没有绩效指标的人群亚组中。支付改革应该在不消除基本医疗服务提供者的情况下改进医疗实践设计。

Medicare 中按绩效付费模式的一个例子是由 PPACA 建立的基于价值支付(value-based purchasing,VBP)计划,该计划适用于 Medicare 支出的最大份额费用,即院内患者住院期间的支出[56]。从 2013 财政年度开始,根据医院在一系列(大约 24 项)质量指标上相对于其他医院的表现,以及医院相对于前一个基准期能够提高其绩效的程度,VBP 计划开始调整对医院的部分付款。在 2014 年纳入 VBP 计划的医院中,根据质量衡量的绩效,1231 家医院的薪酬将增加,1451 家医院的薪酬将减少[57]。

作为 PPACA 的一部分,目前正在测试的另一种按绩效付费模式是医疗服务捆绑支付(bundled payments for care improvement,BPCI)计划。捆绑支付模式基于特定患者的相关服务集合的汇总,而不是针对单个服务的传统付费方式,因此付费是一次性完成的,而与实际提供的服务数量无关[2]。捆绑支付模式为医疗服务提供者(医院、急性期后的医疗提供者、医生和其他从业者)提供了强劲的激励机制,允许他们在所有专业和背景下密切合作,不仅能提高患病期间的医疗协作、改善医疗质量,而且能控制患病期间的费用。应用这种方法,如果捆绑服务的成本小于支付金额,那么服务提供者通常可以获得结余部分;但是如果捆绑服务的成本超过支付金额,服务提供者也必须承担超额的大部分费用[2,58]。

BPCI 计划包括 4 种广义的医疗模式,它们将在一个医疗阶段内向受益人提供的多项服务的支付联系起来:

● 模式 1 重点关注与急诊住院患者住院期间的医疗事件。

● 模式 2 和 3 涉及回溯性捆绑支付安排,使医疗实际支出与患病期间医疗的目标价格相对应。

● 模式 4 是一种预期的捆绑支付安排,在该模式中,费用一次性支付给整个医疗阶段的提供者。

CMS 将与参加计划的组织合作,评估这些模式是否能在 3 年计划期内改善患者医疗水平并降低 Medicare 的成本。

医疗质量的评估

当前支付模式的改革标志着从按照所提供服务的数量进行支付,向按照价值和结果进行支付的转变,这使得医疗质量评估成为我们不断发展的医疗保健体系中越来越重要的一个因素。认识到这一需求,导致了私营部门以及 Medicare 内部绩效评估计划的迅速扩展,如医师质量报告系统(Physician Quality Reporting System,PQRS)和医院基于价值支付(Hospital Value-Based Purchasing,HVBP)项目[2]。

研究表明,评估对医疗质量具有积极影响。其中一项研究表明,虽然在组织内部共享医院质量数据的影响力有限,但是公开报告这些数据会导致改进,可能是由于患者选择从绩效较低的提供者转向绩效较高的提供者,或是基于医院对实践模式的修订,以期提高他们的级别留住患者[2]。

尽管已经确定,绩效评估对于确保及向服务提供者给予基于价值的补偿很重要,绩效评估的一个主要障碍是以电子健康记录(electronic health record,EHR)的形式对健康信息技术的使用不够理想[2]。最近的一项调查表明,这种信息基础设施开始以一种更为广泛的方式得到实施:70%的医疗保健提供者表示,他们在2012年建立了有效的EHR系统,而2011年这个数字仅为35%。CMS 从2011年开始向能够证明合理使用EHR的服务提供者给予奖励,这驱动了电子病历使用的增加。这些奖励金在2014年到期,但是在2015年之后,未按照有意义的方式积极使用EHR的服务提供者将受到经济处罚[59]。

EHR 的使用至关重要。因为除非大多数的服务提供者都使用 EHR,否则无法在广泛的医疗保健体系中共享患者的健康、治疗、结局和其他关键数据[59]。随着质量与偿付的联系越来越紧密,EHR 提供了一个获取和共享这些绩效评估数据的通用平台,以满足决策者、支付者、购买者、消费者和提供者的相互联系的需求[60]。

所采用的结构、过程和临床结果的评估方法必须是合理的,并且与衰弱或脆弱的老年人的特殊医疗需求相关。这些方法都应该以证据为基础、具有临床相关性、与改善的医疗效果有明确的关系,而且适用于他们所评估治疗的所有患者。

应当为评估的计量者和共同要素建立技术规范,以使评估措施不用于那些缺少证据表明医疗过程的绩效与改善的结果之间存在联系的特殊人群。这些人群包括极高龄的人群,以及患有多种合并症、预期寿命有限或中度到重度痴呆的人群。

更重要的是,需要采取具体措施来评估 75 岁及以上的人们、脆弱和/或衰弱的人们，以及在生命接近尾声时接受姑息治疗的人们的医疗质量。有3种与Medicare人群相关的临床绩效指标：

1. 结构评估用于识别与改善健康结果相关的医疗保健体系。多学科协作的医疗团队、自我保健管理中的患者教育能力、疾病登记、EHR、支持疾病访问间隔期内与患者联系的系统及监测，都是慢性医疗模式的重要方面。没有这样的结构，重要的医疗过程难以实现。最初的奖励系统应该承认对这种交付结构的投资[61]。

2. 过程评估被用于确定是否提供了已知有效的医疗服务[62]。AGS认为，需要采取特定方法来评估75岁及以上的人、脆弱或衰弱的人，以及临终时接受姑息治疗的人的医疗质量。兰德公司（RAND Corporation）针对衰弱风险人群或75岁及以上人群的需求，制定了衰弱老年人治疗评估标准（assessing care of vulnerable elders，ACOVE）。他们已经在社区居住的衰弱的老年人中进行了测试[63]。此外，除了针对年轻人群的基于疾病或预防的评估以外，采用部分或所有指标将会显著提高实现以下目标的可能性：可以评估所有Medicare受益人的医疗质量，以及对照护患者的医疗服务提供者的追责措施。

3. 临床疗效评估跟踪疾病所导致的发病率和死亡率，并且必须适合使用这些评估的患者群体的常规医疗保健需求及目标[62]。这些评估方法中有很多具有疾病特异性，最初是在有商业保险的人群中开发的，并未考虑其他合并症。如果之前没有在其他各种类型的Medicare人群中得到验证，则这些方法可能会存在很大的问题。与年轻人相比，衰弱和脆弱的老年人，其慢性疾病治疗目标变化更大，而且提供医疗的过程与临床评估之间的联系常常是不完善的。高质量的老年医学保健要求为那些具有不同卫生保健服务需求和医疗目标的各种人群提供相应的服务，包括患有多种慢性疾病或老年病的人群。质量定义的基础是，所衡量的医疗保健标准适用于它的应用对象。在中年的商业保险人群种已经开发出许多可用的临床绩效评估方法。其中的一些评估方法已经在老年人群得到验证，有些则没有，因此，未经验证的方法在老年人和其他人群的适用性尚不明确。向这一群体提供高质量医疗的复杂性，决定了只能通过对绩效指标的严格科学测试来指导。这样的测试可以使我们根据衰弱患者群体的特定需求调整评估方法。这些方法需要由在衰弱老年人的医疗保健方面具有专业知识的人士来制定和验证。评估方法的开发和测试是一个动态过程，所以，即使在基于价值采购的背景下，也应该有一个既定的过程来持续改进绩效指标评估。主要利益相关者应该持续参与其中[64-67]。

按绩效付费模式必须为质量绩效和改进提供积极的支持，而不是因为提供高质量的医疗服务更具挑战性，而导致服务提供者回避某些患者。当应用于个体的服务提供者时，应构建这些评估方法，以便积极促使提供者达到目标阈值（优秀）和向实现目标的方向进展（改善）。

另外，用于评估绩效的数据的采集不应该给提供者带来负担，并且应准确反映每个患者的医疗保健过程的绩效。如果没有考虑到这些因素，可能会对以团队形式服务或照顾特殊人群的服务提供者造成不适当的惩罚。

将部分支付与质量的有效评估和资源的有效利用联系起来，将使服务提供者获得直接的激励和财政支持，以实施创新方法，从而改善疗效。为按绩效付费预留的所有款项应分配给达到质量标准的服务提供者。改善医疗所节省的费用，很可能会累积到不属于医师资源库的Medicare资金中。按绩效付费的资金不应以预提方式或Medicare B部分预算中立的方式使用。应尽可能为同类人群建立规范，并进行风险调整。尽管人们认识到在完善调整时不应延迟基于价值的支付，但是这种方法将最大限度地降低服务提供者躲避患者（例如，衰弱和复杂疾病的患者）的风险，这些患者是服务提供者在满足按绩效付费所要求的质量指标时遇到的最大挑战[68,69]（图129-2）。

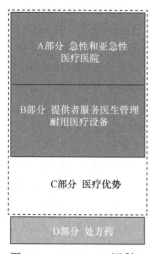

图129-2　Medicare福利。

对未来医疗保健的愿景

老年人的管理式医疗继续按着美国医学研究所（Institute of Medicine）最初制定的道路发展。美国医学研究所确定的3项主要原则，为改善美国老年人的医疗服务体系奠定了基础，这与报告《跨越质量鸿沟》（*Crossing the Quality Chasm*）[70]中定义的6项质量目标一致，并且得到PPACA中提到的一些项目的支持。

首先，最重要的是，老年人的健康需求应该得到全面解决医疗必须以患者为中心。对于大多数的老年人而言，保健需求应该涵盖预防服务（包括生活方式的改变），以及对慢性或急性健康问题的协调治疗。衰弱的老人可能还需要一些社会性的服务来保持或促进健康。这些社会服务在提供和筹资时需要与医疗保健服务相结合。另外，还需要努力减少提供者之间在实践方案上的巨大差异，这将进一步提高老年人的医疗保健质量。

全面医疗保健原则还包括考虑到老年人日益增加的社会人口学多样性。少数民族在老年人口中的数量及比例正在急剧增加，甚至在民族内部，也存在着巨大的文化多样性。医疗保健提供者需要对老年人的各种语言、文化和健康观念保持敏感。还有一部分老年人面临着其他的挑战。例如，农村地区的老人常常面临孤立和获得某些服务的障碍。

未来医疗保健愿景的第二个原则是需要有效提供服务。提供者需要在跨学科团队中工作，并且资助和交付系统需要支持这种跨学科工作方法。医疗服务需要在各个医疗保健提供站点之间实现无缝连接，并且所有临床医生在其有需要时，能够访问患者的健康信息和人口学数据。需要利用健康信息技术（例如可相互操作的EHR），通过改善提供者及其患者之间的沟通，建立人口数据记录，促进跨学科患者的保健和医疗协调，使患者在不同提供者之间的过渡更加便利，以及全面改善质量和安全性，进而支持卫生保健人员的工作。让服务提供者能够立即访问患者信息，尤其是对于那些患有认知障碍并且无法提供自己临床病史的患者，可以减少出现错误的可能性，降低成本，并提高医疗服务的效率。

通过使用 PCMH 医疗保健模式对未来的愿景进行验证，PCMH 模式包括基于质量绩效指标的按绩效付费方式的奖金，以及每位受益人的来自 CMS 医疗管理费，以支持组织在患者医疗保健和基础设施方面的投资，从而实现医疗流程的特定变化，进而产生更好的结果[2]。

这种 PCMH 模式的开发是为了改变当前的初级保健模式，以满足患者的医疗保健需求，并改善患者和工作人员的体验、结果、安全性和系统效率。PCMH的核心原则如下[71]：

- 使用广泛的、基于团队的医疗保健。
- 以患者为中心，把患者作为一个完整的人来对待。
- 协调医疗系统所有要素和患者社区的医疗保健服务。
- 使用其他交流方法，提高获得医疗服务的机会。
- 使用基于系统的质量和安全方法。

关于 PCMH 影响的报告一直令人鼓舞，最近，美国联合健康（United Healthcare）对首批实施的 4 个 PCMH试点项目进行分析，结果表明：在 2 年内，医疗支出总体减少了 4.0%～4.5%，投资回报率为 2∶1，质量指标有所改善[2]。

通过确保利用医疗保健人员的方式可以充分发挥他们的才能，可以进一步提高效率。扩大服务提供者的执业范围或责任范围，有可能提高劳动力的整体生产率，同时通过提供更多的专业化机会（例如，通过职业网格）和职业发展，来促进和留任人才。具体来说，这将涉及一连串的责任，对受过有限培训的人员赋予额外的职责，以使受过严格培训的人员有更多时间完成只有他们自己才能胜任的工作。虽然在某些情况下，必要的监管变更可能会引起争议，但预计的劳动力供应短缺需要紧急应对。这种应对措施很可能需要扩大所有级别的执业范围，

同时，确保这些变化与高质量医疗保持一致。

最终，美国老年人医疗保健体系将依赖于提高我们现有系统的效益和效率。当今不断发展的管理式医疗保险的计划和倡议，已经应用了许多高效率和有效益的医疗原则。关键将是进一步应用和扩展管理式医疗保险的原则，以便为更多的美国老年人提供服务，包括较大的 Medicare FFS 计划涵盖的老年人。管理式医疗保险原则的成功应用将取决于正确识别合适的患者，并在合适的时间为他/她提供合适的服务。通过正确的应用谁、什么事、在哪里、何时，以及如何管理，管理式医疗保险的原则将成功回答如何为美国老年人提供最佳医疗保健的问题。

关键点

- 管理式医疗与老年医学具有一些共同的目标和流程。
- 在传统的管理式医疗组织之外，越来越多的管理式医疗保险原则被应用于 Medicare 的按服务收费的计划中。
- 尽管管理式医疗保险有一些好处，但仍有压力要求减少对这些计划的偿付。
- 管理式医疗保险的原则包括重点关注筛查、协调、健康促进和具有老年专科知识的跨学科医疗专业人员。
- 未来美国老年人医疗保健的成功取决于管理式医疗保险的原则在管理式医疗组织之外的应用，以提高效益和效率。

（王 璐 译，邹艳慧 校，高学文 审）

完整的参考文献列表，请扫二维码。

主要参考文献

8. Centers for Medicare and Medicaid Services: Changes to PQRI reporting: alternative reporting periods and alternative criteria for satisfactorily reporting for 2008: measures groups and registry-based reporting (PQRI fact sheet). https://www.cms.gov/Medicare/Quality-Initiatives-Patient-Assessment-Instruments/PQRS/downloads/2008PQRIFactSheetMay.pdf. Accessed June 17, 2014.

9. Centers for Medicare and Medicaid Services: Physician Quality Reporting System overview (PQRS fact sheet). http://www.cms.gov/Medicare/Quality-Initiatives-Patient-Assessment-Instruments/PQRS/Downloads/PQRS_OverviewFactSheet_2013_08_06.pdf. Accessed June 17, 2014.

10. Centers for Medicare and Medicaid Services: 2013 Medicare Part D medication therapy management (MTM) programs (fact sheet). http://www.cms.gov/Medicare/Prescription-Drug-Coverage/PrescriptionDrugCovContra/Downloads/CY2013-MTM-Fact-Sheet.pdf. Accessed June 17, 2014.

25. Kane RL: Managed care as a vehicle for delivering more effective chronic care for older persons. J Am Geriatr Soc 46:1034–1039, 1998.

30. The Care Transitions Program: The four pillars. http://caretransitions.org/. Accessed June 17, 2014.

37. Stefanacci RG, Reich S, Casiano A: Application of PACE principles for population health management of frail older adults. Popul Health Manage 18:367–372, 2015.

45. Kaiser Family Foundation: Medicare Part D prescription drug benefit (fact sheet). http://kaiserfamilyfoundation.files.wordpress.com/2013/11/7044-14-medicare-part-d-fact-sheet.pdf. Accessed June 17, 2014.

56. Centers for Medicare and Medicaid Services: Linking quality to payment. http://www.medicare.gov/hospitalcompare/linking-quality-to-payment.html. Accessed June 17, 2014.

58. Centers for Medicare and Medicaid Services: Bundled Payments for Care Improvement (BPCI) initiative: general information. http://innovation.cms.gov/initiatives/bundled-payments/. Accessed June 17, 2014.

60. Conway PH, Mostashari F, Clancy C: The future of quality measurement for improvement and accountability. JAMA 309:2215–2216, 2013.

61. Agency for Healthcare Research and Quality: Selecting structure measures for clinical quality measurement. http://www.qualitymeasures.ahrq.gov/tutorial/StructureMeasure.aspx. Accessed June 17, 2014.

62. Centers for Medicare and Medicaid Services: Roadmap for quality measurement in the traditional Medicare fee-for-service program. http://www.cms.gov/Medicare/Quality-Initiatives-Patient-Assessment-Instruments/QualityInitiativesGenInfo/downloads/QualityMeasurementRoadmap_OEA1-16_508.pdf. Accessed June 17, 2014.

63. Rand Health: Assessing Care of Vulnerable Elders (ACOVE). http://www.rand.org/health/projects/acove/. Accessed June 17, 2014.

69. Agency for Healthcare Research and Quality: Strategies to support quality-based purchasing: a review of the evidence. Technical Reviews 10. Pub. No. 04–P024, Rockville, MD, 2004, AHRQ.

70. Institute of Medicine: Crossing the quality chasm. http://iom.edu/~/media/Files/Report%20Files/2001/Crossing-the-Quality-Chasm/Quality%20Chasm%202001%20%20report%20brief.pdf. Accessed June 17, 2014.

第**130**章 | 远程医疗在老年医学中的应用

Leonard C. Gray

背 景

远程医疗指的是医疗保健信息的传递以及远距离的交换[1]，常可与远程护理（远距离提供护理及社区援助服务）和远程医疗保健（远距离提供公共卫生保健服务）[1]。移动型医疗保健的概念包含由无线监控装置、智能手机和平板电脑等移动通信装置支撑的医疗保健服务[2]。远程老年医学则是指远程医学在老年医疗和老年护理之中的应用。

远程医疗应该是医疗或卫生保健医学的分支，依赖的是服务的本质和可用来支持远距离医学信息传递的系统。其主要取决于通信技术与软件，包括传统的电话、视频会议、电子邮件和其他的信息传递形式。相应地依靠和利用一些基础设施，如果基础设施未达最佳状态，势必会影响通信技术的应用。例如：互联网带宽质量不适宜就会限制视频会议的应用。

远程医疗策略是否适用于特殊医疗保健活动，关键在于传输系统的本质。随着新技术的出现，新的远程医疗方式将不断发展。

远程医疗的互动大体上被划分为同步远程医疗（实时）和非同步远程医疗（存储转发）。同步远程医疗信息传递方式效率较低且造价昂贵，最适用于重要的交流，如复杂的诊断会议或向患者提供专业建议。非同步信息传递的优势在于交流双方不需要同时在线，其在回顾图像和查找复杂材料时很实用。远程监控是文献著作中最常报道的形式，通常包括生理参数检索，但可能也涉及诊断及治疗。

卫生健康管理常用同步和非同步结合的方式来提供服务。例如，心力衰竭患者的生理参数如果有明显异常，可通过电话或者视频形式进行远程监测。

老年人获得医疗保健的挑战

从最开始，远程医疗的基本驱动力就是将医疗保健服务带给真正需要但又不能轻易获取的人。因此远程医疗早期关注的焦点是地方社区或是偏远地区——那些医疗服务不易获得的小地方，而非容易获得的大城市。其中，最大的问题是在面对突发医疗保健问题且急救服务或者专业支持尚未准备好时如何获取服务。然而，随着

远程医疗发展，许多问题已经找到了解决的方法，包括老年慢性疾病和老年人的保健。

家庭保健及其代替医院服务的趋势导致越来越多的综合医疗服务被传递到医院之外。这些服务中的大多数要求专业医疗人士上门服务，而路途中过多的时间花费成为最重要的成本，服务中如果患者的状态不稳定还会存在安全隐患。因此目前远程医疗战略在大城市中显得越发重要。

老年患者通常存在躯体或者认知障碍，这限制了他们主动向医疗服务求助的能力。因此就他们的情况而言，不但是距离，不够安全可靠的交通运输方式也阻碍了老年患者获得医疗服务。对于衰弱的老年患者来说，去医疗保健场所的路途对他们身体健康的稳定性是一种挑战，而认知障碍的患者则面临更大的困扰。躯体功能障碍的人可能会跌倒，轻则仅感到疲惫不堪，重则形成深静脉血栓，因而常需要护理人员陪伴他们就医。在很多社会中，家庭规模缩小，子女居住较远，相当多的人都是独居，使得可以提供护理的人员减少。使问题更加复杂化的是，医疗专业人员的时间压力（与员工数量减少及经济低迷相关）使得登门诊治患者的可能性进一步下降。在许多社会中，远离保健机构的趋势导致了专业医疗人员在路途中需要消耗更多的时间。

讽刺的是，这些挑战造成了高度需要医疗保健服务的人们却不能获得服务的尴尬局面。相反，远程医疗对老年人群有超过其他任何年龄层的更为突出的优势。

因此，远程医疗应用的发展动力大体上可分为3点：①帮助居住在地方社区和有失能的人克服障碍，享受医疗卫生保健服务；②改善所有人的卫生保健结局；③减少医疗保健的传播成本（框130-1）。随着人口老龄化及其给医疗卫生保健需求和成本带来的严峻挑战，远程医疗为老年人群及医疗保健服务机构提供了绝佳的展示机会。

框 130-1 远程医疗系统的潜在优势

- 在地方或偏远的地区依然能够享受到医疗保健服务；
- 减少患者路途耗时、提供便利、缩减费用花销；
- 减少医疗专业人员的路途耗时；
- 加强家庭保健的定期随访及监测；
- 提高在医院及疗养院的服务效率；
- 享受医疗保健时给予老年患者及护理者双方自主选择的权利；
- 减少入院率及长期护理的比例。

远程医疗模式

医疗保健服务可以通过各种方式传递，单独或多种方式联合。

视频会议

当下流行的同步远程医疗模式通常是视频会议。传统的电话沟通在专业医疗人员和患者之间或同行之间交流时是时间更长也更为普遍的一种方式，然而，它被认为只是临床实践中的一种辅助措施，而非替代品。在大多数地区，电话会谈并不作为正规的医疗沟通方式，也几乎没有任何医疗赞助的支付系统来突显其价值。而另一方面，随着政府及医疗赞助机构提供资金来支持这种沟通，如以付费服务为基础或提供项目资金，视频会议现在越来越被视为一种有意义的医疗保健服务模式[3]。

视频会议设备的出现与视频咨询逐渐代替传统咨询密切相关。该设备需依靠造价相对较高的特殊硬件，因此到现在为止，它的使用被局限在机构之间的交流（如医院与医院之间）。然而，随着以低成本软件为基础的系统的出现，视频会议的潜力将会被快速发掘。这些通常为专有系统而不与其他系统交互操作，因而要求客户端使用相同的软件产品。由于系统的实现很大程度上取决于当下的互联网基础设施，因此不得不同样受到视频、音频不一致甚至是掉线的影响。较差的信息传递质量与咨询信息的涌入相互干扰，降低了以视觉鉴别临床症状、患者细微姿态和交流沟通本身的价值。

近期，可与传统硬件系统交流操作的低成本软件应用开发，可用于大小机构以及患者家庭之间的交流，为远程医疗实现大范围交流操作开辟了道路。

对于精神医学，用视频会议来代替面对面沟通交流的方式是相当成功的。因为对于精神病这门科学来说，通常没有必要进行体格检查（也许除了首次接诊），而且大多数的定期随访互动都是以沟通交流为基础，更适合用视频这种形式。对于其他学科，视频咨询是否适合往往取决于体格检查的必要性。如果不能进行完整的体格检查，许多从业者对使用视频咨询还是持有保留意见的。一系列的变通方法随之发展，包括患者客户端需要一个医疗从业者在场（当专家正在商讨时）、使用专门经过培训的助手或是采用协议规定只在随访期应用视频会议形式进行咨询[4]。

在紧急情况下，尽管存在不妥成分，电话及视频咨询可能是唯一的交流沟通手段。如果老年人的疾病不是很严重或是慢性疾病，需要重点考虑的是能够附带局部体格检查（例如，视诊而不进行触诊及听诊）的咨询与完全没有咨询相比是否更为有效。大多数医疗系统都不支持衰弱的老年患者不远万里去区域医疗中心咨询，除非有重大的、其他特殊需求（例如，行外科手术或透析这样的医疗操作）。因此，在许多地区老年人群的医疗保健服务与城市相比尚未达到理想状态。

很多研究已经检验了同步远程医疗模式对临床评估积极作用的可靠性。例如，通过视频会议诊断痴呆与传统面对面诊断的准确性无异，体格检查对诊断影响很小甚至没有影响[5,6]。

存储转发

非同步远程医疗有两种广泛应用的情况：在线咨询：①从医人员回顾临床信息并给其他医疗专业人员提供诊断和管理意见；②应用持续或间断监测来加强患者的管理。

非同步远程医疗应用在放射学、皮肤学[7]和伤口护理[8]领域当中得到了很好的发展。在这些学科中，大多数的临床决策依靠观察分析图像，仅需要少量的临床病史和观察作为补充。对于皮肤学科，以远程医疗为媒介的诊断准确性被证明与现场评估相似[9,10]。伤口管理学也采纳了大致相同的方法[8]。通过为患者提供有价值的诊断和初步意见，另一位从医者往往可以提供更进一步的管理。这种方法对居住在乡下的患者尤为有价值。在某些学科领域，非同步远程医疗还可能被用作对于传统咨询或视频咨询的补充。

近来许多有趣的新事物开始挑战传统的医疗卫生保健，通过在智能手机上下载应用软件来分析图片并给出诊断建议（如皮肤癌的诊断）[11]。这种发展反映了通过互联网、相关的大量信息存储库和低成本的应用程序实现自我诊断与管理的持续动力。即使是传统的医疗设备（例如血压计和血糖测量仪），在自我鼓励下都可以由患者自己操作。这些设备可以接入移动电脑，结合低成本的应用，可以使患者分析并了解其趋势，并将结果上传给医疗卫生从业人员。

远距离监测（或电话监测）是慢性疾病快速流行时的应对方法，反过来说，它与人口老龄化和生活方式趋势密切相关。各式各样的装置可用于监测及传输参数，如脉搏、血压、血糖、运动乃至跌倒。最常见的情况包括糖尿病、心力衰竭及慢性阻塞性肺疾病。远程监测可以警示医疗保健专业人员以阻止病情恶化，或是辅助诊断或治疗的依从性，其目的包括减少卫生专业人员路途中花费的时间和降低住院率。一些大规模研究已显示出其在改善临床结局方面的积极作用，但在成本效益上仍持有怀疑态度[12]。然而，随着远程医疗系统变得更便宜和更容易获得，成本效益的天平可能更倾向于支持这些方法的开展应用。

远程医疗在老年人群中的应用

远程医疗应用对于老年人的医疗保健已成为一个相对新的发展。因此，根据一系列小规模的演示，其在世界范围水平参差不齐，其中很少一部分在整个国家或系统的实践中是根深蒂固的。

在这个部分，我们回顾了远程医疗在老年人中的应用。根据护理所处的环境总结为几种类型：医院护理、家庭护理及长期护理（机构内的）。这几种类型总体适用于老年人群，但相对而言，远程医疗在老年医学实践应用中还有其特殊性。框 130-2 总结了已报道的应用。

框 130-2 远程医疗在老年医学及老年护理中的应用

医院护理
- 突发紧急事件的评估和管理（脑卒中）
- 无须医院就诊（通过远距离监测及视频讨论）
- 通过视频会议形式进行在院老年病的咨询
- 通过电视会议指导老年评估管理及康复工程

家庭保健
- 远程监测（高血压、慢性阻塞性肺疾病、糖尿病、心力衰竭等）
- 提供家庭咨询、管理和建议服务（通过电子邮件和视频讨论方式）

长期保健
- 在疾病急性发作期，通过回顾数据或视频讨论进行专业咨询，实现持续管理，远程监控

医院诊治

许多医院都可获得专业的老年护理服务，包括急性老年病单元、老年咨询团队，以及混合模式如老年急性期快速恢复病房（acute care for elders units，ACE）[13,14]。许多医院都运营或可直接获得老年病急性期后的康复服务。

老年综合评估（comprehensive geriatric assessment，CGA）在老年医学和老年护理中是一个关键的过程。它需要专业老年医学专家和多学科团队的综合贡献。老年综合评估的效力主要体现在医院的设置[15,16]。然而，在许多国家中如今都缺乏老年医学专家。老年综合评估在大医院或学术中心以外的发展进程通常都是缺失或不发达的。在某些地区，老年医学专家通过深入到地区和乡村医院为老年保健贡献力量。在小的乡村医院甚至一些小城市的社区医院，那里没有足够的工作来安排一名老年医学专家，这导致访视要么不可避免，要么缺失。这种情况使得一名老年医学专家在紧急情况发生时提供建议的能力受到限制。在亚急性的病例中，要获得一个安全的建议会有不可避免的延迟，而由于住院率和财政方面的压力，这在医院设置中通常是不可接受的。

远程医疗可以易化老年医学专家对于 CGA 的应用。在美国威斯康星州的医院中，专业老年评估（基于 ACE 模型）采用结合共享电子医疗记录（根据现有信息及远距离操作的老年医学专家进行配置）及每周两次远程会议的方式，显示了某些改进护理方面的作用[17]。

澳大利亚的一种模式在乡村医院中采用在线与视频会议结合的方式来支持老年咨询并参与急性期后护理项目[18]。现场护士评估员应用一个基于网络的结构化评估体系来准备病例[19]，评估结果由专家结合既往的诊断和

治疗在线查看。这个过程在关键的分诊决定中似乎是可靠的，即使不与患者直接交流[20]。进一步的评估使用在床边无线移动设备进行视频会议来完成，而每周一次的团队会议使护理规划更加便利。

许多医院缺乏住院患者的康复设施，同样，许多患者需要住院期护理之外的持续康复。远程医疗应用已习惯被用于支持疾病急性期后的康复方案，包括脑卒中[21,22]、关节替换[23]以及语言障碍矫正[24]。这些项目主要依靠在患者家中或乡村流动中心中进行的视频咨询来完成。有越来越多的证据证实其可行性、可接受性和可靠性，但临床有效性和成本的研究尚处于起步阶段且规模较小。

医院规避和急救医疗

一些远程医疗项目采用医院规避策略，尤其针对个人。在某些情况下，这些干预措施在很大程度上是作为预防方法。然而，一些项目是为了应对紧急情况设计的，存在立即住院的可能。一项为美国高级社区居住的居民提供紧急医疗评估和初级保健医生咨询的示范项目[25]由经过培训的远程医疗助手准备病例，包括访视患者，记录基础生理参数（脉搏、血压、血氧）并帮助患者使用电话或视频咨询。这种方法似乎可以使大多数患者在现场接受治疗，从而避免向急诊部门转移。类似的方法可能成为提供给养老院的远程医疗干预措施的一个组成部分，但是这些因素并没有被清晰的评估[26-28]。

远程医疗策略正越来越多地用于支持急性脑卒中的早期评估和管理，包括溶栓治疗。初步证据已显示了其改善临床结果和成本效益的潜力[29,30]。

家庭护理

越来越多的证据表明，由定期监测生理数据所支持的保健协作可以改善患者的预后并减少一些患有慢性疾病如心力衰竭和糖尿病的患者的住院率。然而，这些服务会要求卫生技术人员在路上花费很多时间。远程医疗对于改善这种项目的依从性和效率是一种合乎逻辑的方式。

尽管报道的远程医疗模型和评估都是以诊断模式为目标，而实际上大多数有这些问题的个体都是老年人。典型的例子，这些程序安装设备可以收集在家中的人的生理数据，并将它们发送至监控服务。这些措施可以用来辅助后续的管理咨询，或者用来预警疾病的恶化。在某些情况下，电话或视频会议支持可以作为这些服务的补充。

一项大型、务实的英国随机试验（"全系统演示"试验）收纳了 3000 余名患慢性阻塞性肺疾病、糖尿病或心力衰竭的患者，并向他们提供远程监测服务[31]。队列中的大部分人都大于 65 岁。测量数据进行个体化定制，但

至少包括血氧饱和度、随机血糖及体重。社区护士根据特定的协议导出监测信息后应用预先制定的方案进行处理。该研究显示，在干预组中住院率及死亡率呈中等的下降，且达到了显著性差异[32]。然而，其他社会服务应用未受影响[33]，且项目整体未显示出较好的成本效益[34]。

另一项基于美国的研究同样为高住院风险的社区居住高龄人群提供了包括生理监测、症状报告及视频咨询等在内的一系列远程医疗措施[35,36]。结果显示远程医疗对于就诊次数及住院次数并未产生影响，相反在远程医疗组中观察到了更高的死亡率。

一项于不同场合进行了重复，并应用了对照等方法的针对美国退伍军人健康管理局实行的大规模远程医疗护理协调项目的回顾性分析显示，远程医疗组可显著地降低医疗费用[35,37]。需要急诊就诊、住院及长期机构护理的人数均有显著下降。

以上三个结论明显不一致的研究，基本反映出了目前围绕于老年人群家庭远程监测及相关服务效果的不确定性。这些研究的差异可能出于一系列因素，比如项目的形式、人员的培训、项目的基础设施（如电子病案）或方法学问题等。

长期护理

许多长期护理设备均倾向于小型化并远离医院，只能间断的由现场医务人员操作，很少得到专家的指导。

认知和功能障碍限制了一部分居民得到外部服务的能力，而针对这部分人群，如果想得到相应的服务，则可能需要专业人员的护送和专门的交通工具。在许多的司法管辖区，急诊的转运率较高，而其中很多的转运是可以避免的[38,39]。远程医疗在这种情况下应该非常有优势，尽管针对其应用的报告非常有限。

研究中，长期护理机构提供的主要服务项目包括综合医疗保健、皮肤科及精神科[40]。只有两项研究报告了与老年医学专家的联系[28,41]。还有一些研究描述了机构与初级护理医生的联系，包括在正常工作时间之外的咨询[42]。而为了支持评估与管理，多采用将资料进行存储-转发或视频等策略，或者将两者结合应用。

大多数研究都是描述性的，或评估可接受性、可靠性或安全性[40]。只有少数几项研究对临床护理的改进或护理费用的下降等结局变量进行了检验。中国香港的一项研究在单纯的养老院中进行，并提供一系列的临床服务，结果发现向医院的转运次数明显下降[43]。一项通过视频实现远程医疗服务的研究发现，在 13 个月的时间内，非工作时间的初级护理服务可小幅降低（4%）美国马萨诸塞州养老院人群的住院率，而其潜在的减少幅度可能更为重要[42]。该研究表明，设施机构对于远程医疗项目的参与度越高，其取得的效果就越明显。并得出结论：远程医疗可能对于基金资助机构（国家老年人医疗保险制度）有重要的潜在的节约作用。总的来说，尽管将远程医疗应用于长期护理机构有明确的吸引力，其可接受性、可靠性及有效性均有有效的证据支持，但其具体应用仍然有限。

实施远程医疗面临的挑战

虽然在理论上，远程医疗有潜力解决许多老年人医疗保健质量及获取等方面的问题，但世界范围内对这种理念的采纳仍相当有限。尽管如此，一些大规模的可持续实现的服务已为其他地区做出了榜样。一个显著的例子就是在远程医疗支持下，美国退伍军人事务部服务体系中广泛应用的护理协调项目[44]。

关于采纳远程医疗的讨论在文献及远程医疗产业媒体中一直都在持续[41]。其进展缓慢的原因可以大致描述为远程医学的实现是适用于广泛人群的还是专门适用于老年人的问题。

远程医疗的应用还存在一系列潜在的障碍，主要包括技术问题、缺乏适合且可持续的资金来源、卫生工作者对于工作实践的改变，以及不同区域间卫生工作者工作许可的限制[2,46,47]。这些障碍主要由地方政策和财政管理所决定，而非远程医学发展中固有的缺陷。近年来通信基础设施、电子医疗记录及互联设备的快速发展可促成远程医疗采纳应用的加速。现在无处不在的电子移动设备中的健康类应用使消费者主导的医疗服务供给转型更为便捷[2]。

远程医疗对于老年人群的适用性

远程医学中的许多形式都要求参与者与相关的技术在某些方面发生互动。互动的范围从积极参与另一人建立的视频咨询，到参与者必须接受一系列的任务，例如，记录和传送生理计量资料如血压或随机血糖数值等。这些任务包含了不同程度的认知、感觉和运动技能。在老年人群，尤其是那些接受老年护理或老年医疗服务的人中，这些技能都普遍存在受损及减退。这些因素都可能降低远程医疗在老年人群中的有效性。

这些挑战都说明远程医疗应用必须根据个人制定个体化方案，或者至少针对具有某些共同属性的人群进行定制。例如，认知功能障碍的人群应用远程医疗设备必须有看护者或保健专业医生协助，或配备高度易操作的装置。通过视频会议进行的临床会诊对于认知功能障碍的人群具有高度的可行性，其通常会提供适当的设置及托管功能。

视觉和听力受损在老年人中同样常见。为了通过视频咨询实行有效的交流，需要集中注意力以确保足够的视频和音频的保真度。这要求有充足的屏幕尺寸、带宽、帧率及传输速度。目前而言，通过一些基于软件的视频会议解决方案，尚不能使所有地区都达到要求。

视频咨询时一项更重要的需要考虑的因素是临床医生将自身展现给患者的方式。临床医生应该将自己置于摄像头及麦克风之前，以确保面部表情和声音清晰的传送。额外的噪音和回声都应被消除，背景应当整洁而专业。如果已经进行了足够好的设置，而患者仍无法听清，那么患者佩戴耳机应当是非常有帮助的。

远程医学解决方案所应用的台式机、平板电脑或其他移动设备可能对存在视觉或灵敏度缺陷的老年人提出挑战。尽管一些系统可以通过调节操作软件来进行补偿，但是鼠标和键盘的应用本身就是一项特殊的挑战。一般而言，高交互性的远程医疗应用对于存有认识功能障碍的人群来说可能并不适合。

未来方向

远程医疗具有改善老年人卫生保健的获得性、有效性及效率的潜力，这种潜力仍没有被完全认识到。目前，新技术革命有加速远距离提供卫生保健的趋势。智能连接设备在普通人群中的普及将很有可能改变人们对于卫生保健提供方式的预期。鉴于远程医疗在衰弱的老年人群中可能最快被接纳，它同样将不可避免的出现于他们的配偶及子女的生活中。长远来看，目前的中年人群对移动设备和电脑的熟悉性和操作技能都将同样伴随他们的晚年。

卫生管理者和资助者对于卫生保健服务体系的改革将十分谨慎，除非能确切观察到明显的成本节约。然而，消费者的期望很有可能将推动改革的需求。

远程医疗是尝试向居住在远距离社区的人们提供卫生服务的产物。然而，它的未来在于它重新设计卫生保健供给过程的能力，从而改善卫生保健的有效性和效率。

关键点

- 老年人由于认知障碍导致医疗保健信息的获得存在问题。远程医疗存在克服这种问题的潜力。
- 临床疾病在老年人群中非常常见，经常需要频繁的与卫生保健提供者进行互动。远程医学可以消除一部分患者与保健提供者的奔波之苦，从而得到保健服务获取方式的改良，以及潜在的更好的卫生保健成果。
- 远程医疗提供了各种不同的形式。例如，直接的视频咨询、电子邮件在线咨询，以及生理信息的远程遥控。远程医疗的"解决方案"必须根据临床情况进行定制。
- 远程医疗通过减少出行需求着力于改善卫生保健的获取，但它同样有变革卫生保健提供方式的潜力。它并不是简单的对于传统卫生保健提供模式的模仿。

（赵世杰 译，齐国先 校）

完整的参考文献列表，请扫二维码。

主要参考文献

2. Weinstein RS, Lopez AM, Joseph BA, et al: Telemedicine, telehealth, and mobile health applications that work: opportunities and barriers. Am J Med 127:183–187, 2014.
5. Martin-Khan M, Flicker L, Wootton R, et al: The diagnostic accuracy of telegeriatrics for the diagnosis of dementia via video conferencing. J Am Med Dir Assoc 13:487.e19–e24, 2012.
17. Malone ML, Vollbrecht M, Stephenson J, et al: Acute Care for Elders (ACE) Tracker and e-Geriatrician: methods to disseminate ACE concepts to hospitals with no geriatricians on staff. J Am Geriatr Soc 58:161–167, 2010.
18. Gray LC, Wright OR, Cutler AJ, et al: Geriatric ward rounds by video conference: a solution for rural hospitals. Med J Aust 191:605–608, 2009.
21. Rubin MN, Wellik KE, Channer DD, et al: Systematic review of telestroke for post-stroke care and rehabilitation. Curr Atheroscler Rep 15:343, 2013.
32. Steventon A, Bardsley M, Billings J, et al: Effect of telehealth on use of secondary care and mortality: findings from the Whole System Demonstrator cluster randomised trial. BMJ 344:e3874, 2012.
36. Takahashi PY, Pecina JL, Upatising B, et al: A randomized controlled trial of telemonitoring in older adults with multiple health issues to prevent hospitalizations and emergency department visits. Arch Intern Med 172:773–779, 2012.
37. Darkins A, Kendall S, Edmonson E, et al: Reduced cost and mortality using home telehealth to promote self-management of complex chronic conditions: a retrospective matched cohort study of 4,999 veteran patients. Telemed J E Health 21:70–76, 2014.
40. Edirippulige S, Martin-Khan M, Beattie E, et al: A systematic review of telemedicine services for residents in long term care facilities. J Telemed Telecare 19:127–132, 2013.
44. Darkins A: The growth of telehealth services in the Veterans Health Administration between 1994 and 2014: a study in the diffusion of innovation. Telemed J E Health 20:761–768, 2014.
45. Bashshur RL, Shannon G, Krupinski EA, et al: Sustaining and realizing the promise of telemedicine. Telemed J E Health 19:339–345, 2013.

第 **131** 章 老年人福祉科技

Alex Mihalidis, Rosalie Wang, Jennifer Boger

介 绍

我们如今生活在一个科技日益智能化、普及化和互联化的世界中。事实上，科技也已经渗透到健康和卫生保健的各个方面，如更早期、更准确的诊断、提高治疗和评估、改善功能和活动及为大众的健康提供支持。随着人口的老龄化，与衰老相关的生理变化变得更加普遍。在保证尚未失能的老年人提高或维持他们喜欢的生活方式或者适应年龄相关性改变方面，科技发挥了重要作用，并且可以满足人们对健康护理者和卫生保健系统持续增长的需求。

福祉科技（gerontechnology）这个名词来源于老年病学（gerontology）和科技（technology）的组合。福祉科技囊括了众多知识领域以满足老年人对科技的需求[1]。并非专门针对老年人设计的科技才能被称为福祉科技，只要其适用于老年个体即可。正因如此，福祉科技包含的领域很广，有非常简单的设备，如安全扶手和助步器，也有极其复杂的系统，如家用重要指标监测仪。还包括一些可以增加老年人外界联系和社会参与度的设备和系统，如平板电脑和智能手机。护理人员被鼓励跳出传统思维，需将所有能够帮助老年人的科技都划归为福祉科技，也就是说，护理人员推荐的科技方法是最适用于患者本人的，而不是因为这种方法是"为老年人"而设计。最后，福祉科技也包括环境设计和"环境改造"，以保证老年人能够独立、健康地生活（见第 132 章）。

科技人员不断增加在科技创新上的投入，这些技术实用于并适用于老年人及其社会工作者和护理人员[2]。他们对科学技术的需求和使用是有所变化的，反映了老年人健康状况的变化，从具备活动能力、生活在家庭中的人到非常衰弱、健康状况不良、需要相关机构专业人员护理的人。另外，对于技术方面的知识、使用或看法，老年人不能被视为单一的群体。近期在 65 岁及以上的美国老年人中进行了一项关于科技应用的研究（如因特网和宽频通信），结果显示，总体而言，年轻老人（<80岁的老年人）曾经接触过并且有接触科技的热情[3]。这种让老年人接触科技将成为未来的趋势，因为科技已经在生活中变得无处不在。而且，在这些大部分出生于婴儿潮时期的群体中，会有更多的科技进展来反映这些个体的需求、欲望和能力。

然而，并非所有的福祉科技都是用于护理的，其中有很多是关于预防、检测、监测，以及急、慢性疾病的处置。这种类型的科技可能拥有一个或者多个使用者，包括老年人及老年人的家人、朋友、护理人员。家人和朋友可能会成为科技的共同参与者（如与老年人共同工作和分享经验），或者是一个非正式的（无偿的）护理人员，他们应用科技服务于老年人。正式的护理人员，如卫生保健专业人员和付费工作者也可能成为使用者。无论是正式的还是非正式的护理人员，都是科技的开始和持续使用人员，同时他们也能发现科技在老年人护理中的作用，他们所选择的科技是能够减轻非正式护理人员的情绪压力和身体伤害的[4]。非正式的护理人员往往本身也是老年人，科技通常会覆盖到他们自身护理的关注点。正因为如此，福祉科技也部分解决了目前因世界人口老龄化，服务于患有慢性疾病的老年人的护理人员数量减少的问题。

卫生保健专业人员的作用

尽管许多消费科技和辅助科技现在已经非常普遍，并且都是独立生产的，卫生保健专业人员在依据老年人的复杂健康情况和需求提供适当的科技支持方面仍然发挥了主要的作用。最为理想的是卫生保健专业人员能与老年人及其护理人员近距离接触，提供包括技术推荐在内的治疗计划。专家提供的意见具体包括：①确定患者需求；②进行全科或专科的评估；③提供处方、帮助老年人购买所需品、对老年人进行培训和/或教育；④随访和/或进行持续的监测。卫生保健专业人员的作用是在他们的实践中与老年人互相配合，如果需要的话，甚至会与他们的护理人员（他们可能负责为老年人找寻、获得、使用、维持或管理科技设备）相互配合，进而为老年人选择适合的科技支持。老年人和护理人员的积极参与能够帮助老年人找到更适合他的科技设备，在此过程中，也为即将使用该技术的人提供一次体验的机会。这样可以让使用者更好地适应专家推荐的科技设备[5]。对于科技设备的选择也有一些原则，这些设备所能覆盖的范围、持续时间和使用者的参与度需根据老年人和护理人员的个人活动决定，科技的发展、专业人员的培训、司法管理和个人的健康状况也需被考虑在内。

会有数个卫生保健专业人员参与到科技推荐、采购和安装中，包括临床医师（包括各个专业，如老年病医师、康复医师等）、物理治疗师、作业治疗师、语言病理学家、听力学家、护士和社会工作者。在一些特殊的专科门诊，康复工程师和技术专家也会参与其中。在很多部门，如急诊、社区、康复中心和家庭护理中心，多学科工作人员在科技服务的过程中进行跨学科合作。就一个跨学科合作而言，由于科技和背景的复杂性，可能会有很多专家所发挥的作用有所重叠[6]。例如，在处理减少社区锻炼的移动性方面，临床医师或护士可能首先明确是否需要助步器或轮椅，并且需要为患者写一份推荐来帮助患者租用或购买符合要求的器械。在一些复杂的病例中，推荐的器械可能需要到轮椅的专家门诊去购买，在那里会有作业治疗师和康复工程师参与到定制轮椅座椅设备的购买和设置中。在这些情况下，专业治疗师和康复医师会需要从医学专家那里得到该患者的相关医学信息（包括诊断、预后、禁忌证、用药及其他的治疗信息），也会咨询社会工作者（包括患者的社会史、居住环境和辅助设备、保险信息和基金支持）和物理治疗师（包括患者的自身功能状态和近期的治疗计划）。设备的供应商也发挥了重要的作用，尤其是对于高级的、专业化的和定制的科技设备。

卫生保健专业人员在福祉科技的发展方面也发挥了非常重要的作用。福祉科技需要满足多方面的需求，需要将使用者的能力、财力和预期用途都考虑在内。创造一种实用并且有价值的科技需要多学科的共同努力，综合各领域专家的专业知识以得到有效的解决方法。这种方法所涉及的专业知识是根据所要解决的问题、可能会应用的科技及需要满足特定人群的特点和功能来决定的。卫生保健专业人员对于老年人的生理变化、功能改变、社会问题、进行成功干预的能力和实现的方法有着最直接的理解，他们的专业知识对于创造适合老年个体的科技具有指导价值。根据所要解决的问题和所应用科技的复杂性，多学科的专家都会参与其中，包括老年学家、心理学家、工程师（如生物医学、人因工程学，机械、电子或机器人工程师）。与老年人及其护理团队的培训过程相似，以人为本的科技设计通常能更好地满足需求[7]。很多发明者会雇佣那些参与的最终使用的人员，以确保最终产品具备符合要求的特征、功能、实用性和美观性。

卫生保健专业人员参与福祉科技的另外一种方式是提出倡议。关于老年人的护理涉及很多权限，包括：通过提高服务或者进行科技评估服务以进一步提高健康状况；提高技术的许可性、可用性和资金支持，以证明其有效性和潜在的有效性；确保所指定的生产或测试标准在市场环境中是可行的；改进和支持创新技术在发展中的转化，以解决未满足的需求或改善健康和经济成果。而且，卫生保健专业人员在公共教育、加强福祉科技认识和应用方面发挥了重要的作用，消除社会和政策中的年龄歧视者认为老年人不喜欢、不能使用或不能从新技术中获益的态度和观念，并且支持老年人、护理人员和其他护理参与者对于福祉科技的学习。

面对用户的科技设备

因为能够掌握市场对于科技的需求，卫生保健专业人员在帮助患者选择新科技方面发挥了重要作用。对于一项具有实用性和使用价值的科技，这种科技必须与个体的需要、活动、资源、环境和感觉相适应。换句话说，这种科技必须为患者解决问题，他/她能够操作设备，并且能够从中受益。如果一项科技不具备上述标准，那么则认为它应用价值很小，因为这种科技的使用者有限。而且，很重要的是要意识到个体的需求是不断变化的，他/她的要求、活动能力、环境、资源和认知受到多种因素的影响，并且随着时间的变化而不断变化。因此一项既往非常实用的科技可能会随着使用者要求的变化而不再适用，如他/她健康情况的变化、居住环境的变化或护理人员的变化等。

最初关注于福祉科技的产生和发展是为了将科技适于使用者，而不是将使用者配合科技。将合适的科技赋予使用者会产生更好的结果、更好地帮助使用者达成目标、有着更好的接受度和实用性。一些模型或框架是和福祉科技的提供和发展有关的，如人体活动的辅助技术（human activity assistive technology，HAAT）模型[6]、人与科技相适应（matching person and technology，MPT）模型[8]、全面辅助技术（comprehensive assistive technology，CAT）[9,10]、加拿大职业执行和参与模式（Canadian model of occupational performance and engagement）[11]。这些模式涉及了下列因素：使用者、目标、使用者所处的环境和科技。一般而言，使用者有一个预期的活动或目标，环境可能对使用者发挥着正性或负性作用，这些使用者受/不受所要进行活动或所要达成目标的特定限制，所匹配的科技能够帮助实现、更正、促进或从其他方面促进使用者在该环境中实现所要进行的活动或目标。再次强调的是，在此过程中使用者的积极参与是非常重要的。

在确定使用者时有一些因素必须被考虑在内。一项科技不仅有初始的使用者，通常也有一个或多个继发使用者。例如，护理人员或健康护理提供者（继发使用者）可能会参与到老年人跌倒系统的设置和维护中。多数使用者的身体和认知功能、个人的需求和喜好、个人信仰、资源（包括社会和财政）和预定目标都需要被考虑在内以便使用者选择好的科技。该使用者的治疗计划也需要被考虑在内，如治疗措施是发挥治疗作用还是缓解作用。例如，以治疗为目的的干预可能需要增强整理耐受性或者增加干预范围。以缓解为目的的干预措施辅助活动能力，如当老年人已经丧失行走能力时使用轮椅帮助老年人移动。在涉及进展性衰老和与衰老相关的条件时，将活动能力的变化考虑在内也是非常重要的，无论是预期的恶化、维持还是改善。

也有很多与活动有关的因素需要被考虑在内。目标活动的自然属性、是否与日常生活的护理有关、是免费的还是付费的、是否参与了娱乐和社交活动，将这些因素考虑在内会提升价值，全面覆盖简单（如阻止哮喘发作）和复杂活动（如财政管理）。为了确定适合的福祉科技解决方法，了解这些活动通常是如何被解决的是很有必要的，使用者更倾向于哪种解决方法、必要的步骤、解决问题的要求（如认知负担、时间和标准）、意外事件和预期结果。

在考虑环境因素时，明确生理、社会、文化和制度上的因素是很有用的[11]。生理因素通常决定了环境（如楼梯、门口的宽度、地面的质地）、光线、声音和气味的结构特征。生理环境的特点决定了所需要的科技和可能被推荐的科技类型。社会和文化因素包括特定亚组、环境或科技的信念和价值，以及改组人群与这些信念相关的行为。制度因素包括政策和法律。社会和文化因素可以促进或阻碍亚组人群或个体，经常反映出生理和制度环境是如何组成的，以及对于组外人员提供哪些意见。例如，老年人和残疾人的概念会限制所提供的服务或科技的发展，会使老年人感受到被羞辱，可能会影响接受度或拒绝不同的干预措施。

上文提到的科技评估包括下列阶段。依据科技的复杂性，具体步骤包括选择、追踪、教育和培训、获取和/或随访或持续监测。为使用者选择合适的科技是根据评估和其他一些因素，如空间和维护的可行性。某些科技也需要大量的追踪、模型和自定义阶段（如电动轮椅和环境条件装置）。对使用者的培训和教育对于确保使用者积极参与、坚持使用是非常重要的，可以帮助他们了解科技的基本原理，确保他们能够正确使用设备、达到预期目的。随访和动态监测阶段评估科技干预的效果，以确保使用者达到特定目标。

在科技的供应和发展方面需要注意到产品的获取、接受、使用和废弃。如果老年人相信使用科技能够获益，并且该科技使用起来很简单，那么他们通常都会接受这些技术[12]。而且，年龄和家庭设备的使用频率没有必然的联系[13]。是否需要辅助设备受多方面因素的影响，包括个人、环境和科技。个人因素包括个人需要、设备的功能和局限性、信念、感觉及与失能和科技有关的经历[13]。通常应用科技的目标是提高独立性，但是对于使用者来说，它也可能是其所丧失功能的提醒，这可能会妨碍科技的应用。环境因素包括环境或在此环境中促进或阻碍使用的因素的多种特点。科技因素包括科技设备本身的特点，如实用性、美观性、耐用性及使用者对环境的适应性。

使用科技的常见原因是使行动更为简单、舒适或者是更喜欢完成行动，提高个体的功能性和独立性，以及使个体感到安全。当使用者认为使用科技是物超所值时，他继续使用科技的次数也会明显增加[5]。近期的一项综述探讨了社区老人对电子或数码科技的接受度（如使用探头监控家庭内的活动、查看是否有迷路或跌倒及 e-监控系统的应用），发现在安装前阶段的相关因素与接受度有关[14]。这些因素包括技术问题、预期获益、需求度、替代产品、社会影响力和老年人的性格特点。在安装后阶段，需求度和社会影响力依然发挥着影响，因为很多老年人并不认为他们需要使用科技设备。不使用或限制推荐辅助科技的原因多种多样，包括使用者功能状况的改变、一项科技的使用依赖于其他科技设备、使用前没有进行很好的教育和培训，以及在不明原因的情况下科技设备出现了改变（损害、无法维修/替代或丢失）、费用昂贵、使用者更喜欢得到另一个人的帮助，或是令人感到尴尬、困窘。

科技使用受限意味着资源没有被有效或充分利用，使用者的需求没有被充分满足。克服这些困难的方法是令使用者参与的科技的发展和选择过程。在新科技的发展过程中，需要充分考虑到影响使用性的因素，并在设计时将其受限的可能性降到最低。在科技的推广过程中，满意度和持续使用与使用者在真正获得前的使用体验、使用者是否觉得自己参与了选择和决定过程有关[15]。如果一个使用者得到了专家支持（如获得了与使用和维护有关的教育和培训）、充分考虑到其财政或基金问题，并获得了追踪和随访，他们有更大的可能性会继续使用科技[5]。关于老年人科技使用的培训，推荐将学习任务划分为短时、小量的内容，在他们可能会使用到的内容中培训技术，在提供设备后令其有足够的时间练习和制定客户计划[5]。

科 技 举 例

福祉科技已经从以改善特定的功能受限和实现某种目标，发展为通过多种功能实现某种目标的更为复杂或综合的环境或系统，包括持续的评估和干预。随着科技变得越来越智能、普遍和联网，福祉科技也变得越来越精细和互通。尽管如此，既往普遍存在的科技不会变得过时，他们将来可能会相互联通，越来越完善。随之而来的结果是更好地连接科技的初始使用者和相关受益者，如通过远程医疗设备、互联网和不同科技间的信息共享。

目前应用的科技设备

下面会介绍一些近期在老年人中具有实用性的科技。这些科技被划分为 3 个领域：①辅助特定功能受限的科技设备；②提供健康、功能、安全、舒适的科技设备；③促进交流、社会活动参与的科技设备。

辅助特定功能受限的科技设备

很多科技是针对特定的生理、感觉和知觉、认知和情感的改变，这些改变对个体的自理、空闲时间的支配和工作表现造成影响。

那些运动辅助设备关注于转移、移动和控制能力，它们受平衡能力、活动范围、肌力和协调性改变的影响。这类设备包括扶手、扶手杆、落地扶杆、升降椅、浴室的转移板和长椅、浴缸电梯、楼梯和高架提升装置、拐杖、助步器、手动和电动的轮椅及踏板车、合适的餐具及机械助力臂（图 131-1）。

针对感觉功能的科技设备主要关注于视力和听力的改变。如各种视力调节器，包括使用大字号、对讲设备（如手表、钟表和其他家庭设施）、屏幕放大镜、白手杖、电子助视器或闭路电视（图 131-2）。以电脑为基础的设备是现在很多辅助设备的标准特征，包括能够改变字号大小和将文本转换为语音的辅助软件。听力功能不全能够以通用的听力设备进行纠正和调节，包括电话打印机、因特网和移动电话信息。具有视频信号或震动的设备能够提醒老年人发现来电、文字信息、邮件和火警。

很多老年人都有注意力和反应时间下降、记忆力丧失及执行功能改变，随着年龄的增长，发生率逐渐增高。很多福祉科技能够辅助认知功能改变者和/或提高情感和情绪。这样的设备包括电子产品或智能电话，它们具有一般提醒、用药提醒、预约日程安排的功能，除此之外，还有多种科技小工具，如纸质日历和记事本。有一些电脑的认知训练游戏，设计它们的目的是维持和提高老年人的认知功能，然而，尚无实质性证据能够衡量使用者的认知功能是否有所提高，需要进一步的研究来明确它的效果[16]。一些新方法能够实现认知功能和情感的提高，包括机器人伴侣，如机器海豹 Paro，在医院、长期护理机构或其他动物不允许被饲养的环境中，Paro 被用来辅助治疗，提高疗效（图 131-3）。

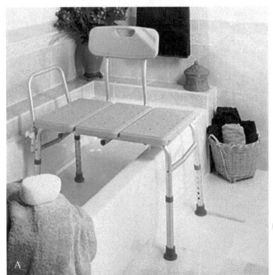
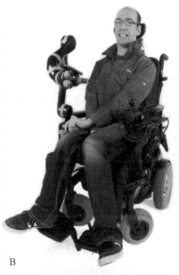
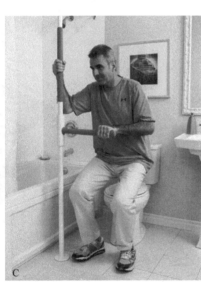
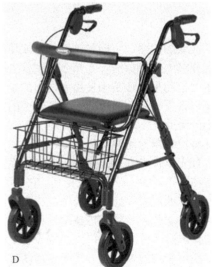
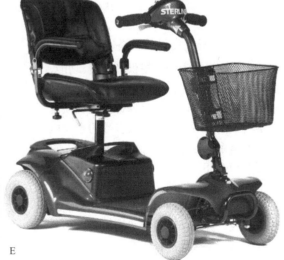

图 131-1　A. 洗浴转移台；B. 动力轮椅上的机动臂；C. 天花板到地板间的连接杆；D. 轮渡步行者；E. 移动踏板车。（A. 使用获得©Invacare Corporation 许可；C. 由 Health Craft 提供；D. 使用获得©Invacare Corporation 许可；E. Sunrise Medical Limited）
（彩图请扫二维码）

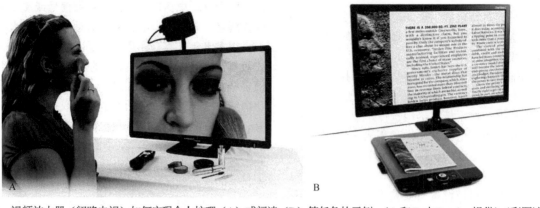

图 131-2　视频放大器（闭路电视）如何实现个人护理（A）或阅读（B）等任务的示例。（A 和 B 由 Potelec 提供）（彩图请扫二维码）

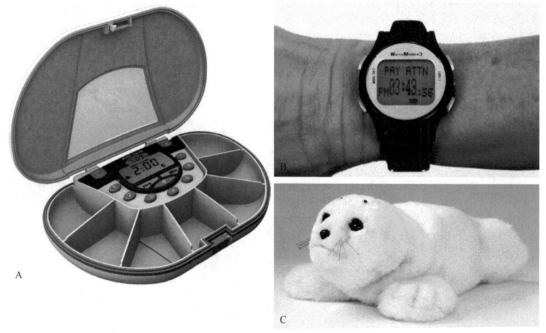

图 131-3　A. 带有报警提示的药片分装器；B. 具有提醒功能的手表；C. 机器人伴侣 Paro。（B. 由 Watchminder 提供；C. 由 Paro, USA 提供）（彩图请扫二维码）

提供健康、功能、安全、舒适的科技设备

现在消费科技的快速发展为个体提供了健康、功能、安全和舒适，这些科技中有很多都适用于老年人。除了被安装在环境中的系统，更小、更便宜探针的出现使老年人移动和可佩戴科技的使用在增长。大多数的智能电话（如苹果电话、安卓系统电话）都配置有加速器、陀螺仪、近距离传感器和 GPS，利用这些能够推断出使用者的活动和移动范围。佩戴式生理和活动监测器现在已经很普及了，如手表、服装及其他一些设备，它们能够收集心率、皮肤电反应、温度、睡眠模式和其他活动的数据（图 131-4）。这些设备收集的信息有助于监测和了解有利于健康的生活习惯，尽管目前这些仍然需要专业的健康护理教授进行解释。

因为跌倒在老年人中是一个常见的安全隐患，跌倒监测和报警系统常常被推荐使用。这些系统采用佩戴式

按钮探测或加速器、智能电话加速器或使用如照相机等植入到环境中进行探测。当接到跌倒报告时，无论是来自设备的自动报警还是由使用者发出的警报，会在根据具体环境设置一系列的反应，如果需要的话，设备会提供适当的帮助。

环境控制单元可以提高安全、功能和舒适。例如，电视、灯光及许多其他设备可以通过一系列电脑程序和输入方法（如开关、声音）来控制，它们可以是固定的、手提便携式的或者安装在轮椅上。很多产品在家庭中可以设为自动功能或者是通过电脑远程控制。智能锁就是可以通过电脑远程控制使门上锁的设备。恒温控制器能够记忆使用者的习惯温度，进而自动调节冷热（如 Nest 恒温调节器）。为了追踪健康信息，提供多种有利的自动反应，产生了很多智能家庭设备（如 Withings Aura 睡眠追踪器、应用床垫感应器，在睡眠周期的适当时间利用光线或音乐唤醒使用者）。在确保家庭安全性方面，可以

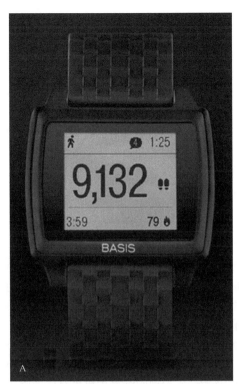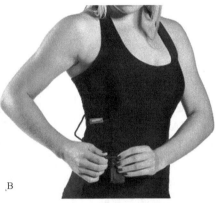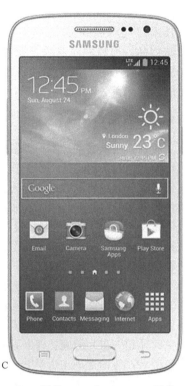

图 131-4　A. 智能手表（基础）；B. 心率监控服；C. 多功能智能手机。（A. 由 Allison + Partners 提供；B. 由 Hexoskin 提供；C. 由 Samsung 提供）（彩图请扫二维码）

安装烟雾或一氧化碳探测器，如果一旦有危险被探测到，该设备能够通过电脑设置给相关部门或某人打报警电话（如 Nest 保护器）。关于厨房安全，当炉具周围不再有活动信号时，安全设备可以自动关闭炉具。对于易迷路的老年人，尤其是痴呆患者，如果老年人处于护理人员的可视安全范围，佩戴式远程控制活动探测器可以发出警报。

促进交流、社会活动参与的科技设备

健康的一个重要方面是参与社会活动的能力。福祉科技通过多种方式使老年人与相关的人和社区建立起联系，进而增强老年人的交流和与社会的联系。网络和智能电话在老年人中的使用也会起到这个作用[3]。例如，越来越多的老年人使用包括网络电话在内的电话科技设备联系家人和同事。还有一些科技设备能够帮助有声带运动障碍（如构音困难）或语言困难（如言语障碍症）的老年人进行交流，范围覆盖低科技产品，如允许老年人指出字母、文字或图片的交流板及高科技产品，如将使用者的数码信息翻译成语音输出的科技设备。然而，这些传统的交流设备逐步被平板电脑和移动设备所取代。除了使老年人的交流变得更加容易外，主流电脑科技的更新使远程医疗也更易被接受（如向健康专家进行网络和电话咨询）。

科技设备更新的关键在于老年人学会如何选择设备和如何使用设备。除了通过自己、家人和朋友学习外，如"新手网"（SeniorNet）[17]等一些提供教育和培训的网站也应该着眼于老年市场。

开发中的科技设备

福祉科技的发展新方向决定于电脑和交流科技的进步和快速增长的老年人口，这些老年人和上一代人相比，觉得使用福祉科技更加舒适，也更加喜欢应用[18]。这些有利的因素促使科技者自主研发新技术，同时也使得科技更多地参与到老年人的生活中，老年人可以通过科技更好地管理自身的健康。这些科学技术被不断完善、具有多项功能以满足使用者的特定需求，具备健康、安全和舒适的特征，培养老年人的交流能力和社会参与。作为一个完整的系统，福祉科技会逐渐将持续监测、评估、诊断和干预合并起来。

放眼世界范围的研究所和实验室所研究的大量科技中，我们关注于 3 个特殊的种类：①移动和可佩戴式系统；②智能家庭系统；③机器人。这些种类是过去几年在福祉科技中最受关注的，也是最有发展前途的。

移动和可佩戴式系统

研究者已经开发出非侵入式探针，包括贴片、小型 Holter 设备、可穿戴式设备和智能服装等来监测健康信号。如血糖、血压、心脏活动可以通过红外线、光学传感、动脉搏动示波器等佩戴式探测器进行监测。智能服装或者"电子纺织品"是最具代表性的无创性健康监测设备。这种纺织品探测集成技术被分为几个种类[19]。在生产过程中，"电子服装"涉及晚期可视探针的集成，而"电子纺织品"则涉及更加精细的探针集成技术。"电子纺织品"的最佳目标是发展为无缝隙探针纺织品，而材料本身就是探测器。预期目的是"电子服装"能够通过媒介表面进行大量的监测活动，包括服装和家具。

智能家庭系统

一个智能家庭就是多种类型探测器（收集数据）和执行器（执行某项功能，如提醒）的集合。这些系统通过使用多种探测器获取居住者的数据（如活动探测器、摄像头和接触探测器），以了解如前文所提及的居住者相关信息（见"面对用户的科技设备"一节）。大多数智能家庭利用这些信息进行自动操作、为居民提供舒适及评估居民的认知和生理健康情况。

世界上很多智能家庭计划有针对性地关注老年人的健康、丰富和安全的生活。例如，CASAS[20]计划为痴呆患者提供无创性居家辅助环境。密苏里大学的"老年人空间计划"在为健康护理方面提供了一个长期护理探测模型[21]。佐治亚理工大学[22,23]的警觉家庭计划采用了很多探测器，如智能楼梯探测器和辅助机器人监测与帮助老年人。其他著名的智能家庭测试台包括舍布鲁克大学的DOMUS 计划[24]和麻省理工学院的 House_n 计划[25]。最后，在欧洲的一些智能家庭计划包括 iSpace 计划[26]、格勒诺布尔健康智能家庭（Grenoble Health Smart Home，HIS）[27]、格洛斯特智能家庭计划（Gloucester Smart House）[28]、PROSAFE 计划[29]、ENABLE 计划[30]和生活协助实验室（Assisted Living Lab）[31]。这些智能家庭能够完成很广泛的监测、评估和协助任务，包括即时、步进式任务提醒、重要体征追踪和自动化环境控制。上述很多功能都能够由智能家庭自动完成，需要很少甚至是不需要居家者做任何努力。

机器人

辅助机器人目的在于帮助老年人克服多种生理、认知、情感和社会挑战，完成日常活动，如吃饭、穿衣和梳妆。机器人也能够帮助老年人使用电话、吃药、选择食物、管理财政或参与社会活动和业余爱好。大多数辅助机器人帮助老年人弥补活动能力的下降[33-36]。例如，扫尘机器人能够帮助老年人从地板上拾起坠落物[37]。Care-O-bot 机器人能够在人群中安全地活动，探测和掌握特有的家庭对象，并能够和人类安全地交流[33]。RIBA机器人能够完成一系列的转移工作，包括从床上抬起和转移老年人到轮椅上[35]。其他辅助机器人主要帮助完成一些活动，如房间服务[38]、准备食物、药物管理、洗衣服、购物和使用电话[36]。如 uBot5 和 PerMMA 这类机器人使用机械手臂以弥补老年人受损的上肢功能。除了提供生理上的帮助，机器人也能通过定位功能（如

Mamoru[41]）弥补老年人智能上的损害，如帮助老年人吃药（如 Pearl[42]），或协助社会交流和学习新知识[36]。多种伴侣机器人被设计出来以改善认知和情绪功能，最著名的产品就是海豹 Paro[43]。

除了帮助老年人完成日常活动，机器人在监测和评估健康[44]及连接其他科技方面也是很有帮助的。而且，机器人能够使一个智能家庭的系统更加完整。这种完整将老年人和环境信息在机器人和植入式系统之间交换，以提高科技功能和更好地理解老年人的需求与活动方式（如 CompanionAble[45]）。

结论和未来趋势

随着老年人口的增长和老年人自身不利条件的增加，如痴呆，福祉科技在协助老年人和临床实践方面的作用将会变得更加重要。正如在本章中所讨论的，如果想要科技发挥作用，需要将科技和使用者的需求和要求进行匹配。作为回应，配备探测器和人工智能的先进科技需要被开发出来以帮助这些新系统更好地适应老年使用者的需求，以及为老年护理网络提供更多有用的临床数据。新的无创性方法不仅适用于像智能家庭系统和机器人这样的新型科技，同时也将很多"传统"的辅助科技合并起来，如使用助步器和手杖帮助使用者维持身体平衡、寻找方向。

福祉科技的未来需要新的临床模式的发展和使用，包括包含更多科技因素的治疗方法、新的决策方法和允许新科技加入的健康护理政策。这些方法包括方便使用者退还健康协助设备，以及促进更好的理解和接受这些科技在健康预防方面的重要性。重要的结果是老年人仍然在自己的家里，享受高质量的生活和节省健康护理的开销。这要求卫生保健专业人员在对自己普及科学技术的获益性（或限制性）方面作出更多的努力。

最后，随着福祉科技逐渐普及，更多关于社会和伦理的研究亟待完成。这类人群不似其他类型的科技使用者，因为老年人本身多项功能受损和不好的健康状况常需被特殊关注。例如，如果一个老年人存在认知功能损伤时，福祉科技在设计和使用时就需要进行特殊的考虑。经临床实践证明，在这种情况下，痴呆老年人无法表达自己对于各种科技设备的使用意见。这个问题变得逐渐突出，因为科技是根据私人的活动而开发的，安装在个人家庭的敏感区域（如浴室）。需要仔细思考的是如何获取这些新科技的使用，如何根据使用者的认知功能了解这些科技系统的获益性和局限性。这些问题在福祉科技的领域并没有引起足够的关注，在新的研究和临床实践中也没有被证实。卫生保健专业人员在如何使用科技能够更好地服务老年人发挥了重要作用，并且在福祉科技的发展中将会继续发挥关键作用。

关键点

- 福祉科技涵盖了多学科领域的知识，旨在为老年人提供需要的科技设备。
- 任何适用于老年人的科技都可以称为福祉科技。
- 健康专家在福祉科技的设计、提高、调整和实施中发挥着多方面的作用。
- 科技设备的应用范围很广，包括监测和干预。
- 干预科技能够发挥矫正（能够辅助已存在的活动，如行走设备）和替代（从不同的方式辅助活动，如轮椅）的作用。
- 许多新的元素加入辅助科技，如机器人和智能家庭。

（金　博　李乃静　译）

完整的参考文献列表，请扫二维码。

主要参考文献

1. Bouma H, Fozard JL, Bouwhuis DG, et al: Gerontechnology in perspective. Gerontechnology 6:190–216, 2007.
2. Lee C, Coughlin JF: PERSPECTIVE: Older adults' adoption of technology: an integrated approach to identifying determinants and barriers. J Prod Innovation Manage 32:747–759, 2015.
4. Mortenson W, Demers L, Fuhrer M, et al: How assistive technology use by individuals with disabilities impacts their caregivers: A systematic review of the research evidence. Am J Phys Med Rehabil 91:984–998, 2012.
6. Cook A, Polgar J, editors: Cook and Hussey's assistive technologies: principles and practice, St Louis, 2008, Mosby.
13. Gitlin L: Why older people accept or reject assistive technology. Generations 19:41–46, 1995.
14. Peek S, Wouters E, Van Hoof J, et al: Factors influencing acceptance of technology for aging in place: a systematic review. Int J Med Inform 83:235–248, 2014.
18. Fisk AD, Rogers WA, Charness N, et al: Designing for older adults: Principles and creative human factors approaches, Boca Raton, FL, 2012, CRC Press.
21. Rantz M, Skubic M, Koopman R, et al: Using sensor networks to detect urinary tract infections in older adults. In proceedings of 13th IEEE International Conference on e-Health Networking Applications and Services, Columbia, MO, 2011, pp 142–149.
22. Abowd G, Mynatt E: Designing for the human experience in smart environments. In Cook D, Das S, editors: Smart environments: technology, protocols, and applications, Hoboken, NJ, 2004, Wiley & Sons, pp 153–174.
24. Bouchard B, Giroux S, Bouzouane A: A keyhole plan recognition model for Alzheimer patients: first results. Appl Artif Intell 21:623–658, 2007.
32. Mihailidis A, Boger J, Hoey J, et al: Zero effort technologies: considerations, challenges and use in health, wellness, and rehabilitation. In Baecker RM, editor: Synthesis lectures on assistive, rehabilitative, and health-preserving technologies, San Rafael, CA, 2011, Morgan & Claypool Publishers.
42. Pineau J, Montemerlo M, Pollack M, et al: Towards robotic assistants in nursing homes: challenges and results. Robot Autonom Syst 42:271–281, 2003.
43. Shibata T: Therapeutic seal robot as biofeedback medical device: qualitative and quantitative evaluations of robot therapy in dementia care. P IEEE 100:2527–2538, 2012.

第132章

优化衰弱老年人的建筑环境

June Andrews

本章重点关注如何使建筑环境（built environment，BE）满足衰弱老年人（frail older adult，FOA）的需要。新建住宅或旧房改造要使衰弱老年人持续保持身心健康，弥补缺陷，引导和支持他们积极向上的生活态度，为他们提供一个美观舒适的环境。尽管很多老年人未患痴呆，但很显然如果环境设计对已经患痴呆或相关认知功能障碍的老年人有利，那么对其他衰弱老年人也都适用。实际上，为痴呆患者及衰弱老年人进行的好的环境设计，从开始就要遵循好的设计原则。对在建或翻新工程提出建议的设计者和临床人员必须思考以下问题：

● 什么是痴呆关爱型设计？与针对衰弱老年人的设计有何不同？

● 什么因素会限制建筑环境的积极影响？

● 这些改变的最大益处在哪里？

● 所有地方都需要考虑的共同特征是什么？

● 什么设计特征在医院与急性照护机构设置是有必要的？

● 痴呆关爱型的护理院和养老院看上去是什么样子？

● 什么样的改变是家庭住所或患者住宅里要做的？

什么是痴呆关爱型设计？与针对衰弱老年人的设计有何不同？

针对痴呆患者的设计同样适用于大多数其他老年人，因为老年的痴呆患者与正常老年人一样有衰老的变化，但是他们为适应这些损害，需要更多的帮助。因此"痴呆关爱型"就是加强弥补缺陷。关于为痴呆患者进行的设计的建议基于三方面的证据：严谨的研究、感觉和躯体受损的推断、基于实践的国际共识。

对一般意义的痴呆患者及更广泛含义的衰弱老年人的建筑设计研究经费不足，因此对于有特殊设计要求的缜密的循证医学研究也受到了限制。斯特林大学痴呆症服务发展中心定期委托新文献检索，以支持其开放获取虚拟环境和通过其是设计出版物提供的设计建议[1]。目前的建议是由研究、专家意见和国际共识混合组成，因为对于噪声和灯光这一类关键因素对痴呆综合征患者的影响还没有足够的原始研究。然而，重要的是立即开始进行设计更改以改善生活，而不是等待绝对的证据。与未经检验的药物干预不同，实验性的痴呆设计干预即使不能达到预期的成果，最多也就是浪费了一次机会，而不会对老年人造成真正意义上的危险。所以一些表面的、不符合逻辑的和想象得来的大众化设计理念并非是因为缺少研究所致。使用复古设计就是一个例子。一些室内装饰者选择了一个时代的设计流行式样（如20世纪50年代），并以此作为一个照护中心环境的主题。不可能的是所有的居民和潜在居民都是来自相似的历史时代，拥有共同的回忆和认知，并对照护中心环境的设计主题都满意。它只是护理中心资助者所选择的风格，不应该被认为对痴呆患者有治疗作用。

在痴呆照护的环境改善中另一种挑战是与管理者的潜在冲突，如消防控制、感染控制或食品卫生的监察员。他们为降低一般人群的风险所提出的建议有时候恰好会增加有认知缺陷的衰弱老年人的风险。对于规划者来说重要的是要提供关于与建筑监察和权力相关的主要法律、制度、标准和指南的简报及考虑随着为痴呆患者设计最佳方案的变化。什么地方可以随之变动，以便于一旦变化确定下来建筑方案可以立即向前推进。

医院和照护中心的防火通道问题可以证明这一点。老年的痴呆患者可能会感觉大楼内无聊并且可能通过消防门的玻璃观察到更广阔的外面的世界。这会诱惑他们外出探索，没有意识到个人危险。另外，消防门上会有"推门出去"的标志——这对于有认知障碍的老年人是一个有效的指令，他们会无意识地离开，可能还不会被发现。如果他们每天被消防门上的标志刺激20次，那么工作人员每次都要找回他们以防他们从楼梯上摔下或者走进危险的地方。工作人员可能会借助约束带或药物来降低出走的风险，即使有时候约束带和药物可能会给老年衰弱患者带来其他的危险。因此隐藏消防门可能更实用。特别是培训工作人员在无灯光、充满烟雾和惊吓的紧急情况下能够找到安全出口，那么就无须特别强调安全出口。消防员可能很难理解认知障碍老年人的平衡风险，从而抵制可以降低老年人风险并减少看护人员时间浪费的建筑设计改变。类似于这种痴呆关爱型的设计冲突可以延伸到感染控制、食品安全、工作人员的健康和安全、甚至其他问题，所以现在倾向于将设计者和建筑者遇到的问题提出来共同商议[2]。然而，对于为躯体和感觉障碍者的设计与为认知障碍者的设计之间的主要区别是，延伸到设计要适应痴呆患者能力的下降、避免环境伤害，以及让使用空间的所有人都能减轻精神压力。

什么因素会限制建筑环境的积极影响？

仅打造建筑环境是不能够取得专业最佳效果的，因为人类的行为和制度对衰弱老人有着巨大的影响。医疗界人士、社会照护人员、家人、朋友及其他相关人员可以克服多个低劣建筑的设计缺陷，或者没有最佳利用环境而否定了一个良好设计的益处。

例如，对老年人及患者来说食物是最重要的。为了让衰弱老年人吃好，最好是在一个轻松的方式下，和其他喜欢享受美食的人们共同围坐在桌前进餐。当没有病人的专门用餐房间时，医院工作人员应指定一个治疗区或病室的安静角落，摆好桌椅，也能制造出吸引人的用餐氛围。另外，即使有一个这样合适的用餐地点，有些院工却没有很好地利用这潜在的就餐环境，而是急切或不假思索地提供床旁就餐服务。感染控制和食品安全步骤规定了一个短时的用餐窗口，因此，即使建筑设计合理，如果系统没有给进食缓慢的患者足够时间就餐，那么设计的预期功能仍不能实现。因为护士没有足够的时间去帮助患者到餐桌前。如果工作人员不能理解设计特点背后的原因就不能利用它潜在的设计优点。

这些设计思想的最大益处在哪里？

优化设计的总体目标是减少依赖、延迟或避免导致老年人需要更多的照顾或入住机构等不良事件发生。让所有住宅及公共设施都考虑到适于痴呆及衰弱老年人居住是不现实的。直到 1995 年英国通过《残疾歧视法案》（Disability Discrimination Act），才将歧视残疾人的行为视为违法。民权法是明确规定如果建筑设计未将行动缺陷及其他身体和感官缺陷人群考虑在内的话是违法的，目前这被认为是一个标准。可以设想，所有建筑物均考虑认知障碍人群的时代即将到来；鉴于衰弱是认知障碍的一项危险因素，特别是晚年时期，一系列设计原则应该考虑到这些[3]。与此同时，由于资源有限，优先考虑将痴呆关爱型的设计理念用于认知障碍的衰弱老人更常生活的地方，如自己的家、医院和护理院或专业支持机构等应该更具有意义。

理想状态下，在日常生活能自理时家庭环境改造工作就应该完成。在改变本身成为问题前引入变化是可行的。可以告诉个体家庭及房主目前家居环境在保持常规财产不动的情况下做出这些改变。良好的设计可以纳入新的退休住房计划中。随着人们开始衰弱或行动变慢[如达尔豪西临床衰弱量表（Dalhousie clinical frailty scale）定义的那样][4]，关爱老人或关爱痴呆患者的设计获益更明显。在老年人变得依赖于其他人之前，良好的设计和使用辅助技术可能有助于延迟任何支持上的需求、节约资源和支持这些人保持独立并在家里的愿望。如果轻度至中度衰弱出现，老年人将有一系列问题需要帮助，包括做家务、做饭和自我照顾。如果能够很好地使用一些支撑衰弱老人力量的辅助工具也有助于延迟他们潜在的衰弱和痴呆症状，因为它们可以减少可避免的不良事件发生，如跌倒，这将使患者入住医院。这些不良事件可以使老年人快速进入下一步的不良事件，如医院入院后意想不到的不良结局、照顾自己的能力减弱，或者不幸的是，有时更快地恶化。

在一栋建筑的使用寿命中，从新建筑的规划和建设阶段到旧建筑的改造，环境的优化可以在任何阶段进行。越来越多的证据表明，整个社区、乡镇和城市渴望老龄化关怀和痴呆关爱[5]。老人适于住自己家里，如果家里有变化可以用简易的指导让老人了解[6]。专业的建筑要满足未来的需要。大部分人直到生命的尽头仍然住在家里，所以应该保证新型通用住宅是以这样一种方式设计，住宅能保持"终生的家"从而防止或延缓生活中某一阶段必须要搬入新环境，这种变化和干扰对衰弱老人来说最可能导致失能。

随着人口老龄化，商店和宾馆之类的公共建筑和服务结构也要为衰弱老年人考虑。总的来说这可以通过与残疾歧视立法和加入支持认知功能障碍人群元素的法规而达到目的。尽管它并非立法需求，但仍希望在设计中强制加入认知支持元素。设计者可以很好地预测到这一未来需求，避免将来的麻烦和花费，并会很快意识到自己和客户的切身利益。

痴呆关爱型设计已经被看作是护理院和养老院的质量标志，因为里面的居住者高达 90%有痴呆，即使他们没有正式入院前诊断并且护理院没有被指定为他们提供痴呆护理[7]。在急性医院普通内科病房中至少有 30%的老年患者具有痴呆或一些相关的认知障碍，但对他们的照顾却并不像其他痴呆患者一样好[8]。重视基本的痴呆关爱型设计原则将减轻这种状态。包括医院的门诊就诊者，老年人占主体，因此这些建筑物环境设计方面必须尽可能满足他们可识别的需求。痴呆关爱型设计所带来的最大好处是：医疗照护费用的减少、独立性的增加并健康地走向生命的尽头。

所有地方都需要考虑的共同特征是什么？

为能够进行独立的日常生活活动，衰弱老年人应发展自己抵抗缺陷的能力。这是因为老年人容易疲劳并且力量减退。相当数量的衰弱老年人学习能力减退、短期记忆和解决问题的能力减退，这些都是痴呆的结果。感官缺陷（包括视觉和听觉的缺陷）可以增加老年人对环境的认知和自我照顾的难度。灵活性减退可能合并平衡方面和其他问题，如深度知觉减弱，这些情况往往与痴呆相伴随。环境能够以多种方式来补偿这一点。

重要的是要记住衰弱老年人的需要，特别是伴有痴呆症状时，可能同时使患者和护理人员产生紧张和身体疲劳。压力可以引发看护者和护理人员难以忍受的行为，结果是患者被镇静或行动受到限制。使用药物和身体限制给患者带来重大风险，而且往往适得其反。至关重要的是，环境的设计最大限度地为其提供轻松的氛围。平静和轻松的气氛可以对照护负担产生重大影响。

例如，在护理环境中的工作人员通常感觉不到无意义的压力噪声水平（敲门声、警报和电话铃声、垃圾桶盖叮当声、手推车碰撞声和大声说话声），而且他们已经习惯于差的空气质量并对温度感知也不强烈。噪声增加压力、破坏注意力，并且会增加在建筑物内找到出路的难度，以及导致最初受挫和最终依赖。有听力缺陷的人群需要更多的关注。助听器的使用对于周围嘈杂的环境是有效的替代品，并且要认识到由于听力丧失导致的脱离社交的风险。因为即使在医院脱离社交也会使衰弱和痴呆进一步恶化。尽管这只是常识，却经常在照顾认知损害的衰弱老人时被忽视。

良好实践指南可用于为痴呆和视力丧失的人设计生活空间，基于斯特灵大学在 Thomas Pocklington 信托基金的支持下开展的研究，为视力丧失的人提供住房和支持[9]。还有一个为指南推荐的听觉评估。总的来说，考虑各处适用的普遍性特征是可以使压力最小化，牢记那些最有可能引起伴痴呆的衰弱的老年人产生压力的因素。

医院和急诊环境中需要哪些特殊设计？

本节概述了一些具体问题的实践中的答案。

卫生间。一个配套的厕所和浴室可以用于排大小便并管理尿便失禁。当患者躺在或坐在床上的时候，应该能够看见坐便器，并实现夜间红外传感器和灯光照明。与瓷质的坐便器相比，更应该使用老年人熟悉的材质。卫生纸可以用更明显的颜色和一个便携式的盒，放置在用户的前面，以避免需要扭转面对墙壁拿取。白天用卫生间需要卫生间门显而易见且有非常明显的标志，包括符号和单词。洗手盆需要经典（十字头）水龙头，水槽塞子和熟悉的肥皂架或肥皂器，并用毛巾替代干手器。把手应该用明显的颜色制作。耐擦洗的地板应该与邻近房间拥有相似的颜色和色调，具有没有门槛、防滑、不发光或反射的特点。必须将沾染尿便的物品与干净内衣分开存储，最好将工作人员的房间安排在卫生间两侧。私人淋浴空间可以解决尿失禁异味及羞愧问题。安静的抽气扇和自动芳香剂帮助提高空气质量。

保管部。为保障移动和搬运患者安全，新立法要求利用现代的助步器和助站器及起重设备。但在这之前很多医院早已设计规划完毕。一些空间或通道被用作储藏室。重要的是，即使被用作储藏室，也不应让人们混淆了各种房间的用途。如果患者在浴室内同时看到一堆金属设备和装着尿失禁秽物的硬纸箱，就很难能让他们觉

得这是一间浴室并让他们在里面脱衣服。

声音。据说，噪声对于痴呆患者和台阶对于坐在轮椅上的人意义是一样的。一些工作人员常常感受不到他们周围的音量，包括家具的噪声、其他人的谈话、中央供暖、护士呼叫系统、道路交通和机械噪声。特别对于有感觉或认知障碍的人来说，老年人很难将重要的声音和来自于背景的噪声分辨清楚。可以用以下方式减少不必要的环境噪声：包括关掉机械、门和盖子上使用减震器，还有让人保持安静。另外，天花板、墙面、地板、窗帘可以减少空间回声，降低噪声。

墙角线和墙。墙壁的颜色对改善房间的光线有重要的作用，但墙与地板之间的连接需要有很好的标志，以解决深度感知的问题。地面与墙壁装饰一致，甚至在潮湿的房间里使用的密封胶，也可以加剧深度知觉问题。应寻求替代方案，以防止跌倒。

标志。在医院里找到路对衰弱老年人及他们的配偶、朋友和亲属是至关重要的。标志不仅仅是一个颜色对比和印刷品大小的问题，也需要将说明性图片放在墙上适当高度的醒目位置，形成标志间的差异。另外，艺术品可以作为路标。例如，指导患者在女士画像的地方左转并在一只狗的雕像处右转比请他们先左拐，然后右转更加有效。

外部空间。锻炼对痴呆的老年人来说是至关重要的。特别是如果病区的空气质量差，户外锻炼就变得更有意义了。暴露在明亮的日光下可以帮助减少夜游症并可以帮助维生素 D 的代谢，这对健康必不可少，并改善年老衰弱的人食欲不佳的问题。除了支持骨骼健康，以减少骨折，还有减少自主跌倒的作用。

护士工作站。护士需要一个地方来存储和更新记录。而且越来越多以电子方式记录。没有必要在临床区域的中央空间进行这项任务。监测系统可以排列在病床间隔，即使护士在进行管理工作时也可以接近患者。通过它们的存在防止事故发生并为他们及时处理事件提供保证。

护士呼叫系统。在大多数普通生活中并不常见，除了门铃，我们使用呼叫系统来召唤某人。在护士呼叫系统中使用的声音不像门铃一样温和，通常听起来像报警。它可以在白天和晚上的任何时间出现，如果不将呼叫信号限制在某个区域，而是破坏每个人的宁静，则可能导致长期的困扰。即使护理者怀疑这是一个不必要（经常反复）按下开关的人，她也要暂时撇开更关键的任务去看看呼叫者。通常，不只是一个的护理人员放下手中正在做的工作去检查。在任何建筑物中，可以改进呼叫系统，使其在静音或振动寻呼系统上操作，协助响应者分配和委派每个呼叫并且优先化呼叫。要求衰弱老年人掌握和适当地使用不熟悉的系统是不合逻辑的，特别是如果他们由于痴呆或其他原因导致能力下降时。在这样的噪声下安稳睡眠是不可能的。

通告和海报。医院和护理家庭环境经常充满很多通告，其中许多非常重要，有一些是过时的，还有很难读

懂的通告。环境不应该这样混乱。例如，环境审计将告诉你，是否这个对工作人员宣传对暴力零容忍的没有太大作用的标志遮挡了卫生间有用的重要标志。环境必须从患者的角度出发，根据他们的需要和特点进行设计，提供其他沟通的时间和地点，对衰弱老人要减少所需的阅读量才更适合他们。

镜子。虽然镜子对于自我修饰是重要的，但是隐藏或拿走镜子更重要。一个身体衰弱的痴呆患者可能无法识别自己的反射，所以可能会感觉到镜子实际上是一个窗口，一个不认识的、也许生气或困惑的人总是在通过它窥视。这是可怕的，几次以后会使患者避开这间屋子，如果镜子在浴室，就更不方便了。

灯光。衰老的眼睛随着时间的推移需要更多的光。建议对照明进行技术简介，包括问题的细节，如房间中的平均可用日光、颜色再现（光对物体的颜色外观的影响）和灯的建议。如果使用照明来帮助避免夜间来回走动，请参考夜间工作人员昼夜节律调节的建议，包括在白天暴露于明亮的光线中、创造极度黑暗的睡眠环境、在试图睡觉之前的几小时避光[10]。实现这些可能是一个建筑设计问题。

扶手。在走廊和卫生间扶手应该与周围对比颜色鲜明使他们很容易被看到。

家具。重要的是，选择的家具应该能看得到，与周围环境的对比鲜明。床必须低而稳固；这意味着它们必须降低到和地面差不多的高度，以避免使用床旁栏杆来预防跌倒。古典简约的设计是最好的。

地板。如果地板覆盖物混乱，患有痴呆和视觉问题的人的脚很可能踏错位置。混乱的原因包括高度抛光的反射表面，被误认为危险的模式，房间之间的门隔与房间中的地板颜色形成对比，这可能被误认为是台阶。在行动缓慢和身体衰弱的患者中，这样的错误可能导致磕磕绊绊，甚至导致跌倒。用光滑的亚光自我着色的地板能减少跌倒的发生。

使亲属能够留在患者身边。熟悉的面孔可以减少激动，家庭或朋友可以鼓励进食和饮水，以减少谵妄或管理情绪。亲属可以确保服用药物，并减少工作人员所承担的护理负担。为衰弱老人提供单间，在患者床旁边放置折叠床，可以提高患者康复和恢复的潜力。亲属或朋友在身边陪伴患者走到生命的尽头对患者是一个很大的安慰，这是非常重要的，因为30%的住院患者处在生命的最后一年。单个房间本身减少患者扰乱他人的程度，将有助于在光和温度方面创造一个个性化的环境。护士怕对患者观察不及时，也可以通过运动传感器和其他辅助技术来克服。

门。专门为服务人员使用的门应该涂上与墙壁相同的颜色，以便它们对患者来说不太明显（甚至不可见）。这减少了患者进错门的机会，使环境危险降低。另外，有的门需要在短时间立即找到，如浴室门，这样的门需

要对比鲜明和标记明确。高处的标志对于身材矮小及驼背的老年人不易看到，因此医院可以选择把工作人员标志放在更高的位置。

时钟和日历。人们越来越意识到钟表和日历对于老年人的定位的优势，但要确保它们在墙上位置足够低，以便驼背的难以抬头看的老人能看见，这一点是非常重要的。据发现，模拟时钟（带数字的圆面）是目前这一代老年人最初了解时间的方式，比起数字时钟对其记忆和理解的时间更长。在医院中，用时钟来区分上午和下午也很有必要，因为打乱日常规律意味着患者醒来的时候可能不知道是晚上还是白天。压力会使患者对时间空间的判断力下降，而帮助时空定位可以减少压力。要确保显示的时间和日期总是准确的。

天花板。因为光对于衰老的眼睛是至关重要的，天花板应该是浅色的，并将光反射回房间。为了帮助减少噪声，可以使用吸音的天花板。当天花板上的灯确定安装位置时，要躺在床上，看看灯光是否会晃到患者的眼睛。再如，在没有单个房间的情况下，照明要保证一个患者在晚间开天花板的灯阅读，而不影响其他患者。

这些特殊考虑是实际的例子。更多可以在 www.dementia.stir.ac.uk/design/Virtual-environments/virtual-hospital 上找到。

衰弱关爱型的护理院和养老院是什么样子？

对于未来开发商或护理院运营者来说，盈利能力对生存是最重要的，有资料显示容纳 60～100 个居民的大楼盈利能力较强[11]，这将决定未来的护理院规模。因为较新的护理院胜过旧的护理院，随着旧的不合标准的护理中心的关闭，新的建筑以同样的速度在建造。运营商面临的最紧迫的挑战是人员配置，包括工作人员的成本和招聘及留住他们的困难。要么是家庭出钱，要么是地方政府允许选择安置地点，所以房屋必须对那些为年老衰弱的人做出选择的家庭具有吸引力。因此，设计必须体现出市场竞争力并有可能提供最低的照护价格。

公共部门的紧缩意味着地方当局限制护理院只安置那些非常衰弱的老人并且逗留时间已经减少到约 18 个月，导致护理中心像痴呆收容所一样。对于富裕的客户，护理院应该配备私人房间和套房、花园和私人阳台、私人餐厅和客房服务，除了公共洗衣服务外，还有洗衣设施。这些是非常昂贵的，每周约 1500 欧元（2000 美元）。这几乎是地方当局将支付的 3 倍，因此政府资助的客户可能会安排在更便宜的地方。

理想的护理院环境将提供衰弱关爱型或痴呆关爱型设计特点，即与医院设置相同。即使有些部分可能不会立即吸引到当局。例如，衰老的眼睛所需要的明亮的光对年轻的家庭成员或正在工作的社会工作者来说显得很刺

目。设计师可能会设计应用红外传感器的现代浴室水龙头和厕所冲洗阀，但老年患者可能不能理解这种类型的管道导致无法独立使用，因此，款式和功能之间的平衡很重要。

随着护理院居民的依赖性增加，设计必须允许工作人员提供临终照护，而与此同时也要提供一个房子，使相对有独立能力的老人可以在室内和室外活动。新建的护理院提供配套卫生间和淋浴作为个人标准房间，尽管许多居民仍然在老房子一起分享这些设施。即使护理院有 70～100 张或更多的床，在内居住的居民也要与其他几个人（也许是 10 个人）共同分享休息室和用餐区。

护理院的设计和建设是一个大工业，人们将在那里作为一种生活方式的选择将越来越罕见增加；当然，如果人们临终前不愿意待在家里，这将是他们生命的最后阶段待的地方。在英国有大约 50 万张护理床。痴呆关爱的认证计划是可用的[12]，并且在短期内，护理院开发商应确保从事任何新建筑的建筑师和规划师可以提供痴呆关爱型设计的培训（而不是经验）的证据。

护理院之间看上去差距很大，这取决于他们是旧建筑物改造的还是全新的建筑物。无论如何，最重要的事情是所有关于痴呆关爱型的建议都应考虑在设计中[13]。

老年人可以在自己家中做出哪些改变？

一般来说，大多数处于（或将来会）失去独立能力风险的人最好在家里尽可能少地改变。改变是令人不安的，即使是老人赞成这种变化，特别是对于感觉或认知缺陷的人，他们可能会在以后的日子忘记这种变化，对此感到不舒服或不认识这些改变，或者想象地毯被偷了而错过地毯，导致跌倒风险。强烈建议应该进行的改变是增加光照亮度[14]。视觉障碍随年龄增长呈指数增长。需要使用颜色对比和色调深浅而不只是简单的颜色，目的是确保物体能被看见。可以通过增加房间中的灯和这些灯的功率来实现光照亮度的增加。清洁窗户和清除窗户周围的植被、粉刷外墙、利用反射光回到房间也是有帮助的。加宽窗帘杆，使窗帘打开时正好不遮挡窗口的任何部分。所有这些实际措施将用很小的改动来改善现状；对于居民来说它只是清晰和明亮了一点儿。

在家庭设施中，辅助技术特别有用。Skype 和 FaceTime 等社交软件可以用于娱乐和沟通，以防止无聊和孤独。传感器和报警器可用于保护可能无意中离开炉灶或忘记关闭水龙头的人。如果老人不能理解报警声音意味着什么，会有点麻烦，但这可以通过电话支持来再次强化。GPS 跟踪装置可以用于定位痴呆者，无论在房间内外，都可以让他们尽可能长时间地自由活动和独立生活。生物识别锁可以克服丢失钥匙或在社区中有太多

锁的问题。提醒设备可以支持主人继续服药或参加约会。即使是一个简单的产品也很有用，如可以倒空水盆的下水道塞，如果忘记关水龙头，就可能使患者自信心受到打击。有了这种自信心才能使痴呆患者继续尽可能长的时间住在家里。

老年公寓广告说的"居家养老"将用适宜衰弱老年人使用的家具来设计或重塑房屋。其中的要素倾向于在厨房中使用抽屉而不是架子，包括抽屉样式的洗碗机和冰箱，这样可以不必伸展身体或者照明，就能看到柜子内部的情况。前面有旋钮的炉子更易于坐姿使用，可以电动降低的操作台面可以让厨房的工作在坐着的时候完成，比如坐在椅子或轮椅上，之后再把工作台面恢复到其他人需要的高度。即使衰弱老年人的灵活性和力量有限，浴室也应设计得让他们可以自我照顾，专门的无门槛浴室应有内置的座椅。宽敞的走廊和门应可以使任何移动救护装置通过，这通常被描述为"通用设计"，而且在美学角度应能令人愉悦。照护应当进行得完全。坚硬的地面有利于轮椅通过，不过当老人跌倒时可能对骨骼造成伤害，导致骨折。

目前健康的老年人应该考虑在他们绝对需要这些设计之前在自己的家里引入这些设计的想法，因为以后如果这些变得至关重要时，熟悉起来就很容易。健康和社会关怀工作者需要通过参加展览或浏览有关辅助技术的有用信息的网站，了解最新的发明*。

结 论

优化衰弱老年人的建筑环境是他们照护和支持过程中的重要元素。如果不采取低成本、实际可行的措施，会增加患者不必要的负担及依赖性，增加照护的费用，而且可能使患者及居民承受不必要的风险。从长远来看，可以预期，除了认知方面的考虑外，还会加上以法律和规定为基础的人权方面的考虑，如歧视等。改善环境，使衰弱老人生活更容易，也使那些照顾老人的人们生活得更好，没有他们的工作，我们的医疗服务系统将是不可持续的。

关键点

- 痴呆关爱型的设计是在一个为衰弱老人提供的设计上发展起来的，因为除了感觉和身体损伤，它增加了认知障碍的元素。
- 正确的设计可以减少失能，使得痴呆患者和他们的照护者更容易实现良好的照护。
- 最重要的总的痴呆关爱型设计的原则是增加光线强度和经典的容易了解的家具和设施。

（王 超 彭 扬 译）

---

*网站 www.atdemination.org.uk/是关于家庭辅助技术的极好建议和信息来源。

参 考 文 献

1. Dementia Services Development Centre: Virtual environments. http://dementia.stir.ac.uk/design/virtual-environments.
2. Fuggle E: Design for people with dementia: an overview of building design regulators (Scotland edition), Stirling, UK, 2014, Dementia Services Development Centre.
3. Robertson DA, Savva GM, Kenny RA: Frailty and cognitive impairment–a review of the evidence and causal mechanisms. Ageing Res Rev 12:840–851, 2013.
4. Geriatric Medicine Research, Dalhousie University: Clinical Frailty Scale. http://geriatricresearch.medicine.dal.ca/pdf/Clinical%20Faily %20Scale.pdf.
5. Dobner S: Bruges: a dementia friendly city. 2014. TheProtoCity.com. http://www.theprotocity.com/bruges-dementia-friendly-city/.
6. Andrews J: 10 Helpful hints for dementia design at home: practical design solutions for carers living at home with a person who has dementia, Stirling, UK, 2014, Dementia Services Development Centre.
7. Lithgow S, Jackson G, Brown D: Estimating the prevalence of dementia; cognitive screening in Glasgow nursing homes. Int J Geriatr Psychiatry 27:785–791, 2012.
8. Sampson EL, Gould V, Lee D, et al: Differences in care received by patients with or without dementia who died during acute hospital admission: a retrospective case note study. Age Ageing 35:187–189, 2006.
9. Dementia Services Development Centre: Good practice in dementia and sight loss. www.dementia.stir.ac.uk/design/good-practice-guidelines.
10. McNair D, et al: Light and lighting design for people with dementia, Stirling, UK, 2013, Dementia Services Development Centre.
11. Care homes trading performance review. 2014. www.knightfrank.co.uk/research/reports/care-homes-trading-performance-review-2014 -2365.aspx.
12. Dementia Services Development Centre: Audit and accreditation. www.dementia.stir.ac.uk/design/audit-and-accreditation.
13. Dementia Services Development Centre: Virtual care home. www.dementia.stir.ac.uk/design/virtual-environments/virtual-care-home.
14. World Blind Union Elderly Working Group: Ageing and visual impairment. 2011. www.worldblindunion.org.

索　引